W0259841

Handbuch der Urologie

Encyclopedia of Urology · Encyclopédie d'Urologie

Gesamtdisposition · Outline · Disposition générale

	Allgemeine Urologie	General Urology	Urologie générale
I	Geschichte der Urologie Anatomie und Embryologie	History of urology Anatomy and embryology	Histoire d'urologie Anatomie et embryologie
II	Physiologie und pathologische Physiologie	Physiology and pathological physiology	Physiologie normale et pathologique
III	Symptomatologie und Untersuchung von Blut, Harn und Genitalsekreten	Symptomatology and examination of the blood, urine and genital secretions	Symptomatologie et examens du sang, de l'urine et des sécrétions annexielles
IV	Niereninsuffizienz	Renal insufficiency	L'insuffisance rénale
V/1	Radiologische Diagnostik	Diagnostic radiology	Radiologie diagnostique
V/2	Radiotherapie	Radiotherapy	Radiothérapie
VI	Endoskopie	Endoscopy	Endoscopie
	Spezielle Urologie	**Special Urology**	**Urologie spéciale**
VII/1	Mißbildungen	Malformations	Malformations
VII/2	Verletzungen. Urologische Begutachtung	Injuries. The urologist's expert opinion	Traumatismes. L'expertise en urologie
VIII	Entleerungsstörungen	Urinary stasis	La stase
IX/1	Unspezifische Entzündungen	Non-specific inflammations	Inflammations non-spécifiques
IX/2	Spezifische Entzündungen	Specific inflammations	Inflammations spécifiques
X	Die Steinerkrankungen	Calculous disease	La lithiase urinaire
XI	Tumoren	Tumours	Les tumeurs
XII	Funktionelle Störungen	Functional disturbances	Troubles fonctionnels
XIII/1	Operative Urologie I	Operative urology I	Urologie opératoire I
XIII/2	Operative Urologie II	Operative urology II	Urologie opératoire II
XIV	Gynäkologische Urologie	Gynaecological urology	Urologie de la femme
XV	Die Urologie des Kindes	Urology in childhood	Urologie de l'enfant
XVI	General-Register Schlußbetrachtungen	General index Retrospect and outlook	Table de matières Conclusions

HANDBUCH DER UROLOGIE

ENCYCLOPEDIA OF UROLOGY

ENCYCLOPÉDIE D'UROLOGIE

HERAUSGEGEBEN VON · EDITED BY
PUBLIÉE SOUS LA DIRECTION DE

C. E. ALKEN
HOMBURG (SAAR)

V. W. DIX
LONDON

H. M. WEYRAUCH
SAN FRANCISCO

E. WILDBOLZ
BERN

XIII/1

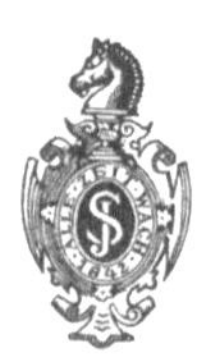

SPRINGER-VERLAG · BERLIN · GÖTTINGEN · HEIDELBERG · 1961

OPERATIVE UROLOGIE I

OPERATIVE UROLOGY I

VON / BY

WALTER BISCHOF
KÖLN

PETER BISCHOFF
HAMBURG

CURT FRANKSSON
STOCKHOLM

RUDOLF FREY
MAINZ

J. HARTWELL HARRISON
BOSTON

JOHN HELLSTRÖM
STOCKHOLM

WILHELM TÖNNIS
KÖLN

MIT 183 ABBILDUNGEN
WITH 183 FIGURES

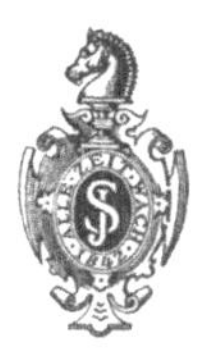

SPRINGER-VERLAG · BERLIN · GÖTTINGEN · HEIDELBERG · 1961

ISBN-13: 978-3-642-94827-5 e-ISBN-13: 978-3-642-94826-8
DOI: 10.1007/978-3-642-94826-8

Softcover reprint of hardcover 1st edition

Inhalt — Contents

Mitarbeiter von Band XIII/1 — Contributors to volume XIII/1

WALTER BISCHOF, Dr. med., Neurochirurgische Universitätsklinik, Köln-Lindenthal

PETER BISCHOFF, Dr. med., Dozent für Urologie der Universität Hamburg, Chefarzt der Urologischen Abteilung des Elisabeth-Krankenhauses, Hamburg

CURT FRANKSSON, M. D., Professor of Surgery, Karolinska Institutet Medical School, Chief of Service, Serafimerlasarettet, Stockholm (Schweden)

RUDOLF FREY, Professor, Dr. med., F. F. A. R. C. S., a. o. Professor für Anaesthesiologie an der Johannes Gutenberg-Universität Mainz, Anaesthesieabteilung der Universitätskliniken, Mainz

J. HARTWELL HARRISON, M. D., Clinical Professor of Genito-Urinary Surgery, Harvard Medical School and Urologic Surgeon, Chief of Service, Peter Bent Brigham Hospital, Boston, Massachusetts (USA.)

JOHN HELLSTRÖM, M. D., Professor of Surgery, Karolinska Institutet Medical School, Formerly Chief of Service, Karolinska Sjukhuset, Stockholm (Schweden)

WILHELM TÖNNIS, Professor, Dr. med., Neurochirurgische Universitätsklinik, Köln-Lindenthal

Anaesthesie, Vor- und Nachbehandlung

Von

Rudolf Frey *

Mit 23 Abbildungen

Bevor man einen operativen Eingriff beginnt, müssen beim Patienten folgende Voraussetzungen erfüllt sein:

1. Ausschaltung des *Schmerzes* (der von Platon geprägte Begriff ,,Anaesthesie" bedeutet Gefühllosigkeit oder Betäubung),
2. Ausschaltung störender *Bewegungen* (der Patient muß gut gelagert und fixiert still gehalten werden) und
3. Ausschaltung der störenden *Muskelspannungen* auf der einen Seite sowie
4. Erhaltung des physiologischen *Gleichgewichtes* (der Homoiostase), insbesondere von Atmung und Kreislauf (O_2-Zufuhr und CO_2-Abgabe), auf der anderen Seite.

Eine ausführliche Darstellung auch der theoretischen Grundlagen und der speziellen Techniken der Anaesthesie findet sich im *Lehrbuch der Anaesthesiologie*, von R. Frey, O. Mayrhofer, W. Hügin u. a. (Heidelberg: Springer 1955, dort auch ausführliche Literaturangaben) und in Alfred Lees Synopsis of Anaesthesia (Bristol: Wright 1959), sowie in anderen Anaesthesie-Lehr- und Handbüchern (siehe im Literaturverzeichnis: Monographien). Im folgenden wird deshalb lediglich eine *kurze Übersicht* der allgemeinen Begriffe und Probleme gegeben. Nur auf die speziellen, für *urologische* Operationen wichtigen Zusammenhänge wird ausführlich eingegangen.

I. Voruntersuchung und Vorbehandlung

Jede Anaesthesie — sei sie auch für eine noch so kleine Operation gemünzt — bedeutet einen Eingriff in lebenswichtige nervöse Regulationen. Dies gilt besonders dann, wenn sich die Operation in stark reflexogenen Zonen abspielt, wie es bei urologischen Manipulationen immer der Fall ist.

Aus diesem Grunde fordern wir: *keine Anaesthesie ohne Voruntersuchung, Vorbehandlung und Prämedikation*! Dies gilt auch (und gerade) für Eingriffe an ambulanten Kranken. Bevor nicht die ,,Homoiostase" hergestellt ist, sollte die Anaesthesie nicht begonnen werden.

Zur Voruntersuchung genügen dem erfahrenen Kliniker oft wenige Minuten: der Händedruck bei der Begrüßung zeigt ihm, ob die Haut warm und trocken, oder feucht und kalt (stets ein Zeichen der Gefahr!) und ob das Nagelbett rosig oder grau ist. Mit seinem mit Recht berühmten ,,klinischen Blick" registriert er, ob eine Dyspnoe vorliegt oder eine Cyanose, ein Tremor oder vegetative Labilität, eine Arteriosklerose oder eine Adipositas, eine Anämie oder Exsiccose usw.

* Zu besonderem Dank verpflichtet bin ich Herrn Professor Dr. Georg Brandt, Direktor der Chirurgischen Universitätsklinik Mainz: Er hat mir die Auffassungen seines Lehrers F. Voelcker vermittelt, des verdienstvollen Herausgebers des 1926—1928 erschienenen Handbuches der Urologie. Für wertvolle Anregungen dankeich den Herren Professor Dr. C. E. Alken (Homburg), Dr. F. Baumbusch (Mainz), Privatdczent Dr. A. Frei (Hamburg), Professor Dr. E. Papper (New York), Sir Robert Macintosh (Professor of Anaesthetics in Oxford) und deren Mitarbeitern.

Aus den Worten und dem Gesichtsausdruck seines Patienten fühlt er, ob dieser furchtsam und ängstlich ist (und damit viel Adrenalin ausgeschüttet hat). Ein Griff ans Handgelenk belehrt ihn über die Pulsfrequenz und die Rhythmik der Herzaktion und gibt ihm eventuell Anregung, durch eine Blutdruckmessung eine Hyper- oder Hypotonie zu verifizieren. Ein Blick auf die Skleren läßt einen Ikterus ausschließen und die Frage nach früheren Erkrankungen eine Tuberkulose, einen Leberschaden, Überempfindlichkeitsreaktionen oder Schwierigkeiten bei früheren Anaesthesien. Bei allen schwierigen Eingriffen und gefährdeten Kranken

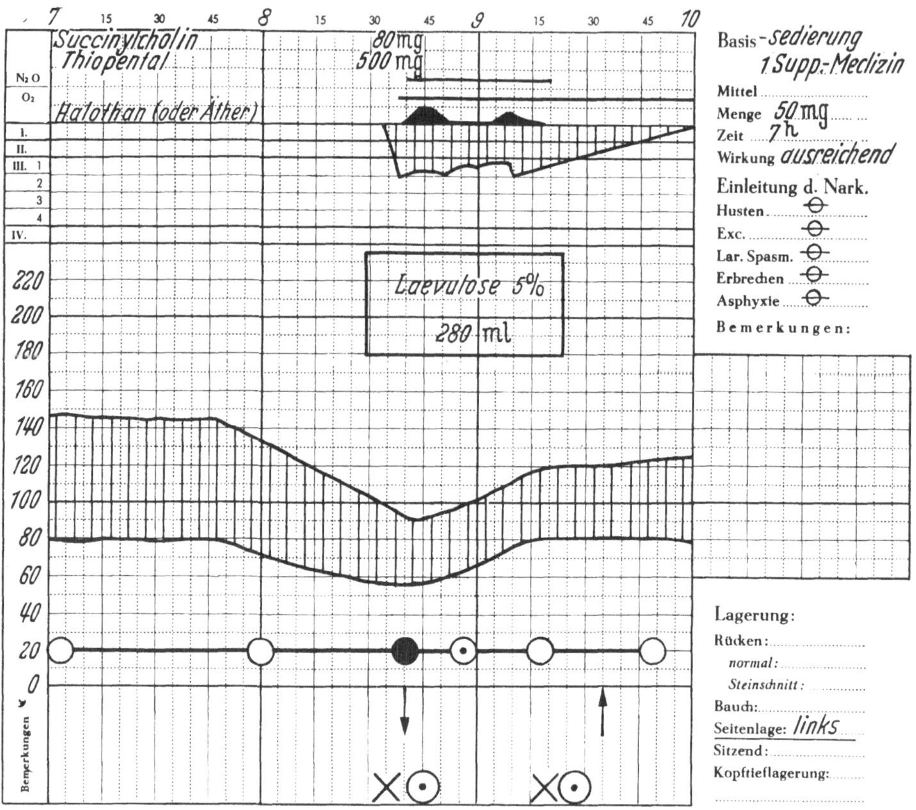

Abb. 1. Narkoseprotokoll einer Nephrektomie: Intravenöse Einleitung mit Barbiturat, endotracheale Intubation in Erschlaffung mit Succinylcholin, Unterhaltung der Anaesthesie mit Lachgas, Sauerstoff und geringen Halothangaben

sollte stets das Ergebnis der Labor- und Röntgenuntersuchung abgewartet werden. Der Stationsarzt sollte die Mittelwerte der vitalen Funktionen aus den letzten Tagen kennen.

Es hat sich bewährt, die Registrierung der vitalen Funktionen, insbesondere von Blutdruck, Puls und Atemfrequenz, schon vor der Einleitung der Anaesthesie zu beginnen, während der ganzen Dauer der Anaesthesie und bei gefährdeten Kranken auch in den Stunden danach fortzusetzen. Ein solches Narkoseprotokoll (Abb. 1) ähnelt der Registrierung eines pharmakologischen Versuches, wie überhaupt die moderne exakte Anaesthesiologie enge Beziehungen aufweist zur angewandten Pharmakologie und Physiologie am Krankenbett. Das Protokoll gibt frühzeitiger und klarer Auskunft über drohende Zwischenfälle, die stets Entgleisungen aus dem physiologischen Gleichgewicht darstellen. Sinnvolle Gegenmaßnahmen können deshalb rechtzeitig ergriffen werden.

Hochakute „Notfallseingriffe" sind in der Urologie selten (Nierentraumen, akute Blasenfistel). Bei wohl 95% der Kranken kann die Anaesthesie bewußt in Ruhe und Sorgfalt in den Heilplan eingebaut werden. Der Eingriff spielt sich zwar immer in der gleichen topographischen Region und an dem gleichen Organsystem ab, dessen ungestörte Funktion von lebenswichtiger Bedeutung ist. Trotzdem dürfen auch die allgemeinen Störungen, z. B. anderer Organsysteme, nicht übersehen oder außer acht gelassen werden.

a) Atmungsorgane

Bei Infektionen der Atemwege (z. B. Bronchitis), der Mundhöhle (Gingivitis, Sinusitis) oder der Zähne (Granulom) wird die Anaesthesie wenn möglich verschoben bis nach der Sanierung. Bei Dyspnoe verzichtet man am besten auf eine Allgemeinnarkose und versucht, mit einer Lokalanaesthesie auszukommen. Zusätzlich gibt man Sauerstoff (4 Liter/min) mittels eines Katheters in den Nasen-Rachenraum oder mit der Maske eines Narkoseapparates.

Die *Atemwege* müssen frei sein. Ein Stridor, ein Bronchospasmus, Asthma oder Emphysem müssen vor Beginn der Anaesthesie beseitigt oder wenigstens gebessert sein. Gelingt dies nicht, so verzichtet man auf eine Allgemeinnarkose.

b) Kreislauf, Schock, Wasserhaushalt, In- und Transfusionen[1]

Der *Kreislauf* muß vor Beginn der Anaesthesie kompensiert sein. Ein allzu hoher Blutdruck wird medikamentös gesenkt, z. B. mit Reserpin (3mal täglich 1 mg) oder, wenn wenig Zeit zur Verfügung steht, mit Hydergin (0,3 mg subcutan). Diese Mittel beseitigen gleichzeitig extreme Tachykardien. Bettruhe allein wirkt oft schon Wunder an Beruhigung, zumal bei manischen Typen. Überhaupt hat es sich bewährt, die Patienten schon 1—2 Tage vor der Operation in die Klinik aufzunehmen und zu beobachten. Und selbst bei kleinen ambulanten Eingriffen empfiehlt sich die Beobachtung und Beruhigung der Patienten für mindestens $^1/_2$ Std — und sei es auch nur in der Ruhe des Wartezimmers.

Ein abnorm niedriger Blutdruck verlangt ebenfalls Abhilfe vor Einleitung einer Anaesthesie. Nur im Notfall (unstillbare Blutung) darf anaesthesiert werden, bevor der Blutdruck wieder auf mindestens 80—90 mm Hg systolisch angehoben ist. Eine schwere Hypotonie ist, zumal wenn sie mit einer Tachykardie einhergeht, ein Symptom des Schocks.

Schock und Kollaps

Unter *akutem Schock* versteht man ein einheitliches, jedem Praktiker bekanntes Krankheitsbild: der Kranke ist blaß, seine Haut aschgrau, kühl und schweißbedeckt, die Gliedmaßen sind kalt und klamm, der Gesichtsausdruck angstvoll, der Blutdruck niedrig, der Puls jagend und kaum zu tasten.

Ursache und Einteilung

Als Ursache des Schocks gilt heute eine relative oder absolute Verminderung der zirkulierenden Blutmenge im Verhältnis zur Kapazität des Gefäßsystems. *Theoretisch-ätiologisch* unterscheidet man 3 Typen des Schocks (OGILVIE):

1. den *hämatogenen Schock* (z. B. Blutungsschock, Abb. 2),
2. den *neurogenen Schock* (z. B. Ohnmacht und orthostatischer Kollaps, also eine durch psychische oder vegetative Reize ausgelöste vagotone Gefäßdilatation mit Versacken des Blutes in den abhängigen Körperpartien) und

[1] Ausführliche Darstellungen s. ALLGÖWER, LE QUESNE, WILKINSON, WIEMERS und KERN.

3. den *vasogenen Schock* (z. B. anaphylaktischer oder toxischer Schock, also eine Weitstellung der Blutgefäße durch direkte toxische Einflüsse — meist durch Histamin und histaminartige Körper — auf die Gefäßwand mit Gefäßdilatation und schließlich Durchlässigkeit der Gefäßwand für Wasser, Salze, ja sogar Albumine).

Diese drei Schocktypen kommen so gut wie nie rein vor. Vom praktisch klinischen Standpunkt aus unterscheidet deshalb KILLIAN die folgenden fünf Schockformen, die stets Kombinationen der drei obigen Typen sind und fließend ineinander übergehen.

1. Den *reflektorischen Entspannungs-Kollaps*, d. h. ein plötzliches Nachlassen der Gefäßwandspannung mit überraschendem Versacken großer Blutmengen (Ohnmacht, orthostatischer Kollaps).

2. Die *sympathikotone Zentralisation*, eine durch Adrenalin-Noradrenalin bedingte Herabsetzung der Durchblutung der Peripherie mit Verminderung der strömenden Blutmenge (Folge einer Stress-Reaktion).

3. Den Entspannungs-Kollaps, auch gefäßparalytischer Kollaps (II. Phase des Schockzustandes).

4. Den *Volumenmangel-Kollaps* (nach akutem Blutverlust: der Verlust von 30% der zirkulierenden Blutmenge, die normalerweise etwa 5—6 Liter beträgt, ist gefährlich, der Verlust von 50% meist tödlich; viel hängt allerdings vom Tempo des Blutverlustes ab, ein langsamer Verlust kann vom Körper eher kompensiert werden).

5. Den *protoplasmatischen Kollaps*; die feinen Endgefäße werden abnorm durchlässig, so daß es zur Ödembildung und Bluteindickung kommt.

Eine weitere *klinisch-ätiologische Einteilung* der Schockformen (DUESBERG, LABORIT) lautet:

1. *Traumatischer Schock* (Plasma- und Blutverlust in die traumatisch geschädigten Gewebe).

2. *Hämorrhagischer Schock* (Blutverlust nach außen oder in die Körperhöhlen).

3. *Protein-Schock* (durch Eiweißzerfallsprodukte bedingter und anaphylaktischer Schock).

4. *Endokriner Schock* (durch endokrine Störungen, wie z. B. Nebenniereninsuffizienz, bedingter Blutdruckabfall).

Abb. 2 zeigt das Verhalten des Kreislaufs bei einem subakuten Blutungsschock, wie er z. B. bei einer geplatzten Extrauterin-Gravidität oder einer Nieren-Blutung vorkommt und zum Tode führen kann. Unten sind die Killianschen Bezeichnungen vermerkt, am oberen Rand ist die Nomenklatur eingetragen, wie sie vom *therapeutischen* Standpunkt aus vorgeschlagen wird, da hierdurch gleichzeitig eine klare Aussage über das Ausmaß der Gefahr und die einzuschlagende Therapie gemacht wird (ALLGÖWER).

Dem Praktiker erlaubt dieses Schema, sich binnen weniger Sekunden ein Bild über die tatsächliche Situation zu machen. Außer seinem klinischen Blick braucht er als einzige Hilfsmittel für die Diagnose eine Uhr mit Sekundenzeiger und einen Blutdruckapparat. Wichtige Anhaltspunkte lassen sich schon aus der Inspektion und Palpation der Hand gewinnen: Feuchte, kalte, cyanotische Finger sind ein Zeichen der Gefahr.

Schematisch sei vorgeschlagen, zu sprechen

1. vom *kompensierten Schock*, wenn der systolische Blutdruck noch nicht unter 100 abgefallen und die Pulsfrequenz noch nicht wesentlich über 100 angestiegen ist;

2. vom *dekompensierten Schock* bei Blutdruck unter 90 mm Hg und Pulsfrequenz über 120 in der Minute;

3. von *akuter Lebensgefahr* bei Blutdruck unter 80 mm und Pulsfrequenz über 140 in der Minute;

4. von der Gefahr des *irreversiblen Schocks*, wenn die unter 3. genannte akute Lebensgefahr länger als 30 min besteht, da sich dann die Prognose rasch verschlechtert.

Therapie

Das frühere therapeutische Prinzip war: Beseitigung des Mißverhältnisses zwischen Blutvolumen und Gefäßbett durch pharmakologische Engstellung der Gefäße. Diese ausschließliche Behandlung nur des Symptoms „Blutdruck" allein mit vasopressorischen Substanzen hat sich als unbefriedigend erwiesen und ist überholt, denn sie hilft nur vorübergehend, führt manchmal zu einer Verstärkung der Blutung und in einer negativen Nachphase zu um so tieferem Schock. Außerdem verschleiert sie mit ihrer kurzen „Scheinblüte" die Diagnose. Leider hat es vor lauter Streit um die Nomenklatur lange gedauert, bis diese symptomatische Behandlung durch eine ätiologische Therapie ersetzt war.

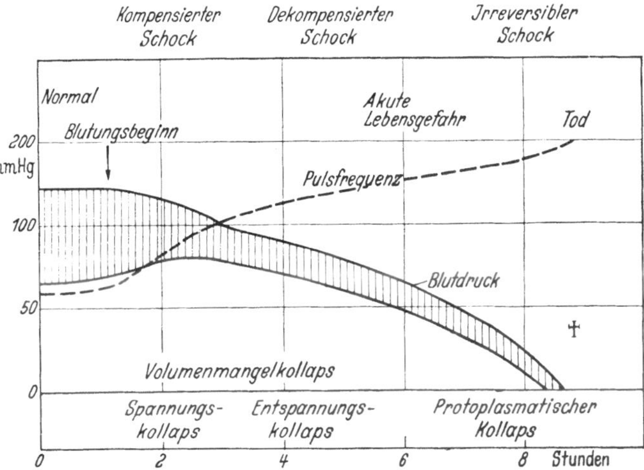

Abb. 2. Schematische Darstellung eines Blutungsschocks, wie er z. B. bei Nierenruptur auftreten kann.

Die heutige *kausale Therapie* des akuten Schockzustandes geht den umgekehrten Weg: Das Mißverhältnis wird beseitigt durch Anpassung des verminderten Blutvolumens an das Gefäßbett auf dem Weg über die Wiederherstellung einer normalen zirkulierenden Blutmenge mittels intravenöser Infusion von Blut- und Blutersatzmitteln (Abbildung 1 und 2). Denn ein Verdurstender braucht nun einmal nicht Coffein, sondern Flüssigkeit!

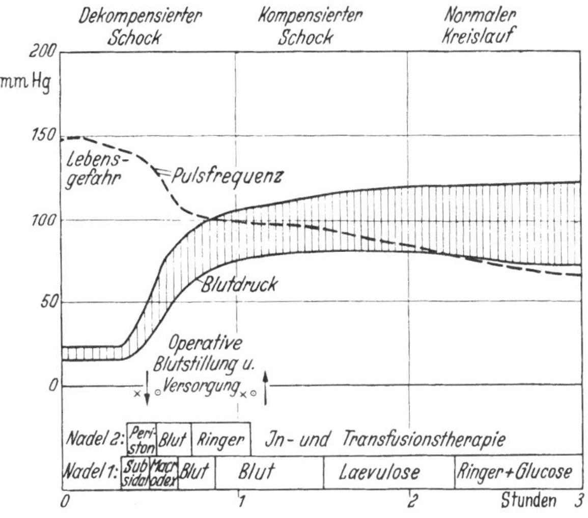

Abb. 3. Schematische Darstellung der Schocktherapie bei einem Blutungsschock.

Die wichtigsten, heute zur Verfügung stehenden Lösungen sind:

1. Kolloidale Lösungen (Tabelle 1) haben ein Molekulargewicht etwa zwischen 10000 und 120000. Sie verbleiben deshalb tagelang in der Blutbahn und füllen diese am nachhaltigsten auf.

a) Blut und seine Derivate sind die besten Blutersatzmittel. Leider stehen sie nicht immer zur Verfügung. Die Anwendung von Vollblut ist außerdem an die Bestimmung der Blutgruppen gebunden. Mischplasma- oder Serumkonserven können unmittelbar gegeben werden.

b) Die Plasmaexpander müssen deshalb meist bei der ersten Schocktherapie angewendet werden, bis die Blutgruppen bestimmt und Blutkonserven beschafft sind. Sie verbleiben etwa einen Tag lang in der Blutbahn und sind durchaus in der Lage, eine nachhaltige Auffüllung zu bewirken. Periston, Macrodex und neue Gelatinezubereitungen (Plasmagel) sind gleich wertvoll. Wegen der Gefahr von Speicherungs- und Nebenerscheinungen soll jedoch von den kolloidalen

Tabelle 1. *Kolloidale Lösungen*

	Durchschnittliche Verweildauer (Tage)
a) Blutderivate	
1. Vollblut mit Citrat (frisch oder konserviert)	14
2. Plasma (flüssig oder trocken)	3
3. Serum (Plasma ohne Fibrin)	2
4. Albumin	2
b) Plasmaexpander	
1. Polyvinylpyrrolidon (Periston)	1
2. Dextran (Macrodex)	1
3. Gelatine (flüssige Spezialzubereitung) . .	1

„Plasmaexpandern" nicht mehr als 1 Liter verabreicht werden, und auch dies nur im Notfall: Die Expander erhöhen zwar das Volumen des Blutes, schwächen jedoch gleichzeitig seine Gerinnungsfähigkeit (Gefahr der Nachblutung). Außerdem empfiehlt sich die Blutentnahme zur Blutgruppenbestimmung *vor* der Expandergabe.

Tabelle 2. *Kristalloide Lösungen*

	Durchschnittliche Verweildauer (min)
a) Kohlenhydrate	
1. Glucose 5%	30
2. Lävulose 5%	30
3. Invertose 5% oder 10%	30
b) Anorganische Lösungen	
1. Ringerlösung (Tutofusin, Sterofundin, Tyrode)	30
2. Ringerlösung + Rutin (Subsidal)	100
3. „Physiologische" NaCl-Lösung (0,9%) . .	20

2. Kristalloide Lösungen (Tabelle 2) verweilen nur etwa $^1/_2$ Std in der Blutbahn. Wegen ihrer geringen Molekülgröße wandern sie bald in die Gewebe ab.

a) Kohlenhydratlösungen dienen gleichzeitig als Calorienspender und bekämpfen den hypoglykämischen Schock. Die *Lävulose* wird heute als Calorienspender der Glucose vorgezogen, da sie folgende Vorteile bietet:

Beschleunigte Verwertung gegenüber Glucose, Verwertung auch noch bei Störungen des Glucoseabbaues,

Verwertung unabhängig von Insulin und anderen Hormonen,

Eiweißspareffekt.

Es ist schon seit Jahrzehnten bekannt, daß sich die Lävulose im Kohlenhydratstoffwechsel anders verhält als die Hexosen, vor allem Glucose. So hat schon 1893 MINKOWSKI gefunden, daß pankreatektomierte Hunde aus Lävulose im Gegensatz zu Glucose noch Glykogen bilden. 1911 hatten OPPENHEIMER u. Mitarb. dann zeigen können, daß auch die dissimilatorische Verwertung von Lävulose beschleunigt verläuft, indem sie nachwiesen, daß die Milchsäurebildung unter Lävulose nahezu dreimal so hoch liegt wie unter gleichen Mengen von Dextrose. BORNSTEIN und HOLM fanden schließlich 1922 bei Untersuchungen über den respiratorischen Quotienten der verschiedenen Zucker, daß dieser unter Lävulose vergleichsweise höher ansteigt als nach Glucose. Des weiteren konnten BARRSCHEEN u. Mitarb. (1926) zeigen, daß auch das anorganische Blutphosphat schneller abfällt als nach Glucose; sie führten dies auf eine raschere Verbrennung der Lävulose zurück. Schließlich hat dann GREMELS (1944) ebenfalls eine Sofortverbrennung der Lävulose nachweisen können, die in neuester Zeit mit radioaktiven Hexosen bestätigt wurde (CHAIKOFF). Es kann damit als erwiesen gelten, daß es unter Lävuloseanwendung zu einer Beschleunigung der Oxydationsvorgänge und zu einer höheren Glykogenbildung vor allem in der Leber kommt. Auch LEUTHARDT u. Mitarb. konnten einen schnellen Umsatz der Fructose in der Leber über eine spezifische Fructokinase nachweisen.

Diese beschleunigte Verwertung der Fructose bleibt auch erhalten, wenn die Glucoseverwertung gestört ist. Seit langem bekannt ist diese Tatsache für den Diabetes, wobei eine bestimmte Tagesmenge an Lävulose vom Diabetiker ohne zusätzliche Insulinanwendung toleriert wird. Im besonderen ist die ketolytische Wirkung der Fructose bei der diabetischen Acidose und beim diabetischen Koma neuerdings bestätigt worden (HILLER). Ähnlich wie beim Diabetes kann es nun auch unter dem Einfluß von allgemeinen ,,Stress-Reaktionen", so z. B. bei schweren chirurgischen Eingriffen, Traumen, Schockzuständen, akuten Intoxikationen, langdauernden Narkosen usw., zu einer Verwertungsstörung der Blutglucose kommen, die ganz allgemein als *Hyperglykämie* kenntlich wird. In ähnlicher Weise kann auch die Glykogensynthese der Leber gestört werden. Im besonderen wird nun aber eine Glucoseverwertungsstörung beobachtet bei *Hungerzuständen*, wie sie ja durchaus bei den chirurgischen Maßnahmen auftreten können. Es liegen sowohl seitens der Biochemie als auch der praktischen Klinik umfassende Befunde vor, daß die Glucose-Utilisation gestört, dagegen die Fructoseverwertung normal verläuft. Besonders haben dazu WYSHAK u. Mitarb. berichtet; in Deutschland haben LAMPRECHT u. a. nachweisen können, daß bei Hunger die ATP-Konzentrationen der Leber signifikant abfallen; hierbei kann durch Lävulose — nicht dagegen durch Glucose allein — eine normale ATP-Bildung schon nach kurzer Zeit wiederhergestellt werden. Auch im klinischen Versuch ist die mangelnde Glucoseverwertung bei Hunger beschrieben worden; es kommt zu pathologischen Traubenzuckerbelastungskurven, während die Fructose-Utilisation wie bei normalen Versuchspersonen verläuft.

Eine umfassende Begründung für dieses besondere Verhalten der Fructose ist dadurch gegeben, daß der Nachweis ihrer hormonell unabhängigen Verwertung mehrfach erbracht werden konnte. Dies betrifft nicht allein das wesentliche und wichtigste Zuckerstoffwechselhormon Insulin, sondern vor allem auch das Adrenalin und die Hormone der Nebennierenrinde, die auf die Lävuloseverwertung keinen Einfluß haben (WEIL-MALHERBE).

Für die praktische Therapie mit Lävulose ist von besonderer Bedeutung, daß es gelungen ist, ihre sog. ,,Eiweißsparwirkung" im klinischen Versuch umfassend zu belegen. Ausgehend von den Arbeiten ELMANS, der an operativ behandelten Patienten diese Wirkung nachweisen konnte, haben in Deutschland vor allem STRUPPLER und STUHLFAUTH diese Wirkung der Lävulose in exakten Bilanzversuchen bestätigt. Schließlich kommt der Lävulose auch in weitem Sinne eine gewisse Entgiftungswirkung zu, wie sie z. B. für die Therapie von Alkohol- und Schlafmittel-Intoxikationen beschrieben wurde (STUHLFAUTH).

KIRCHNER prüfte an frischoperierten Patienten das Verhalten des Fructose-Spiegels im Vergleich zu dem Verhalten des Glucosespiegels. Je 10 Patienten, die größeren abdominellen Eingriffen unterzogen worden waren, bekamen in den ersten beiden postoperativen Tagen 2×500 ml 10%ige Lävulose bzw. Glucose in 30 min intravenös infundiert. Dabei wurden fortlaufend bestimmt: die Blut-Lävulosespiegel nach FOLIN-WU, die Blutglucosespiegel nach HAGEDORN-JENSEN. Der Tagesurin wurde gleichzeitig auf Lävulose und Glucose untersucht. Die Blutproben wurden jeweils im Abstand von 20 min von Infusionsbeginn bis 2 Std nachher entnommen. Die Abb. 4 zeigt die Mittelwerte von 10 Patienten der Fructosereihe. Man erkennt deutlich das rasche Verschwinden der Lävulose aus dem Blut binnen 1 Std und gleichzeitig einen geringfügigen Abfall des Glucosespiegels während der Lävuloseinfusion. Zur Erklärung der schnellen Verwertung der Fructose können die neuesten biochemischen Erkenntnisse über den Lävulose-Stoffwechsel dienen (LEUTHARDT): Die Lävulose umgeht mehrere Stufen des Abbauweges, den die Glucose gehen muß. Damit wird sie nicht von der postoperativ bestehenden Glucoseverwertungsstörung betroffen. Klinisch interessant ist, daß die im Urin ausgeschiedenen Zuckermengen bei unseren Versuchspersonen bei Lävulose zwischen 1 und 5%, bei Glucose zwischen 8 und 20% der zugeführten Menge betrugen.

b) Die richtige Auswahl der *anorganischen Lösungen* für die Infusionstherapie ist ebenfalls von entscheidender Bedeutung zur Verhütung von Mineralhaushaltsstörungen, die eng mit dem gestörten Energiestoffwechsel zusammenhängen. An Hand der flammenphotometrischen Untersuchungen KOLBs können wir uns genaue Vorstellungen über Art, Größe und zeitlichen Ablauf dieser Störungen machen.

Der Organismus beantwortet die verschiedensten Arten von Stress mit einer von Fall zu Fall auffallend gleichgearteten Reaktion. Diese unter dem Namen *Alarmreaktion* bekannten Vorgänge gewannen in den letzten Jahren in der Chirurgie immer mehr Bedeutung. Denn Narkose und Operation, sowie besonders auch schwere Unfälle stellen eine Belastung dar, die zu einer entsprechenden Antwort von seiten des Organismus führt. In der Chirurgie tritt nun auch häufig der Umstand hinzu, daß schwer *Verunglückte* oder Patienten, die sich einer größeren Operation unterwerfen mußten, oft tagelang per os *keine Nahrung zu sich nehmen können.* Dadurch kommt es besonders in Verbindung mit der oben erwähnten Alarmreaktion zu schweren pathologischen Veränderungen des gesamten Stoffwechsels. Da nun der Stoffwechsel die Energie zur Verfügung stellen soll, die der Organismus zur Aufrechterhaltung seines Bestandes und seiner Funktion laufend benötigt, ist es von größter Wichtigkeit, hier korrigierend einzugreifen.

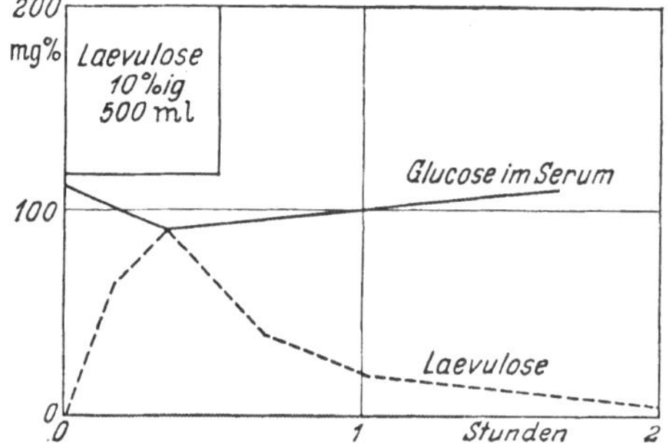

Abb. 4. Glucose und Lävulosespiegel im Serum nach Infusion verschiedener Zuckerlösungen (nach KIRCHNER). [Aus R. FREY: Hefte Unfallheilk. **55**, 58, Abb. 8 (1956)]

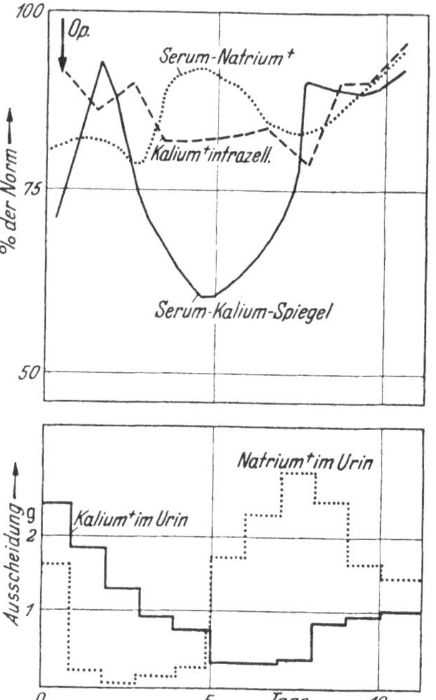

Abb. 5. Beispiel für die Beeinflussung des Natrium- und Kaliumspiegels im Serum, intracellulär und im Urin durch einen Operationsstress (nach KOLB). [Aus R. FREY: Hefte Unfallheilk. **55**, 58, Abb. 9 (1956)]

In der letzten Zeit hat — besonders durch die Arbeiten FLECKENSTEINS — die Bedeutung des *Mineralstoffwechsels* für die Energieverwertung im Organismus eine breite experimentelle und theoretische Grundlage gefunden. Dies gab dazu Veranlassung, in noch stärkerem Maße das Augenmerk auf die Störungen des Mineralstoffwechsels und auf ihre mögliche Beeinflußbarkeit zu richten. Die dabei vorliegenden Verhältnisse sind am besten aus einem Fall zu ersehen, den wir mit Hilfe flammenphotometrischer Kalium- und Natriumanalysen über einen Zeitraum von 10 Tagen nach einer Operation untersucht haben (Abb. 5).

Die ausgezogene Linie gibt den Kaliumgehalt im Serum, die unterbrochene Linie den Kaliumgehalt der Erythrocyten an. Da das Kalium als Hauptkation der *intracellulären* Flüssigkeit zu gelten hat, untersuchten wir den Kaliumgehalt der Erythrocyten, der beim Menschen ein Maß für die intracelluläre Kaliumkonzentration darstellt. Wir bestimmten hierzu den Kaliumgehalt im Serum und im hämolysierten Vollblut. Mit Hilfe des Hämatokrits kann dann der Kaliumgehalt der Erythrocyten errechnet werden.

Die punktierte Linie gibt den Natriumgehalt des Serums wieder. Die Konzentrationen sind im mÄq/l angegeben. Die Horizontale stellt die Norm dar. Im unteren Teil der Kurve sind die Natrium- und Kaliumausscheidungen im Urin in g/die angegeben.

Wir sehen, daß der Patient mit bereits erniedrigten Serum-Kalium-Werten zur Operation kam. Die intracellulären Kaliumwerte entsprachen aber zu diesem Zeitpunkt noch der Norm. Am Tage nach der Operation war das intracelluläre Kalium abgefallen, das Serum-Kalium angestiegen. Es mußte also Kalium aus den Zellen in die extracelluläre Flüssigkeit übergetreten sein. Gleichzeitig hiermit erfolgte eine sekundäre starke Kaliumausscheidung im Urin. In den folgenden Tagen fiel der Kaliumgehalt des Serums erheblich ab, was auf die hohe Kalium*ausscheidung* zurückzuführen ist, da das intracelluläre Kalium erniedrigt blieb. Erst vom 8. Tag an stieg der Kaliumgehalt des Serums wieder an, um am 10. Tage wieder in normale Bereiche zu kommen. Mit einem Tage Verzögerung näherten sich auch die intracellulären Kaliumwerte wieder der Norm. Gleichzeitig mit dem Wiederanstieg der Kaliumwerte sank die Kaliumausscheidung stark auf unternormale Werte ab, obwohl der Patient zu diesem Zeitpunkt wieder kaliumhaltige Nahrung zu sich nahm.

Die *Natriumausscheidung* verhielt sich gerade umgekehrt. In den ersten Tagen nach der Operation war die Natriumausscheidung recht gering, im Serum war dabei ein Anstieg des Natriumgehaltes zu verzeichnen. Mit der Normalisierung des Stoffwechsels trat aber eine erhebliche Natriumausscheidung ein. Die absoluten Urinmengen lagen während der gesamten beobachteten Zeit zwischen 800 und 1000 cm^3/die.

Dies ist in großen Zügen das Verhalten des Kalium-Natrium-Stoffwechsels, wie wir es nach größeren Operationen und nach schweren Unfällen finden.

Will man hier therapeutisch eingreifen, genügt es nicht, einfach Kaliumionen zuzuführen. Denn es kommt nur in zweiter Linie darauf an, den Kaliumgehalt im Serum zu erhöhen; am wichtigsten ist es vielmehr, daß das Kalium an den Ort seines physiologischen Sitzes, nämlich *in* die Zelle gelangt. Eine alleinige Erhöhung des Serum-Kaliums würde für den Patienten eher eine zusätzliche Belastung als eine Hilfe bringen. Besteht die Möglichkeit einer intracellulären Kaliumbestimmung nicht, so muß man sich immer dessen bewußt sein, daß der Kaliumgehalt des Serums wohl Rückschlüsse auf einen physiologischen Kaliumhaushalt erlaubt, daß diese Rückschlüsse aber nicht immer zutreffen müssen.

Das Kalium ist in den Zellen in ungefähr 20mal höherer Konzentration enthalten, als in der extracellulären Flüssigkeit. Wenn es nun in die Zelle gelangen soll, muß es also *gegen* ein starkes Konzentrationsgefälle hineingeschafft werden. Dies ist aber nur unter Aufwendung von Energie möglich, die der Organismus zur Verfügung stellen muß. Will man also eine sinnfällige Kaliumtherapie treiben, muß man auch Substanzen zuführen, die der Organismus leicht zu energiefreisetzenden Reaktionen in seinem Stoffwechsel heranziehen kann. Eine solche Energiequelle steht uns in der Fructose zur Verfügung, die wesentlich leichter als Glucose in den Energieumsatz eingeschaltet werden kann.

Heute sind eine ganze Reihe verschiedener Salzlösungen im Handel, um spezielle Störungen des Mineralhaushaltes individuell behandeln zu können. Die Ringerlösung in der verbesserten, gebrauchsfertigen Form von Tutofusin usw. ist der *un*physiologischen Kochsalzlösung vorzuziehen. Durch Zusatz von Rutin soll ein längeres Verweilen in der Blutbahn bewirkt werden. Dieses hat außerdem den Vorteil, daß Nachreaktionen seltener sind als bei den kolloidalen Lösungen und eventuell Transfusionszwischenfälle gemildert werden.

Die überschießenden, bei Überbeanspruchung sogar schädlichen Kompensationsreaktionen des Körpers („Stress", „Aggression") werden gedämpft durch gleichzeitige intravenös oder intramuskulär zugeführte Analgetica, Sedativa und Antihistaminica.

Die subcutane Gabe von Medikamenten ist beim ausgeprägten Schock nutzlos, ja gefährlich: sie werden wegen der schlechten Durchblutung der Peripherie zunächst nicht resorbiert. Gelangen sie dann nach Beseitigung des Schocks plötzlich alle in den Kreislauf, so können sie zu schweren, sogar tödlichen Intoxikationen (z. B. Morphin-Vergiftung) führen (BEECHER).

Ergänzt werden diese Maßnahmen durch eine sofortige Autotransfusion. Diese kann schon vom ersten Helfer durchgeführt werden: Der Kranke wird weich und flach gelagert, die Beine werden hochgehoben (z. B. auf einen Stuhl gelegt). Dies ist die einfachste und am schnellsten wirksame Behandlung der gewöhnlichen Ohnmacht. Allein durch diese Maßnahmen wird schon eine Verbesserung der Durchblutung und damit der Sauerstoffversorgung lebenswichtiger Organe wie Herz und Gehirn bewirkt. Schlimmstenfalls können noch die Extremitäten ausgewickelt werden.

Um bei der Zal von z. B. über 300000 großen chirurgischen Eingriffen im Jahr in Deutschland stets genügend Blut zur Verhütung und Behandlung des akuten Schocks zur Verfügung zu haben, werden in allen größeren Städten in „Blutbanken" Blutkonserven bereitgestellt[1].

Bluttransfusionen sind nur bei starkem Blutverlust nach außen oder in die Körperhöhlen oder bei erheblicher Blutarmut erforderlich. Die Gleichheit der Gruppen und Untergruppen (A_1, A_2, B, AB, 0, Rh, rh) ist nicht nur durch Testsera festzustellen, sondern zusätzlich durch die direkte Kreuzprobe! Eine fehlende Agglutination gestattet zwar die Verwendung des betreffenden Spenderblutes, sichert jedoch nicht absolut vor störenden Reaktionen. Die Nachreaktionen der Bluttransfusion (etwa 3%) sind etwa 10mal seltener (etwa 3 pro mille), wenn die Transfusion in Narkose vorgenommen wird oder Antihistaminica und Rutin vorher gegeben wurden.

Eine Berechnung der Infusionsmenge kann schwierig sein. Im Notfall richtet man sich nach dem Erfolg und transfundiert, bis der systolische Blutdruck auf 90—100 mm Hg gestiegen ist. Dann wird die Infusion nur noch langsam weitergegeben als Dauertropfinfusion, wie sie in Zusammensetzung und Menge zur Behandlung des chronischen Schockzustandes angewandt wird.

Ein höheres Blutdruckniveau braucht nicht gleich angestrebt zu werden (dies hat Zeit bis nach der operativen Versorgung): eine Erhöhung des Blutdrucks über 100 mm Hg beschwört lediglich die Gefahr der Weiterblutung herauf, eine Überinfusion die Ödemgefahr. Eine Überlastung erkennt man manchmal auch an vermehrter Schweißsekretion.

Unmöglich ist eine solche Stabilisierung des Kreislaufs bei ungenügender Ventilation und bei andauernder Blutung aus einem großen arteriellen Gefäß. Bei letzterer dient die Transfusion höchstens zur Erzielung der Transport- und Operationsfähigkeit, um sobald wie möglich eine operative Blutstillung zu erzwingen.

Beim schockierten Kranken läuft also heute die Therapie in 3 Phasen ab (Abb. 3):

1. Der erste ärztliche Helfer macht den Kranken transportfähig durch Notversorgung, eventuell Infusionen und intravenös oder rectal gegebene Analgetica (Opiate niedrig dosieren!) und Antihistaminica.
2. Der Anaesthesist macht den Kranken operationsfähig durch Transfusionstherapie, Prämedikation und Anaesthesie.
3. Der Chirurg macht den Kranken genesungsfähig durch gegebenenfalls operative Blutstillung und endgültigen Verband.

Auch der praktische Arzt kann heute mit fertig sterilen Blutersatzflüssigkeiten, die mit sterilem, pyrogenfreiem Infusionssystem in jeder Apotheke erhältlich sind, schon in der Praxis wirksame Schocktherapie treiben, bis eine Bluttransfusion durchgeführt werden kann.

In die Praxis gehört also heute ein kleines Depot von Blutersatzmitteln; ein größerer Vorrat sollte auf den Unfallstationen und in den Krankenhäusern bereitliegen, um im Katastrophenfall zur Verfügung zu stehen. Dabei darf es sich nicht nur um Trockenplasma handeln, sondern es muß auch ein Vorrat an Plasmaersatzmitteln und Zuckerlösungen vorhanden sein: Man bedenke, daß zur Bekämpfung einer Zentralisation nur ein Ersatz des effektiv verlorenen Blutvolumens gehört, zur Beseitigung des Entspannungskollapses aber nach KILLIAN die 3- und manchmal 4fache Menge an Blutersatzlösungen notwendig ist.

Kreislaufmittel im alten Sinne verwenden wir beim akuten Schock schon seit Jahren nicht mehr. Höchstens bei endokrinem Versagen (z. B. Nebenniereninsuffizienz) und wenn die Möglichkeit einer Nachblutung sicher ausgeschlossen

[1] Im Versorgungsgebiet der Mainzer Blutbank werden z. B. heute jährlich etwa 30000 Blutkonserven (= 15000 Liter Blut) transfundiert.

ist, halten wir — zusätzlich zur Infusionstherapie — noch die Zufuhr von Noradrenalin in der Dauertropfinfusion (1 mg auf 100 ml) für angebracht. Dieses wirkt im Gegensatz zu allen anderen Adrenalinderivaten pulsverlangsamend. Auch Strophanthin oder Digitalis geben wir nur, wenn eine Myokardschädigung vorliegt (EULER); Hydrocortison, wenn die Möglichkeit der Nebennierenrindeninsuffizienz gegeben ist (z. B. bei vorausgegangener Cortisontherapie oder Morbus Addison).

Zusammenfassend lautet also das heutige Prinzip der Schocktherapie: „Gebt dem Herzen Blut und dem Blut Sauerstoff“! (GORDH). Durch diese Schocktherapie konnten und können viele Menschenleben gerettet werden, die früher verloren gewesen sind.

Nicht nur die Menge (Quantität) — auch die *Zusammensetzung* (Qualität) des zirkulierenden Blutes sollen *vor* Einleitung der Anaesthesie normalisiert sein durch entsprechende Substitutionstherapie. Die Bluttransfusion hat auch zu diesem Zweck heute zunehmende Anerkennung gefunden, nachdem durch wohlorganisierte große Blutbanken an allen operativen Zentren die Häufigkeit und Schwere von Transfusionsstörungen gesenkt wurden und die nötigen Blutkonserven leichter erhältlich sind. Gleichzeitig müssen Störungen im Hormon-, Vitamin-, Mineralhaushalt usw. ausgeglichen werden. Ohne ein gut funktionierendes Laboratorium, das rasch und zuverlässig (auch nachts!) die entsprechenden Unterlagen liefert, ist hier allerdings nicht auszukommen. Ein Flammenphotometer ist zumindest in größeren Kliniken unentbehrlich. Als Idealforderung gilt: Vor jedem urologischen Eingriff sollte sich der Arzt ein Bild über den Mineralhaushalt machen, um eine Hypochlorämie, Hypokaliämie usw. auszuschließen.

Dieselben Richtlinien wie für die Schocktherapie gelten für die Behandlung des *Crushsyndroms* bei ausgedehnten Weichteilquetschungen. Es sei hier nur auf die ausgezeichneten zusammenfassenden Darstellungen von M. ALLGÖWER hingewiesen. Dieser konnte durch sofortige adäquate In- und Transfusionsbehandlung selbst bei schwersten Quetschungen und Verbrennungen die Ausbildung des Crushsyndroms und der „Schockniere“ mit ihrem — als Folge einer *Nieren-Ischämie* auftretenden — Nierenversagen verhindern. Als einfaches Maß für die Menge der zuzuführenden Flüssigkeit benutzt er die stündliche Urinproduktion, die 50 (bis 75) ml betragen soll. Er gibt pro 1 kg Körpergewicht und 1% verbrannte Körperoberfläche 1 cm³ Kolloide (Blut, Plasma und Plasmaersatzmittel) und 1 cm³ Ringerlösung pro Tag, außerdem 1 Liter Zuckerlösung. Bei ausgedehnten Verbrennungen müssen also anfangs täglich 5—10 Liter Flüssigkeit zugeführt werden!

Ein normaler *Flüssigkeitshaushalt* ist bei urologischen Eingriffen von besonderer Wichtigkeit. Die Aufstellung einer Bilanz gibt am klarsten Auskunft über das Geschehen. In schwierigen Fällen läßt man einen Dauerkatheter liegen und mißt stündlich die Urinmenge. Die In- und Transfusionstherapie und, wenn möglich, die orale Zufuhr, wird dann so gesteuert, daß nicht weniger als 50 bis 100 ml Urin/Std produziert werden. Nach ALLGÖWER ist dies — neben der Kreislaufkontrolle — die sicherste Methode zur Verhütung eines chronischen Schockzustandes. Auf den Wert der wiederholten Bluttransfusion (250—500 ml) für die Anregung der Urinproduktion beim chronischen Schock sei besonders hingewiesen.

Der *Wirkungsmechanismus* dieser Maßnahmen ist folgendermaßen zu erklären: Die Niere stellt nach GAUER und SCHWALM das Erfolgsorgan eines Reflexmechanismus dar, dessen Receptoren in den Wandungen der großen Lungengefäße, vielleicht auch der Aorta liegen. Ein Anstieg der zirkulierenden Blutmenge (und damit der Blutfülle im kleinen Kreislauf und der Aorta) führt reflektorisch — möglicherweise auf dem Umweg über die Hypophyse — zu vermehrter Urinproduktion. Mit Hilfe dieses „Gauer-Reflexes“ ist der Körper in der Lage, sein Blutvolumen konstant zu erhalten.

Es hat sich bewährt, schon vor Einleitung der Anaesthesie eine Flügelkanüle oder eine Plastikcapillare (meist Polyäthylen) in eine Vene des Unterarmes oder Unterschenkels einzuführen, so daß stets ohne Verzögerung intravenöse Therapie (sowohl mit Infusionen als auch mit Medikamenten) betrieben werden kann.

c) Verdauungstrakt und Urogenitalsystem

Eine Störung in der Funktion des Verdauungskanals wirkt sich auf den Allgemeinzustand und sekundär auf die Nierenfunktion so stark aus, daß sie vor Beginn der Operation beseitigt werden sollte. Durchfälle können Mineralhaushaltsstörungen (z. B. hypochlorämisches oder hyponatriämisches Erbrechen mit Urämie) zur Folge haben, Obstipation erhöht die Gefahr der postoperativen Darmatonie. Ganz falsch ist die wahllose Verordnung „salzlose Kost" bei urologischen Erkrankungen.

Die bei Nierenerkrankungen häufige Inappetenz kann zu Störungen im Eiweißhaushalt (Hypoproteinämie) und in der Menge und Zusammensetzung des Blutes führen (Anämie, Oligämie, Avitaminose usw.), oder gar — bei chronischem Siechtum — zu Störungen des Hormonhaushaltes (Nebenniereninsuffizienz).

Alle diese Störungen sollen schon in den Tagen vor der Operation erkannt und behandelt werden durch entsprechende Substitutionstherapie — wenn noch möglich durch entsprechende orale Zufuhr, im Notfall auch intravenös. Die Bluttransfusion stellt eine besonders wirksame, allgemein kräftigende Substitutionstherapie dar.

Von allzu starkem Fasten und Purgieren in den Tagen vor der Operation ist abzuraten: Man begnüge sich mit milden Maßnahmen, z. B. einem Einlauf am Vortage der Operation. Von da an sollte nur noch flüssige Kost (eventuell mit Kohlenhydratzusatz) gegeben werden, um eine Flüssigkeitsverarmung zu verhüten. Wichtig ist jedoch die Verhütung der Distension des Magens und Darmes. Denn diese führt durch Überdehnung und Ischämie der Darmwand (HESS) unweigerlich zur Magen-Darm-Atonie. Bei gefährdeten Kranken legt man deshalb schon vor Anaesthesiebeginn eine Magenverweilsonde ein, die bis zum Wiederingangkommen der Peristaltik liegen bleibt. Der Magen soll für die Operation leer sein. Der Patient soll also 12 Std vor dem Eingriff nur leichte oder flüssige Kost, 4 Std vorher überhaupt nichts mehr zu sich nehmen. Blase und Darm sollen womöglich 1 Std vorher noch einmal entleert werden. Bei Notfalloperationen muß entweder die Entleerung des Magens durch Auslösen von Erbrechen (Magenspülung oder 0,2 cm^3 Apomorphin intravenös) erzwungen oder (durch eine ganz rasche Einleitung der Anaesthesie) binnen Sekunden endotracheal intubiert und dadurch eine Aspiration verhütet werden.

d) Psychologische Vorbereitung

Die Psyche des Kranken bedarf, genauso wie das Soma, vor dem Eingriff der Beruhigung. Denn bei ängstlichen, gespannten und erregten Kranken ist die Einleitung der Anaesthesie erschwert (Exzitation), der Verbrauch an Narkoticum erhöht (die Adrenalinausschüttung erschwert das Einschlafen) und die Blutung bei der Operation — ebenfalls als Folge der mit der Adrenalinausschüttung verbundenen Blutdrucksteigerung — vermehrt. Wenn irgend möglich, sollten deshalb Operateur und Anaesthesist spätestens am Vorabend der Operation mit dem Kranken in Ruhe die geplanten Maßnahmen besprechen, um seine Nöte kennen zu lernen, seine Ängste zu zerstreuen und sein Vertrauen zu gewinnen. Bei geschickter psychischer Führung beträgt die Ersparnis an Narkoticum bis zu 50% („Hypno-Narkose“). Hierdurch wird gleichzeitig das Operationsrisiko gesenkt.

Der Arzt sollte sich eine individuelle psychologische Vorbereitung seines Patienten zur Regel machen. Dieser nimmt dann die Gewißheit mit, nicht als „Nummer“ angesehen zu werden.

II. Prämedikation

Keine Anaesthesie ohne vorherige sedativ, analgetisch, vagolytisch und antiemetisch wirksame Prämedikation! Denn die Ruhigstellung von Soma und Psyche wird hierdurch enorm erleichtert. Die rechtzeitig gegebene und lege artis dosierte Prämedikation ist eine conditio sine qua non einer guten Anaesthesie. Bisher galt als Mindestforderung die Kombination eines Analgeticums mit einem Vagolyticum. Heute ist unser Arzneischatz wesentlich größer. Die unten angeführten Mittel können zu zweien oder mehreren je nach Lage individuell kombiniert werden. Hierbei ist besonders zu beachten, daß die meisten Mittel nicht nur eine Eigenschaft haben, sondern mehrere sich ergänzende Eigenschaften. Das breiteste Wirkungsspektrum haben die Phenothiazine. Bei der folgenden Besprechung der einzelnen Wirkungsgruppen sind die Mittel so angeordnet, daß ihre Hauptwirkung für die Einordnung maßgebend ist. Ihre teils erwünschten, teils unerwünschten Nebenwirkungen müssen jedoch berücksichtigt werden!

a) Analgetica

Analgetica werden bei schmerzhaften Leiden schon am Vorabend verabreicht, bei geringen Schmerzen Antineuralgica, Acidum acetylosalicylicum oder Aminophenazon und deren neue Derivate (Irgapyrin usw.). Bei stärkeren Beschwerden wird man auf die Opiate oder auf die Opioide (synthetische Morphinersatzpräparate) zurückgreifen. Deren Dosis soll jedoch stets so niedrig wie möglich gehalten werden. Sonst besteht die Gefahr der Sucht — zumal bei wiederholter Anwendung. Außerdem wirken diese Mittel in über der Hälfte der Fälle brechreizerzeugend, machen also die Kranken weniger euphorisch als dysphorisch (Beecher, Lasagna). Man kombiniert deshalb zweckmäßigerweise die Opiate mit Antiemetica und Antihistaminica, also z. B. mit Promethazin (Atosil, Phenergan), oder Vitamin B_6 + Diphenhydramin-8-chlorotheophyllin (Vomex A, Rawasal, Dramamin) oder Meclizin (Bonamin, Peremesin forte).

Die zweite unerwünschte Nebenwirkung sämtlicher Opiate und Opioide (es gibt *keine* Ausnahme!) ist die *Atemdepression* (Slocum). Diese erreicht ihren Höhepunkt innerhalb einer Stunde nach der Applikation. Eine zu spät gegebene Prämedikation bedeutet deshalb besonders bei der Inhalationsnarkose eine erhebliche Behinderung und beschwört stets die Gefahr der Hypoxie herauf. Auch aus diesem Grunde wird man die Dosis der Opiate und der Opioide niedrig halten durch Kombination z. B. mit Phenothiazinen.

Schließlich wirken die Opiate hemmend auf die Urinproduktion und sollen deshalb bei Nierenoperationen niedrig dosiert werden.

b) Vagolytica

Keine Anaesthesie ohne vorherige Gabe eines Vagolyticums! Denn eine häufige Ursache von Zwischen- und Todesfällen, zumal bei der Einleitung der Anaesthesie, sind übersteigerte Vagusreflexe. Gerade am Damm, an der Harnröhre, Blase und am Nierenhilus können schwerste Vagusreflexe ausgelöst werden, die zu

Bradykardie, Blutdruckabfall, Bronchospasmus, Extrasystolen, ja sogar zum Herzstillstand führen können (vagovagaler Reflex!).

Am verbreitetsten ist auch heute noch das Atropin, neuerdings das besser verträgliche Bellafolin. Es wird zusammen mit einem Analgeticum selbst vor Operationen in Lokalanaesthesie verabreicht. Denn wie leicht kann einmal plötzlich eine zusätzliche Allgemeinnarkose notwendig werden!

Die Pulsbeschleunigung und die Trockenheit im Munde nach Gabe eines Vagolyticums ist manchen Patienten unangenehm. Sie leiden unter Durst. Man gibt ihnen einen feuchten Tupfer zum Benetzen der Lippen. Bei empfindlichen Kranken gibt man die weniger störenden, nicht so selektiv wirkenden Phenothiazine. Ein besonderer Vorteil des Atropins ist, daß es auf das Atemzentrum erregend wirkt und in diesem Punkt die Opiate antagonisiert.

c) Antihistaminica

Als toxisches Zerfallsprodukt werden bei großen operativen Eingriffen, hypoxischen und allergischen Vorgängen Histamin oder histaminartige Körper frei. Diese machen die Gefäßwand durchlässig und wirken vasodilatatorisch. Sie verstärken deshalb einen bereits bestehenden Schock. *Antihistaminica* (z. B. Benadryl, Diphenhydramin) üben eine Schutzfunktion aus. Wegen ihrer komplexen, sedierenden, vegetativ dämpfenden und antiemetischen Wirkung erfreuen sie sich darüber hinaus steigender Beliebtheit in der Prä- und Postmedikation. Bei den aus den Antihistaminen entwickelten Phenothiazinderivaten (z. B. Chlorpromazin (= Megaphen = Largactil), Promethazin (= Atosil = Phenergan), Mepazin (= Pacatal), Latibon usw.) treten diese Eigenschaften so stark in den Vordergrund, daß sie (in Kombination mit Pethidin = Dolantin) als Einleitung der künstlichen Hypothermie verwendet werden und auch sonst zu einer erheblichen Einsparung an Narkosemitteln führen („potenzierte Narkose"). Ausführliche Darstellung s. R. FREY in der Monographie von KLEINSORGE.

d) Antiemetica

Der Brechreiz ist Leit- oder Begleitsymptom zahlreicher Erkrankungen (z. B. Urämie, Hypochlorämie, Hyponatriämie, Nephrose, Nephritis). Er kann auch durch Angst und Erregung oder durch die Nebenwirkungen von Medikamenten (Opiate, Digitalis, Sulfonamide) verursacht werden. Besonders bei der Durchschreitung des Exzitationsstadiums (bei der Ein- und Ausleitung der Anaesthesie) besteht oft störende Brechneigung. Man fügt deshalb gerne der Prämedikation ein Antiemeticum bei: Atropin, Scopolamin und die Phenothiazine haben sich bewährt. Hierzu kommt neuerdings (WEDEL) das unschädliche und keine Nebenwirkungen aufweisende Vitamin B_6 (Pyridoxin). Kombinationspräparate, die Vitamin B_6 (50—100 mg) und ein Antihistaminicum (z. B. 50—100 mg Diphenhydramin oder Benadryl) enthalten, spielen heute eine zunehmende Rolle, besonders als Prämedikation für ambulante Eingriffe. Denn die Nebenwirkungen sind gering, der erwünschte antiemetische und sedierende Effekt deutlich. Vitamin B_6 wirkt durch Stützung der Leberfunktion, die Antihistaminica zentral antiemetisch. Als langwirkendes (50 mg: 8—12 Std) Antiemeticum hat sich neuerdings das Meclizin (Bonamin, Peremesin forte) bewährt. Für die Prämedikation eignen sich nur Zubereitungen *ohne* Coffeinzusatz.

e) Sedativa

Sedativa werden bereits am Vorabend der Operation verabreicht. Sie sollen dem Patienten eine ruhige Nacht verschaffen und ihn in einen angenehmen

Zustand der Gleichgültigkeit versetzen. Meist werden Barbiturate verwendet. Bei Arteriosklerotikern und Patienten über 70 Jahre sind diese niedrig zu dosieren oder durch leichtere Mittel zu ersetzen, da sie zu Verwirrtheitszuständen Anlaß geben können. Auch am frühen Morgen des Operationstages (mindestens 2 Std vor Operationsbeginn) werden gerne noch einmal Sedativa (z. B. 200 mg Luminal oder Nembutal) verabreicht; bei ambulanten Patienten weniger, um ihre Straßenfähigkeit nicht zu beeinträchtigen.

f) Blutdrucksenkende Mittel

Bei Nierenerkrankungen und Erkrankungen der ableitenden Harnwege ist eine Hypertonie häufig. Man tut deshalb gut daran, bei Hypertonikern schon am Vortage der Operation blutdrucksenkende Mittel zu verabreichen. Die Mutterkornalkaloide (Hydergin) und die Rauwolfia-Alkaloide (Reserpin) haben sich zu diesem Zweck bewährt. Da die Kranken im Bett liegen, können auch höhere Dosen verabreicht werden. Der Blutdruck pflegt nicht unter die Normalwerte abzusinken. Ein Erfordernishochdruck wird sogar gehalten. Wegen der leichten orthostatischen Kollapsneigung sollen die Patienten jedoch Bettruhe einhalten und nur unter Aufsicht aufstehen.

Als günstige Nebenwirkung der genannten Alkaloide ist ihr zentralsedierender Effekt zu bezeichnen. Die Patienten verlieren ihre ängstliche Erregung. Tachykardien klingen ab, so daß die Kranken mit einem ruhigen und gleichmäßigen Puls zur Operation kommen. Die weitere Prämedikation kann dann niedrig gehalten werden, Narkotica werden eingespart.

Zusammenfassend kann als Mindestforderung erhoben werden: Vor jeder Operation sollen zumindest ein Analgeticum und ein Antihistaminicum oder Vagolyticum verabreicht werden. Dadurch können Narkosemittel eingespart, der Hustenreflex und andere störende Reflexe gedämpft und der postoperative Wundschmerz vermindert werden.

III. Lokalanaesthesie und Leitungsanaesthesie

Der Hauptvorteil der lokalen Unterbrechung der Schmerzbahnen peripher des Zentralnervensystems liegt darin, daß die vitalen Zentren und Funktionen nicht in Mitleidenschaft gezogen werden. Nachteile dieses Vorgehens sind: die zeitraubende Umständlichkeit des Verfahrens, die mangelnde Schonung der Psyche des Kranken, der den Eingriff bei vollem Bewußtsein miterlebt, die zeitliche Beschränkung der Anaesthesie (1—2 Std) und die Häufigkeit der partiellen Versager.

1. Pharmakologische Vorbemerkungen

Genauere Kenntnisse über die Schmerzentstehung und über den Wirkungsmechanismus der Lokalanaesthetica verdanken wir FLECKENSTEIN. Dieser konnte 1950 zeigen, daß praktisch alle schädigenden und deshalb schmerzerregenden Reize letzten Endes darin übereinstimmen, daß sie die Membranstruktur der ruhenden Nervenfasern und Nervenendigungen stören und zur *Depolarisation*, d. h. zu einem lokalen Verlust der bioelektrischen Potentiale, führen können. Dies trifft besonders für die Gifte der Zellatmung zu. Die depolarisierte Stelle kann zum Ausgangspunkt von Serien unregelmäßiger, zentripetaler Erregungssalven in den schmerzvermittelnden Nerven werden. Auch bei Asphyxie gerät der isolierte sensible Nerv in spontane Erregung. Biochemische und bioelektrische Phänomene greifen bei der Schmerzentstehung und bei der Schmerzverhütung unlösbar ineinander.

Eine lokale Schmerzverhütung oder Linderung ist nun zu erzielen durch Verhinderung (oder Aufhebung) der Depolarisation, durch Senkung des Sauerstoffbedarfes geschädigter Gewebe (Ruhigstellung, Kälte) und Steigerung der Sauerstoffzufuhr und der Durchblutung („innere Sauerstoffersparnis" nach EICHHOLTZ).

Während lange Cocain und Procain (Novocain) sowie Tetracain (Pantocain) als die wichtigsten Lokalanaesthetica galten, haben in der letzten Zeit neue synthetische Präparate ebenfalls Verbreitung gefunden. Deren Wirkung soll rascher eintreten und länger anhalten. Hier seien genannt das Xylocain (WIEDLING), das Chloroprocain (FOLDES), das Oxyprocain (KILLIAN) und das Hostacain (THORBAN).

A. Cocain. So groß die Bedeutung des Cocains für die Anaesthesie in der Augenheilkunde und in der Hals-Nasen-Ohrenheilkunde gewesen ist: für die urologische Oberflächenanaesthesie hat es heute keine praktische Bedeutung mehr. Denn es ist durch weniger giftige Mittel abgelöst worden.

B. Procain (Handelsname: *Novocain*). Dieses Mittel hat sich seit über 50 Jahren als örtliches Betäubungsmittel bewährt. Mit Ausnahme der Oberflächenanaesthesie hat es seine Probe namentlich für die Umspritzung, Leitungs- und Spinalanaesthesie bestanden. Für die Sacralanaesthesie wird es oft durch Tutocain ersetzt. Auch die nach Novocain-Anaesthesie auftretenden Allgemeinwirkungen und Komplikationen (s. unten Kapitel Komplikationen) sind genügend bekannt, um sie vermeiden zu können. Jedes neu hergestellte örtliche Betäubungsmittel muß mit Novocain verglichen werden. Erst dann wird es allgemeinen Eingang finden, wenn es das Novocain nicht nur an Wirkung, sondern auch an Unschädlichkeit übertrifft. Für die Infiltrationsanaesthesie wird Procain in einer Konzentration von 0,25—1% verwendet; für die Leitungsanaesthesie in 1—2%. Da für die Oberflächenanaesthesie 20%ige Lösungen erforderlich sind, wird hierfür das Pantocain usw. vorgezogen. Eine 5,5%ige Procainlösung in Wasser ist isotonisch und hat ein p_H von 6,4. Um eine isotonische Procainlösung von einer Konzentration von 0,5% herzustellen, benötigt man eine 0,8%ige Natriumchloridlösung. Für eine 2%ige Procainlösung benötigt man 0,55%ige Natriumchloridlösung zur Erreichung der Isotonie. Die maximalen Dosen sind: von der 2%igen Lösung 30 ml, von der 1%igen Lösung 150 ml, von der 0,5%igen Lösung 300 ml.

Glücklicherweise wird Procain rasch im Körper, vor allen Dingen in der Leber, zerstört. Bei intravenöser Zufuhr kann deshalb 1 g Procain/Std verabreicht werden. Hierdurch kommt es zu einer vegetativen Dämpfung und einer zentralen Hypalgesie. Procain wurde deshalb auch als Adjuvans der Anaesthesie intravenös in der Dauertropfinfusion angewendet (EICHHOLTZ).

Zwischenfälle (zentrale Krämpfe, Atemstillstand, Kreislaufversagen) sind zusammen mit deren Behandlung im Kapitel „Komplikationen" geschildert.

C. Amethocain (Pantocain, Tetracain) ist 10—20mal stärker wirksam als Procain. Es kann deshalb auch für die Oberflächenbetäubung verwendet werden. Es ist wiederholt kochbar ohne Zersetzung, wird jedoch durch Alkalien inaktiviert. Für die Oberflächenanaesthesie genügt eine 1%ige Lösung. In der Urologie wird zu diesem Zweck meist nur eine 0,1%ige Lösung verwendet, um toxische Resorptionserscheinungen zu verhüten.

Die Maximaldosis beträgt 300 mg; das sind 4 mg/kg Körpergewicht. Die Wirkung des Pantocains dauert länger an als die des Procains, jedoch nicht so lange, wie die des Nupercains. Es wird inaktiviert durch Jod und Quecksilbersalze. Es wirkt leicht antiseptisch. Die Kombination mit Adrenalin vermindert die Toxicität stark — allerdings nur bei der Infiltration, nicht bei der Oberflächenanaesthesie. Todesfälle treten durch Versagen der Atmung auf, die sonstigen toxischen Symptome ähneln denen des Cocains und Procains.

D. Nupercain. Dieses Mittel ist toxischer als Cocain und Procain, jedoch wesentlich wirksamer. Seine wirksame Dosis ist weniger toxisch als diese beiden Mittel, während die Wirkung länger (2—3 Std) anhält. Die Maximaldosis beträgt 2 mg/kg, das sind 120 ml der 1promilligen Lösung für einen Erwachsenen.

E. Xylocain wurde 1943 in Schweden synthetisiert und zuerst von GORDH (1949) angewendet. Die Konzentrationen für die klinische Verwendung sind gleich denen des Procains. Die Maximaldosis beträgt ebenfalls 1 g. Xylocain, auch Lidocain genannt, ist stabil und wird weder durch Kochen noch durch Säuren oder Alkalien zersetzt. Die Wirkung tritt schneller ein und dauert länger als die des Procains. Die Infiltration erfolgt mit 1%iger Lösung, die Oberflächenbetäubung mit 2%iger Lösung. Die Toxicität ist gering, die Vergiftungserscheinungen ähneln denen des Procains.

F. Oxyprocain. Dieses Mittel ist etwa 3mal wirksamer als Novocain bei ungefähr gleicher Giftigkeit. Die Wirkung tritt rascher ein. Die Nachschmerzen und reaktiven Spätfolgen sollen geringer sein. Zur Verstärkung seiner Tiefenwirkung wird es heute unter Zusatz von kleinen Mengen Salicain (3%) in den Handel gebracht. Es wird wie Novocain durch Esterasen in p-Aminosalicylsäure und Diäthylaminoäthanol gespalten. Es bewirkt eine Erhöhung der Capillarresistenz. Man benutzt es in denselben Konzentrationen wie Novocain.

G. Salicain ist dem Procain nahe verwandt. Es wird als Oberflächenanaestheticum verwendet und als Zusatz zum Novocain zur Verlängerung der Anaesthesie.

H. Chloroprocain wurde von FOLDES (1952) eingeführt. Seine Wirkungen sollen noch die des Oxyprocains übertreffen. Die klinische Erprobung ist noch nicht abgeschlossen.

I. Hostacain. Dieses Mittel ist nicht toxischer als Procain. Es wird rasch abgebaut. Die Wirkung tritt schneller ein als beim Procain. Eine 0,25%ige Hostacainlösung ist so wirksam wie eine 1%ige Novocainlösung. Als Oberflächenanaestheticum ist es genausowenig geeignet wie Procain. Bemerkenswert ist die bakteriostatische Wirkung des Hostacains. Die Beständigkeit wasserlöslicher oder suspendierter Penicillinlösungen wird durch Hostacain nicht beeinträchtigt, so daß eine Kombination mit Penicillin möglich ist. Als Hauptvorteil gilt der schnelle Wirkungseintritt. Die Eingriffe können bereits nach 1—2 min begonnen werden. Dies gilt sogar für die Leitungsanaesthesien, z. B. am Finger. Die Anaesthesiedauer beträgt 1—2 Std.

Seit BRAUN wird den Lokalanaestheticis ein vasokonstringierendes Mittel, meist Adrenalin (1 mg/Liter), zugesetzt, um durch eine lokale Gefäßkontraktion einen allzu raschen Abtransport zu vermeiden und dadurch die Wirkungsdauer zu verlängern und die Toxicität herabzusetzen. Heute wird vielfach das Noradrenalin (2 mg/Liter) als der physiologischere Körper vorgezogen. Auch der Blasenspülflüssigkeit setzen manche Autoren kleine Mengen von Vasoconstringentien bei, z. B. 1—3 mg Adrenalin (Suprarenin) oder Nor-Adrenalin pro Liter. Bei Elektroresektionen soll hierdurch die Blutung vermindert werden.

Die Allgemeinwirkungen des *Adrenalins* sind: Herzklopfen, Blutdrucksteigerung, Angstgefühl, Schweißausbruch, schließlich Kollaps. Das *Nor-Adrenalin* hat demgegenüber den Vorteil, daß es zu einer Bradykardie und „Ökonomisierung" der Herzarbeit führt und deshalb subjektiv besser vertragen wird.

Der Gefäßkonstriktion folgt eine reaktive Hyperämie. Deshalb besteht bei der Lokalanaesthesie mehr als bei der Allgemeinnarkose die Gefahr einer Nachblutung. Der Adrenalinzusatz ist überall dort unangebracht, wo Adrenalin *keine* Gefäßverengung bewirkt, wie häufig in entzündetem Gewebe. In diesem Falle kommt es weder zu einer Verstärkung der Novocainwirkung, noch zu einer Entgiftung des Novocains; vielmehr muß man mit einer Steigerung der Toxizität rechnen, wenn ein rascher Übergang von Procain *und* Adrenalin in den Kreislauf möglich ist, etwa bei zufälligem Anstechen einer Vene (dies kann auch dem Erfahrenen vorkommen) oder einer Arterie.

Schließlich sei noch das Gewebsferment „*Hyaluronidase*" erwähnt: Es führt, der Lokalanaesthesielösung zugesetzt, zu einer Auflockerung der Gewebsschranken und damit zu einem rascheren Eintritt und einer größeren Ausbreitung der lokalen Anaesthesie. Diese wirkt allerdings kürzer; auch kommt es — infolge der rascheren Resorption — eher zu Allgemeinerscheinungen. Das Mittel hat deshalb nur bei der Leitungsanaesthesie größerer Nervenstämme weitere Verbreitung gefunden (sowie als Vorgabe vor subcutanen Infusionen, die dann rascher resorbiert werden, z. B. in der Kinderheilkunde). Es genügt dabei, das Lokalanaesthesie-Depot neben oder in die Nähe des Nervenstammes zu setzen. Die Hyaluronidase sorgt dann für rasche Diffusion in den Nervenstamm, der nicht mehr selbst direkt anpunktiert zu werden braucht, was zu unangenehmen Sensationen oder gar Schädigungen führen kann.

Im folgenden sollen nun die verschiedenen Methoden der Lokalanaesthesie allgemein dargestellt werden. Das spezielle Vorgehen bei den einzelnen Organen ist erst unten im speziellen Teil (Kapitel XI) geschildert. Es ist bei allen Lokalanaesthesien Wert darauf zu legen, daß die verwendeten Lösungen isotonisch sind. Dies muß erforderlichenfalls durch Zusatz von Natriumchlorid erreicht werden. Vor allem aber gilt der Grundsatz: Keine Infiltration entzündlich veränderten Gewebes (Gefahr der Ausbreitung des Infektes)!

2. Oberflächenanaesthesie

Die Schleimhäute der Harnwege sind reichlich durchblutet, resorbieren also besonders schnell und gut. Infolgedessen ist im urologischen Arbeitsgebiet das Cocain — selbst in stark verdünnter Lösung — heute überholt. Ja, es gilt sogar als unzulässig. Auch von Pantocain darf, da es 2—3mal giftiger ist als Cocain, z. B. an der Harnröhre nur eine verdünnte Lösung von etwa 0,1% (gegenüber 1% in der Hals-Nasen-Ohrenheilkunde und 10% in der Augenheilkunde) verwendet werden. In der Blase selbst werden sogar nur Konzentrationen von 0,075% angegeben. Von Larocain sollen keine stärkeren Lösungen als 0,8%, von Percain keine stärkeren als 0,2% verwendet werden.

Wenn die Schleimhäute (wie so häufig bei urologischen Erkrankungen) gleichzeitig auch entzündet, aufgelockert und leicht verletzlich sind, so ist ihre ohnehin gute Durchblutung und Resorptionsfähigkeit noch weiter gesteigert und besondere Vorsicht am Platze. Aus diesem Grunde ist die Anwendung der Hyaluronidase zur Beschleunigung des Wirkungseintrittes der Oberflächenbetäubung zumindest in der Urologie unerwünscht. Gefährlich ist die Anwendung der Oberflächenanaesthesie, wenn Verletzungen vorhanden sind, so daß die Mittel direkt in die venöse Blutbahn gepreßt werden könnten (s. auch unten im Abschnitt Komplikationen).

Die Harnröhre wird anaesthesiert durch Instillation von 10—20 ml einer der obengenannten Lokalanaesthesielosungen[1]. Diese wird etwa 15 min belassen (Anlegung einer Stockmann-Klemme). Man muß sich indes darüber im klaren sein, daß die Sensibilität der *hinteren* Harnröhre hierdurch nur wenig beeinflußt wird. Zur Erreichung einer vollkommenen Anaesthesie der ganzen Harnröhre ist die Parasacralanaesthesie nicht zu umgehen, wenn man nicht eine Allgemeinnarkose vorziehen will.

Die Oberflächenanaesthesierung der Blasenschleimhaut birgt wegen der großen Resorptionsfläche so große Gefahren, daß sie — wenn überhaupt — nur mit verdünnten Lösungen vorgenommen wird.

Der Zusatz von Adrenalin zur Oberflächenanaesthesielösung ist umstritten: Die Toxicität der Lokalanaesthetica wird (wenn sie in den allgemeinen Kreislauf gelangen) durch gleichzeitige Adrenalingabe zwar erhöht. Dieser Nachteil wird indes, wenn die resorbierende Oberfläche nicht zu groß und keine Gefäße eröffnet sind, durch die Verlangsamung der Resorption mehr als ausgeglichen. Geduldiges Abwarten bis zum Eintritt der vollen Wirkung (7—10 min) ist eine selbstverständliche Regel.

3. Infiltrationsanaesthesie

Von den oben angeführten Lokalanaestheticis ist auch heute noch das Procain das am häufigsten verwendete Mittel. Man kann bis zu 100 ml der 0,5%igen Lösung infiltrierend injizieren. Das entspricht 0,5 g Novocain. Die gleiche Dosis in 2%iger Lösung ist allerdings wesentlich giftiger, da konzentrierte Lösungen schneller resorbiert werden. Man wird deshalb von dieser möglichst nicht mehr als 10—20 ml verwenden.

Bei der Technik der Infiltrationsanaesthesie ist darauf zu achten, daß diese immer mit einer möglichst feinen Nadel begonnen wird. Erst wenn intracutane Hautquaddeln gesetzt sind, können mit dicken und langen Nadeln die tieferen Gewebsschichten erreicht und das Operationsgebiet umspritzt werden. Zum

[1] Die Harnröhre des Erwachsenen hat ein Fassungsvermögen von etwa 10 ml. Bei Erhöhung der Menge überwindet die Anaesthesielösung den Sphinctertonus und gelangt in die Blase.

Schluß wird der Bereich des geplanten Hautschnittes (am besten zeichnet man sich diesen vorher an) *intra*cutan infiltriert. Jetzt heißt es, geduldig zu warten, bis die Anaesthesie den ganzen Bezirk erfaßt und auch die letzten sensiblen Nervenendigungen ausgeschaltet hat. Je nach verwendetem Mittel und nach eventuell zugesetzter Hyaluronidase dauert die Wartezeit 2—12 min. Zu früher Beginn des Eingriffes zerstört das Vertrauen des Patienten.

4. Leitungsanaesthesie

Sollen nicht Nervenendigungen, sondern Hauptstämme unterbrochen werden, müssen die Konzentrationen des Anaestheticums und die Wartezeiten verdoppelt werden. Bei Zusatz von Hyaluronidase ist es weniger als sonst nötig, den auszuschaltenden Nerven selbst intraneural zu treffen. Es genügt, wenn er von der Lösung umspült wird. Bei peripheren Leitungsanaesthesien, z. B. zur Ausschaltung der Sensibilität des Penis, darf kein Adrenalin beigefügt werden. Denn die dort gelegenen Endarterien können hierdurch so stark kontrahiert werden, daß es zu Durchblutungsstörungen (Nekrose) kommt.

Im Endarterienbereich und in ödemgefährdeten Gebieten sollte man weniger Adrenalin, dafür aber eher Hyaluronidase zusetzen. Dann können sogar kleinere Circumcisionen in Lokalanaesthesie durchgeführt werden. Denn das lästige Ödem verschwindet binnen weniger Minuten. Durch Injektion von Hyaluronidase allein können sogar Paraphimosen wieder reponibel gemacht werden.

5. Langwirkende Lokalanaesthesie

Soll eine Lokalanaesthesie mehrere Stunden oder gar tagelang anhalten, z. B. zur Beseitigung eines umschriebenen Dauerschmerzes, so können die Lokalanaesthetica durch Zusätze lange Zeit am Ort der Injektion festgehalten werden („Depot-Lokalanaesthesie"), durch stärkere langwirkende Anaesthetica ergänzt oder durch Mittel (z. B. Alkohol) ersetzt werden, die zu einer reversiblen oder irreversiblen Zerstörung der Nervenbahnen führen.

In den letzten Jahren haben folgende Mittel praktische Bedeutung erlangt: Symprocain forte (Novocain + 5%ige Benzylalkohollösung) und Efocaine (Procain, Para-Aminobenzoesäurebutylester 5%, Propylenglykol und Stabilisatoren).

Diese Mittel wirken 3—12 Tage lang. Allerdings muß zugegeben werden, daß es gelegentlich zu lokalen Reizerscheinungen gekommen ist.

6. Paravertebralanaesthesie und Parasacralanaesthesie

Die Paravertebral- und Parasacralanaesthesie wird zur Ausschaltung des Grenzstranges des Sympathicus und distaler vegetativer Geflechte angewendet, um vegetative Reize und Schmerzzustände zu mildern. Die Durchblutung in dem durch die vegetative Blockade betroffenen Gebiet wird gesteigert. Dies wirkt sich vor allem bei Durchblutungsstörungen der Niere günstig aus. Man deponiert 10—20 und mehr ml einer 1%igen Procainlösung im Bereich der auszuschaltenden Grenzstrangganglien. Man setzt bei auf dem Bauch liegendem Kranken, dem ein großes dickes Kissen in Höhe der Nierengegend untergelegt ist, 6 cm neben der Mittellinie in Höhe eines Dornfortsatzes eine Hautquaddel und tastet sich dann in einem Winkel von 60° zur Sagittalebene an die Seitenfläche des Wirbelkörpers vor. Dann zieht man die Spritze 1 mm zurück (um eine subperiostale Injektion zu vermeiden), zieht an (um eine intravasale Injektion zu verhüten) und injiziert fraktioniert die Lokalanaesthesielösung.

Bei der *Parasacralanaesthesie* nach Pendl liegt der Patient in Steinschnittlage. Man tastet sich die Steißbeinspitze und setzt beiderseits von dieser im Abstand von etwa 2 cm je eine Hautquaddel. Nun sticht man mit einer mindestens 12 cm langen Nadel an einem dieser Punkte ein und tastet sich bis an den unteren inneren Rand des Kreuzbeines heran. Die Nadel muß dabei streng parallel zur Medianebene geführt werden, die Spitze leicht gesenkt. Der ins Rectum eingeführte Zeigefinger der linken Hand erleichtert die anatomisch korrekte Nadelführung. Hat man so Knochenfühlung mit dem Kreuzbein, zieht man die Nadel etwas zurück und führt sie, fast horizontal, dicht über die Innenfläche des Sacrums hin, bis man wieder auf Knochen stößt. Die Nadelspitze befindet sich nun dicht oberhalt des 2. Sacralloches. Das Vorschieben der Nadel bis zu diesem Punkt gelingt leicht, da das Kreuzbein zwischen dem 2. und 5. Sacralloch nur schwach gekrümmt ist. Während man die Nadel nun langsam zurückzieht, injiziert man 50—60 ml einer $^1/_2$%igen Procain-Suprareninlösung. Hierdurch wird die Kreuzbeinhöhlung von dem Lokalanaestheticum angefüllt. Die Sacralnerven werden umspült und in einigen Minuten unempfindlich gemacht. Es ist also nicht erforderlich, die einzelnen Nerven an ihren Austrittsstellen exakt zu treffen.

Hat man so S 2—5 infiltriert, führt man die Nadel erneut in die Tiefe, nun aber leicht aufwärts, in Richtung auf das Promontorium. Man stößt in etwas größerer Tiefe als vorher wiederum auf Knochen und befindet sich nun bei exakter Parallelführung der Nadel zur Medianebene mit der Nadelspitze oberhalb des 1. Sacralloches. Auch hier werden nun etwa 40 ml Novocain injiziert. Dieser Vorgang wird auf der anderen Seite wiederholt. Um eine vollständige Anaesthesie zu erreichen, ist es nur noch erforderlich, den Plexus coccygeus zu unterbrechen. Man spritzt je 10 ml an die Innen- und Außenfläche des Steißbeins von der gleichen Hautquaddel aus, ohne erst die Nadel völlig herauszuziehen.

Gelegentlich beteiligen sich an der sensiblen Innervation der Haut des Dammes, des Scrotums und der Labien auch vom Oberschenkel her einstrahlende Nervenäste. Um bei Operationen in dieser Gegend auch diese miterfaßt zu haben, empfiehlt Läwen, vor Beendigung der Lokalanaesthesie beide Hautquaddeln durch einen subcutanen Infiltrationsstreifen miteinander zu verbinden und außerdem noch, wiederum von den gleichen Quaddeln aus und mit der gleichen Nadel, je einen weiteren subcutanen Infiltrationsstreifen paramedian an Anus und Scrotum vorbei zu legen.

7. Sacralanaesthesie

Die Sacralanaesthesie wird meist definiert als Kombination eines caudalen Blocks mit einem transsacralen Block. Sie hat große Bedeutung für urologische Eingriffe im kleinen Becken und vor allem in der Dammregion sowie an den äußeren Genitalien. Die Technik wurde von Lundy auf Grund seiner Erfahrungen bei über 20000 Fällen bis in alle Feinheiten ausgefeilt.

Die *Vorteile* der Sacralanaesthesie sind: keine Kopfschmerzen und andere Komplikationen der Lumbalanaesthesie, geringere Komplikations- und Versagerquote als zahlreiche andere Anaesthesiemethoden für Eingriffe in dieser stark durchbluteten und reflexogenen Zone.

Die *Nachteile* sind: die nicht einfache Technik, die eine spezielle Einarbeitung erfordert (dem Erfahrenen jedoch bald keine Schwierigkeiten mehr bereitet), und die Beschränkung auf gut mitarbeitende Erwachsene, da für Kinder und ängstliche Patienten die psychische Belastung zu groß ist.

Der früher üblichen 1%igen Procainlösung ist die Verwendung eines schneller und länger wirkenden Mittels (1%ige Lösung von Oxychloroprocain, Hostacain oder Xylocain) vorzuziehen. Der Zusatz von Epinephrin oder einem anderen Vasoconstringens ist erforderlich.

Der Patient wird auf den Bauch gelagert. (Manche Autoren ziehen Knie-Ellenbogenlage oder Seitenlagerung vor, besonders bei Schwangeren oder bei Vorliegen einer Kyphose.) Ähnlich wie bei der Lagerung für die lumbale Paravertebralanaesthesie wird ein Kissen unter die Hüften gelegt, so daß diese etwa 7 cm höher liegen als der Operationstisch. Der Patient legt seine linke Wange auf ein kleines Kissen (ist der Anaesthesist ein Linkshänder, wendet der Patient den Kopf auf die andere Seite).

Nach ausgiebiger Desinfektion der Haut bis in die weitere Umgebung und Abdeckung wird zunächst palpatorisch der Eingang des Sacralkanals und die Lage der Sacrallöcher festgestellt. Der Anfänger nimmt sich am besten ein knöchernes Skelet zu Hilfe und zeichnet sich die Lage der wichtigsten Punkte auf.

Nun wird etwa 5 cm proximal der Steißbeinspitze genau in der Medianlinie und distal vom Eingang des Sacralkanals mit der dünnsten Nadel eine feine Quaddel gesetzt. Mit einer 5 cm langen Nadel mittleren Kalibers geht man nun durch die intracutane Quaddel hindurch in den Anfang des Sacralkanals ein. Die Durchdringung der Membrana sacrococcygea macht sich durch erhöhten Widerstand bemerkbar. Nach Injektion von 5 ml der Anaesthesielösung in den Anfangsteil des Kanals wird nun die Nadel wieder entfernt (wegen der Gefahr des Abbrechens).

Durch denselben Stichkanal geht man nun mit einer speziellen Caudalnadel (oder einer entsprechenden kurzen Lumbalpunktionsnadel) wieder ein (Abb. 6a). Zunächst geht man steil vor mit nach dorsal gedrehter Nadelspitze. Nach Durchdringung der Sacrococcygealmembran und Erreichung der Knochenfühlung an der ventralen Fläche des Sacralkanals wird das hintere Ende der Nadel gesenkt, so daß sie nun in der Achse des zu punktierenden Sacralkanals liegt. Außerdem wird sie um 180° in sich gedreht, so daß die Nadelspitze jetzt nach ventral liegt (s. Abb. 6a) und die Nadel dadurch leichter in den gekrümmten Kanal eingeführt werden kann. Deren Spitze wird nun bis etwa in Höhe des 2.—3. Sacralloches vorgeschoben. Ihre Lage wird durch Vergleich mit dem herausgenommenen Stilett kontrolliert. Je zentraler die Nadelspitze im Caudalkanal liegt, desto sicherer ist der Erfolg der Anaesthesie.

Nun wird durch mehrfache zarte Aspiration und durch wiederholte Drehung der Nadel geprüft, ob Blut zurückfließt als Zeichen der Verletzung einer Vene des im Kanal gelegenen Plexus venosus. Ist dies der Fall, so wird die Nadel etwas zurückgezogen und die weitere Injektion nur mit größter Vorsicht und ohne starken Druck vorgenommen. Auch wenn kein Blut kommt, wird nur langsam injiziert und der Patient dabei sorgfältig beobachtet. Eine intravenöse Injektion macht sich sofort bemerkbar durch Allgemeinerscheinungen (Schwindel, Übelkeit, Bradykardie, Schweißausbruch, bei allzu schneller Injektion Atemstörungen und Krämpfe).

Außer auf das Zurückfließen von Blut muß auf das eventuelle Zurückfließen von Liquor cerebrospinalis geachtet werden. Normalerweise reicht zwar der Duralsack nur knapp bis in Höhe des 2. Sacralloches. Es kommen jedoch, wenn auch selten, anatomische Anomalien vor, so daß der Duralsack vom Caudalkanal her punktiert wird. Die Nadel muß dann zurückgezogen werden, bis ihre Spitze außerhalb des Duraraumes liegt.

Unter mehrfacher Drehung der Nadel werden jetzt in kleinen Fraktionen 20 ml injiziert, sodaß die gesamte Menge der im Sacralkanal deponierten Anaesthesielösung 25 ml beträgt.

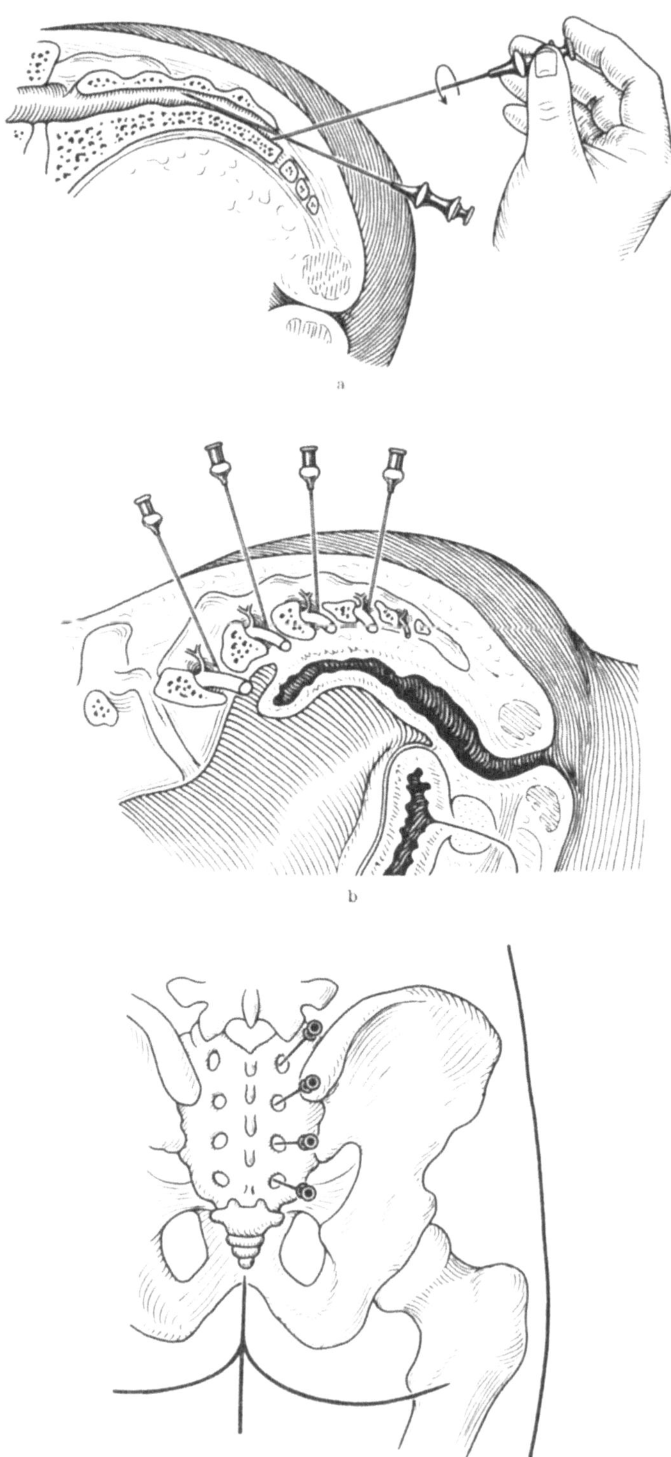

Abb. 6a—c. Punktion des Sacralkanals für die Sacralanaesthesie (nach LUNDY). a Einführung der Nadel mit Drehung und Weiterführung der Nadel; b und c Anatomische Lage der Nadeln beim transsacralen Block

Wurde die Nadel versehentlich auf der Dorsalseite vorgeführt oder besteht eine Spina bifida, so entsteht während der Injektion eine Infiltration des Subcutangewebes über dem Kreuzbein.

Unmittelbar während der Injektion in den Caudalkanal treten meist folgende Zeichen auf, die für die intracaudale Lage der Nadel charakteristisch sind: Die Atmung wird tiefer, gelegentlich seufzt der Patient (bei Unterbrechung der Injektion hören diese Zeichen schlagartig auf); gelegentlich treten auch Sensationen in den Beinen auf und ein Druck über dem Kreuzbein. Schließlich wird die Steißbeinspitze anaesthetisch.

Nach einer Pause von 10 min überzeugt man sich von der Ausdehnung der jetzt bereits eintretenden Hypaesthesie. Dann werden weitere 10 ml nachinjiziert. Alle 2—3 min folgen dann weitere 10—20 ml. Die Höhe der Anaesthesie reicht gewöhnlich:

nach 30 ml bis S_1,
nach 60 ml bis L_2 und
nach 90 ml bis Th_{10}.

Diese Grenze weist allerding fließende Übergänge auf: Der proximalen normaesthetischen folgt eine hypaesthetische Zone und dann erst ein anaesthetischer Bereich.

Die Ergebnisse sind auch nicht ganz regelmäßig: Es kann bei nicht vollkommen medianer Lage zu einer einseitigen Anaesthesie kommen, während die andere Seite lediglich hypaesthetisch ist. Heute wird deshalb der caudale Block meist kombiniert mit guter Prämedikation und

a) einem zusätzlichen transsacralen Block oder
b) oberflächlicher Allgemeinnarkose.

Der *transsacrale Block* wird meist erzeugt durch Injektion von Lokalanaesthesielösung durch die Foramia sacralia 2, 3 und 4. Diese liegen auf einer Linie 1 Querfinger lateral der Medianlinie. Das 2. Foramen liegt 1 Querfinger distal der Spina ilica posterior superior (diese ist kenntlich durch ein Grübchen und auch bei mäßigem Druck leicht zu palpieren). Das 3. und 4. Foramen liegen 1 bzw. 2 Querfinger distal des zweiten.

Die vermutliche Lage der Foramina sacralia wird nun mit je einem Tropfen der Lokalanaesthesielösung markiert. Einen halben Querfinger lateral dieser 6 Punkte werden intracutane Hautquaddeln angelegt. Jetzt geht man mit etwa 5 cm langen Nadeln in die Foramina ein. Das 5. Foramen braucht nicht injiziert zu werden. Bei Schwierigkeiten der Lokalisation ist es allenfalls günstig, auch dieses zu punktieren: Die nächsthöheren Foramina sind dann leichter zu finden. Auch das 1. Foramen braucht nur in seltenen Fällen injiziert zu werden. Meist gelingt die Anaesthesie durch Injektion der 2.—4. Foramina. Beim Aufsuchen der Sacrallöcher sollen nicht mehr als 6 Punktionsversuche gemacht werden, andernfalls droht die Gefahr der Periostreizung oder des Hämatoms. Wird z. B. das Foramen 2 nicht gleich gefunden, so geht man gleich zum Foramen 3 und, falls erforderlich, noch zum Foramen 4 über. Eines dieser Foramina wird immer gefunden. Die Lokalisation der beiden anderen fällt damit nicht mehr schwer. Zur besseren Lokalisation läßt man die 6 Nadeln liegen, ebenso die im Sacralkanal befindliche Lumbalpunktionsnadel. Wichtig ist, die Nadel nach jedem vergeblichen Versuch wieder ein größeres Stück zurückzuziehen. Denn sonst kommt man unwillkürlich wieder in die via falsa. Vor der Injektion wird selbstverständlich wieder aspiriert, um das Zurückfließen von Blut oder Liquor auszuschließen.

Die Nadelspitze darf nur halb durch das Foramen hindurchgestochen werden. Die gewünschte Tiefe kann geschätzt werden durch Punktion des Os sacrum lateral des Foramens und dann Eingehen in das Foramen selbst. Sowie man merkt, daß man mit der Nadelspitze im Foramen ist, geht man nicht tiefer ein.

Die injizierte Lokalanaesthesiemenge beträgt:

beim 4. Sacralloch je 2 ml,

beim 3. Sacralloch je 3 ml,

beim 2. (und eventuell auch beim 1.) Sacralloch je 10 ml.

Bei schwächlichen Patienten, besonders bei Neigung zu Kreislauflabilität, injiziert man zunächst die Hälfte der angegebenen Menge, den Rest erst nach 5 min. Ist die Injektion oder die Punktion des Caudalkanals mißlungen, so werden die doppelten Mengen in die Foramina sacralia gegeben. Auch hierdurch ist bereits eine gute Anaesthesie zu erzielen. Auf die Infiltration der Steißbeingegend in der Medianlinie darf jedoch auf keinen Fall verzichtet werden.

Der Injektionsschmerz ist relativ gering. Lediglich bei der Injektion des 3. und mehr noch der 2. und 1. Sacralloches treten Sensationen, Druckgefühl usw., auf. Diese sind zu vermeiden, wenn man nach der Injektion in den Caudalkanal 15 min wartet, so daß bereits eine Hypaesthesie besteht.

Nach Beendigung der Anaesthesie und Entfernung der Nadeln wird die Haut im Bereich des Gesäßes und Dammes getestet. Man verwendet besser das stumpfe Ende der Nadel als das spitze: Unnötige Verletzungen werden dadurch vermieden. Vollkommene Anaesthesie tritt nach etwa 10—15 min ein, bei Verwendung eines schnellwirkenden Mittels, z. B. Hostacain oder Xylocain, bereits nach 5—10 min. Die Muskelerschlaffung erreicht nach etwa 20 min ihren Höhepunkt. Nun kann auch noch eine Nachinjektion in den Caudalkanal durchgeführt werden, um die Anaesthesie zu vertiefen und zu verlängern.

Die *Dauer der Anaesthesie* beträgt etwa 1 Std, bei Verwendung größerer Mengen von Anaesthesielösung auch etwas länger. Sie ist gefolgt von einer Hypaesthesie, die ebenfalls etwa 1 Std anhält.

8. Periduralanaesthesie[1]

Es ist ein Verdienst Dogliottis, die Periduralanaesthesie ausgefeilt und ihr dadurch eine weitere Verbreitung ermöglicht zu haben. Buchholz und Lesse haben die Technik weiter verfeinert zur sog. extraduralen Spinalanaesthesie. Curbelo und Lemmon haben sogar eine Methode der kontinuierlichen Periduralanaesthesie angegeben. Die Vorteile der Periduralanaesthesie sind vor allem rasche Lagerungsmöglichkeit des Kranken und 3—4 Std anhaltende Wirkung.

In dem akademischen Streit um den *Wirkungsort* und *Wirkungsmechanismus* der Periduralanaesthesie ist das letzte Wort noch nicht gesprochen. Buchholz und Lesse nehmen an, daß die Anaesthesielösung durch die Foramina intervertebralia hinausgepreßt wird und erst außerhalb der Durascheide der hinteren Wurzel zur Wirkung kommt. Sie injizieren deshalb, um eine bessere Durchlässigkeit der den Spinalkanal abgrenzenden Gewebe zu erzielen, zunächst etwa 100 ml physiologische Kochsalzlösung. Im Gegensatz hierzu glauben H. H. Frey und Soehring, daß die Anaesthesielösung in der Lage ist, auf dem Lymphwege oder durch einen ähnlichen Weg durch die intakte Dura hindurch zu diffundieren. Im Liquor werden allerdings nur etwa 20% der Anaesthesielösungskonzentration erzielt, wie sie außerhalb des Duralraumes herrscht. Diese Konzentration genügt jedoch, um die Wirkung zu erklären. Denn für die Periduralanaesthesie werden 5fach konzentriertere Lösungen verwendet als für die Spinalanaesthesie. Schobert hat durch Injektion von Methylenblaulösung in den Periduralraum den Abtransport der injizierten Lösungen zu klären versucht. Er fand Methylenblau auch im Rückenmark und in den Spinalwurzeln. Danach liegt also die Wahrheit wohl in der Mitte zwischen den Auffassungen von Buchholz und Lesse einerseits und H. H. Frey und Soehring andererseits.

---

[1] Ausführliche Darstellung s. A. Lee: Synopsis of Anaesthesia, S. 306, und H. Killian: Lokalanaesthesie, S. 329.

Technik

Der Nachteil wäßriger Lösungen von Lokalanaesthetica beruht auf ihrer kurzen Wirkungsdauer. Es wurden deshalb viscöse Lösungen angegeben mit Periston (DÜTTMANN) oder Macrodex (GORDH). Man injiziert z. B. zwischen D_{10} und D_{11} eine solche „Plombe" mit 8 ml (40 mg) Pantocain und erhält eine Anaesthesie von etwa 4 Std Dauer von D_8—L_3.

Die „extradurale Spinalanaesthesie" wurde 1950 von BUCHHOLZ und LESSE angegeben, um die Versagerquote zu senken: Nach Auffüllen des Periduralraumes mit physiologischer Kochsalzlösung (30—70 ml) wird eine „Plombe" mit 1,5%igem Pantocain in 6% Periston fraktioniert injiziert (Schema der Dosierung und Einstichhöhe liegt der Packung bei).

Wie bei der Lumbalpunktion kann man den Patienten auf die Seite lagern (bei starker Prämedikation vorzuziehen) oder sitzen lassen. Hierbei stützt ein Pfleger den Patienten mit beiden Händen an den Schultern ab. Der Kranke sitzt quer auf einem Operationstisch und stellt die Beine auf einer Fußbank oder einem Hocker auf. Die Punktion ist in dieser Stellung technisch einfacher. Die Punktionsnadel darf dicker sein als bei der Lumbalpunktion. Denn es droht ja nicht die Gefahr der Stichlochdrainage. Die Nadelspitze muß eher rund sein und nicht lang und scharf. Das Stilett wird entfernt, wenn die Nadel vor dem Ligamentum interspinosum angelangt ist. Für das weitere Vorgehen sind zwei verschiedene Methoden empfohlen worden:

1. Eine Methode besteht darin, die *Spritze* mit der Anaesthesielösung bereits vor Beginn der Einführung in den Periduralraum aufzusetzen. Während des Vorschiebens wird bereits ein leichter Druck auf den Stempel der Spritze ausgeübt. Sowie die Nadelspitze den Periduralraum erreicht hat, läßt sich leicht eine größere Menge der Lösung (es kann auch physiologische Kochsalzlösung verwendet werden; dies empfiehlt sich besonders für den Anfänger[1]) injizieren: Es kann dadurch die Dura beiseite gedrängt werden. Dieses Zeichen wird als das Symptom des Widerstandsverlustes („loss of resistance") bezeichnet.

2. Man kann einen *Wassertropfen* oder, nach dem Vorgehen von TOVELL, ein Glaszwischenstück auf die Nadel ansetzen. Beim weiteren langsamen und vorsichtigen Vorschieben durch das Ligamentum wird, sowie der Periduralraum erreicht ist, der Wassertropfen in die Nadel hineingesogen. Denn im Periduralraum besteht ein negativer Druck. Fließt nach Erreichung des Periduralraumes weder Liquor noch Blut aus der Nadel zurück, so beginnt man mit der Injektion einer Testdosis von 5—10 ml einer 2%igen Procainlösung oder, heute häufiger, einer Pantocain- oder Xylocainlösung. Der Zusatz eines vasokonstringierenden Mittels ist nicht erforderlich. Treten keine Zeichen einer intralumbalen Injektion[2] oder einer Überempfindlichkeitsreaktion auf, so werden nach 5 min die restlichen 30—40 cm^3 nachgegeben. Man kann auch entsprechend dem Vorgehen von BUCHHOLZ und LESSE zunächst etwa 100 ml physiologische Kochsalzlösung vorspritzen und anschließend mit der speziell für die Periduralanaesthesie geschaffenen Pantocainplombe (0,33%ig, 15—18 ml) die Anaesthesie erzielen. Diese Methode wird besonders bei höherer Spinalanaesthesie empfohlen.

Um eine tiefe Periduralanaesthesie zu erreichen, wählt man für die Punktion eine möglichst tiefe Stelle, etwa zwischen L_2 und L_3, sonst (z. B. für Nephrektomien) zwischen Th_{12} und L_1. Außerdem wird nach Deponierung des Anaestheticums

[1] MACINTOSH verwendet unter Druck stehende Luft, die in einer kleinen aufgeblasenen Gummiblase enthalten ist, die der Nadel aufgesetzt wird.

[2] A. FREI empfiehlt, nach den einzelnen Fraktionen immer wieder die großen Zehen bewegen zu lassen. Bei richtigem Sitz ist die Zehenmotorik auch bei sonst guter Anaesthesie erhalten. Bei intralumbaler Injektion verschwindet hingegen die Beweglichkeit meist schon nach 5 ml.

der Patient in umgekehrter Trendelenburg-Lagerung aufgelegt. Der Kopf soll stets angehoben sein. Nach 10—20 min pflegt die Anaesthesie einzusetzen und 1—2 Std anzuhalten. Sie wird wesentlich erleichtert und verlängert durch eine kräftige Prämedikation, ohne die heute die Periduralanaesthesie nicht mehr denkbar ist: Sie würde sonst eine zu starke psychische Belastung für den Kranken darstellen. Neuerdings wurden auch die Phenothiazine verstärkt für die Prämedikation herangezogen (WENDL).

Zwischenfälle. Der Anfänger wird — dies ist einer der schwersten Vorwürfe, die der Methode gemacht werden — häufige Versager oder Zwischenfälle erleben. Der Erfahrene ist jedoch, wie einzelne Zentren (z. B. Hamburg, Leipzig, Homburg und Erlangen) bewiesen haben, durchaus in der Lage, auch große Serien von Periduralanaesthesien für urologische Eingriffe mit nur geringer Versager- und Komplikationsquote durchzuführen. Der häufigste Zwischenfall ist beim Anfänger die versehentliche Punktion des Lumbalkanals. Es ist dann unvermeidlich, daß aus dem Periduralraum Anaesthesielösung in den Lumbalkanal gelangt. Denn das Punktionsloch in der Dura kann für mehrere Stunden oder gar Tage offen bleiben. Man muß deshalb fordern, daß bei jeder Periduralanaesthesie die Möglichkeit für die endotracheale Intubation und künstliche Beatmung mit reinem Sauerstoff vorhanden ist und stets griffbereit zur Seite steht. Denn wenn größere Mengen von Anaesthesielösung in den Lumbalkanal gelangen, so diffundieren sie bis hinauf zur Medulla und führen zu einer Lähmung des Atemzentrums. Nach den Untersuchungen von SCHMEISER, LINDER und EICHLER mit radioaktivem Natrium strömt der Liquor aus dem Lumbalkanal zentralwärts in Richtung der Medulla. Dies ist der Grund für die Gefährlichkeit und das relativ rasche Eintreten der Atemdepression nach versehentlicher intrathekaler Injektion.

Die mit jeder Peridural- und Spinalanaesthesie einhergehende Blutdrucksenkung ist nur dann ein Nachteil, wenn sie größere Ausmaße (unter 95 mm Hg) annimmt oder einen gefährdeten Kranken trifft. Ihr Ausmaß geht der Höhe der ausgeschalteten Segmente parallel. Sie kann mit der „künstlichen Blutdrucksenkung“ durch Ganglienblocker verglichen werden und ist leicht reversibel durch Dauertropfinfusion einer Noradrenalinlösung, mit der sich jede gewünschte Blutdruckhöhe einstellen läßt.

9. Spinalanaesthesie

Die Spinalanaesthesie erlebte ihre Blütezeit etwa von 1920—1940. Durch die Einführung der Periduralanaesthesie, der Barbiturate und der Muskelrelaxantien ist heute ihre Vormachtstellung gebrochen. In der Urologie hat sie jedoch noch immer praktische Bedeutung. Hierzu hat die im folgenden geschilderte *Verbesserung der Technik* (s. Technik der Lumbalpunktion) beigetragen, die zu einem Absinken der Komplikationsquote geführt hat.

a) Technik der Lumbalpunktion

Fast alle Versager der Spinalanaesthesie entstehen durch fehlerhafte Lumbalpunktion. Deren Technik wird hier als bekannt vorausgesetzt. Es soll jedoch auf einige neue Verbesserungsvorschläge (MACINTOSH) hingewiesen werden:

A. *Führungskanülen* (Abb. 7) sind zweckmäßig: Es kann dann eine dünnere Lumbalpunktionsnadel verwendet werden. Diese kann sich nicht verbiegen. Durch Vermeidung der Hautberührung wird die Sterilität verbessert. Die Führungskanüle wird nur 3 cm eingestochen (Abb. 7). Das Lig. interspinosum wird mit der Führungskanüle nicht durchbohrt.

B. Der *Operationstisch* wird so hoch gepumpt, daß sich die Lumbalpunktionsstelle in Augenhöhe des tief sitzenden Anaesthesisten befindet. So ist ein Visieren der Nadelrichtung exakter durchführbar.

C. Die *Höhe der Punktion* wird nach Möglichkeit caudal des 2. Lendenwirbels gewählt. Denn weiter kranial besteht die Gefahr der Verletzung des Rückenmarks. Dieses reicht beim Erwachsenen bis zur Mitte der Lendenwirbelsäule.

D. Die *Punktionsnadel* soll ein möglichst kleines Kaliber und möglichst auch eine speziell geformte Spitze aufweisen (Abb. 8). Denn je weniger Durafasern verletzt sind und je kleiner damit das Leck in der Dura ist, desto geringer ist der im Anschluß an die Lumbalpunktion auftretende *Liquorverlust*. Dieser ist heute als Hauptquelle der Nebenerscheinungen und der Nachbeschwerden nach Lumbalpunktion und Spinalanaesthesie, vor allem als Ursache des Kopfschmerzes und anderer neurologischer Symptome erkannt (MOORE): Die Verminderung des Liquors beraubt das Gehirn seines gewohnten, gut gefüllten „Wasserkissens". Es kommt zum Zug an der Hirnoberfläche, vor allem auch an der Basis und deren Gefäß- und Nervenverbindungen, mit allen unangenehmen Folgen.

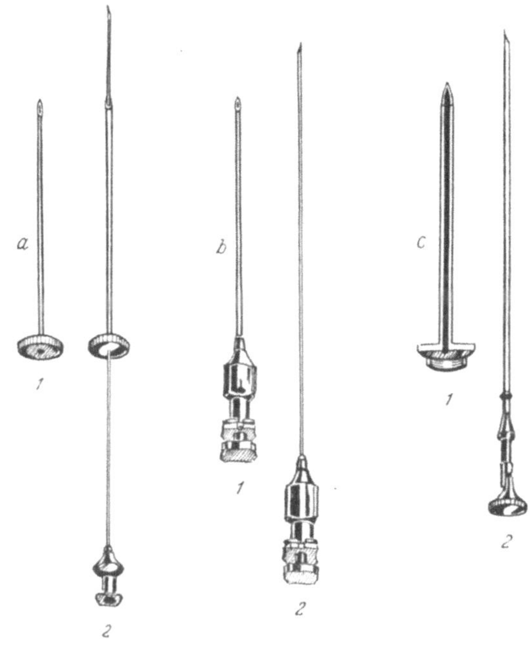

Abb. 7a—c. Führungskanülen und Nadeln für die Lumbalpunktion (nach LEMMON), a nach GISE-ANTONI; b mit Mandrin, c Rinnensonde nach MOORE

E. *Wiederholte Punktionen* sind wegen des damit verbundenen erhöhten Liquorverlustes aus mehreren Öffnungen gleichzeitig, wenn irgend möglich, zu vermeiden.

F. Der *Wasserhaushalt* des Patienten muß durch sinngemäße Infusionstherapie in Ordnung gehalten werden (s. oben), um den Plexus chorioidei die Neubildung genügender Liquormengen und damit den Ausgleich des Liquorverlustes zu ermöglichen.

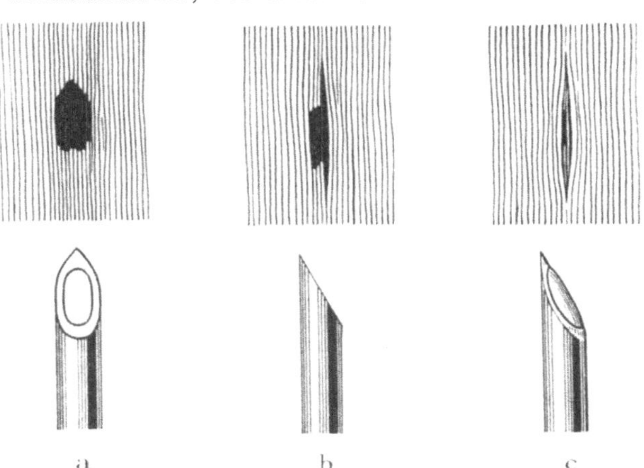

Abb. 8a—c. Spezialspitzen der Lumbalpunktionsnadeln, um möglichst wenig Durafasern zu verletzen (nach MORE). a Bei Querhaltung der normalen Nadel entsteht ein großer Duradefekt; b Längshaltung ist günstiger; c am besten sind Spezialnadeln mit abgerundeten Kanten geeignet

G. Die *horizontale Bettruhe* des Patienten muß so lange aufrechterhalten werden, bis das Loch in der Dura verklebt ist. Dies geht um so schneller, je kleiner die Öffnung war, je dünner also die Punktionsnadel gewählt wurde.

b) Anaesthesielösungen

Das spezifische Gewicht des Liquors beträgt bei 37° C 1,007. Je nachdem, ob sie schwerer, gleich schwer oder leichter sind als Liquor, werden die Spinalanaesthesielösungen eingeteilt in hyperbare, isobare und hypobare Lösungen. Der weitaus wichtigste Faktor für die Verteilung des Anaesthesiemittels ist das spezifische Gewicht in Verbindung mit der Lagerung des Patienten. Von zweitrangiger Bedeutung sind Dosis, Volumen und Injektionsgeschwindigkeit, von drittrangiger Diffusion, Druck und Strömung des Liquors.

Da eine hyperbare Lösung im Liquor nach unten sinkt und eine hypobare nach oben steigt, kann durch geeignete Lagerung des Patienten die Ausbreitung dieser Anaesthesielösungen gesteuert werden. Bei der am Ort der Einbringung liegenbleibenden isobaren Lösung ist dies nicht möglich, so daß ihre Ausbreitung nur durch Dosis, Volumen und Injektionsrichtung und Geschwindigkeit beeinflußt werden kann.

Wenn eine verstärkte motorische Blockierung gewünscht wird, wird die Konzentration der Anaesthesielösung etwas erhöht. Wird umgekehrt nur eine geringe motorische und ausschließlich sensorische Blockierung angestrebt, wird die Lösung verdünnt. Eine noch weitere Verdünnung führt zu einer Ausschaltung lediglich der vegetativen Fasern (Rami communicantes). Man wählt deshalb im allgemeinen eine konstante mittlere Konzentration. Will man eine weitere Ausbreitung der Anaesthesie erreichen, muß deshalb nicht die Konzentration, sondern das *Volumen* der Lösung erhöht werden. Während der Ausbreitung der Anaesthesielösung wird ihre Konzentration durch die Verdünnung im Liquor und die „Fixierung" an die Nervenfasern von selbst geringer: Das Gebiet der vegetativen Blockierung ist größer als das der sensiblen und dieses wieder größer als das der motorischen. Der Abtransport der Anaesthesielösungen über die Gefäß- und Lymphbahnen beginnt unmittelbar nach deren Einbringung.

A. *Hyperbare Lösungen* werden heute am häufigsten verwendet. Sie erlauben wegen ihres langsamen Wirkungseintritts durch zweckmäßige Lagerung am ehesten eine Steuerung der Ausbreitung der Anaesthesie. Von besonderem Vorteil sind die hyperbaren Anaesthesielösungen für die Erzielung:

α) einer *einseitigen Anaesthesie* (z. B. für Nierenoperationen): der Patient bleibt auf der zu operierenden Seite einige Minuten liegen, bis die Anaesthesielösung „fixiert" ist; erst dann wird er umgelagert;

β) einer *Reithosenanaesthesie* („Sattelblock"), z. B. für Eingriffe an der Prostata oder am Damm.

Reithosenanaesthesie (Sattelblock nach ADRIANI 1946) bedeutet eigentlich eine Anaesthesie, die sich auf die Sacralsegmente 1—5 beschränkt. Der Ausdruck Sattelblock wird aber auch für Anaesthesien unterhalb des Nabels benutzt, z. B. in der Geburtshilfe, und bezieht sich hier mehr auf die Technik, bei sitzendem Patienten hyperbare Anaesthesielösung langsam zu injizieren.

Technik. Der Patient sitzt quer zum Operationstisch und wird von einer Hilfsperson gehalten. Die Lumbalpunktion erfolgt caudal von L_4 oder zwischen L_3 und L_4. Die Dosis und Geschwindigkeit der Injektion gehen aus Tabelle 1 hervor. Nach der Injektion wird die Lumbalnadel herausgezogen. Der Patient bleibt die in der Tabelle angeführte Zeit, die mit der Stoppuhr zu kontrollieren ist, in sitzender Stellung.

Indiziert ist die Sattelblock-Anaesthesie für Operationen im Bereich des Dammes, Rectums und des äußeren Genitale. Es kann eine motorische Blockierung des Dammes und eine sensorische Reithosenanaesthesie erzielt werden. Bei Erhöhung der Dosis (Spalte 2 der Tabelle 3) wird das Reithosengebiet motorisch, das Extremitätengebiet an den Beinen sensorisch blockiert. Bei noch höherer Dosis werden nicht nur der Damm, sondern auch die Beine ganz motorisch und sensorisch ausgeschaltet. Man kann also dann bereits von einer tiefen Spinalanaesthesie sprechen.

B. *Isobare Lösungen* werden heute wegen ihres unsicheren Wirkungseintrittes nur noch selten verwendet.

C. *Hypobare Lösungen* bieten den Vorteil, daß durch die schwächere Konzentration die Gefahr einer Nervenschädigung geringer ist. Außerdem braucht z. B. bei einer Nierenoperation keine Anaesthesie und Gefäßlähmung der Beine mit dem daraus folgenden Blutdruckabfall einzutreten. Besondere Vorteile hat die Methode bei Operationen in Seitenlage (Nieren- und Ureter-Operationen), weil nach Anlegen der Anaesthesie die Lagerung beibehalten werden kann (bei hyperbaren Lösungen muß gewartet werden, bis das Anaestheticum fixiert ist; dann muß noch umgelagert werden).

Nach MACINTOSH (1951) ist für die Ausbreitung der hypobaren Anaesthesielösung nicht so sehr das Aufsteigen der spezifisch leichteren Anaesthesielösungen der wesentliche Faktor (der Unterschied im spezifischen Gewicht von 1,002 zu dem des Liquors von 1,007 ist zu gering) als vielmehr die Verdrängung des Liquors durch das relativ große Volumen der Anaesthesielösung von 4—20 ml.

Von ähnlichen Gedankengängen ausgehend, hat KIRSCHNER 1932 seine Technik der „einstellbaren, gürtelförmigen Spinalanaesthesie" angegeben, die von seinem Schüler PHILIPPIDES 1937 vereinfacht wurde: Bei dem in Kopftieflagerung von 30° liegenden Patienten wird so viel Liquor entnommen, daß ein einstellbarer caudaler Anteil des Duralsackes „leer" ist. Die jetzt injizierte, spezifisch leichtere Spezialanaesthesielösung (Pantocain zur gürtelförmigen Spinalanaesthesie nach KIRSCHNER) steigt nun zu dem vorher eingestellten Liquorspiegel auf und wird dort nach einigen Minuten fixiert.

c) Einzeitige Spinalanaesthesie

Das Vorgehen bei der einzeitigen Spinalanaesthesie soll an dem folgenden Beispiel der heute am häufigsten verwendeten hyperbaren Pantocain-Glucose-Anaesthesie demonstriert werden:

Es werden 20 mg der Pantocain-Trockenampulle in 2 ml Glucose (10%ig) aufgelöst. Die gewünschte

Tabelle 3. *Dosierung, Volumen und Sitzzeit für Reithosenanaesthesie (saddle block) und tiefe Spinalanaesthesie.* (Nach ADRIANI und ROMAN-VEGA)

Anaesthesiemittel	Anaesthesie: Damm motorisch, Reithosengebiet sensorisch				Reithosengebiet motorisch, Beine sensorisch				Beine motorisch und sensorisch			
	Dosis mg	Zeit Patient sitzend nach Injektion sec	Anaesthesiedauer Std	Glucoselösung ml	Dosis mg	Zeit Patient sitzend nach Injektion sec	Anaesthesiedauer Std	Glucoselösung ml	Dosis mg	Zeit Patient sitzend nach Injektion sec	Anaesthesiedauer Std	Glucoselösung ml
Novocain, crist. oder 10%ige Lösung	50—70	35—40	$1^1/_4$—$1^1/_2$	1	75—100	15—20	$1^1/_4$—$1^1/_2$	1,5	100 bis 125	0—5	$^3/_4$—1	2,0
Pantocain (Trocken-Amp.)	5	35—40	2—$2^1/_2$	1	5—8	20	2—$2^1/_2$	1,5	8—10	0—5	2—$2^1/_2$	2,0
Nupercain (0,5% in 5% Glucose)	2,5	40	$3^1/_2$—4	1	2,5—5	20	$3^1/_2$—4	1,5	5	0—5	3—$3^1/_2$	2,0

Menge dieser Lösung (1 mg Pantocain in 0,1 ml der Lösung) wird in die 5 ml-Spritze aufgezogen. Für eine tiefe Anaesthesie benötigt man 7—10 mg, für eine mittlere Anaesthesie (unteres Abdomen) 12—14 mg und für eine hohe Anaesthesie (oberes Abdomen) 12—16 mg Pantocain.

Nach Lokalanaesthesiequaddel im Bereich der geplanten Lumbalpunktionsstelle und Injektion eines Vasoconstrictors [eventuell in Form der Prämedikation mit Scopolamin + Eucodal + Ephetonin (früher SEE, heute Scophedal-Merck)] wird die Lumbalpunktion am seitlich liegenden Patienten vorgenommen. Diejenige Seite, auf der die Anaesthesie stärker ausgeprägt sein soll, liegt unten.

Die in der Spritze vorhandene Anaesthesielösung wird mit derselben Menge Liquor gemischt: Man hat nun eine 5%ige Glucose- und eine 0,5%ige Pantocainlösung. Diese wird mit konstanter Geschwindigkeit (1 ml/sec) verhältnismäßig rasch in den Lumbalkanal injiziert. Man überzeugt sich nun, ob die Nadelspitze immer noch einwandfrei im subarachnoidalen Raum liegt, und entfernt dann die Punktionsnadel zusammen mit der Spritze. Der Zeitpunkt der Injektion wird auf dem Narkoseprotokoll vermerkt.

Nun wird der Patient auf den Rücken gelegt (soll die unten liegende Seite allein anaesthesiert werden, so bleibt er noch einige Minuten auf der Seite liegen); für hohe und mittlere Anaesthesien wird der Tisch in Kopftieflagerung von 5^0 gebracht, für 1—2, maximal 4 min. Durch Prüfung mit einer Nadel wird das Aufsteigen der Hypalgesie, die in etwa 1 min einsetzt, verfolgt. Wenn diese die Höhe der gewünschten späteren Anaesthesie erreicht hat, wird der Tisch wieder in horizontale Stellung gebracht. Für *tiefe* Anaesthesien bleibt der Tisch nach der Injektion in horizontaler Lage, bis die Hypalgesie die gewünschte Höhe der späteren Anaesthesie erreicht. Dann wird der Tisch in Kopfhochlage von etwa 5^0 gebracht.

Der Eintritt der Hypalgesie in dem gewünschten Bezirk soll binnen etwa 3 min erfolgen. Ist die Hypalgesie dann noch nicht hoch genug, so muß der Patient in vermehrte Kopftieflagerung gebracht werden, damit die hyperbare Anaesthesielösung weiter nach kranial fließt. Nach 10—15 min ist die Anaesthesie voll ausgebildet. Sie hält im allgemeinen 2 Std, manchmal 3 Std an.

Die weiteren speziellen Techniken mit den übrigen Anaesthesielösungen für die Spinalanaesthesie sind im Lehrbuch der Anaesthesiologie (Frey, Hügin, Mayrhofer) von Zindler ausführlich geschildert worden. Sie brauchen deshalb hier nicht im einzelnen angeführt zu werden.

In dem Bestreben, die Anaesthesie zu *verlängern*, wurden in den letzten Jahren verschiedene vasokonstringierende Mittel der Spinalanaesthesielösung zugesetzt, z. B. Adrenalin, Noradrenalin, Neosynephrin und Ephedrin. Das schon 1903 von August Bier angegebene Adrenalin scheint die wirksamste Substanz zu sein. Sie verlängert in einer Dosis von 0,5 mg (für das weniger gefährliche Noradrenalin wurde 0,4 mg angegeben) die Dauer einer Procain-, Pantocain- oder Nupercainanaesthesie um etwa 60%. Wie bei der Lokalanaesthesie führen die Vasokonstringentien zu einer örtlichen Vasoconstriction und verzögern dadurch die Resorption und den Abtransport des Anaesthesiemittels.

Allerdings wird der Beginn der Anaesthesie und die Fixierung etwas verzögert (Gefahr des Aufsteigens!). Auch treten gelegentlich Paraesthesien und Krämpfe an den Beinen auf. Man wird deshalb die gefäßverengenden Mittel nur bei längeren Operationen und nur in niedriger Dosierung zusetzen.

d) Die kontinuierliche Spinalanaesthesie

Muß die Anaesthesie über eine Dauer von mehr als 2—3 Std (für die eine einmalige Gabe der Spinalanaesthesielösung nicht ausreichen würde) ausgedehnt werden oder ist der Patient zu labil, um die Injektion der gesamten Anaesthesielösung auf einmal ertragen zu können, so wird die *fraktionierte Spinalanaesthesie* angewendet. Hierbei bleibt während der Operation eine biegsame Nadel (Lemmon) oder ein dünner Katheter (Touhy) subarachnoidal liegen; es können dann nach Bedarf kleine Mengen von Anaesthesielösung nachinjiziert werden. Mit dieser Methode wurden Anaesthesien bis zu 11 Tagen Dauer durchgeführt (Ansbro).

Bei Patienten in stark reduziertem Allgemeinzustand tastet man sich in mehrfachen kleinen Gaben an die erforderliche Dosis heran. Der Körper hat dadurch Zeit, die Kreislaufwirkungen zu kompensieren, und eventuell nötige Maßnahmen zur Erhöhung eines gefährlich abgesunkenen Blutdrucks können rechtzeitig ergriffen werden. Eine Unterdosierung kann ergänzt, eine Überdosierung vermieden werden; durch Hinaufschieben des intrathekalen Katheters bis zur erforderlichen Höhe kann eine begrenzte, *segmentäre* Anaesthesie dieses Operationsgebietes mit minimalen Mengen des Anaesthesiemittels ohne wesentliche Kreislaufbelastung erreicht werden.

Komplikationen. Die kontinuierliche Spinalanaesthesie ist verhältnismäßig kompliziert. Es besteht die Möglichkeit von Verletzungen beim Einführen des Katheters. Die Punktionsnadel muß relativ dick gewählt werden. Für eine chemische Schädigung der Nervensubstanz bei langdauernder Einwirkung der Anaesthetica liegt kein sicherer Beweis vor. Auch Infektionen wurden bei sorgfältiger Technik nur selten beobachtet. Bei unvorsichtigem Vorgehen kann der Katheter abbrechen. Er muß dann operativ entfernt werden.

Als Anaesthesielösungen werden empfohlen:

hyperbare Novocainlösung 2,5—5%ig,

hyperbare Pantocain- (3%ig) Glucose-Lösung (10%ig) und

hypobare Pantocainlösung (0,1%) in Aqua bidest. für Operationen in Seiten- oder Bauchlage.

Die Anfangsdosis beträgt 66—75% der für die einzeitige Anaesthesie angegebenen Dosen. Je nach Bedarf werden in Abständen von etwa 1 Std etwa 50% der Anfangsdosis nachinjiziert. Die Lösung kann sogar als ganz langsame Dauertropfinfusion laufen (Arrawood und Foldes 1944): Es wird, nachdem die übliche Anfangsdosis rasch gegeben worden ist, eine 0,5%ige Novocainlösung verabreicht, etwa 8 Tropfen/min, bei Bedarf schneller. Die Dauerspinalanaesthesie zur Behandlung der spastischen Anurie und akuten Nephritis wird heute kaum noch angewandt. Zumindest sollte ein Versuch mit einem Ganglienblocker vorausgehen (s. Kapitel XI).

Indikationen der Peridural- und Spinalanaesthesie: Lungenerkrankungen, besonders Tuberkulose, Bronchiektasien, Asthma usw.

Kontraindikationen der Spinalanaesthesie (nach Lundy)

Wirbeltuberkulose, pathologische Frakturen der Wirbelsäule oder Wirbelmetastasen, Skoliose, Spondylarthrose und andere die Lumbalpunktion erschwerende Erkrankungen.

Chronische Kreuzschmerzen.

Hauterkrankungen und Hautinfekte, vor allem im Bereich des Rückens.

Schwierige Lagerung, die vom Patienten als unangenehm empfunden wird, z. B. starke Abknickung bei der Lagerung für die Nephrektomie, tiefe Trendelenburg-Lagerung usw.

Debilität und Geisteskrankheiten, Hysterie, Rentenneurotiker.

Erniedrigter Blutdruck.

Anaemia perniciosa mit Verdacht der Rückenmarksbeteiligung und andere Rückenmarkserkrankungen, wie z. B. Syringomyelie.

Angst des Patienten oder Weigerung, sich ohne Vollnarkose operieren zu lassen.

Neigung zu Kopfschmerzen von längerer Dauer oder Kopfschmerzen nach früherer Lumbalpunktion.

Kopfschmerzen in der Familienanamnese.

Erkrankungen des Zentralnervensystems, wie z. B. Poliomyelitis, in der Anamnese.

Schlechte Verträglichkeit früherer Spinalanaesthesien.

Neigung zu Überempfindlichkeitsreaktionen, besonders gegenüber Lokalanaestheticis.

Migräne-Anfälle.

Möglichkeit eines schweren Blutverlustes während der Operation (relative Kontraindikation).

IV. Allgemeinanaesthesie

Eine Narkose darf nur unter ärztlicher Überwachung und Verantwortung durchgeführt werden — selbst wenn es sich um eine Anaesthesie für einen ganz kleinen Eingriff handelt.

Denn jede — auch die kürzeste — Allgemeinanaesthesie ist ein erheblicher Eingriff in die psychosomatische Integrität, der zwar seit Jahrtausenden bekannt ist (schon HOMER erwähnt, daß Helena einen Trank bereiten konnte, der „allen Schmerz und alles Leid vergessen macht"), wegen seiner geringen therapeutischen Breite (Goethe hat z. B. dieses Motiv aufgegriffen in der Schilderung des Todes von Gretchens Mutter) jedoch bis in die Neuzeit von der Kirche oder vom Staat verboten war.

Erst gegen die Mitte des 19. Jahrhunderts gewann die Narkose durch die Verwendung exakt nach Gramm dosierbarer chemisch definierter Mittel (Morphin, N_2O, Äther, Chloroform) ihre Daseinsberechtigung wieder. Anfangs des 20. Jahrhunderts kam es zu einem vorübergehenden Überwiegen der Lokal- und Spinalanaesthesie. Diese wurden als so viel ungefährlicher angesehen, daß z. B. SCHLEICH seinen berühmt gewordenen Ausspruch tun konnte, daß ein Verbrecher sei, wer überhaupt noch eine Allgemeinnarkose anwende.

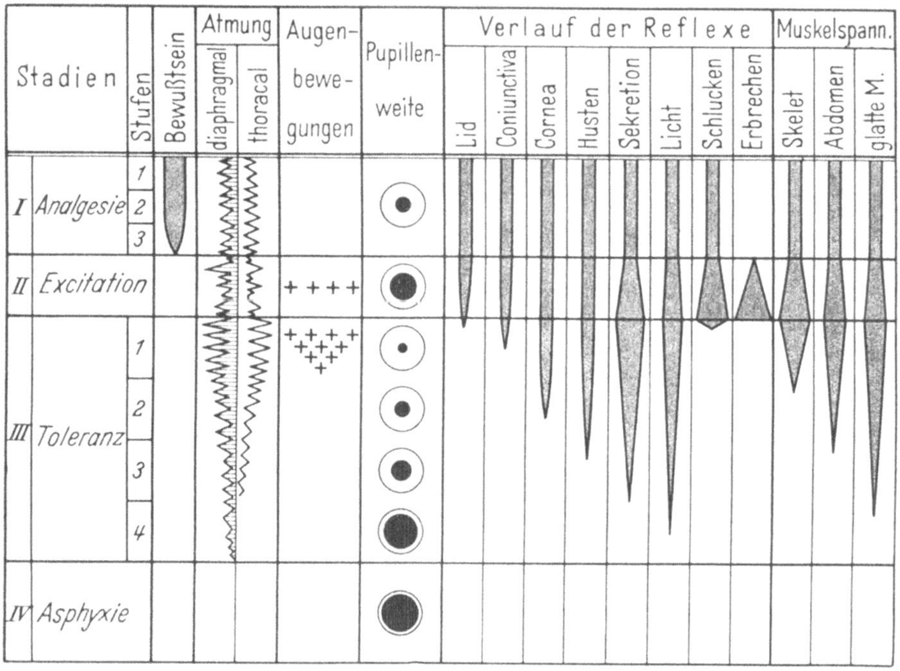

Stadien		Stufen	Bewußtsein	Atmung diaphragmal	Atmung thoracal	Augenbewegungen	Pupillenweite	Verlauf der Reflexe: Lid	Coniunctiva	Cornea	Husten	Sekretion	Licht	Schlucken	Erbrechen	Muskelspann.: Skelet	Abdomen	glatte M.
I	Analgesie	1																
		2																
		3																
II	Excitation					+ + + +												
III	Toleranz	1				+ + + + + + + + + +												
		2																
		3																
		4																
IV	Asphyxie																	

Abb. 9. Die Narkosestadien. Schematische Darstellung der Stadien und Stufen der Äthernarkose, modifiziert nach GUEDEL

Wieder war es die Einführung neuer, besonders geeigneter Anaesthesiemittel (Barbiturate, Muskelrelaxantien, Phenothiazine) und Methoden (endotracheale Intubation, Narkoseapparate mit der Möglichkeit künstlicher O_2-Beatmung), die seit der Mitte des 20. Jahrhunderts der Allgemeinnarkose erneut eine überragende Beliebtheit und Verbreitung ermöglicht haben.

1. Die Narkosestadien

Alle Anaesthetica greifen störend in den Zellstoffwechsel ein. Umstritten ist nicht die Tatsache, sondern lediglich die *Art* der Störung. Von den verschiedenen Narkosetheorien (Lipoidtheorie, Hemmung der Permeabilität oder der Oxydation) gilt heute die „Fermentblockierungstheorie" als die wahrscheinlichste. Die Nervenzellen als die höchstdifferenzierten Zellen des Körpers stellen als erste ihre Funktion ein. Die Reihenfolge, in der die Bezirke des ZNS ausfallen, ist konstant: Es ist deshalb möglich, die Narkosetiefe in verschiedene Stadien und diese wieder in Stufen einzuteilen (Abb. 9). Die Stadien lassen sich bei der Äthernarkose am klarsten unterscheiden:

α) Analgesiestadium

Das Bewußtsein ist noch erhalten, es wird jedoch zusammen mit der Erinnerungsfähigkeit zunehmend eingeschränkt. ARTUSO unterscheidet 3 Stufen: In der 1. Stufe ist lediglich die Schmerzempfindlichkeit herabgesetzt. Wenig schmerzhafte Manipulationen und Verbandwechsel können vorgenommen werden. In der 2. Stufe ist die Schmerzempfindung nahezu aufgehoben, das Bewußtsein eingeengt. Sie ist ausreichend für Absceßincisionen, Repositionen und kleine Wundversorgungen oder diagnostische urologische Maßnahmen an ambulanten Patienten. In der 3. Stufe besteht keine Schmerzempfindung mehr, das Bewußtsein ist stark eingeengt. Die Erinnerungsfähigkeit ist aufgehoben (Amnesie). Der Patient reagiert nur noch auf lauten Anruf. In diesem Stadium hat ARTUSIO selbst Herzoperationen durchgeführt. Wegen der geringen Nebenwirkungen wird dieses Anaesthesiestadium in Zukunft eine zunehmende Rolle spielen.

β) Excitationsstadium

Jeder Reiz führt durch den Wegfall zentraler Hemmungen zu übertriebenen reflektorischen Abwehrbewegungen. Irgendwelche Eingriffe und Manipulationen am Kranken vorzunehmen, ist deshalb falsch. Die Atmung ist unregelmäßig, Glottiskrampf, Husten und Erbrechen können ausgelöst werden. Es gilt, möglichst unmerklich und sanft über diese Phase hinwegzukommen. Dies gelingt um so besser, je kunst- und zeitgerechter die Prämedikation verabreicht und die Narkose eingeleitet wurde.

γ) Toleranzstadium

Großhirn und Rückenmark sind ausgeschaltet. Die reflektorischen Abwehrbewegungen sind erloschen; der Muskeltonus läßt nach. Lediglich die Medulla oblongata unterhält noch die vegetativen Funktionen der automatischen Atmungs- und Kreislaufregulation. Die Atmung ist ganz regelmäßig, auch das Kreislaufverhalten ist gleichmäßig. Erbrechen, Schlucken, Tränensekretion und Lidschlußreflex hören auf. Die Pupillen sind eng.

Das Toleranzstadium wurde von GUEDEL in 4 Stufen unterteilt. In ihm können chirurgische Eingriffe durchgeführt werden. Je nach dem Grad der erforderlichen Muskelerschlaffung vertieft man die Anaesthesie zur Stufe 2 oder 3. Die Atmung wird dabei zunehmend abdominal. In der 4. Stufe besteht überhaupt keine thorakale Atmung mehr. Auch die Zwerchfellatmung wird zunehmend schwächer. Die Pupillen werden in der 4. Stufe weit und reagieren nicht mehr auf Licht. Die Hautfarbe beginnt grau-cyanotisch zu werden. Der Blutdruck fällt ab, die Pulsfrequenz nimmt zu.

Dieses Stadium der tiefen, toxischen Narkose bietet zwar dem Operateur glänzende Operationsbedingungen durch die vollkommene Muskelerschlaffung und Blutarmut im Operationsfeld; es ist jedoch bei längerem Bestehen mit schweren, in erster Linie asphyktischen und toxischen Schäden für den Kranken verbunden; diese äußern sich subjektiv noch tagelang in Übelkeit und Abgeschlagenheit, objektiv in pathologischen Leberfunktionsproben.

δ) Das asphyktische Stadium

Auch das Vegetativum ist jetzt gelähmt, ebenso die Medulla. Die Atmung sistiert und der Kreislauf bricht anschließend zusammen. Ohne künstliche Beatmung und Infusionstherapie kommt es binnen wenigen Minuten zum Tode.

Die Kenntnis der Narkosestadien ist absolute Voraussetzung einer sicheren Narkose. Der Anaesthesist muß zu jedem Zeitpunkt wissen, in welchem Stadium und in welcher Stufe der Anaesthesie sich der Patient befindet. Um dies zu erleichtern, wird heute während jeder größeren Anaesthesie ein Anaesthesiebericht (Abb. 1) geschrieben. Alle 5—10 min werden die verabreichten Mittel, Atmung, Pulsfrequenz, Blutdruck und Narkosetiefe graphisch aufgetragen. Durch dieses Protokoll sind Abweichungen von der Norm frühzeitig zu erkennen und Möglichkeiten der Sicherung gegenüber forensischen Angriffen gegeben.

2. Rectale Basisnarkose

Der rectale Weg eignet sich lediglich für die *Einleitung* der Narkose (Basisnarkose höchstens bis zum Stadium III, 1). Eine tiefere Anaesthesie darf wegen der schlechten Steuerbarkeit der Rectalnarkose nicht angestrebt werden. Wenn diese Voraussetzungen eingehalten werden, ist die Einleitung schonend für den Kranken. Außerdem ist die Resorption der verwendeten Lösung konstanter als bei oraler Zufuhr.

Wegen der Schonung der Psyche wird die rectale Narkoseeinleitung stets ihre Bedeutung behalten. Sie hat — darin liegt ihr historisches Verdienst — wesentlich zur Überwindung der „Narkophobie" früherer Jahre beigetragen. Die weiteste Verbreitung haben gefunden:

Avertin ($C_2Br_3H_2OH$, Tribromäthylalkohol) wurde von EICHHOLTZ und BUTZENGEIGER 1928 eingeführt. Es wird in $2^1/_2$%iger wäßriger Lösung 40 min vor Operationsbeginn rectal verabreicht. Die Maximaldosis beträgt nach heutiger Auffassung (früher wurden größere Dosen gegeben) 0,1 g/kg Körpergewicht, maximal insgesamt 6 g; die empfehlenswerteste Dosis ist 0,08 g/kg. Die Patienten schlafen daraufhin noch im Krankenzimmer fast unmerklich ein, so daß ihnen auch die Erinnerung an den Transport in den Operationssaal erspart bleibt. Die Anaesthesie kann mit Äther oder mit einem anderen gut steuerbaren Inhalationsanaestheticum weitergeführt werden. Die Avertinwirkung hält etwa 2 Std als Basisnarkose an. Ein besonderer Vorteil des Avertins ist seine bronchuserweiternde Wirkung. Als Nachteile gelten die Atemdepression und Leberschädigung, die durch Avertin bewirkt werden. Der Blutdruckabfall durch Avertin wird meist vom Operateur als angenehm empfunden. Er kann jedoch bei stärkerem Ausmaß für den Patienten gefährlich werden.

Barbiturate, sonst für die intravenöse Kurznarkose verwendet, werden bei Kindern unter 10 Jahren besser als Basisnarkose *rectal* verabreicht. 0,01—0,02 g/kg Körpergewicht eines kurzwirkenden Barbiturates (Eunarcon, Evipan, Thiopenthal usw.) werden in 5—10%iger Lösung 30 min vor Operationsbeginn in einen rectal eingeführten Katheter injiziert. Einige Kubikzentimeter Luft werden nachgespritzt, um die Lösung vollständig in die Ampulle vorzutreiben. Man klemmt den Katheter am Ende ab und injiziert die Lösung seitlich in das Lumen des Katheters wie in eine Vene. Auf diese Art sind auch Nachinjektionen möglich. Der Katheter soll nur bis ins Rectum (nicht bis zum Sigma) vorgeschoben werden: Dadurch wird eine Resorption der Lösung über die Venae haemorrhoidales inferiores bewirkt, die zur Vena cava und nicht zur Vena portae abfließen.

Folgende Rectalnarkotica besitzen heute nur noch geringe praktische Bedeutung: Chloralhydrat, Hedonal, Magnesiumsulfat und Paraldehyd.

3. Intravenöse Narkose

Die intravenöse Anaesthesie stellt heute die beliebteste Art der Narkoseeinleitung dar, da dem Patienten die Gesichtsmaske und — bei geschickter Einleitung — die Excitation erspart bleiben. Mit der Synthetisierung immer neuer, noch kürzer wirkender Verbindungen (Tabelle 4) fand die intravenöse Narkose stets weitere Anhänger. Sie stellt heute die häufigste Anaesthesieform überhaupt dar.

Die *Vorteile* der Barbituratnarkose sind: angenehme, schnelle Einleitung, rasche Erholung, seltenes Erbrechen, keine Schleimhautreizung.

Als *Nachteile* gelten: nur ungenügende Analgesie (Barbiturate sind Schlafmittel!), erhaltene Rachenreflexe, unbefriedigende Muskelerschlaffung, regelmäßige Atemdepression, nicht seltene Excitation vor oder nach der Anaesthesie

Tabelle 4. *Für die intravenöse Anaesthesie verwendete Barbiturate*

Jahr	Mittel	Autor	Wirkungszeit in Stunden bei klinischer Normaldosis
	a) Langwirkende Barbiturate		
1924	Somnifen	FRÉDET	5—10
1927	Pernocton	BUMM	4— 8
1927	Allional	KELLER	4— 8
1929	Amytal	ZERFAS	3— 7
	b) Kurzwirkende Barbiturate		
1931	Nembutal	LUNDY	2 —5
1932	Evipan	WEESE	0,3—1
1933	Eunarcon	HEIM	0,2—1
1936	Narconumal	THALHEIMER	0,3—1
	c) Besonders kurz wirkende Barbiturate		
1935	Pentothal (Trapanal)	LUNDY	0,15—0,6
1946	Kemithal	MACINTOSH	0,2 —0,6
1952	Inactin	HORATZ	0,15—0,6
1953	Cito-Eunarcon	KRAUSE	0,1 —0,5
1954	Baytinal	WEESE und KOSS	0,1 —0,5
1954	Thiogenal	HOTOVY	0,1 —0,5

mit Husten und Glottiskrampf, geringe Steuerbarkeit und Gefahr des Mißbrauches durch Unerfahrene.

Folgende *Vorsichtsmaßregeln* sind heute allgemein anerkannt. Sie müssen vor Einleitung einer Barbituratnarkose vorhanden sein:

ein Gerät für die künstliche Beatmung mit Sauerstoff,
ein Tubus zur Freihaltung der Atemwege,
Erfahrung des Anaesthesisten, besonders in der Behandlung des Atemstillstandes und Glottiskrampfes.

Bewährt hat sich heute die Verwendung nicht mehr 10%iger, sondern 5%iger oder gar 2,5%iger Lösungen, um eine exaktere Dosierung zu ermöglichen und dadurch Überdosierungen zu vermeiden. Auch ist die Gefahr der Nekrosenbildung nach versehentlicher paravenöser Injektion bei Verwendung verdünnter Lösungen geringer. Als schwerste Komplikation neben dem Atemstillstand gilt die versehentliche intraarterielle Injektion. Sie kann zur Nekrose der betroffenen Gliedmaße führen. Zumindest kommt es zu einem unerträglichen Schmerz. Die *Einleitung* der intravenösen Narkose beginnen wir an dem bereits durch die Prämedikation schläfrigen Patienten gern im Vorbereitungsraum, um ihm störende optische und akustische Eindrücke zu ersparen. Die für die Injektion der Narkotica verwendete Nadel (Abb. 10 und 11) bleibt grundsätzlich gleich intravenös liegen und wird durch einen Stöpsel, Mandrin oder eine Dauertropfinfusion offengehalten.

MITCHELL und GORDH haben Spezialnadeln für die intravenöse Narkose angegeben. Durch Federdruck bzw. ein Gummiplättchen wird ein Rückströmen des Blutes in die Kanüle verhindert (Abb. 11). Der Erfahrene kann diesen Effekt nachahmen, indem er nach der intravenösen Injektion durch Auflegen der Kuppe des 4. Fingers percutan von außen auf die Nadelspitze ein Rückströmen des Blutes und damit eine Bildung von Coagula verhütet. Wird die Kanüle mit einem einfachen Stöpsel verschlossen, so bleibt sie für einige Minuten durchgängig.

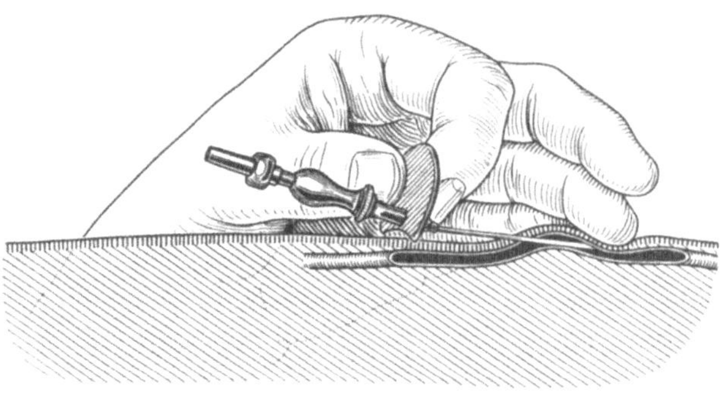

Abb. 10. Haltung der Punktionskanüle zur Verhinderung des Ausfließens von Blut

Bei schlechten Venen empfiehlt es sich, mittels Venaesectio einen Kunststoffschlauch (z. B. aus Polyäthylen) in die Vene einzuführen. Die Freihaltung des intravenösen Weges ist besonders wichtig bei großen und blutreichen Eingriffen, wie z. B. einer Nephrolithotomie oder der Operation eines ausgedehnten Hypernephroms. Dann kann nicht nur die intravenöse Narkose, sondern auch die Muskelerschlaffung und der Blutersatz jederzeit rasch erfolgen.

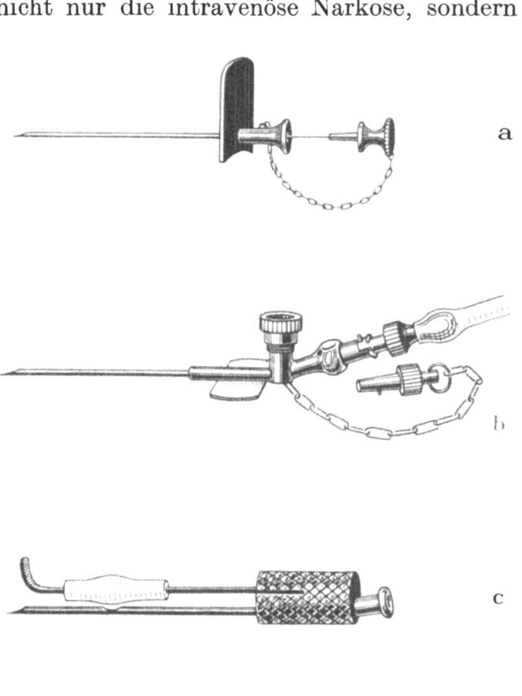

Abb. 11a—d. Nadeln für die intravenöse Anaesthesie und Infusionstherapie nach a LUNDY, b GORDH, c MITCHELL, d gewöhnliche Flügelkanüle mit Stöpselchen

Das Bewußtsein des Kranken wird durch eine binnen 30 sec gegebene *Testdosis* (0,1 g) eines kurzwirkenden Barbitursäurepräparates ausgeschaltet. Die Wirkung dieser Testdosis läßt sich in 3 Stufen einteilen:

1. schwache Wirkung (leichte Bewußtseinstrübung),
2. mittelstarke Wirkung (ruhiges Einschlafen),
3. starke Wirkung (rasches Einschlafen und kurzer Atemstillstand von 10—20 sec Dauer).

Aus der Wirkung der Testdosis wird auf die individuelle Empfindlichkeit des Patienten geschlossen.

Soll die Spontanatmung erhalten bleiben, so werden die weiteren Gaben fraktioniert und langsam verabreicht. Bei resistenten Kranken gibt man zwischendurch (ebenfalls verdünnt, fraktioniert und langsam) etwa 50 mg Pethidin (Demerol, Dolantin) intravenös, so daß eine Gesamtdosis von 1 g Barbiturat nie überschritten zu werden braucht. Die Durchschnittsgabe Barbiturat betrug bei 10000 von H. OEHMIG beschriebenen intravenösen Narkosen z. B. nur 0,78 g.

Will man hingegen intubieren und die Atmung kontrollieren, so wird nach der Testdosis zunächst das Relaxans gegeben. Erst danach werden weitere 0,2—0,5 g Barbiturat injiziert, um eine tiefe Narkose zu erzielen — die Voraussetzung einer atraumatischen Intubation.

Wir geben bei jeder länger dauernden Barbituratnarkose grundsätzlich zusätzlich zumindest Sauerstoff, meist bei Flacherwerden der Narkose, außerdem Stickoxydul (N_2O). Dadurch kann eine erhebliche Einsparung an Barbiturat erzielt und die Atemdepression in Grenzen gehalten werden.

Eine *Überdosierung* von Barbituraten wird behandelt: mit Inhalation oder, bei stärkerer Atemdepression, mit künstlicher Beatmung mit reinem Sauerstoff. Diese kann natürlich nur effektvoll sein, wenn die Atemwege freigehalten sind. Auf Analeptica verzichten wir oder geben sie höchstens bei Versagen der bisher genannten Methode. Denn sie bedeuten einen Zeitverlust (die wichtige Sauerstoffbeatmung würde nur verzögert werden), sie führen zu einer Steigerung des O_2-Bedarfes (Krampfgifte!), und sie haben nur eine schwache Wirkung mit bald folgender gefährlicher negativer Nachphase.

Wer die Gefahren der Barbituratnarkose auf Grund einer ausgedehnten Gutachtertätigkeit und der Mortalitätsangaben der Literatur (anfangs 1:1000!) kennt, wagt es nicht mehr, ein Barbiturat zu injizieren ohne das Vorhandensein eines Intubations- und Beatmungsgerätes.

Als *Indikationen* der Barbituratnarkose gelten heute:

1. Kurze Eingriffe ohne Erschlaffung (aber auch hierbei soll die Beatmungsmöglichkeit mit Sauerstoff vorhanden sein!)
2. Einleitung und Basis längerer Anaesthesien (z. B. heute häufige Kombination Barbiturat-N_2O-Curare, die den Vorteil bietet, nicht explosibel zu sein).
3. Zur Amnesie bei Lokal- oder Spinalanaesthesie.
4. Als Antidot von Krampfgiften (z. B. bei Novocainvergiftung).

Als *relative Kontraindikationen* der reinen Barbituratnarkose gelten:

1. Extreme Jugend und Alter.
2. Empfindlichkeit gegen Sauerstoffmangel: z. B. Organschaden (Myokard, Leber, Nieren, Atmungsorgane), Anämie und Schock, Vergiftung (Acidose, Koma), Geburtshilfe (Atemdepression des Neugeborenen).
3. Eingriffe in reflexogenen Zonen (z. B. am Kieferwinkel, Damm, besonders große und schmerzhafte Eingriffe).

Der ausgebildete Anaesthesist kennt *keine absoluten Kontraindikationen* der Barbituratnarkose. Denn durch zweckmäßige Prämedikation und sinnvolle Kombination, z. B. mit Inhalationsnarkose und Muskelrelaxantien, erforderlichenfalls Intubation, kann er jeder Situation gerecht werden. Denn nicht die Barbiturate als solche, sondern lediglich ihre inadäquate Anwendung und zu hohe Dosierung sind gefährlich: Ein schockierter Kranker ist bereits mit 100 mg Barbiturat in eine tiefe Narkose zu versetzen. Eine sonst „übliche" Dosis tötet ihn augenblicklich.

Weese hat darüber hinaus tierexperimentell nachgewiesen, daß die gefürchteten Reflextodesfälle in Barbituratnarkose dann nicht auftreten, wenn man einige Minuten wartet, bis das Narkosemittel sich überall im Körper verteilt hat und ein ruhiges Toleranzstadium erreicht ist, sowie bei Atemdepression Sauerstoffbeatmung anwendet. Ein großer Teil der in der Literatur mitgeteilten Todesfälle hätte demnach vermieden werden können, wenn mehr Zeit für die Einleitung der Anaesthesie und für die Ausbildung der Anaesthesisten verwendet worden wäre.

Für die Anaesthesie bei urologischen Eingriffen ist folgende Eigenschaft der Barbiturate von spezieller Bedeutung: Sie führen zu einer gesteigerten Bereitschaft zu vagalen Reflexen, also auch zum sog. anovagalen Reflex und anderen, von den stark reflexogenen Urogenitalzonen ausgehenden Stimulationen. Es kann nicht nur zu Bradykardie, sondern zum Herzstillstand und auch zum schweren, eventuell tödlichen Laryngospasmus kommen. In der Literatur sind allein 12 derartige Todesfälle bei harmlosen urologischen Manipulationen in reiner Barbituratnarkose beschrieben. Diese Komplikationen hätten durch vorherige Gabe eines Vagolyticums (Atropin 0,6 mg) und O_2-Beatmung vermieden werden können.

Schließlich ist zu bedenken, daß die Barbiturate nicht zu einer ausreichenden Muskelerschlaffung führen. Durch Abwehrbewegungen in Narkose sind z. B. Blasenperforationen bei der Cystoskopie vorgekommen! Man wird also bei muskelstarken Patienten die Narkose vertiefen und durch Analgetica (z. B. Pethidin = Dolantin in der Prämedikation und N_2O-Inhalation) sowie erforderlichenfalls durch ein Muskelrelaxans die Neigung zu unkontrollierten Bewegungen und Schmerzreaktionen vermeiden.

Aus der Häufigkeit von tödlichen Zwischenfällen (nach der Literatur zwischen 1 und 0,1 $^0/_{00}$ — je nachdem, ob die Anaesthesien von Anfängern oder von Könnern durchgeführt werden) und aus der Schwierigkeit ihrer kunstgerechten Anwendung ergibt sich, daß die Barbituratnarkose, soll sie nicht ein unnötiges Risiko bedeuten, am besten vom Anaesthesisten ausgeführt wird (SOEHRING). Dieser Forderung tragen eine Reihe von Ländern, z. B. die Schweiz und England, auch in ihrer Gesetzgebung Rechnung, indem sie die intravenöse Narkose nur vom entsprechend ausgebildeten Arzt durchführen lassen.

Die „ultrakurze" Wirkungsdauer der zur Diskussion stehenden Barbiturate wurde bisher durch ihren raschen Abbau in der Leber erklärt. Durch die Untersuchungen BRODIs wissen wir, daß dieser Abbau sich auf viele Stunden verteilt, also nicht für die kurze Wirkung verantwortlich ist. Diese ist vielmehr in erster Linie durch die starke *Fettlöslichkeit* der besonders kurz wirkenden Barbiturate bedingt. Die Plasmakonzentration erreicht schon nach wenigen Minuten deshalb unterschwellige Werte, weil das Mittel allmählich von den Fettdepots aufgenommen wird. Sind diese durch wiederholte Injektionen größerer Dosen bei der „Langnarkose" aufgefüllt, so zeigt sich, daß die „ultrakurz" wirkenden Barbiturate in Wirklichkeit — langwirkende Barbiturate sind. Das Geheimnis ihrer kurzen Wirkung beruht lediglich auf ihrer raschen Zufuhr in niedriger Dosis und ihrer hohen Fettlöslichkeit.

Bei einer *Kurz-Anaesthesie* (z. B. für eine Cystoskopie oder einen Ureterenkatheterismus) unterscheiden wir folgende Variationsmöglichkeiten:

a) normaler Routineeingriff,

b) komplizierter Eingriff (z. B. bei Strikturen),

c) länger dauernder Eingriff (z. B. bei Elektrocoagulationen und Spülungen) und

d) ambulanter Eingriff.

Eine Kurznarkose für einen *ambulanten Eingriff* von etwa 12 min Dauer kann folgendermaßen durchgeführt werden: Nach intramuskulärer Prämedikation mit 50 mg Dolantin und 0,5 mg Atropin wird das Barbiturat fraktioniert intravenös gegeben. Gleichzeitig läßt man den Kranken Lachgas und Sauerstoff im Verhältnis 5:2 Liter inhalieren. Die doppelte Einschlafdosis des Barbiturates wird etwa binnen 1—2 min verabreicht. Die Patienten durchlaufen bei dieser Methode rasch alle Stadien der Narkose. Sowie die Patienten mit Lachgas angereichert sind und das Bewußtsein verloren haben, werden nichtschmerzhafte Manipulationen begonnen. Schmerzhafte Eingriffe dürfen erst 1—2 min nach Erreichung des Toleranzstadiums durchgeführt werden. Die Barbituratnarkose flacht inzwischen ebenso rasch ab, wie sie angeflutet ist. Die Patienten würden, da sie nur etwa 0,5 g Barbiturat erhalten haben, erwachen, wenn sie nicht durch das Lachgas noch in Anaesthesie gehalten würden. Ist der Eingriff beendet, so braucht nur die Maske abgesetzt zu werden. Dann kehrt das Bewußtsein des Kranken, je nach verabreichter Barbituratdosis, binnen weniger Minuten zurück. Die Kranken sollen während des Eingriffs und bis zum Erwachen gut fixiert sein, um Reflexbewegungen zu vermeiden. Die Amnesie ist bei diesem Vorgehen auf jeden Fall gesichert. Grundsätzlich bleiben die Kranken noch mindestens 30 min unter Bewachung liegen, da sie in einem Verwirrtheitszustand sonst eventuell aufstehen oder zu Boden fallen könnten. Erst wenn sie sicher gehfähig sind (Prüfung durch Rombergschen Versuch), werden sie — nur in Begleitung! — entlassen.

Die Forschung ist in jüngster Zeit wieder in Fluß gekommen und hat neue, barbitursäurefreie, intravenöse Narkotica auf den Markt gebracht:

Das aus der Reihe der Steroidhormone entwickelte intravenöse Narkoticum Hydroxydion (Viadril oder Presuren) weist keine hormonalen, sondern nur noch die narkotischen Eigenschaften der Steroidhormone auf. Es wirkt etwa 2 Std lang, kommt also nur als Basisnarkose für langdauernde Eingriffe in Frage. Sein Vorteil ist die geringe Atemdepression. Nachteilig wirken außer der langen Wirkungsdauer die Venenwandschädigung (es kann nur in starker Verdünnung als Dauertropfinfusion gegeben werden), die schwache Wirkung (Kombination mit Lachgas usw. ist erforderlich), die hohe Empfindlichkeit (Aufbewahrung im Eisschrank obligat) und der hohe Preis. Vorerst wird das Mittel deshalb nur geringe praktische Bedeutung besitzen. Bei alten und lebergeschädigten Patienten hat es sich jedoch bewährt. Es muß indes auch hier, genau wie die Barbiturate, mit der Inhalationsnarkose oder Lokalanaesthesie kombiniert werden, da es nur ein Basisnarkoticum darstellt. — Das Phenoxyessigsäureamidderivat Geigy 29505 eignet sich besonders für Kurznarkosen von 4 min Dauer.

4. Inhalationsnarkose

Wegen der erforderlichen Gesichtsmasken ist die Zufuhr von dampf- oder gasförmigen Narkotica über die Atemwege zwar nicht gerade angenehm für den Kranken, doch stellt sie die einfachste, rascheste und am besten dosierbare Anaesthesieform dar. Je niedriger der Siedepunkt dieser Mittel ist, desto rascher fluten sie an und ab. Stickoxydul, Äthylen, Cyclopropan und andere Gase müssen wegen ihres niedrigen Siedepunktes (—89, —103 und —34° C) in komprimierter Form in Stahlflaschen aufbewahrt und mit Hilfe speziell konstruierter Narkoseapparate (Abb. 12) zugeführt werden.

Stickoxydul (Lachgas, N_2O) ist das dem Ideal am nächsten kommende und heute am meisten verwendete Narkosemittel. Es ist geruchlos, geschmacklos, nicht explosibel (es unterhält lediglich die Verbrennung) und nicht toxisch, selbst bei tagelanger Verwendung. Sein einziger Nachteil ist seine verhältnismäßig schwache Wirkung. Es muß deshalb durch andere Mittel (Dolantin, Barbiturate, Phenothiazine usw.) ergänzt oder in der Druckkammer verwendet werden. Denn bei 2 statt 1 Atm Druck genügt seine narkotische Wirkung allen Anforderungen.

Der Patient gelangt binnen 3 min ins Analgesiestadium, wenn an Stelle von Luft ein Stickoxydul-Sauerstoffgemisch (20% O_2 und 80% N_2O) eingeatmet wird. Je größer der in den Narkoseapparat einfließende Gasstrom (z. B. 2 Liter je min O_2 + 8 Liter/min N_2O) ist, desto rascher werden Fremdgase (N_2) aus dem Apparat und dem Tracheobronchialbaum „ausgewaschen" und tritt die Analgesie ein. Bei guter Prämedikation, kooperativem, ruhigem Patienten oder schockiertem oder sonstwie geschwächtem Kranken gelingt es ohne weiteres, mit Lachgas auch das Toleranzstadium zu erreichen. Im allgemeinen, besonders wenn größere Eingriffe vorgenommen werden sollen, ist es jedoch besser, die Anaesthesie mit einem Barbiturat einzuleiten und sie mit N_2O lediglich zu unterhalten. Es genügt dann ein Gasstrom von 1 Liter/min O_2 und 2—3 Liter/min N_2O (das sind 33 bis 25% Sauerstoff und 66—75% Lachgas). Für kleinere urologische Manipulationen erzielt man oft sogar bereits mit 50—70% N_2O eine genügende Analgesie.

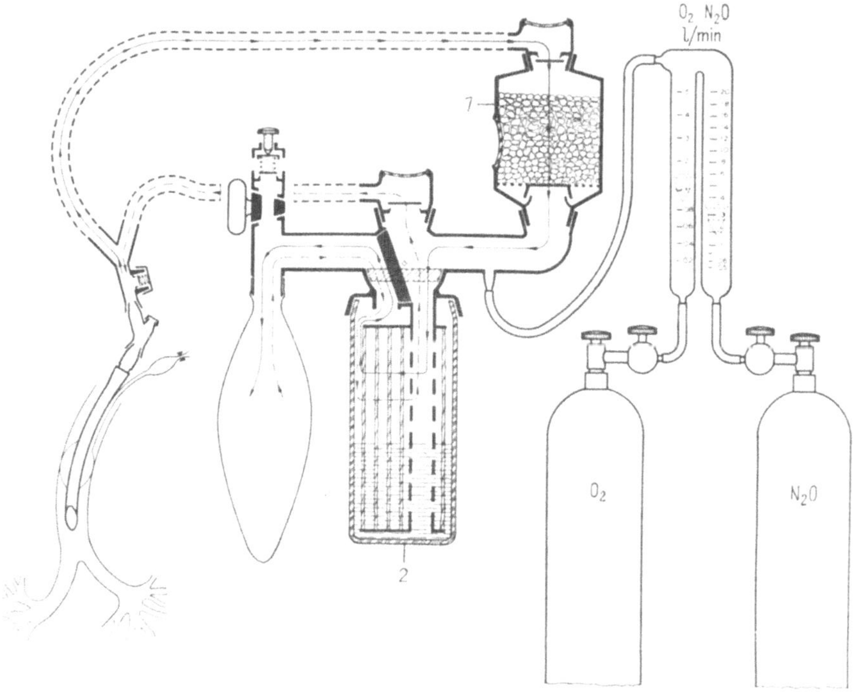

Abb. 12. Narkoseapparat, Schaltschema

Äthylen (C_2H_4) ist leider explosibel. Sonst hat es alle Vorteile des Lachgases, ist billiger und stärker als dieses. Noch heute wird es in Chicago häufig verwendet, wo das Mittel 1923 eingeführt wurde.

Cyclopropan (C_3H_6) ist das stärkste und am raschesten wirkende gasförmige Inhalationsnarkoticum. Wenn es nicht explosibel und teuer wäre, hätte es wegen seines angenehm-süßlichen Geruches und seiner günstigen Eigenschaften wohl alle anderen Narkotica in den Hintergrund gedrängt. Bei seiner Anwendung müssen die Vorsichtsmaßregeln zur Verhütung einer Explosion beachtet werden (S. 67).

Die *flüssigen Inhalationsanaesthetica* haben den Vorteil, daß sie wegen ihres höheren Siedepunktes (Äther +34,5, Halothan +50, Chloroform +61, Chloräthyl +12,5 und Trichloräthylen +87° C) in Glasflaschen verwahrt werden können. Sie werden auf ein Stück Mull, das über ein Drahtgestell (Schimmelbusch- oder Jankauer-Maske) gespannt ist, aufgetropft und hier zur Verdampfung gebracht, so daß sie inhaliert werden können. Rationeller ist die Einfüllung in den Verdampfer[1] eines Narkoseapparates.

[1] Ein solcher ist geeigneter als eine Tropfvorrichtung.

Äther ($H_5C_2OC_2H_5$) ist auch heute noch eines der am meisten verwendeten Anaesthetica. Er ist dazu prädestiniert durch seine große therapeutische Breite: Wird die Äthertropfnarkose überdosiert, so vereist die Maske, und es wird weniger Ätherdampf inhaliert. Allerdings benötigt man zur schonenden Einleitung einer guten Äthertropfnarkose 30—40 min Zeit (HÜGIN). Gerade der Anfänger tut gut daran, seine ersten Erfahrungen auf dem Gebiete der Anaesthesie mit Hilfe der Äthernarkose zu sammeln.

Chloräthyl (C_2H_5Cl) flutet rasch an und ab und wird deshalb gerne für die Einleitung der Äthernarkose und für Kurznarkosen verwendet. Wegen seiner geringen therapeutischen Breite gehört es nur in die Hand des Erfahrenen. Und selbst er darf mit Chloräthyl nicht das Toleranzstadium erreichen, sondern muß sich im tiefen Analgesiestadium bewegen, so daß man von einem Chloräthyl-„Rausch“ spricht.

Trichloräthylen (C_2HCl_3, Trilen) ist nicht explosibel, zersetzt sich jedoch bei längerem Stehen an der Luft und mit Absorberkalk, so daß es nicht im Kreislauf-Narkoseapparat verwendet werden kann. Es wirkt so stark, daß wenige Tropfen genügen, um in das Analgesiestadium zu gelangen. Für die Erreichung des Toleranzstadiums eignet sich das Mittel (wie Chloräthyl) nicht oder höchstens zusammen mit N_2O. Diese Kombination wird gerne in speziellen Apparaten in der Ambulanz verwendet. Die Patienten sind wenige Minuten nach Absetzen der Anaesthesie wieder wach und in weniger als 1 Std wieder — in Begleitung! — straßenfähig.

Halothan ($F_3C \cdot CHClBr$, Fluothane der Imperial Chemical Industries) wurde erst 1956 in die Anaesthesie eingeführt. Es ist nicht explosibel und wird nicht zersetzt durch Absorberkalk. Es hat eine oberflächenanaesthetische Wirkung und flutet deshalb leicht an und ab. Husten und Würgen werden unterdrückt, Intubation und künstliche Beatmung sind leicht durchführbar. Das Geheimnis der erfolgreichen Anwendung dieses wertvollen Mittels beruht in der niedrigen Dosierung: 0,5—1% im kreisenden Lachgas-Sauerstoffgemisch genügen zur Unterhaltung einer mit Barbiturat und Relaxans eingeleiteten langdauernden Anaesthesie. Durch die Einsparung an intravenösen Narkotica und muskelerschlaffenden Mitteln erfolgt die Ausleitung angenehm. Zur Relaxation genügen geringe Mengen von Succinylcholin, Gallamin (Flaxedil) oder Dimethyl-Curarin. Gewöhnliches Curarin ist weniger zu empfehlen wegen seiner blutdrucksenkenden Wirkung. Die Kontrolle der Narkosetiefe erfolgt in erster Linie an Hand von Puls und Blutdruck: Sinken beide ab, wird die Konzentration reduziert; bei Frequenzen unter 60 oder systolischem Blutdruck unter 90 wird die Zufuhr ganz abgestellt. Der Erfahrene kann bei sorgfältiger Beachtung dieser Regel das Mittel auch im Kreissystem anwenden, falls der vorhandene Verdampfer die Entfernung der Wollfäden und damit eine niedrige Dosierung erlaubt. Es sollten nie mehr als 5 ml Fluothan in den Verdampfer eingefüllt werden. (Ausführliche Darstellung s. GUSTERSON, LEE, ROBSON, WIEMERS.)

Weitere Mittel mit geringerer praktischer Bedeutung sind: *Divinylaether* ($H_3C_2OC_2H_3$) mit dem Siedepunkt bei 28° C und *Isopropylchlorid* (C_3H_8Cl) mit einem Siedepunkt bei 36,5° C.

5. Hypnonarkose

Es ist eine der schönsten Aufgaben des Anaesthesisten, ohne großen psychotherapeutischen Aufwand rein durch menschlich warmes und psychologisch geschicktes Eingehen auf die psychische Situation des ihm anvertrauten Menschen schon bei der präoperativen Visite eine zusätzliche Beruhigung zu erzielen durch Zerstreuung von Befürchtungen auf der einen und Stärkung der positiven Faktoren auf der anderen Seite. Der menschliche Kontakt zum Kranken, die Aussprache, das Wissen auch um seine persönliche Situation (Beruf, Kinder) sollte nie vernachlässigt werden.

Die regelmäßige Narkosevisite am Vortag der Operation bringt uns mit Patienten zusammen, die die Erwartung eines großen operativen Eingriffes gemeinsam haben. Sie stehen vor einem für sie seltenen Ereignis, das mit zahlreichen Unannehmlichkeiten verbunden ist, dessen Verlauf und Folgen sie aus eigenem Wissen niemals ganz übersehen können und das nun unaufhaltsam auf sie zukommt. Die Kranken befinden sich also alle in einer ähnlichen Situation, auf die sie je nach ihrer individuellen Eigenart verschieden reagieren. Es läßt sich indes eine gewisse Einheitlichkeit der Reaktion feststellen (Körner):

Die hemmenden *negativen Faktoren* der präoperativen Furcht lassen sich unterteilen in Furcht vor dem Tode, Furcht vor verschiedenen Unannehmlichkeiten durch die Operation und in ein allgemeines unbestimmtes Angstgefühl. Die häufigsten Furchtgedanken sind:

Furcht vor der Operationsvorbereitung (z. B. Darmspülungen, Spritze), Furcht vor der Narkose (z. B. Ausplaudern von Geheimnissen, Erstickungsgefühl durch die Maske, zu früher Beginn der Operation, Erwachen während des Eingriffes, Nichterwachen nachher, Tod, Übelkeit und Erbrechen als Narkosefolge), Furcht vor der Operation, Verlust von Organen (Verstümmelung), Furcht vor Krebs, Furcht vor der Nachbehandlung (Wundschmerz, Verbandwechsel, Fädenziehen).

Dieser negativen Seite lassen sich folgende *positive Faktoren* gegenüberstellen, die ja schließlich trotz Furcht und Angst den Kranken zum Arzt geführt und die Einwilligung zur Operation bewirkt haben:

Der Wille, wieder gesund und leistungsfähig zu werden, der Entschluß, das Schicksal zu ertragen, und der Wunsch, nicht für feige gehalten zu werden.

Unter den (allerdings nur selten ideal zu erfüllenden) Voraussetzungen besonderer Beschäftigung mit psychologischen Problemen, bei spezieller Schulung und dem Vorhandensein von genügend Zeit und Kraft für besondere Verfahren steht der erfahrenen Arztpersönlichkeit ein weit über die hier zunächst aufgezeichneten Möglichkeiten hinausgehendes Feld der psychischen Beeinflussung offen. Über diese „Hypnonarkose“ und ihre Technik s. R. Frey in Lehrbuch der Anaesthesiologie. Hier kann die Methodik nur angedeutet werden.

Der Kranke wird über die Möglichkeit aufgeklärt, daß er bei guter Mitarbeit nicht tief narkotisiert zu werden braucht. Er wird hierbei nicht gezwungen, sondern vielmehr sein Wille wird aufgerichtet und bestärkt. Die Suggestivbehandlung darf also nicht zu einer Willensschwächung führen, wenn sie in unserem Sinne auf psychologischer Grundlage aufbaut.

Im Vorbereitungsraum wird dann der Kranke ein- oder mehrmals hypnotisiert (Technik s. die Monographie von L. Mayer), um eine allgemeine Beruhigung zu erzielen. Nun ist die eigentliche Hypnonarkose nicht mehr schwierig. Der Kranke wird im Vorbereitungsraum derart hypnotisiert und zusätzlich narkotisiert, daß er schlafend in den Operationssaal gelangt, dessen Anblick ihm erspart werden soll. Die hypnotische Nachbehandlung erlaubt dann Einsparung von Opiaten.

Die *Vorteile der Hypnose* sind (Mason 1955): Vermeidung toxischer Wirkungen von Anaestheticis, besonders bei Schwerkranken und schockierten Patienten. Der Patient behält seine Schutzreflexe in den von der Operation nicht betroffenen und deshalb von der Suggestion der Gefühllosigkeit ausgenommenen Körpergebieten. Narkosezwischenfälle, Nervenlähmungen, unbeabsichtigte Verbrennungen, Gelenk- und Sehnenzerrungen fallen weg, der Hustenreflex ist erhalten. Besonders bei wiederholten Eingriffen, z. B. Verbandwechsel bei Verbrennungen, hat die Hypnose große Vorteile. Schließlich ist der Patient sogar in der Lage, vor und während langdauernden Operationen zu trinken und dadurch den Flüssigkeitshaushalt normal zu halten. Präoperative Furcht und postoperative Schmerzen können beseitigt werden. Selbst abnorme Stellungen, z. B. bei Hautplastiken, können durch Hypnose über Stunden und Tage erzwungen werden.

Der *Hauptnachteil der Hypnose* liegt in der hohen Versagerquote: Wahrscheinlich können nur etwa 25% der Patienten in reiner Hypnose operiert, nur 15% großen chirurgischen Eingriffen unterzogen werden. Die chemische Narkose kann dagegen in 100% der Fälle mit Sicherheit erzielt werden. Der Zeitverlust im Austesten von für die Hypnonarkose geeigneten Patienten und die langen einleitenden Sitzungen verhindern deshalb leider meist den routinemäßigen Gebrauch der Hypnose im täglichen Krankenhausbetrieb. Mit zunehmender Erfahrung der Anaesthesisten und der Kombination von Prämedikation, Hypnose und oberflächlicher Anaesthesie läßt sich jedoch in Zukunft noch mancher Vorteil für den Kranken gewinnen.

6. Kombinationsnarkosen

Der Gedanke der Kombinationsnarkose basiert auf der Vorstellung des schweizerischen Pharmakologen Bürgi, daß Medikamente mit gleicher Endwirkung, aber verschiedenen Angriffspunkten sich in ihrer Wirkung nicht nur addieren, sondern sogar steigern („potenzieren") können.

Während man früher eine Anaesthesie mit nur einem Mittel anstrebte, hat der Anaesthesist von heute die einzelnen Faktoren, die eine gute Narkose ausmachen, getrennt steuerbar in der Hand: Den *Schlaf* z. B. kann er mit einem Barbiturat erzeugen, die *Analgesie* mit der Prämedikation und einem Inhalationsanaestheticum (z. B. N_2O) und die *Erschlaffung* mit einem Muskelrelaxans (z. B. Curare). Auf diese Weise brauchen von den einzelnen Mitteln nur verhältnismäßig kleine, nichttoxische Dosen verabreicht zu werden. Die günstigen Wirkungen der Medikamente können dadurch voll zur Geltung gebracht werden, während ihre Dosis so klein gehalten wird, daß die unerwünschten Nebenwirkungen kaum mehr zum Ausdruck kommen.

Einige sinnvolle Narkosekombinationen, die in der Geschichte der Anaesthesie eine Rolle gespielt haben, seien in folgendem in ihrer historischen Reihenfolge angeführt:

Tabelle 5

Kombination	Bezeichnung	Initiator
Alkohol + Chloroform + Äther	A. C. E.	Billroth u. a. etwa 1898
Scopolamin + N_2O		Neu, Gottlieb und Madelung 1910
Lokalanaesthesie + N_2O (später + Barbiturat)	Balanced Anesthesia	Lundy etwa 1925
Avertin + Äther		Eichholtz 1928
Dolantin (oder Scopolamin) + Barbiturat		Bürkle de la Camp 1938
Avertin + Evipan		K. H. Bauer u. Kindler 1943
N_2O + Äther + O_2		um 1940 häufigste Kombination
Barbiturat + Curare + O_2 + N_2O		H. R. Griffith 1943
Cyclopropan (10%) + N_2O + O_2	Modern Balanced Anesthesia	
Äther (oder Barbiturat) + Kälte		Bigelow 1950
Phenothiazine + Barbiturat (oder Äther) + + N_2O	Anesthésie potentialisée	Huguenard und Laborit 1950
Barbiturat + O_2 + N_2O (+ Relaxans) (seit 1960 + Halothan)		1955 häufigste Anaesthesiemethode
Viadril + N_2O + O_2		Murphy 1955

Besonders hingewiesen sei auf die folgende, heute international am meisten angewendete Kombination: gute Prämedikation, intravenöse Einleitung, Unterhaltung mit N_2O oder Äther, Erschlaffung mit einem Muskelrelaxans. Der seit 1960 immer weitere Verbreitung findende Zusatz von Halothan (0,1—1,5 Vol.-%) erlaubt die Einsparung anderer Mittel.

Diese Methode, gegen die es für den Erfahrenen praktisch keine Kontraindikation gibt, erlaubt die Durchführung selbst größter Operationen in einem so oberflächlichen Stadium, daß weder das EEG noch das EKG Abweichungen vom normalen Wachzustand zeigen (HELLER). Dieses Stadium wird als „Amnalgesie" (Amnesie + Analgesie), von ARTUSIO als das „Narkosestadium der Zukunft" bezeichnet, da es von allen Stadien die geringsten Störungen der vegetativen Kompensationsmechanismen verursacht. Es erlaubt eine nahezu normale Herz-Kreislauffunktion. Alle tieferen Narkosestadien stören die Homoiostase mehr, da Narkosetiefe einerseits und Häufigkeit und Schwere von Atmungs- und Herz-Kreislaufstörungen andererseits direkt proportional sind.

7. Adjuvantien der Anaesthesie

Die letzten Jahrzehnte haben der Anaesthesie eine Reihe von Hilfsmitteln beschert, die an sich keine Narkose bewirken, jedoch die Durchführung der Anaesthesie und der Operation ungemein erleichtern. Hierzu zählen: die endotracheale Intubation zur Freihaltung der Atemwege, die muskelerschlaffenden Mittel und die künstliche Senkung von Blutdruck und Körpertemperatur.

a) Endotracheale Intubation

Der *Sinn* der endotrachealen Intubation ist die Freihaltung der Atemwege, die Möglichkeit der direkten künstlichen Beatmung durch Herstellung einer gasdichten Verbindung zwischen Lunge des Patienten und Narkoseapparat und die Ermöglichung des Abrückens des Anaesthesisten vom Operationsfeld.

Diesem Vorteil stehen folgende *Nachteile* gegenüber, die allerdings nur beim weniger erfahrenen Narkotiseur eine Rolle spielen: Gefahr der Traumatisierung oder Infektion von Rachen, Kehlkopf oder oberer Trachea.

Indiziert ist die Intubation nach heutiger Auffassung bei allen größeren Eingriffen (z. B. an der Blase), zumal bei Seitenlagerung (z. B. Nierenoperationen) oder gar Bauchlagerung (z. B. Sacrococcygealfistel), bei schlechtem Allgemeinzustand des Kranken oder anatomischen Anomalien (Adipositas, kurzer, dicker Hals, fliehendes Kinn, Tracheomalacie usw.).

Kontraindiziert ist die Intubation bei akuten Entzündungen der oberen Luftwege und bei Kehlkopftuberkulose.

Die Trachealtuben (auch Trachealkatheter genannt) bestehen aus gehärtetem Gummi, aus Kunststoff oder aus gummibezogenen Drahtspiralen. Sie sind beim Erwachsenen 24 cm lang, gekrümmt (Radius 11 cm) und in verschiedensten Dicken lieferbar. Für Männer wird heute Charrière 34—36, für Frauen Charrière 32—34 am meisten verwendet. Die Größen für Kinder gehen aus Tabelle 4 hervor.

Die *Laryngoskope* dienen der Intubation in direkter Sicht (Abb. 14). Sie bestehen aus einem Handgriff mit Stabbatterie und einem daran im rechten Winkel fixierten Spatel, der nahe seinem vorderen Ende ein Lämpchen trägt. Man unterscheidet gerade Laryngoskope (MAGILL, WATERS, FOREGGER, GUEDEL, FLAGG) und gekrümmte (MACINTOSH).

Die endotracheale Intubation gelingt nur nach vollkommener Ausschaltung der Rachenreflexe mittels ausgedehnter Oberflächenanaesthesie oder (besser, da psycheschonender) in tiefer Allgemeinnarkose und guter Muskelerschlaffung.

Während früher intubiert wurde, um Relaxantien geben zu können, gibt man heute muskelerschlaffende Mittel, um leicht und atraumatisch intubieren zu können. Dieses ist allerdings dem Anaesthesisten vorbehalten. Der weniger

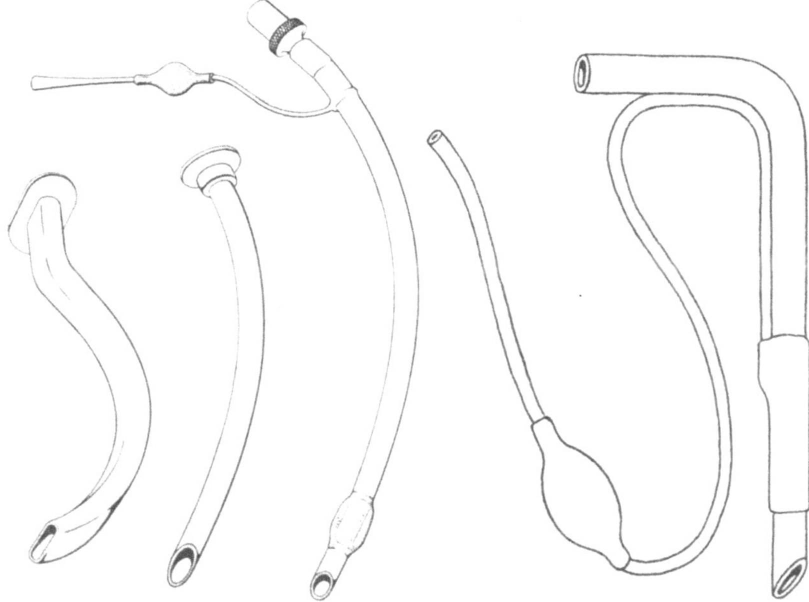

Abb. 13. Gummitubus zur Freihaltung der Atemwege: Oropharyngealtubus (GUEDEL), Nasopharyngealtubus, Endotrachealtubus mit aufblasbarer Abdichtungsmanschette nach MAGILL und nach MACINTOSH

Tabelle 6. *Die Maße der endotrachealen Katheter**

Alter des Patienten Jahre	Magill Nr.	Charrière Nr.	Äußerer Durchmesser mm	Querschnitt mm³	Länge oral cm	Länge nasal cm
0—0,25	0 0	13	4,3	15	10—11	12
	0 A	16	5,3	22,3		
0,25—0,75	0	17	5,6	25	10—11,5	13
0,75—1,5	1	18	6,0	28,3	11,5—12,5	14
1,5—2,5	2	20	6,6	35	12—13,5	15
2,5—5	3	23	7,6	46	14—15,5	17
5—7	4	25	8,3	54,5	15—17	19
8—9	5	27	9,0	63,5	16—17	20
10—12	6	29	9,6	73,5	17—18	
über 12	7	30	10,0	78,5	17—19	21
Erwachsene Frauen	8	32	10,6	89	18—20	
	9	34	11,3	101	20	22
Erwachsene Männer	10	37	12,3	120		23
	11	38	12,6	126	21	24
	12	40	13,3	140	22	

* Die Dickenmaße werden am besten mit dem für den Anaesthesisten unentbehrlichen Maßstab gemessen, den Dr. RICHARD FOREGGER, New York, der über 80jährige Nestor der Narkoseapparatekonstrukteure, dankenswerterweise entwickelt hat.

Geübte intubiert am leichtesten in tiefer Äthernarkose, da hierbei die Spontanatmung erhalten ist.

Von besonderer Bedeutung ist die richtige Lagerung des Kranken zur Intubation. Prinzipiell wird diese in Rückenlage vorgenommen. Die Halswirbelsäule des Patienten wird durch Unterlegen eines flachen Polsters in die Nackengegend leicht anteflektiert und der Kopf in „Schnüffelstellung" (MAGILL) gebracht. Jetzt ist der Abstand zwischen Larynxeingang und Zahnreihe relativ am kürzesten.

Wesentlich ist es, das Laryngoskop von rechts her einzuführen und dabei die Zunge nach links zu verdrängen, damit diese nicht die Sicht verlegt. Das Laryngoskop wird dann in der Medianlinie tiefer geschoben, bis die Epiglottis in Sicht kommt. Diese wird nun mit der Spitze des Laryngoskopspatels angehebelt und nach vorne gedrückt, wodurch der Blick auf die Stimmritze frei wird. Bei Verwendung des Macintosh-Laryngoskopes faltet sich die Epiglottis durch den Druck auf den Zungengrund nach vorne und gibt so den Larynxeingang frei. Da die

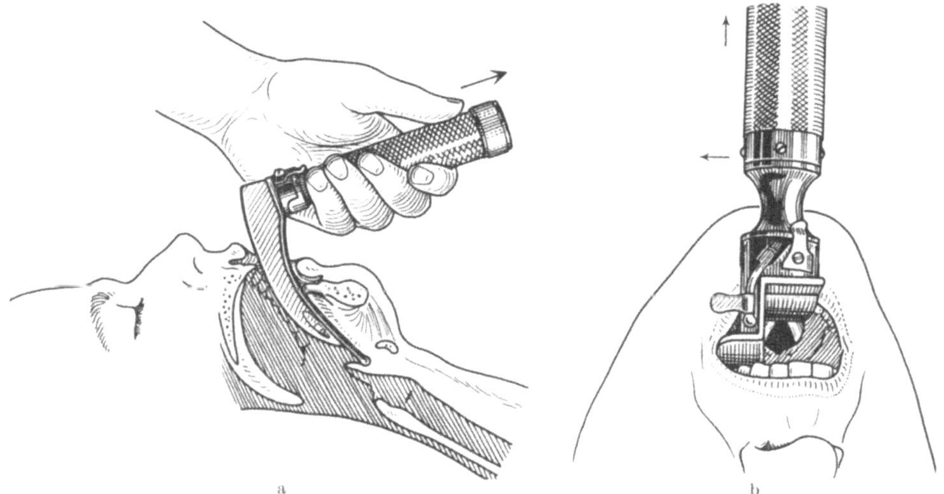

Abb. 14a u. b. Laryngoskop nach MACINTOSH, eingeführt zur Intubation. a Von der Seite, b vom Kopfende her gesehen. Die Schneidezähne dürfen keinesfalls berührt werden

Epiglottis also nicht mehr berührt zu werden braucht, werden gefährliche oder störende Vagusreflexe vermieden.

Während die rechte Hand den Trachealtubus zwischen die Stimmbänder einschiebt, wird das Laryngoskop mit der linken gehalten. Ein Assistent fixiert den Kopf durch Druck auf die Stirn und den Kehlkopf durch leichtes Nachhintendrücken. Dadurch wird der Kehlkopfeingang leichter sichtbar. Es empfiehlt sich, den Tubus nicht der Rinne des Laryngoskopspatels entlang, sondern weit lateral vorzuschieben, damit die Sicht auf die Stimmritze bis zuletzt frei bleibt. Die meisten Versager bei Anfängern beruhen darauf, daß der Tubus an den Aryknorpeln vorbei in den Oesophagus gleitet. Dies kann man dadurch verhindern, daß man den Larynxeingang während des Einführens des Tubus ständig unter direkter Sicht behält.

Die blinde Intubation ist heute weitgehend verlassen wegen ihrer hohen Versagerquote und gelegentlichen Nebenverletzungen. Kann der Mund nicht weit geöffnet werden, ist eine orale Intubation nicht möglich. Auf nasalem Wege kann auch bei leichter Kiefersperre noch eine Intubation unter Sicht (Einführung des Tubus mittels einer gebogenen Zange) gelingen. Hierzu ist eine geschickte Assistenz erforderlich, die den Tubus durch die Nase nachschiebt, während der Intubateur die Tubusspitze in den Kehlkopfeingang dirigiert. Die richtige Lage des Tubus ist durch Abhorchen der Atemgeräusche am äußeren Tubusende feststellbar. Oft tritt auch ein kleiner Hustenstoß als Reaktion auf die Reizung der Trachealwand auf. Auch durch Druck auf den Thorax läßt sich ein Luftstrom erzeugen, der am Ohr gut spürbar ist. Vor zu tiefem Einführen des Tubus bis in den rechten Hauptbronchus schützt eine Verwendung graduierter Tuben und ein Abhorchen beider Thoraxseiten auf normales Atemgeräusch.

b) Muskelrelaxierung

Die natürlichen und synthetischen muskelerschlaffenden Mittel haben sich seit 1950 ein weites Feld auch in der Anaesthesie für urologische Eingriffe erobert, da sie in der Lage sind, ohne tiefe Narkose rasch eine gute Erschlaffung und damit günstige Operationsbedingungen zu schaffen. Sie sind heute chemisch rein dargestellte, nach Milligramm dosierbare, quaternäre Ammoniumbasen. Es handelt sich um Synapsegifte, die mit Ausnahme der Myanesingruppe peripher der Nervenendplatte an der Nerv-Muskelverbindung den Übertritt des nervösen Impulses auf die Muskelfaser verhindern. Nach dem Wirkungsmechanismus unterscheidet man 3 Gruppen:

Tabelle 7

Mittel	Dosis mg	Wirkungsdauer min	Antidot
1. *Curaregruppe* (hyperpolarisierend)			
d-Tubo-curarin	30	27	Tensilon (10 min)
Dimethyl-d-Tubo-curarin	10	22	Prostigmin (20 min)
Flaxedil	80	19	Pyridostigmin (30 min)
Toxiferin	2	40	
2. *Succinylcholingruppe* (depolarisierend)			
Dekamethonium	3	20	(Curarin ?)
Succinylcholin (Suxamethonium)	80	5	
3. *Myanesingruppe* (rückenmarkswirksam)			
Myanesin	500	30	Strychnin
Guajakolglycerinäther	500	30	Cardiazol
4. *Magnesium*	500	25	Calcium
Beste Therapie jeder Überdosierung:			Sauerstoffbeatmung

Für den klinischen Betrieb genügt es, 2 Relaxantien aus jeder Gruppe zur Verfügung zu haben: Ein mittellang wirkendes und ein kurzwirkendes, also z. B. d-Tubo-curarin und Succinylcholin. Hiermit kann jeder gewünschte Grad und jede gewünschte Dauer der Muskelerschlaffung bei allen Patienten erzielt werden. Voraussetzung für die Anwendung der Muskelrelaxantien ist jedoch persönliche Erfahrung und das Vorhandensein eines intakten Narkoseapparates, mit dem für die Dauer der Lähmung der Atemmuskulatur künstlich beatmet werden kann. Die Anwendung von Relaxantien durch Unerfahrene führt zu schweren Zwischen-, ja sogar Todesfällen, wie BEECHER an Hand einer umfassenden Statistik nachweisen konnte.

Wird lediglich eine kurzfristige *Herabsetzung der Bauchdeckenspannung* gewünscht (bei Appendektomien, Palpationen), wird das Relaxans in einer kleinen, die Atmung nicht beeinträchtigenden Dosis (etwa die Hälfte der voll lähmenden Dosis) so lange vorher gespritzt (2—4 min), daß die Erschlaffung in der entscheidenden Operationsphase ihren Höhepunkt erreicht. Die Atmung wird dann erforderlichenfalls durch intermittierenden manuellen Druck auf den Atembeutel des Narkoseapparates assistiert. Wichtig ist es hierbei, besonders bei Beatmung über die Maske, daß kein Gas in den Magen gepreßt wird (Gefahr der Magen-atonie). Denn der Oesophaguswiderstand beträgt nur etwa 12 cm H_2O. Der Beatmungsdruck soll deshalb diesen Betrag nicht übersteigen. Notfalls verschließt man den Oesophagus durch leichten Druck auf den Kehlkopf.

Wird *vollständige Erschlaffung* notwendig, kann man gleich nach Einleitung der Narkose (Ausschaltung des Bewußtseins) und Vorgabe einer Testdosis eine voll lähmende Dosis verabreichen. Bis zum Eintritt der Wirkung läßt man den Patienten Sauerstoff atmen. Ist der Muskeltonus aufgehoben, wird die Narkose durch Injektion von Barbiturat (etwa 0,3 g) weiter vertieft. In dem darauffolgenden Zustand völliger Entspannung und Reflexlosigkeit ist die endotracheale Intubation ein einfacher, atraumatischer Vorgang, da man sich die Stimmritze in direkter Sicht mit dem Laryngoskop leicht einstellen und den Tubus zwischen den geöffneten Stimmbändern einführen kann. Nach Aufblasen der Abdichtung und Herstellung der Verbindung mit dem Narkoseapparat wird jetzt die künstliche Beatmung mit reinem Sauerstoff, dem später auch Lachgas oder ein anderes Inhalationsanaestheticum beigemischt wird, begonnen. Die Durchführung der Intubation dauert beim Erfahrenen nicht länger als 30 sec, so daß keine Asphyxie eintritt.

An dem so völlig gelähmten Kranken können selbst Eingriffe mit Eröffnung der Brust- und Bauchhöhle ohne Störung und ohne allzu schwere Belastung für den Patienten vorgenommen werden. Denn diesem wird ja sogar die Arbeit des Atmens abgenommen. Die Gefahren des Pressens und Mediastinalflatterns, der Luftembolie und Asphyxie bestehen unter diesen Bedingungen nicht mehr. Der Eingriff stellt nicht mehr ein Wettrennen zwischen dem Asphyxietod des Kranken und dem Operateur dar, sondern kann in Ruhe und deshalb mit minutiöser Genauigkeit durchgeführt werden. Dies gilt besonders für schwierige Blasen- und Nierenoperationen. Selbst wenn bei einer großen Nierenoperation mit Rippenresektion zufällig die Pleura verletzt werden sollte, kommt es nicht mehr zum Pneumothorax. Denn durch Überdruckbeatmung bleibt die Lunge ausgedehnt.

So großzügig die Curaredosierung zu Beginn der Anaesthesie gehandhabt wird, so vorsichtig und zurückhaltend sind wir mit der Nachinjektion in der letzten halben Stunde der Operation. Neugeborene sind gegen Curarepräparate überempfindlich wie Myastheniker. Sie werden am einfachsten nur mit Äther, Sauerstoff und Lachgas anaesthesiert und höchstens mit Succinylcholin relaxiert.

Die *Atmung* wird, solange eine stärkere Curarisierung besteht, assistiert, notfalls kontrolliert, um den Kranken in einem möglichst physiologischen Zustand zu halten. Wir unterscheiden:

A. Assistierte Atmung (unterstützte, kompensierte Atmung): Intermittierender, manueller Druck auf den Atembeutel während der Inspirationsphase, synchron mit den Atembewegungen des Patienten. Diese Methode wird angewendet bei Atemdepressionen verschiedenster Art (Opiate, Barbiturate, Relaxantien, ungünstige Lagerung, Eröffnung des Thorax).

B. Kontrollierte Atmung. Vollständige Übernahme der Atmung durch den Narkotiseur, nicht nur hinsichtlich Amplitude, sondern auch hinsichtlich Frequenz. Sie dient insbesondere zur Erleichterung der Arbeit des Chirurgen bei Eingriffen in den großen Körperhöhlen und in Zwerchfellnähe. Vollständige Erschlaffung ist Voraussetzung dieser Methode. Die Gefahr der Hyperventilation ist gering. Wichtiger ist die Vermeidung einer Hypoventilation und die Vermeidung eines fehlerhaften Druckablaufes bei der Bedienung des Atembalges (Abb. 15, s. S. 59).

Die ideale Beatmungsmethode ist nach STOFFREGEN die von COURNAND angegebene Beatmungskurve mit Wechseldruck. Diese ist in Abb. 15 dargestellt.

c) Künstliche Hypotonie

Soll den Patienten bei blutreichen Eingriffen ein größerer Blutverlust erspart und dem Operateur die Arbeit und Übersicht erleichtert werden, so kann durch künstliche Blutdrucksenkung ein blutarmes, übersichtliches Operationsfeld erzielt werden. Die folgenden früheren Methoden besitzen fast nur noch historische Bedeutung:

Kallikrein und Adenylsäure (E. K. FREY 1938),
Amylnitrit (LUNDY 1940),
arterielle Entblutung und Retransfusion (HALE 1948),
totaler spinaler Sympathicusblock (GRIFFITH u. GILLIES 1948).

Heute bedient man sich *chemisch ganglienblockierender Mittel:*

Penta- und Hexamethonium (ENDERBY 1950) wirkt 30 min.
Pendiomid (GROSS, BEIN und MAIER 1951) wirkt 20 min, und
Arfonad (SARNOFF 1952) wirkt 5 min lang.

Diese Mittel schalten spezifisch die Synapsen der Grenzstrangganglien aus und führen dadurch zu einer peripheren Gefäßerweiterung mit Herabsetzung des peripheren Widerstandes. Die Folge hiervon ist zunächst eine Verbesserung der Durchblutung der Peripherie (Finger und Zehen sind rosig, warm und trocken), anschließend ein Blutdruckabfall. Auch die Pupillen und die Coronarien werden erweitert.

Durch zweckmäßige *Lagerung* (das Operationsfeld soll den höchsten Punkt des Körpers darstellen) mittels Schrägstellung des Operationstisches versackt das Blut des Patienten in die abhängigen Partien. Im Operationsgebiet bluten nur noch die größeren Gefäße. Allerdings darf der Blutdruck nicht tiefer als bis zur Hälfte des Ausgangswertes gesenkt werden, und *nur im Notfall* länger als 30 min unter 80 mm Hg, länger als 5 min unter 65 mm Hg und länger als 1 min unter 55 mm Hg. Durch entsprechendes Kippen des Tisches läßt sich jede gewünschte Blutdruckhöhe rasch und leicht einstellen. Sinkt der Blutdruck zu tief, senkt man das Kopfende des Tisches und läßt die intravenöse Infusion rascher laufen. Für kräftige Beatmung mit sauerstoffreichen Gasgemischen ist Sorge zu tragen. Vom jugendlichen Patienten wird eine längere Hypotonie besser vertragen als vom Greis.

Das Arfonad erlaubt wegen seiner kurzen Wirkungsdauer die individuellste Dosierung und Steuerung. Es hat sich auch zur Behandlung des *Lungenödems* bewährt: Es bewirkt schneller (und schonender für den Kranken) einen Abfall des Blutdrucks nicht nur im großen, sondern auch im kleinen Kreislauf, als dies mit dem früher üblichen Aderlaß möglich war. Die Forderung, den Blutdruck nicht unter den kritischen Wert von 60 mm Hg zu senken (ENDERBY), beruht auf der Auffassung, daß dieser Wert die untere Grenze des Filtrationsdruckes für die Aufrechterhaltung der Nierenfunktion darstellt. Wird diese Forderung eingehalten, kommt es nach den ausgedehnten Clearance-Untersuchungen von GREENE u. Mitarb. und KUCHER u. Mitarb. normalerweise *nicht* zu postoperativen Nierenfunktionsstörungen. SELKURT konnte tierexperimentell zeigen, daß selbst bei einem Blutdruck von 60 mm Hg die Nierendurchblutung aufrechterhalten wird und noch 75% der Norm beträgt — allerdings nur, wenn diese Blutdrucksenkung durch Ganglienblockierung mit sekundärer *Erweiterung* der Nierengefäße bewirkt ist (nicht bei Entblutungsschock mit Konstriktion der Nierengefäße!).

Die Senkung des Blutdrucks beginnen wir bereits bei der *Operationsvorbereitung* mit einer oder mehreren der folgenden Maßnahmen:

Bettruhe, Diät, warmes Bad, psychologische Vorbereitung und medikamentös: Padutin, Rauwolfia-Alkaloide (zentralsedativ), Adrenolytica (Hydergin; Regitin besonders bei Phäochromocytomen) und Antihistaminica.

Alle diese Maßnahmen müssen rechtzeitig einsetzen, wenn sie eine Wirkung haben sollen

Auch bei der *Durchführung der Narkose* gibt es eine Reihe von einfachen Maßnahmen zur Blutdrucksenkung oder zumindest zur Vermeidung einer Blutdrucksteigerung, von denen wir manche regelmäßig bei allen Operationen anwenden:

A. *Rechtzeitige Einleitung der Anaesthesie.* Die durch die Operationsfurcht bedingte Adrenalinausschüttung ist dann bis zum Beginn der Operation bereits abgeklungen.

B. *Ruhige Einleitung*, Vermeidung einer Kongestion und venösen Stauung, genügende Narkosetiefe: Nicht im Excitationsstadium operieren! Je tiefer die Narkose, desto niedriger der Blutdruck. (Dieser „unkontrollierten Hypotonie" durch ganz tiefe Narkose sind allerdings Grenzen gesetzt durch die schweren toxischen Schädigungen, die bei längerer Dauer dem Körper zugefügt werden, vor allen Dingen den Nervenzellen [STIEVE].)

C. *Vermeidung jeder Asphyxie* durch Freihaltung der Atemwege und kräftige, eventuell unterstützte oder kontrollierte Ventilation. Durch die Abrauchung der Kohlensäure kommt es zum Blutdruckabfall.

D. Eine geeignete *Wahl des Anaestheticums* kann ebenfalls die Blutung vermindern: Barbiturate und Curare wirken leicht blutdrucksenkend (Avertin und Chloroform stark, jedoch in höherer Dosierung zu toxisch). Die N_2O-Konzentration soll nicht über 75% gesteigert werden, da sonst der Blutdruck in die Höhe geht. Unterstützung („Potenzierung") der Anaesthesie durch Novocain, Novocainamid, Antihistaminica der Phenothiazinreihe und (oder) Senkung der Körpertemperatur führen zu einer Einschränkung der Blutung.

Die Ergebnisse schon dieser einfachen Maßnahmen sind bei guter Zusammenarbeit zwischen Operateur und Anaesthesist so zufriedenstellend, daß nur in seltenen, ausgewählten Fällen von der tieferen Blutdrucksenkung mittels Ganglienblockern Gebrauch gemacht werden muß. Eine ausführliche Darstellung der Methodik, zusammen mit einer Gegenüberstellung der Blutdrucksenkung durch Ganglienblockierung und durch Schock, die scharf getrennt werden müssen, findet sich bei R. FREY (Langenbecks Arch. u. Dtsch. Ztschr. f. Chir. **276**, 670 1953).

Für urologische Eingriffe stellt die künstliche Blutdrucksenkung bisweilen eine wesentliche Erleichterung dar. Besonders bei blutreichen Operationen, wie z. B. der Prostatektomie und der Nephrektomie bei stärkeren Verwachsungen, kann die künstliche Blutdrucksenkung in ausgewählten Fällen eine Erleichterung und damit Beschleunigung der Operation erlauben. Eine *längerdauernde* (über 30 min) Blutdrucksenkung stellt indes bei urologischen (auch peripheren) Eingriffen eine Gefahr dar. Der Blutdruck sollte deshalb gegen Ende des Eingriffes wieder zur Norm zurückkehren — zur Sicherung einer korrekten Blutstillung und einer optimalen Nierendurchblutung! Dies gilt besonders für Polresektionen und Heminephrektomien.

Eine sog., in der Literatur immer wieder beschriebene „Resistenz" gegenüber ganglienblockierenden Mitteln kann man überwinden durch Kombination verschiedener blutdrucksenkender Maßnahmen, wie Novocainamid oder (bei gleichzeitiger Lokalanaesthesie mit Adrenalinzusatz) Regitin, mit den Ganglienblockern. Unsere klinischen Erfahrungen bestätigen die Feststellungen von BERNSMEIER, SCHNEIDER, MATTHES und MECHELKE: Bei kunstgerechter Durchführung der Blutdrucksenkung traten keine Zwischenfälle auf. In der Literatur sind allerdings folgende *Komplikationen* beschrieben:

A. Kreislaufstörungen. Irreversible Hypotonie und Schock, Thrombose und Embolie, Myokardschaden oder Infarkt, extremer Blutdruckanstieg nach Adrenalin oder anderen vasopressorischen Substanzen, Nachblutung.

B. Störungen der Sauerstoffversorgung. Hemianopsie oder Amaurose, Hemi- oder Paraplegie, Hypoxie der am höchsten gelegenen Körperstellen, geringfügige reversible Hirnschädigung, wie nach Commotio cerebri (NILSSON).

Diese Komplikationen traten vor allen Dingen in der Anfangszeit auf, als die Methode allzu enthusiastisch auch von Unerfahrenen geübt und der Blutdruck allzu tief (unter 60 mm Hg systolisch) gesenkt wurde. Nach HAMPTON und LITTLE traten z. B. bei den ersten 21125 Fällen von künstlicher Blutdrucksenkung in England 443 Zwischenfälle und 46 Todesfälle auf. Bei 4571 Fällen war der Blutdruck allerdings *unter 60 mm Hg* gesenkt worden. Die häufigsten Komplikationen waren: verzögerte Erholung (190), Nachblutung (165), Sehstörungen (126) und Oligurie (84).

Überblickt man jedoch das gesamte Material der letzten Jahre, so sind Komplikationen bei der medikamentösen Ganglienblockade nicht häufiger als die Komplikationen nach Sympathicusblockaden mittels Stellatum- oder Paravertebralanaesthesie. Die Häufigkeit von Zwischenfällen ist in den letzten Jahren mit der zunehmenden Sicherheit in Methodik und Indikation so gefallen, daß in den Händen erfahrener Anaesthesisten in der letzten Zeit kaum mehr Komplikationen aufgetreten sind.

Die *Indikation* der Ganglienblockade in der Urologie ist gegeben: bei schwersten Blasentenesmen und Steinkoliken, bei sonst therapieresistenter Anurie und Harnverhaltung, zur Erleichterung der Cystoskopie und zur Blutungsverminderung bei blutreichen Operationen, besonders an Hypertonikern. Man wird jedoch die Indikation streng stellen und die Blutdrucksenkung nur anwenden, wenn ihr Risiko nicht größer ist als der durch sie erzielbare Gewinn.

Als *Kontraindikationen* einer Blutdrucksenkung unter 80 mm Hg gelten:

Herz- und Gefäßerkrankungen: Coronarinsuffizienz, Arteriosklerose, Aortenklappenerkrankungen, Aortitis und manche Herzfehler.

Störungen der Sauerstoffversorgung: Anämie, Oligämie, Dyspnoe, Cyanose, verminderte Hirndurchblutung und schwere Organinsuffizienzen von Herz, Leber oder Niere.

Alle diese Leiden können indes nur als *relative* Kontraindikationen angesehen werden. Es wäre eine Contradictio in se, einen Patienten deswegen verbluten zu lassen, weil angeblich eine Kontraindikation gegen eine künstliche Senkung seines Blutdruckes besteht. Im akuten, sonst mit Sicherheit zum Tod führenden Notfall wird also der Anaesthesist den Blutdruck rasch und rücksichtslos senken dürfen. Als einzige absolute Kontraindikation einer künstlichen Blutdrucksenkung unter 100 mm Hg möchte ich das Fehlen eines Anaesthesisten bezeichnen.

Zusammenfassend kann man also sagen: Kann durch eine weitgehende Herabsetzung des Blutdruckes die Operation wesentlich erleichtert oder gar erst ermöglicht werden, so darf, ja soll man zur künstlichen Hypotonie greifen. Denn dieser Eingriff in die Aufrechterhaltung der Blutdruckregulation mit seiner künstlichen Blutdrucksenkung ist gar nicht so unphysiologisch, wie er beim ersten Blick scheinen mag: Ich verweise z. B. auf die Parallelen zu dem von JARISCH und BETZOLD beschriebenen Totstellreflex. Gefährlich wird die künstliche Hypotonie erst, wenn sie nicht lege artis ausgeführt wird.

d) Künstliche Hypothermie

Schaltet man die vegetativen Regulationen, insbesondere das Wärmezentrum, mit Phenothiazinen, durch tiefe Narkose oder durch Rauwolfia- oder Mutterkornalkaloide aus, so verhält sich der Mensch wie ein poikilothermes Wesen: Ohne Abwehrreaktionen (wie Kältezittern oder Stoffwechselsteigerung) nimmt er die Temperatur der Umgebung an. Die Abkühlung selbst kann durch Eisbeutel, Eisbad oder Kühlmatten (JUST) erfolgen. Oft genügt bereits der Verzicht auf das Zudecken des Patienten. Mit dieser Methode ist es möglich, zentrale Hyperthermien zu beseitigen oder den Patienten zu unterkühlen. Tiefer als 26—28° wagt man allerdings heute beim Erwachsenen noch nicht zu gehen wegen der Gefahr des dann drohenden Kammerflimmerns.

Der Stoffwechsel und damit der Sauerstoffbedarf sinkt entsprechend der van't Hoffschen Regel bei lege artis durchgeführter künstlicher Hypothermie proportional der Temperatur ab, bei 10° Temperatursenkung um etwa 50%. Da die Selbstregulationen des Kranken darniederliegen, müssen sie vom Anaesthesisten überwacht und gesteuert werden. Hierzu bedarf es eines erheblichen Aufwandes, der nur an großen Kliniken verfügbar ist: direktschreibende Geräte für die Aufschreibung der Körpertemperatur, des EKG und EEG, der alveolaren CO_2-Konzentration, fortlaufende Kontrolle des Blut-p_H, Blutdrucks und der Pulsfrequenz, intravenöse Ernährung und sorgfältige ununterbrochene Pflege.

Für urologische Eingriffe spielt die künstliche Senkung der Körpertemperatur unter die Norm von 36° keine große Rolle. Denn es werden selten so schwere Eingriffe in das Kreislaufgeschehen vorgenommen, wie sie z. B. bei einer Herzoperation in Frage kommen. Wohl aber ist die künstliche Hypothermie auch in der Urologie wichtig, wenn es aus irgendeinem Grunde (Infektion, Hirnkomplikationen) zu abnorm hohen Temperaturen kommt, die bei längerem Bestehen den Patienten allzu sehr ermüden. Versagen die üblichen Antipyretica, so tritt heute die künstliche Hypothermie in ihr Recht: Hierbei braucht die Temperatur allerdings nur *bis zur Norm*, nicht unter die Norm gesenkt zu werden. Über Einzelheiten der Technik gibt R. VIRTUEs Monographie über „Hypothermic Anesthesia" und der Beitrag ZINDLERs im Lehrbuch der Anaesthesiologie Auskunft, über die Thermoregulationen bei chirurgischen Eingriffen die Arbeit von BELLUCCI.

V. Komplikationen der Vorbehandlung und Anaesthesie

Die *Rechtsprechung* hat die selbstverständliche Forderung verschiedentlich zum Ausdruck gebracht, daß von jedem Arzt, der eine örtliche oder allgemeine Betäubung durchführt, die nötigen Kenntnisse über die Eigenschaften der verwendeten Mittel, ihre Dosierung und Komplikationsmöglichkeiten verlangt werden.

Alle Anaesthetica sind starke Gifte! Aber auch hier gilt der Satz: Dosis sola facit venenum. Wenn die notwendigen Vorsichtsmaßnahmen gewissenhaft beachtet und die erforderlichen, heute wesentlich erweiterten Vorkenntnisse sorgfältig erworben werden, ist das Risiko der Anaesthesie heute geringer als je zuvor.

Auf der anderen Seite sind heute in der Anaesthesie so differente Mittel wie die Muskelrelaxantien und die intravenösen Narkotica, und so differente Methoden wie die endotracheale Intubation und die stundenlange künstliche Beatmung im Gebrauch. Hieraus und aus der anschließenden Schilderung der Komplikationen der Anaesthesie und ihrer Verhütung geht hervor, daß die Vornahme einer kunstgerechten Anaesthesie und Infusionstherapie, Vor- und Nachbehandlung mit den heute kompliziert gewordenen Mitteln und Methoden die ungeteilte Aufmerksamkeit einer ganzen Arztpersönlichkeit erfordert.

Durch die Fortschritte in der Verhütung von Asphyxie und Schock treten heute *andere Narkosekomplikationen* in den Vordergrund, die man früher wegen der weit strengeren Indikationsstellung und wegen des vorzeitigen Todes der Kranken an anderen Ursachen nur selten erlebte.

Stets hat der *Arzt* die Verantwortung, auch wenn eine Pflegeperson die Narkose und Infusionstherapie vornimmt. Eine gerichtliche Verfolgung tritt bei Anaesthesie-Todesfällen dann ein, wenn Fahrlässigkeit in der Vorbereitung, Ausführung, späteren Überwachung sowie die Nichtanwendung der erforderlichen Gegenmaßnahmen gegen unangenehme Zwischenfälle nachgewiesen ist. Der Rest des angewendeten Narkoticums oder Infusionsmittels ist aufzubewahren. Um falsche Anschuldigungen, z. B. hysterischer Personen, zu vermeiden, ist es eine wichtige Regel, die Anaesthesie nie ohne Gegenwart dritter Personen vorzunehmen.

a) Infusionsstörungen

A. Pyrogene Reaktionen in Form von Fieber und Schüttelfrost waren bis vor kurzem gefürchtete und nicht seltene (bis zu 25% !) Komplikationen intravenöser Infusionen. Es hat sich gezeigt, daß die Sterilisation einer Infusionslösung und eines Infusions- oder Transfusionssystems bei weitem noch nicht genügt, um diese infusionsfertig zu machen. Sie müssen außerdem noch pyrogenfrei sein, d. h. frei von toten Bakterien, Toxinen und Eiweißzerfallsprodukten, die zwar nicht mehr infektiös sind, jedoch zu Fieber, Schüttelfrost und allergischen Reaktionen führen können. Pyrogenfreiheit wird erst durch umständliche physikalisch-chemische Reinigung, doppelte Sterilisierung und Aufbewahrung in Flaschen oder Ampullen aus hochwertigem Quarzglas erzielt, das auch bei jahrelanger Lagerung keine Bestandteile aus der Wand abgibt. Heute werden deshalb die meisten Infusionsflaschen zusammen mit den In- und Transfusionsschläuchen und Bestecken fertig steril und pyrogenfrei von der Industrie bezogen und nach einmaliger Verwendung vernichtet.

B. Fehlerhafte Zusammensetzung. Die Zusammensetzung der Infusions- und Transfusionslösungen muß der individuellen Situation angepaßt sein. Nur durch Messung der Ein- und Ausfuhr und Laboratoriumskontrolle der Blutzusammensetzung (möglichst mit Hilfe des Flammenphotometers und anderer moderner Laboratoriumsgeräte) kann ein kompetenter Infusionsplan über längere Zeit aufgestellt werden. Zuviel Salze führen zu Ödem, zuwenig Kalium zu Adynamie und paralytischem Ileus, zuwenig Kochsalz zum „extrarenalen Nierensyndrom“ mit hypochlorämischer Urämie und hypochlorämischem Erbrechen. Wichtig ist zu wissen, daß auch der Natriummangel allein (bei normalem Chloridspiegel!) diese Symptome verursachen kann. Zuviel Glucose hat eine Hyperglykämie zur Folge, besonders bei schneller Zufuhr: Lävulose wird besser vertragen; zuwenig Kohlenhydratzufuhr führt zu Hypoglykämie. Zu viele kolloidale Plasmaersatzmittel bewirken eine Hydrämie und Speicherung der Kolloide im RES, zuwenig bei größeren Eingriffen zu Bluteindickung und Schock.

C. Falsche Dosierung. Eine Unterdosierung der Infusionslösungen kann zu Bluteindickung, Exsiccose, Oligämie und Schock führen; eine Überdosierung (Überinfusion), zum Teil auch schon eine zu schnelle Zufuhr, zu Blutverdünnung (Hämodilution), zu Wasseransammlung, oder bei Zufuhr zu großer Blutmengen zu Polyglobulie, zu Kreislaufüberlastung mit Ödemen (besonders Lungen- und Darmwandödem) oder zu Bluteindickung mit Erhöhung der Viscosität.

Die Niere ist gegenüber Mangeldurchblutung dann besonders empfindlich, wenn diese länger als 1 Std andauert. Ein kurzer Blutdruckabfall von 5 min schadet ihr nicht so sehr (auch wenn er tief ist) wie ein chronischer Schock. Durch sinnvolle In- und Transfusionstherapie kann deshalb eine Nierenschädigung im Sinne der „Schockniere“ vermieden werden. Dosierungsfehler rächen sich deshalb schwer.

b) Transfusionsstörungen

Nur aus strikter Indikation heraus darf eine Bluttransfusion vorgenommen werden, da sie mit einer erheblichen Komplikationsquote (etwa 3%) belastet ist.

Serologische Zwischenfälle sind zurückzuführen auf fehlerhafte Blutgruppenbestimmung, irreguläre Antikörper oder Rh-Unverträglichkeit. Sie äußern sich meist schon frühzeitig durch Agglutinationen und Hämolyse, so daß sie bei langsamer Dauertropftransfusion (Unterbrechung nach den ersten 20 ml für einige Minuten im Sinne der biologischen Vorprobe[1] nach OEHLECKER) erkannt werden, bevor eine größere Blutmenge eingelaufen ist. Hämolytische Blutkonserven (erkenntlich an einer Rotfärbung des überstehenden Plasmas) dürfen nicht mehr verwendet werden, da das freie Hämoglobin zu *Nierenschädigung* führt.

Die Prophylaxe serologischer Zwischenfälle ist durch die Einführung der doppelten Kreuzprobe zwischen Spenderblutkörperchen und Empfängerserum und umgekehrt erleichtert worden. Die Kreuzprobe wird am exaktesten vom Laboratorium der Blutbank vorgenommen, möglichst bereits am Vorabend der geplanten Transfusion.

Bakteriologische Zwischenfälle entstehen, wenn die Konserve oder die Infusionslösung nicht steril ist. Die Aufbewahrung im Eisschrank hemmt zwar das Bakterienwachstum (die Spirochaeta pallida ist nach 4 Tagen vernichtet); einige kälteunempfindliche (psychrophile) Bakterien und Sporen können jedoch auch noch im Eisschrank gedeihen. Sie führen als Beimengung zum Konservenblut zu einem lebensbedrohlichen, als „roter Schock“ bezeichneten Krankheitsbild, das mit Fieber und Blutdruckabfall einhergeht (Gefäßdilatation durch Bakteriengifte). Auch das Virus der Hepatitis ist kälteresistent.

Technische Zwischenfälle entstehen z. B. durch plötzliches Verstopfen oder Herausrutschen der Nadel. Tritt dies während einer großen Blutung unter der Operation ein, so bedeutet es eine lebensbedrohliche Unterbrechung der Transfusionstherapie. Wegen des geringen Platzes — der Patient ist ja abgedeckt und von den Operateuren und der Schwester mit ihren Tischen umgeben — muß notfalls die Operation unterbrochen und Platz für eine Venae Sectio geschaffen werden.

Biologische Zwischenfälle. Bei Neigung zu anaphylaktischen und hyperergischen Reaktionen (Ekzem, Asthma, Colitis) ist die Indikation zur Bluttransfusion besonders sorgfältig zu stellen. Glücklicherweise sind Bluttransfusionen in Narkose wesentlich besser verträglich, sodaß hierbei leichte Zwischenfälle unbemerkt, schwere gemildert und protrahiert verlaufen. Auch durch die vorherige Gabe von Antihistaminicis und Rutin kann die Häufigkeit und Schwere von Transfusionsreaktionen herabgesetzt werden. Subsidal ist z. B. eine fertige Ringerlösung mit Rutinzusatz, die sich uns in diesem Sinne bewährt hat.

Im allgemeinen sind die posttransfusionellen Reaktionen harmlos und vorübergehender Art. In etwa 3‰ sind sie jedoch schwer, in 0,3‰ gar letal. Bei schwersten anaphylaktischen Reaktionen im Sinne des anaphylaktischen Schocks mit Temperatursteigerungen und Blutdrucksturz kann gelegentlich durch Gabe von Phenothiazinen und Hydrocortison die Temperatur zur Norm gesenkt und das schwere Krankheitsbild beherrscht werden. Die Infusion von Ringerlösung mit Rutinzusatz kann zur Steigerung des darniederliegenden Blutdruckes verwendet werden (BISIANI).

c) Kreislaufstörungen

A. Vermehrte Blutung und Nachblutung. Wird einem gesunden, wachen Menschen eine Wunde beigebracht, so blutet sie so erheblich auch aus den kleinsten Capillaren, daß eine Operation erschwert wäre. Aufgabe der Anaesthesie ist es, nicht nur durch Ruhe und Entspannung, sondern auch durch Blutarmut des

[1] Diese funktioniert allerdings in Narkose nicht mehr: Hier ist auf die Kreuzprobe besonderer Wert zu legen.

Operationsfeldes günstige Operationsbedingungen zu schaffen. Je tiefer die Anaesthesie und je niedriger der Blutdruck, desto leichter kann operiert werden. Diesem Vorgehen sind indes Grenzen gesetzt durch die Rücksicht auf den Patienten: Eine allzu tiefe Narkose ist toxisch, und eine allzu tiefe Blutdrucksenkung gefährlich. Man wird deshalb einen individuellen goldenen Mittelweg einschlagen.

Auf die Möglichkeiten der Blutungsverminderung wurde oben (Künstliche Blutdrucksenkung) eingegangen. Die früher übliche Betupfung des Operationsfeldes mit Adrenalintupfern ist demgegenüber heute in den Hintergrund getreten. Denn die stets durch Resorption in den allgemeinen Kreislauf gelangenden Adrenalinmengen führen zu Rückwirkungen und Gefahren: Neben der allgemeinen Blutdrucksteigerung und dem dadurch bedingten Mehrverbrauch an Anaesthesiemitteln besteht vor allem die Gefahr von Tachykardie, Herzrhythmusstörungen und Kammerflimmern durch Myokardhypoxie.

Postoperative Nachblutungen nach urologischen Eingriffen sind nicht selten. Vor einer operativen Blutstillung sollten folgende Maßnahmen in Erwägung gezogen werden: Physikalisch läßt sich durch Spülungen mit heißer Ringerlösung oder heißer physiologischer Kochsalzlösung gelegentlich eine Blasenblutung zum Stillstand bringen. Dies gilt indes ausschließlich für die venöse oder capillare Sickerblutung; eine arterielle Blutung ist durch Spülung nicht zu beherrschen. Hier hilft nur eine exakte Diagnose und operative Blutstillung (eventuell Koagulation). Medikamentös haben sich bewährt: Vitamin C (L-Ascorbinsäure), Vitamin P (Rutin) und Vitamin K_1 sowie Calcium. Am besten kombiniert man diese Mittel miteinander, um eventuelle Störungen in den einzelnen Phasen der Blutgerinnung und in der Permeabilität der Gefäßwände, insbesondere der Capillaren, gemeinsam zu erfassen. Alle genannten Mittel sind an der Abdichtung der Capillarwände in unterschiedlicher Stärke beteiligt. Erst die Zusammenfassung ihrer Wirkung ergibt jedoch einen optimalen Effekt[1]. MASSIER konnte mit der genannten Kombination gute hämostyptische Effekte erzielen. 37 Patienten erhielten nach Prostatektomie, Elektroresektionen von Prostataadenomen oder Blasenpapillomen, Nierenblutungen unklarer Genese usw. 6 ml des Kombinationspräparates Styptobion und 10 ml Calcium intravenös sofort nach dem operativen Eingriff. Die Gabe wurde 2 bis 4mal täglich wiederholt während der ersten 2 Tage. Auch intramuskuläre oder orale Zufuhr ist möglich. Lediglich beim Calcium ziehen wir den intravenösen Weg vor.

B. Schock. Der Symptomenkomplex des Schocks (ausführliche Schilderung s. oben S. 3—10) mit Zentralisation des Kreislaufs und Blutdruckabfall ist — wie der Bainbridge-Reflex — zunächst eine sinnvolle Gegenregulationsmaßnahme des Körpers gegen schwerste Einbrüche in sein physiologisches Gleichgewicht. Erst wenn der Eingriff die Anpassungsbreite des Organismus überschreitet, schießen die vorher sinnvollen Gegenregulationen über das Ziel hinaus und werden selbst unerwünscht und gefährlich.

Der dekompensiert schockierte Patient bietet ein unverkennbares Bild: Sein Gesicht ist blaß, eingefallen und schweißbedeckt, die Augen sind angstvoll geöffnet, die Extremitäten aschgrau, kalt und feucht, der Puls ist klein und frequent, über 120 in der Minute, der Blutdruck niedrig (unter 80 mm).

Die Einteilung und Therapie des Schocks wurde oben (S. 3ff.) so ausführlich behandelt, daß auf dieses Kapitel verwiesen werden kann. Man versucht heute, durch Infusionstherapie und vegetative Stabilisierung (s. Prämedikation) der Situation Herr zu werden oder besser: das Auftreten eines Schocks überhaupt zu verhüten. Vor einer Überinfusion muß man sich hierbei genauso in acht

[1] VOELKEL: Ärzt. Forsch. **1953**, 228.

nehmen, wie vor einer Unterdosierung. Es genügt, den Blutdruck auf etwa 100 mm Hg zu heben. Ein höherer Blutdruck führt zu vermehrter Blutung. Er ist also erst nach Beendigung der Operation und Eintritt der spontanen Blutstillung anzustreben.

C. Herzrhy hmusstörungen. Abweichungen von der Norm des regelmäßigen Herzrhythmus von 70—80 Schlägen in der Minute sind unerwünscht, da sie die Herzarbeit unökonomisch gestalten. Eine Pulsfrequenz von über 120/min bedeutet beim Erwachsenen stets ein alarmierendes Symptom. Ursachen einer solchen Tachykardie können sein: Angst (mit Adrenalinausschüttung und Sympathicotonus), Vagolytica (Atropin, Scopolamin, Phenothiazine), Sympathicomimetica (Adrenalin, „falsch verstandene Kreislaufmittel"), Hypoxie (O_2-Mangel, Hypoventilation, Schock, kardiale Insuffizienz), endokrine Störungen (Basedow, Cushing, Phäochromocytom, Nebenniereninsuffizienz).

Eine Therapie hat nur Aussicht auf Erfolg bei kausalen Angriffspunkten. Zur Verhütung sei empfohlen: Bei kardialer Insuffizienz Digitalisglykoside oder Strophanthin; sonst bei genügender Vorbereitungszeit Reserpin (bis zu 3 mg täglich). Stehen nur einige Stunden zur Vorbereitung zur Verfügung: Hydergin 0,1 mg, Procainamid (0,2 g). Selbst während der Operation kann erforderlichenfalls die Pulsfrequenz rasch gesenkt werden durch Prostigmin, Procain oder Procainamid intravenös. Diese Präparate tragen außerdem zur Verhütung von Extrasystolen und Kammerflimmern bei, wie sie bei der künstlichen Hypothermie drohen.

D. Herzstillstand. Das plötzliche Kreislaufversagen infolge von Herzstillstand oder Kammerflimmern ist glücklicherweise in der Urologie selten. Es kann unvermittelt auftreten oder langsam eingeleitet werden durch zunehmende Blutdrucksenkung und Cyanose. Im letzteren Falle kann der Anaesthesist den drohenden Herzstillstand rechtzeitig erkennen und mit entsprechenden Maßnahmen (rascheste Bluttransfusion und Beatmung mit reinem Sauerstoff) verhüten. Glücklicherweise sind solche drohenden Symptome erkennbar. Der Herzstillstand stellt deshalb heute eine seltene Komplikation dar, die nur noch in 50% der Fälle zum Tode führt. Am gefährlichsten sind rasch und ohne Warnzeichen auftretende Kreislaufstillstände.

Die Bezeichnung Kreislaufstillstand wird verwendet sowohl für den Herzstillstand, der häufiger ist, als auch für das Kammerflimmern . Die Häufigkeit wird auf 0,2—0,3‰ geschätzt. Als Ursache des Herzstillstandes wird in erster Linie ein Sauerstoffmangel angesehen. Kombiniert sich dieser mit einem primären Herzleiden (Myokardschaden usw.) und mit einer gesteigerten Reflexbereitschaft, z. B. durch Stress und Adrenalinausschüttung oder durch Steigerung der Vagusreflexerregbarkeit, oder mit toxischen Stoffen (das Myokard wird durch *alle* Anaesthetica deprimiert), und wird gar das Herz durch den Eingriff aus seiner normalen Ruhelage verdrängt, so kann es zum Herzstillstand kommen.

Vitamin B-Mangel und endokrine Störungen können eine zusätzliche Rolle spielen.

Die *Diagnose* kann vom aufmerksamen Anaesthesisten rasch gestellt werden: Der Patient verfällt plötzlich, Blutdruck und Puls sind nicht mehr meßbar, trotz Sauerstoffbeatmung ist der Patient aschgrau und cyanotisch. Er macht einen toten Eindruck. War die Spontanatmung erhalten, so setzt diese unmittelbar nach dem Herzstillstand ebenfalls aus. Denn die Funktion des Atemzentrums ist an einen Mindestblutdruck von 35 mm Hg systolisch gebunden. Die Pupillen werden weit und reaktionslos.

Die *Behandlung* des Kreislaufstillstandes besteht vor allem in einer raschen Diagnosestellung und zielbewußtem Handeln: Kreislauf und Atmung müssen künstlich wiederhergestellt werden. Dies geschieht durch kräftige Wechseldruckbeatmung mit reinem Sauerstoff (die dadurch bewirkten Druckschwankungen im Thoraxinnern allein schon können anregend auf das darniederliegende Herz wirken) und in Wiederherstellung einer für die vita minima ausreichenden Zirkulation mittels Herzmassage. Hierzu muß das Herz durch Thorakotomie im 4. ICR links freigelegt werden. Alle diese Maßnahmen müssen binnen 2—3 min in Gang gebracht sein, wenn die Therapie überhaupt noch Aussicht auf Erfolg bieten soll. Die Maßnahmen sollen deshalb von jeder Operationsmannschaft von Zeit zu Zeit exerziermäßig geübt werden, um im Ernstfall rasch und zielbewußt handeln zu können.

Jetzt ist Zeit gewonnen, die Ursachen des Herzstillstandes zu beseitigen. Gleichzeitig wird eine intravenöse Bluttransfusion angeschlossen. Steht kein Blut zur Verfügung, begnügt man sich mit einem kolloidalen Plasmaersatzmittel. Dadurch wird der venöse Rückfluß vermehrt. Die Lagerung des Patienten ist während dieser Zeit flach, höchstens besteht eine leichte Kopftieflagerung (Trendelenburgsche Lagerung von 10^0). Hierdurch fließt mehr Blut zum Gehirn. Es ist sinnlos, jetzt Analeptica oder Sympathicomimetica, Digitalis oder Strophanthin zu geben. Die ersteren erhöhen den Sauerstoffbedarf, die letzteren verringern die Überleitungszeit und sind deshalb nicht indiziert.

Oft schon wird durch die genannten Maßnahmen allein wieder eine Herzaktion in Gang kommen. Wenn nicht, so kann man ohne Hetze zu einer spezifischen Therapie übergehen:

Beim *Herzstillstand* in Diastole injiziert man Adrenalin oder Noradrenalin (nicht mehr als 0,5 mg) in die linke Kammer. Ebenso werden Calciumchlorid (2—4 ml der 10%igen Lösung) empfohlen. Das Chlorid ist wichtig, weil nur ionisiertes Calciumsalz wirksam ist. Eine Überdosierung ist zu vermeiden, da sonst — genau wie nach Adrenalin-Überdosierung — Kammerflimmern ausgelöst werden kann.

Beim *Kammerflimmern* selbst ist das erste Ziel der Behandlung, das Flimmern in einen Herzstillstand überzuführen, der mit den beschriebenen Methoden dann beseitigt wird. Die Defibrillierung kann durch elektrische Stromstöße geschehen. Es werden 2 Elektroden appliziert, die eine auf der Rück-, die andere auf der Vorderseite des Herzens, und Stromstöße von 120 V mit einer Stärke von 1—3 A für die Dauer von 0,1—0,9 sec gegeben. Man beginnt mit kurzen, schwachen Stößen, die meist schon zum Erfolg führen. Zwischendurch muß das Herz immer wieder massiert werden. Hierbei darf es nicht aus seiner Ruhelage gekippt oder gedreht werden, da sonst alle Maßnahmen erfolglos sind. Die Faust muß das Herz regelrecht auspressen, um eine minimale Zirkulation in Gang zu bringen. Nur dann gelangen auch die intrakardial injizierten Medikamente in die Aorta und in die Coronarien.

Ist die elektrische Defibrillierung erfolglos oder unerreichbar, so injiziert man 2—5 ml 5%iges Procain in den rechten Ventrikel oder 0,2 g Procainamid. Hierdurch wird die Defibrillierung erleichtert, das Ingangbringen der spontanen Herzaktion jedoch erschwert. Man wird deshalb eine Periode der Herzmassage zwischenschalten, um das Medikament wieder aus dem Herzmuskel auszuwaschen. Schließlich können noch ganze Schockserien von verschiedenen Stellen der Herzoberfläche aus gegeben werden, um schließlich den Ursprungsort der Fibrillierung zu erreichen.

Umstritten als Mittel zur Defibrillierung sind Kalium-Chlorid (1—5 ml der 3,7%igen Lösung), Xylocain (10—20 ml der 1%igen Lösung).

Nach Wiederherstellung der spontanen Herztätigkeit, die in etwa 50% der Fälle gelingt, wenn nicht schwere organische Herzleiden von vornherein alle Bemühungen zum Scheitern verurteilen, darf der Thorax nicht zu schnell geschlossen werden, um wiederholte Herzstillstände sofort erkennen zu können. Schließlich wird die Operation so schnell wie möglich zu Ende geführt, um zusätzliche Belastungen zu vermeiden.

Die Nachbehandlung der Kranken besteht in Sauerstoffgaben, Injektion von konzentriertem Humanalbumin (zur Entwässerung des durch das hypoxische Ödem geschädigten Gehirns). Die intravenöse Gabe von Flüssigkeiten wird eingeschränkt zugunsten einer eventuell erforderlichen Bluttransfusion. Durch Antibiotica wird eine Infektion der vielleicht allzu rasch eröffneten Thoraxhöhle verhütet.

Einzelheiten der Technik, Literaturübersichten und den Stand der neuesten Forschung haben (außer im Lehrbuch der Anaesthesiologie) geschildert: Hopkins und Skandalakis, Hügin, Just, Kay und Riberi, Schwaiger und Oehmig, Zürn. Auf diese Arbeiten kann verwiesen werden. Eine erschöpfende Schilderung des Herzstillstandes als Komplikation der Lokalanaesthesie stammt von Moore.

d) Atmungsstörungen

A. Sauerstoffmangel. Die Hypoxie ist die häufigste und schwerste Ursache von Komplikationen und Todesfällen in der Anaesthesie. Sie wird eingeteilt in:

Atmosphärische Hypoxie: Herabsetzung des Sauerstoff-Partialdruckes in der inhalierten Atmosphäre.

Austauschhypoxie: Verminderung des Atmungsgasaustausches.

Alveoläre Hypoxie: Verminderung in der Zahl der funktionstüchtigen Alveolen.

Hämoglobin-Hypoxie: Verminderung des Hämoglobingehaltes des Blutes oder Verminderung des funktionsfähigen Hämoglobins (wie bei der CO-Vergiftung).

Stagnationshypoxie: Verlangsamung der Zirkulation durch schlechte Kreislaufverhältnisse.

Histotoxische Hypoxie: Die Utilisation des Sauerstoffs durch die Zellen ist gestört, z. B. durch Fermentgifte.

Bedarfssteigerungshypoxie: Durch Stoffwechselsteigerung (Fieber, Basedow, Excitation) ist der Sauerstoffbedarf des Körpers über die Norm erhöht.

Störungen der Atmung mit folgender Hypoxie sind am häufigsten die Ursache von Sauerstoffmangelzuständen bei der Narkose. Denn alle Opiate und Anaesthetica führen in höheren Dosen eine Atemdepression herbei mit allen schädlichen Folgen der Asphyxie (Hypoxie + Hyperkapnie = Sauerstoffmangel + CO_2-Überladung = Asphyxie). Soll die Spontanatmung aufrechterhalten werden, dürfen diese Mittel deshalb nicht zu hoch dosiert werden. Anstelle einer längeren tiefen und durch die begleitende Asphyxie schädlichen Narkose wird heute meistens eine oberflächliche Anaesthesie mit gleichzeitiger Muskelrelaxation und künstlicher Beatmung durchgeführt.

B. Verlegung der Atemwege und Glottiskrampf. Der Stimmritzenkrampf stellt eine schwere, selten sogar tödliche Komplikation dar. Er wird verursacht durch einen Vagusreflex (das Kehlkopfinnere wird wie die Bronchien vom Vagus versorgt), der durch Fremdkörperreize (Schleim, Erbrochenes, zu hoch konzentrierte Ätherdämpfe usw.) ausgelöst wird. Raucher sind besonders anfällig, zumal wenn bei der Prämedikation das Vagolyticum vergessen wurde.

Therapie: Alle reflexogenen Manipulationen werden unterbrochen, der Nasen-Rachenraum abgesaugt und der Patient mit Sauerstoff beatmet. Verschwindet der Krampf und damit die Cyanose nicht sofort, werden intravenös etwa 30 mg Succinylcholin verabreicht. Die darauffolgende Herabsetzung des gesamten Muskeltonus unterbricht mit Sicherheit auch den Circulus vitiosus des Glottiskrampfes, so daß die Sauerstoffbeatmung jetzt Erfolg hat.

Die Atemwege können außerdem aus folgenden Gründen verlegt sein: *adenoide Vegetationen* in der Nase (Behandlung: Sorge für freie Mundatmung); *Zunge oder Kiefer* sind zurückgesunken (Behandlung: Einlegung eines Mundtubus und Vorhalten des Kiefers); *Erbrechen* (Behandlung: Absaugen des Nasen-Rachenraumes, rasche Abflachung oder Vertiefung der Narkose, um aus dem Excitationsstadium herauszukommen, Seiten- oder Bauchlagerung, eventuell Trendelenburgsche Kopftieflagerung); *Aspiration*[1] (Behandlung: Endotracheale Intubation, Absaugung des Tracheobronchialbaumes, bei größerer Aspiration auch bronchoskopische Absaugung); *Asthmaanfall, Bronchospasmus* (Behandlung: Sauerstoffbeatmung, eventuell Beatmung mit einem Sauerstoff-Helium-Gemisch, Atropin intravenös, Papaverin, Aludrin, Antihistaminica und Novocain; besser wirken diese Mittel bei prophylaktischer Anwendung).

C. Singultus und Husten stören während der Anaesthesie die Operation sehr. Auch hierbei handelt es sich um vegetative Reflexe, die durch Reize im Bereich der Atemwege (Husten) oder Zug am Mesenterium oder an den inneren Organen, besonders im Bereich des Zwerchfells (Singultus) ausgelöst werden. Prädisponiert sind ebenfalls Raucher und Patienten in Barbituratnarkose. Prophylaktisch und

[1] Zu deren Verhütung gilt als Grundsatz, daß nur nüchterne Patienten, die mindestens 6 Std nichts mehr zu sich genommen haben, narkotisiert werden dürfen.

therapeutisch wirken: Vagolytica, Dolantin, Phenothiazine, notfalls Muskelrelaxantien und Hyperventilation, beim wachen Patienten Auslösen von Niesen, Atemanhalten und Trinken.

D. Atemdepression. Kommt es trotz aller Vorsichtsmaßregeln zu einer Atemdepression mit Verminderung von Frequenz oder Amplitude der Atmung, so daß das Mindestatemvolumen von 6—8 l/min unterschritten wird, so bedeutet dies dann keine schwerwiegende Komplikation mehr, wenn ein Narkoseapparat vorhanden ist, der mit Hilfe einer dichtschließenden Maske oder eines Endotrachealtubus eine manuelle künstliche Beatmung durch einfache rhythmische Kompression des Atembeutels erlaubt. Man unterscheidet: *assistierte Beatmung*, wenn während jeder Inspiration und synchron mit dieser durch einfachen Druck auf den Atembeutel die Einatmung verstärkt wird, und *kontrollierte Beatmung*, wenn der Anaesthesist die Beatmung ganz übernimmt und selbst Frequenz und Amplitude bestimmt. Bei jeder Art der künstlichen Beatmung ist darauf zu achten, daß die Inspiration kurz und schnell, die Ausatmung frei und nicht gegen einen auch noch so geringen Widerstand erfolgt und von einer kurzen Pause gefolgt ist. Wird diese Regel nicht beachtet, kommt es zu einer Erhöhung des intrapulmonalen Druckes mit Erschwerung des venösen Rückstromes, Verminderung des Herzminutenvolumens und schließlich zum Kreislaufzusammenbruch. Die Wechseldruckbeatmung (s. Abb. 15) ist deshalb der einphasischen reinen Überdruckbeatmung überlegen (STOFFREGEN).

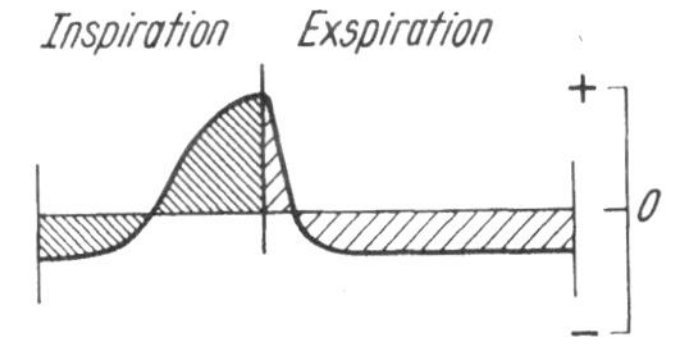

Abb. 15. Optimaler Druckverlauf bei der künstlichen Beatmung: Wechseldruck, so daß der mittlere Beatmungsdruck gleich Null ist. Hierdurch wird der venöse Rückstrom zum Herzen nicht beeinträchtigt, wie durch die Beatmung mit nur positiven Drucken (Überdruckbeatmung). [Aus R. FREY u. J. STOFFREGEN: Anesthésie et Respiration. Cahiers d'Anesth. 6, 405 (1959)]

E. Atemstillstand. Während des Excitationsstadiums oder bei allzu hoher Konzentration von Ätherdämpfen halten manche Patienten reflektorisch für einige Sekunden den Atem an. Dieser Atemstillstand ist leicht durch Absetzen der Atemmaske oder kurze Beatmung mit reinem Sauerstoff zu beseitigen, wenn er nicht durch einen Glottiskrampf (s. oben) kompliziert ist. Gefährlicher ist der Atemstillstand, der im Asphyxiestadium (Narkosestadium 4) durch Überdosierung von Anaestheticis, Opiaten oder durch Schlafmittelvergiftung eintritt. Sofortige Unterbrechung der Zufuhr weiterer Narkosemittel und künstliche Apparatbeatmung mit reinem Sauerstoff (notfalls manuell bei Rückenlage nach SAFAR (Mund zu Mund) oder nach SILVESTER, bei Bauchlage nach HOLGER-NILSEN) sind die Therapie der Wahl. Dadurch wird Zeit gewonnen zur Ausscheidung oder zum Abbau der zuviel gegebenen Mittel. Intravenöse Ernährung und Flüssigkeitszufuhr bis zur Rückkehr einer normalen Atmung verstehen sich von selbst. Dadurch wird die folgende besonders gefährliche Form des Atemstillstandes verhütet:

Die länger dauernde Asphyxie (z. B. bei Ertrinken oder Erdrosseln), aber auch nach länger anhaltendem Sauerstoffmangel (Hypoxie) oder schwererer CO_2-Überladung (Hyperkapnie mit Acidose), führt zu einer so schweren *Schädigung des Atemzentrums*, daß dieses nach einem vorübergehenden Reizzustand rasch immer stärker deprimiert wird und schließlich seine Tätigkeit ganz einstellt. Hier hilft nur kunstgerechte, geduldige künstliche Beatmung mit Sauerstoff oder Luft bei gleichzeitiger intravenöser Ernährung. Die Gabe von Excitantien, Analeptica Herz- und Kreislaufmitteln ist nicht nur unlogisch, sondern sogar schädlich, da sie nur den Sauerstoffbedarf erhöht, ohne die toxische oder hypoxische Schädigung zu beseitigen. Da jede Hypoxie mit einem Zellödem einhergeht, also zum Hirnödem führt, hat höchstens die Zufuhr entquellender Mittel (konzentriertes

Humanalbumin, Periston, Macrodex) Aussicht auf Beschleunigung der Restitution.

Beim Atemstillstand durch Muskelrelaxantien (peripherer Atemstillstand) soll man sich nicht auf irgendein Antidot verlassen, sondern ohne Zeitverlust künstlich beatmen, bis die periphere Lähmung von selbst abklingt. Antidote wirken lediglich beschleunigend auf das Abklingen der Wirkung. Bei den seltenen Überempfindlichkeitserscheinungen kann allerdings selbst bei Gabe eines Gegenmittels die Wirkung von Relaxantien mehrere Stunden anhalten. Die Ursachen dieses pathologischen Verhaltens sind: latente Myasthenia gravis pseudoparalytica (bei den Mitteln der Curaregruppe) und abnorm niedriger Acetylcholinesterase- oder Kaliumspiegel (bei den Mitteln der Succinylcholingruppe).

Verhütung: Testdosis zu Beginn und Vermeidung exzessiver Dosen oder paravenöser Injektion.

e) Intestinale Störungen

Die *Magen-Darmatonie* kann, wenn sie nicht frühzeitig erkannt wird, zum Tode führen. Mineralhaushaltsstörungen (z. B. Kaliummangel), Überdehnung (durch Gas- oder Flüssigkeitsansammlung oder Diätfehler[1]), fehlerhafte Infusionstherapie (Überladung der Magenschleimhaut mit physiologischer Kochsalzlösung), Durchblutungsstörungen (latenter Schock), vegetative Labilität und allgemeine Schwäche (Kachexie, Hypoproteinämie und Hypovitaminose, vor allem Mangel an Vitamin B_2) und darmlähmende Medikamente (Atropin, Opiate, die nach BEECHER bei Privatpatienten 5mal soviel gegeben zu werden pflegen als bei Kassenpatienten) können eine ursächliche Rolle spielen.

Durch frühzeitige, schon am Operationstag einsetzende Prophylaxe kann die Atonie meist verhütet werden. Besonders atoniegefährdet sind Patienten nach urologischen Eingriffen, zumal an der Niere, da es zu einem peritonealen Reiz kommt. Auch jedes retroperitoneale Hämatom kann schon die Peristaltik zum Erliegen bringen.

Therapie: Bewährt haben sich eine Magenverweilsonde, möglichst mit Dauersaugung (BROSS), ausreichende Bluttransfusionen, Prostigmin, Vitamin B_2 (Bepanthen), Hypophysin, 10%ige Kochsalzlösung intravenös, Wärmeanwendung und Verzicht auf Peristaltik-lähmende Analgetica zugunsten von peristaltikanregenden Beruhigungsmitteln wie Reserpin und Hydergin, eventuell Dihydroergotamin.

f) Urologische Störungen

Es ist das Verdienst PAPPERs, klar herausgestellt zu haben, daß eine intakte Nierenfunktion für das Endergebnis der Operation nicht weniger wichtig ist als Atmung und Kreislauf. Der Niere fließen normalerweise 25% des Herzminutenvolumens zu. Veränderungen in der Nierendurchblutung wirken sich deshalb stark auf das gesamte Kreislaufgeschehen aus.

Jede Anaesthesie führt zu ganz erheblichen (reversiblen) Veränderungen in der Nierendurchblutung und Nierenfunktion. Diese werden wohl reflektorisch ausgelöst durch das Bestreben des Körpers, in jeder Notfallssituation zu allererst durch Zentralisation die Blutversorgung von Herz und Hirn zu sichern — auch auf die Gefahr hin, daß die Peripherie (vor allem aber andere lebenswichtige Organe wie Leber und Niere) infolge der Minderdurchblutung eine hypoxische Schädigung erleiden.

Während und unmittelbar nach der Narkose ist die Urinproduktion regelmäßig vermindert. Gleichzeitig werden postoperativ Salze retiniert, und es

[1] Als gefährlich gilt vor allem das Aufblähen des Magens bei Maskenbeatmung mit zu hohem Druck und die zu frühe orale Flüssigkeitszufuhr.

besteht eine besondere Empfindlichkeit gegenüber Salzüberladung. Es kommt (s. oben Abschnitt Wasserhaushalt, S. 3) zu erheblichen Störungen in der Verteilung, im Volumen und der Zusammensetzung der Körperflüssigkeiten. Diese Veränderungen sind zu einem erheblichen Teil durch die Beeinträchtigung der spezifischen Fähigkeiten der Niere (selektive Sekretion und Retention von Wasser und Elektrolyten) bedingt.

Schließlich sei noch darauf hingewiesen, daß die Störungen im Säure-Basenhaushalt nicht nur in Störungen der Atmung (Beecher: die Acidose ist häufig Folge einer Hypoventilation mit CO_2-Retention), sondern auch in Störungen der Nierenfunktion begründet sein können: Die Niere ist neben der Lunge das zweitwichtigste Organ zur Aufrechterhaltung des Säure-Basengleichgewichtes.

Schwere und länger dauernde Störungen der Nierenfunktion durch die Anaesthesie sind zwar selten. Wenn sie jedoch auftreten, so können sie von der Oligurie bis zur Anurie und Urämie, ja schließlich zum Tode führen. Die Hauptursache dieser Zwischenfälle ist in einer starken Kontraktion der Nierengefäße zu suchen, die nur dann nicht länger anhält als die Anaesthesie, wenn eine adäquate Schocktherapie betrieben wird. Die Konstriktion der Arteriolen führt zu einer Reduktion der Glomerulusfiltration und der Nierendurchblutung ganz allgemein. Das Ausmaß dieser Minderdurchblutung der Niere ist groß. Übersieht man es zusammen mit der gleichzeitigen Minderdurchblutung des Splanchnicusgebietes während der Anaesthesie, so kann man eine Herabsetzung der Durchblutung auf die Hälfte der Norm annehmen. Während der Narkose muß deshalb eine wesentliche Änderung in der Blutverteilung vorhanden sein.

Schon während der Anaesthesie bilden sich diese Störungen, die wahrscheinlich auf vegetative Einflüsse bei der Narkoseeinleitung zurückgeführt werden können, langsam zurück.

Der Abfall in der Glomerulusfiltration erlaubt eine Zunahme der tubulären Rückresorption sowohl von Elektrolyten als auch von Wasser. Nach den Untersuchungen Carstensens kann schon eine Cystoskopie die Nierenfunktion erheblich ändern durch Beeinflussung des Vegetativums mit sekundärer Stressreaktion, die ja jedesmal zunächst zu einer Minderdurchblutung der großen Bauchorgane führt. Selbst psychische Einflüsse sind in der Lage, die Nierentätigkeit zu hemmen.

Beim Erwachen und bei Wiederherstellung normaler Blutdruck- und Blutverteilungsverhältnisse kommt die Urinproduktion jedoch mit verschwindenden Ausnahmen von selbst wieder in Gang. Nierengefäßspasmen und Spasmen der ableitenden Harnwege können durch Chlorpromazin (Largactil, Megaphen) und Papaverin bekämpft werden. Im Notfall tritt hierzu die Paravertebralanaesthesie zur Sympathicusblockade oder gar die Dekapsulation der Niere zur Durchbrechung einer Anurie.

Manche Kranke können am Operationstag kein Wasser lassen, weil sie aus psychischen oder vegetativen Gründen im Liegen hierzu nicht in der Lage sind. Helfen Prostigmin oder Doryl nicht, so muß rechtzeitig katheterisiert werden.

Ein dem *hepatorenalen Syndrom* ähnliches Zustandsbild beruht auf einer Schädigung von Leber und Niere durch den Operationsstress und einen länger dauernden latenten Schockzustand, der durch Zentralisierung des Kreislaufs auf Herz und Gehirn zu einer Minderdurchblutung und damit hypoxischen Schädigung der Peripherie, vor allem der Leber und der Niere führt (Huguenard und Laborit). Dieses Syndrom ist oft Ursache der Spättodesfälle nach sog. „irreversiblem Schock". Daß Unverträglichkeitsreaktionen gegenüber den hochmolekularen Plasmaersatzmitteln, wie Periston und Macrodex, eine ursächliche Rolle spielen, ist unwahrscheinlich. Durch entsprechende Vorbehandlung und In- und Transfusionstherapie (Beseitigung von Oligämien und anderen Mangelzuständen) und

Vermeidung jeder Hypoxie kann diese Komplikation oft verhütet werden. Wichtig ist die Vermeidung auch latenter Schockzustände.

Die Behandlung dieses mit Leber- und Nierenschädigung einhergehenden Syndroms wird am besten gemeinsam mit dem Internisten durchgeführt. Trotzdem droht bei schweren Schädigungen der Tod an Urämie. Auf die Vermeidung von Natrium-Mangelzuständen, die ebenfalls zum extrarenalen Nierensyndrom mit Urämie führen können, ist besonders zu achten. Durch flammenphotometrische Bestimmung des Natriumgehaltes des Serums können derartige Zustände ausgeschlossen werden.

g) Neurologische Störungen

Das Nervengewebe ist das empfindlichste Gewebe des menschlichen Körpers. Jede Schädigung wirkt sich deshalb zuerst und am stärksten an ihm aus. Die Hauptursache von Schädigungen sind Intoxikationen, Hypoxie und Traumen. Jede Überdosierung eines Anaestheticums führt zu einer Funktionsminderung der Hirnzellen. Dies gilt auch für die Überdosierung oder versehentliche intravasale Injektion von Lokalanaesthesielösungen. Es kommt zu Bewußtseinsstörungen, eventuell Krämpfen (diese können primär durch die Noxe bedingt sein oder sekundär durch den Sauerstoffmangel) und schließlich zu Funktionsminderung der vitalen Zentren, vor allem des Atmungs- und Kreislaufzentrums, mit sekundärer Asphyxie und Schock. Diese Zeichen pflegen akut einzusetzen und können katastrophale Ausmaße annehmen.

Bei unverzüglich einsetzender sinnvoller *Behandlung* sind diese Schädigungen meist schnell reversibel. Immer richtig sind Flachlagerung, künstliche Sauerstoffbeatmung und intravenöse Infusionstherapie. Dadurch wird Zeit gewonnen zum Abbau und zur Ausscheidung zu hoher Dosen und zur Erholung des ZNS. Die Gabe von „Gegengiften" ist demgegenüber weit weniger zuverlässig. Denn es gibt keine echten Antidote, die tatsächlich den Abbau oder die Ausscheidung von Anaestheticis wesentlich beschleunigen, sondern nur symptomatische Antidote, die Analeptica und Weckmittel, die sogar schaden können durch Erhöhung des Sauerstoffbedarfs. Die einzige Ausnahme bilden die durch Verdrängung (competitive inhibition) wirkenden Mittel, deren Anwendung vollauf empfohlen werden kann:

A. *Opiat-Antagonisten* sind das Norallylmorphin und Norallylmorphinan. MEYER und OEHMIG konnten zeigen, daß bereits verhältnismäßig kleine Dosen dieser Mittel in der Lage sind, eine durch Opiate der verschiedensten Art (auch durch Opioide wie das Dolantin) hervorgerufene Atemdepression zu verhüten oder zu beseitigen.

B. Die *Barbiturat-Antagonisten* Megimid und dessen Verwandte sind nur teilweise echte Antagonisten, größtenteils ebenfalls nur Analeptica. Doch sind auch diese Mittel in ihrem chemischen Bau den Barbituraten ähnlich, so daß sie am Ort der Wirkung diese vielleicht verdrängen können. Bei Barbituratüberdosierung haben sie sich bewährt — im Gegensatz zu den Analepticis alter Art, die lediglich Krampfgifte darstellen (CLEMMESEN, NILSSON).

Wird eine solche akute Komplikation nicht sofort erkannt oder nicht lege artis behandelt, so kommt es zu schweren Störungen des physiologischen Gleichgewichts (der Homoiostase) wie Blutdruckabfall, Asphyxie, Bewußtlosigkeit, Erbrechen und schließlich zu irreparablen Schädigungen. KRUMPP und OEHMIG konnten elektrencephalographisch nachweisen, daß nach jeder länger dauernden Anaesthesie mehrere (meist 5) Tage lang leichte Zeichen der Beeinträchtigung der Hirnfunktion nachweisbar sind, die wahrscheinlich durch ein — je nach Schwere des Eingriffes, Dauer der Anaesthesie und eingetretene Komplikationen verschieden stark ausgeprägtes — Hirnödem bedingt sind. Eine postanaesthetische Übelkeit mit Erbrechen kann demnach nicht nur durch die verwendeten Mittel bedingt sein (dann ist sie beeinflußbar durch Antiemetica), sondern auch durch eine hypoxische Hirnschädigung (dann ist sie unbeeinflußbar und kann tagelang anhalten).

Die schwersten neurologischen Komplikationen (ausgedehnte zentrale Lähmungen und Störungen der Intelligenz und des Charakters) treten nach langdauernder Hypoxie oder Asphyxie auf, besonders wenn mehrere asphyktische Zustände vorgekommen sind.

Mittel, die bei einmaligem oder nur wenige Tage dauerndem Gebrauch harmlos sind, können bei wochenlanger Gabe Schädigungen setzen. Hohe Dosierung von Chlorpromazin (Largactil, Megaphen) wird z. B. nicht nur in der Anaesthesie zur Prämedikation, sondern auch in der Psychiatrie zur Ruhigstellung erregter Geisteskranker notwendig. Wenn es länger als 2 Monate gegeben wird, so zeigen die Hälfte der Kranken parkinsonähnliche Symptome (mimische Starre), die glücklicherweise nach Absetzen des Mittels bald wieder verschwinden.

Im Gegensatz zu den bisher beschriebenen akuten neurologischen Störungen bedrohen die *chronischen neurologischen Komplikationen* das Leben des Kranken nicht unmittelbar. Infolge schwerer Gewebsschädigung durch Druck, Nebenverletzungen, Fremdkörper, Nekrosen und Infektionen können sie indes schwere Dauerfolgen nach sich ziehen, wenn sie nicht bald erkannt und entsprechend behandelt werden:

Infolge starken und lang anhaltenden Druckes einer schlecht sitzenden Gesichtsmaske auf die Bulbi kann es durch Ischämie der Netzhaut zur *Erblindung* kommen. Conjunctivitiden und Ulcera corneae lassen sich vermeiden durch Geschlossenhalten der Augen mittels feuchter Kompressen, besonders wenn der Kopf für die Operation abgedeckt wird.

Nach Allgemeinnarkosen kommen hin und wieder periphere *Nervenlähmungen* vor. Meist handelt es sich um Teile des Plexus brachialis, die für einige Wochen oder Monate ausfallen. Die Ursache dieser Plexuslähmungen ist eine falsche Lagerung des Armes. Entweder lag der Arm längere Zeit mit der Innenseite des Oberarmes auf einer scharfen Kante des Operationstisches (Radialislähmung), oder der seitlich gestreckte Arm lag nach kranial dorsal überstreckt, so daß der Plexus zwischen Clavicula und erster Rippe gequetscht wurde. Besonders gefährdet sind schlanke Kranke in völliger Muskelerschlaffung. Leider sind neurologische Lagerungsschäden nach urologischen Eingriffen verhältnismäßig häufig, da meist extreme Lagerung (auf der Seite, in Steinschnittposition usw.) erforderlich ist und die Patienten oft alt oder geschwächt sind. Es ist deshalb Vorsicht am Platze und auf gute Polsterung spezieller Wert zu legen.

Prophylaktisch legt man den Arm am besten auf eine verstellbare seitlich am Operationstisch angebrachte gepolsterte Armschiene so, daß er im Ellenbogengelenk leicht gewinkelt ventral vor der Körperebene liegt. Die Hand soll proniert sein.

Die Beine des Patienten sollen bei Rückenlage in der Kniekehle leicht unterstützt sein, um bei kräftiger Anschnallung oder völliger Muskelerschlaffung eine Zerrung des N. fibularis zu vermeiden. Besonders die Gegend des Fibulaköpfchens sollte nicht unter direktem Druck stehen.

h) Endokrine Störungen

Bei der Vorbereitung, Durchführung und Nachbehandlung einer Anaesthesie sind folgende Störungen des Hormonhaushaltes besonders beachtenswert:

Hyperthyreosen und toxische Strumen sowie die Basedowsche Krankheit führen zu einer Beschleunigung der Stoffwechselvorgänge und damit zu einem raschen Abbau der Anaesthetica. Man wird deshalb eine stärkere Prämedikation wählen als sonst. Zu empfehlen sind Mittel, die eine Bradykardie bewirken (Reserpin, Hydergin, Novocamid); diese sollen auch noch und gerade noch nach der Operation verabreicht werden, um die gefürchtete postoperative Basedow-Krise zu verhüten, die besonders in der Nacht nach der Operation mit Herzjagen und Unruhezuständen droht und vor Kenntnis dieser Mittel sogar zum Tode führen konnte. Auch die Anaesthesie selbst muß tiefer gehalten werden als sonst. Adrenalinzusatz zur Lokalanaesthesielösung ist gefährlich. Soll überhaupt ein gefäßkontrahierendes Mittel zugeführt werden, dann höchstens Noradrenalin.

Für *Hypothyreosen*, Myxödem und Kretinismus gelten dieselben Regeln mit umgekehrten Vorzeichen: Da alle Lebensvorgänge sowieso verlangsamt sind, genügt die Hälfte und weniger der sonst üblichen Medikation. Dies gilt besonders für Opiate und Barbiturate: Die übliche Dosis von 10 mg Morphin z. B. kann bei einem Myxödemkranken bereits zu einer tödlichen Atemdepression führen. Besonders zu achten ist auf „formes frustes".

Nebennierenhyperplasie und Nebennierentumoren oder Tumoren, die von versprengtem Nebennierengewebe ausgehen (Cushingsche Krankheit, Adenome, Paragangliome, Phäochromocytome) führen zu oft anfallsweise auftretenden Blutdrucksteigerungen, die besonders bei Manipulationen am Tumor exzessive Ausmaße annehmen können. Will man den Blutdruck in dieser Phase künstlich senken, nicht nur zur Erleichterung der Operation, sondern auch zur Verhütung von Apoplexien, versagen alle bisher beschriebenen Maßnahmen. Nur periphere Adrenolytica (z. B. Regitin 1—3 mg intravenös) sind noch als direkte Antagonisten des Adrenalins wirksam. Nach Entfernung des Tumors kommt es zu einem bedrohlichen Blutdrucksturz; durch Dauertropfinfusion einer noradrenalinhaltigen Zuckerlösung kann jede gewünschte Blutdruckhöhe eingestellt werden.

Nach den Untersuchungen GOLDBLATTs (neueste zusammenfassende Darstellung und Weiterführung s. F. LINDER) sind auch Nierentumoren und einseitige Nierenerkrankungen in der Lage, eine Blutdruckerhöhung herbeizuführen. Möglicherweise sondern auch sie eine vasopressorische Substanz ab. Durch Entfernung des Tumors bzw. Nephrektomie ist bisweilen Heilung der Hypertonie möglich.

Eine *Nebenniereninsuffizienz* (Addisonsche Krankheit) erfordert besondere Aufmerksamkeit während und nach der Operation. Da die normalen Gegenregulationsmechanismen versagen, kann es jederzeit schon aus nichtigen Anlässen zu lebensbedrohlichem Blutdruckabfall kommen. Es gibt auch latente formes frustes dieser Insuffizienz, die gelegentlich durch frühere Gaben von Nebennierenhormonen, z. B. bei chronischer Arthritis, bedingt sein können. Aufgabe der präoperativen Visite ist es, diese Formen herauszufinden, die oft unter der Flagge Hypotonie, Vasolabilität oder Ohnmachtsneigung segeln. In Zweifelsfällen gibt der modifizierte und vereinfachte Thorn-Test (Injektion von 1 mg Noradrenalin subcutan: daraufhin muß ein Eosinophilensturz eintreten) Aufklärung[1]. Einige wenige Milligramm Noradrenalin in der Dauertropfinfusion, kombiniert mit Hydrocortison, ebenfalls in niedriger Dosis, bringen den Blutdruck dann wieder auf die gewünschte Höhe.

Auch die *Inselzelleninsuffizienz* (Diabetes mellitus) bedarf spezieller Berücksichtigung. Wenn irgend möglich, soll der Diabetes vorher eingestellt sein. Längeres Fasten ist besonders gefährlich. Deshalb muß zur Vermeidung einer

---

[1] Ausführliche Darstellung s. R. HEGGLIN: Differentialdiagnose innerer Krankheiten. Stuttgart. Georg Thieme 1956, S. 324, und W. G. THORN: Advances in the diagnosis of adrenal insufficiency. Amer. J. Med. **10** (1951).

Ketose Glucose + Lävulose als Dauertropfinfusion zugeführt werden unter Insulinschutz. Am Operationstag erhält der Kranke also die gewohnte Insulin- und die gewohnte Zuckermenge zugeführt. Während man also früher Insulin unter Traubenzuckerschutz gab, steht man heute auf dem Standpunkt, daß man Traubenzucker unter Insulinschutz geben muß. Für 3 g Kohlenhydrate verabreicht man 1 Einheit Insulin (GOODMAN). Die Vermeidung auch der geringsten — regelmäßig zu Blutzuckeranstieg führenden — Hypoxie ist die wichtigste Regel. Die Narkosemethode ist von untergeordneter Bedeutung, wenn nur jede Asphyxie vermieden wird. Lediglich Äther ist weniger erwünscht, da er regelmäßig zu Adrenalinausschüttung führt.

Die *Thymushyperplasie* erhöht das Operationsrisiko beträchtlich. Es geht jedoch nicht an, einen „Status thymicolymphaticus" als einzige Todesursache und Entschuldigung für eine fehlerhafte Narkose anzuführen. Durch kunstgerechte Prämedikation und Narkose sind heute derartige Zwischenfälle, die meist Kinder und junge Menschen betreffen, vermeidbar!

Die *Myasthenia gravis pseudoparalytica* wird gelegentlich auf eine Thymushyperplasie zurückgeführt. Soll eine Operation bei diesen Kranken durchgeführt werden, so genügt es, die sonst übliche Prostigmingabe in den Stunden vor der Operation zu unterlassen, um einen muskelerschlafften Patienten zu haben. Ein Fehler ist es, diesen Patienten ein Relaxans der Curaregruppe zu geben, da sie sich ja schon durch ihre Krankheit in einem der Curarisierung entsprechenden Zustand befinden und gegen Curare überempfindlich sind. Höchstens die kurzwirkenden Mittel der Succinylgruppe dürfen gegeben werden: Gegen sie besteht wegen ihres anderen Wirkungsmechanismus keine Überempfindlichkeit.

i) Allergien

Sämtliche Anaesthetica können Überempfindlichkeitsreaktionen auslösen. Nur die akuten sind lebensbedrohlich und erfordern sofortiges Eingreifen. Sie sind so selten (nur etwa 2% der toxischen Reaktionen), daß erst nach Ausschluß einer Überdosierung von Überempfindlichkeit gesprochen werden darf. Die Hauptmanifestation betrifft je nach individueller Überempfindlichkeit verschiedene Schockorgane (DÖRR): Die Haut, die Bronchien, der Verdauungstrakt oder das Gefäßsystem können am meisten betroffen sein.

Die *akute Überempfindlichkeitsreaktion* bietet deshalb ein vielfältiges Bild, wobei eines oder mehrere der folgenden Symptome im Vordergrund stehen: generalisiertes angioneurotisches Ödem (Glottisödemgefahr!), Urticaria, Pruritus, Blutdruckabfall, Gelenkschmerzen, asthmatische Atmung, Übelkeit und Erbrechen und — als schwerste Komplikation — der anaphylaktische Schock.

Die *Verhütung* derartiger Reaktionen ist am ehesten durch sorgfältige Erhebung der Anamnese möglich. In Zweifelsfällen sollen die zu verwendenden Anaesthetica in den Tagen vor der Operation durch intracutane Quaddeln getestet werden. Die routinemäßige Gabe von Antiallergica (Antihistaminica, Rutin usw.) hat die Häufigkeit allergischer Symptome wesentlich vermindert.

Zur *Behandlung* werden empfohlen: Antihistaminica werden von uns regelmäßig vor jeder Anaesthesie als Prämedikation (s. diese) verabreicht. Ihre Gabe wird wiederholt, ergänzt durch Calcium. Neuerdings wird auch Hydrocortison diskutiert. Sorge für freie Atemwege, Sauerstoffgabe, bei Asthma Papaverin und Aludrin haben sich bewährt. Bei Atemstillstand und Krämpfen ist die wichtigste Maßnahme die künstliche Sauerstoffbeatmung und die intravenöse Flüssigkeitszufuhr. Erst wenn sich daraufhin erweist, daß die Krämpfe nicht hypoxisch sind, sondern toxisch (z. B. durch Lokalanaesthetica bedingt), ist die intravenöse Injektion einer kleinen Barbituratmenge (50 mg) zu erwägen.

Als *chronische Überempfindlichkeitsreaktion* tritt — oft erst nach Stunden und meist erst nach wiederholter Gabe des entsprechenden Mittels — eine Dermatitis auf. Barbiturate und Lokalanaesthetica sind die häufigsten Ursachen. Oft sind es nicht die Patienten, sondern Ärzte und Pflegepersonen, die chronisch mit diesen Substanzen in Berührung kommen und schließlich eine Dermatitis entwickeln. Man wird diese dann sogar als Berufskrankheit in Erwägung ziehen müssen. Durch Benutzung einer die Haut abdeckenden Creme (Silikone usw.) und durch Tragen von Gummihandschuhen während der Berührung mit den Allergenen erhält man einen gewissen Schutz. Diese Maßnahmen sollten also nicht nur aus Gründen der Asepsis, sondern auch zum Zwecke des Selbstschutzes routinemäßig angewendet werden. Im übrigen haben sich auch hier Antihistaminica bewährt. Den Patienten sollen die Namen der Stoffe, gegenüber denen Überempfindlichkeit besteht, aufgeschrieben werden, damit sie bei späteren Anaesthesien bekannt sind.

k) Infektionen

Noch nachträglich können Infektionen den Erfolg eines Eingriffs zunichte machen. Sie können nur durch eine Reihe von Vorsichtsmaßnahmen vermieden werden.

α) *Pneumonie* und Tracheobronchitis lassen sich dadurch verhüten, daß die Operation erst dann vorgenommen wird, wenn Infektionen der Luftwege (Sinusitis, Tonsillitis, Tracheitis, Bronchitis) abgeklungen sind. Auch die Zähne sollen vorher saniert werden. Der Anaesthesist soll die Narkose genau so mit sterilen Händen und Instrumenten beginnen wie der Chirurg die Operation. Eine Aspiration von Mageninhalt muß streng vermieden werden. Bei und nach der Operation wird außerdem der Tracheobronchialbaum abgesaugt (notfalls bronchoskopisch), um Atelektasen zu verhüten. Bei resistenzgeminderten Kranken läßt es sich allerdings gelegentlich auch beim besten Willen nicht vermeiden, daß eine Infektion der Atemwege (z. B. mit den ubiquitären Friedländer-Bacillen) auftritt. Denn die Friedländer-Pneumonie befällt Kranke in stark geschwächtem Allgemeinzustand. Bei diesen — und nur bei diesen — Patienten hat der Bacillus die Möglichkeit zur schrankenlosen Vermehrung. Die Therapie hat also neben der spezifischen Behandlung auch eine rasche Hebung des Allgemeinzustandes (durch Bluttransfusion, Lävuloseinfusion usw.) anzustreben.

A. Serumhepatitis. Noch Monate nach der Entlassung aus dem Krankenhaus kann eine Serumhepatitis Siechtum und Tod des Patienten zur Folge haben. Das Auskochen von Spritzen, Nadeln und Instrumenten tötet zwar die Bakterien, nicht aber alle Sporen und Viren. Es muß deshalb gefordert werden, daß die Sterilisierung im Autoklaven bei 120° mindestens 30 min oder bei 134° mindestens 5 min lang erfolgt. Auch die Heißluftsterilisation bei 170° in umlaufender Heißluft ist bei 30 min Dauer wirksam. Aber all diese Maßnahmen haben nur Erfolg, wenn das Sterilisationsgut vorher mechanisch vollkommen gereinigt und von organischen Resten befreit ist. Auch durch Blut oder Plasmatransfusionen kann eine Serumhepatitis übertragen werden. Man verzichtet deshalb am besten ganz auf alle Blutspender, die jemals eine Gelbsucht gehabt haben.

B. Thrombophlebitis. Durch chemischen oder bakteriellen Reiz kann es in der für die Infusion oder Injektion benutzten Vene zu einer Reizung der Venenwand mit Thrombenbildung kommen. Dies wird verhütet durch Verwendung steriler Lösungen, deren p_H bei 7,3 liegt. Saure oder alkalische Lösungen (Phenothiazine oder Barbiturate) werden entsprechend verdünnt. Auch längere Dauertropfinfusionen können zu Venenentzündungen führen. Es soll deshalb spätestens alle 3 Tage eine neue Vene verwendet werden. Eine sonst unterschwellige Hydrocortisongabe in die Dauertropfinfusion kann das Auftreten einer entzündlichen Reaktion hinausschieben.

C. Syphylis. Die Übertragung der Lues kann durch Bluttransfusion und nichtsterilisierte Nadeln oder Spritzen erfolgen. Auch die Wassermannsche Reaktion deckt nicht alle Träger der Krankheit auf. Dieser Gefahr weicht man am besten aus, indem man ausschließlich konserviertes Blut und Plasma verwendet, das mindestens 4 Tage im Eisschrank aufbewahrt war. Bei dieser tiefen Temperatur sterben die Spirochäten ab.

D. Malaria. Blutspender, die eine Malaria gehabt haben, stellt man besser zurück, besonders wenn die Malaria weniger als 4 Jahre zurückliegt.

E. Tuberkulose kann übertragen werden, wenn die Narkoseapparate, Masken, Schläuche und Beatmungsbeutel nicht nach jeder Anwendung gewechselt und frisch sterilisiert werden. Beim Kreissystem sorgt der Absorberkalk für eine Sterilisierung der durchgehenden Gase. Die Gefahr wird hierdurch vermindert.

F. Laryngitis nach traumatischer Intubation oder Verwendung eines zu dicken Endotrachealtubus klingt nach Inhalation und Halswickeln ab. Man sollte zur Verhütung bei Männern keine dickeren Tuben als Charrière 38 (bei Frauen 36) verwenden, besser jedoch noch dünnere Tuben (36, 34) wählen.

G. Der *Anaesthesist* ist, das soll nicht vergessen werden, selbst stark infektionsgefährdet. Denn er wird täglich von vielen Kranken angehustet und muß ihnen in den Mund fassen. Er soll deshalb für dauernde gute Abwehrlage bei sich selbst sorgen und bei Erkältungen nicht nur zum Schutze des Kranken, sondern auch zu seinem eigenen Schutze keine Anaesthesien vornehmen.

l) Explosionen

Eine Explosion im Operationssaal stellt immer eine Katastrophe für Patienten, Ärzte und das Ansehen des Krankenhauses dar. Es soll deshalb auch hier an diese Gefahr erinnert werden. Sollen die explosiblen gasförmigen Narkotica — vor allem Cyclopropan und Äthylen sowie Äther-Sauerstoffgemische — angewandt werden, müssen folgende Voraussetzungen erfüllt sein: Auf Elektrochirurgie muß verzichtet werden. Alle elektrischen Geräte (z. B. Saugpumpen) und Schalter (z. B. Lichtschalter) müssen entweder aus dem Operationssaal entfernt oder durch explosionssichere Geräte und funkenfreie Sicherheitsschalter ersetzt werden. Die Bildung statischer Elektrizität muß verhindert werden durch Verzicht auf Seide, Nylon und andere Kunststoffgewebe, durch Verwendung leitfähig gemachter Gummiarten an Narkoseapparaten, Masken, Gummitüchern und Gummischuhen. Selbst die Schuhsohlen im Operationssaal anwesender Personen, vor allem des Anaesthesisten, dürfen nicht aus Kunststoff oder nichtleitendem Gummi sein. Ledersohlen sind vorzuziehen. Die Luftfeuchtigkeit darf nicht geringer als 65% sein, da sich bei hoher Luftfeuchtigkeit weniger statische Kapazität ansammeln kann. Die Narkoseapparate sollen durch schleifende Ketten geerdet sein. Der Fußboden muß leitfähig sein. Die Gasflaschen und Ventile dürfen nicht geölt werden.

Nur bei Gewährleistung aller dieser Maßnahmen ist man vor unliebsamen Explosionen sicher. Zusätzlich empfiehlt es sich, die gesetzlichen Sicherungsbestimmungen für die Lagerung und den Transport sowie die Leitung von Sauerstoff und anderen Gasen in komprimierter Form sorgfältig einzuhalten. Rauchen ist im Operationssaal unter allen Umständen verboten.

m) Fehlerhafte Dosierungen

Auf dem langen Weg von der Herstellung eines Medikamentes über die Abfüllung in der Apotheke und die Vorbereitung durch Schwestern und

Verabreichung durch den Arzt können überall Fehlerquellen liegen für eine falsche Dosierung oder gar Verwechslung. Es hat sich deshalb bewährt, jede Verabreichung eines Medikamentes mit einer *Testdosis* zu beginnen und erst aus deren Wirkung auf die zu verabreichende Gesamtdosis zu schließen. Dies ist allerdings nur möglich, wenn man Zeit hat für die Vorbereitung und Einleitung der Anaesthesie. Es gibt kaum ein Fach, in dem sich Personalmangel, Hast und Überstürzung bitterer rächen als in der Anaesthesie!

Als besonders wertvoll hat sich die Testdosis bei intravenös zugeführten Medikamenten erwiesen, z. B. Barbituraten und Muskelrelaxantien. Man verliert nur wenige Sekunden Zeit und gewinnt doch bei der Dosierung nach Wirkung ein sicheres Bild über die individuelle Empfindlichkeit.

Bei der anschließenden Einleitung der Anaesthesie wird vom unsicheren Anfänger andererseits oft der Fehler der Unterdosierung begangen. Durch häufiges Nachinjizieren braucht er dann, um die Exzitation zu überwinden, mehr, als wenn er von Anfang an eine gehörige Dosis verabreicht hätte. Umgekehrt wird gegen Ende der Anaesthesie vom Anfänger oft zu viel nachgegeben. Man muß berücksichtigen, daß ja inzwischen eine Kumulation der verabreichten Medikamente eingetreten ist. Oft genügt für die letzte halbe Stunde der Anaesthesie die kräftige Ventilation des Patienten mit Sauerstoff und Lachgas. Dadurch wird der Nachschlaf flacher gehalten und das Pflegepersonal entlastet. Auch ist der Patient beim Eintreffen auf der Station bereits ansprechbar und kann der Aufforderung, abzuhusten, schon frühzeitig nachkommen.

n) Verwechslungen

Bei der Prämedikation, Anaesthesie und Infusionstherapie kann die Verwechslung von Substanzen und Dosierungen leicht letale Folgen haben. Die Medikation soll deshalb vom Arzt möglichst schriftlich (Operationszettel, Narkose- und Nachbehandlungsprotokoll) fixiert werden. Man tut gut daran, für die vorbereitend aufgezogenen Injektionslösungen verschieden große und verschieden beschriftete Spritzen zu verwenden, z. B. für Barbiturate Spritzen zu 20 ml, für Phenothiazine zu 10 ml, für Relaxantien zu 5 ml und für Opiate zu 2 ml. Die Verwechslung von Gasflaschen (O_2, CO_2, N_2O) kann binnen weniger Minuten zum Tode des Patienten führen. Die gesetzlichen Sicherheitsbestimmungen sind deshalb neuerdings so scharf, daß diese Flaschen mit verschiedenen Gewinden und Farben ausgestattet sind, so daß Verwechslungen nicht mehr vorkommen sollten. Allerdings gelten diese scharfen Bestimmungen nicht in allen Ländern.

o) Spezielle Komplikationen

Im folgenden sollen einige Komplikationen geschildert werden, die für einzelne Mittel oder Methoden so spezifisch sind, daß sie bisher nicht allgemein besprochen werden konnten. Vor allem sind dies die Komplikationen der örtlichen und der Rückenmarksbetäubung. MOORE hat diese in einer erschöpfenden Monographie geschildert, auf die verwiesen werden kann. Es brauchen deshalb hier nur die wesentlichsten Gesichtspunkte angedeutet zu werden.

A. Störungen nach Lokalanaesthesie. Die Gefahren und Komplikationen der Lokal- und Leitungsanaesthesie sind anderer Art als die der Allgemeinnarkose, jedoch nicht geringer als bei dieser: Besondere Nebenwirkungen der Lokalanaesthesiemittel treten dann in den Vordergrund, wenn es durch zu rasche Resorption von gut durchbluteten Schleimhäuten (z. B. Blase und Harnröhre) oder durch versehentliche intravasale Injektion zu abnorm hohen Blutspiegeln kommt. Die dann auftretenden Reaktionen sind:

Wirkungen auf das *Zentralnervensystem:* Reizung der Hirnrinde (Krämpfe) und der Medulla (Anstieg von Pulsfrequenz und Blutdruck, Steigerung der Atmung, Erbrechen). Anschließend oder gleichzeitig Depression der Hirnrinde (Bewußtlosigkeit) und der Medulla (Blutdruckabfall, schließlich Synkope, Atemdepression, schließlich Atemstillstand).

Periphere Wirkungen: Kreislaufwirkungen (Bradykardie oder Tachykardie, Vasodilatation).

Allergische Erscheinungen: Dermatitis, klinischer anaphylaktischer Schock mit Atmungs- und Kreislaufdepression.

Gemischte Reaktionen: Psychische Alterationen, Fehlregulationen gegenüber anderen Mitteln (Vasopressoren, Prämedikation).

Verhüten lassen sich derartige Zwischenfälle am ehesten durch jedesmalige Kontrolle der Beschriftung der Packung, langsame Injektion und gelegentliche Aspiration (um intravenöse Injektion zu vermeiden). Die schwächstmögliche Konzentration soll gewählt werden. Auf Suprarenin soll, wo möglich, verzichtet, zumindest soll es niedrig dosiert werden. Bei Auftreten von Vergiftungserscheinungen wird die Injektion sofort abgebrochen und der Kopf tief gelagert. Bei Krämpfen beatmet man künstlich mit Sauerstoff. Nur wenn daraufhin die Konvulsionen nicht nachlassen, wird zusätzlich eine kleine Menge eines kurzwirkenden Barbiturates verabreicht. Vor wahlloser Gabe großer Barbituratmengen ist zu warnen, da sie hypoxische Krämpfe nicht beeinflussen und die nach Abklingen der Exzitation unweigerlich folgende Depression verstärken. Von manchen Autoren wird deshalb die Barbituratgabe ganz abgelehnt.

Oft sind Zwischenfälle der Lokalanaesthesie gar nicht durch die Anaesthesielösung bedingt, sondern durch die beigefügten *vasoconstrictorischen Mittel.* Wird die optimale Dosierung von Adrenalin von 1:200000 (= 1 mg auf 200 ml) überschritten, oder gelangt die Lösung versehentlich intravasal, so kommt es zu Blutdruckanstieg, Kopfschmerzen und Tachykardie mit Arrhythmien, Angstgefühl und Erregung. Es droht schließlich bei alten Leuten der apoplektische Insult, bei geschädigten Kranken (nach Mangelernährung z. B.) eine „inverse Reaktion" mit Blutdruckabfall und Schock. ADLER hat derartige Reaktionen bei Rußlandheimkehrern häufig beobachtet.

Zur *Behandlung* wird empfohlen: O_2-Atmung, Adrenolytica (z. B. Regitin 0,3 mg in wiederholter Gabe bis zur Wirkung), bei schweren Störungen Chlorpromazin und Barbiturate intravenös.

Die Überdosierung der gefäßverengernden Mittel kann nicht nur zu generalisierten, sondern auch zu *lokalen Schädigungen* führen: Die Gefäße kontrahieren sich allzu stark. Dadurch wird das betroffene Gebiet ischämisch. Die Durchblutung hört nahezu auf. Bei der Operation werden dann auch größere Gefäße nicht mehr als solche erkannt und können deshalb nicht ligiert werden (Gefahr der Nachblutung). Wenn es sich um Endarterien handelt (z. B. am Penis), kommt es schließlich zur Ödem- und Nekrosenbildung. Man wird deshalb bei der Lokalanaesthesie des Penis (z. B. für die Circumcision) am besten ganz auf den Zusatz von Adrenalin verzichten und im Gegenteil durch Beigabe von Hyaluronidase für gute Durchdringung aller Gewebsschichten und raschen Abtransport der Lösung Sorge tragen.

Langwirkende Lokalanaesthesielösungen dürfen nicht in die Nähe des Spinalkanals gespritzt werden, da sie bei versehentlicher intrathecaler Injektion zu schwersten neurologischen Ausfällen, ja Querschnittslähmungen führen können. Es ist vorgekommen, daß bei der Infiltration eines Intercostalnerven durch Anaesthesiemittel diese intraneural über die Spinalwurzeln bis ins Rückenmark gepreßt wurden (MOORE).

Durch die *Punktion* selbst kann eine ganze Reihe von Zwischenfällen auftreten: Pneumothorax (z. B. bei Stellatumanaesthesie), Blutung und Hämatome (nach versehentlicher Gefäßverletzung), Nervenverletzungen, Infektionen, Ulcerationen. WIEDLING hat festgestellt, daß die Lokalanaesthesielösung bei längerer Aufbewahrung aus Spritzen und Nadeln Metalljonen freisetzen kann, die bei längerer Verweildauer schädigende Wirkungen haben können.

B. Störungen bei der Periduralanaesthesie. Die schwerste Komplikation ist die versehentliche intrathecale Einbringung der relativ großen für die Periduralanaesthesie verwendeten Anaestheticamengen. Es kommt dann rasch zu einer Diffusion im Liquor mit totaler Spinalanaesthesie und schließlich Atemlähmung. Wird die Störung sofort erkannt und sinnvoll behandelt mit endotrachealer O_2-Beatmung und intravenöser Flüssigkeitstherapie sowie Kopftieflagerung, so klingt diese binnen einigen Stunden (3—6) folgenlos ab. Andernfalls kommt es zum Erstickungstod. Wir folgen daraus: Auch bei der Rückenmarksbetäubung müssen stets ein Intubationsbesteck und ein Narkoseapparat mit Sauerstoff erreichbar sein.

Die übrigen Komplikationen sind denen der Spinalanaesthesie so ähnlich, daß sie mit dieser im folgenden Abschnitt gemeinsam besprochen werden können.

C. Störungen bei der Spinalanaesthesie. Bei Spinalanaesthesie sind Komplikationen relativ häufig. Nur in erfahrenen Händen können diese Schwierigkeiten überwunden werden. Trotzdem hat die Methode in den letzten Jahrzehnten an Bedeutung verloren.

Übelkeit ist häufig Folge von Hypoxie oder Blutdruckabfall. Durch Sauerstoffinhalation, kombiniert mit intravenöser Infusion, kann sie gebessert werden. Seit der Prämedikation mit größeren Dosen von Antihistaminicis ist diese Übelkeit seltener geworden.

Kopfschmerzen während oder nach Spinalanaesthesie sind durch Liquorunterdruck (siehe oben Technik der Spinalanaesthesie) bedingt. Durch Flachlagerung und Zufuhr größerer Flüssigkeitsmengen kann eine Besserung, durch geschickte Technik eine Prophylaxe erzielt werden.

Auch *neurologische Störungen* bis hin zur Hemiplegie wurden nach Spinalanaesthesie beobachtet. Sie sind, wenn sie spinaler Art sind, meist durch fehlerhafte Technik bedingt, zentrale neurologische Störungen werden durch Schwankungen im Liquordruck verursacht.

Meningismus, aseptische *Meningitis* und Arachnoiditis können durch das Anaestheticum auftreten. Sie können jedoch auch durch Einschleppung von Keimen bedingt sein. Hochsteriles Arbeiten ist unumgänglich.

Dyspnoe ist nicht selten bei unbequemer Lagerung (Nierenlagerung, Kopftieflagerung). Sie kann durch Sauerstoffgabe gelindert werden.

Bei *Atemstillstand* ist sofortige künstliche Beatmung lebensrettend.

Postoperative *Lungenkomplikationen* treten gelegentlich auf durch die Einschränkung der Atmung infolge Ausfalls der unteren Nn. intercostales. Es kann dann zu Atelektasen und Pneumonien kommen.

Durch Zug an den Eingeweiden können, da nicht alle vegetativen Bahnen ausgeschaltet sind, *Blutdruckabfall* und Bradykardie bewirkt werden. Durch Unterbrechung der Operation und Nachlassen des Zuges tritt rasche Erholung ein.

Rückenschmerzen im Bereich der Lumbalpunktion werden immer wieder beobachtet. Durch sorgfältiges Vorgehen bei der Punktion können sie weitgehend verhütet werden. Das Abbrechen einer Nadel ist besonders unangenehm. Das im Gewebe liegengebliebene Stück muß sofort operativ entfernt werden.

Die Häufigkeit *postoperativer Beschwerden* ist nach Lokal-, Regional- oder Spinalanaesthesie größer als nach Allgemeinnarkose. LUNDY fand, daß der allergrößte Teil von Schadenersatzansprüchen nach Anaesthesie sich auf regionale Anaesthesieverfahren bezog (Material der Mayo-Klinik).

Veränderungen der *Blutverteilung* werden durch die Beeinflussung vegetativer Bahnen bewirkt. In den nicht betroffenen Bezirken erfolgt eine kompensatorische Vasoconstriction. Nach neueren Untersuchungen bei totalen Spinalanaesthesien von LYNN u. Mitarb. ist es wahrscheinlich, daß die Durchblutung der Leber, des Herzens und der Nieren herabgesetzt ist. Das früher auf Grund von alten Tierversuchen angenommene Versacken des Blutes im Splanchnicusgebiet scheint beim Menschen nicht einzutreten. Die Durchblutung dieses Gebietes sinkt vielmehr parallel der Verminderung des Herzminutenvolumens (MUELLER 1952). Bei Laparotomien ist deshalb auch keine vermehrte Blutfüllung der Mesenterial-gefäße zu beobachten. Die blutdrucksenkende Wirkung der Spinalanaesthesie wird dazu benutzt, ein blutarmes Operationsfeld zu erzielen (s. oben künstliche Blutdrucksenkung). Die Verminderung des Herzminutenvolumens ist durch eine Abnahme des venösen Rückstromes bedingt. Die Zirkulationszeit ist erheblich verlängert. Die Spinalanaesthesie stellt also keine geringere Belastung für den Organismus dar als eine schonend durchgeführte oberflächliche Allgemeinnarkose.

VI. Die Indikationen der verschiedenen Anaesthesieverfahren

Der Streit, welche Anaesthesiemethode für welche Operation und für welchen Patienten am besten geeignet sei, ist in früheren Jahren überbewertet worden. Denn es kommt nicht so sehr auf die Methode an als vielmehr auf die Persönlichkeit des Arztes, der sie anwendet. Eine gute, lege artis durchgeführte Allgemeinnarkose ist besser als eine schlecht sitzende Lokal- oder Periduralanaesthesie. Und umgekehrt ist eine gute örtliche oder Leitungsbetäubung weniger gefährlich als eine inadäquat durchgeführte Narkose. Man hat deshalb bei der Wahl des Anaesthesieverfahrens (ausführliche Darstellung in der Monographie von Adriani, auf die verwiesen wird) zu berücksichtigen:

1. Alter, Geschlecht, Allgemeinzustand und Begleitkrankheiten des Patienten.
2. Das Grundleiden und die Art der geplanten Operation.
3. Die geplante Operationstechnik und Lagerung sowie Erfahrung und Ansprüche des Operateurs.
4. Voraussichtliche Operationszeit und Dauer des Eingriffs.
5. Ausbildung und Erfahrung des Anaesthesisten.
6. Vorhandene technische und medikamentöse Möglichkeiten.

Sämtliche Anaesthesiemethoden weisen Vorteile und Nachteile auf. Im speziellen Fall kommt es nur darauf an, herauszufinden, welche Vorteile eines Verfahrens wichtig und welche Nachteile erträglich sind: Die schonendste Methode soll individuell ausgewählt werden in vertrauensvoller Aussprache zwischen Anaesthesist und Chirurg. Vor den meist nicht dringlichen urologischen Eingriffen sollte stets eine regelrechte Planung möglich sein.

Je peripherer die Anaesthesie angreift, desto weniger werden das ZNS und die vitalen Zentren primär in Mitleidenschaft gezogen. Die *Lokal-* und *Leitungsanaesthesie* ist deshalb von Vorteil bei ambulanten Kranken und bei Patienten in schlechtem Allgemeinzustand, besonders wenn eine chronische Hypoxie vorliegt, also bei Lungentuberkulose, Emphysem, Anämie, Hyperthyreose oder Hyperpyrexie, endogenen oder exogenen Vergiftungen (Urämie, Ileus, Arzneimittelüberdosierung), und wenn die Operation in großen Höhen vorgenommen werden muß (Gebirgsorte über 2000 m Höhe). Bei Stridor und Dyspnoe ist stets zuerst die örtliche Betäubung in Erwägung zu ziehen; nur wenn diese undurchführbar ist, kommt die Allgemeinnarkose in Frage. Indiziert vor allem ist die örtliche Betäubung bei Dekapsulation zur Urämiebehandlung und bei über 80 Jahre alten Kranken. Der Nachteil der Lokalanaesthesie (Belastung für die Psyche) besteht seit dem Ausbau der Prämedikation, besonders mit Phenothiazinderivaten, nicht mehr oder ist zumindest sehr eingeschränkt.

Von *Nachteil* ist die örtliche Betäubung vor allem für die Psyche des Kranken. Er erlebt die Vorbereitung und Durchführung der Anaesthesie und der Operation bei vollem Bewußtsein mit. Empfindliche Patienten, vor allem Kinder, regen sich bisweilen so auf, daß ihr Nervensystem sekundär mehr in Mitleidenschaft gezogen wird als durch eine Allgemeinnarkose. Aber auch der Operateur wird gestört durch die Bewegungen, das Gerede und Stöhnen des Patienten: Die Atmosphäre des Operationssaales wird gespannt.

Die *Peridural- und Spinal*-Anaesthesie bieten den Vorteil, daß bei korrekter Durchführung die vitalen Zentren nicht gestört werden, also keine zentrale Atmungs- und Kreislaufdepression eintritt. Die durch sie bewirkte Sympathicusblockade vermehrt und verbessert die Nierendurchblutung, solange der Blutdruck nicht zu sehr abfällt. Manche Autoren fürchten eine gleichzeitige Vermehrung der Durchblutung des Operationsgebietes in der unteren Körperhälfte, was als Nachteil empfunden wird. Die Weitstellung der Gefäße der anaesthesierten Regionen führt bei labilen Kranken zu einem erheblichen Blutdruckabfall. Die hohe Rückenmarksbetäubung lähmt zudem in ihrem Bereich die Intercostalmuskeln und die Bauchpresse. Sie beeinträchtigt dadurch die Atmung und macht das freie Abhusten und Erbrechen unmöglich. Die Patienten können deshalb trotz erhaltenem Bewußtsein auf dem Tisch aspirieren und gar ersticken. Durch gute Vorbereitung und Überwachung während der Anaesthesie, notfalls Absaugung, kann diese Gefahr vermindert werden. Auch bei der Peridural- und Spinalanaesthesie sollten deshalb stets ein Narkoseapparat und Intubationsbesteck bereit sein, um mit allen Komplikationen rasch fertig zu werden.

Bei der *Allgemeinnarkose* stehen dem Vorteil der Schonung der Psyche von Patient und Arzt, der Erleichterung der Lagerung und damit der besseren Entspannung folgende Nachteile gegenüber: Depression auch der Nierenfunktion für die Dauer der Anaesthesie, Depression von Atmung und Kreislauf, Nierenschädigung bei Verwendung toxischer Mittel (z. B. halogenhaltige Narkotica wie Chloroform), Verlängerung der Anaesthesie bei Mitteln, die teilweise durch die Niere ausgeschieden werden müssen (Barbiturate, Relaxantien, Ganglienblocker). Cyclopropan wäre das beliebteste und geeignetste Mittel für die urologische Allgemeinnarkose — wenn nicht seine Explosibilität abschreckend wirken würde. N_2O beeinflußt die Nierentätigkeit überhaupt nicht. Es wird deshalb gerne verwendet, muß allerdings durch kleine Phenothiazin-, Opiat- und Barbituratgaben ergänzt werden. Die Allgemeinnarkose greift auch in den Hormonhaushalt ein: Vor und während der Einleitung wird durch die Exzitation vermehrt Adrenalin ausgeschüttet. Auch soll die antidiuretische Substanz des Hypophysenhinterlappens vermehrt ausgeschieden werden. Veränderungen der Membranpermeabilität und des Elektrolythaushaltes können ebenfalls die Nierentätigkeit beeinflussen.

Die durch Funktionsproben nachweisbare Funktionsminderung der Niere während der Allgemeinnarkose ist mehr durch extrarenale Ursachen (Dursten vor der Operation, Unterdrückung des Gauer-Reflexes[1], Blutverlust und Blutdruckabfall) als durch eine direkte Schädigung des Nierenparenchyms selbst bedingt. Bei adäquater In- und Transfusionstherapie kehrt die Nierentätigkeit unmittelbar beim Erwachen wieder zur Norm zurück, und der Oligurie folgt eine kompensatorische Polyurie. Die Phenolphthalein-Ausscheidung wird in 1—2 Tagen wieder normal.

Gewöhnlich ist das Nierenepithel impermeabel für Albumin. Nach Chloroform- und Äthernarkose kommt es zu einer vorübergehenden Albuminurie bei über 50% der Kranken. Gelegentlich findet man auch Leukocyten und Cylinder. Glucose wird seltener ausgeschieden.

Die Beeinträchtigung der Nierenfunktion hängt von der Dauer und Tiefe der Narkose ab: Je länger und tiefer die Anaesthesie, desto schwerwiegender sind die Alterationen. Die intrarenale Vasoconstriction führt zu einer Verminderung der Urinproduktion, der Glomerulusfiltration und der Wasser- und Elektrolytausscheidung. Gleichzeitig werden Salze und Wasser vermehrt rückresorbiert.

---

[1] Anregung der Nierentätigkeit durch Erhöhung der zirkulierenden Blutmenge besonders im kleinen Kreislauf.

Das Operationstrauma selbst hat keinen wesentlichen Einfluß auf die Nierentätigkeit. Auch wenn in der postoperativen Phase Nierenfunktionsstörungen auftreten, so trägt meist nicht die Anaesthesie die Schuld, sondern eine durchgemachte Hypoxie, eine inadäquate Schocktherapie oder ein gestörter Wasser- und Mineralhaushalt. Lediglich vorübergehende Störungen der Tubulusfunktion (Ausscheidung und Rückresorption von Wasser und Salzen) können durch die Anaesthesie bedingt sein.

Die *endotracheale Intubation* bietet den Vorteil des freien Atemweges und luftdichten Systems. Sie gewährt günstige Bedingungen für die künstliche Beatmung. Besonders zu empfehlen ist sie bei Seiten- und Bauchlagerung, bei langwierigen Bauchoperationen (Blasenentfernung u. a.), bei gefährdeten Kranken und bei Curarisierung. Nachteilig ist der größere Aufwand und die gelegentlich beobachtete Heiserkeit am ersten Tag nach der Operation. Stimmband-Granulome nach traumatischer Intubation sind extrem selten (9 Fälle der Literatur).

Muskelrelaxantien sind vorteilhaft zur Einsparung von Narkosemitteln. Sie schaffen günstige Operationsbedingungen bereits bei oberflächlicher und deshalb weniger schädlicher Anaesthesie. Da hierbei der Blutdruck nicht abfällt wie bei den tiefen und toxischen Narkosen alten Stiles, blutet es im Operationsfeld etwas mehr als sonst gewohnt. Ein weiterer Nachteil ist die Gefahr der peripheren Atemlähmung, die ja im Stadium der optimalen Muskelerschlaffung absichtlich herbeigeführt wird. Die Relaxantien gehören deshalb ausschließlich in die Hand des Anaesthesisten. Dann ermöglichen sie jedoch so oberflächliche Allgemeinnarkosen, daß man bei gefährdeten Kranken und alten Leuten fast mit Lachgas allein auskommt und nur geringe Mengen Barbiturat und Analgeticum zur Einleitung braucht.

Die *künstliche Blutdrucksenkung* mit ganglienblockierenden Mitteln ist bei blutreichen Eingriffen, besonders an Blase und Prostata, zu empfehlen, wenn die Operation hierdurch wesentlich erleichtert und abgekürzt wird. Für den Anaesthesisten bringt sie zusätzliche Verantwortung, die nicht unterschätzt werden darf. Sie verlangt über das gewöhnliche Maß hinausgehende Sorgfalt in der Beurteilung des Allgemeinzustandes und der Reduzierung von Atmung und Kreislauf während und nach der Narkose. Wegen der leicht durchführbaren Beckenhochlagerung kann der sonst oft erhebliche Blutverlust durch sie indes stark herabgesetzt werden: Der Patient behält sein eigenes Blut und braucht keine oder nur geringe Bluttransfusionen. Das hierdurch mögliche Senken des Risikos sollte im Auge behalten werden.

Die *künstliche Temperatursenkung (Hypothermie)* unter den Normalwert von 36^0 ist in der Urologie kaum notwendig. Lediglich zur Senkung abnorm hoher (z. B. septischer) Temperaturen zur Norm kann sie gelegentlich Anwendung finden, um einem bereits zu sehr geschwächten Körper den Stress der Hyperthermie zu ersparen oder diesen zumindest auszuschließen oder zu mildern, um Zeit für weitere therapeutische Maßnahmen zu gewinnen.

Die Vermeidung einer Hypoxie der wichtigsten inneren Organe (Herz, Gehirn, Leber und Niere) ist bedeutungsvoller als die Wahl des Anaestheticums und der Hilfsmaßnahmen. Deshalb gelte als wichtigstes Gebot (T. GORDH): *Gebt dem Herzen Blut* (durch gute und rechtzeitige In- und Transfusionstherapie) *und dem Blut Sauerstoff* (durch Aufrechterhaltung eines adäquaten Gasaustausches). Der Anaesthesist wird die beste Anaesthesie mit dem Mittel und der Methode erzielen, mit der er die meiste Erfahrung hat. Es bedeutet deshalb keinen Widerspruch, wenn von einem Krankenhaus mit der Periduralanaesthesie, vom anderen mit der Allgemeinnarkose die besten Resultate erzielt werden.

Zum Schluß soll noch erwähnt werden, daß auch die Art des Krankengutes, sogar dessen stammesmäßige Zusammensetzung, von Einfluß auf die Wahl der Anaesthesiemethode sein kann: Eine empfindliche, zu psychischer Labilität neigende Bevölkerung verlangt die Allgemeinnarkose. Eine harte, schweigsame und seelisch widerstandsfähige Bevölkerung wird sich oft mit einer Leitungsbetäubung begnügen. Überall auf der Welt nehmen jedoch — leider — die genügsamen und unempfindlichen Patienten ab. Die Tendenz zur Allgemeinbetäubung ist deshalb allgemein nicht zu übersehen: Ihr Prozentsatz steigt in allen mir verfügbaren Anaesthesie-Statistiken.

VII. Anaesthesien für spezielle urologische Eingriffe

In den bisherigen Kapiteln wurden die heute zur Verfügung stehenden Wiederbelebungs- und Anaesthesie-Methoden und ihre allgemeinen Indikationen zusammenfassend geschildert. In den jetzt folgenden speziellen Teilen werden diese grundsätzlichen Dinge als bekannt vorausgesetzt. Es werden lediglich noch einige Hinweise auf das bei den einzelnen Operationsarten Besondere gegeben.

1. Anaesthesie für Operationen an Niere, Nierenbecken und Harnleitern

Die Lagerung für Nierenoperationen erfolgt am besten mit Hilfe eines aufblasbaren Gummikissens, da hierdurch Drucknekrosen am ehesten vermieden werden können (Abb. 16).

Die Niere und ihre Umgebung sind gut mit Blut versorgt. Nierenoperationen sind deshalb sehr blutreich. Besonders eine Anämie, Hypoproteinämie und ein Eisenmangel müssen deshalb schon vor dem Eingriff beseitigt sein. Mindestens 2 Blutkonserven sollen bereitstehen, um bei unvorhergesehenen Blutungen rasch transfundiert werden zu können. Auch bei kleineren Blutungen soll transfundiert werden, um auf jeden Fall einen Schock zu verhüten. Denn auch dessen „latente“ und „kompensierte“ Formen schädigen die Niere schwer. Eine nur wenige Minuten anhaltende Blutdrucksenkung unter 60 mm Hg wird besser vertragen als eine stundenlange geringe Senkung, z. B. auf 70—80 mm Hg beim chronischen Schock, da infolge der Zentralisation des Kreislaufs hierbei die Nierendurchblutung bis auf 10% der Norm sinkt. Jeder Schock, gleich welcher Art und welchen Ausmaßes, führt sekundär zu Oligurie oder gar Anurie. Dieser Zustand ist schon beim Gesunden bedenklich — beim Nierenkranken kann er schnell deletär werden! Ein Schock muß deshalb unter Einsatz aller Mittel *verhütet* werden. Seine Behandlung erst nach der Operation stellt keine adäquate Therapie mehr dar und kommt oft schon zu spät.

Die Arteriographien werden am einfachsten in Barbituratnarkose vorgenommen. Es genügen — gute Prämedikation vorausgesetzt — meist 0,6 g. Der Patient muß sich im Toleranzstadium befinden, da auch die kleinsten Abwehrbewegungen den Erfolg in Frage stellen.

Die *Lokalanaesthesie* für eine Nephrektomie oder Dekapsulation, z. B. bei einem urämischen Kranken, beginnt man am besten mit einer Paravertebralanaesthesie von D_{11} bis etwa L_3 mit einem Depot von etwa 10—15 ml einer 1%igen Novocainlösung (Abb. 17). Man geht 4—6 cm lateral der Mittellinie ein, am Oberrand der 12. Rippe beginnend. Durch breite Infiltration des neben den Wirbelkörpern gelegenen Raumes werden auch der N. splanchnicus und der Grenzstrang ausgeschaltet. Der Hautschnitt selbst wird intra- und subcutan infiltriert. Den Nierenstiel und die Plexus renalis und suprarenalis erreicht man von der

Operationswunde aus während des Eingriffs am sichersten. Werden trotzdem noch Schmerzen geäußert, empfiehlt sich die schichtweise Infiltration nach WISHNEWSKI mit $^1/_4$%iger Lösung.

Die *Peridural-* und *Spinal-Anaesthesie* läßt den Darm zusammenfallen und erleichtert dadurch die Exposition der Nieren und Nebennieren. NELSON und MOUSEL empfehlen für die Spinalanaesthesie hypobare Nupercainlösung. Sie injizieren 12 (9—14) ml am seitlich gelagerten Patienten. Die hypobare Lösung ermöglicht es, den Patienten gleich mit der zu operierenden Seite nach oben zu

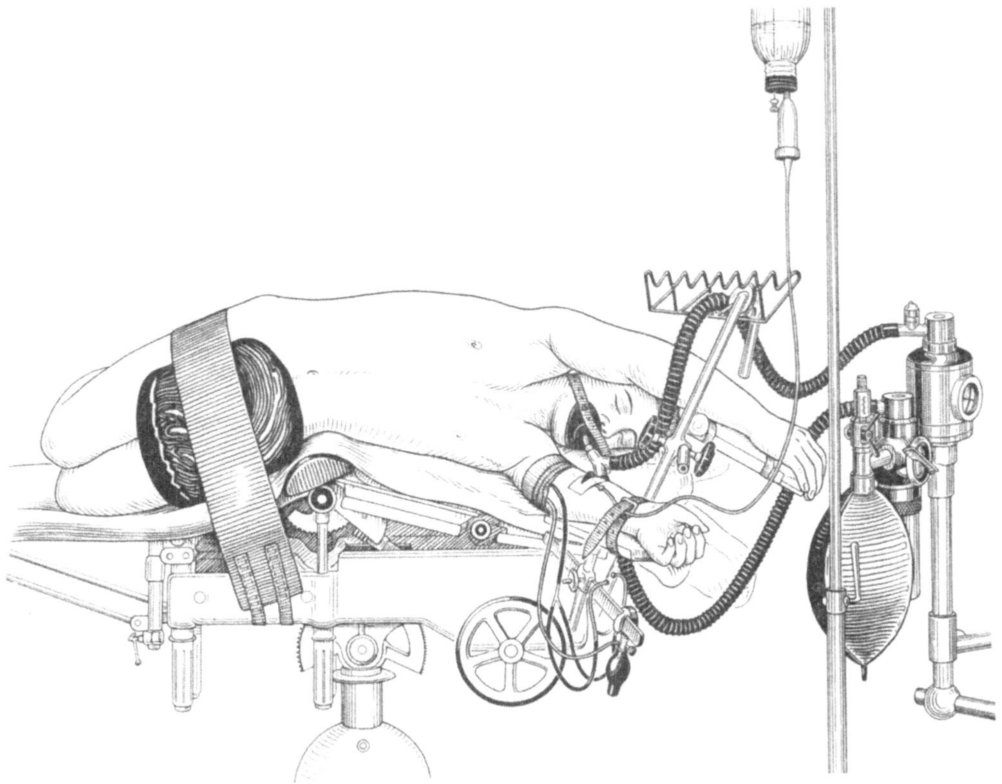

Abb. 16. Lagerung für Nephrektomie

lagern. Die Anaesthesie hält 2 Std an. ALKEN und BOEMINGHAUS haben mit der Periduralanaesthesie noch bessere Resultate als mit der Spinalanaesthesie erzielt.

Bei der Lagerung soll versucht werden, durch ein dazwischengelegtes weiches Kissen Druckschädigungen zu verhüten oder am besten die Nierenbank überflüssig zu machen. Diese soll nicht zu hoch gedreht werden. Eine Schädigung der unteren Rippen und eine Kompression der abhängigen Lungenpartien soll vermieden werden.

Der Patient von heute verlangt immer stärker nach Ausschaltung des Bewußtseins. Man kann dem entgegenkommen durch eine starke Prämedikation unter Einsatz der Phenothiazine oder durch eine gleichzeitige oberflächliche Barbituratnarkose. Von hier aus ist es dann jedoch nur noch ein Schritt zur reinen Allgemeinbetäubung. Diese wird heute vielfach vorgezogen, da Zwischenfälle in Form von Atemdepression, Aspiration und Pleuraeröffnungen bei der Operation leichter beherrschbar sind. Ein plötzlicher Lungenkollaps kann, wenn er nicht erkannt und nicht durch künstliche Überdruckbeatmung beseitigt wird, zum Tode führen.

Für die *Allgemeinnarkose* eignet sich N_2O am besten, verstärkt durch Cyclopropan, Äther, Halothan oder Barbiturat + Curare. Die Intubation sei dringend nahegelegt. Sie erlaubt eine mühelose Kontrolle der Atmung. Gerade bei ungünstigen Lagerungen ist eine Assistierung oder Kontrollierung der sonst insuffizienten Atmung notwendig.

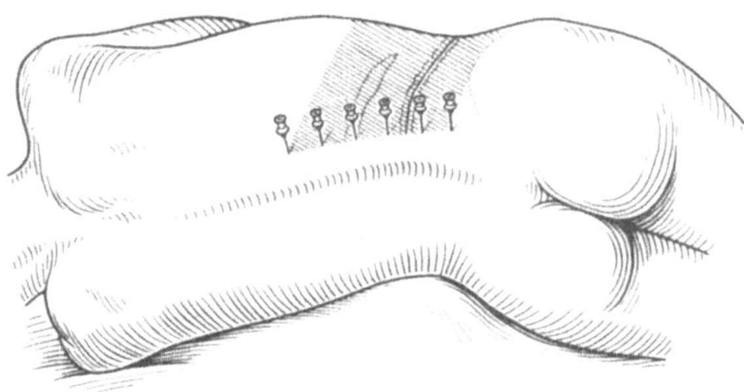

Abb. 17. Paravertebralanaesthesie für eine Nephrektomie in örtlicher Betäubung. Die Stelle des Hautschnitts wird ebenfalls sub- und intracutan infiltriert. Die weitere Lokalanaesthesie, vor allem die Umspritzung des Nierenstieles, erfolgt schichtweise während der Operation

Wilms-Tumoren werden gelegentlich transabdominal angegangen. Hierfür ist gute Erschlaffung notwendig, wie sie am besten durch ein Relaxans bewirkt wird. Früher wurde von der Anwendung von Relaxantien bei Nierenoperationen abgeraten, da diese auf renalem Wege ausgeschieden werden. Heute weiß man auf Grund von Tierversuchen mit total nephrektomierten und hepatektomierten Hunden, daß weder die Relaxantien noch die besonders kurz wirkenden Barbiturate für ihre Ausscheidung oder Zerstörung auf die Nieren oder die Leber angewiesen sind: Die Erschlaffung und die Narkose dauerten nur wenig länger als bei den gesunden Kontrollen (ROBBINS). Selbstverständlich wird man eines der kürzer wirkenden Mittel (Succinylcholin, Gallamin oder Dimethyl-d-tubocurarin) verwenden und die Dosis niedrig halten.

2. Die Anaesthesie für Operationen an der Blase

Die Anaesthesie für Blasenoperationen muß eine gute Erschlaffung der gesamten Bauchdecken bewirken. Man wird deshalb heute immer mehr zur endotrachealen Intubation und zu den Muskelrelaxantien greifen, um optimale Operationsbedingungen zu schaffen. Für größere Eingriffe an der Harnblase gelten dieselben Grundsätze. Lediglich bei Notfallsoperationen (Cystostomien) genügt meist die örtliche Betäubung. Da Blasenoperationen blutreich sein können, empfiehlt sich die präliminäre Anlegung zweier dicker, intravenöser Nadeln, um durch rasche Transfusion mit einer eventuellen Blutung Schritt halten zu können. Durch künstliche Blutdrucksenkung und Erhöhung des Operationsgebietes zum höchsten Punkt des Körpers kann die Blutung vermindert und das Operationsfeld übersichtlich gemacht werden.

Bei der für Blasenoperationen häufig verwendeten Trendelenburgschen Beckenhochlagerung drücken die Eingeweide auf das Zwerchfell und führen zu einer Behinderung der Atmung. Nur durch assistierte oder kontrollierte Beatmung ist ein adäquater Gasaustausch gesichert.

Auf die (seltenen) Gefahren der Einpressung von Spülflüssigkeit oder von Gewebszerfallprodukten in die eröffneten Venen mit nachfolgender intravasaler Blutgerinnung und schließlich Blutgerinnungsstörungen im Sinne der Afibrinogenämie (RUNGE und HARTERT) sei hingewiesen. Die sofortige Transfusion von mehreren Litern Frischblut stellt die einzig mögliche Therapie dar, verbunden mit Gaben von Calcium und anderen blutgerinnungsfördernden Mitteln. Lediglich das Vorhandensein von Fibrinogenlösung kann die Frischbluttransfusion ersetzen.

3. Die Anaesthesie für Operationen an der Prostata

Manche Urologen kommen bei Eingriffen an der Prostata mit der Spinal- oder neuerdings der Peridural- oder Sacral-Anaesthesie aus. Andere lehnen diese Anaesthesiemethoden ab, da die Psyche der älteren und empfindlichen Kranken zu wenig geschont und durch den Blutdruckabfall die Sicherheit der Auffindung aller Blutungsquellen und damit die exakte Blutstillung beeinträchtigt wird.

Einen Kompromiß stellt bei der suprapubischen Prostatektomie die lokale Infiltration der Bauchdecken dar, wobei nur für die eigentliche Enucleation mittels eines Halothan-, Chloräthyl- oder Lachgasrausches eine Analgesie bewirkt wird. Aber auch dieses Vorgehen ist inzwischen an vielen Kliniken zugunsten einer psycheschonenden ganz oberflächlichen Barbituratnarkose verlassen, die durch Inhalation eines Sauerstoff-Lachgas- oder Halothangemisches verstärkt wird. Bei guter Prämedikation und adäquatem Blut- und Flüssigkeitsersatz belastet dieses Vorgehen den Kranken nicht stärker als andere Methoden. Vor allem

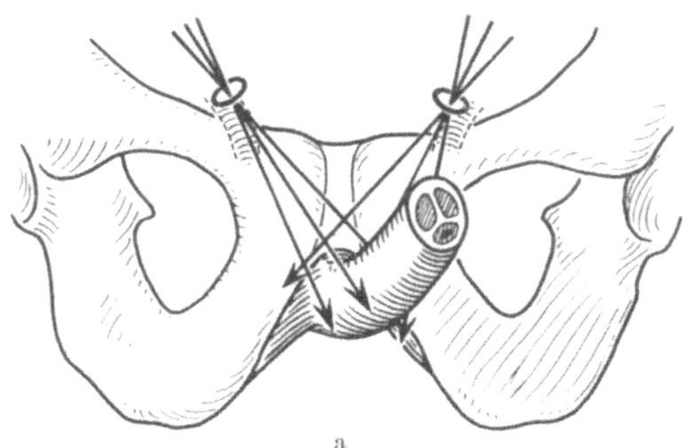

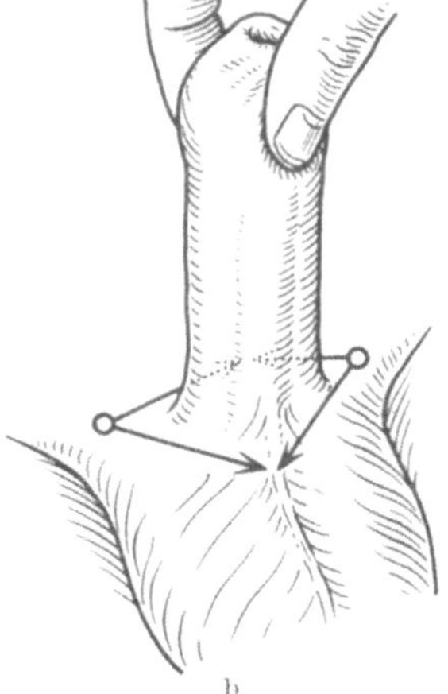

Abb. 18a u. b. Lokalanaesthesie bei Penisoperationen. a Subcutane Infiltration. b Umspritzung der Peniswurzel

fällt die besonders bei Hypertonikern unerwünschte Aufregung und Exzitation weg. Die präoperative Beseitigung eines bei alten Prostatikern häufigen latenten Eisenmangels und die postoperative Eisentherapie stellen eine wertvolle Ergänzung, bei stabilen Kranken sogar einen Ersatz der Bluttransfusion dar. Diese hat zu einer wesentlichen Senkung der Mortalität geführt.

Bei muskulösen Kranken und schweren Eingriffen lohnt sich die Anwendung von kurzwirkenden Relaxantien. An einer wachsenden Zahl von Kliniken wird grundsätzlich endotracheal intubiert, um stets optimale Atmungs- und Operationsbedingungen zu haben.

Die künstliche Blutdrucksenkung stellt zwar eine erhebliche Erleichterung für den Operateur, jedoch auch eine Belastung für den Kranken und eine zusätzliche Verantwortung für den Anaesthesisten dar. Man wird sie deshalb auf die schwierigen Eingriffe beschränken, bei denen die erzielbare Einschränkung des Blutverlustes das erhöhte Risiko mehr als ausgleicht. Da es sich um ältere Patienten handelt, sollen die ganglienblockierenden Mittel zurückhaltend dosiert werden. Die Initialdosis von Pendiomid oder Hexamethonium soll 50 mg nicht überschreiten (Haid). Die Gabe von Sauerstoff während und in den ersten Minuten nach der Operation stellt das wichtigste Cardiacum dar. Eine Atemdepression und Hypoxie sind streng zu vermeiden. Die Einleitung der Anaesthesie soll langsam vor sich gehen. Barbiturate dürfen nur in stark verdünnter Lösung (z. B. 2,5%ig), niedrig dosiert und fraktioniert intravenös verabreicht werden.

Die Halothananaesthesie hat die Ganglienblocker weiter zurückgedrängt, da sie allein schon ein blutarmes Operationsfeld bewirkt.

4. Die Anaesthesie für Operationen an Harnröhre und Scrotum

Die örtliche Betäubung wurde oben im Kapitel Lokalanaesthesie dargestellt. Gewarnt soll hier nur noch einmal werden vor dem Adrenalinzusatz, der zu Penisnekrosen führen kann (Abb. 18). Eher darf bei Lokalanaesthesie für die *Circumcision* Hyaluronidase beigefügt werden, da hierdurch das lästige und die Übersicht störende Ödem bereits binnen 5 min abgeklungen zu sein pflegt. Auch bei der Anaesthesie zur Behandlung der *Paraphimose* hat sich die Hyaluronidase ausgezeichnet bewährt. Bisweilen erspart sie sogar ein blutiges Vorgehen.

Bei der Bougierung von *Harnröhrenstrikturen* genügt die Schleimhautanaesthesie meist nicht. Hier hilft nur die tiefe Narkose oder die Anwendung eines kurzwirkenden Muskelrelaxans. Da es sich um eine reflexogene Zone handelt, muß grundsätzlich bei der Prämedikation ein Vagolyticum (Atropin 0,6 mg) zugefügt werden.

5. Die Anaesthesie für Operationen an den Nebennieren

Nebennierenoperationen erfordern eine besondere Berücksichtigung der begleitenden oder durch die Operation ausgelösten hormonalen Störungen. Bei Hypofunktion (Addisonsche Krankheit) und bei akutem Versagen durch „Nebennierenapoplexie“ (Waterhouse-Friedrichsen-Syndrom) muß zunächst durch Substitutionstherapie (am raschesten wirkt die intravenöse Gabe von Hydrocortison, anschließend ergänzt durch Depotpräparate) eine Normalisierung des Hormonhaushaltes und dann auch des Kreislaufs und des Mineralhaushaltes angestrebt werden.

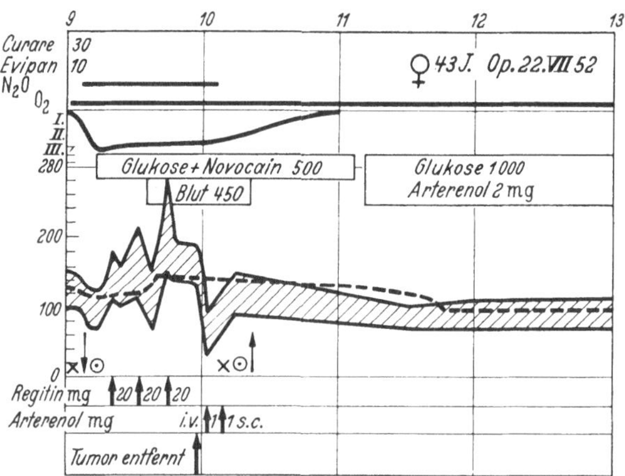

Abb. 19. Anaesthesie bei Phaeochromocytom. [Aus H. OEHMIG: Langenbecks Arch. klin. Chir. **276**, 755, Abb. 2 (1953)]

Eine *Hyperfunktion* der Nebennierenrinde schließt eine Hypofunktion des Markes nicht aus (PAPPER und CAHIL). Das einfache adrenogenitale Syndrom (meist verursacht durch einen Rindentumor) — stellt keine so großen anaesthesiologischen Probleme wie die Cushingsche Krankheit (Hypertonie, Hyperglykämie, Osteoporose, Gesichts- und Stammfettsucht, gelegentlich Virilismus, verursacht durch Rinden- oder durch Hypophysentumoren). Das Operationsrisiko beträgt 30 bis 50% (!). Der Tod tritt meist binnen 48 Std ein unter den Zeichen des Schocks durch Nebenniereninsuffizienz. Diese wird durch eine Inaktivitätsatrophie der kontralateralen Nebenniere erklärt. Die Vorbereitung erfolgt mit Nebennierenrindenextrakten und Natriumchlorid — mindestens 2 Tage lang. Diese Substitutionstherapie wird während und mehrere Tage nach der Operation fortgesetzt unter laufenden Kontrollen des Kreislaufs und Mineralhaushalts. Ein Flammenphotometer für die rasche Bestimmung von Natrium und Kalium ist kaum zu entbehren. Große Bluttransfusionen, notfalls mit Noradrenalinzusatz, ergänzen diese Maßnahmen. Von der Spinalanaesthesie wird wegen ihrer blutdrucksenkenden Wirkung abgeraten (PAPPER).

Nebennierenmarktumoren stellen wieder andere Probleme: Sympathicogoniome und Neuroblastome erfordern eine große Blutersatztherapie. Phäochromocytome sind histologisch benigne, funktionell jedoch maligne Tumoren. Durch Ausschüttung von Adrenalin führen sie zu Blutdruckkrisen (30%) oder andauernder Hypertonie (70%), Hyperhidrosis und Grundumsatzsteigerung. Durch ein Adrenolyticum (z. B. Regitin) können die Blutdruckkrisen coupiert werden. Selbst bei guter Vorbereitung beträgt die Mortalität nach der Literatur 25%, andernfalls 50%. Die Erfahrungen bei 6 Fällen, die alle gerettet werden konnten, werden ausführlich geschildert bei H. OEHMIG (Abb. 19). Das Prinzip der Anaesthesie besteht darin, *vor* und *während* der Manipulationen am Tumor die gefährlichen (gelegentlich zum Tod durch Apoplexie führenden) Blutdruckkrisen durch Adrenolytica, am besten Regitin, zu coupieren und unmittelbar nach der Tumorexstirpation den drohenden Schock durch In- und Transfusion mit Noradrenalinzusatz (3—6—12 mg/Liter) zu verhüten. Mehrtägige Überwachung und Kreislaufkontrolle sowie die Vermeidung jeder Hypoxie (diese führt regelmäßig zu Adrenalinausschüttung!) sind Voraussetzungen des Erfolges. Es muß angestrebt werden, daß der Blutdruck nie über 200 ansteigt und nie unter 80 mm Hg abfällt.

Die *beidseitige Adrenalektomie* (zur palliativen Therapie extremer Mamma-Carcinome) erfordert eine vollständige Substitution der gesamten Nebennieren-Inkretion, schon in der Nacht vor der Operation einsetzend, sowie salzfreie Diät. Man gibt mindestens 200 mg Cortison vor der Operation und 200 mg Rindengesamtextrakt (z. B. Pancortex) und etwa 5 mg (oder mehr nach Bedarf) Noradrenalin während der Operation. Postoperativ werden alle 6 Std 50 mg Cortison intramuskulär gegeben. Vom 2. Tage an wird die Dosis langsam reduziert bis zu einer täglichen Erhaltungsdosis von 25—40 mg. Außerdem wird jetzt Natriumchlorid (täglich 3 g) zugefügt.

Für alle diese Operationen hat sich die Barbiturat-Lachgasnarkose bewährt mit endotrachealer Intubation und Relaxierung mittels Dimethyl-Tubocurarinchlorid (Abb. 1, S. 3), evtl. Zusatz von Halothan. Eine ausführliche Schilderung der genannten hormonalen Probleme findet sich bei EHLERS.

6. Die Anaesthesie für die Neurochirurgie der Urogenitalorgane

Neurochirurgische Eingriffe dauern bisweilen lange an. Sie erfordern für gewisse Phasen nur eine oberflächliche Narkose, aus der der Kranke, notfalls sogar während der Operation, erweckt werden kann, um seine Mitarbeit zu erlangen (aktive Bewegungen und Schmerzgefühl). Dieser Forderung wird die N_2O-Anaesthesie (mit Gesichtsmaske) am ehesten gerecht, meist eingeleitet mit einem Barbiturat und unterhalten mit geringem Halothanzusatz. Wenn möglich, wird man versuchen, mit einer Lokalanaesthesie auszukommen oder zumindest durch zusätzliche Lokalanaesthesie die Begleitnarkose oberflächlich gestalten zu können.

Die Lokalanaesthesie bietet durch ihren Adrenalinzusatz den ergänzenden Vorteil eines blutarmen Operationsfeldes. Dieser kommt allerdings nur dann zur Geltung, wenn man nach Beendigung der Infiltration mindestens 20—30 min warten kann: So lange braucht das in den allgemeinen Kreislauf gelangte Adrenalin oder Noradrenalin zu seinem Abbau. Es führt regelmäßig zu einem Blutdruckanstieg, das Adrenalin auch zu einem Anstieg der Pulsfrequenz (das Noradrenalin dagegen zu einer Bradykardie). Durch periphere Adrenolytica können diese unerwünschten Nebenwirkungen der Adrenalinkörper gelindert oder ganz beseitigt werden. Die Adrenolytica gehören allerdings nur in die Hände des

Anaesthesisten, da sie gleichzeitig die Notfallsfunktion ausschalten („Adrenalinumkehr"). Die Anaesthesie bei neurochirurgischen Eingriffen wurde zuletzt von OEHMIG, die Vor- und Nachbehandlung von LOEW ausführlich geschildert.

Muß der Patient in ungünstiger Lage und, z. B. bei Rückenmarksoperationen, auf dem Bauch gehalten werden, so wird man (wenn kein Aufwachen während der Operation gefordert wird) die endotracheale Intubation vorziehen. Diese garantiert am besten freie Atemwege und ermöglicht die kräftige künstliche Beatmung[1] bei Atemdepression oder bei Anwendung von Relaxantien.

7. Die Anaesthesie für die gynäkologische Urologie

Aus psychologischen Gründen ist bei weiblichen Patienten die Allgemeinnarkose beliebter als die örtliche Betäubung. 1954 wurden z. B. über 80% der Laparotomien an der Universitäts-Frauenklinik Heidelberg in N_2O—O_2-Narkose durchgeführt, verstärkt meist mit einem Barbiturat. Als Relaxans hat sich das Methyl-Curarin gut bewährt — selbst bei geburtshilflichen Eingriffen (BACH).

Für die endotracheale Intubation verwendet man bei Frauen wegen ihres kleinen und zarten Kehlkopfes am besten verhältnismäßig dünne Tubus, etwa Charrière 32 oder 34.

Auf den bei Frauen häufigen, zum Schock disponierenden latenten Eisenmangel (Sideropenie) sei besonders hingewiesen. Steht keine Zeit zu dessen medikamentöser Beseitigung zur Verfügung, so helfen Blut- oder noch wirksamer Erythrocytentransfusionen (Aufschwemmung von roten Blutkörperchen in Ringerlösung) ausgezeichnet. Sie sollten spätestens zu Beginn der Anaesthesie für größere Eingriffe durchgeführt werden.

Ein Vergleich der Vor- und Nachteile der tiefen Spinalanaesthesie (Sattelblock) mit der Barbiturat-Lachgas-Anaesthesie findet sich in Tabelle 8:

Tabelle 8. *Vergleich der tiefen Spinalanaesthesie („Sattel-Block") mit der Barbiturat-N_2O-Relaxans-Narkose*

	Vorteile	Nachteile
Tiefe Spinalanaesthesie	billig, einfache Technik, gute Reflexblockade, keine Stoffwechselbeeinflussung	gelegentlicher Blutdruckabfall, postspinaler Kopfschmerz, eventuell neurologische Komplikationen, gelegentliche Versager, für nervöse Patienten ungeeignet
Barbiturat + Lachgas + Relaxans	psychische Schonung, rasche prompte Wirkung, geringe Kreislaufbeeinflussung	Apparatur erforderlich, relativ teuer, Reflexdämpfung manchmal ungenügend, potentielle Hypoxiegefahr

Bei Patienten mit Herz- und Kreislauferkrankungen, insbesondere Arteriosklerotikern, sind beide Methoden mit gewissen Risiken verbunden. HÜGIN empfiehlt hier eine sauerstoffreiche Äthernarkose. Die Indikation zur endotrachealen Intubation ist für vaginale Eingriffe nicht immer gegeben oder nur bei größeren Eingriffen dieser Art.

Bei abdominellen Eingriffen ist häufig die Trendelenburgsche *Kopftieflagerung* erforderlich. Diese beeinflußt Herz und Kreislauf erheblich. Zunächst kommt es zu einer Vermehrung des venösen Rückflusses zum Herzen, Erhöhung des Schlagvolumens und Blutdruckanstieg; dem folgen jedoch leicht eine Dilatation des Herzens und Blutdruckabfall. In oberflächlicher Narkose sind diese Veränderungen infolge des Erhaltenseins von Kompensationsmechanismen nicht

[1] Die Wechseldruckbeatmung ist hierbei der einphasischen Beatmung mit nur positiven Drucken überlegen (Vermeidung von Liquordruckanstieg) (STOFFREGEN).

ausgeprägt. Sauerstoffmangel und tiefe Narkose verstärken jedoch die ungünstigen Wirkungen der Beckenhochlagerung auf Herz und Kreislauf (GORDH). Die Neigung und Wiederaufrichtung des Tisches sollte sowohl bei spinalanaesthesierten als auch bei vollnarkotisierten Patienten nur schrittweise erfolgen (LEE).

Bei nervösen, fettleibigen Kranken oder Patientinnen mit gespannten Bauchdecken ist für die *Palpation* gelegentlich eine Narkose erforderlich. Für diese Narkoseuntersuchungen wurden früher meist Äthernarkose, manchmal auch Barbiturate angewendet. Heute stehen uns kurzwirkende Muskelrelaxantien zur Verfügung, durch die es möglich ist, die Bauchdecken beliebig lange zu entspannen. Voraussetzung zu ihrer Anwendung ist das Vorhandensein eines Narkose- oder Beatmungsgerätes. HOLLDACK und FREY haben die Methodik ausführlich geschildert: Die zu untersuchenden Kranken erhalten eine Einleitungsdosis eines intravenösen Narkoticums, anschließend langsam eine Erschlaffungsdosis des Relaxans (z. B. 10—30 mg Succinylcholin) und können dann etwa 2 min lang vom Gynäkologen eingehend untersucht werden. Auch die Palpation von Bauchtumoren, Leber- und Milzveränderungen ist erheblich erleichtert. Die Untersuchung im Vollbad wird dadurch weitgehend überflüssig gemacht. Bis zum Wiedereintritt der vollen Spontanatmung muß der Anaesthesist Sauerstoffbeatmung durchführen.

8. Die Anaesthesie für urologische Eingriffe am Säugling und Kleinkind

Die Entwicklung der pädiatrischen Anaesthesie zu einer Spezialität innerhalb der Anaesthesiologie hat wesentlich beigetragen zur Erhöhung der Sicherheit. Besondere Anerkennung verdient die Pionierarbeit von LEIGH und BELTON sowie von STEPHEN und SLATER. Diese haben die spezielle Anatomie und Physiologie des Kleinkindes und Säuglings erforscht und entsprechende spezielle Anaesthesiegeräte angegeben. Besondere Beachtung erfordert die Physiologie des Zentralnervensystems vom Säuglingsalter bis zur Pubertät: In dieser Entwicklungsphase besteht eine außergewöhnliche Empfindlichkeit gegenüber Hypoxie und Asphyxie, eine dauernd wechselnde Art der Schmerzempfindung und Verarbeitung, häufig unvorhersehbare Wirkungen der Hypnotica, Analgetica und Analeptica. Hingewiesen sei vor allem noch auf das bisher viel zu wenig beachtete psychische Trauma, das durch erschreckende Operationserlebnisse bewirkt werden kann (ausführliche Darstellung dieser Probleme s. BIERMANN). Auf keinen Fall darf heute noch die Anaesthesie in einen Überfall oder eine mit Geschrei einhergehende „Vergewaltigung“ des kleinen Patienten ausarten.

Die *Atmungsorgane* sind beim Säugling und Kleinkind ebenfalls anatomisch und physiologisch verschieden von denen des Erwachsenen. Der Sauerstoffverbrauch pro Kilogramm Körpergewicht und damit der Sauerstoffbedarf ist doppelt so groß wie in späteren Jahren. Die kleine Glottisspalte und die engere Trachea neigen mehr zu Verstopfung durch Schleim, Blut und Fremdkörper. Das Atmungszentrum ist noch nicht voll entwickelt, unbeständig und überempfindlich gegen Änderung des O_2- oder CO_2-Gehaltes im Blut sowie gegen somatische und viscerale Reize. Veränderungen der Frequenz, des Rhythmus und Volumens der Atmung sind deshalb häufig und können zu schweren Gasaustauschstörungen führen. Die relative Vergrößerung des Totraumes und des Atemwiderstandes wirken sich dann besonders ungünstig aus, wenn das Anaesthesiegerät nicht den kindlichen Verhältnissen angepaßt ist (Größe der Tubus s. Lehrbuch der Anaesthesiologie).

Die *Kreislauforgane* weisen ebenfalls beträchtliche Verschiedenheiten gegenüber denen des Erwachsenen auf. Relatives Blutvolumen, Umlaufgeschwindigkeit,

Herzminutenvolumen und Pulsfrequenz nehmen mit zunehmendem Alter ab, nur der Blutdruck steigt in dieser Zeit an. Kompensationsmechanismen sind beim älteren Kind besser entwickelt und eher übersehbar. Beim Säugling ist eine Überwachung des auf hohen Touren laufenden Stoffwechsels besonders wichtig. Überhaupt ist die therapeutische Breite aller Maßnahmen und Medikamente desto geringer, je jünger das Kind ist.

Die *Anaesthesiemethoden* in der Kinderchirurgie sind dieselben wie beim Erwachsenen. Nur wird die Allgemeinnarkose stärker bevorzugt und müssen die Dosierung, die Geräte und die Tubi den kleinen Patienten angepaßt werden. Die von DIGBY LEIGH, dem erfahrensten Kindernarkotiseur unserer Zeit, aufgestellten Grundprinzipien lauten:

Für die *Atmung:* Sorge für viel Sauerstoff im eingeatmeten Gasgemisch! Halte die Atemwege ununterbrochen frei! Belüfte die Lungen ausreichend!

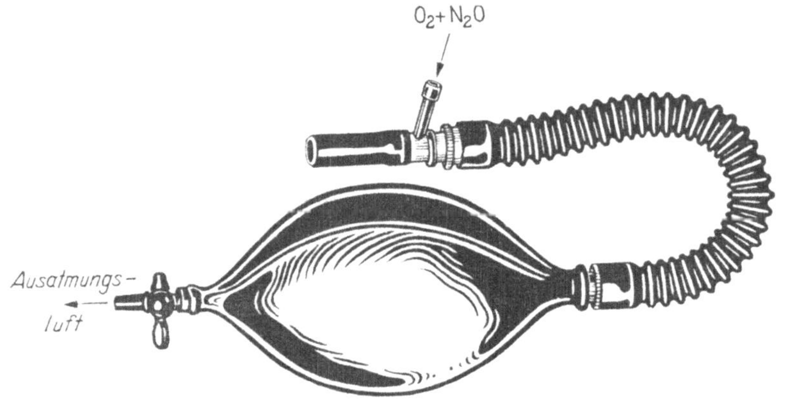

Abb. 20. Säuglingsbeatmungsgerät nach MAGILL als Weiterentwicklung des AYREschen T-Stückes

Für den *Kreislauf:* Lasse das Hämoglobin nicht unter 60% sinken! Ersetze jeden Blutverlust sofort! Verhüte die Herz-Kreislauf-Depression infolge von Überdosierung oder Hypoxie!

Die folgenden Abbildungen zeigen eine Reihe von Maßnahmen des Anaesthesisten, die dazu dienen, den Sauerstoffgehalt des eingeatmeten Gasgemisches zu erhöhen, die Atemwege frei zu halten und einen genügenden Atemhub und ein ausreichendes Atemminutenvolumen zu garantieren (Abb. 20—22).

Die Sauerstoffversorgung ist durch zahlreiche Gefahren bedroht wie z. B.: große adenoide Wucherungen, vergrößerte Rachen- oder Gaumenmandeln, ventilartiger Verschluß der Atemwege durch Anliegen der Zunge am harten Gaumen u. a. m. Diese Störungen können leicht überbrückt werden durch Einlegung eines oropharyngealen Tubus.

Wenn man jedoch die Atmung während der Anaesthesie vollständig kontrollieren will, so ist man auf einen endotrachealen Tubus angewiesen. Hierbei sind folgende Besonderheiten bei der Kindernarkose zu berücksichtigen: Der Tubus muß dünnwandig sein, die Wand jedoch so kräftig, daß er nicht knicken kann. Der von LOENNECKEN angegebene Tubus aus Kunststoff wird heute viel verwendet (Hersteller: Rüsch, Rommelshausen über Stuttgart). Außerdem darf die Intubation nur endotracheal, nicht endobronchial erfolgen. Bei Neugeborenen kann die Intubation entweder am wachen Patienten mit etwas Lokalanaesthesie vorgenommen werden oder in Äthernarkose oder nach vorhergehender Sauerstoffaufladung mit Hilfe von kleinem Atembeutel und Maske in vollständiger Erschlaffung mit Succinylcholin. 3—4 mg dieses Mittels intravenös genügen, um ein Neugeborenes vollständig zu erschlaffen. Jetzt muß man berücksichtigen, daß beim apnoischen Neugeborenen der Oesophaguswiderstand geringer ist als beim Erwachsenen und deshalb bei der Beatmung mit Maske die Gase leicht nicht nur in die Lunge, sondern auch in den Magen gepreßt werden, so daß dieser aufgebläht werden kann. Die Trachea ist beim Neugeborenen 4 cm lang. Der Anaesthesist kann also den endotrachealen Tubus 3 cm über die Stimmritze hinaus vorschieben. Um sich zu vergewissern, daß die Spitze noch in der Trachea und nicht im Bronchus liegt, wird beatmet und gleichzeitig das Atemgeräusch über beiden Thoraxseiten auskultiert.

Eine beträchtliche Kontroverse ist darüber entstanden, ob bei Säuglingen und Kleinkindern endotracheal intubiert werden soll oder nicht. Es wurde angeführt, daß die Gefahr des Larynxödems und der postoperativen Verlegung der Atemwege bestehe. Dem hält LEIGH entgegen, daß er nach vielen Tausenden von Intubationen nur 3mal zur Tracheotomie schreiten mußte — und 2 dieser Fälle liegen mehr als 10 Jahre zurück. Wenn die kleinen endotrachealen Tubus sterilisiert sind und zart eingeführt werden, ist Glottisödem außerordentlich selten. Darüber hinaus kann, wenn nach der Extubation ein Stridor entsteht und in der nächsten Stunde zunimmt, in den allermeisten Fällen konservative Behandlung (Sauerstoffzelt, feuchte kühle Atmosphäre) die Situation rasch bessern.

In diesem Zusammenhang ist es interessant, daß bei mehr als 160 Fällen mit künstlicher Hypothermie kein einziges Larynxödem auftrat. Diese Beobachtung bestätigt frühere Erfahrungen, daß eine feuchte und kühle Atmosphäre die beste Behandlung des Larynxödems darstellt.

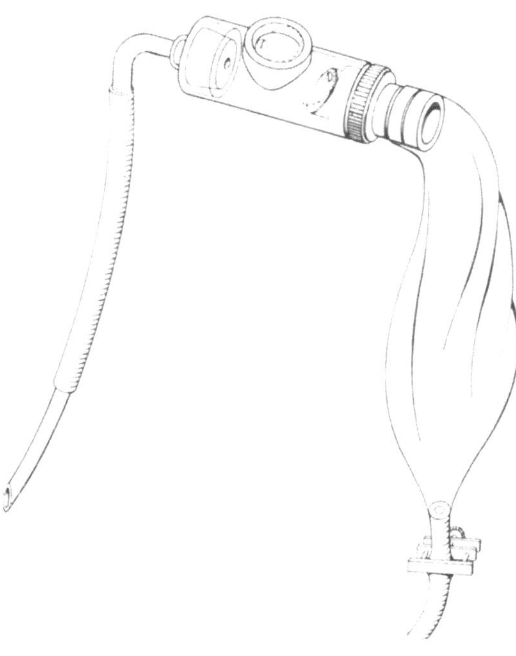

Abb. 21. Kinder-Narkosegerät mit kleinem Atembeutel und Ventil nach DIGBY LEIGH und STEPHEN-SLATER (Nicht-Rückatem-System). Rhythmisch wird bei jeder Kompression des Atembeutels mit dem Daumen der anderen Hand das seitliche Ventil zugehalten

Um den winzigen Verhältnissen beim Säugling gerecht zu werden, wurden verschiedene Kleinnarkoseapparate angegeben[1]. Sie haben alle denselben Zweck: als Sauerstoffquelle zu dienen und irgendeine Art künstlicher Beatmung der Lungen zu ermöglichen. Beim Neugeborenen wird gewöhnlich ein T-förmiges Zwischenstück (AYRE, Abb. 20) oder ein Digby Leigh-Ventil verwendet (Abb. 21). Intermittierendes Zuhalten des offenen Armes erlaubt eine Beatmung der Lunge. Hierbei muß jedoch große Sorgfalt darauf verwendet werden, eine Überdehnung der Lungen zu vermeiden. Dies gilt besonders für Frühgeburten: Bei diesen ist ein beträchtlicher Teil des Lungengewebes noch nicht vollständig entwickelt. Die Alveolarisierung ist noch primitiv, und viele Lungencapillaren sind noch nicht vollständig in das Lungenmesenchym eingewachsen. Außerdem haben manche Frühgeburten hyaline Membranen oder Atelektasen. Zieht sich bei Frühgeburten während der Inspiration der Thorax stark ein, so sind die Aussichten für eine erfolgreiche Wiederbelebung oder Anaesthesie beträchtlich vermindert. Bei einem ausgereiften Säugling mit guter Ausdehnung der Lungen sind jedoch die Chancen des Überlebens ausgezeichnet.

[1] FOREGGER, OEHMIG u. a.

Die speziellen anaesthesiologischen Probleme bei *urologischen Eingriffen* am Säugling und Kleinkind wurden kürzlich von MARTIN und FEENEY ausführlich geschildert. Aus psychologischen Gründen legen sie besonderen Wert auf eine ausgedehnte Visite am Nachmittag vor dem Operationstag und auf eine gute Prämedikation, auf die auch und gerade bei Eingriffen in örtlicher Betäubung nie verzichtet werden darf. Hierzu gehört die Ausschaltung des Bewußtseins und vor allem der Erinnerungsfähigkeit noch auf der Kinderstation, heute meist durch rectal verabreichte kurzwirkende Barbiturate. Die Dosierung soll sich auch hierbei weniger nach dem zahlenmäßigen Alter als vielmehr nach dem relativen Entwicklungsstand und dem Gewicht richten (s. Tabelle 9). Bei chronisch kranken, untergewichtigen Kindern wird die Dosis um 25 bis 50% reduziert.

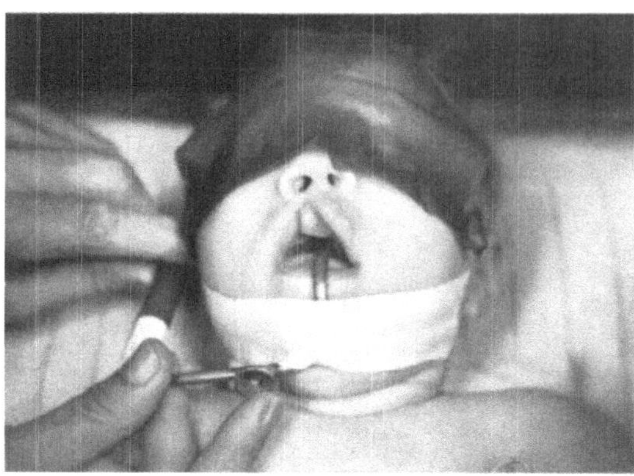

Abb. 22. Anaesthesie für Gaumenspaltenoperation. [Aus D. LEIGH: Anaesthesist 5, 66, Abb. 5 (1956).] Technik nach SLOCUM. Es fließen 4 Liter O_2 und N_2O aus dem Narkoseapparat. Der Anaesthesist hält seinen Finger intermittierend auf die Öffnung im Metalltubus, um die Lungen zart zu insufflieren. Der Tubus verhütet außerdem die Aspiration von Blut

Das populärste Anaestheticum bei Kindern ist auch heute noch der Äther. Dieser eignet sich indes nicht zur Einleitung, sondern nur für die Vertiefung und Erhaltung der Narkose. Die Einleitung kann bei genügend Zeit mit N_2O, andernfalls mit Cyclopropan, Chloräthyl oder Vinyläther erfolgen. Je kleiner das Kind und je geringer die Erfahrung des Anaesthesisten, desto eher greife man zur offenen Tropfmethode. Überhaupt sollten

Tabelle 9. *Prämedikation bei Kindern*

Alter	Gewicht (in kg)	Barbiturate		Belladonna		Opiate	
		Nembutal p. o.	Thiopenthal rectal	Atropin sc., i. m.	Sopol. sc., i. m.	Morphin sc., i. m.	Dolantin sc., i.m.
bis 6 Monate	3,2 bis 7,2			0,15	0,1		
6—12 Monate	7,2—9		4 ml 5%				
12—18 Monate	9—11		5 ml 5%	0,2	0,15	1	10
18—24 Monate	11—12		3,5 ml 10%			2	20
2—3 Jahre	12—14		4 ml 10%	0,3		2	20
3—5 Jahre	14—18		5 ml 10%		0,2	3	30
5—8 Jahre	18—22	32—48	5—7 ml 10%			4	40
8—10 Jahre	22—30		7—10 ml 10%	0,4	0,2	5	50
10—12 Jahre	30—36	64				6	60
12—14 Jahre	36—41		10 ml 10%	0,5	0,5	7—8	70—80

Alle Dosen sind in mg angegeben. Am besten kombiniert man ein Belladonnapräparat mit einem Opiat und Barbiturat.

Kindernarkosen nur von besonders erfahrenen und ausgebildeten Narkotiseuren vorgenommen werden, da das Risiko größer ist als beim Erwachsenen.

Am weitesten verbreitet sind Barbiturate rectal und Lachgas, neuerdings kombiniert mit Halothan, besonders wenn elektrochirurgische Eingriffe oder Röntgenaufnahmen vorgenommen werden sollen, da hierbei die Explosionsgefahr ausgeschaltet ist. Sonst greifen wir bei Säuglingen zur offenen Äthertropfnarkose. Intubiert wird nur bei größeren Operationen oder ungünstiger Lagerung. Die früher, als die Allgemeinnarkose beim Kind noch ein hohes Risiko aufwies, mit Recht vorgezogenen Leitungsanaesthesiemethoden sind heute aus psychologischen Gründen beim Kind weitgehend verlassen. Denn Kinder sind aufgeregt und unruhig. In örtlicher Betäubung sträuben sie sich oft unvernünftig. Nicht einmal eine starke und lange (mindestens 1 Std) vorher gegebene Prämedikation gewährleistet Sicherheit vor unliebsamen Zwischenfällen. Aus diesem Grunde verwenden wir die örtliche Betäubung nur, wenn die Allgemeinnarkose kontraindiziert ist.

9. Die Anaesthesie für urologische Eingriffe im Greisenalter

Nach Alken sind heute etwa 40% unserer urologischen Patienten über 60 Jahre alt. Die Lebensstatistiken der letzten Jahrzehnte zeigen in sämtlichen Kulturländern eine ständige Zunahme der oberen Altersgruppen. Wir können annehmen, daß diese Verschiebung in der Altersverteilung der Bevölkerung noch nicht abgeschlossen ist. Als Folge des im Durchschnitt steigenden Lebensalters kommen in zunehmendem Maße ältere Patienten zur Operation. Die erhöhte Lebenserwartung hat zur Entwicklung eines neuen Sonderfaches der Medizin, der sog. Geriatrie, eines Spezialzweiges der Gerontologie, geführt. Da die Besonderheiten und speziellen Probleme des hohen Alters auch bei Anaesthesien in Betracht zu ziehen sind, ist es gerechtfertigt, sie hier besonders zu behandeln.

Altern gehört wie Geburt und Tod zu den Urphänomenen des Lebens. Man muß es bei natürlicher Entwicklung als physiologischen Vorgang auffassen, der lange mit hoher Leistungsfähigkeit vereinbar sein kann. Die irreversiblen Veränderungen der lebenden Substanz, die das Altern setzt, beginnen bereits in frühen Jahren. Sie schreiten fort. Die einzelnen Entwicklungsstadien sind verschieden ausgeprägt und lokalisiert. Die Alterserscheinungen stellen den Zustand der Anpassung des gesamten Organismus an den Alterungsprozeß dar. Erst wenn zwischen Forderung und Leistung ein Mißverhältnis entsteht, das nicht mehr ausgeglichen werden kann, ergibt sich aus den an sich natürlichen Abnutzungsvorgängen ein pathologischer Zustand. Es fällt allerdings oft nicht leicht, im hohen Alter zwischen dem, was noch als normal, und dem, was bereits als pathologisch anzusehen ist, eine strenge Grenze zu ziehen.

Der Allgemeinzustand vor der Narkose und Operation ist weitgehend für deren Verlauf und Erfolg entscheidend. Als Kriterium zur Beurteilung eines älteren Patienten ist das chronologische Alter nur von sekundärer Bedeutung. Ungleich wichtiger ist das physiologische oder biologische Alter. Dieses läßt sich nicht errechnen, man kann es aus dem Aussehen des Patienten, seiner physischen und psychischen Leistungsfähigkeit und den erhobenen Befunden abschätzen.

Im hohen Alter besteht eine senile Atrophie an allen Organen des Körpers. Man findet nicht nur eine Zellverkleinerung, sondern auch eine Verminderung der Zellzahl. Da die spezifischen Parenchymzellen der Organe stärker betroffen werden, scheint die Zwischensubstanz vermehrt zu sein. Alle Gewebe sind dehydriert. Es folgt eine Verminderung der funktionellen Leistungsfähigkeit und eine Herabsetzung der Reserven und der Resistenz.

Die verminderte Herzleistung, der Elastizitätsverlust der Gefäße und vermindertes Blutvolumen tragen dazu bei, daß die Kompensationsmechanismen des Kreislaufs bei alten Patienten teilweise verlorengegangen sind. Der Blutdruck ist im arteriellen und im venösen Schenkel meist erhöht, die Pulsfrequenz verlangsamt. Die Atmung wird überwiegend diaphragmal. Atemvolumen und Vitalkapazität nehmen ab. Hierbei tritt kompensatorisch Tachypnoe auf. Der Gasaustausch an der Alveolarmembran kann durch Emphysem gestört sein.

An den Nieren verschlechtern atrophische und arteriosklerotische Veränderungen die Funktion. Größere Harnmengen sind zur Ausscheidung der Abfallprodukte notwendig. Eine Albuminurie ist häufig. Die Erweiterung der Harnblase begünstigt eine Harnretention.

Die Atrophie der muskulären Elemente des Darmes vermindert die Darmmotilität. Alte Leute neigen deshalb zu Obstipation und Atonie. Funktionelle Leberschädigungen als Folge atrophischer und degenerativer Veränderungen können, auch wenn sie mit den Methoden der Klinik noch nicht faßbar sind, bei alternden Menschen zu einer Stoffwechselinsuffizienz leichten bis schweren Grades führen.

Bei der Operationsvorbereitung sind einige ermunternde und zuversichtliche Worte imstande, die Befürchtungen betagter Patienten zu zerstreuen, daß sie auf Grund ihres hohen Alters die geplante Operation nicht überleben werden. Die Kranken kommen meist ruhig zur Operation. Stoffwechsel und Reflexerregbarkeit sind herabgesetzt. Zur Prämedikation genügen daher kleine Dosen. Deren Wirkung tritt infolge langsamerer Resorption erst später ein und kann länger anhalten als gewöhnlich. Dolantin ziehen wir den Opiaten vor. Scopolamin löst gelegentlich bei Greisen Unruhe und Erregungszustände aus, die einige Stunden oder gar Tage anhalten können, so daß es besser durch Atropin ersetzt wird. Dasselbe gilt für die Barbiturate. Bei urämischen und arteriosklerotischen älteren Patienten muß vor Scopolamin und seinen Kombinationspräparaten (SEE) regelrecht gewarnt werden: Die folgenden Erregungszustände können sogar tödliche Folgen haben.

Bei der Anaesthesie zwingen der Grad der Schädigung einzelner Organe, Störungen des Stoffwechsels und die labileren Kreislaufverhältnisse bei alten Patienten häufiger zu individueller Behandlung als in jüngeren Altersgruppen. Nicht selten hat man erst einen Nachteil gegen einen anderen abzuwägen, bevor man sich für das kleinere Übel entscheidet. Die Lokalanaesthesie und die periduraIe Anaesthesie eignen sich für alte Leute ausgezeichnet, auch bei akuten Fällen. Bei Nierenoperationen wird jedoch heute häufig die Allgemeinnarkose vorgezogen. Denn durch Lähmung der Vasomotoren kann es bei hoher Periduralanaesthesie zu starkem Blutdruckabfall kommen, der rechtzeitig erkannt und korrigiert werden muß. Demgegenüber ist die Spinalanaesthesie und Lumbalanaesthesie heute weitgehend zurückgetreten.

Asphyxien sind bei alten Patienten besonders gefährlich. Beachtet man deren Vermeidung als Voraussetzung, dann ist Lachgas als sehr geeignet anzusehen (FOLDES). Wegen der allgemein verminderten Stoffwechseltätigkeit erreicht man damit eine ausreichende Narkosetiefe. Die notwendige Entspannung sichern die Muskelrelaxantien. Die Patienten erwachen unmittelbar nach Operationsende. Das N_2O schädigt die parenchymatösen Organe nicht. Es besteht kein Grund, alten Leuten die Vorteile der intravenösen Narkoseeinleitung vorzuenthalten. Nur muß man sich mit einer niedrigen Dosierung (100—300 mg) begnügen. Äther wird ebenfalls empfohlen, falls keine Kontraindikationen, wie Diabetes, Nieren-, Leber- oder Myokardschädigungen, vorliegen. Dasselbe gilt für Cyclopropan und Halothan. Die Muskelrelaxantien eignen sich ausgezeichnet. Es ist jedoch streng darauf zu achten, daß die Kranken bis zur vollkommenen Wiederkehr der Spontanatmung beatmet werden. Die endotracheale Intubation sollte häufig verwendet werden (HÜGIN), alte Patienten sind in der Regel leicht zu intubieren. Außerdem ist es oft schwierig, bei zahnlosem Mund und atrophischem

Kiefer die Maske dicht zu halten. Nach der Operation läßt sich durch den Tubus Sekret aus dem Tracheobronchialbaum leicht absaugen. Die Gefahr postoperativer Atelektasen und Pneumonien wird dadurch vermindert.

Daß heutzutage mehr alte Patienten als früher operiert werden, liegt nicht nur daran, daß mehr alte Leute am Leben sind; auch die Fortschritte der Diagnostik, der operativen Technik und der Anaesthesiologie haben ihren Teil hierzu beigetragen.

Als Gegenindikation gegen einen operativen Eingriff gilt heute hohes Alter nicht mehr. Die operative Mortalität und die Häufigkeit auftretender Komplikationen ist bei richtigem Vorgehen nicht wesentlich höher als bei jüngeren Altersgruppen (DRIPPS). Allerdings sind alte Leute anfälliger für postoperative Komplikationen. Deren Prophylaxe ist durch zweckmäßige Nachbehandlung leichter, wenn der Patient unmittelbar beim Eintreffen auf der Station erwacht. Dies kann nicht genug betont werden, und wir haben diese Forderung im Auge zu behalten — was immer für eine Methode wir anwenden (GEORG).

Die Forderungen für eine gute Anaesthesie im Greisenalter lassen sich folgendermaßen zusammenfassen (GILCHRIST): Antibiotica sollen großzügig verwendet werden. Die Kranken sollen früh aufstehen. Ein Dauerkatheter mit Kontrolle der stündlichen Urinmenge und quantitativer Analyse der Zusammensetzung mit vollkommener Elektrolyt- und Flüssigkeitsbilanz des 24 Std-Urins verhütet eine Überladung mit Flüssigkeit und Elektrolyten in den ersten 3 Tagen. Während der Operation sollen mindestens 250 ml Flüssigkeit (Ringer + Lävulose) zur Verhütung der Bluteindickung intravenös infundiert werden. Zusätzliche Lokalanaesthesie der regionalen Nerven (bei Laparotomien z. B. am unteren Rippenrand und der Bauchwand bei Eröffnung und Schluß des Abdomens) erlaubt ein Oberflächlichhalten der Anaesthesie und gewährt eine bessere Erschlaffung. Das normale Blutvolumen muß unter allen Umständen aufrechterhalten werden, erforderlichenfalls durch tägliche kleine Transfusionen von etwa 250 ml — vor allem bei chronischer Infektion und längerer parenteraler Ernährung. Bei Kranken mit Thrombose- oder Embolieneigung in der Anamnese oder bei großen Eingriffen bei Patienten mit niedrigem Blutdruck sollen prophylaktisch vom 3. postoperativen Tag an Antikoagulantia gegeben werden. Das Atmungs- und Kreislaufsystem dürfen sich nicht erschöpfen. Dies wird durch großzügige Gaben von Sauerstoff mit mucolytischen Aerosolen (Tacholiquin) und Bronchusdilatatoren (Isoproterenol, Isoprel) verhütet. Lebensrettend ist eine postoperative Dekompression des Verdauungstraktes durch Magen-Darmverweilsonde, notfalls Gastrostomie.

10. Die Anaesthesie bei Urämie und bei Eklampsie

Bei durch urologische Leiden stark erhöhtem Reststickstoff sollte zunächst versucht werden, durch Drainage (Dauerkatheter, Ureterostomie, Pyelostomie, Nephrostomie usw.) und Zufuhr größerer Flüssigkeitsmengen eine Besserung zu erzielen. Diese konservative Therapie benötigt meist etwa eine Woche bis zur Normalisierung. Ist sie undurchführbar oder erfolglos, so ist der heutige Anaesthesist in der Lage, auch einen solchen Patienten lebend über die Operation zu bringen.

Wenn die normalen Funktionen des ZNS durch endogene Gifte beeinträchtigt sind, wie es bei der Urämie und bei der Eklampsie der Fall ist, so kommt es darauf an, keine zusätzlichen Schäden durch die Anaesthesie zu setzen. Man wird deshalb versuchen, nach kräftiger Prämedikation — möglichst unter Zuhilfenahme der Phenothiazine — mit einer Lokal- oder Leitungsanaesthesie auszukommen.

Muß eine Allgemeinnarkose vorgenommen werden, so werden möglichst Mittel verwendet, die nicht durch die Niere ausgeschieden werden müssen: N_2O und als Relaxans Succinylcholin. Zur Ergänzung dürfen verwendet werden: Am ehesten Cyclopropan, notfalls Äther oder (bei Explosionsgefahr) kleine Mengen eines kurzwirkenden Barbiturates.

Die Anaesthesie zur Therapie der Anurie und Eklampsie

Bevor man bei der Anurie zur ultima ratio der operativen Dekapsulation greift, sollten die medikamentösen Möglichkeiten zur Durchbrechung des Spasmus der Nierengefäße und des Nierenödems ausgeschöpft sein. Man hat Gutes gesehen von einer Paravertebralanaesthesie im Bereich der Headschen Zonen der Niere, von einer Periduralanaesthesie und Lumbalanaesthesie. Auch die modernen Ganglienblocker (Hexamethonium und Pendiomid) sind in der Lage, eine Sympathicusblockade zu bewirken. Eichholtz hat tierexperimentell auch schwerste Nierengefäßspasmen durchbrechen können mittels Chlorpromazin (Megaphen, Largactil).

Auch die Schwangerschaftstoxikosen werden auf einen allgemeinen Spasmus der Arteriolen zurückgeführt. Dieser führt zu Albuminurie, Oligurie, Ödemen, Hochdruck und schließlich Krämpfen (als Folge der Hirnischämie). Vor der ultima ratio der Interruptio sollen die konservativen Maßnahmen wahrgenommen werden: Diät (Flüssigkeitseinschränkung, salzfreie Kost), Sedativa und Blutdrucksenkung. Bei den letzten beiden Maßnahmen kann der Anaesthesist wertvolle Hilfe leisten (Mayrhofer). Die alte Stroganoffsche Kur, bekanntlich eine Kombination sedativer Medikamente, eventuell unterstützt durch Aderlässe, wurde in jüngster Zeit dahingehend modifiziert, daß statt des Morphins und Luminals Phenothiazinderivate, vornehmlich Chlorpromazin und Promethazin (Largactil = Megaphen und Phenergan = Atosil) verwendet werden. Vom Aderlaß ist man ebenfalls abgekommen. Man bedient sich heute zur Blutdrucksenkung solcher Maßnahmen, die auf eine periphere Vasodilatation abzielen. Sull und Hingson, Lund und Ikli empfehlen kontinuierliche Caudal- oder fraktionierte Spinal- bzw. Periduralanaesthesie, wobei ein Blutdruckabfall von 50—100 mm Hg angestrebt wird. Damit wird gleichzeitig auch ein Rückgang der subjektiven Symptome erzielt. Ähnliche Resultate erreicht man auf einfacherem Wege mit intravenöser Gabe ganglienblockierender Mittel. Wylie injiziert 10 mg Hexamethonium alle 5 min so lange, bis der gewünschte blutdrucksenkende Effekt eingetreten ist. Kaiser, Reich und Sarre geben 2mal täglich 50 mg Pendiomid intramuskulär zur Therapie des Hochdrucks und der Kopfschmerzen sowie zur Prophylaxe eklamptischer Krämpfe. Sie konnten auch einen eklamptischen Anfall durch intravenöse Verabreichung von 30 mg Pendiomid rasch zum Abklingen bringen.

Die pathologische Physiologie der Eklampsie

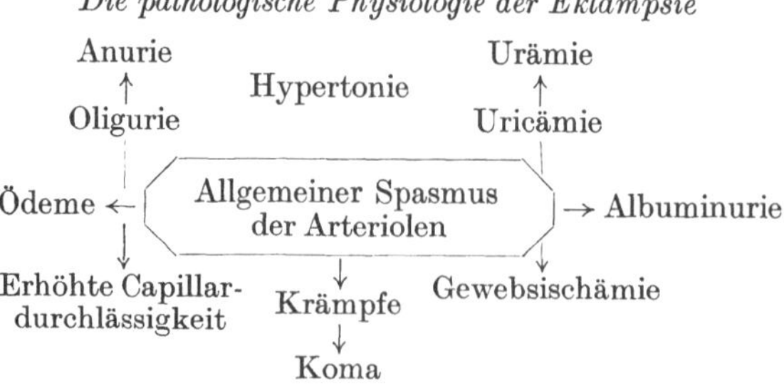

Versuch einer schematischen Darstellung der Eklampsie (nach Lund).

Bei der Verwendung von Avertin ist Vorsicht geraten, denn dieses Mittel wird bekanntlich in der Leber abgebaut und durch die Nieren ausgeschieden. Wegen der Schädigung dieser beiden Organe bei der Eklampsie muß auch von Chloräthyl, Chloroform, Äther, Trichloräthylen und Cyclopropan abgeraten werden, die allesamt die Leber- und Nierenfunktion herabsetzen.

11. Die Anaesthesie bei Kranken im Schock

Für die Anaesthesie im Schock gelten ähnliche Überlegungen wie für die ganglienblockierenden Mittel. Schwer ausgeblutete Patienten, die bis zur Einleitung der Narkose leidlich kompensiert erscheinen, können nach Einleitung der Narkose plötzlich sterben. Dies ist erklärlich, wenn man bedenkt, daß diese Patienten bis zum Moment der Narkose ihren Kreislauf mit 20—30% des normalen Blutvolumens mühsam aufrechterhalten haben. Mit Vertiefen der Narkose fallen die kompensierenden Mechanismen weg. Das zentrale Nervensystem und das Myokard erliegen der Hypoxie.

Nach M. ALLGÖWER wird man nach Möglichkeit mit dem Narkosebeginn beim Schockierten zuwarten, bis sein Blutdruck über 100 mm Hg systolisch angestiegen ist und seine Pulsfrequenz sinkende Tendenz zeigt. Muß ein größeres Blutvolumendefizit vermutet werden, so soll man bei der Einleitung und beim Vertiefen der Narkose bereit sein, in kurzer Zeit größere Blutmengen — wenn notwendig, unter Druck — einlaufen zu lassen. Nie darf man sich durch einen erneuten Blutdruckabfall überraschen lassen.

Immer wieder gibt es Fälle, bei denen wegen andauerndem Blutverlust aus vitaler Indikation (z. B. schwere Nieren- oder Blasenblutung) im Schock operiert werden muß. In solchen Fällen soll bei der Narkoseeinleitung besonders reichlich Blut zugeführt werden. Dabei kann der intraarterielle Weg verwendet werden. Sein Vorteil liegt in der sofortigen Verbesserung der coronaren Durchblutung. Meist kommt man jedoch rascher zum Ziel, wenn ohne Arterienfreilegung Blut in 2—3 Venen gepumpt wird. Um die vasokonstringierende Wirkung des Natriumcitrats auf die Lungengefäße abzufangen, muß dann allerdings nach jeder Blutkonserve eine Injektion von Calcium (etwa 10 ml der 10%igen Lösung) vorgenommen werden.

Schockierte Verletzte oder blutende Patienten mit inneren Sanguinationen haben einen bestimmten Blutvolumenverlust erlitten. Bei Beginn der Behandlung ist der Verlust oft schon abgeschlossen. Ersatztherapie ist in diesen Fällen die einzig notwendige Behandlung. Sie stellt auch die wichtigste Maßnahme zur Operationsvorbereitung dar. Bei ersetztem Blutvolumenverlust haben wir nie einen Vorteil von einem weiteren Aufschieben der Operation gesehen. ALLGÖWER ist der Meinung, daß bei dem langen Aufschieben von Operationen bei Schockierten wenig gewonnen, jedoch oft sehr viel verloren werden kann. So haben z. B. JAHNKE und FEELEY (1953) im Koreakrieg die Hälfte ihrer Gefäßoperationen unmittelbar nach Bekämpfung mittelschwerer bis schwerer Schockzustände vorgenommen. Ihre Verwundeten hatten zwischen 30 und 60% ihres Blutvolumens verloren. Die Vornahme dieser Eingriffe war in keinem Fall für den späteren Verlauf nachteilig.

Außer dem Blutverlust gibt es eine Reihe schockierender Einwirkungen auf den Körper, bei denen der Blutvolumenverlust sowie die neurogenen und die toxischen Schockmechanismen über längere Zeit andauern. Beispiele dafür sind schwere Infektionen, wie die Peritonitis, Verbrennungen, sowie Hyperthermien zentralen Ursprungs. In solchen Fällen kann die von HUGUENARD und LABORIT vorgeschlagene Kombination vegetativer Pharmaka mit künstlicher Hypothermie sinnvoll sein, da sie in einem gewissen Sinne der Vorbehandlung entspricht. Massive Antibioticagaben scheinen zur Verhütung des infektiös-toxischen Schocks beizutragen.

Wir sind zwar noch weit davon entfernt, die Ätiologie und Pathogenese des schweren Schocks bis in alle Einzelheiten zu verstehen, glücklicherweise lassen sich trotzdem für die chirurgische Indikation klare Richtlinien feststellen, die dahin lauten (ALLGÖWER):

a) Die „kalte, hypotone Tachykardie" soll, wenn immer möglich, nicht operiert werden.

b) 2—3 Std genügen im allgemeinen, um durch entsprechende Ersatztherapie den schockierten Patienten operationsfähig zu machen.

c) In der akuten Notfallssituation kann durch rascheste Transfusion unter Druck der Kranke auch in kürzester Zeit operationsreif gemacht werden.

12. Die Anaesthesie für ambulante urologische Eingriffe

Die Fortschritte der Anaesthesie für großchirurgische Eingriffe kommen zunehmend auch den ambulanten Patienten zugute. Gerade auf diesem Gebiet hat der Anaesthesist ein weites und dankbares Arbeitsfeld. Denn immer mehr Patienten und Ärzte erkennen die Vorteile einer guten Anaesthesie mit Vermeidung von Asphyxie und Schaffung günstiger Operationsbedingungen gerade auch für den ambulanten Kranken — ganz zu schweigen von den durch eine Verkürzung der Krankheitsdauer erzielbaren Einsparungen. Hinzu kommt die allgemeine Tendenz, unter Einschränkung der Lokalanaesthesie dem Wunsch des Patienten nach angenehmer Ausschaltung des Bewußtseins nachzukommen. Für die poliklinische Praxis bekommen die Narkosen mit kurzer Nachwirkung zunehmende Bedeutung: vor allem die ultrakurzwirkenden Barbiturate, Lachgas, Cyclopropan, Trichloräthylen und Halothan. Die intravenöse Narkoseeinleitung wird allgemein als die angenehmste empfunden. Bei sonst gleicher Ausgangslage fordert die Praxis Variationen der Anaesthesiemethoden: Beim stationären Kranken wird man sich leicht, beim ambulanten nur schwer zur Allgemeinnarkose entschließen.

An vielen Kliniken werden trotzdem heute nur noch die Hälfte oder zwei Drittel der schmerzhaften ambulanten urologischen Eingriffe in Lokalanaesthesie, der Rest in intravenöser Barbituratnarkose mit N_2O-Zusatz und Halothan durchgeführt.

Die Prämedikation soll die Straßenfähigkeit[1] des Patienten nicht beeinträchtigen. 0,4 mg Atropin (oder 0,2 mg Bellafolin) werden von allen erwachsenen Patienten vertragen und erleichtern die Anaesthesie durch Vermeidung störender Reflexe. An Stelle der Opiate oder Sedativa können Medikamente aus der Reihe der Analgetica und Antipyretica (z. B. Aminophenazon, Phenacetin) treten. Auch Kombinationspräparate (meist Codein + Aminophenazon + Barbiturate oder Antihistaminica + Vitamin B_6) haben sich bewährt.

Auch die Möglichkeiten der Lokalanaesthesie werden durch zweckmäßige Prämedikation erweitert. Es sollte viel mehr von ihr auch zu diesem Zweck Gebrauch gemacht werden. Dann können die meisten diagnostischen urologischen Manipulationen ohne Anaesthesie oder in Lokalanaesthesie vorgenommen werden (MILLAR), besonders wenn diese ergänzt wird durch

Zentrale Analgesie

Die häufigste Methode ist die Lachgas-Sauerstoff-Inhalation. Die Patienten sind leider recht verschieden empfindlich; diese Methode schafft also nur in etwa 80% eine ausreichende Analgesie für kleinere Manipulationen. Durch geschickte psychische Führung läßt sich dieser Prozentsatz noch steigern.

[1] Das heißt die Fähigkeit, sich ohne Hilfe dritter auch im modernen Straßenverkehr bewegen und ein Fahrzeug steuern zu können. Hiervon ist scharf zu trennen die Gehfähigkeit, die durchaus noch bestehen kann, wenn die Straßenfähigkeit längst ausgefallen ist.

Manche Patienten sind bereits 2 min nach Beginn der Inhalation eines Gasgemisches mit 50% N_2O im Stadium der Analgesie, andere benötigen 70%. Der Übergang zwischen den einzelnen Stadien ist fließend. Über die Unterteilung des Analgesiestadiums in 3 Stufen s. oben Narkosestadien (S. 32).

VONOW konnte tausende von kleinen ambulanten Eingriffen im Analgesiestadium ohne Komplikationen und ohne Störungen ausführen. Er betont, daß die Aufrechterhaltung des psychischen Kontaktes mit dem Patienten für das Gelingen wesentlich ist. Erregte und ängstliche Kranke schütten Adrenalin aus, der Stoffwechsel steigt und die Analgesie mißlingt. Durch Geduld und gute psychische Führung lassen sich diese Versager vermeiden. Die Kranken brauchen nicht einmal nüchtern zu sein.

Für die Lachgas-Anaesthesie stehen heute ausgezeichnete Narkoseapparate zur Verfügung. Selbstverständlich muß die Dosierungsvorrichtung zuverlässig sein, was leider nicht bei allen Modellen der Fall ist (NÜCKEL). Man versuche, stets mit dem geringstmöglichen N_2O-Zusatz auszukommen, um den höchst unerwünschten Übergang in das Exzitationsstadium zu vermeiden, in dem leicht Nebenverletzungen (Blasenperforation!) gesetzt werden können. Ganz abzulehnen ist eine „Erstickungs"-Anaesthesie durch Verminderung des Sauerstoffanteils im Gasgemisch unter 20%.

Beim Fehlen eines solchen Analgesieapparates werden folgende Mittel empfohlen, von denen jedoch keines das Lachgas an Beliebtheit und Unschädlichkeit erreicht. Da es sich um halogenierte Mittel handelt, weisen sie, wie das Chloroform, eine gewisse Toxicität, besonders für das Herz, auf: Chloräthyl, Solästhin, Isopropylchlorid, Trichloräthylen (Trilen), neuerdings auch das in Manchester zuerst erprobte Halothan (JOHNSTON). Eine Sonderstellung nimmt der nichthalogenierte, relativ ungefährliche Divinyläther (Vinethen) ein. Für Trilen sind einfache Inhalatoren im Handel (z. B. Oxycolumbus von WEINMANN), die leicht zu handhaben sind.

Alle größeren und schmerzhaften Eingriffe (z. B. die Koagulation eines Blasenpapilloms), die eine völlige Ruhe des Operationsfeldes erfordern, werden am besten im Toleranzstadium durchgeführt[1]. Eine poliklinische Vollnarkose soll folgende Bedingungen erfüllen: Rasche Einleitung, günstige Operationsbedingungen, schnelles Erwachen und Vermeidung unangenehmer Neben- und Nacherscheinungen. Stickoxydul gilt heute (noch und wieder) als das geeignetste Anaestheticum für den ambulanten Kranken. Leider ist es so schwach, daß es ergänzt werden muß durch gute und rechtzeitige Prämedikation oder Lokalanaesthesie (LUNDY 1924) oder ein kurzwirkendes intravenöses Barbiturat (ausführliche Darstellung s. R. FREY und J. ROOH). Diese Methode ist nur für Erfahrene geeignet, da sie alle Gefahren der Barbituratnarkose birgt. Wir injizieren den mit Lachgas ins Stadium der Analgesie versetzten Patienten zusätzlich eine kleine Menge (100—300 mg) eines besonders kurz wirkenden Barbiturates, das zur feineren Dosierung in 2,5%iger Lösung aufgezogen ist, oder des Phenoxyessigsäureamidderivates G 29505. Unmerklich gleitet der Kranke ins Toleranzstadium. Nach Absetzen des Lachgases kehren die Reflexe nach wenigen Atemzügen zurück. Schließlich kann man auch auf ein Inhalationsanaestheticum mit stärkerer Wirkung zurückgreifen. Hier haben sich Cyclopropan und Halothan für die ambulanten Eingriffe besonders bewährt. MORTON empfiehlt folgendes Vorgehen: Ein Beatmungsbeutel mit Maske, der durch einen Riegel verschließbar ist, wird mit 3 Litern Sauerstoff und 3 Litern Cyclopropan gefüllt. Während die Maske luftdicht aufgesetzt wird, atmet der Kranke Luft. Dann wird die Verbindung zum Beutel geöffnet, sodaß der Patient in den Beutel hinein- und herausatmet. Das Bewußtsein schwindet beim 4. Atemzug. Das Gas reizt nicht,

[1] Hierfür müssen die Kranken allerdings vollkommen nüchtern sein (Aspirationsgefahr!).

das Einschlafen ist angenehm. 10—15 Atemzüge genügen, um bei allen Patienten eine Narkosedauer von etwa 3 min zu erzielen. Soll die Anaesthesie länger ausgedehnt werden, wird durch denselben Atembeutel Lachgas und Sauerstoff verabreicht. Eine leichte postoperative Übelkeit verschwindet rasch. Diese Methode hat sich auch bei Kindern bewährt. Auf die Vorsichtsmaßregeln, die wegen der Explosionsgefahr berücksichtigt werden müssen, wurde oben S. 67 hingewiesen.

Ein kurzwirkendes *Muskelrelaxans* kann auch bei ganz oberflächlicher Anaesthesie (N_2O, bei ängstlichen Patienten ergänzt mit etwa 100—200 mg Thiopenthal) gute Operationsbedingungen, besonders bei Bougierungen, und rasche Erholung bewirken. Die Methode ist selbstverständlich nur in den Händen des wirklich Geübten vertretbar, der in der Zeit der vollen Erschlaffung mit Sauerstoff und Lachgas künstlich beatmen kann.

Ein Erholungsraum, in dem die Kranken erforderlichenfalls $^1/_2$ Std ruhen können, ist unumgänglich; ebenso die Betreuung durch eine geeignete Pflegeperson. Der Patient soll die Poliklinik nach einer Narkose nur in Begleitung eines Erwachsenen verlassen und ausdrücklich angewiesen werden, nicht selbst ein Fahrzeug zu steuern.

Werden die Anaesthesien für ambulante Patienten in korrekter Weise durchgeführt, so sind viele Eingriffe, die sonst nur nach stationärer Aufnahme vorgenommen werden könnten, ambulant ausführbar. Dies bedeutet — zumal in Zeiten der Bettenknappheit — eine beachtliche Entlastung für Krankenhaus und Krankenkasse.

13. Die Anaesthesie bei Hämophilen

Auch bei Patienten mit Blutungsneigung kann heute nach entsprechender Vorbereitung selbst ein größerer chirurgischer Eingriff gewagt werden. Nach CAZAL kann bei Hämophilen die Blutgerinnung normalisiert werden durch tägliche Infusion von 20 ml pro kg Körpergewicht eines speziell zubereiteten Trockenplasmas (das zeitliche Intervall zwischen Blutentnahme und Gefriertrocknung oder Lyophilisierung darf 8 Std nicht überschreiten). Diese Infusionen müssen etwa 14 Tage lang nach der Operation wiederholt werden, bis die Wundheilung abgeschlossen ist.

14. Die Anaesthesie bei Endoskopien

Bei einfachen endoskopischen Manipulationen wird man meist versuchen, mit Oberflächenanaesthesie oder örtlicher Betäubung (notfalls auch Sacralanaesthesie) auszukommen, besonders wenn es sich um ambulante Kranke handelt.

Bei schmerzhaften Maßnahmen, wie z. B. Elektroresektionen und Koagulationen oder empfindlichen Patienten (z. B. bei Schrumpfblase, Strikturen, Prostatitis usw.) läßt sich jedoch eine Untersuchung in Allgemeinbetäubung (notfalls auch Periduralanaesthesie) nicht immer vermeiden. Diese muß stets mit allen Vorsichtsmaßnahmen gekoppelt werden: Cave „kleine Anaesthesie"! Denn ungenügende Erschlaffung oder zu geringe Narkosetiefe kann zu Abwehrbewegungen führen mit der Gefahr der Nebenverletzungen (Blasenperforation!).

Die Barbituratnarkose allein genügt nicht, da sie nicht zu genügender Erschlaffung führt. Sie muß zumindest kombiniert werden mit einer Lachgas- (oder Halothan- oder Trichloräthylen-) Analgesie.

Die größte Sicherheit bietet folgendes Vorgehen: endotracheale Intubation in Succylincholinerschlaffung. Dadurch kann die Anaesthesie ganz flach gehalten werden. Denn mit Hilfe kurz wirkender Relaxantien können leicht optimale Endoskopiebedingungen geschaffen werden. Die Kranken sind rasch wieder wach, eine tiefe Narkose war ja nicht notwendig.

Erinnert sei hier an die Möglichkeit, durch Zusatz von Suprarenin zur Spülflüssigkeit (1 mg auf 3 Liter Wasser) die Blutungsneigung bei Cystoskopien, zumal bei Resektionen und Koagulationen, zu vermindern und damit die Übersicht zu erleichtern.

15. Die Heilanaesthesie

Die Anaesthesie hat in der Urologie über die Aufgabe, diagnostische oder operative Eingriffe zu ermöglichen, hinaus auch selbständige therapeutische Bedeutung bei chronischen oder rezidivierenden Schmerzzuständen. Eine ausführliche Darstellung der Indikationen und Methoden findet sich in der Monographie von J. BONICA über die Behandlung des Schmerzes. Wir können uns deshalb hier kurz fassen:

Bei unerträglichen Kolikschmerzen z. B. soll man nicht die Opiatdosen beliebig lange und beliebig hoch steigern, sondern durch Kombination mit anderen nicht suchterzeugenden Mitteln (Chlorpromazin oder andere Phenothiazinderivate) oder durch eine Peridural-, Paravertebral-, Sacral- oder Parasacral-Anaesthesie (PENDL) Linderung zu verschaffen suchen. Nicht selten geht daraufhin durch die Lösung von Spasmen sogar der Stein ab.

Bei Schmerzen in den unteren Harnwegen (auch bei Prostatitis) leistet die Pudendus-Anaesthesie Gutes. Bei Krampfblase können durch die Lokalanaesthesie sogar diagnostische Hinweise gewonnen werden.

Bei der Parasacralanaesthesie nach PENDL und bei der Pudendus-Anaesthesie empfiehlt sich die Einführung eines Fingers ins Rectum, um eine gute räumliche Vorstellung über die Lage der Nadel zu gewinnen und Nebenverletzungen zu vermeiden. Der Nervus pudendus soll auch bei seinem Verlauf entlang der Tuberositas ischii durch ein Depot erfaßt werden. Bei gutem Erfolg ist hier sogar die Injektion eines langwirkenden Lokalanaestheticums (s. o. S. 19) zu erwägen.

VIII. Nachbehandlung

Die Verbesserung der Anaesthesiemethoden hat in den letzten Jahren den früher gefürchteten „Exitus in tabula" selten werden lassen. Zwischenfälle treten, da früher als inoperabel angesehene Kranke überleben, eher in der *postoperativen Phase* auf. Die Nachbehandlung entscheidet also heute über den Erfolg der Operation!

a) Aufrechterhaltung der Homoiostase

Was oben in Kapitel I über die Vorbehandlung gesagt wurde, gilt sinngemäß auch für die Nachbehandlung: Der Kranke soll nach der Operation möglichst schnell seine vitalen Reflexe (gute Spontanatmung, Schlucken, Husten, normale Kreislaufregulation) und sein Bewußtsein wiedererlangen — kurz: sein physiologisches Gleichgewicht wiederherstellen können. Dies liegt nicht nur im Interesse des Patienten selbst (Beschleunigung der Rekonvaleszenz, Vermeidung von Lungenkomplikationen durch frühzeitiges Abhusten, Abkürzung der Krankenhausbehandlung durch Frühaufstehen), sondern auch im Interesse des Pflegepersonals: ein ansprechbarer, vernünftiger Patient kann zum Lagewechsel, Abhusten usw. aufgefordert werden und benötigt keine dauernde Überwachung mehr. Nach jedem größeren Eingriff sollen neben der Fieberkurve auch Puls, Blutdruck und Urinausscheidung in stündlichen Abständen graphisch registriert werden.

Sauerstofftherapie. Da alle Opiate und stärkeren Narkotica eine Atemdepression hinterlassen können, geben wir nach größeren Eingriffen besonders den schwerkranken und alten Patienten gerne Sauerstoff. Es genügt, diesen über einen Anfeuchter (Abb. 23) und einen langen, dünnen Gummischlauch auf nasalem Wege in den oberen Pharynx zu insufflieren. Es müssen mindestens 4 Liter/min verabreicht werden, wenn ein Effekt erzielt werden soll. Ein Sauerstoffzelt ist bei schwer Herzkranken und bei schwülem, heißem Wetter wünschenswert, da es eine Ventilation, Trocknung und Kühlung des unter ihm befindlichen Gasgemisches bewirkt. Es soll soviel O_2 zuströmen (10—15 Liter/min), daß der Sauerstoffgehalt von 20 auf mindestens 30% gesteigert wird.

Die Sauerstofftherapie muß mit Überlegung erfolgen. Denn sonst wird nicht nur das teure Gas sinnlos verpufft, sondern es können auch schwere Schäden für den Patienten entstehen: ein zu tief bis in den Oesophagus eingeführter

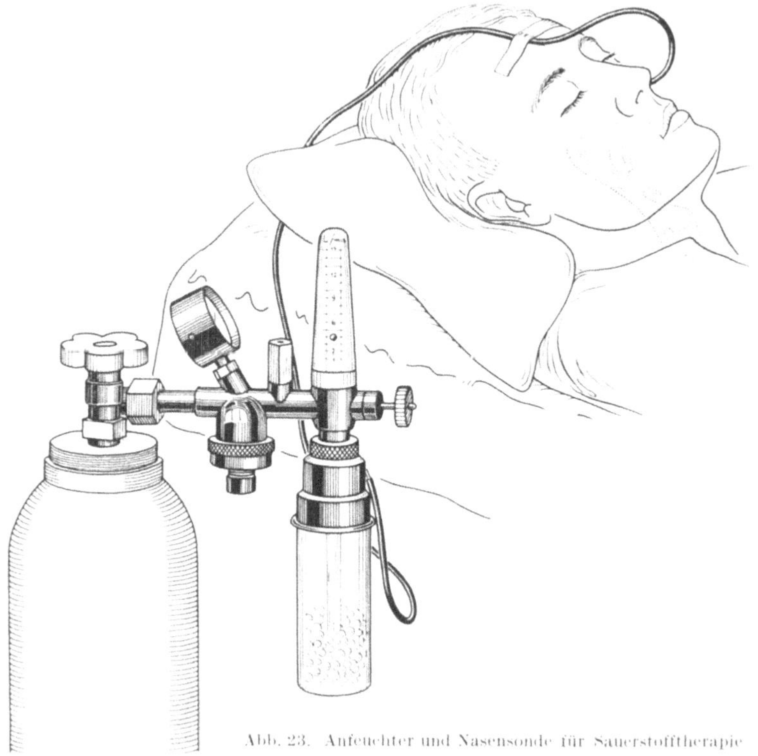

Abb. 23. Anfeuchter und Nasensonde für Sauerstofftherapie

Nasenkatheter kann zu einer Aufblähung, ja zum Platzen des Magens führen. Eine durch Barbiturate bedingte Atemdepression kann in seltenen Fällen verstärkt werden, da die Hypoxie als Atmungsstimulans wegfällt. Beim vollwachen Patienten stellt die Sauerstofftherapie eine unnötige Belastung dar, wenn keine Atembehinderung, kein Schock und keine Kreislaufinsuffizienz mehr bestehen.

In der Regel wird man also O_2 nur etwa in der ersten Stunde nach der Operation geben und dann die Indikation überprüfen. Asthmatiker, Emphysematiker, Kranke mit Cyanose, Dyspnoe, Stridor oder sonstiger peripherer oder zentraler Atembehinderung sind jedoch dankbar für Sauerstoff und benötigen ihn bisweilen tagelang.

Schockverhütung. Es genügt nicht, den Patienten gut über die Operation zu bringen; die meisten Zwischenfälle entstehen auf dem Transport zum Krankenzimmer und in den Minuten und Stunden danach. Durch die Einrichtung von „Wachstationen“, „Erholungsräumen“ (Recovery rooms, Postanaesthesia rooms), mit speziell geschultem Pflegepersonal kann viel Gutes getan werden (SADOVE und CROSS).

Stets lohnt sich eine Überwachung des Kranken mit graphischer Registrierung nicht nur der Temperatur und der Pulsfrequenz, sondern auch von Blutdruck, Urinausscheidung, Art und Menge der verabreichten Medikamente usw. Nur so ist dem diensthabenden Arzt auch in der Nacht eine rasche Beurteilung der Situation möglich.

Der Kranke verliert durch das jeder Operation folgende „Wundödem", sowie durch die nachfolgende Sickerblutung Plasma und Mineralien. Dies führt zunächst zu einer Bluteindickung: der paradoxe Anstieg des Hämoglobins in den Stunden nach der Operation über die präoperativen Werte hinaus darf nicht darüber hinwegtäuschen, daß gleichzeitig die zirkulierende Blutmenge eingeschränkt (Oligämie) und damit der Kranke in einen Präschockzustand gelangt ist. Durch Dauertropfinfusion und Transfusionstherapie (am besten bleibt bei gefährdeten Kranken die zur Narkoseeinleitung angelegte intravenöse Nadel oder der eingeführte Kunststoffschlauch liegen bis zum Tag nach der Operation) können diese Gefahren überwunden werden. Nicht nur die Menge (täglich 2000 bis zu 3000 ml + zusätzlichem Ersatz von verlorenem Blut usw.), sondern auch die Zusammensetzung der Infusionsflüssigkeit ist von Bedeutung: Nicht nur Natrium, auch Kaliumchlorid, Kohlenhydrate, Vitamine, Plasma usw. sind wichtig.

Auf spezielle Einzelheiten der urologischen Nachbehandlung, auch hinsichtlich einzelner Operationen, sind SADOVE und CROSS in ihrer Monographie über den „Recovery room" ausführlich eingegangen. Es soll im folgenden nur auf die allgemeinen Gesichtspunkte hingewiesen werden:

CHUTE bringt in einer ausführlichen Darstellung die Nachbehandlung speziell bei älteren Kranken. Er billigt der großzügigen Anwendung der *Bluttransfusion* die größte Rolle bei der Erweiterung der Operationsindikation auch bei älteren Kranken zu. Diese sind wesentlich labiler und geraten schnell aus dem Gleichgewicht, wenn sie einem Stress unterworfen werden. Besonders empfindlich sind sie gegenüber Mangelernährung, Elektrolytstörungen und Trauma. Ihre Rückkehr zur Homoiostase benötigt länger, auch die Wundheilung ist verzögert. Tägliche Transfusionen von Blut oder zumindest Plasma bis zur Rückkehr des Appetits haben sich glänzend bewährt.

Die *Mangelernährung* mancher Patienten kann bedingt sein durch Armut, Inappetenz, Apathie, Ignoranz und fehlende Zähne. Besonders störend für den postoperativen Verlauf ist eine schon vor der Operation bestehende Hypoproteinämie. Sie prädisponiert zu Mineralhaushaltsstörungen und Schock, zu Darmatonie und dem gefürchteten postoperativen hepatorenalen Syndrom. Die Bluttransfusion ist die beste Therapie eines Eiweißmangelzustandes.

Ein *Vitaminmangel* bedarf dringend des Ausgleiches. Vitamin B-Komplex-, Vitamin C- und K-Gaben sind besonders wichtig.

Ödeme stellen in jedem Fall ein alarmierendes Symptom dar. Ihre Ursache[1] sollte — mit Ausnahme von Notfällen — bereits vor der Operation diagnostisch abgeklärt und durch Bettruhe, Kreislaufbehandlung, Diät bzw. erforderlichenfalls Transfusion beseitigt werden, wenn der Patient nicht in der Lage ist, seine 100 g Eiweiß täglich zu sich zu nehmen (diese Menge entspricht 4 Beefsteaks oder 3,5 Liter Milch oder 17 Eiern!). Wechselnd können auch Aminosäurenhydrolysate parenteral verabreicht werden. Diese sollten stets zusammen mit Lävulose gegeben werden, um die Energie für die Eiweißsynthese zu liefern. Andernfalls werden die Aminosäuren größtenteils verbrannt.

Dehydrierung entsteht durch zu geringe Flüssigkeitszufuhr, meist infolge von Übelkeit oder Schwäche, oder abnormen Flüssigkeitsverlust, meist infolge von

[1] Cardiale oder renale Insuffizienz, Hypoproteinämie, Mineralhaushaltsstörung usw.

Durchfällen, Fieber, Schwitzen und Erbrechen (eine häufige Begleiterscheinung z. B. der Pyelonephritis). Zugleich mit der Flüssigkeit werden Elektrolyte verloren, vor allem Natriumchlorid und Kalium. Bei fortschreitender Dehydrierung wird die Nierenfunktion verschlechtert. Es werden saure Stoffwechselprodukte retiniert. Dadurch entsteht eine Acidose und eine kompensatorische Verminderung des CO_2-Spiegels im Serum. Das Blutvolumen nimmt ab, der Hämatokrit steigt an. Klinisch bestehen Gewichtsverlust, Durst, trockene Zunge und welke Haut. Es wird wenig hochgestellter Urin ausgeschieden. Eine stärkere Acidose geht mit Hyperpnoe oder Hyperventilation einher (Kussmaulsche Atmung). Der Patient wird benommen, apathisch und verwirrt.

Natrium ist das wichtigste Alkali und der hauptsächliche mineralische Bestandteil des Blutplasmas, während Chlor der wichtigste mineralische saure Bestandteil ist. Eine Acidose tritt ein, wenn mehr Natrium als Chlor verloren wird, wie es z. B. bei Diarrhoen der Fall ist. Isotonische Kochsalzlösung enthält nun 1,5mal so viel Chlor wie das Blutplasma. Ihre Zufuhr hebt deshalb bei der Dehydrierung mit Begleitacidose den sowieso schon erhöhten Chlorspiegel noch weiter an und verschlimmert damit die Acidose! Die Erfahrung hat gelehrt, daß die intravenöse Gabe von einem Teil $^1/_7$ molarer Natriumbicarbonatlösung (oder $^1/_7$ molarer Natriumlactatlösung) und 2 Teilen 5%iger Lävulose in isotonischer Natriumchloridlösung den Chlorspiegel zur Norm erniedrigt und die Acidose und Dehydration korrigiert. Derartige Lösungen sind heute infusionsfertig im Handel (BAXTER, BRAUN, PFRIMMER u. a.).

Bei durch *Erbrechen* bedingter Dehydrierung sind die Verhältnisse gerade umgekehrt. Es wird mehr Chlor verloren als Natrium (wenn nicht eine Achylie vorliegt!). Die Folge ist eine Alkalose. Diese ist kenntlich an einem erniedrigten Serumchloridspiegel und einem erhöhten CO_2-Gehalt des Serums. In dieser Lage ist isotonische Salzlösung indiziert mit Zusatz von 5% Lävulose zur Beseitigung des stets bestehenden Kohlenhydratmangels. Hierbei muß allerdings darauf geachtet werden, nicht über das Ziel hinauszuschießen: Der tägliche Kochsalzbedarf des Erwachsenen ist mit 700 ml isotonischer (0,9%iger) Natriumchloridlösung befriedigt. Ein Überschuß führt zu Flüssigkeitsretention und einer im Verhältnis zur zugeführten Flüssigkeit erstaunlich geringen Urinproduktion.

Eine intakte *Nierenfunktion* ist von größter Bedeutung für die Aufrechterhaltung der Homoiostase. Die Niere sorgt für einen ausgeglichenen Flüssigkeits- und Mineralhaushalt, vor allem von Natrium, Chlor und Bicarbonat. Bei Erkrankungen der Niere kann es zu Störungen der verschiedensten Art kommen: Natrium, Chlor, Phosphate und Sulfate können z. B. verloren oder retiniert werden mit darausfolgender Acidose oder Alkalose. Ohne ein zuverlässiges Laboratorium, möglichst mit Flammenphotometer, ist in dieser Situation keine rationelle Therapie mehr möglich. Alles andere sind „Schrotschüsse ins Dunkle“. Als Mindestforderung gilt: Tägliche Bestimmung der Chloride und des CO_2-Gehaltes im Plasma, Hb und Hämatokrit, Reststickstoff und Serumeiweißspiegel, bei schwierigen Fällen Natrium und Kalium im Serum.

Natrium ist auch das wichtigste Element in der *extra*cellulären Flüssigkeit (Blut und interstitielle Flüssigkeit), Kalium in der *intra*cellulären Flüssigkeit. Die Bestimmung des Serum-Kaliumspiegels ist deshalb kein sicherer Maßstab für den Kaliumgehalt des Körpers, der sich ja ganz überwiegend im Zellinnern befindet. E. KOLB hat deshalb eine Methode zur Bestimmung des intracellulären Kaliumspiegels angegeben. Die schweren, schließlich zum Tode führenden Erscheinungsbilder, die als Folge sowohl einer Hypo-, als auch einer Hyperkaliämie auftreten, müssen hier als bekannt vorausgesetzt werden. Beide führen zu charakteristischen Veränderungen des EKG (Niedervoltage, ST-Senkung, T-Abflachung, QT-Verlängerung bei Mangel, extrem erhöhte T-Zacken, QT-Verkürzung und Arrhythmien bei Überschuß), die diagnostischen Wert besitzen.

Kaliummangel (Hypokaliämie) kann auftreten bei Dehydration, Salzmangel und Acidose sowie bei Operationen, wenn der Patient oral kaum etwas zu sich nehmen kann und außerdem intravenös nur kaliumfreie Flüssigkeiten zugeführt bekommt. Wenn die Kranken auf parenterale Ernährung angewiesen sind, sollte deshalb vom zweiten Tag an regelmäßig Kalium mit zugeführt werden. Infusionslösungen mit verschieden starkem Kaliumzusatz sind im Handel (BAXTER, BRAUN, PFRIMMER u. a.). Überhaupt sollte für Infusionen nicht mehr die überholte, da unphysiologische Kochsalzlösung, sondern eine dem Blut nicht nur isotonische, sondern möglichst auch isoionische Lösung (Ringerlösung, Tyrodelösung usw., ebenfalls fertig im Handel) verwendet werden.

Die orale (notfalls rectale) Ernährung ist der parenteralen überlegen. Notfalls kann die Nahrung auch über eine Magen- oder Darmverweilsonde erfolgen. Auch hierfür gibt es gebrauchsfertige, hochcalorische Lösungen, die Eiweiß, Fett, Kohlenhydrate, Vitamine, Mineralien (vor allem Calcium, Phosphor und Eisen) enthalten. Die Verträglichkeit intravenös zugeführter Fettlösungen zur Calorienzufuhr ist noch umstritten.

Von einigen Autoren wird empfohlen, in der postoperativen Phase kleine Mengen von Alkohol zu geben (z. B. 60 ml reinen Alkohol auf 1000 ml Infusionsflüssigkeit). Die Patienten werden euphorisch, ruhig und analgetisch, sodaß Opiate eingespart werden können. Außerdem stellt der Alkohol eine beachtliche Calorienzufuhr dar. Auch diese Lösungen sind im Handel (Analgofusin usw.).

Eine latente *Nebenniereninsuffizienz* kann durch den Thorn-Test aufgedeckt werden: Nach Zufuhr von ACTH (oder durch einen anderen Stress, wie Injektion von 0,5 mg Adrenalin oder Noradrenalin) fällt die Eosinophilenzahl im Blut rasch und tief ab. Ist dieser Test negativ (häufig bei geschwächten Kranken), so ist die Zufuhr von Nebennierenrindenextrakt, Cortison, oder, wenn eine rasche Wirkung erforderlich ist, Hydrocortison, wertvoll. Die Dosierung soll indes niedrig sein (Gefahr zusätzlicher Mineralhaushaltsstörungen!) und sich langsam ausschleichen. Eine ausführliche Darstellung unseres Vorgehens findet sich bei EHLERS, J. LUNDY und J. REHN.

Das *Frühaufstehen* ist heute allgemein anerkannt zur Embolieverhütung, Beschleunigung der Rekonvaleszenz und Abkürzung des Krankenhausaufenthaltes. Es bereitet bei guter Anaesthesie, Schockprophylaxe, Vor- und Nachbehandlung weniger Schwierigkeiten als je zuvor. Kontraindiziert ist es lediglich bei Schock und großer Schwäche. Die Kranken brauchen viel psychologische Hilfe. Allzu hart darf man sie allerdings auch nicht anfassen. Liebgewordene Gewohnheiten können ihnen nicht in ein paar Krankenhaustagen abgewöhnt werden.

b) Analgesie

Der unvermeidliche Wundschmerz beginnt dann einzusetzen, wenn die Patienten den größten Teil des Narkoticums ausgeschieden haben und nicht nur ansprechbar sind, sondern auch das Analgesiestadium verlassen haben. Falsch ist es, routinemäßig ein stark wirkendes Analgeticum, wie z. B. ein Opiat, gleich beim Erwachen zu verabreichen. Man wartet besser, bis die Kranken so wach sind, daß sie spontan Schmerzen äußern, und auch dann gibt man nur etwa die Hälfte der üblichen Opiatdosis, wenn man nicht lieber versucht, durch Infusionen mit Alkohol oder Novocain eine Analgesie zu erzielen. Denn der Komfort des Patienten darf nicht erkauft werden durch eine Erhöhung des *Risikos*, z. B. als Folge einer Atemdepression, einer vollkommenen Unterdrückung des Abhustens und einer Lähmung der Peristaltik (H. SLOCUM). Hohe Opiatdosen als einziges

Analgeticum in der prä- und postoperativen Phase sind aus den verschiedensten Gründen abzulehnen (BEECHER):

A. Sie führen bei einem hohen Prozentsatz der Kranken (bis zu 70%) nicht zu Euphorie, sondern eher zu Dysphorie mit Übelkeit. Eine Euphorie wird fast immer erst nach Gewöhnung erzielt. Die Angaben über die euphorisierende Wirkung der Opiate stammen nach BEECHER von opiatgewöhnten Beobachtern.

B. Die Atemdepression in der postoperativen Phase ist besonders unerwünscht (Gefahr der Hypoxie und Pneumonie).

C. Die obstipierende Wirkung der Opiate beschwört die Gefahr der Magen-Darm-Atonie herauf.

Als Ersatz oder zumindest als Ergänzung der Opiate stehen zur Verfügung:

1. Die *Lokal-* oder *Leitungsbetäubung* im Operationsbereich mit einem langwirkenden Lokalanaestheticum. Man infiltriert bei Ende der Operation die Wundumgebung und besonders die Gegend der zuführenden Nerven mit Sympocain forte, Effocaine oder einem anderen langwirkenden Mittel. Diese Methode hat sich besonders in der Thorax- und Abdominalchirurgie bewährt. Die Schmerzlinderung hält mehrere Tage an. Allerdings sind Verzögerungen der Wundheilung beschrieben.

2. *Leichtere Analgetica*, die nicht zur Atemdepression führen, sind wertvoll: Aminophenazon (Pyramidon), Salicylate (Aspirin) oder Kombinationspräparate (Treupel oder Antineuralgica-Suppositorien und zahllose andere Mischpräparate, wie Irgapyrin, Ircodenyl usw.).

3. *Alkohol-Infusionen* (s. oben) machen den Kranken euphorisch und lindern die Schmerzen ohne wesentliche sonstige Beeinträchtigung. Sie dürfen allerdings bei Leberschäden nicht oder nur in kleiner Dosis gegeben werden.

4. Zusatz von *Procain* (Novocain) zur Infusionsflüssigkeit (1 g/Liter) ist ebenfalls in der Lage, eine teilweise Analgesie herbeizuführen. Da sich die infundierte Flüssigkeit besonders im Wundbereich (Wundödem!) ansammelt, wird sogar eine selektive bevorzugte Analgesie des Operationsgebietes bewirkt, daneben eine Bradykardie und vegetative Stabilisierung (EICHHOLTZ).

5. *Antihistaminica*, besonders die Gruppe der Phenothiazine, weisen ebenfalls eine leichte lokalanaesthetische und analgetische Wirkung auf. Darüber hinaus sind sie in der Lage, durch *Verstärkung* der Wirkung anderer Analgetica eine Einsparung von Opiaten zu ermöglichen (daher der in Frankreich geschaffene Ausdruck „Potenzierte Narkose").

6. *Schlafmittel* (meist Barbiturate) lassen schließlich in der ersten Nacht nach der Operation eine niedrigere Dosierung der Opiate zu: die Patienten nehmen zwar noch ihren Schmerz wahr, bewerten diesen indes nicht mehr so schwer.

7. Überhaupt kommt der subjektiven Bewertung des Schmerzes eine überragende Bedeutung zu. BEECHER hat festgestellt, daß Privatpatienten in der postoperativen Phase 5mal soviel Opiate fordern und erhalten als Kassenpatienten. Der psychagogischen (HELLPACH) und *hypnotischen Schmerzbeeinflussung* kommt deshalb eine wachsende Bedeutung zu.

Für die Schmerzbekämpfung bei urologischen Erkrankungen, die ohne Zusammenhang mit einer Operation sind, gelten dieselben Grundsätze: Bei Koliken versucht man z. B. lieber, mit Spasmolyticis auszukommen. Opiate lähmen die Peristaltik und stellen lediglich eine ultima ratio dar. Butazolidin, Novalgin und seine Derivate wirken gut schmerzstillend, ohne mit so starken Nebenwirkungen belastet zu sein.

c) Verhütung und Behandlung der Magen-Darm-Atonie

Die Magen-Darm-Atonie[1] kann, wenn sie nicht frühzeitig erkannt und beseitigt wird, zum Tode führen. Mineralhaushaltsstörungen, Kaliummangel, Überdehnung (durch Gas- oder Flüssigkeitsansammlung oder Diätfehler), fehlerhafte Infusionstherapie (Überladung und Ödematisierung der Magenschleimhaut mit physiologischer Kochsalzlösung), Durchblutungsstörungen (latenter Schock), vegetative Labilität und allgemeine Schwäche (Hypoproteinämie, Kachexie) und darmlähmende Medikamente (Atropin, Opiate) können eine ursächliche Rolle spielen.

Durch frühzeitige, schon am Operationstag einsetzende Prophylaxe kann die Atonie meist verhütet werden. Bewährt haben sich eine Magenverweilsonde, ausreichende Bluttransfusionen und Prostigmin, Pantothensäure (Bepanthen), Hypophysin, 10%ige Kochsalzinjektionen, Wärmeanwendung und Verzicht auf peristaltiklähmende Analgetica zugunsten von peristaltikanregenden Mitteln, wie Reserpin und Hydergin.

Eine ausführliche Schilderung der Ätiologie und Behandlung findet sich bei H. Hess, auf dessen Arbeit verwiesen wird.

d) Verhütung und Behandlung der Harnverhaltung

Manche Kranke können im Liegen ihre Notdurft nicht verrichten. Kommt nun noch die Wirkung des operativen Traumas und der verschiedenen Medikamente auf das Vegetativum hinzu, so wird die Häufigkeit der postoperativen Harnverhaltung verständlich. Man mache es sich deshalb zur Regel, am Abend nach der Operation den Blasenstand kontrollieren und die spontan gelassene Urinmenge messen zu lassen.

Früher, als die intravenöse Schockprophylaxe noch nicht oder nur wenig geübt wurde, betrug die Urinmenge am Operationstag meist nur wenige Milliliter. Die weitgehende Aufrechterhaltung der Homoiostase durch die oberflächlicheren Narkosen und die ausreichende Blut- und Flüssigkeitszufuhr auch am Tage des Eingriffes läßt die Nierentätigkeit und die Urinproduktion soweit intakt, daß mehr als zuvor auf eine normale Blasenentleerung geachtet werden muß. Denn oft empfinden die Kranken durch die gleichzeitig erhaltenen Analgetica keinen Harndrang.

Haben die einfachen Maßnahmen, wie Andrehen des Wasserhahnes, Gabe eines Parasympathicomimeticums (Prostigmin oder Doryl) und Aufsitzenlassen, keinen Erfolg, darf nicht mit der täglich mindestens zweimaligen Katheterisierung gezögert werden. Das Frühaufstehen beseitigt die Störung meist binnen 24 Std.

e) Verhütung und Behandlung der Anurie und Urämie

Die Verminderung oder gar das Sistieren der Urinproduktion in der postoperativen Phase kann verschiedene Gründe haben:

Schock und Stress. Durch Blutverlust, Wundödem und Flüssigkeitskarenz kommt es zu einer Einschränkung der zirkulierenden Blutmenge und Blutdruckabfall. Als kompensatorische Maßnahme schränkt der Körper die Durchblutung der Peripherie ein zugunsten der Versorgung der beiden lebenswichtigsten Organe: Herz und Gehirn. Die Durchblutung der Nieren kann dabei bis auf 10% der Norm abfallen (Schockniere). Hierdurch wird nicht nur die Urinproduktion eingestellt (meist bei einem Blutdruck unter 60 mm Hg), sondern auch eine hypoxische Schädigung des Nierenparenchyms mit sekundärem Ödem herbeigeführt. Von der Dauer der Hypoxie und der Schwere des Ödems hängt es ab, ob es sich

[1] Siehe auch oben S. 60 unter Komplikationen.

um eine reversible oder irreversible Nierenschädigung handelt. Als Faustregel gilt, daß ein kurzer starker Blutdruckabfall von einigen Minuten von der Niere eher vertragen wird, als ein chronischer, durch einen Schock (nicht durch Ganglienblocker, die eine Weitstellung der Gefäße bewirken!) bedingter Blutdruckabfall unter 80 mm Hg.

Die Palliativbehandlung nur des Symptomes Blutdruck mit Sympathicomimeticis ist in dieser Lage nur bei Nebennierenmarkinsuffizienz sinnvoll. Eine gesunde Nebenniere bringt bei einer Stressreaktion sowieso so viel Adrenalin und Noradrenalin in die Blutbahn, daß eine noch weitergehende Engstellung der Peripherie die Nierendurchblutung *nicht* verbessert — auch bei einer Blutdrucksteigerung (diese stellt nur eine „Scheinblüte" dar und ist von einem um so schwereren Versagen gefolgt).

Die einzige rationelle Therapie ist die adäquate intravenöse Zufuhr von Blut und Flüssigkeit. Bewiesen wird diese Feststellung durch die Erfolge, die mit dieser Therapie beim sog. Crush-Syndrom (ausgedehnte Weichteilverletzungen und Verbrennungen) erzielbar sind (M. ALLGÖWER): Die gut durchblutete Niere wird mit der früher als tödlich angesehenen Hämo- und Myoglobinurie durchaus fertig, wenn durch großzügige In- und Transfusionen in den Stunden und Tagen nach der Verletzung für eine Urinproduktion von mindestens 50—100 ml/Std gesorgt wird. Nur bei hypoxisch geschädigter, minderdurchbluteter Niere kommt es zum Ausfall so vieler Myoglobincylinder, daß eine irreversible Anurie eintritt.

Viele *Medikamente* führen als Nebenwirkung zu einer Herabsetzung der Urinproduktion: Opiate, Phenothiazine, Äther, Chloroform und andere Anaesthetica. Man wird deshalb versuchen, bei Anuriegefahr alle diese Medikamente niedrig zu dosieren oder auf Methoden zurückzugreifen, die eine Steigerung der Urinproduktion bewirken (Paravertebralanaesthesie, Peridural- oder Lumbalanaesthesie).

Die Anurie und die Nierenparenchymerkrankungen sind nicht die einzige Ursache der Urämie: selbst bei guter Urinproduktion und vollkommen gesunder Niere kann z. B. eine *Mineralhaushaltsstörung* zum Anstieg des Reststickstoffes führen durch das gefürchtete „extrarenale Nierensyndrom" und das „hepatorenale Syndrom".

Die Niere benötigt zur Ausscheidung des Reststickstoffes Kochsalz. Sowohl bei Natriummangel als auch bei Chlormangel kommt es zur Urämie. Schließlich entsteht durch das „hypochlorämische Erbrechen" ein circulus vitiosus, der zum Tode führt, wenn er nicht erkannt und entsprechend behandelt wird. Zur Erkennung genügt es hierbei nicht, den „Kochsalzspiegel" zu bestimmen. Denn dieser beruht meist auf dem Nachweis der Chloride, die normal sein können trotz schwerem Natriummangel. Am besten ist dieser durch flammenphotometrische Serumuntersuchung nachweisbar.

Die Behandlung besteht in Ersatz der fehlenden Salze, wenn möglich, oral, andernfalls intravenös, bei leichteren Störungen auch rectal. Entsprechende individuell zusammengesetzte Lösungen sind im Handel; sie können notfalls von der Apotheke hergestellt werden, wobei allerdings die Gefahr der Beimischung pyrogener Substanzen größer ist als bei spezialistischer, fabrikmäßiger Herstellung.

Auf dem hepatorenalen Syndrom und dem extrarenalen Nierensyndrom ähnliche Zustandsbilder wurde oben im Kapitel „Urologische Störungen" (S. 60) bereits hingewiesen.

Auch zur Behandlung der Nierenparenchymerkrankungen sei auf die einschlägigen internistischen Lehr- und Handbücher verwiesen (z. B. I. FREY: Die Erkrankungen der Niere, in HEILMEYER: Lehrbuch der inneren Medizin; und W. FREY und F. SUTER im Handbuch der inneren Medizin, Bd. 8).

f) Verhütung und Behandlung der Embolien

Das „Hineinschleudern" (Embolie) von abnormen Substanzen in die Blutbahn kann zur Sperrung der Durchblutung wichtiger Körperteile (Lungen, Herz, Gehirn, Gliedmaßen) und zu schwersten reflektorischen Vorgängen (Vagusreflexen, Herzstillstand, Asphyxie) führen.

A. Die *Luftembolie.* Eine größere Menge (mehr als 10 ml) Luft kann auf folgende Weise in die Gefäßbahn geraten: Durch versehentliche Injektion bei einer *Transfusion*, oder während einer *Operation* durch Eindringen von Luft in eine größere Vene bei forcierter Einatmung mit negativem Druck im Thoraxinnern. Die Luftembolie in die Vena cava inferior oder eine ihrer Zuflüsse stellt eine stete Gefahr bei urologischen Eingriffen dar. Jeder Urologe muß deshalb den therapeutischen „Alarmplan" bei Luftembolie geistig gegenwärtig haben: Sauerstoffbeatmung mit positiven Drucken und Herzpunktion zur Absaugung des Schaumes. Denn die Schaumbildung im Herzen führt zu frustranen Kontraktionen. *Verhütet* kann die Luftembolie werden durch:

Unterlassung der Transfusion mit Überdruck oder zumindest Zwischenschaltung eines Sicherheitsventils (Hale). Einfacher und besser ist es, zur Beschleunigung einer Transfusion oder Infusion eine zweite dickere Nadel in eine kräftigere Vene zu legen. Denn die Einlaufgeschwindigkeit ist der 4. Potenz des Radius der Nadel proportional.

Freihaltung der Atemwege, so daß forcierte Inspirationen bei Stenosenatmung verhindert werden.

Endotracheale Intubation und einphasische Überdruckbeatmung während gefährlicher Operationsphasen im Becken und Nierenbereich.

B. *Fettembolie.* Die Einbringung von Fetttröpfchen in die Blutbahn bei größeren Knochenbrüchen, vor allen Dingen des Beckens und der langen Röhrenknochen, kann zur Verstopfung von Lungengefäßen, nach Durchtritt durch die Lunge zu Durchblutungsstörungen der Peripherie führen. Trotz Ventilation kommt es zu Cyanose und Asphyxie. Besonders deletär können sich derartige lokale Durchblutungsstörungen im Gehirn auswirken: Unruhe und Verwirrtheitszustände treten auf. Zentrale Störungen des Kreislaufs und der Atmung können zum Tode führen.

Therapie: Sauerstoffatmung, Decholin intravenös (hierdurch soll das Fett emulgiert werden), Spasmolytica (diese sollen den Durchtritt der Fetttropfen durch die Gefäße erleichtern).

C. *Thromboembolie.* Die Thromboembolie ist die häufigste der 3 erwähnten Embolieformen und hat nach Merz bei geburtshilflichen und gynäkologischen Eingriffen die höchste Mortalität aller postoperativen Komplikationen. Dies trifft allerdings nur für die kühleren Regionen zu: In den Mittelmeerländern ist die Embolie selten (Alken).

Da der Embolie in der Regel eine teils klinisch manifeste, teils stumme *Thrombose* vorausgeht, hat man beide Begriffe verschmolzen und spricht deshalb von der „thromboembolischen Krankheit". Ebenso wie Leriche und seine Schüler in Frankreich haben sich in Deutschland besonders Rehn und seine Mitarbeiter mit diesem Problem befaßt. Einen guten Einblick in das Wesen der Thromboembolie vermitteln die Monographien von Halse, Merz, Nägeli und Matis, E. Rehn und v. Kaulla. In ihnen findet man Anhaltspunkte für die spezifische chemotherapeutische Behandlung der Thromboembolie.

Das wichtigste Merkmal der Thromboembolie und gleichzeitig die Vorbedingung für die Entstehung einer Lungenembolie stellt der *Thrombus* dar. Im allgemeinen wird das Gerinnungsgeschehen selbst durch eine Narkose nur wenig beeinflußt und zeichnet sich durch eine gewisse Konstanz aus. Eine wesentliche Aufgabe des Anaesthesisten ist die Vermeidung von Schwankungen der Kreislaufsituation, vor allem von Blutdruckabfall. Durch eine oberflächliche Narkose (mit Curareerschlaffung) lassen sich diese Gefahren heute verringern.

Die Entstehung eines Thrombus vollzieht sich bei entsprechenden Veränderungen im Gerinnungssystem (Kreislaufdepression mit Viscositätssteigerung und Stase in der Peripherie, Gerinnungsstörungen infolge Organschäden an Leber und Reticuloendothel) besonders dort, wo hämodynamische Verhältnisse oder Gefäßwandfaktoren hierfür prädisponieren. Man unterscheidet eine lokale Thrombose im Wundgebiet, eine infektiöse Thrombose (im Bereich von Phlegmonen) und eine fortschreitende Thrombose. Eine Sonderform der infektiösen Thrombose bildet die Herzohrthrombose. Für das Auftreten einer Lungenembolie ist besonders die fortschreitende Thrombose verantwortlich.

Der Anteil einer Thrombophlebitis an einer postoperativen Lungenembolie ist relativ selten. Nach BARKER und COUNSELLER führen postoperative Thrombophlebitiden nur in 1,6% zu einer tödlichen Lungenembolie.

Das klinische Bild einer Thrombose kann man im postoperativen Verlauf vor allem aus einer exakten Beobachtung von Puls und Temperatur ableiten. Nach MERZ ist größter Wert auf die Bestimmung der Flüssigkeitsbilanz zu legen.

Die *Therapie* der Thrombose besteht in Ruhigstellung und Hochlagern des Beines etwa 30 cm über der Horizontalen und in der Verabreichung von feuchtwarmen Wickeln.

Die wichtigsten prophylaktischen Maßnahmen betreffen eine Steigerung der peripheren Zirkulation entweder durch Körpermassage oder durch Verabreichung von tonisierenden Mitteln. Wichtig sind vor allem venentonisierende Mittel, wie z. B. Roßkastanienextrakt. Auch das Frühaufstehen ist eine erfolgreiche prophylaktische Maßnahme. Die therapeutischen Maßnahmen sind in Tabelle 10 zusammengestellt:

Tabelle 10. *Therapie der Thromboembolie* (nach NAEGELI-MATIS)

<table>
<tr><th rowspan="2"></th><th rowspan="2"></th><th colspan="2">Konservativ</th><th rowspan="2">Spezifisch antithrombotisch</th><th rowspan="2">Chirurgisch</th></tr>
<tr><th>rein konservativ</th><th>konservativ aktiv</th></tr>
<tr><td rowspan="3">Thromboembolie</td><td rowspan="2">Therapie</td><td>Thrombosen: Hochlagerung, absolute Ruhigstellung des betreffenden Gliedes</td><td>Bewegung unter besonderen Bedingungen: Kompressionsverbände</td><td rowspan="3">Antithrombotica I. Ordnung II. Ordnung</td><td rowspan="2">Venenunterbindung, Venenresektion, Thromb-(embol)ektomie, Eingriffe am Sympathicus</td></tr>
<tr><td colspan="2">Embolie: Sedativa, Vagusdämpfung, Gefäßerweiterung</td></tr>
<tr><td>Prophylaxe</td><td colspan="2">Kreislaufbehandlung, Frühaufstehen, Bewegungsübungen</td><td>Venenunterbindung</td></tr>
<tr><td rowspan="3">Spätfolgen</td><td rowspan="2">Therapie</td><td>symptomatisch lokal</td><td>Elastische, Schaumgummi- usw. Verbände</td><td rowspan="2">—</td><td rowspan="2">Venenunterbindung bzw. Resektion</td></tr>
<tr><td colspan="2">Varicenverödung</td></tr>
<tr><td>Prophylaxe</td><td colspan="4">sachgemäße (spezifische) Thromboemboliebehandlung</td></tr>
</table>

Nach BLALOCK kommt bei der Thromboembolie die größte Bedeutung der *Prophylaxe und Therapie der Thrombose* zu:

A. Sorgfältige Behandlung des Gewebes und exakte Blutstillung.

B. Arm- und Beinübungen, die den Rückstrom des Blutes aus den Venen zum Herzen fördern; Massage bei schwerem Krankheitsbild, häufige Lageänderung bei leichteren Formen.

C. Ausreichende Flüssigkeitszufuhr in der postoperativen Phase mit dem Ziel der Erhaltung des erforderlichen Blutvolumens.

D. Je nach der Beschaffenheit der Gerinnungsverhältnisse (Prothrombinzeit) soll der Chemotherapie schließlich eine wichtige Aufgabe zufallen (JORPES, CRAWFOORD, MACLEAN, E. REHN).

Spezifische Behandlung: Verabreichung von Heparin und Heparinoiden (Tromexan) einerseits, von Dicumarinen andererseits. Der Wert dieser Maßnahmen läßt sich trotz des umfangreichen Schrifttums noch nicht endgültig übersehen. Sicher ist die Tatsache, daß bei genauer Beobachtung der Prothrombinzeit die physiologischen Engen der Thrombenbildung erfolgreich durchschritten werden können. Manche Autoren glauben, eine entscheidende Senkung der Thrombose- und Emboliehäufigkeit bewirkt zu haben. Andere Kliniken sind mit der Chemoprophylaxe zurückhaltend geworden, seitdem sie einige teilweise schwere Nachblutungen nach Prostatektomie usw. erlebt haben, die durch Herabsetzung der Blutgerinnung bedingt waren.

Der Urologe befindet sich also zwischen Scylla und Charybdis: Seine Kranken sind auf der einen Seite stark thrombosegefährdet, da sie meist alt sind, die Eingriffe sich im Bereich des Beckens abspielen und die Blutstillung schwierig ist. Auf der anderen Seite besteht jedoch die Gefahr der Blutung oder Nachblutung, wenn die prophylaktische Verlängerung der Blutungszeit früher als am vierten oder fünften Tage einsetzt. Heparin wird oft vorgezogen, da seine Wirkung kürzer und deshalb leichter reversibel ist als die der langwirkenden Dicumarole. Das eine Mittelstellung einnehmende, synthetische Thrombocid wird deshalb ebenfalls gerne verwendet (ab 4. Tag post operationem 1—2 Ampullen Depot-Thrombocid täglich). Gegenüber den Antikoagulantien hat die Prophylaxe und Therapie mit Panthesin-Hydergin (täglich 2 Ampullen intramuskulär oder in der Dauertropfinfusion) und mit Butazolidin den Vorteil, auch ohne laufende Kontrolle der Gerinnungszeit möglich zu sein (MORGER). Ihr Wert ist jedoch noch nicht allgemein anerkannt.

Alle Anaesthesieverfahren, die mit einer erheblichen Verlangsamung des Blutstromes einhergehen, insbesondere die künstliche Hypotonie und Hypothermie, verdienen in der postoperativen Phase besondere Beachtung.

Die *Lungenembolie* stellt lediglich eine Folge vorangegangener Thrombosen dar. Trotz gleichbleibender Zahl von postoperativen Thrombosen konnte die Häufigkeit tödlicher Lungenembolien durch die spezifische Therapie vermindert werden. Eine massive Lungenembolie ist in der Regel tödlich. Eine erfolgreiche Trendelenburgsche Operation darf man als Zufallstreffer ansehen. Denn jede über 5 min dauernde Hypoxie setzt bereits erhebliche Schäden am zentralen Nervensystem.

Kleinere Lungenembolien, die das klinische Bild eines Lungeninfarktes bieten, können durch gleichzeitige Unterstützung mit Antikoagulantien erfolgreich behandelt werden. Im akuten embolischen Schub gibt man Spasmolytica (Papaverin usw.) und Ganglienblocker (Pendiomid). SCHNEIDER konnte mit dieser Medikation tierexperimentell sonst tödliche Embolien überleben lassen. Ausgedehntere Erfahrungen am Menschen liegen noch nicht vor.

Der Embolietod plötzlicher Art ist weniger durch die augenblickliche Minderdurchblutung einer Lungenhälfte bedingt (Pneumonektomien und Pulmonalisligaturen werden vertragen!), als vielmehr durch einen schweren Vagusreflex im Sinne der Synkope. Hier können die vegetativ blockierenden Mittel prophylaktisch und therapeutisch wertvoll sein.

Schlußwort

In der operativen Urologie sind eine gute Anaesthesie, Vor- und Nachbehandlung Voraussetzung einer erfolgreichen Therapie. Denn der Eingriff spielt sich in einer besonders reflexogenen Zone und an einem unmittelbar lebenswichtigen Organsystem ab.

Je besser die Vorbehandlung, die Schock- und Asphyxieverhütung, je schonender die Anaesthesie, je geringer der Stress und die Intoxikation, desto seltener sind auch die früher so gefürchteten Exitus in tabula, desto geringer die postoperativen Komplikationen, desto kürzer ist die erforderliche Krankenhausbehandlung und desto weniger Schmerzen und Leid wird der Kranke erdulden müssen.

Die Zusammenarbeit zwischen Urologen und Anaesthesisten, die heute selbstverständlicher Bestandteil der Arbeit im Operationssaal ist, hat also wertvolle Früchte zum Wohl unserer Patienten getragen.

Literaturverzeichnis

A. Monographien

ADLER, P., u. J. URI: Zahnärztliche Lokalanaesthesie. München: Carl Hanser 1952. — ADRIANI, J.: The Pharmacology of anesthetic drugs. Springfield: Ch. C. Thomas 1949. — The chemistry of anesthesia. Oxford: Blackwell 1946. — Techniques and procedures of anesthesia. Springfield: Ch. C. Thomas 1953. — Selection of anesthesia. Springfield: Ch. C. Thomas 1955. — Nerve blocks, a manual of regional anesthesia for practitioners of medicine. Springfield: Ch. C. Thomas 1955. — ALLGÖWER, M.: Schock und chirurgische Indikation. In: Chirurgische Indikationen. Stuttgart: Georg Thieme 1956. — Der traumatische Schock. Ergebn. Chir. Orthop. **41**, 1—9 (1958). — ANDRÉ, R., B. DREYFUS et CH. SALMON: Incidents et accidents de la transfusion sanguine. Paris: Mason & Cie 1956. — BAUER, K. H.: Siehe STICH. — BAUMANN, J., E. KERN u. J. LASSNER: Anesthésie et réanimation. Encyclopédie medico chirurgicale. Paris 1958 (im Loseblattsystem). — BEECHER, H. K.: Resuscitation and anesthesia for wounded men. The management of traumatic shock. Springfield: Ch. C. Thomas 1949. — BEECHER, H. K., and D. P. TODD: A study of the deaths associated with anesthesia and surgery. Springfield: Ch. C. Thomas 1954. — BERGMANN, v. G., W. FREY u. H. SCHWIEGK: Nieren und ableitende Harnwege. In Handbuch der inneren Medizin, Bd. 8. Berlin-Göttingen-Heidelberg: Springer 1956. — BLAND, J. H.: The clinical use of fluid and electrolyte. Philadelphia: W. B. Saunders Company 1952. — BONICA, J. J.: The management of pain. Philadelphia: Lea and Febiger 1953. — BOSHAMER, K.: Lehrbuch der Urologie. Jena: Gustav Fischer 1947. — BOURNE, W.: Mysterious waters to guard. Essays and adresses on anesthesia. Oxford: Blackwell 1955. — BRAUN, H., u. A. LÄWEN: Die örtliche Betäubung. Leipzig: Johann Ambrosius Barth 1951. — BUCHER, K.: Reflektorische Beeinflußbarkeit der Lungenatmung. Wien: Springer 1952. — BURSTEIN, CH. L.: Fundamental considerations in anesthesia. New York: Macmillan & Co. 1950. — CAITHAML, W.: Über die Behandlung der Lungenembolie. Basel: Benno Schwabe & Co. 1955. — CLEMENT, F. W.: Nitrous oxide-oxygen anesthesia. Philadelphia: Lea and Febiger 1951. — COLLINS, V.: Principles and practice of anesthesiology. Philadelphia: Lea and Febiger 1952. — CULLEN, ST. C.: Anesthesia in general practice. Chicago: Year Book 1952. — Council on pharmacy and chemistry: Fundamentals of anesthesia, 3. edit. Philadelphia: W. B. Saunders Company 1954. — DALLEMAGNE, M. J.: Aspects actuels de l'anesthésiologie. Paris: Masson & Cie. 1948. — DU BOUCHET, N., et J. LE BRIGAND: Anesthésie — Réanimation. Paris: Flammarion 1957 (hier französische Literatur). — DOST, F. H.: Der Blutspiegel. Leipzig: Georg Thieme 1953. — EICHHOLTZ, F.: Lehrbuch der Pharmakologie, 8. Aufl. Berlin-Göttingen-Heidelberg: Springer 1955. — EVANS, F. T., and C. GRAY: General Anaesthesia. London: Butterworth 1959. — FLAGG, P.: The art of anesthesia. New York: J. B. Lippincott Company 1937 u. 1944. — The art of resuscitation. New York: J. B. Lippincott Company 1943. — FLECKENSTEIN, A.: Die periphere Schmerzauslösung und Schmerzausschaltung. Frankfurt: Steinkopff 1950. — FREY, J.: Krankheiten der Niere, des Wasser- und Salzhaushaltes, der Harnwege und der männlichen Geschlechtsorgane. In L. HEILMEYER, Lehrbuch der inneren Medizin. Heidelberg: Springer 1955. — FREY, R.: Vergleichende Untersuchungen der muskelerschlaffenden Mittel. Ergebn. Chir. Orthop. **38**, 286 (1953). — Anaesthesie: In STICH-BAUER, Lehrbuch der Chirurgie, 17. Aufl. Heidelberg: Springer 1958. — Die Phenothiazine in der Anaesthesie und Chirurgie. In KLEINSORGE u. a., Die

Phenothiazine in der Therapie. Jena: Gustav Fischer 1959. — FREY, R., W. HÜGIN, O. MAYRHOFER u. a.: Lehrbuch der Anaesthesiologie. Berlin-Göttingen-Heidelberg: Springer 1955. — FREY, W., u. F. SUTER: Nieren und ableitende Harnwege. In: Handbuch der Inneren Medizin, Bd. 8. Berlin-Göttingen-Heidelberg: Springer 1951. — GAUER, O.: Die Bedeutung des venösen Kreislaufs für die Nierentätigkeit. Im Bericht über die Tagg der Dtsch. Ges. für Bluttransfusion 1955 in Bochum. Basel: Karger 1956. — GILLESPIE, N. A.: Endotracheal anesthesia. Madison: University of Wisconsin Press 1950. — Die Endotrachealnarkose. Hannover: Oppermann 1953. — GOLDMANN, V.: Aids to anesthesia, 3d. edit. Leon, Baillère & Tindall 1954. — GORDH, T.: Postural circulatory and respiratory changes during ether and intravenous anesthesia. Stockholm 1945. — GROSSE-BROCKHOFF, F.: Pathophysiologie des Kreislaufs. Berlin-Göttingen-Heidelberg: Springer 1950. — GUEDEL, A. E.: Inhalation anesthesia. New York: Macmillan & Co. 1951. — HALE, D. E.: Anesthesiology by 40 American authors. Philadelphia: F. A. Davis & Co. 1954. — HANLEY, H. G.: Recent advances in urology. London: Churchill 1957. — HARRIS, T. A. B.: The mode of action of anesthetics. Edinburgh: E. and S. Livingstone 1951. — HEILMEYER, L.: Siehe J. FREY. — HEIM, W., u. P. DAHR: Die Technik der Blutgruppenbestimmung. Stuttgart: Georg Thieme 1954. — HENLEY, J.: Einführung in die Praxis der Inhalationsnarkose. Berlin: W. de Gruyter & Co. 1951. — HESSE, F.: Kleines Narkosebuch, 8. Aufl. Leipzig: Johann Ambrosius Barth 1954. — HEWER, C. L.: Anaesthesia in old age. Modern practice in anaesthesia, herausgeg. von F. T. EVANS. London: Butterworth & Co. 1949. — HOSLER, R. M.: A manual on cardiac resuscitation. Springfield: Ch. C. Thomas 1954. — HÜGIN, W.: Grundlagen der Inhalationsnarkose. Basel: Benno Schwabe & Co. 1951. — HUGUENARD, P., et P. JAQUENOUD: Exposés d'anesthésiologie. Paris 1953. — ISOTOW, I. P.: Die Periduralanaesthesie in Chirurgie, Gynäkologie und Urologie. Berlin: Volk u. Gesundheit 1955. — JOHNSON, B.: Anaesthesia in genito-urinary surgery. In F. EVANS and T. C. GRAY: General Anaesthesia. London: Butterworth 1959. — KERN, E.: L'Anesthésie endo-tracheale. Paris: Presses Universitaires de France 1947. — Le curare en anesthésie. Paris: Masson & Cie. 1950. — KEYS, T. E.: The history of surgical anesthesia. New York: H. Schuman 1945. — KILLIAN, H.: Narkose zu operativen Zwecken. Berlin: Springer 1934. — Die Lokalanaesthesie. Stuttgart: Georg Thieme 1959. — KILLIAN, H., u. A. DÖNHARDT: Wiederbelebung. Stuttgart: Georg Thieme 1955. — KILLIAN, H., u. H. WEESE: Die Narkose. Stuttgart: Georg Thieme 1954. — KLEINSORGE, I., u. R. RÖSNER: Die Phenothiazine in der Therapie. Jena: Gustav Fischer 1959. — KÜMMERLEN, E.: Die Methoden zur Freihaltung der Atemwege. Rommelshausen: W. Rüsch 1955. — LABORIT, H.: Réaction organique à l'agression et choc, 2d édit. Paris: Masson & Cie. 1954. — LABORIT, H., et P. HUGUENARD: Praxis de l'hibernotherapie. Paris: Masson & Cie. 1954. — LAWOINE, J.: Anesthésie per inhalation. Paris: Meloine 1948. — LEE, J. A.: A synopsis of anesthesia, 4. edit. Bristol: J. Wright 1959. — LEIGH, M. DIGBY, and M. K. BELTON: Pediatric anesthesia. New York: Macmillan & Co. 1949. — LE QUESNE, L. P.: Fluid balance in surgical practice, 2. edit. London: Loyd Lucke 1960. — LORHAN, P. H.: Geriatric anesthesia. Springfield: Ch. C. Thomas 1955. — LUNDY, J. S.: Clinical anesthesia. Philadelphia: W. B. Saunders Company 1942. — MACINTOSH, R. R.: Lumbar puncture and spinal analgesia. Edinburgh: E. & S. Livingstone 1951. Übersetzung von W. HÜGIN. Basel: Benno Schwabe & Co. 1953. — MACINTOSH, R. R., and F. B. BANNISTER: Essentials of general anaesthesia. Oxford: Blackwell 1952. — MACINTOSH, R. R., W. W. MUSHIN and H. G. EPSTEIN: Physics for the anesthetist, 2. edit. Springfield: Ch. C. Thomas 1958. — MACKENZIE, J. R.: Practical anaesthesia. London: Baillière 1954. — MATTINGLY, D.: L-Noradrenaline therapy in acute renale failure. Lancet **1957 I**, 962. — MAYRHOFER, O.: Intratracheale Narkose. Wien: Franz Deuticke 1949. — MINNITT, R. J., and J. GILLIES: Textbook of anaesthetics. Edinburgh: E. & S. Livingstone 1948. — MIYAMOTO, S.: Praxis der Inhalationsnarkose [Japanisch]. Tokyo: Taseido 1954. — MOORE, D. C.: Complications of regional anaesthesia. Oxford: Blackwell 1955. — MORITSCH, P.: Schmerzverhütung bei chirurgischen Eingriffen. Wien u. Bonn: Wilhelm Maudrich 1956. — MOYER, C. A.: Fluid balance. A clinical manual. Chicago: Year Book Publ. 1952. — MUSHIN, W. W.: Anesthesia for the poor risk. Oxford: Blackwell 1948; Springfield: Ch. C. Thomas 1949. — NASH, J.: Surgical physiology. Springfield: Ch. C. Thomas 1942. — OSTLERE, G.: Trichlorethylene anesthesia. Edinburg and London: E. & S. Livingstone 1953. — PERRET, W.: Arzthaftpflicht. München u. Berlin: Urban & Schwarzenberg 1956. — REIN, R.: Einführung in die Physiologie des Menschen, 11. Aufl. Berlin-Göttingen-Heidelberg: Springer 1955. — RUSS, J. D.: Resuscitation of the newborn. Philadelphia: W. B. Saunders Company 1953. — SADOVE, M. S., u. J. H. CROSS: The recovery room — immediate postoperative management. Philadelphia and London: W. B. Saunders Company 1956. — SAKLAD, M.: Inhalation therapy and resuscitation. Springfield: Ch. C. Thomas 1953. — SARRE, H.: Nierenkrankheiten. Stuttgart: Georg Thieme 1957. — SCHNECK, J. M.: Hypnosis in modern medicine. Springfield: Ch. C. Thomas 1953. — SCHOLL, A. I.: Review of urologic surgery. Arch. Surg. (Chicago) **57**, 699—932 (1948). — SCHÜRCH, O., H. WILLENEGGER u. H. KNOLL: Blutkonservierung und Transfusion von konserviertem Blut. Wien: Springer 1942. — SCHWARZ, C.: Die Schmerzausschaltung bei Eingriffen an ambulanten Patienten. Diss. med. Heidelberg **1956**. — SMITH, CL. A.: The physiology of the newborn infant. Springfield: Ch. C. Thomas 1951. — STEINBEREITHNER, K.: Künstlicher Winterschlaf. Wien: Urban & Schwarzenberg 1955. — STEPHEN, C. R.: Elements of pediatric anesthesia. Springfield: Ch. C. Thomas 1954. — TARROW, A. B.: Basic sciences in anesthesiology. San Antonio (Texas): Lydette 1955. — UNNA, K. R.: Curare and anti-curare agents. Ann. N.Y. Acad. Sci. **54**, 297 (1951). — VIRTUE, R. W.: Hypothermic anesthesia. Springfield: Ch. C. Thomas 1955. — WIEMERS, K., u. E. KERN: Die postoperativen Frühkomplikationen. Stuttgart: Georg Thieme 1957. — WIGAND, H.: Die nicht-hämolytischen Bluttransfusionsstörungen. Berlin-Göttingen-Heidelberg: Springer 1955. — WILKINSON, W.: Elektrolyte therapy in surgery. London: Livingstone 1959. — WYLIE, W. D., and H. C. CHURCHILL-DAVIDSON: A practice of anaesthesia, London, Lloyd Luke 1960, p. 943: Anaesthesia and the Kidney (hier weitere Literatur). — ZINDLER, M., in FREY u. Mitarb.: Lehrbuch der Anaesthesiologie, 1955.

B. Originalarbeiten

ABOULKER, P., et J. LASSER: Les pertes de sang en chirurgie urologique d'après 690 observations. Revue d'Urol. **5**, 75 (1957). — La mortalité en chirurgie urologique. J. Urol. méd. chir. **63**, 743 (1957). — ALKEN, C. E.: Persönl. Mitt. — ALLGÖWER, M.: Hitzeschäden und Verbrennungen. Therapiewoche, H. 9/10 (1956). — ALLGÖWER, M., A. PLETSCHER u. J. SIEGRIST: Bilanzstudien nach Verbrennungen. Helv. chir. Acta **22**, 4—5 (1955). — ARGENT, D. E., and D. H. P. COPE: Cerebral hypoxia: aetiology and treatment. Brit. med. J. **1956**, No. 4967. — ASHER, R.: Respectable hypnosis. Brit. med. J. **1956 I**, 309. — BACH, H. G.: Zur Allgemeinnarkose mit Muskelrelaxantien für die Schnittentbindung. Geburtsh. u. Frauenheilk. **5** (1956). — BAERLOCHER, W.: Prophylaxe der Thromboembolie bei urologisch Kranken. Schweiz. med. Wschr. **1957**, 750. — BANGERT, K.: Chirurgische Erfahrungen mit Novadral und Depot-Novadral. Med. Klin. **2**, 106 (1955). — BARK, J.: Über die Bestimmung der Narkosetiefe mit dem Elektroencephalogramm (EEG). Anaesthesist **2**, 73 (1954). — BARTH, L.: Die alveolaren Ventilationsverhältnisse bei intermittierender Überdruckbeatmung während intrathorakalen Operationen. Thoraxchirurgie **3**, 451 (1956). — BAUMGARTL, F.: Fragen des akuten Blutverlustes und der Wiederauffüllung des Kreislaufes. Langenbecks Arch. klin. Chir. **283**, 80 (1956). — BEECHER, H. K.: Postanesthetic nausea, vomiting and retching. J. Amer. med. Ass. **156**, 230 (1954); **160**, 476 (1956). — The powerfull placebo. J. Amer. med. Ass. **159**, 1602 (1955). — BEIN, H. J., u. R. MEIER: Zur Frage der Schockbekämpfung mit Pendiomid. Anaesthesist **3**, 1 (1954). — BELLUCCI, G.: Equilibri termici in corso di interventi chirurgici. Minerva anest (Torino) **21**, 115 (1955). — BERNE, CL. J., J. S. DENSON and W. P. MIRKELSEN: Cardiac arrest. — Problems in its control. Amer. J. Surg. **90**, 189 (1955). — BESSMAN, T. P.: The role of ammonia in clinical syndromes. Ann. intern. Med. **44**, 1037 (1956). — BIERMANN, G.: Kind und Operationstrauma. Anaesthesist **5**, 184 (1956). — BISIANI, M.: Gravissima reazione post-transfusionale e trattamento con ibernazione artificiale. Osped. maggiore **44**, 24 (1956). — BLITZER, M. H.: Premedication for g. An. in dental office. Int. J. Anesth. **6** (1956). — BOERÉ, L. A.: Inactin und cerebrale Depression. Anaesthesist **3**, 6—7 (1954). — BOFINGER, H.: Das p.o. hepatorenale Syndrom. Zbl. Chir. **81**, 982 (1956). — BONICA, J.: Blood loss during surgical operations. Anesthesiology **12**, 90 (1951). — BRACHT, E.: Thrombosebehandlung. Excerpta med. (Amst.), Sect. Chir. **6** (1955). — BRACKEN, A., and D. M. SANDERSON: Some observations on anaesthestic soda lime. Brit. J. Anaesth. **9**, (1955). — BROWN, R. C.: Stages of „curarization". Brit. J. Anaesth. **27**, 525 (1955). — BÜCHERL, E., u. G. RESSEL: Über den Einfluß von Megaphen auf die Atmung. Klin. Wschr. **15**, 430 (1956). — BURNELL, J. M.: Serum K concentrations as a guide to potassium need. J. Amer. med. Ass. **164**, 959 (1957). — BURROWS, M. MC., I. W. DUNDEE, I. L. FRANCIS, S. LIPTON and C. B. SEDZIMIR: Hypothermia for neurological operations. Anaesthesia **11**, 4 (1956). — CARSTENSEN, G.: Die Phenolsulfonphthalein-Ausscheidung als Nierenfunktionsprüfung in der Chirurgie. Ärztl. Wschr. **10**, 4 (1955). — Nierenschädigungen und Narkose. Vortr. Weltkongr. für Anaesthes. vom 5.—10. 9. 1955 in Scheveningen. — CASS, N. M.: An EEG study of megimide. Brit. J. Anaesth. **10**, 324 (1956). — CASUL, B. N.: Prophylaxis and treatment of cardiovascular emergencies in Infants and Children. J. Amer. med. Ass. **172**, 44 (1960). — CAZAL, P., P. IZRAN u. G. PALEIRAC: Operationen an Haemophilen: Anaesthesist **8**, 129 (1959). — CHRISTIANSON, O. O.: Organisation of a fluid and electrolyte balance service. J. Amer. med. Ass. **161**, 218 (1956). — CHUTE, R.: Preoperative and postoperative care of aged patients undergoing urological surgery. Symposion on preparation, anaesthesia and supportive therapy for urologic operations. 100th. annual meeting Amer. Med. Ass. 1951. J. Amer. med. Ass. **148**, 184 (1952). — CLEMMESEN, C.: Behandlung narkotischer Vergiftungen. Anaesthesist **6**, 10 (1957). — CLERMONT, M. M.: The practice of anesthesiology in the dental office. Anesth.

et Analg. **34**, 3 (1955). — COAKLEY, C. S.: Circulatory responses during anesthesia of patients on Rauwolfia therapy. J. Amer. med. Ass. **161**, 1143 (1956). — COPE, R. W.: Anaesthesia for children and the newborn. Anaesthesia **11**, 19 (1956). — CURTIUS, F.: Psyche und Schmerz. Med. Klin. **40**, 1691 (1955). — CUTRIGHT, E. G.: The effects of chlorpromazine premedication on anesthesia and postanesthetic symptoms. J. Amer. med. Wom. Ass. **11**, 45 (1956). — DAUSSET, I.: Acceleration of fibrinolysis of blood-clots by dilution with saline and human serum. Lancet **1956 II**, 123. — DEIMEL, H.: Erfahrungen mit dem Ultra-Kurznarkotikum „Cito-Eunarcon" bei kurzdauernden gynäkologischen Eingriffen. Münch. med. Wschr. **19**, 639 (1955). — DILLON, J. B.: Oxygen for resp. depr. due to thiopenton. J. Amer. med. Ass. **159**, 1114 (1955). — DOBKIN, A. B.: Anesthesia with controlled positive pressure respiration. Brit. J. Anaesth. **28**, 296 (1956). — DOMENJOZ, R.: Pharmakotherapeutische Weiterentwicklung der Antipyretica-Analgetica. Naunyn-Schmiedeberg's Arch. exp. Path. Pharmak. **225** (1955). — DORTENMANN, S.: Kurznarkosen bei Kleinst- und Kleinkindern in der Sprechstunde. Medizinische **1956**, Nr 1, 62. — DURST, W., u. R. FREY: Komplikationsverhütung beim Elektrokrampf durch muskelerschlaffende Mittel. Fortschr. Neurol. Psychiat. **12** (1952). — ECKMANN, L., u. M. ALLGÖWER: Restitution unter Herzmassage nach Herzstillstand von 37 Minuten. Langenbecks Arch. klin. Chir. **280**, 451 (1955). — EDELHOFF, W.: Die orale Kreislaufbehandlung mit einem Noradrenalinderivat. Med. Klin. **11**, 413 (1954). — EHLERS, P. N.: Die Adrenalektomie. Ergebn. Chir. Orthop. **40** (1956). — EHLERS, P. N., u. J. HEINZEL: Die intravenöse Hydrocortisonanwendung in der Chirurgie. Chirurg **7**, 298 (1956). — EICHHOLTZ, F.: Lehrbuch der Pharmakologie. Heidelberg: Springer 1956. — ELMAN, R.: Der Fruktosestoffwechsel unter besonderer Berücksichtigung der Aminosäurenverwertung bei gleichzeitigen i.v. Gaben von Aminosäuren und Fruktose. Ann. Surg. **136**, 4, 635 (1952). — ENDERBY, G. E. H.: L'ipotensione controllata in anestesia. Recenti Progr. Med. **19**, 1—30 (1953). — ENGELHARDT, S., u. H. J. SCHÜMANN: Vergleichende Untersuchungen mit Verbindungen der Adrenalin- und Noradrenalin-Reihe. Arzneimittel-Forsch. **4**, 205 (1953). — ENGELHARDT, A.: Unterstützung der Narkose durch Magnesiumthiosulfat. Fortschr. Med. **11**, 241 (1953). — FAULCONER jr., A.: The relationship of physics to anesthesia. J. Amer. Ass. Nurse Anesth. **17**, 43 (1949). — FOLDES, F. F.: Some problems of geriatric anesthesia. Anesthesiology **11**, 737 (1950). — 2-Chloroprocain. Anesthesiology **13**, 292 (1952). — FOLDES, F. F., L. RENDELL-BAKER, D. BACKNER, L. R. KOUKAL and A. A. CONTE: Morphin-Antagonisten. Anaesthesist **6**, 95 (1957). — FRANK, H. A.: Fluid and electrolyte management in pediatric surgery. West. J. Surg. **60**, 25 (1952). — FRAYWORTH, E. A., and J. DUCAILAR: A method of general anaesthesia employing methonium and parathiazine compounds for the prevention of surgical shock. Int. J. Anesth. **2** (1954). — FREY H. H., u. K. SOEHRING: Grundlagenfragen der Periduralanaesthesie. Anaesthesist **4**, 80 (1955). — FREY, I.: In HEILMEYER, Lehrbuch der inneren Medizin. Berlin-Göttingen-Heidelberg: Springer 1955. — FREY, R.: Der Dienst in einer Anaesthesieabteilung. Dtsch. med. Wschr. **37**, 1142 (1951). — Fortschritte und Erfahrungen mit der künstlichen Blutdrucksenkung. Langenbecks Arch. klin. Chir. **276** (1953). — Vergleichende Untersuchung der kurzwirkenden Barbiturate. Langenbecks Arch. klin. Chir. **282** (1955) (Kongr.ber.). — A new endotracheal catheter fixation. Brit. J. Anaesth. **5** (1955). — Wiederbelebung der Zirkulation bei Kollaps und Schock. Therapiewoche **6**, 237 (1956). — Die Anaesthesie im Dienst der Notversorgung Frischverletzter. Hefte zur Unfallheilk. **55**, 51 (1956). — Die Rolle des Anaesthesisten bei der postoperativen Behandlung. Anaesthesist **6**, 241 (1957). — Die Zukunft der Anaesthesie. Anaesthesist **6**, 127, 241 (1957). — FREY, R., O. JUST u. E. v. LÜTTICHAU: Der Bronchospasmus als Narkosekomplikation. Langenbecks Arch. klin. Chir. **268**, 363 (1951). — FREY, R., et J. STOFFREGEN: Anesthésie et respiration. Cah. Anesth. **6**, 405 (1959). — FREY, R., u. J. VOLLMAR: Die Bedeutung der Anaesthesie für die Unfallchirurgie. Vortr. Unfallchir. Tagg Heidelberg am 7. u. 8. Januar 1955. — GEISSENDÖRFER, R.: Anurie als Komplikation bei chirurgischen Erkrankungen. Langenbecks Arch. klin. Chir. **287**, 562 (1957). — GEORG, H.: Betäubungsverfahren bei der Chirurgie im Greisenalter. Anaesthesist **2**, 152 (1953). — GEORG, H., u. P. N. EHLERS: Die Anaesthesie für Eingriffe im Greisenalter. Anaesthesist **6**, 104 (1957). — GILCHRIST, R. K.: Principles in abdominal surgery of the aged. J. Amer. med. Ass. **160**, 1375 (1956). — GILLIES, D. M., W. G. CULLEN and H. R. GRIFFITH: Succinylcholine as a relaxant in abdominal surgery. Anesth. et Analg. **33**, 4 (1954). — GOODMANN, J.: Management of diabetes mellitus in surgery. J. Amer. med. Ass. **159**, 831 (1955). — GORDH, T.: Frortschritte der Anaesthesie. Langenbecks Arch. klin. Chir. **267**, 254 (1951). — GOTSCH, K., E. BORKENSTEIN u. H. CLODI: Untersuchungen über die Wirkung des Hydergins auf die Kreislaufdynamik und Sauerstoffversorgung. Arch. Kreisl.-Forsch. **23**, 162 (1955). — GREENE, N. M., J. P. BUNKER, W. S. KERR, M. v. FELSINGER, J. W. KELLER and H. K. BEECHER: Hypotensive spinal anesthesia: Respiratory, metabolic, hepatic, renal and cerebral effects. Ann. Surg. **140**, 5 (1954). — GREWE, H. E.: Vergleichende Untersuchungen über die Wirkung der gezielten Novocainblockade des Grenzstranges mit der Ausschaltung der sympathischen Nervenendigungen durch Sympathikolytika. Zbl. Chir. **35** (1955). — GROSS, F.: Nebennierenrinde und Wasser-Salzstoffwechsel unter besonderer Berücksichtigung von Aldosteron. Klin. Wschr. **35/36**, 929 (1956). — GUTH, G., u. G. ZORN: Plasma- und Blutvolumenbestimmung für die Operationsvorbereitung. Zbl. Chir. **82**, 296 (1957). — HABIF, D. V., E. M. PAPPER, H. F. FITZPATRICK, P. LOWRANCE, C. McC. SMYTHE and S. E. BRADLEY: The renal and hepatic blood flow, glomerular filtration rate and urinary output of electrolytes during cyclopropane ether and thiopental anesthesia, operation, and the immediate postoperative period. Surgery **30**, 1, 241 (1951). — HALE, D. E.: Schockprophylaxe. Anaesthesist **5**, 97 (1956). — HALHUBER, M. J.: Lebensbedrohliche Störungen des Elektrolythaushaltes. Med. Klin. **1956**, 1389. — HALHUBER, M. J., u. H. KIRCHMAIR: Notfälle in der inneren Medizin. VIII. Akute Nebenniereninsuffizienz. Med. Klin. **1956**, Nr 9, 342. — HARTENBACH, W.: Untersuchungen über das Reaktionsvermögen des Organismus vor und nach einer operativen Belastung. Münch. med. Wschr. **13/14**, 433, 476 (1956). — HARTERT, IRENE: Schwere postpartale Blutungen infolge Gerinnungsstörung. Anaesthesist **6**, 42 (1957). — HAUSCHILD, W.: Schockverhütung durch Rutin. Münch. med. Wschr. **1955**, Nr. 34, 110. — HEGEMANN, G.: Ergebn. Chir. Orth. **33** (1955). — HEGGLIN, R.: Über klinische Probleme des Myokardstoffwechsels. Klin. Wschr. **82**, 47, 1211 (1952). — Kreislaufprobleme des Operierten. Anaesthesist **6**, 243 (1957). — HEHRE, F. W.: Evaluation of positive pressure transfusion. Anesthesiology **13**, 621 (1952). — HELLER, M. L., J. NYBOER and R. C. STORRS: Nitrous oxide-oxygen-curare anesthesia for the geriatric patient: an electrocardiographic study. Curr. Res. Anesth. **34**, 121 (1955). — HELLMANN, R.: Über erste Versuche mit der Pacatal-Vorbehandlung bei Inactin-Äthernarkosen in der Gynäkologie. Zbl. Gynäk. **51** (1955). — HESS, H.: Zur Verhütung und Behandlung der p.o. Spätatonie des Magens und Darmes. Anaesthesist **3**, 205 (1954). — HILLER, J.: Die Lävuloseverwertung des acidotischen Diabetes mellitus. Z. klin. Med. **153**, 388 (1955). — HOFFMANN, TH.: Blutplasma-Ersatzmittel. Med. Klin. **25**, 1080 (1956). Antidote der Curaremittel. Med. Klin. **36**, 1523 (1956). — HOLLDACK, K., u. R. FREY: Curare als Adjuvans bei der Palpationsdiagnostik. Anaesthesist **2**, 65 (1953). HOPKINS, W. A., and J. E. SKANDALAKIS: The treatment of cardiac arrest. Amer. Surg. **21**, 702 (1955). — HOSSLI, G.: Die Wahl der Anaesthesieverfahren. Schweiz. med. Wschr. **28**, 795 (1956). — HUGILL, J. T.: Liver function and anesthesia. Anesthesiology **11**, 567 (1950). — HUGUENARD, P.: Künstlicher Winterschlaf (neue Fortschritte). Anaesthesist **3**, 32 (1954). — JACKSON, K.: Psychologic preparation as a method of reducing the emotional trauma of anesthesia in children. Anesthesiology **12**, 293 (1951). — JÖTTEN, J.: Tierexperimenteller Beitrag zur Frage der Hirndurchblutung bei potenzierter Narkose. Anaesthesist **5**, 175 (1955). — JUST, O., u. K. IBE: Klinische Erfahrungen mit einem Steroid als Basisnarkoticum. Chirurg **26**, 505 (1955). — JUST, O.: Herzstillstand und Wiederbelebung mit tierexperimentellen Untersuchungen der elektrischen Wiederbelebungsverfahren des Herzens. Chirurg **4**, 180 (1956). — KAY, J. H., and R. A. GAERTNER: The treatment of ventricular fibrillation in the hypothermic animal. Surgery **39**, 619 (1956). — KENYON, J. R., and K. G. KOOPER: Control of hypotension. Lancet **1956 I**, 543. — KERN, E.: Neue Aspekte der Anaesthesiologie in der Unfalls- und Kriegschirurgie. Anaesthesist **5**, 153 (1955). — KILLIAN, H.: Lokalanaesthesie ohne Adrenalin. Dtsch. med. Wschr. **1955**. — KREMER, K.: Prophylaxe der p.o. Darmatonie. Chirurg **1956**, 62. — KRETZSCHMAR, G., u. K. SCHIKORSKI: Magnesium und Narkose. Arzneimittel-Forsch. **2**, 180 (1952). — KRONSCHWITZ, H.: Die intravenöse Infusion mit der Kunststoffkapillare in der modernen Anaesthesie. Zbl. Chir. **81**, H. 13 (1956). — KUCHER, R., u. K. STEINBEREITHNER: Zur Nachbehandlung bei Darmatonie. Anaesthesist **6**, 292 (1957). — LANCASTER, F. M., and J. LEVIN: Continuous „Nisentil“ and suxamethonium in anaesthesia. Brit. med. J. **1956 I**, 381. — LASAGNA, M., and H. K. BEECHER: Über den Wert verschiedener Prämedikationsmittel. J. Amer. med. Ass. **156**, 230 (1954). — LASSNER, J.: L'anesthésie-réanimation en urologie. Cah. Anesth. **4**, 745 (1957). — L'incidence des anesthésies sur les fonctions rénales. Cah. Anesth. **6**, 537 (1959). — LASTHAUS, M.: Beitrag zur Technik der Periduralanaesthesie. Zbl. Chir. **81**, 67 (1956). — LEIGH, M. DIGBY: Die Anaesthesie in der Pädiatrie. Anaesthesist **5**, 65 (1956). — LEMMON, H.: Zit. in Lehrbuch der Anaesthesiologie. — LE QUESNE, L. P.: Water and electrolyt balance. Anaesthesist **6**, 247 (1957). — LINDER, F.: Blutersatzmittel. Vortr. Internat. Chir.-Kongr., Kopenhagen, 1955. — LOENNECKEN, S. J., u. G. RESSEL: Über die Behandlung des Erbrechens nach Operation und aus anderer Ursache mit einem neuen Antiemeticum. Chirurg **24**, 204 (1953). — LOEW, F.: Anaesthesie und Nachbehandlung bei Hirnoperationen. Anaesthesist **3**, 145 (1954). — LUND, P. C.: Influence of anesthesia on infant mortality rate in cesarean section. J. Amer. med. Ass. **159**, 1586 (1955). — LUNDY, J.: Sacralanaesthesie. J. Urol. (Baltimore) **17**, 525 (1927). — Amer. J. Surg. **79**, 137 (1950). — New drugs and an era of analgesia and anesia. J. Amer. med. Ass. **162**, 97 (1956). — LUTZEYER, W., u. G. HEINRICH: Untersuchungen über die klinisch-chirurgische Bedeutung der Erythrocyten-Infusion. Ärztl. Wschr. **1956**, 3—10. — MACINTOSH, SIR R. R.: Anaesthesie und ihre Lehre. Anaesthesist **5**, 1—4 (1956); **7**, 225 (1958). — MANNINO, R.: L'ipotensione controllata nei suoi rapporti con lo shock chirurgico. G. ital. Chir. **11**, 1442 (1955). — MARTIN-MOSSEANU, G.: Erfahrungsbericht über die Anwendung von Thiogenal in der Kinderchirurgie. Anaesthesist **5**, 10 (1956). — MARTINEZ, J. A.: Sincope cardiaco anesthesico en urologia. Arch. esp. Urol. **13**, 57 (1957). — MASON, A. A.: Surgery under hypnosis. Anaesthesia **10**, 295 (1955.) — MASSIER, J.: Blutstillung durch Styptobion und Calcium in kombinierter Anwendung Therapiewoche, H. 11/12, 294 (1956). — MAURER, G.: Wie lassen sich die Errungenschaften der modernen Anaesthesie für kleinere Krankenhäuser nutzbar machen? Vortr.a.d.73. Dtsch. Chir.-Kongr. 1956 in München. — McINDOE, SIR A.: Hypotensive anesthesia in surgery. Plast. reconstr. Surg. **17**, 1 (1956). — MELLIN, P.: Magnesiumthiosulfat als Narkoseadjuvans. Materia Med. Nordmark **6** (1951). — MEYER, O., u. H. OEHMIG: Die Wirkung der Opiatantagonisten. Anaesthesist **5**, 4 (1956). — MILTON, D., u. G. MARMER: The rob of hypnosis in Anesthesiology. J. Amer. med. Ass. **162**, 441 (1956). — MOGER, R.: Zum Problem der Thromboembolie-Prophylaxe. Praxis **47**, 549 (1958). — MONCRIEF, J. A., K. B. COLDWATR u. R. ELMAN: Der Zuckerverlust im Harn bei postoperativen Laevuloseinfusionen. A.M.A. Arch. Surg. **67**, 57 (1953). — MONTGOMMERY, J. B.: Gallamine and renal disease. Lancet **1956 II**, 1243. — MOORE, D. C.: Control p.op. vomiting. Report of 1192 cases. Anaesthesiology **13**, 354 (1952). — MOORE, F. D.: Common patterns of water and electrolyte change in injury, surgery and disease. New Engl. J. Med. **258**, 277—432 (1958). — MORRIS, D. D. B., and J. CANDY: Anaesthesia for prostatektomy. Brit. J. Anaesth. **29**, 376 (1957). — MURPHY, F. J., N. P. GUADAGNI and F. DE BON: Use of steroid anesthesia in surgery. J. Amer. med. Ass. **158**, 1412 (1955). — MUSHIN, W. Q.: Triumph over pain. Brit. J. Anaesth. **9** (1955). — NASEMANN, TH.: Klinischer Erfahrungsbericht über ein neues Antihistaminikum (Sandosten) und über dessen Kombination mit Calcium-Sandoz (Sandosten-Calcium). Münch. med. Wschr. **8**, 236 (1955). — NELSON, O. A., and L. H. MOUSEL: Renal tumors. J. Amer. med. Ass. **148**, 171 (1952). — NILSSON, E.: Wert und Grenzen der gesteuerten Blutdrucksenkung. Anaesthesist **7**, 257 (1958). — NÜCKEL, H.: Gasuntersuchungen an lungsautomatischen (intermittent flow) Anaesthesieapparaten. Anaesthesist **3**, 91 (1954). — O'CONNOR, J. J.: 2124 New York Anu Union City N.J. — O'CONNOR, J. J., and L. WIENER: Urologie problems in postpolio patients in respirators. J. Amer. med. Ass. **162**, 164 (1956). — OEHMIG, H.: Die Anaesthesie bei neurochirurgischen Eingriffen. Anaesthesist **3** (1953). — Anaesthesie bei Phaeochromocytom. Langenbecks Arch. klin. Chir. Kongr.bd. 1955. — OTTO, W.: Erfahrungen mit Magnesium als Narkose-Relaxans. Medizinische **1955**, Nr 29/30, 1050. — PAPPER, E. M.: Renal function during general anesthesia and operation. J. Amer. med. Ass. **152**, 1686 (1953). — PAPPER, E. M., and G. F. CAHILL: Anesthetic problems in hormonal disorders of the adrenal glands. J. Amer. med. Ass. **18**, 174 (1952). — Renal function during general anesthesia. N.Y. Acad. Med. **31**, 446 (1955). — PERRET, W.: Arzthaftpflicht. München: Urban & Schwarzenberg 1956. — PRATT, G., and V. J. COLLINS: Controlled hypothermia as an ancillary surgical procedure. Surg. Clin. N. Amer. **1956**, 405. — RANSDELL jr., H. T.: Tracheostomy in absence of high respiratory obstruction. Amer. Sug. **22**, 258 (1956). — RAPPERT, E.: Die Grundlagen der Behandlung der Thrombose mit Panthesin. I. Internat. Tagg Basel 1954, S. 644, Thrombose und Embolie. Basel: Benno Schwabe & Co. 1955. — REHN, E.: Lehrbuch der Allgemeinen Chirurgie, 22. Aufl. Stuttgart: Ferdinand Enke 1957. — REIFERSCHEID, M.: Therapie der postoperativen Magen-Darmatonie. Chirurg **1956**, 59. — RHOADS, E. J., and CH. E. ALEXANDER: Ernährungsprobleme bei chirurgischen Patienten. Ann. N.Y. Acad. Sci. **63**, 268 (1955). — RHOADS, P. S., and C. E. BILLINGS: Antibacterial management of urinary tract infections. J. Amer. med. Ass. **148**, 3 (1952). — RICHARDS, R. K., and J. D. TAYLOR: Some factors influencing distribution, metabolism and action of barbiturates: A review. Anaesthesiology **17**, 414 (1956). — RICHES, H. R.: Surgery in Addicon's disease. Brit. med. J. **1956**, Nr 4965, 489. — RIDLEY, R. W., A. FAULCONER and J. E. OSBORN: Concentration of oxygen, nitrous oxide, nitrogen and ether and their correlation with certain physiologic variables during surgical anesthesia in man. Anesthesiology **12**, 276 (1951). — RIZZI, R., et F. G. TOSONI: La curarizzazione nella chirurgia geriatrica. Acta anaesth. (Padova) **6** (1955). — ROBBINS, B.: Curare-Anwendung bei der Narkose. Ergebn. Chir. Orthop. **36**, 153 (1950); Langenbecks Arch. klin. Chir. **265**, 267 (1950). — ROBSON, J. G., D. M. GILLIES, W. G. CULLEN and H. R. GRIFFITH: Fluothane (Halothane) in closed circuit anaesthesia. Anesthesiology **20**, 251 (1959). — ROEMER, G. B.: Ursachen und Verhütung der Virushepatitis. Münch. med. Wschr. **97**, 561 (1955). — RÜTHER, E.: Die extraduralen Anaesthesien in der klinischen Geburtshilfe. Geburtsh. u. Frauenheilk. **6** (1955). — SABA, G. S.: L'anesthesia in geriatria urologica. Urologia (Treviso) **23**, 377 (1956). SAFRA, P.: Anesthesia at high altitude. Ann. Surg. **144**, 835 (1956). — SALOMON, N. A.: Hypothermia in the management of poor risk patients. J. Amer. med. Ass. **163**, 1435 (1957). — SALVATI, E. P., and G. L. KRATZER: Advantages of local over spinal anaesthesia in anorectal surgery. Surg. Gynec. Obstet. **103**, 434 (1956). — SARRE, H.: Praeuraemie und Uraemie und ihre Behandlung. Dtsch. med. Wschr. **81**, 1382 (1956). — SCHEGA, H. W., u. SCHILDBACH, F.: Physiologie der Blasenentleerung unter besonderer Berücksichtigung der postoperativen Harnverhaltung und deren Behandlung. Zbl. Gynäk. **21**, 809 (1956). — SCHULTE, J. W.: Management of the severly injured patient, genitourinary aspects. J. Amer. med. Ass. 1

68, 2095 (1958). — SCHWARZ, C.: Die Schmerzausschaltung bei Eingriffen an ambulanten Patienten. Diss. med. Heidelberg 1956. Dort weitere Literatur. — SEIFERT, E.: Leitfaden der örtlichen Betäubung. München: J. F. Lehmann 1955. — SIKER, E. S.: Analgesie supplements to N_2O anesthesia. Brit. med. J. **1956 II**, 1326. — SLOCUM, H. C.: Pers. Mitteilung. — SOULIER, J. P.: Les dérivés du sang leurs indications chirurgicales. Cah. Anest. **3**, 5 (1955). — SPEIER, F.: Die Venoflexkanüle. Anaesthesist **3**, 122 (1954). — STENGER, E. G., K. MÖRSDORF u. R. DOMENJOZ: Der Zusammenhang zwischen Ascorbinsäure- und Cholesterindepletion in der Nebenniere. Arzneimittel-Forsch. **5**, 489 (1955). — STEPHEN, C. R., R. MARTIN and W. K. NOWILL: Cardiovascular reactions of surital, pentothal or evipal combined with muscle relaxants for rapid anesthesia induction. Anaesth. of analg. **32**, 6 (1953). — STIEVE, R.: Das Verhalten der Ganglienzellen in Narkose. Anaesthesist **5**, 41 (1956). — STRAITH, R. E., J. L. TEASLEY and L. T. MOORE: Local anesthesia in the newborn. Plast. reconstr. Surg. **16**, 125 (1955). — STUHLFAUTH, K., u. V. STRUPPLER: Über den Einfluß des Operationstraumas auf den Eiweiß- und Mineralstoffwechsel (mit Maßnahmen zu seiner Bekämpfung). Vortr. geh. a. d. Internistenkongr. 1954 in München. — SZIRMAI u. SILLÓ: Die Rolle des Dolantin bei der Cervixdehnung und bei der Anästhesie für intrauterine Eingriffe. Ann. Chir. Gynaec. Fenn. **44**, 108 (1955). — TAYLOR, W. H.: Management of acute renal failure following surgical operations. Lancet **1957 II**, 703. — TEUTSCH, W.: Orthostatische Kreislaufregulationsstörungen und ihre Behandlung mit peroralen Gaben von m-Oxyphenylaminoaethanol (Novadral). Med. Klin. **33** (1955). — THORBAN, W.: Hostacain, ein neues Lokalanaestheticum in der Chirurgie. Anaesthesist **5**, 89 (1956). — TOM, A.: Technic for dental gas. Brit. med. J. **1956 I**, 1085. — TUOHY, E. B.: In D. HALE: Anesthesiology by forty American authors. Philadelphia: Davis 1954. Zit. in Lehrbuch der Anaesthesiologie. — TROTTER, P. A.: A new type hypnotic-sedative: Methylpentynol. Dental Practit. Rec. **3**, 12 (1953). — The effects of methylpentynol. Lancet **1954 I**, 1302. — TRUSS, F., u. R. HASCHE-KLÜNDER: Die Trichloräthylenanalgesie in der Urologie. Z. Urol. **49**, 1—8 (1956). — TURVILLE, C. S., and R. D. DRIPPS: Anesthetic management of the aged. Penn. med. J. **51**, 434 (1948). — TUSZEWSKI, M. S.: Simplified venostomy technique. J. Amer. med. Ass. **167**, 572 (1958). — VONOW, P.: Voraussetzungen zur einfachen und sicheren Durchführung der zahnärztlichen Lachgas-Sauerstoffanalgesie. Anaesthesist **3**, 88 (1954). — WACHSMUTH, H.: Kreislauf- und Gefäßwirksamkeit der Roßkastanie. Med. Klin **1955**, 2041. — WARLITZ, H.: Klinische Erfahrungen mit Pantothensäure bei der postoperativen Darmatonie. Zbl. Chir. **41** (1955). — WASMUTH, C. E.: Dental protection during endotracheal Intubation. Cleveland Clin. Quart, **23** (1956). — WEDEL, K. W.: Über die Anwendung von Pyridoxin bei postnarkotischem Erbrechen. Anaesthesist **4**, 122 (1955). — WEERD, J. H. DE: Care of the severly injured patient — urologie aspects. J. Amer. med. Ass. **165**, 1916—1921 (1957) (hier amerikanische Literatur). — WELLANO, TH.: Die Bedeutung von Clauden in der Therapie von Blutungen unter besonderer Berücksichtigung von tuberkulösen Lungen- und Nierenblutungen. Ther. d. Gegenw. **5** (1956). — WIEDLING, S.: Xylocain, ein interessantes Lokalanaestheticum. Anaesthesist **1**, 119 (1952). — WIEMERS, K.: Gefahren der modernen Narkose. Dtsch. med. Wschr. **1957**, 575. — Halothan-Anaesthesie. Anaesthesist 8, 364 (1959). — ZEH, W.: Megaphen bei Schmerzen. Dtsch. med. Wschr. **80**, 689 (1955). — ZEMAN, E., u. M., M. NEMEE u. M. EYSSELT: Die Pentothal-Alkoholanaesthesie in der Urologie. Zbl. Chir. **81**, 926 (1956). — ZÜRN, L.: Komplikationen nach Lokalanaesthesie. Anaesthesist **7** (1957) (dort neue deutsche Literatur).

Operations on the Kidneys

By

John Hellström and Curt Frankssson

With 64 figures

Operations on the kidneys do not differ, in principle, from those on other organs insofar as the necessity of accurate preoperative diagnosis, well-founded indications, satisfactory operative technique, and rational pre- and postoperative treatment is concerned. Since, however, the kidneys are paired organs and have a vital function, special demands are made on the preoperative examination and the choice of operation. It is accordingly essential, even in apparently unilateral involvement, to elucidate with the greatest possible care the morbid anatomy and the function of both kidneys. The surgeon must bear in mind at all times that an operation on one kidney where conservative surgery is envisaged may, of necessity, lead to nephrectomy or to such functional impairment that the outcome will be dependent on the integrity of the contralateral kidney.

Meticulous diagnosis is of the greatest importance for the result of a renal operation. The diagnosis is based chiefly on preoperative roentgen examination, and indeed a further one coincident with operation may be of great help, as will be made clear later on. A large proportion of renal operations are fairly standardized with respect to technique, although numerous modifications exist. Of these latter, only the principal ones will be treated here. In several renal diseases, including nephrolithiasis, there are various types of operation, and opinions may diverge as to the method of choice. The same applies to the indications, i.e., whether a patient should be operated on or not, and which operation is the most appropriate. The technique in renal operations can scarcely be described without reference to these considerations.

The choice of the most suitable operation as well as the technique required call for a knowledge of the topography and morbid anatomy of the kidney and its environment. Although these questions have been treated exhaustively in other chapters, they will nevertheless be touched upon in the following.

Surgery today attaches great importance to scrupulous pre- and postoperative treatment. This consideration is dealt with elsewhere in this book, yet some special points should be discussed in the account of the surgical techniques. Anesthesia in urologic surgery is also described elsewhere. It suffices to emphasize here that satisfactory anesthesia is of prime importance in renal operations and must be adapted to the patient's general condition, the type of operation and the renal function.

The best way of presenting a chapter on renal operations seems debatable, particularly if it is divided into sections on a topographic basis or with respect to different diseases. We have chosen the former basis of division, well knowing that it cannot be applied consistently. Diseases of the perirenal tissues often arise from the kidneys and, in other respects too, are so closely related to the latter that they should perhaps be included in the chapter on renal operations. The same applies to the renal vessels.

A. Exposure of the kidney

The ideal incision in renal operations is that which ensures optimal access to the kidney while minimizing injury of adjacent tissues. The incision must therefore take into account both the character of the operation and the topography in the surgical field. Mobilization of the kidney for pyelolithotomy will thus require, as a rule, a smaller and simpler incision than will nephrectomy for a large renal tumor. The anatomic structures involved in exposure of the kidney may naturally vary somewhat according to the physical habitus, but otherwise are more or less alike. Major variations are found in the position of the kidney, and may fundamentally influence the incision. Some special requirements concerning the incision will be discussed along with operations for different renal diseases; the anatomy along with the various ways of mobilizing the kidney.

Since there are divers approaches to exposure of the kidneys, a large number of incisions have been introduced. Most of them are slightly modified versions of the same incision, but others differ in principle. In the main there are three different approaches: the retroperitoneal-lumbar route, the transperitoneal route and the transthoracic route.

I. The lumbar approach

The large number of variations for exploration by this route are due to differences in both the direction and the extent of the incision. As regards the direction there is a whole range of incisions from the vertical one parallel with the sacrospinalis muscle, as used by SIMON (1869) in the first planned nephrectomy, to the purely transverse incision at umbilical level between the ventral border of the sacrospinalis muscle and the lateral border of the rectus abdominis muscle, as advocated by PÉAN (1894). However, the oblique lumbar incision which, with minor variations, was described by v. BERGMANN (1874), KÜSTER (1883) and W. J. MAYO (1912) probably is still the commonest one in most renal operations. Naturally there are slight modifications of this incision, but on the whole it may be described as conventional.

1. Position of patient and operating table

The patient is placed on his side with the uppermost leg flexed and the other one extended. It is important for the operator to satisfy himself that the side to be operated upon is uppermost, for with the patient swathed in towels, this may easily be overlooked. An incision on the wrong side may happen, and result in injury of the patient and a claim for damages. To increase the distance between the costal arch and the iliac crest, and to change the concave spinal curvature, due to the lateral position, into a convex one directed towards the operation side, modern tables are fitted with special devices that replace the earlier roll cushions or adjustable kidney supports. This distance can be further increased by rotating the thoracic cage somewhat ventrally in relation to the pelvis. The trunk is fixed to the table by a strap stretched round the hip. Lateral supports are unnecessary. At Karolinska Sjukhuset, however, we use a support as described by HELLSTRÖM (1949). It consists of an angled bar secured to the table at the level of the patient's shoulders; and the patient's arm on the operation side is fixed with broad straps to its horizontal part (Fig. 1a—c). To this bar can be attached a broad self-retaining retractor that raises the upper edge of the incision. Since the bar is rotatable, this retractor can exert a substantial force—much greater than that of which an assistant is capable for any length of time. The adjustable bar and self-retaining retractor—usually known as

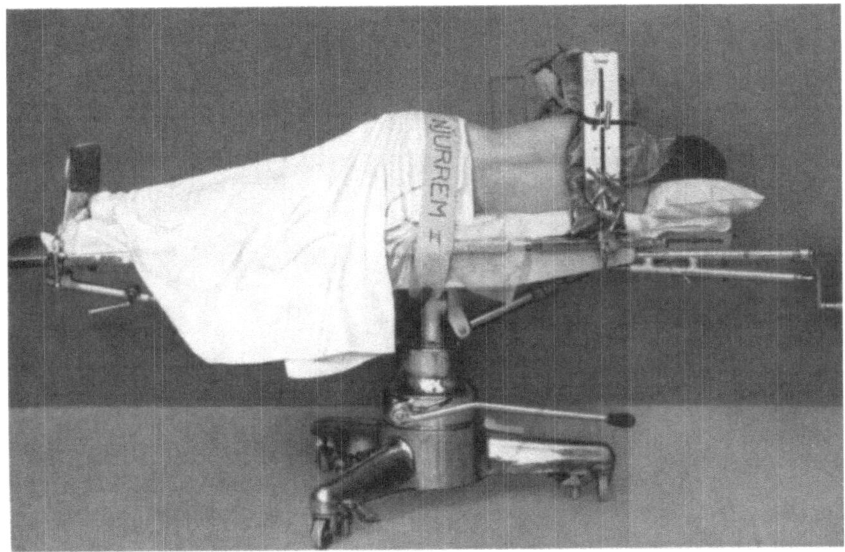

a

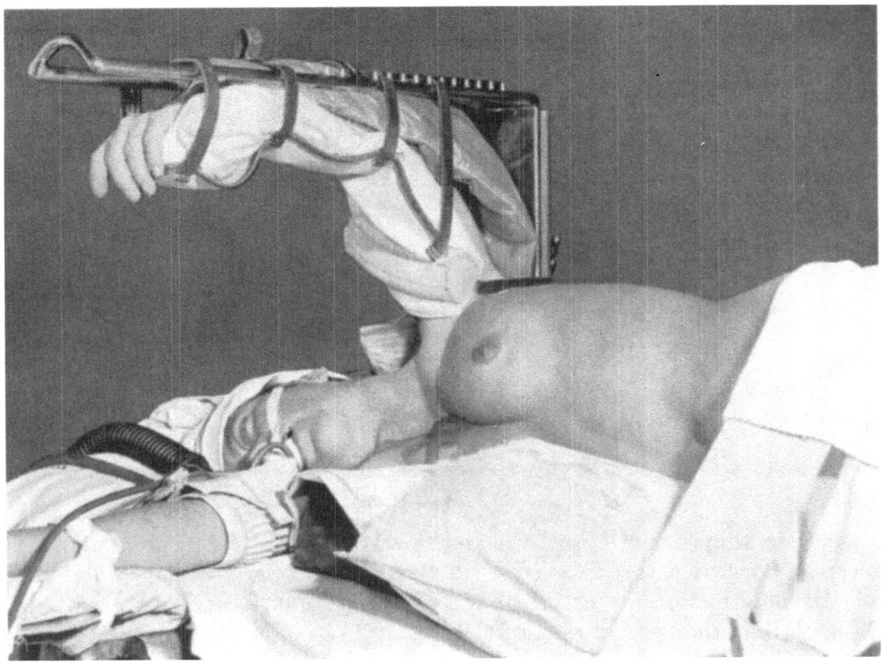

b

Fig. 1a and b. Support for kidney operations. a Dorsal view; b ventral view

RISSLER's retractor after an eminent Swedish surgeon who died in 1931—can be highly recommended (Fig. 1c). They save assistance, facilitate access to the renal fossa, and enable the great majority of renal operations to be performed with the aid of a lumbar incision, extended if required by resection of the twelfth or eleventh rib.

2. Incisions

The skin incision (Fig. 2a, 4d) begins approximately where the twelfth or eleventh rib intersects the lateral margin of the sacrospinalis muscle; continues

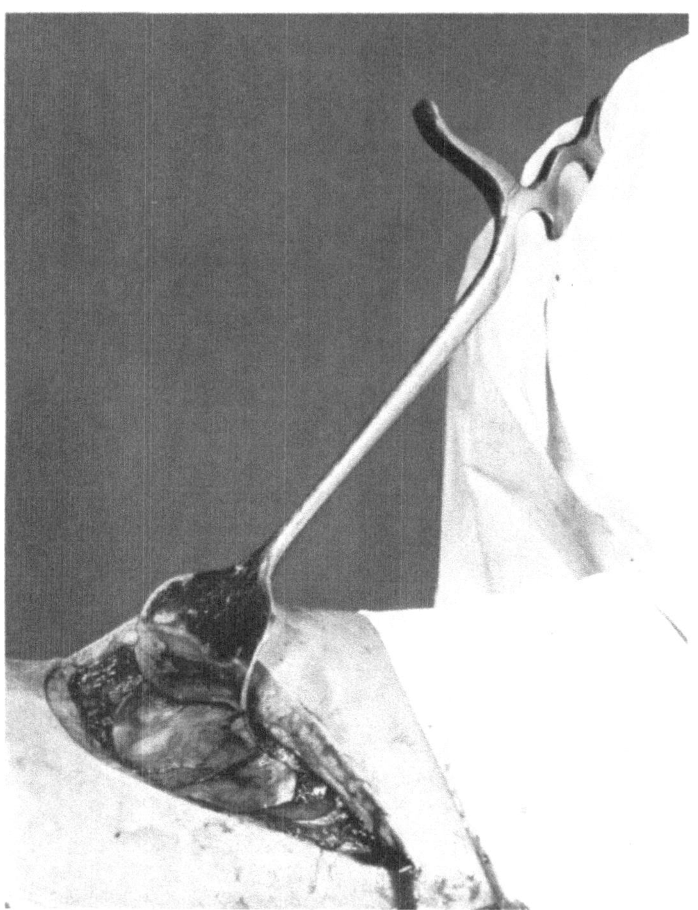

Fig. 1c. Incision performed. The upper edge of the incision has been raised with Rissler's self-retaining retractor which is attached to the support

in a gentle S-shaped curve forward and downward, and terminates about two fingerbreadths above the iliac crest at the level of the anterior superior iliac spine. Its length depends on the patient's body build—muscular or obese or thin—as well as the type of operation envisaged.

Beneath the skin and subcutaneous fat, the knife enters the superficial muscle layer consisting dorsally of the latissimus dorsi and, ventrally, of the external oblique, together with their respective fasciae. These muscles can be directly cut through along the full extent of the incision, though it may often be more advisable to follow the directions given by YOUNG in his Practice of Urology (Fig. 2a—d):

First, incision of the fascia covering Petit's triangle, i.e., the area bounded dorsally by the latissimus dorsi and, ventrally, by the external oblique muscle. Blunt widening of the incision enables the operator to insert two fingers ventrally beneath the muscle and to divide the external and internal oblique and transversalis muscles, at the same time retracting the peritoneum and grasping discernible vessels, taking care to spare the nerves as much as possible. In the dorsal part of the incision it is necessary to cut through the latissimus dorsi, the oblique muscles and the transversalis with its fascia, bringing the lateral borders of the sacrospinalis and quadratus lumborum muscles into view. The thin layer of fat that clothes the dorsal leaf of the renal fascia—Gerota's fascia—is bluntly divided and reflected, exposing the adipose capsule.

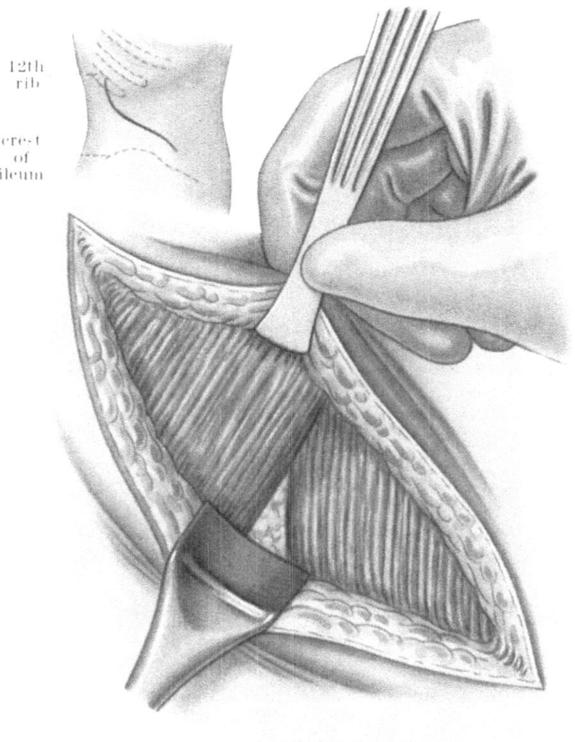

Fig. 2a. The lumbar approach. The skin incision. Latissimus dorsi above, external oblique below, Petit's triangle between. (After YOUNG)

In many renal operations the method described above suffices to expose the kidney, particularly if the aforementioned bar and self-retaining retractor are used. Frequently, however, a wider aproach to the kidney is required. This can be effected, ventrally, by division of the oblique and transversalis muscles with blunt retraction of the peritoneum. The incision can be widened backwards and upwards primarily by division of the posterior serratus muscle and costovertebral ligament. Before doing this it may be advisable, as Young points out, to insert the forefinger beneath the

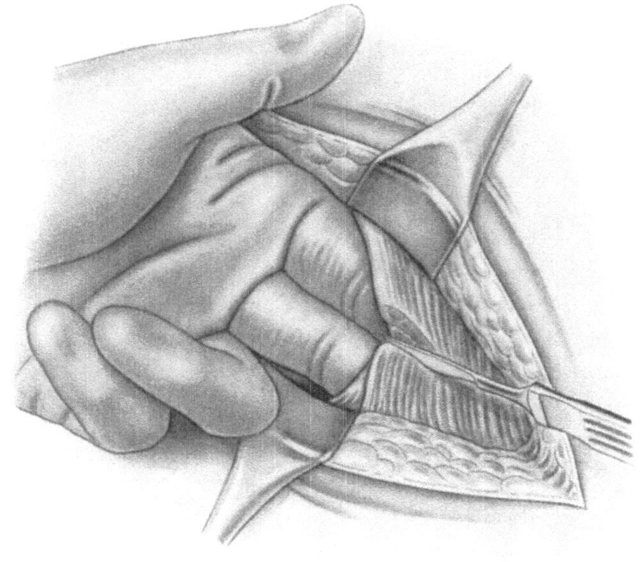

Fig. 2b. Severing the external and internal oblique and transversalis muscles. (After YOUNG)

ligament, move the diaphragm and pleura upward and divide the ligament at some distance from the twelfth rib, not only to avoid injuring the pleura but also to facilitate grasping and ligation of the fairly large subcostal blood vessels that run there. Anchored ligatures of these vessels are sometimes required. Following division of the ligament the twelfth rib will be far more mobile and the upper edge of the wound usually retracted so much, with the aid of the self-retaining retractor, as to make division of ribs unnecessary.

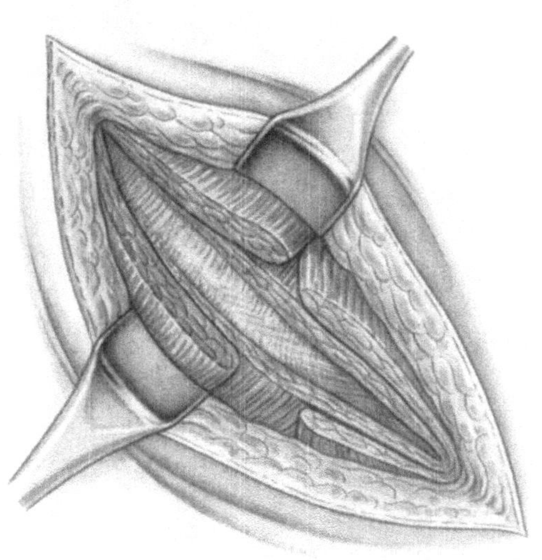

Fig. 2c. All the muscles have been severed. The fascia of Gerota exposed. (After YOUNG)

In making the incisions, as pointed out earlier, discernible vessels should be seized and ligated. Meticulous hemostasis is essential; hematomas may lead to poor healing and postoperative herniation.

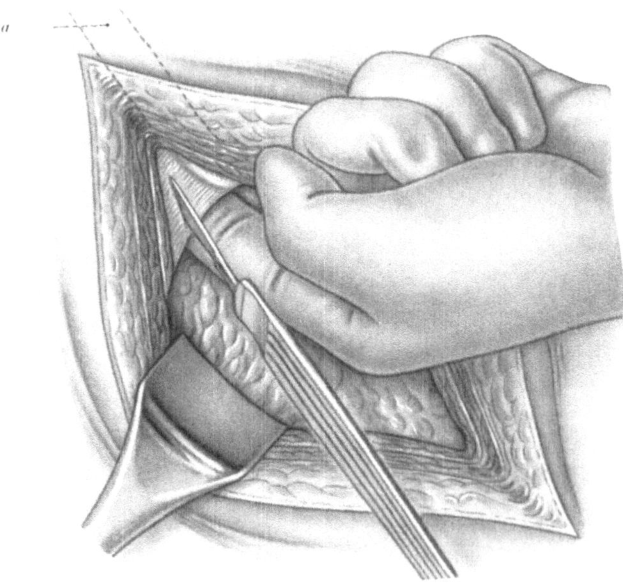

Fig. 2d. Severing the costovertebral ligament. *a* 12th rib. (After YOUNG)

Of the nerves, it is the twelfth thoracic and the first lumbar that are of surgical interest and should be spared as far as possible. The ventral branch of the former runs parallel with the last rib, crosses the oblique abdominal muscles and terminates in the rectus muscle. Section of this nerve may accordingly weaken the abdominal wall. The ventral branch of the first lumbar nerve forms the ilio-hypogastricus and ilio-inguinalis nerves. These have rather varying courses (BARDEEN 1901), and it may often be impossible to avoid severing them, with resulting sensory loss in the inguinal and pubic regions (Fig. 3.). Severer distress consisting of burning pains and hyperalgesia of varying duration may arise postoperatively if the nerves are snared on closure of the surgical wound. Such cases have been treated successfully by neurolysis or resection of the affected nerve (HUGGINS & BUCY 1930, MATHÉ 1948). Repeated injections of local anesthetics, such as Xylocaine, also appear to have a salutary effect.

The peritoneum may be injured if the incision is lengthened ventrally; the pleura, when dividing the costovertebral ligament. In infected cases they should be sutured immediately.

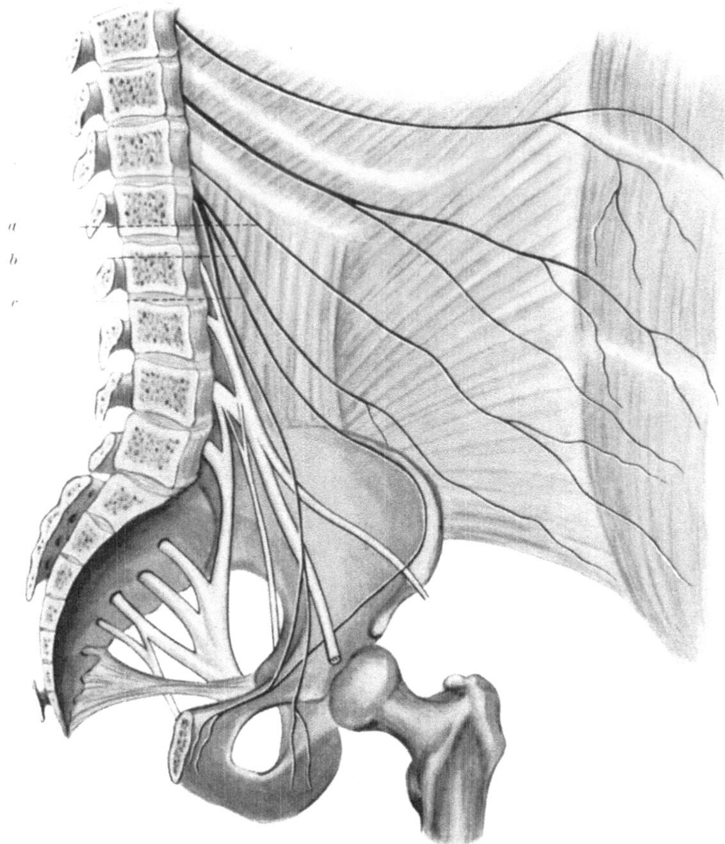

Fig. 3. Distribution of the spinal nerves within the kidney region. *a* 12th thoracic nerve; *b* ilio-hypogastric nerve; *c* ilio-inguinal nerve. (After BARDEEN)

One objection to the conventional extraperitoneal lumbar incision has been that it does not permit adequate exposure of the upper pole of the kidney and the removal of large renal tumors, hydronephrosis, etc. Numerous modifications of the lumbar incision have accordingly been introduced (Fig. 4). CABOT (1925), for instance, suggested an extraperitoneal incision running horizontally from the lateral margin of the sacrospinalis muscle to the umbilicus, with the addition of a vertical midline incision towards the epigastrium. FEY (1926) recommended an abdomino-thoracic incision running from the upper margin of the eleventh rib, downward and forward through the abdominal wall parallel with the external oblique muscle fibers and terminating at the level of the anterior superior iliac spine. The incision in other respects is illustrated in figure 5. FEY's incision is advocated by WRIGHT (1933), among others, on the following grounds: "It provides an adequate surgical approach to the kidney and its pedicle, adhesions between the kidney and the diaphragm can be separated under proper visual control. It is retroperitoneal, but can, if necessary, be made transperitoneal. It divides no nerves and leaves a strong abdominal wall."

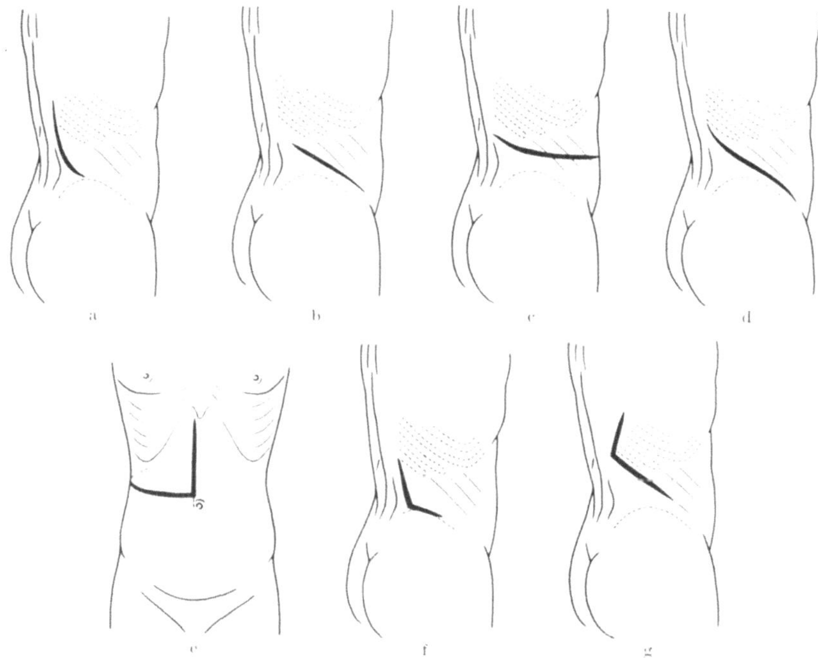

Fig. 4a—g. Review of various incisions for exploring the kidney. a SIMON (1869); b KÜSTER (1883); c PÉAN (1894); d v. BERGMAN (1874); MAYO (1912); e CABOT (1925); f YOUNG (1937); g NAGAMATSU (1949). (After BODNER and BRISKIN)

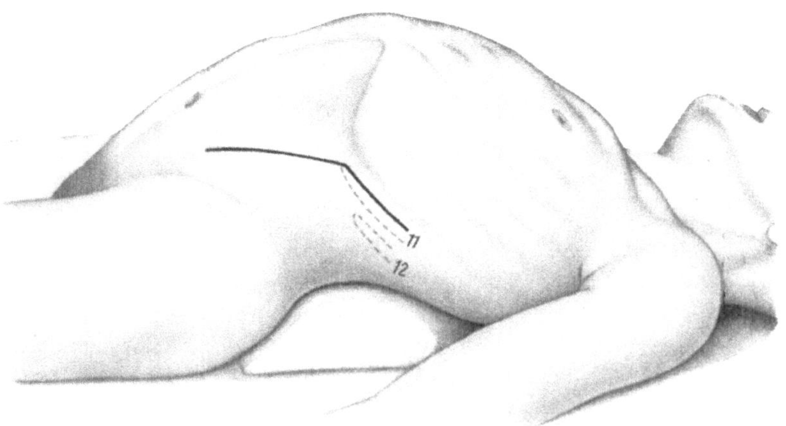

Fig. 5. Abdomino-thoracic, extra-pleural incision according to FEY. (After FEY)

A further objection to the common oblique lumbar incision has been that it necessitates section of several muscles. To obviate this, it has been suggested that the incision be laid, as was done by SIMON as early as 1869, parallel with the erector spinae, the latter's dorsal fascia then divided, the muscles drawn back medially with broad retractors; the ventral leaf of the fascia divided, and access obtained to the perirenal tissues. The procedure can be carried out with the patient prone and is serviceable for some operations, as for instance calculi in the upper part of the ureter. In general, however, a more or less horizontal incision parallel with the iliac crest has been added to the vertical incision parallel with the erector spinae in its caudal portion (PONCET & GUYON 1887, YOUNG 1937, FURCULO 1946).

3. Resection of ribs

Access to the kidney is complicated chiefly by the fact that a major or minor part of it is located inside the lower ribs, the diaphragm and pleura. After division of the costovertebral ligament it is usually possible, however, to raise the upper edge of the wound far enough for the majority of renal operations to be performed without further widening of the incision, as pointed out by such experienced urologists as YOUNG and v. LICHTENBERG. Yet in many operations this widening is essential, and the simplest way is then to resect the twelfth rib or, if the latter is short, the eleventh rib, as suggested by CZERNY as long ago as 1879. Resection of ribs may be necessary after the skin and muscle has been incised, but it is better if the resection can be planned from the outset and incision of the soft parts adapted accordingly. It is unnecessary to resect the entire peripheral part of the rib; it suffices to remove about 1 cm from the dorsal part, approximately at the costal angle. The resection should be subperiosteal; the nerves must be spared, the vessels ligated, and any pleural injury sutured during inflation of the lung (Fig. 6).

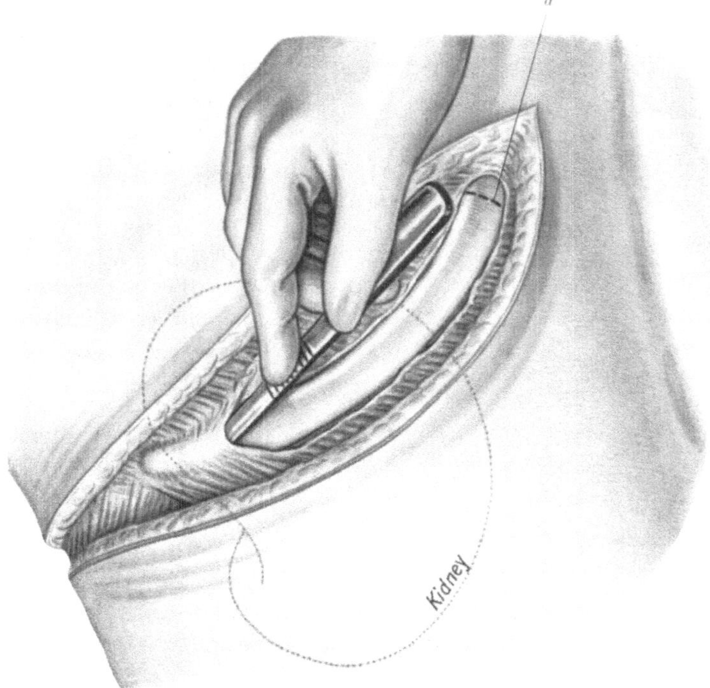

Fig. 6. Resection of rib. *a* Resection line

BODNER & BRISKIN (1950) recommend incision of the skin and superficial muscle directly over the eleventh rib, followed by subperiosteal resection of the latter's ventral two-thirds, and continuation of the incision forward through the internal oblique and transversalis muscles and backward along the upper margin of the twelfth rib to the costovertebral ligament. This incision, they point out, permits satisfactory exposure of very large kidneys as well as the adrenals, and moreover is suited for patients needing a repeat operation on the same kidney after one performed via a conventional subcostal incision.

The most extensive costal resection for exposure of the kidney is that described by NAGAMATSU (1949) under the designation "dorso-lumbar approach to the kidney and adrenal with osteoplastic flap". The skin incision runs along the upper margin of the twelfth rib. Medially, about three fingerbreadths from the midline at the lateral border of the sacrospinalis muscle, the incision is turned cranially parallel with the vertebral column, extending in that direction to the ninth intercostal space. The latissimus dorsi fascia is incised, and the sacrospinalis muscle then retracted medially. This exposes the medial ends of the tenth to twelfth ribs. About 2 cm of the ribs medial to the costal angle is resected subperiostially. The powerful costovertebral ligament is divided and the attachment of the diaphragm to the vertebrae is dissected free. During this procedure the pleura can be seen in the operation area, but it is often possible to avoid traumatizing it. The ilio-hypogastric and ilio-inguinal nerves pass through this region but can be retracted medially. The incision is then continued through the muscle attachments along the lower border of the twelfth rib. The lower part of the thorax will now be mobile and can be held back cranially with a retractor. Following incision of Gerota's fascia, the operator has access to the kidney region (and the adrenal). If required, the incision can be lengthened ventrally towards the abdomen or more caudally along the course of the ureter.

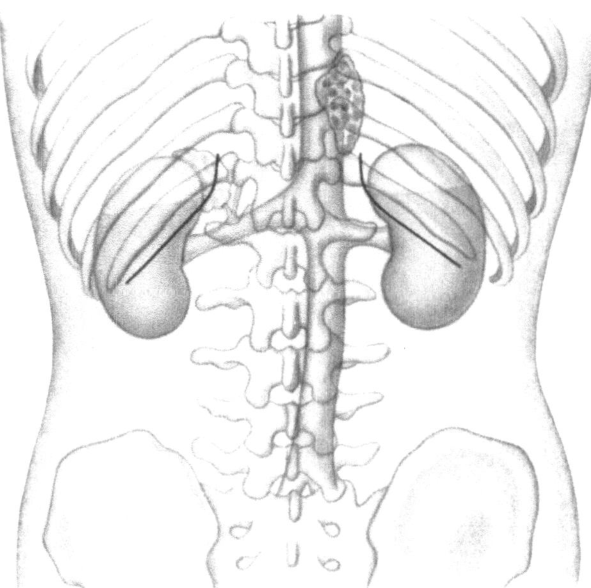

Fig. 7. Incision for exploring the upper pole of the kidney and the adrenal

With the use of RISSLER's retractor it is only in exceptional cases, in our experience, that renal operations require any other incision than the conventional oblique lumbar one, sometimes with resection of the twelfth or, if the latter is short, the eleventh rib. In some circumstances, however, the incision described by NAGAMATSU would seem to be appropriate. For exposure of the upper pole of the kidney or of the adrenal, our experience with over three hundred cases of bilateral adrenalectomy enables us to recommend the following method. The incision is made along the lower border of the twelfth rib, then curved in the cranial direction parallel with and about three fingerbreadths from the middle line (Fig. 7). In most cases the twelfth rib only is resected; in some, a small piece of the eleventh—and very rarely the tenth rib too. Access to the adrenal and kidney is obtained by incision of the bed of the resected twelfth rib. The operation may well be performed with the patient prone; this makes possible, for instance, bilateral adrenalectomy on one stage without turning the patient.

4. Suturing

There are, of course, various ways of suturing the lumbar incision. Most operators prefer to suture the muscles with catgut in two rows: a deeper one comprising the internal oblique and transversalis muscles, and a more superficial one through the dorsal latissimus and external oblique muscles. Many others simply insert isolated sutures through all muscle layers. In view of the early ambulation that is aimed at today even after renal operations, careful suturing of the incision in the soft parts is essential. If the operator favors catgut rather than unabsorbable suture material—silk, nylon or linen—for the muscles, it may be advisable to add a few sutures of wire or silk that include all layers and can be tied outside the skin and later removed. It is important, as pointed out above, to avoid snaring nerves—the ilio-hypogastric and ilio-inguinal—when suturing the wound, for otherwise there may be postoperative pain in the inguinal and pubic region.

Drainage of the renal fossa is indicated after operations in which the renal pelvis has been opened, but in other cases such as nephrectomy it is usually unnecessary.

II. The transperitoneal approach

Transperitoneal exposure of the kidney is much less common nowadays than in the past, when one of the indications was the desirability of examining the contralateral kidney, for which purpose more simple and reliable methods are available today. Yet the transperitoneal approach may still be justified in some cases, notably those with large renal tumors. Indeed, it was for the removal of a sarcomatous kidney that Kocher (1877) performed the first transperitoneal nephrectomy from a midline incision between the umbilicus and the xiphoid process. Later on, however, the transperitoneal approach was gradually superseded by the experaperitoneal lumbar route, though it was once more recommended by Young (1926) for removal of large renal tumors. Young employed a vertical incision medially in the rectus sheath and an additional transverse incision extending from a point about 2 cm above the umbilicus, 12—15 cm laterally below the border of the thoracic cage. The rectus muscle and external aponeurosis were divided transversely; the oblique muscles were not divided but retracted laterally. Young opened the peritoneum throughout the length of the incision in both the vertical and the horizontal direction (Fig. 8).

Transperitoneal exposure of the kidney may have to be considered at times and is technically simple, even with the conventional oblique lumbar incision or its modifications, as for example Fey's thoraco-abdominal incision.

III. The transthoracic approach

The upper abdominal organs—i.e., the stomach, esophagus, liver, adrenals and the kidneys with their vessels—are located in the dome formed by the lower part of the thorax and the diaphragm. Some difficulties are encountered in exploring them from the abdomen or lumbar region. The direct approach is through the thorax; but in view of the complications (sero-, hemo- or pneumothorax, pleural empyema) that may attend transthoracic operations, other routes have generally been preferred. CONSTANTINI & BERNASCONI (1930) nevertheless

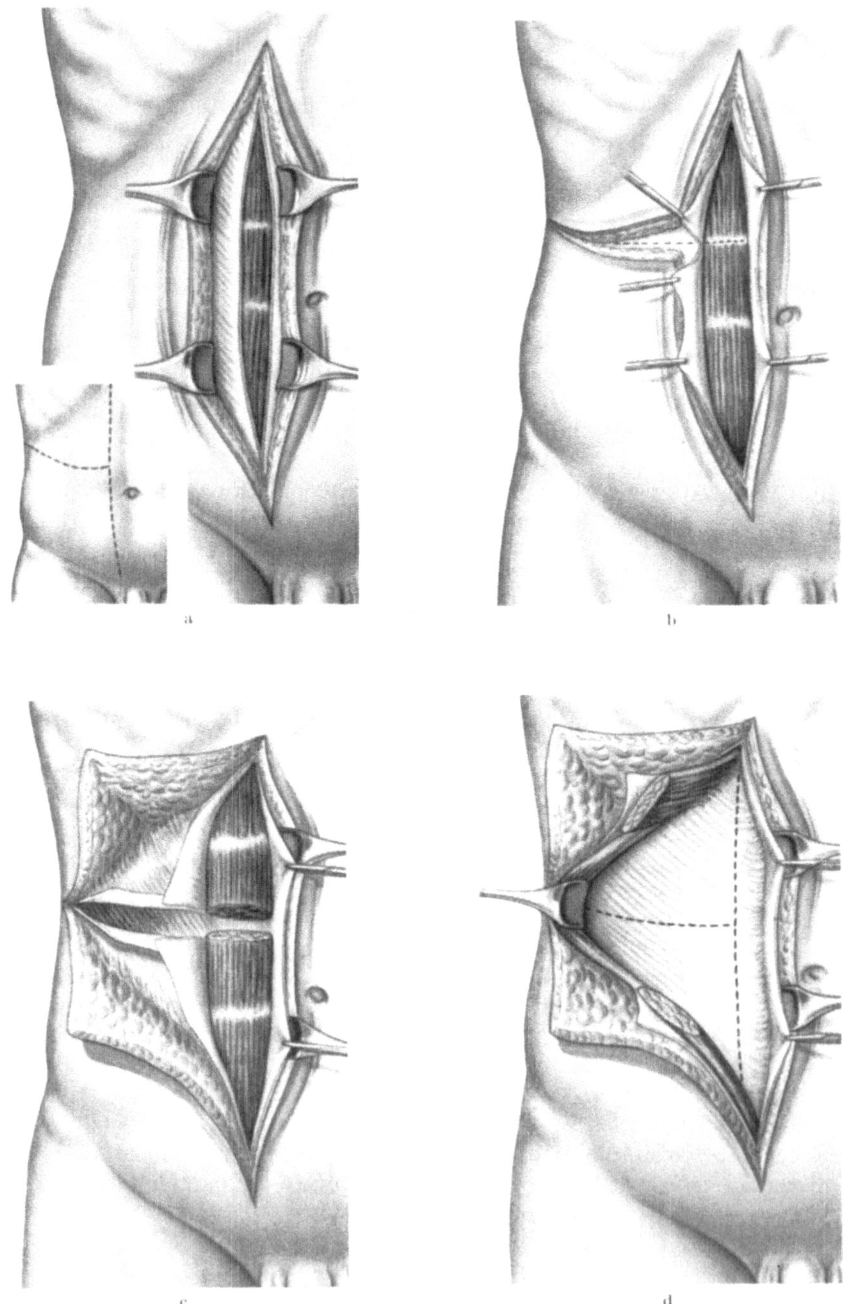

Fig. 8a—d. Transperitoneal approach to the kidney. a—b T-shaped incision. Vertical incision near inner border of rectus which is divided transversely. c The fascia of the external oblique is divided transversely. d Dotted line show incisions to be made in peritoneum. Note that longitudinal incision in posterior rectus fascia is about 2 cm. from inner edge of rectus muscle. (After YOUNG)

employed the thoracic transpleural approach for nephrectomy in patients with pronounced kyphosis. They resected the tenth rib and cut through the costal arch and diaphragm. UTEAU & LEROY (1937) and TRUC (1945) used thoracic incisions on similar indications. HARPER (1947) recommended an incision along the eleventh rib for operations on the adrenal and upper part of the kidney. MORTENSEN (1948) and CHUTE & SOUTTER (1949) advocated the last-named incision in nephrectomy for large renal tumors; COOPER et al. (1950), a modification of it for coincident retroperitoneal dissection of lymph nodes. PEREZ CASTRO (1955) was in favor of a transthoracic incision for exstirpation of greatly

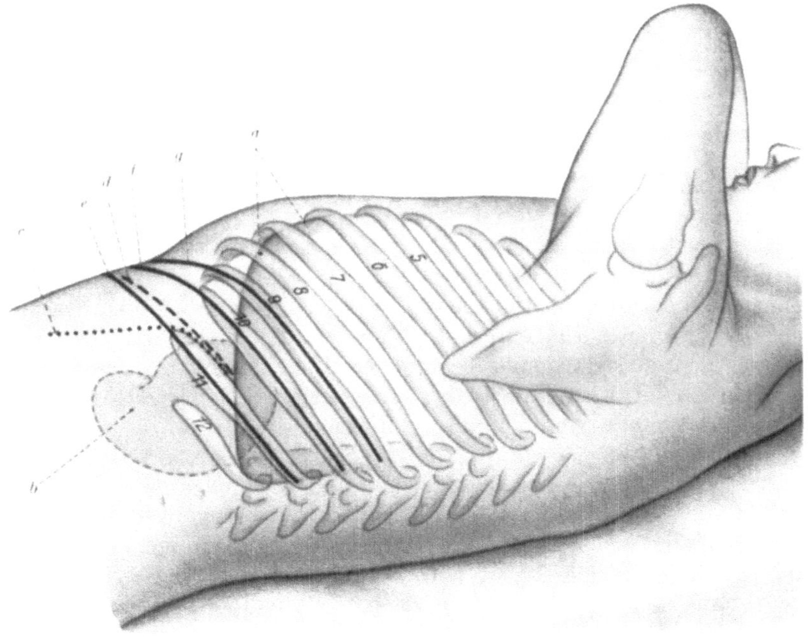

Fig. 9. Various abdomino-thoracic incisions. *a* The deflection of the pleura; *b* the kidney; *c—d* extrapleural incisions; *e—g* transpleural incisions

enlarged kidneys and malignant tumors as well as by kyphoscoliosis. He described pyogenic infections as a contraindication.

FEY's extrapleural thoraco-abdominal incision was referred to in the foregoing. Its thoracic portion, about 10 cm long, runs along the upper border of the eleventh rib, which is retained. After separation of the periosteum, the bed of the rib is incised in its ventral part, which the pleura does not reach. FEY directs the abdominal part of the incision parallel with the external oblique fibers; GAUME, parallel with the direction of the rib. If this incision is continued dorsally along the eleventh rib, the pleura will be encountered sooner or later, the incision then becoming transpleural (Fig. 9).

Transpleural operations call for tracheal intubation and artificial respiration. The incision can be made over one of the ninth to eleventh ribs; the last-named generally affords satisfactory access if the operation envisages the kidney alone. In special anatomic or pathologic conditions (e.g., kyphosis, invasion of the diaphragm, lung injury) an incision over the ninth or tenth ribs may afford better access.

An excellent approach to the kidney region is via a combined transpleural and transperitoneal incision. The following description is of such an incision over the eleventh rib. From the costal angle the incision runs ventrally along the rib towards a point a few centimeters above the umbilicus at the border of the rectus abdominus muscle (Fig. 9). The latter can be divided if required. The incision continues down to the rib and to the peritoneal cavity, the rib then being excised subperiosteally. Through the costal bed the pleura is opened, and the lung turned aside with sponges. Any adhesions are divided and all bleeding carefully arrested. The diaphragm is lifted from the peritoneal cavity with a couple of fingers and cut with a knife or scissors. With this procedure the surgeon can avoid injuring contiguous or adherent structures, as the spleen or liver. The diaphragm is innervated from the phrenic nerve, whose branches extend radially across the muscle. Parts located peripheral to the incision will accordingly be denervated. By cutting the diaphragm near to the thoracic wall, the size of the denervated area will be reduced. The thoracotomy is widened with a self-retaining retractor. Access will then be satisfactory to the adrenal, the kidney and its pedicle, the vena cava and aorta, and the organs in the upper part of the peritoneal cavity.

After completion of the operative measures in the kidney region, the latter is drained if required via an auxiliary lumbar incision. The area is peritonealized. The anterior peritoneum is closed with continuous catgut sutures; the diaphragm with a row of isolated silk sutures including all layers, and a further row of continuous silk sutures on the pleural side. The diaphragm sutures may be continued directly into the external oblique muscle. Drainage of the pleura (see below), if required, should be effected thereafter. The drain, e.g. a no. 22 Nelaton catheter with four to six side perforations, is advanced 5—6 cm subcutaneously from a small auxiliary incision, then through the rest of the thoracic wall. All this should be so arranged that the perforated part of the drain can be conveniently placed in the pleural sinus at the costovertebral angle, i.e., the site where any fluid will collect. The drain is occluded and the lung inflated, after which the pleura is closed with continuous catgut sutures. The muscles are sutured in layers with catgut, and the skin with silk.

Thoracotomy is in most cases accompanied by increased secretion to the pleural cavity. Hence many authors consider that the pleura should always be drained, particularly if adhesions have been divided. It is best to apply permanent suction to the drain. A negative pressure of about 20 mm Hg should be arranged, though another satisfactory method is to evacuate the drain now and again manually with a syringe. If nothing escapes from the drain, the latter is withdrawn after 24—48 hours. Where no pleural drainage has been applied, the lungs and pleura should be checked by percussion and roentgenograms for the first few days after thoracotomy. Any exudate must be aspirated.

Incisions along the ninth or tenth ribs differ from the preceding ones in that the costal arch has to be cut. If the ninth rib is taken, it may be advisable to resect from the costal arch a piece the same width as the rib, thus facilitating closure of the thoracotomy. The gap in the costal arch is closed by traction with a few metal sutures through the cartilage. In other respects the procedure is as before.

B. The perirenal tissues

The kidneys lie in the retroperitoneal space, which is bounded dorsally by the dorsal abdominal wall (quadratus lumborum, transversalis aponeurosis), the dorsal thoracic wall (eleventh and twelfth ribs) and the dorsal part of the diaphragm; ventrally by the peritoneum; medially by the psoas muscle, the vertebral column, the vena cava and aorta; and laterally by the transversalis and the infero-lateral part of the thorax and diaphragm. Caudally, it extends into the pelvis minor. Pathologic processes on one side seldom invade the other, since the vertebral column and great vessels form a high barrier between them. Invasion is perhaps more likely to occur via the pelvis, where the retroperitoneal space on either side unites (CORNING 1917, ROUVIÈRE 1924).

The retroperitoneal space is filled by loose connective tissue and fat. The connective tissue forms a fascia both ventral and dorsal to the kidney, the latter part in particular being readily distinguishable at operation. Between the fascial leaves is an especially fatty tissue, the adipose capsule (GEROTA 1895). The fasciae consist of loose tissue and present no major obstacle to the spread of pathologic processes in the retroperitoneal space. Through the latter pass the sympathetic chain and other nerves, the ureters, renal vessels, spermatic and ovarian vessels. Of major clinical importance are the numerous lymphatics and their nodes, e.g. from the inguinal region, that pass through this area. In the retroperitoneal space are, lastly, the adrenals; morbid processes from these may involve the perirenal tissue.

The tissues in the retroperitoneal space may be the seat of various pathologic conditions, as for instance inflammation, hemorrhages, tumors. It is often difficult, and sometimes impossible, to determine the focus of these processes, even by surgical exploration of the retroperitoneal space. Yet so far as is practicable, efforts should be made preoperatively to ascertain the nature and extent of the pathologic changes.

In many diseases the history and clinical findings suffice; but in other cases special methods of examination may be extremely serviceable, notably roentgenologic procedures such as contrast examination of the urinary and gastrointestinal tracts, tomography and retroperitoneal insufflation of oxygen.

Palpable or roentgenologically demonstrable expansive processes in soft parts can be punctured percutaneously. In so doing, tissue cells and fluids can be aspirated for histologic, bacteriologic and chemical analysis, etc. (FISCHER 1885), and contrast media can be injected for roentgen examination (LINDBLOM 1946).

In many cases even detailed investigations fail to establish the diagnosis; the only remaining possibility then lies in surgical exploration of the retroperitoneal space. This should be planned with a view to removing the morbid process.

It is important to elucidate preoperatively the state of both kidneys as far as is feasible, since it may influence the choice of operation.

I. Perinephritis

In the earlier literature (ISRAEL 1901) an attempt was made to differentiate perinephritis, epinephritis and paranephritis on the basis of the anatomy of the retroperitoneal space. The loose fasciae investing the kidney do not, as mentioned above, constitute any permanent obstacle to the spread of inflammatory processes in the retroperitoneal space. It might be appropriate, therefore to have a single collective designation for such processes, say perinephritis. In the Anglo-Saxon literature the term "perirenal abscess" is also used (DODSON).

The pathology, symptomatology and diagnosis of perinephritis have been described exhaustively by FISCHER (1885), ISRAEL (1901), MARION (1928), SKARBY (1946) and others. Communications in this field have tended to be less numerous in recent years, for the disease has lost some of its significance as a surgical problem following the advent of effective antibiotics.

Efforts to elucidate the focal point of a perinephritis are important relative to operative indications and method. Infectious material may reach the perirenal tissue from morbid processes in the kidney and ureters, via blood and lymph vessels, from adjacent organs as for instance an appendix localized retroperitoneally, and in connection with operations.

Urogenic perirenal infections are sometimes associated with urinary stasis, the infected urine being forced out into the surrounding tissues either from the renal pelvis or via the parenchyma. Occasionally the infection spreads as a phlegmon—"urinary phlegmon"—in the perirenal tissue, and sometimes abscesses are formed. The latter may reach a substantial size and gradually break through to the skin, usually in the renal tract. In other cases descending abscesses may develop that spread along the psoas muscle to the region of the inguinal ligament. Perinephritic abscesses can even extend to the pleura, colon, etc.

Treatment

Most cases of acute perinephritis heal under antibiotic treatment alone, if it is adequate and instituted in good time. Surgical intervention is sometimes required, however, especially when the patient comes for treatment at a late stage or when complications are present in the kidney or urinary tract.

The approximate position and extent of abscesses or phlegmons should be determined, if possible, before the operation. The incision has to be modified with respect to their localization. For opening and drainage of an abscess alone, a short lumbar incision will suffice. The perirenal tissues should be explored, and in so doing, pus usually escapes from the abscess. At other times edematous and infiltrated adipose tissue may be encountered first, in which case an abscess may be localized with the aid of punctures. The abscess is then opened by debridement with forceps, and emptied. Its main cavity should afterwards be palpated, and all pockets and adjacent cavities opened. The abscess cavity itself is drained with one or more rubber tubes the thickness of a finger, which should be advanced to the deepest parts. Healing must proceed from the floor of the cavity, and the drains can gradually be shortened. There has been some discussion whether the kidney should be explored or not. Some authors hold that exploration is desirable for the purpose of diagnosing, incising and draining abscesses and carbuncles of the kidney. This exploration must be done, however, with great circumspection and should comprise only the dorsal surface of the kidney. If there are severe renal lesions and the patient's general condition is reasonably good, nephrectomy may be indicated. In the presence of ruptured pyonephrosis or a urinary phlegmon due to obstruction of the urinary flow, pyelostomy should be added.

II. Retroperitoneal fibrosis

In some cases the tissue in the retroperitoneal space undergoes induration and fibrous transformation. This condition is occasionally a sequela of acute perinephritis of the aforementioned types, or of inflammatory processes extending from the environment, as for instance terminal ileitis (Redish 1952). Actinomycosis, too, has been demonstrated as a cause (Israel 1901, Skarby 1946). Yet in some cases no such pathogenesis can be traced. Early writers (Willis 1841, Rovsing 1902, O'Conor 1925) nevertheless attributed the condition to previous pyelonephritis that had subsided. Ormond (1948), however, regarded it as a disease entity, idiopathic retroperitoneal fibrosis; and other observers later subscribed to his view (Mirabile & Spillane 1955, Raper 1956).

The fibrosis may vary in extent. At times it involves a circumscribed area unilaterally in the retroperitoneal space; in other cases it may involve all tissue bilaterally. Histologically the tissue shows infiltration of round cells and connective-tissue proliferation, closely resembling some forms of chronic inflammatory changes. The fibrosis may compress both the kidneys and ureters and the vena cava. The result will be a combination of uremia and venous stasis with greatly dilated veins in the abdominal wall. Generally the process does not infiltrate the kidney or the ureteral wall. The ureter may in fact traverse it as though in a tendon sheath (MacLean 1954).

The renal pelves and ureters often are more or less hydronephrotic. The differential diagnosis is concerned chiefly with malignant tumors and diverse intraperitoneal inflammatory processes, as for example terminal ileitis.

Treatment

In acute anuria the treatment consists in ureteral catheterization for a few days. This measure may restore temporarily the urinary flow in the ureters. If it fails to do so, or if catheterization is impracticable from the outset, surgical intervention will soon be imperative.

Some of these patients are in poor condition, so that the operative measures have to be kept to the minimum. In ureteral compression, section of the fibrous perirenal tissue in conjunction with pyelostomy is then a suitable measure.

If the patient is in better condition, as for instance in unilateral involvement, decapsulation may be indicated, possibly with excision of the perirenal fibrous tissue (Rovsing 1902, O'Conor 1925). In one case with compression of the distal portion of both ureters, Ormond (1948) mobilized them via a transperitoneal midline incision below the umbilicus; then allowed the ureters to run free intraperitoneally. In compression nearer the kidneys, dissection is probably easier via lumbar incisions, extraperitoneally, if required in two stages (Mirabile & Spillane 1955). Raper (1956) found in one case that the fibrosis had infiltrated the ureter. He resected the affected portion and performed end-to-end anastomosis. Even in unilateral involvement, nephrectomy should be avoided if possible, for retroperitoneal fibrosis tends to progress and may invade the other side.

Operation may sometimes be exceedingly difficult owing to massive venous stasis in the operation area. The advisability of treating even the venous stasis surgically may warrant discussion.

No really effective treatment of the fibrosis itself has yet been reported. Roentgen therapy and antibiotics have been tried without conspicuous success.

III. Perirenal hematomas

Perirenal hematomas were mentioned in manuals by Rayer (1839) and Willis (1841). Wunderlich (1856) gave a concise but lucid description of the disease.

In most cases there are manifest causes of the hemorrhage, as for instance traumata, inflammatory renal lesions, adrenal apoplexy, ruptured aneurysm, neoplasms notably of the kidneys, periarteritis nodosa, hemophilia, etc. (Wunderlich 1856, Doll 1929, Frumkin 1933, Ekman 1946). In about 20 per cent of the cases, however, the etiology is obscure (Doll, Ekman); and these are referred to as essential or spontaneous perirenal hemorrhage.

Hemorrhages in the retroperitoneal space extend somewhat freely from the diaphragm to the pelvis minor, and in so doing enclose the kidney. Generally the vertebral column prevent them from spreading to the opposite side. Bilateral cases have been reported, but here the causative process too has been bilateral (FRUMKIN 1933).

The condition resembles, in many respects, perinephritic abscess. It has even been misdiagnosed as intraperitoneal infection, renal tumor, and so on. Aside from the history and clinical symptoms, roentgen examination and exploratory puncture may facilitate the diagnosis.

Treatment

In fulminant cases with massive hemorrhage, the patient will have hemorrhagic shock. Here the adequate therapy consists in blood transfusions and administration of oxygen. If adrenal apoplexy is suspected, intravenous administration of hydrocortisone may be indicated.

The question of surgical intervention depends in some degree on any underlying disease that may be present. Such disease, if associated with an increased tendency to hemorrhage, may rule out surgical measures. Any ruptured aneurysm must be localized. The hemorrhage is not infrequently due to a malignant tumor, which should then be removed if possible.

In many cases the bleeding ceases spontaneously and the hematoma is absorbed. One type of treatment is to inject Varidase (Lederle), which liquifies the hematoma so that it can be aspirated with a puncture needle. In other cases the hemorrhage does not cease, and the patient's condition may be severely affected. Here the hematoma should be evacuated and the source of hemorrhage localized and treated. An advantage of exploratory operation is that it affords a better opportunity to elucidate the cause of the hemorrhage.

The renal fossa can be explored most conveniently from an ordinary lumbar incision. Usually the blood has diffusely infiltrated the perirenal tissue. However, one generally finds a true hematoma, sometimes fluid and sometimes coagulated. It must be evacuated, following which the source of the hemorrhage should be sought and, if possible, removed. Nephrectomy may have to be considered. The operation area should be drained with rubber tubes about $1^1/_2$ cm in caliber. In diffusely hemorrhagic processes it may be advisable to pack the wound. The packs should be removed piece by piece as from the second day after operation.

IV. Retroperitoneal tumors

Primary retroperitoneal tumors are those which originate in the retroperitoneal tissue proper; they do not include tumors arising from retroperitoneal organs such as the pancreas, adrenals and kidneys, or metastases from other regions (DONNELLY 1946). The tumors may reach substantial proportions: One removed at Karolinska Sjukhuset weighed 16 kilograms.

The concept, "retroperitoneal tumors" is considered to have been introduced by LOBSTEIN (1829); and it was clarified by a long series of papers (VOECKLER 1909, HANDFIELD-JONES 1924, DONNELLY 1946, NEWMAN & PINCH 1950, and others).

The histopathology of these tumors shows considerable variations, which, in the opinion of HANSMANN & BUDD (1931) are probably due to the modes of origin. According to those authors the tumors arise from persisting parts of the embryonal urogenital apparatus. The tumors are often wholly or partially cystic. Both benign and malignant types occur. Many histologically benign forms are locally malignant, extending into and around vital organs. In Donnelly's series of 95 cases, metastases or local recurrences were found in 30 per cent, various types of sarcoma preponderating. Of thirteen benign tumors, seven were epithelial cysts. Lipoma is a tumor characteristic of this region. v. WAHLENDORF (1921) collected 165 cases from the literature, 14 per cent of which showed signs of malignancy. Other types occurring are myxoma, leiomyoma, lymphangioma, etc., and not infrequently a mixture of different tissue elements. These tumors initially are quite separate from the kidney, although the latter organ may be greatly displaced. Yet one may encounter similar types of tumors in such close relation to the capsula propria that they appear to have arisen from it and to be genuine neoplasms of the capsule. Very occasionally the tumor will invade the renal tissue; it may then be impossible to decide if the parenchymal involvement is secondary or if the tumor has actually arisen from the tissue.

Treatment

As regards therapy, the choice lies between irradiation and exstirpation or a combination of the two. Irradiation cannot be rational unless the character and extension of the tumor are known. This information and, if possible, eradication of the tumor require, in most cases, surgical exploration, which should then be planned as a radical operation. When practicable, the tumor should be totally exstirpated, followed where indicated by postoperative irradiation. Where the tumor cannot be removed surgically, a representative biopsy should be taken and, in appropriate cases, radiotherapy subsequently given.

The incisions are dependent, in the individual case, on the localization and extension of the tumor. If the main bulk of it is palpated in the kidney region and the tumor itself is not especially large, the patient can be placed in the lateral position and a retroperitoneal approach employed via a lumbar incision. Even exceedingly large tumors can usually be removed by the retroperitoneal route via a more horizontal lumbar incision that is prolonged ventrally. DODSON, among others, has recommended in such cases a transperitoneal approach in the midline, or the pararectal route (Fig. 54). Even histologically benign tumors may be difficult to eradicate when they are growing around vital structures; in such cases the operations are technically difficult and often followed by recurrences. A combination of surgical and roentgen treatment is appropriate here. The "primitive" retroperitoneal tumors proper are, as mentioned above, so separated from the kidney that the latter can and should be preserved. It may, however, be hard to identify, and the surgeon must proceed cautiously to avoid injuring the renal vessels. In fixation of the tumor to the capsula propria the relevant part of the latter should be excised. If the tumor arises from the renal cortex, nephrectomy is probably the safest course provided the other kidney is healthy. In one case of this kind we have nevertheless excised, with good results, only that portion of the renal cortex from which the tumor, a fibrosarcoma, apparently arose.

C. The fibrous capsule (capsula propria, tunica fibrosa)

The capsula propria or tunica fibrosa is a relatively firm connective tissue capsule investing the kidney. It continues into the renal hilus and there merges with the connective tissue sheath which invests the vessels. After incision it can normally be detached from the renal parenchyma with ease.

Surgical measures on the fibrous capsule chiefly consist of nephropexy and decapsulation.

I. Nephropexy

This operation may be performed in nephroptosis and in conjunction with other surgical measures on the kidneys where positional correction is required; for example, plastic repair of the pelvis, and partial resections. Operations for nephroptosis were earlier much commoner than they are today, mainly because of broader indications. Numerous more or less obscure symptoms were wrongly attributed to the nephroptosis. Yet even with the stricter indications and more accurate diagnosis of today, operations for nephroptosis are justified in some cases. Whereas the operative indications earlier consisted chiefly of pain, including DIETL's crisis, more common today are urinary obstruction leading to hydroureter, and hydronephrosis, infection and lithiasis. BIRDSALL (1936), in a series of 150 cases with nephroptosis, thus found hydronephrosis in 81, infection in 91 and calculi in twenty-two. An operation for nephroptosis, therefore, will frequently be combined with other operations on the kidney.

There is no direct correlation between the degree of displacement and the magnitude of hydronephrosis (BRAASCH *et al.* 1948). In most cases of nephroptosis the ureter descends together with the kidney, so that obstruction to the urinary flow will not necessarily arise. Sometimes, however, the upper part of the ureter is fixed by adhesions or by vessels crossing it, so that the descent of the kidney does cause an obstruction. In operations for nephroptosis it is important to search for such obstructions and to eliminate them.

The pain associated with nephroptosis is doubtless often due to intermittent obstruction of the urinary flow. Another cause is considered to lie in the stretching of the renal vessels and nerves when the kidney descends. Such pain may therefore constitute an indication for operation even if there are no pathologic changes in the kidneys or ureters aside from the displacement.

It is necessary to establish whether genuine nephroptosis is present and whether it is responsible for the subjective symptoms and those pathoanatomic changes which, together with the displacement, may exist in the kidney or ureters. The diagnosis is based on the symptoms, palpation and roentgen examination, importance attaching to urography with comparison of the kidney's position and the appearance of the renal pelvis when the patient is erect and recumbent. Sometimes the differential diagnosis between secondary fixed nephroptosis and congenital ectopia cannot be established before operative exposure. In hydronephrosis, lithiasis or infection not responding to conservative treatment surgery is usually indicated. In the absence of such changes, great moderation must be exercised when considering operation. Pain and other subjective distress should not be attributed to the nephroptosis until other possible causes have been ruled out. Rhizopathies of varying etiology are probably an important source of error. Pain of radiating character, extending towards the lower abdomen, groin and leg, is unlikely to be due to nephroptosis.

In uncomplicated nephroptosis that is detected incidentally and produces no symptoms, treatment is not indicated. If nephroptosis is assumed to be the cause of symptoms and a manifestation of general visceroptosis, palliative measures should first be tried, as for instance a supporting corset or the like, physiotherapy, rest and, in thin persons, a liberal diet. Other cases usually require operation, the choice here lying between nephrectomy (GILMORE 1870) and nephropexy (HAHN 1881). The indications for the former operation are the same as those for nephrectomy in general, and the operative technique does not differ.

1. Indications and technique

The aim of nephropexy is to prevent the kidney from descending. Usually the kidney is exposed via a lumbar extraperitoneal incision, though ventral transperitoneal incisions have been employed too (MARWEDEL 1902). The kidney is often found to be fixed in a sunken position by extensive perirenal adhesions. These latter are generally easy to separate. Adhesions should be carefully divided far enough distally to free the ureter. After separation of the adhesions the ureter must not show any kinking when the kidney is raised to the position in which it will subsequently be fixed. Special attention must be paid to adhesions between the renal pelvis and the ureter. Plastic repair may be required, particularly if hydronephrosis is present. Crossing vessels are divided or transposed.

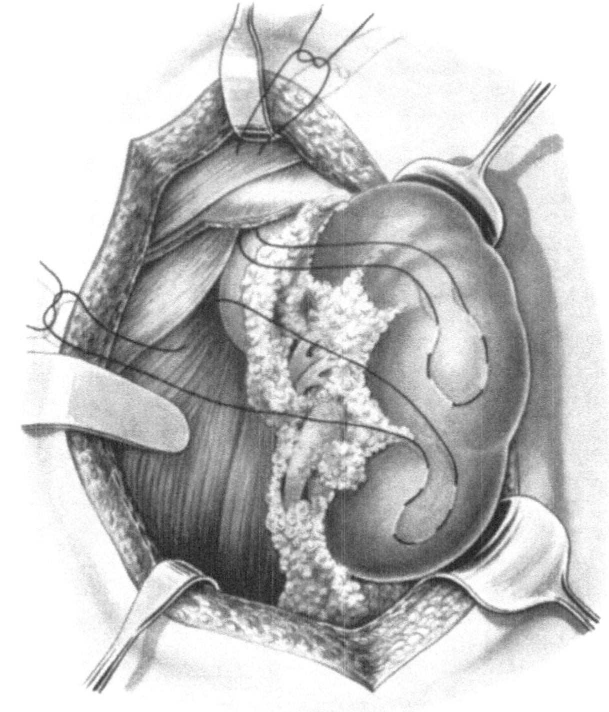

Fig. 10. Nephropexy. Sutures are placed in the renal capsule and then attached to the twelfth rib and the muscle of the dorsal wall (KELLY-DODSON). (After DODSON)

Thus far, all authors are in agreement. For the fixation itself, however, innumerable methods have been reported. Most of them can be assigned to one of the following main groups.

a) Sutures passing through the parenchyma.

b) Sutures including the fibrous capsule.

c) Sutures including the fibrous capsule, combined with partial decapsulation.

d) Suspension by capsular strips.

e) Suspension by various types of bands.

f) Closure of the path of displacement.

In groups a—c the kidney is fixed with silk or catgut sutures to the dorsal wall of the retroperitoneal space so that it may become firmly adherent thereto. With these methods major importance attaches, therefore, to removal of all fatty tissue and fasciae between the dorsal surface of the kidney and the muscle of the dorsal wall.

a) REHN (1920) reported what is perhaps the simplest method for nephropexy. After preparation as above, a relatively stout suture is inserted through the lower pole of the kidney and round the twelfth rib. Sometimes the kidney cannot be raised as high as the rib, in which case the suture may equally well be inserted in the muscle of the dorsal wall. REHN's method may be serviceable in renal resections where the capsule is already traumatized and friable, though a disadvantage is that some of the parenchyma will be injured. — A similar method has been reported by GUYON & PAPIN. Two stout catgut sutures are passed through the upper renal pole from side to side and knotted at the capsular surface round small pieces of fat. Their free ends are reinforced with stout curved needles, passed through the body wall and tied outside the tenth rib.

b) Kelly reported a method in which the fixation sutures include only the capsule, which method was simplified by DODSON (1950). In the KELLY-DODSON procedure a chromic catgut suture is placed in the renal capsule on its dorsal surface at the border of the middle and lower thirds of the kidney, and then attached to the twelfth rib. A further suture is inserted from the lower renal pole to the muscle in the dorsal wall of the retroperitoneal space (Fig. 10).

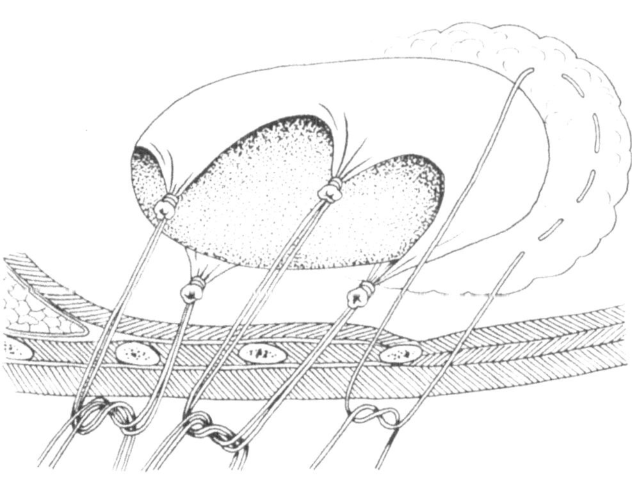

Fig. 11. Nephropexy with capsular flaps attached to the ribs (ALBARRAN-MARION). (After FEY)

c) YOUNG (1940) divided the fibrous capsule longitudinally over the dorsal surface of the kidney, then reflected the capsule towards the hilus and dorsum of the kidney. By means of sutures through the reflected edges of the capsule and the muscle in the dorsal wall, the exposed renal surface was brought into apposition with the latter. — ALBARRAN had earlier introduced a method that is still widely employed. In this procedure the fibrous capsule on the convex margin of the kidney is divided with a longitudinal and a transverse incision so that four flaps are formed. Stout sutures are inserted through these and tied round the flaps. For this purpose MARION recommends silk; FEY, linen. With the aid of long curved needles the sutures are threaded through the body wall, passing through the diaphragm and pleural sinus, and tied—the upper two outside the tenth rib and the lower two outside the eleventh. Lastly, the lower renal pole is supported by fixing the adipose capsule to the muscle in the dorsal wall of the renal fossa by means of a catgut suture which is tied around the twelfth rib (Fig. 11).

d) VOGEL (1912) cut out a strip of capsule from the dorsal surface of the kidney, then divided the strip longitudinally. The two halves were passed over the twelfth rib and sutured to the capsule (Fig. 12). — The rib can be divided close to the vertebral column, thus giving rib and kidney a greater range of movement. — NARATH (1912) divided the capsule by one transverse and two longitudinal incisions, then sutured the twelfth rib inside the capsule (Fig. 13). In the case of very mobile kidneys he created a subcapsular tunnel through which the twelfth rib was passed.

e) In this procedure the fibrous capsule is undermined and bands of suitable material—fascia lata (KIRSCHNER 1937), ribbon catgut (LOWSLEY 1940), perlon (KNEISE 1953)—are drawn through it, after which the kidney is suspended from the twelfth rib with their aid.

f) A procedure differing in principle from those outlined above consists in closure of the path along which the kidney descends. KLAPP & KLEIBER (1924) sutured the ventral and dorsal leaves of GEROTA's fascia plus interjacent adipose

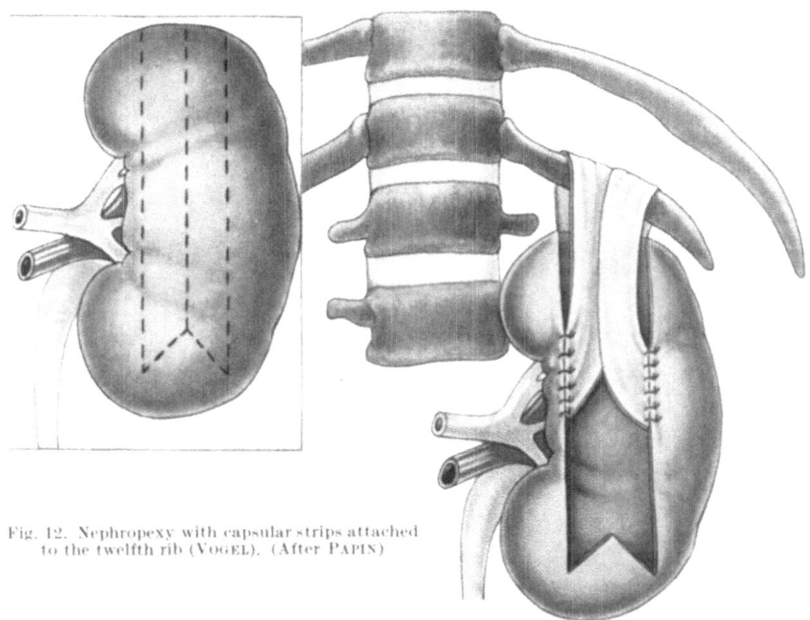

Fig. 12. Nephropexy with capsular strips attached to the twelfth rib (VOGEL). (After PAPIN)

tissue caudal to the kidney (Fig. 14). — DEMING (1929) worked on the same principle but included in the suture the peritoneum as well as the aforementioned tissues, then attached the whole to the muscle in the dorsal wall of the retro-

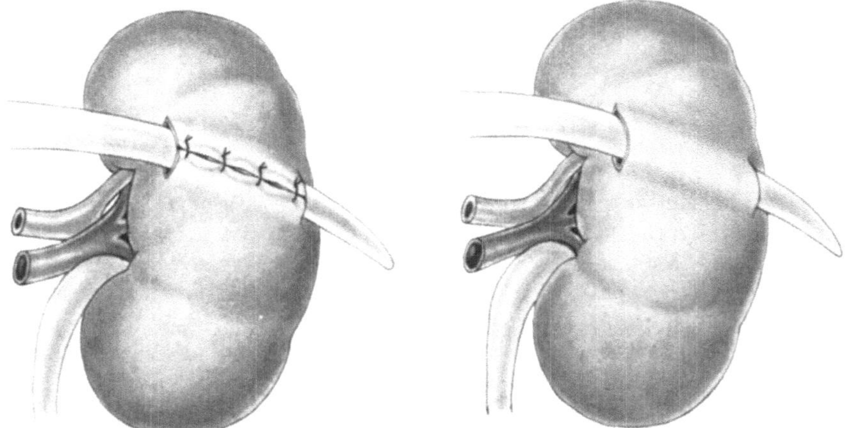

Fig. 13. Nephropexy with a subcapsular tunnel through which the twelfth rib was passed (NARATH). (After PAPIN)

peritoneal space. His procedure should ensure far more stable fixation then the preceding one. — These last-named methods lend themselves to combination with one of the aforementioned.

The fact that so many different methods for nephropexy have been reported is remarkable, and may suggest that the results have been unsatisfactory. Yet this does not seem to be the case, if the symptoms really have been due to nephroptosis. — In our own series we have used three methods of nephropexy: ALBARRAN's in twelve cases, NARATH's in eight, and REHN's in two. With the first-named method we had operative complications consisting of puncture of the lung in one case; with the second, opening of the pleura, resulting in moderate pneumothorax, in one case. These injuries healed uneventfully. Follow-up urographic examination, supine and erect, showed that the kidney was fixed in 18 of 19 cases (95 per cent). However, only 33 per cent of the patients were subjectively free of symptoms.

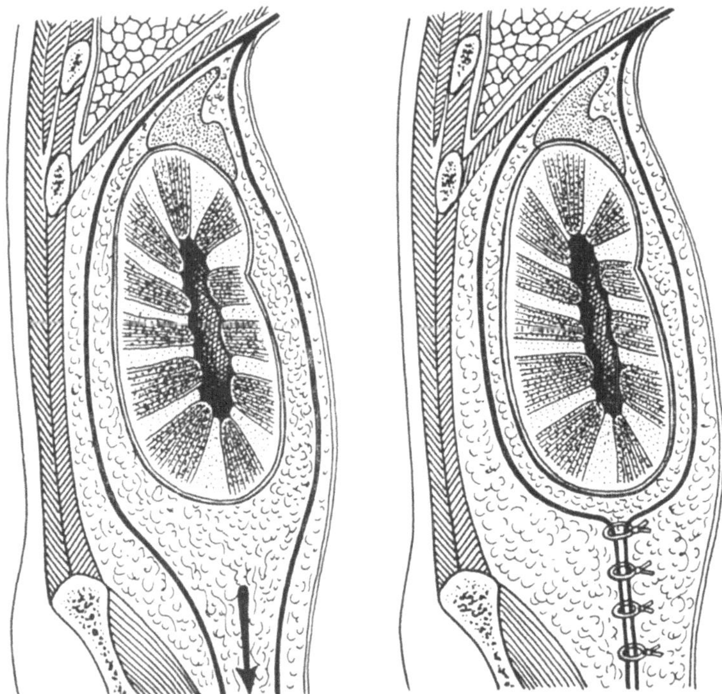

Fig. 14. Nephropexy by closure of the path along which the kidney descends. (After PAPIN)

Most authors consider long bed rest to be advisable after nephropexy. DODSON advocates keeping the patients on the operated side or supine, with the foot of the bed raised, for ten days; then further bed rest for one week. FEY recommends bed rest for twenty days but emphasizes the importance of active leg exercises in the meantime as a precaution against thrombosis, at the slightest suspicion of which anticoagulants should be administered. MEBANE & SINCLAIR (1954), on the other hand, find that early ambulation does not necessarily impair the results. We for our part have found that early ambulation minimizes the number of complications but does not impair the fixation (FRANKSSON 1958). We now allow our patients to leave bed the day after nephropexy.

2. Other indications for nephropexy

In various renal operations it may be found essential to separate the kidney completely from the surrounding tissue and to remove a considerable amount of the perirenal fat and fasciae, or perhaps undertake subtotal resection. Following such measures the kidney will be relatively free and movable in the retroperitoneal space. When the patient sits up a day or so after operation, the kidney may descend. To obviate this, nephropexy is indicated for complementing the aforementioned measures. The simplest expedient for fixation is a catgut suture passing through the renal parenchyma and the muscle of the dorsal abdominal wall.

II. Decapsulation

HARRISON performed decapsulation in 1879, and in 1896 reported a salutary effect of the operation in acute inflammatory conditions. During the ensuing years this treatment was tried in several different diseases, chief among which were acute glomerulonephritis, chronic glomerulonephritis (EDEBOHLS 1899), retroperitoneal fibrosis (ROVSING 1902, O'CONOR 1925), essential hematuria (KRETSCHMER 1907), eclampsia (FRANCK 1907), acute renal insufficiency (lower nephron nephrosis) (BANCROFT 1925), polycystic kidney and hypertension. ABESHOUSE (1945) reviewed the literature on decapsulation and showed a relatively positive attitude to the operation. CULPEPPER & FINDLEY (1947) presented a similar review with special reference to oliguria and anuria. They were sceptical and expressed the opinion that "decapsulation of the kidney for the relief of anuria or oliguria must be regarded as an empirical therapeutic measure of unproved value".

Acute inflammation, eclampsia, acute renal insufficiency, etc. are attended by swelling of the renal parenchyma. Since the fibrous capsule has relatively little elasticity, an increase of pressure occurs inside it. This has been found, experimentally, to reduce the filtration pressure (PETERS 1945) and the renal blood flow (EPPINGER 1949). SCHNEIDER & WILDBOLZ (1937) demonstrated that the blood flow rose by 20 per cent after decapsulation and by 65—145 per cent following denervation of the renal pedicle. The increased circulation has also been attributed to the partial denervation that decapsulation involves (SPÜHLER & ZOLLINGER 1953, HEIM 1954). In the opinion of HEUSSER (1956) the favorable effect of decapsulation should be ascribed primarily to the reduction of pressure and, in lesser degree, to a partial sympathectomy. — Our own series includes one case in which decapsulation had a striking effect. The patient was a young man who developed anuria after nephrectomy for an infected kidney. Ureteral catheterization had no effect. The remaining kidney was exposed, revealing acute pyelonephritis. Since a small calculus was suspected in the upper part of the ureter, the latter was opened but no obstruction was found. The catheter was advanced into the renal pelvis but no urine escaped. Decapsulation was then resorted to, at which the kidney was observed to be greatly compressed in the fibrous capsule, and dilated when the latter was detached. Secretion of urine began almost at the same moment, and the urinary volume exceeded five liters in the first twenty-four hours.

The above-mentioned secretion-inhibiting mechanism is said to be of special significance in cases with acute oliguria or anuria. In many of them decapsulation has been followed by improved renal secretion. Indeed, the method was, for many years, one of the principal therapeutic measures in acute nonobstructive anuria. However, the general view has changed considerably in recent years, and with it the treatment of these cases. The destruction of tissue that inevitably follows surgical operations is considered often to outweigh the potential benefits of decapsulation.

It was once thought that in various types of chronic renal disease, the circulation of the cortex could be improved if vascularized adhesions were allowed to unite with the surface of the kidney after decapsulation (EDEBOHLS 1904). For this purpose the kidney was even wrapped in highly vascular omentum after decapsulation (ISOBE 1912). However, these measures were not sufficiently effective, and doubtless they have fallen into disuse. Decapsulation may be indicated in some forms of retroperitoneal fibrosis, as has been discussed elsewhere.

Venous stasis in the kidney has been considered to play an etiologic role in essential hematuria, i.e., hematuria with no demonstrable cause (KIRSCHNER 1937). The nature of this disease is obscure, and the therapy accordingly empirical. STEWART (1948) reported cessation of hematuria after decapsulation in 70 per cent of his cases, but DODSON (1956) considered the method to be of dubious value.

In polycystic kidneys the parenchymal atrophy may well be partly due to the pressure exerted by the cysts inside the capsule. Decapsulation combined with opening of cysts will reduce the compression of the remaining parenchyma and hence should delay progression of the parenchymal atrophy for a time.

Impairment of the renal circulation may, it is thought, contribute to the development of hypertension. Some authors have hoped by decapsulation to increase the renal blood flow and thus influence the hypertension (CHABANIER et al. 1938). Lasting results have been rare, however, with this treatment, and nowadays the method is scarcely justified.

In short, decapsulation is a measure that seldom comes into consideration today. The diseases in which it may still be feasible are acute pyelonephritis associated with anuria, retroperitoneal fibrosis, essential hematuria, and polycystic kidney.

Technique of decapsulation

In retroperitoneal fibrosis and polycystic kidney, decapsulation is of special type and will be discussed in the relevant sections.

If decapsulation alone is envisaged, the kidney should be exposed via a relatively small lumbar incision. It is then delivered and its capsule undermined along the dorsum with a grooved director and divided with a knife against the director. With a finger inserted inside the capsule the latter is separated down to the hilus, where it can either be retained or clipped away. Cleavage of the capsule with a knife directly against the kidney should be avoided, since the parenchyma may easily be cut and troublesome bleeding ensue. In parts the capsule may be attached by scarry tissue to the kidney surface; at these points it can be left. In some cases where the kidney is firmly adherent to surrounding tissues, or the trauma must be kept to a minimum, one can forgo complete mobilization and merely dissect free the posterior surface. The capsule over this part is incised longitudinally; a finger is introduced beneath it, and the capsule can be detached without appreciably disturbing the kidney. In general the surgical wound can be closed without drainage.

D. Renal parenchyma and pelvis

I. Nephrotomy, nephrostomy

Incision of the renal parenchyma alone—*nephrotomy*—is comparatively uncommon; the incision usually continues into the renal pelvis, so that we may speak of *nephropyelotomy*. The first-named incision is employed most in polycystic kidneys—of which more later on—and in renal abscesses and carbuncles and as cavernotomy in Ridney tuberculosis (STACHLER 1954). These conditions are usually attended by purulent perinephritis, where incision and drainage can be effected without surgical measures on the kidney itself. Very occasionally an abscess, and especially a carbuncle, has not perforated and is accompanied only by circumscribed adhesive perinephritis. In such cases nephrotomy may be indicated although, for carbuncles, excision or resection is the method of choice.

In nephrotomy continuing into the renal pelvis, the latter is generally drained—an operation that is commonly known as *nephrostomy* but which would be more correct to call nephropyelostomy or, as suggested by AUVIGNE & VIOLLET (1946), transrenal pyelostomy. Nephrostomy is indicated for drainage of the kidney in severe infections, pyonephroses, urinary obstruction, particularly that due to calculi, and in conjunction with conservative operations for hydronephrosis and calculi. As a rule the nephrostomy is temporary, since for permanent drainage of the kidney ureterostomy is customary. Nephrostomy in many cases will be a preliminary operation, subsequently followed by nephrectomy (GUTIERREZ 1934).

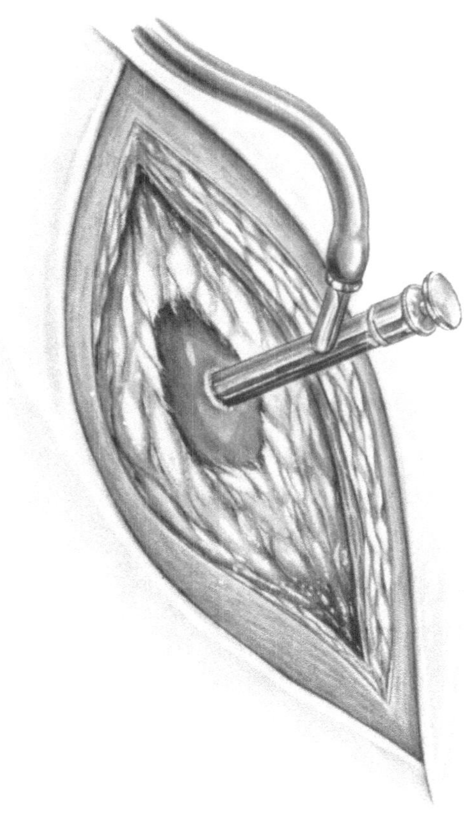

Fig. 15. Puncture using a trocar

The technique varies, depending chiefly upon the degree of renal pelvis dilatation. In severe dilatation the kidney is exposed, via a lumbar incision, sufficiently to afford access to the convex border. Fluctuation can usually be palpated there, and it is then a simple matter to incise the relatively thin parenchyma. The latter can also be punctured first with a trocar and the pus aspirated (Fig. 15), or a special dilator can be introduced, through which a tube is passed (MARION 1917). Blunt widening may be done if required, enabling a finger to be inserted and a palpable calculus removed. The renal pelvis should thereafter be drained with a sufficiently thick tube, and the wound closed round the latter. ROLNIK advocates "nephrostomy through a simple muscle splitting lumbar exposure of the lower pole with the kidney left in situ and not delivered". — In some cases such as massive hydronephrosis, percutaneous nephrostomy has been recommended. GOODWIN and his associates (1955) introduce a puncture needle percutaneously through the renal parenchyma or pelvis; then advance a polyethylene tube through the needle and withdraw the latter, leaving the tube for drainage. THOMPSON & HOOKS (1957) first advance a trocar to the kidney via a small skin incision, then pass a fine cannula through it as far as the renal pelvis, into which they guide the trocar with the aid of the cannula. The latter is exchanged for a filiform bougie connected to a PHILIPS dilator, and the pelvis is then dilated to permit the introduction of a balloon catheter, which is retained for drainage. A similar method was earlier recommended by SCHINAGEL (1949), who inserted

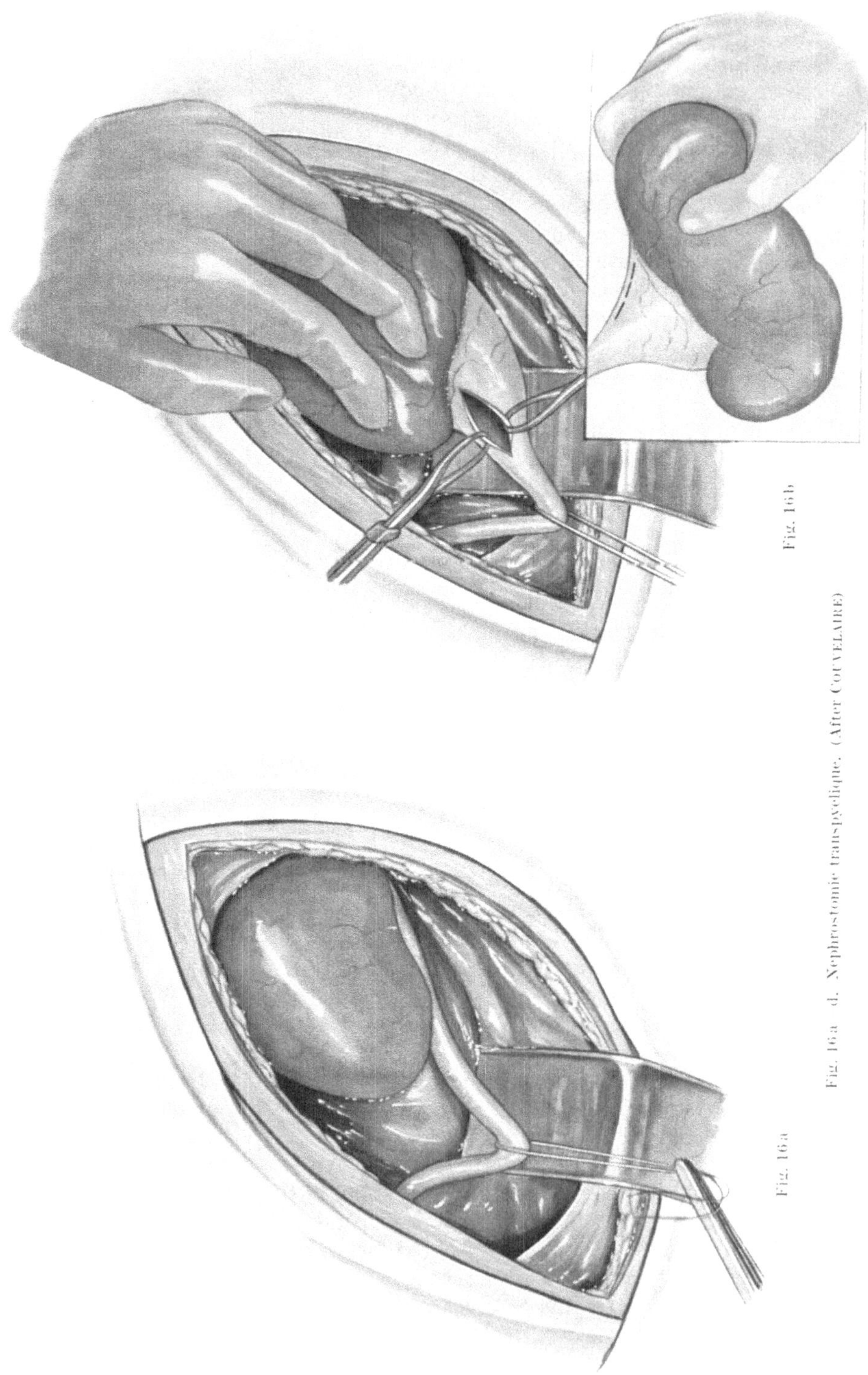

Fig. 16b

Fig. 16a

Fig. 16a—d. Nephrostomie trans-pyelique. (After COUVELAIRE)

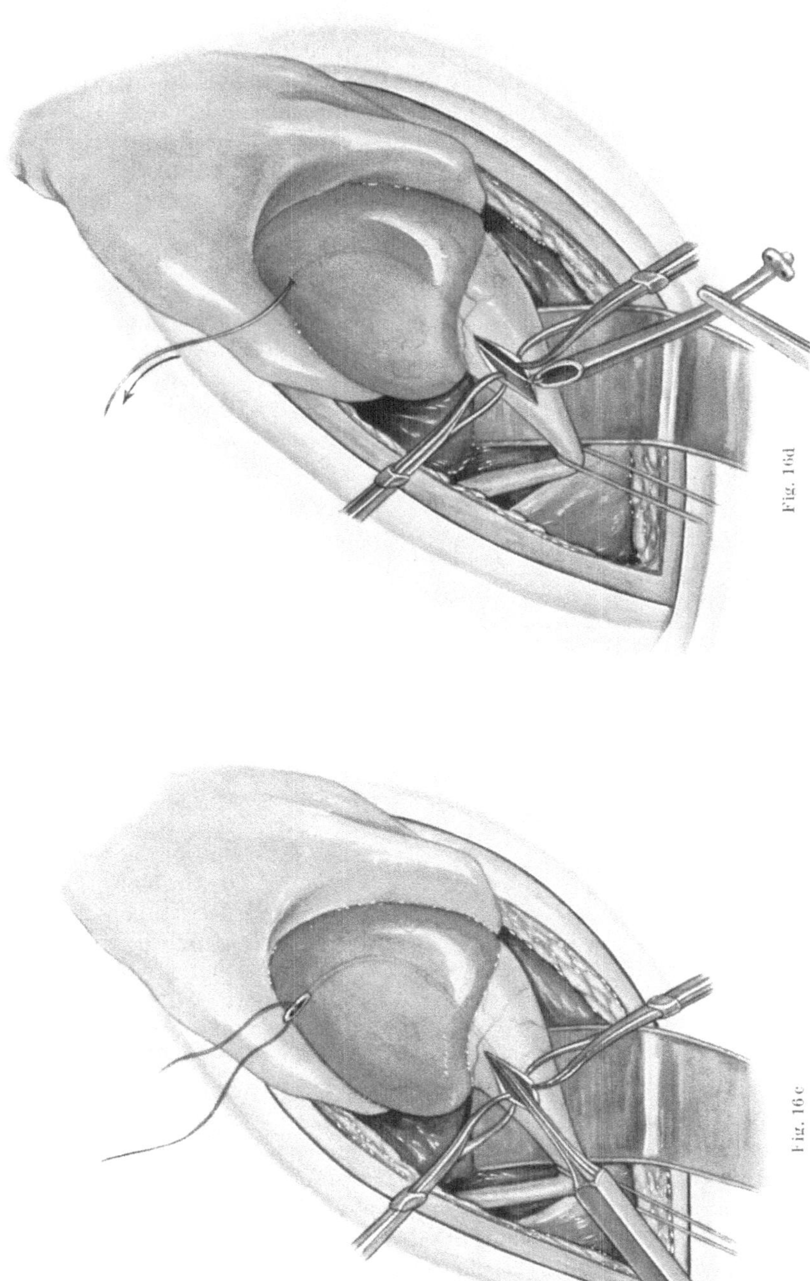

Fig. 16d

Fig. 16e

the trocar with the guidace of the forefinger and middle finger, then advanced a winged catheter through the cannula.

The renal pelvis, if undilated or dilated only very slightly, may be difficult to enter from the kidney surface. A safer and less traumatic approach is then to localize the pelvis first, open it and introduce a curved forceps or sound through the lower calyx, perforate the renal parenchyma and, with the forceps or sound, draw a tube or Foley catheter into the pelvis. Here there will be no need to deliver the kidney; it suffices to expose and raise the lower pole, place a loop round the upper part of the ureter and, with its guidance, dissect the pelvis free. This is the same method that will be described later on under the designation of pyelolithotomy in situ. It is shown in the annexed illustrations (after Couvelaire), where a conservative method for the nephrostomy itself is also given (Fig. 16a—e). Similar methods were previously used by Cabot & Holland (1932), who advanced a curved uterine sound from the opened renal pelvis through the parenchyma, tied a silk thread round the button-shaped end of the sound and drew it through the tissue and pelvis. The thread was then attached to a winged catheter which, with its aid, was drawn out through the parenchyma so that the winged end lay in the renal pelvis. — Papin (1927) used a highly curved forceps to thrust through the parenchyma from the opened pelvis and draw a winged catheter into the latter; Herman (1939), a similar curved cannula along which he passed a catheter through the parenchyma into the pelvis, then withdrew the cannula, leaving the catheter in place. Kimball designed a sound resembling a crochet hook that could be curved as required; from the renal pelvis it was advanced through the parenchyma, then used as in Couvelaire's method. A similar instrument was reported by McMahon (1944).

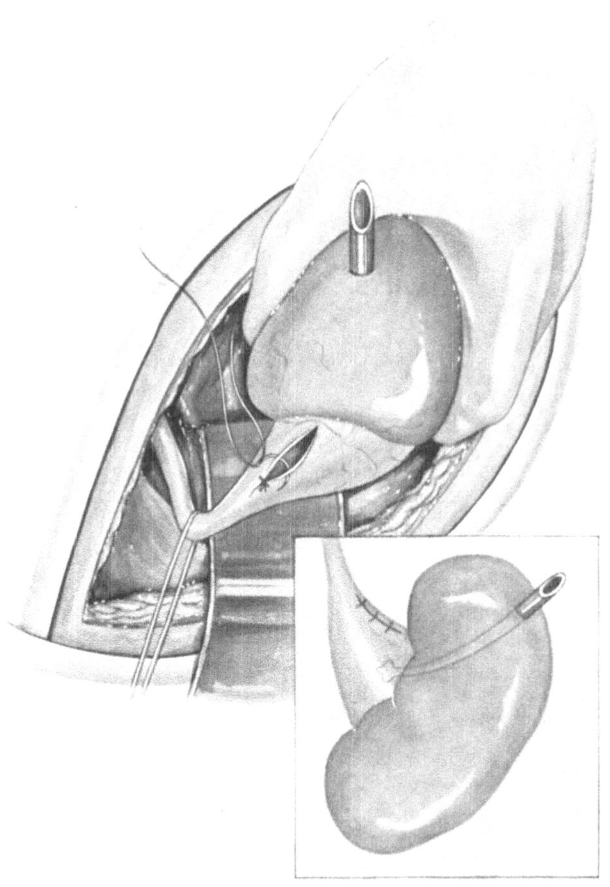

Fig. 16e

II. Nephrolithotomy

The commonest purpose of incision into the renal parenchyma is the removal of calculi—*nephrolithotomy*. The first nephrolithotomy was performed by Morris in 1880; the first pyelolithotomy by CZERNY the same year, more by chance then design; but in 1881 BECK carried out a planned pyelolithotomy. In the next few decades nephrolithotomy remained well in advance of pyelolithotomy, mostly because the latter was not infrequently followed by urinary fistulae. In the first decade of this century, however, pyelolithotomy commenced to gain ground and to replace the other method. In Sweden, BORELIUS (1908) thus regarded it as the method of choice whenever practicable; i.e., when the calculus was not too large and the kidney could be delivered without undue difficulty. The increasingly wide use of pyelolithotomy was due not only to improved methods, which will be described later on, but above all to the major risk of postoperative bleeding after nephrolithotomy, which often necessitated secondary nephrectomy and led to a substantially higher surgical mortality than in pyelolithotomy. Very illustrative in this respect are some statistics reported by ROSENO (1926). In a total of 1,767 nephrotomies referable to the period from 1900 to 1925, there were 85 secondary nephrectomies, but in 950 pyelotomies from the years 1908—1925 there was only one secondary nephrectomy. The surgical mortality was 5.8 per cent in nephrectomy and 0.7 per cent in pyelotomy. More recent statistics, too, show that bleeding is a common and serious complication following nephrolithotomy. JORDAN & TOMSKEY (1957) thus reported that of 75 patients seven (9 per cent) developed postoperative hematuria, which in five cases necessitated nephrectomy.

Post-nephrolithotomy hemorrhage may arise immediately after the operation owing to inadequate initial hemostasis, though such bleeding usually ceases spontaneously. In contrast, there is the late hemorrhage that begins usually one week or more after operation, often without gross signs of hematuria for a few days, and which continues more or less profusely in spite of blood transfusions and hemostatic measures. This late postoperative hemorrhage is generally attributed to infarctions, especially infected ones, that have been caused by the nephrotomy or the suturing of it.

A further disadvantage of nephrolithotomy is the parenchymal injury that invariably occurs, chiefly because the renal vessels are end arteries. A large number of experimental investigations on animals and very extensive clinical experience have been reported concerning the extent and character of this parenchymal damage and the possibilities of reducing it. It must suffice to point out here that every nephrotomy—regardless of the incisions employed—is associated with vascular damage and loss of parenchyma, though it will be confined to the region of the wound itself; whereas far more severe vascular damage and greater loss of tissue due to infarction may arise because of inadequate suturing of the nephrotomy incision (ROSENO 1926). It should be emphasized, lastly, that in virtually all statistics the danger of recurrence is greater after nephrolithotomy than after pyelolithotomy (HELLSTRÖM 1933).

Nevertheless, there is still justification for nephrolithotomy. Although the indications may vary arbitrarily, it can safely be said, on the whole, that nephrolithotomy should be performed alone or in conjunction with pyelolithotomy when for some reason the latter operation does not suffice for the removal of a calculus or calculi. The commonest indications for nephrolithotomy are, therefore, renal calculi so located as to defy removal, wholly intrarenal pelves, and perirenal adhesions that prevent exposure of the pelvis, as is often the case at repeat operations.

Mobilization of the kidney for nephrolithotomy is usually done via an ordinary lumbar incision, if required with resection of the twelfth rib. The surgical measures are then adapted to the size and localization of the calculi and the roentgenologic findings in the renal pelvis, so that roentgen examination should be undertaken immediately before operation. Careful roentgen examination may often serve to establish whether pyelolithotomy is feasible or whether nephrolithotomy will be necessary. The final decision depends as a rule upon the anatomical conditions found at operation.

The nephrolithotomy technique varies greatly according to the size, number and localization of the calculi and the thickness of the renal parenchyma. The position and size of the renal incision depends on that of the calculi. Here the preoperative roentgen examination, as mentioned above, affords useful information, which can be amplified by roentgenography or fluoroscopy of the exposed kidney. A good way of localizing the stones is by puncturing the kidney parenchyma with a cannula or fine sound—ROVSING's acupuncture. With the guidance of roentgenographs or the cannula, the parenchyma is then incised as far as the calculus, which is extracted with the aid of a Lister probe or a forceps, great care being taken to avoid fracturing the stone. Usually the kidney is incised in its dorsal surface. Sometimes, however, it may be better to make the incision in the ventral surface if the calculus is located close to it and the parenchyma is thin.

For stones situated in dilated calyces, and in kidneys with thin fibrous parenchyma, nephrolithotomy is a simple and innocuous operation that scarcely calls for further comment. In these cases it generally sufficies to expose the kidney without delivering it and without temporarily occluding the circulation by compression of the renal vessels.

If the renal pelvis is not distended and the parenchyma shows little or no reduction, the task of removing the calculus or calculi, and the attendant hazards, will be far greater; indeed the risks may be said to increase commensurately with the difficulty of extracting the stones. In these cases the kidney should be mobilized, as a rule, sufficiently to enable the renal pedicle to be compressed with a soft forceps or with the fingers, if required. This will facilitate identification and extraction of the calculi, reduce the blood loss during operation, and aid the detection and ligation of bleeding points in the wound. Various methods of producing temporary hemostasis, and the risks associated therewith, will be described further in the section dealing with the technique of partial nephrectomy.

If stones are present in more than one calyx and the affected calyces are at some distance from each other, it is better to perform several small nephrolithotomies than to attempt removal of all calculi via one large one. Since the lower calyx is generally easiest to enter, it should be opened first. From there the surgeon can then seek out the other calyces with a probe or his forefinger, pressing any calyceal stone towards the kidney surface and incising the parenchyma directly against it (Fig. 17). This method is also serviceable in cases where pyelolithotomy has first been done but has not permitted the extraction of calyceal stones.

Larger calculi, especially those of staghorn type with branches into all or several calyces, require radical nephrolithotomy—cleavage of the parenchyma throughout the length of the renal pelvis (Fig. 18). Without going into the indications for these operations, it may be said that large staghorn calculi often produce only slight symptoms, affect the urinary flow and renal function but little, and are very apt to recur; also that the large nephrotomy incision is associated with a considerable danger of postoperative renal damage and persistent hematuria. With improved technique and prophylactic measures against calculi, the danger of serious postoperative complications and recurrences has nevertheless been reduced and the indications for operation have broadened.

The gravest complication following nephrolithotomy consists in postoperative hemorrhages. Even the early surgeons sought in various ways to lessen the

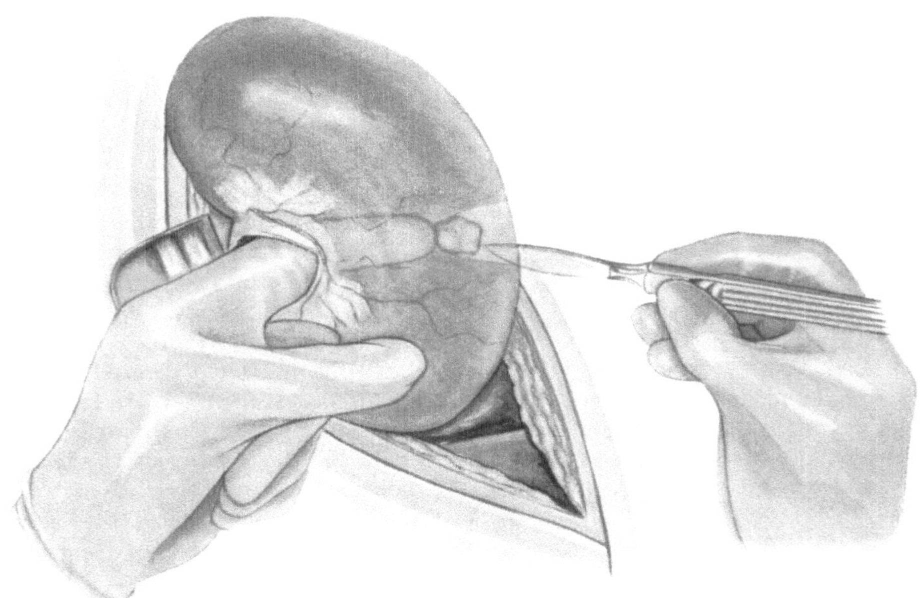

Fig. 17. Nephrolithotomy. The calculus is pressed against the renal parenchyma with the index finger via an incision in the renal pelvis

risk of these. The renal arteries are in fact end arteries; the ventral and dorsal parts of the kidney generally have different arteries between which there is no

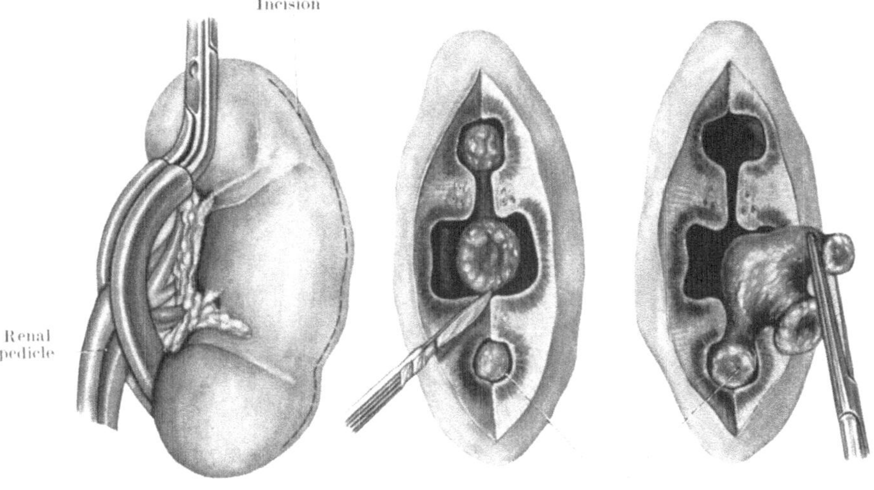

Fig. 18. Nephrolithotomy using a longitudinal incision. *a* Staghorn calculus

communication. The boundary between the two regions of distribution does not, however, run in the midline of the kidney but somewhat behind it. ZONDEK

(1903, 1929), therefore suggested that in nephrotomies the incision should be made about five to fifteen millimeters dorsal to the ideal midline on the convex border of the kidney; Marwedel (1907) that it should be laid, not longitudinally but transversely in the kidney. This method was recently revived by Fretheim (1958), who especially recommends it for staghorn calculi with branches into the calyces (Fig. 19). Prather makes a V incision on the dorsal surface of the kidney with the apex at the pelvis and the ends of the incision extending toward each pole. Fey advocates, in large nephrolithotomies, the use of a diathermy knife; and according to experimental investigations (de Vincenths 1937, Higgins & Glacier 1941) this method produces less bleeding and necrosis than does the conventional scalpel. Rovsing (1923) and Geesink (1930) recommended blunt division of the renal parenchyma.

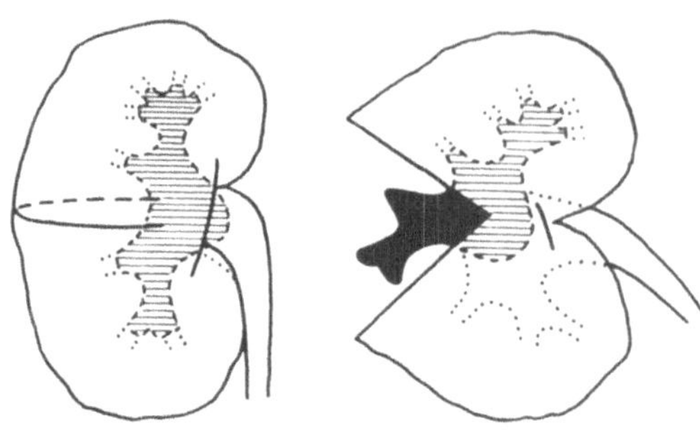

Fig. 19. Nephrolithotomy using a transversal incision. (After Fretheim)

Satisfactory hemostasis has also been sought with the use of various methods for suturing the kidney incision. In general, deep interrupted catgut sutures have been employed, sometimes with more superficial capsular sutures in the intervals between them. Mattress sutures, which in animal experiments were found to be associated with more extensive necroses than were interrupted sutures (Hartz & Geesink 1930), probably are no longer used at all. Hagenbach (1912) advocated passing double catgut sutures with long needles through the kidney perpendicular to the incision, and tying them round a lobe

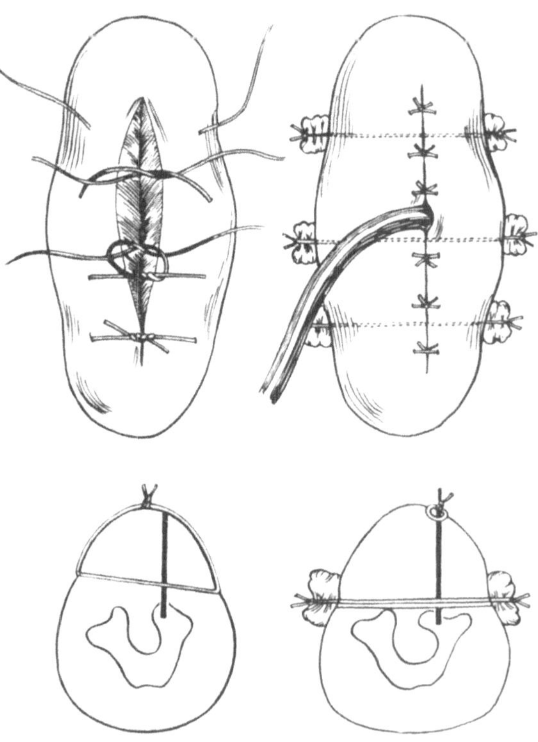

Fig. 20. Suture of the kidney section following nephrolithotomy. (According to Hagenbeck)

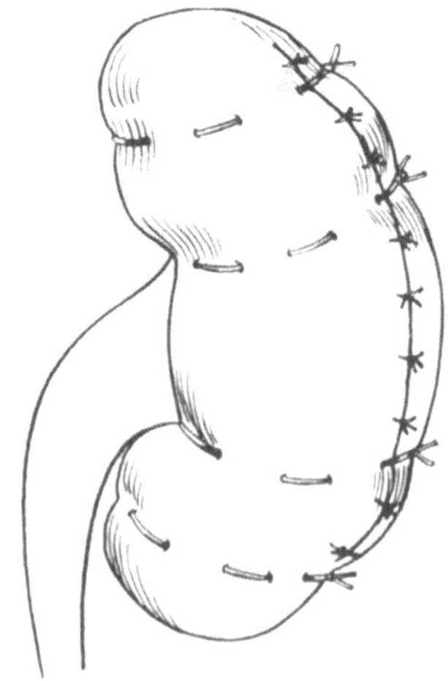

Fig. 21. Hemostasis after nephrolithotomy by applying stout catgut threads round the kidney

of fat on either side of the kidney (Fig. 20). A large number of other suturing methods have also been introduced.

The nephrotomy per se, as mentioned above, results in more or less extensive damage to the renal parenchyma, with commensurate functional impairment. This damage is increased by the suturing, particularly deep sutures that are pulled tight, and mattress sutures. In animal experiments attempts have therefore been made to do without sutures altogether (Carson & Goldstein 1924) or to suture only the fibrous capsule (Carson & Goldstein 1926, Gurgian-Cecconi 1949)—methods that are scarcely of clinical interest, although they have been tried in patients (Papin 1930). Of greater clinical significance are the methods that avoid suturing but prevent bleeding by the application of

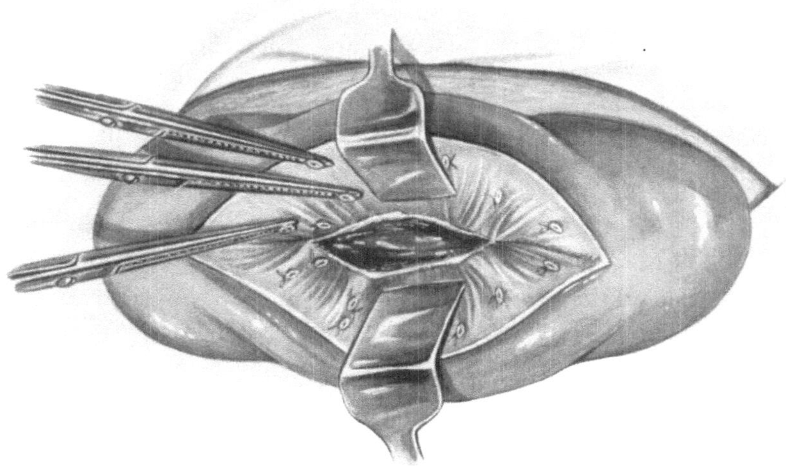

Fig. 22. Hemostasis after nephrolithotomy by siezing the intrarenal venets with hemostats and ligating

broad catgut bands (Lowsley & Bishop 1933) or stout catgut threads (Martin & Bruneton 1935, Caporale 1938) round the kidney (Fig. 21). It has also been sought to get effective hemostasis by inserting muscle, fat or omentum flaps into the kidney incision before suturing it (Ciminata 1922, Joseph 1931, Tschaika 1915, and others).

These methods, however, are of dubious value. Unquestionably it is more effective to seek out and ligate the bleeding points in the kidney incision, as was first suggested, apparently, by Rosenstein (1923)—a method that has since come into general use in kidney resections too. The largest vessels are in the deep part of the incision and will be discernible when the compression of the renal pedicle is relieved. They should be seized with hemostats and ligated, if required with anchored ligatures of fine catgut (Fig. 22). If this hemostasis is carried out meticulously, a few interrupted catgut sutures, not pulled too tight, should then suffice.

The view has been held, too, that drainage of the renal pelvis lessens the danger of postoperative bleeding following nephrolithotomy (Albarran, Pousson, Kümmell and other early authors, cited from Roseno 1926). Even several contemporary urologists advise nephrostomy to prevent bleeding after that operation (Nelson 1954). Other authors, including Fey, arrange drainage in cases of large calculi and infection, chiefly for combatting the latter and the danger of recurrences. In general the kidney has been drained as a nephrostomy, but attempts have also been made to do it via the renal pelvis and the ureter (REHN & RÖTTGER 1922); these authors even suggested nephropexy to prevent bleeding. Adequate antibiotics are indicated in nephrostomy, bearing in mind the danger of both infection and recurrences and septic infarctions.

III. Pyelo-nephrolithotomy

In many cases of nephrolithiasis it may be difficult to remove the stone or stones completely by pyelolithotomy or nephrolithotomy alone; it may be more effective and less hazardous to combine the two operations. There are mainly two ways of doing this: either by performing pyelotomy and nephrotomy separately or by continuing the incision for pyelotomy into the renal parenchyma. The first-named method is employed chiefly for stones that are situated in both the pelvis itself and in the calyces, and that are not extractable from the pelvic incision. This may already be evident from roentgenograms, but often it becomes clear only when attempts have been made to remove the calyceal stones from the pelvic incision. In such cases, as mentioned earlier, it may be appropriate to force the calculus up to the renal surface with the finger or, if this is impracticable, by means of some blunt instrument. The other method can be carried out in different ways that will be described later in the section on enlarged pyelolithotomies.

IV. Pyelotomy, pyelostomy

By *pyelotomy* is meant opening of the renal pelvis directly via an incision of the wall, i.e., without cutting through the kidney parenchyma. Pyelotomy can be undertaken for exploration of the pelvis, e.g. at operations for hydronephrosis; for drainage of the pelvis—*pyelostomy*; but above all for the purpose of removing concretions—*pyelolithotomy*.

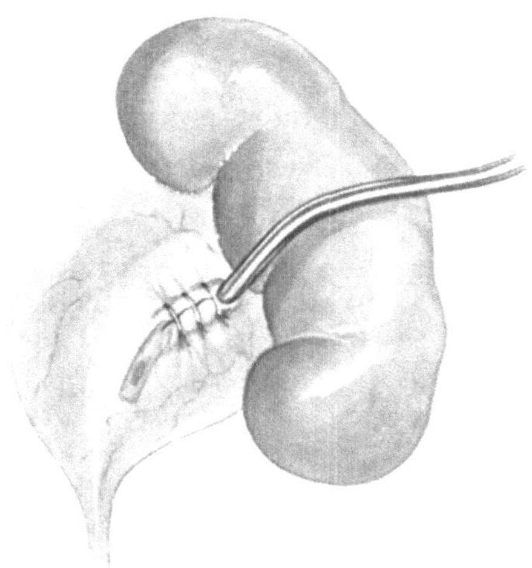

Fig. 23. Pyelostomy performed as a Witzel fistula

Pyelostomy may be temporary or, more rarely, permanent. The indications are relief of the kidney at operations for hydronephrosis; diversion of the urine in ureteral obstruction; drainage of pyonephrosis; or making provision for irrigation of the pelvis after operations for calculi, in order to combat infection, coagula und detritus, and thus lessen the changer of recurrences. Most of these cases, however, are subjected to nephrostomy, the technique of which has already been described. Pyelotomy is often included in the operation of nephrostomy. Generally it presupposes a large extrarenal pelvis, and the technique is then simple. If pyelostomy is done in conjunction with other surgical measures such as those for hydronephrosis or calculi, the extent of exposure will be commensurate therewith. If it is performed as a separate operation, the kidney should be exposed via an ordinary lumbar incision, and not fully delivered but merely rotated sufficiently to afford access to the pelvis. The latter can then be punctured and emptied with a trocar or incised with a scalpel, followed by insertion of a drain. For this purpose a Foley catheter can be used, or an ordinary rubber tube, in which case it is advisable to perform a Witzel fistula and run the tube out as close to the hilus margin as possible (Fig. 23). In this way there will be less chance of urinary leakage and fistula when the drain is withdrawn.

V. Pyelolithotomy

The first pyelolithotomy and nephrolithotomy were performed, as mentioned earlier, more or less contemporaneously, whereafter the latter operation predominated for a time, to be superseded by pyelolithotomy as from the first decade or so of this century. This trend is due to the fact that in spite of improved hemostatic methods there is still a danger of postoperative bleeding after nephrolithotomy, whereas the once common fistulation following pyelolithotomy has now been virtually overcome, and improved roentgen diagnosis and operative techniques now permit the removal even of large or intrarenal calculi, which was earlier considered possible only by means of nephrolithotomy. The following tabulation of operations for renal calculi at Karolinska Sjukhuset, Stockholm, probably reflects fairly accurately the corresponding distribution of operations in modern series of nephrolithiasis cases.

Table 1. *Operations performes for renal calculi at Karolinska Sjukhuset, Stockholm, during the period from 1941 to 1955*

Operation	Number	
Pyelolithotomy	340	
Nephrolithotomy	46	
Pyelo-nephrolithotomy	10	
Nephrectomy	107	
Other operations	47	(including 18 partial nephrectomies)

Pyelolithotomy was accordingly performed in 62 per cent, compared with nephrolithotomy in only just over 8 per cent of all renal operations for calculi.

1. Operative technique

The renal pelvis can be dissected free and incised via, in the main, three approaches—from the front, from behind, or from below—which have received the designations of anterior, posterior and inferior pyelolithotomy respectively. Of these methods, posterior pyelolithotomy is the commonest, notably because the dorsal surface of the renal pelvis usually is the easiest to expose and carries fewer vessels than the ventral part.

The usual procedure in posterior pyelolithotomy is to expose the kidney via an oblique lumbar incision and separate it from the surrounding tissues sufficiently to allow more or less complete delivery in the wound (Eisendrath, Legueu, Marion, Papin, Swift Joly, Winsbury-White, Young, and other textbook writers). The dorsal part of the renal pelvis is then dissected free, if required by cleavage and detachment of fatty layers located there, after which the pelvis is incised and the stone or stones extracted (Fig. 24a and b). Following this the pelvis is irrigated with saline or some antiseptic solution and closed with isolated catgut sutures. The kidney is replaced and the renal fossa drained with a rubber tube.

In uncomplicated cases as at first operations for a pelvic stone, or in a well-developed pelvis and a kidney that can be readily delivered, pyelolithotomy is a simple measure which can usually be performed safely and rapidly with the

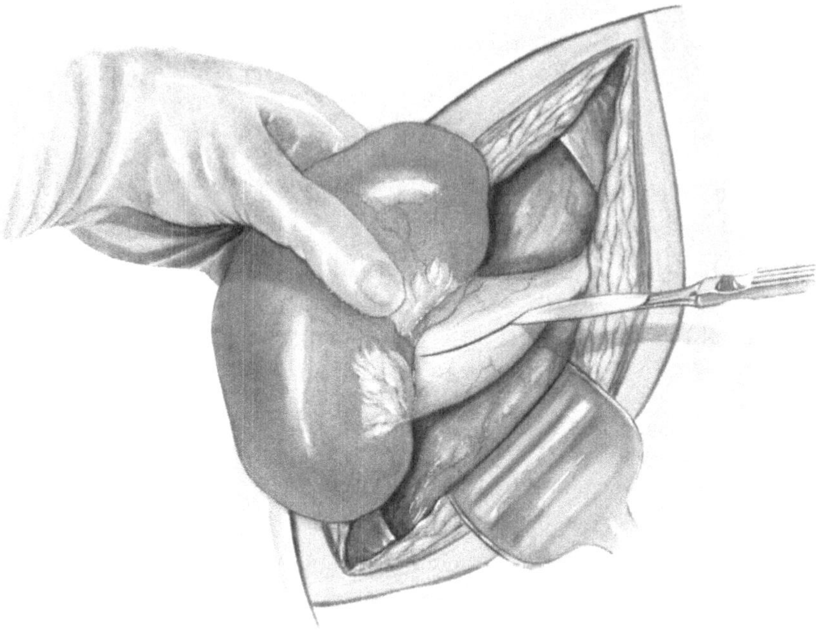

a

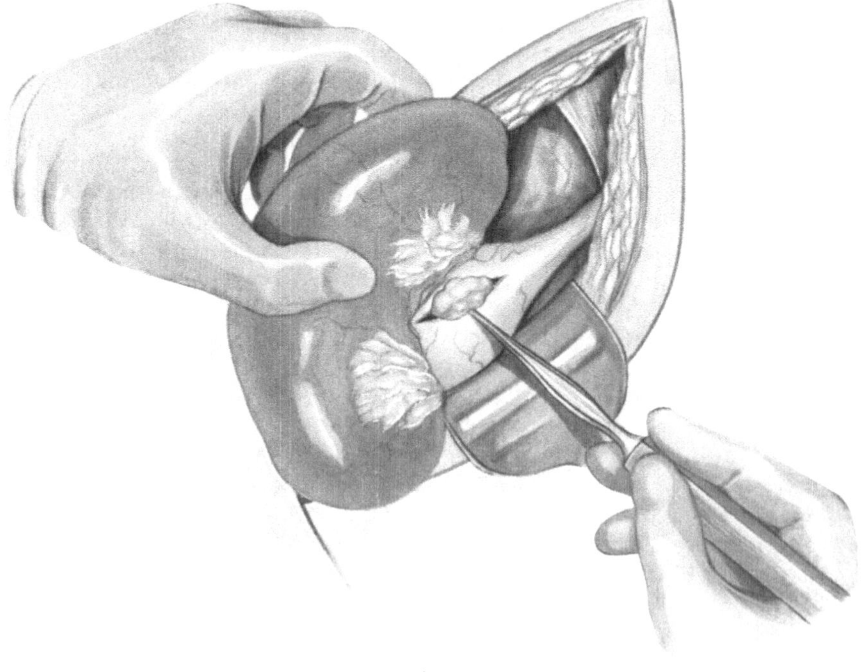

b

Fig. 24a and b. Pyelolithotomy after complete delivering of the kidney in the wound

above-mentioned method. Postoperative complications consisting of urinary fistulae or serious hemorrhages are rare. The disadvantages are that the kidney often has to be dissected free to a large extent, so that the surgical trauma is unnecessarily great and leads to extensive postoperative adhesions that complicate any repeat operation. If the renal pedicle is short and the pelvis intrarenal, pyelolithotomy by this method is so difficult that many operators prefer

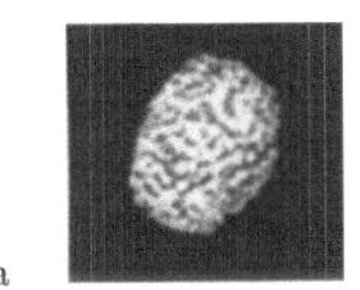
a

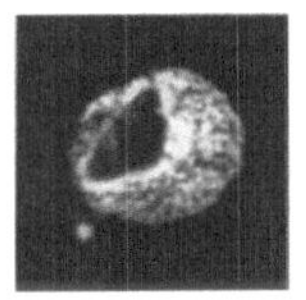
b

Fig. 25 a and b. Calculus formed from nucleus of blood clot

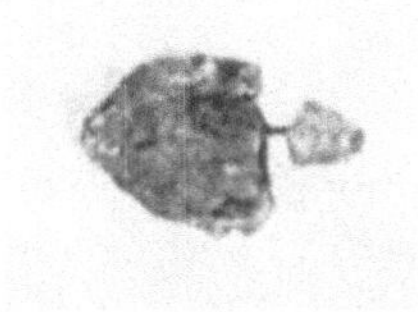

Fig. 26. Calculus formed round nucleus of catgut strand

nephrolithotomy. Lastly, the stripping and delivery of the kidney may cause displacement or fracture of concretions and thus increase the chances of recurrence. In our opinion, therefore, it is better for several reasons, when removing pelvis stones, to employ a method that we call pyelolithotomy in situ.

Before turning to this method, a few words about the danger of recurrences after operations for stones. In all such operations recurrences are so numerous

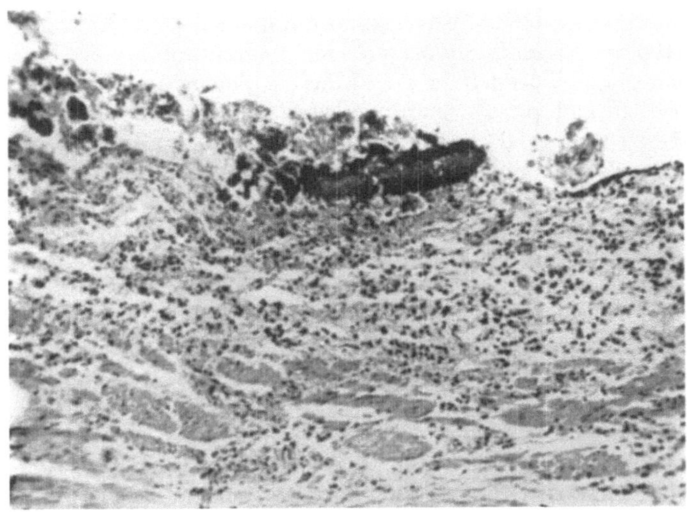

Fig. 27. Section through the mucous membrane of the renal pelvis in a case of staphylococcus stone, showing marked roundcell infiltration, epithelial defects and calcium deposits

that they must receive very close consideration in the choide of operative method and any technical detail that may influence the risk of recurrence. The reported incidences of recurrences vary widely and there are relatively few series of carefully followed up cases. In an investigation communicated by HELLSTRÖM in 1933, recurrences amounted to 25 per cent, including both true ones and calculi overlooked at operation. The incidence has since fallen, though it is always high.

Pseudo-recurrences, meaning those due to calculi overlooked at operation, are commonest in multiple stones; staghorn calculi with branches in the calyces, and concretions, particularly uric acid calculi, that have eluded detection at preoperative roentgen examination. The causes of genuine recurrences arising soon after, and due to, the operation include blood cloths (Fig. 25), stasis, detritus, suture material (Fig. 26) and infection (Fig. 27). Adequate measures not only during, but before and after the operation may lessen the chances of them.

An operation for calculi must not be embarked upon without taking every possible measure—preoperative, operative and postoperative—to obviate recurrences. These measures in pyelolithotomy will be described below.

2. Preoperative measures

These include, notably, meticulous roentgen examination, including a plain film and possibly a urogram, immediately before operation. Further, every effort should be made to detect and eliminate conditions conducive to lithiasis, such as hyperparathyroidism and infection with urea-splitting bacteria. The importance of this is evident from the fact that in a series of 105 cases of primary hyperparathyroidism treated at Karolinska Sjukhuset, Stockholm, 52 patients underwent 103 operations for calculi (one of them, six operations) (HELLSTRÖM 1955); and that the incidence of recurrences after operative removal of stones was four times greater in infected than in aseptic cases.

3. Pyelolithotomy in situ

FEDOROFF as long ago as 1910 seems to have refrained from delivering the kidney—a method that has also been recommended by CHIANDANO (1942) and FRUMKIN (1957). Randall advocated, for pyelolithotomy in "stout patients when it was impossible to deliver the kidney", placing a soft rubber tube around the renal pedicle and pelvis, enabling them to be raised and incised. BABICS (1947) described a method similar to that employed by us for exposure of the renal pelvis inside the hilus margin, but he does not appear to have delivered the kidney.

Since 1941, the most pyelolithotomies have been performed with the method earlier reported by HELLSTRÖM 1949 under the designation of *pyelolithotomy in situ*.

The method that we use enables the calculi to be extracted without unnecessary manipulation of the kidney, with the attendant risk of dislodging and fracturing concretions. It results in less extensive postoperative adhesions than does complete delivery of the kidney, which fact may facilitate any repeat operations. Moreover, it permits the removal of wholly intrarenal pelvic stones, calyceal stones and staghorn calculi extending into the calyces.

The kidney is exposed via an oblique lumbar incision, if required with resection of the dorsal portion of the twelfth rib. The upper edge of the wound is lifted with the aid of the self-retaining retractor described on page 113. *The kidney is not delivered*; it is merely stripped sufficiently to allow access to the dorsal border of the hilus. Immediately after this a specially designed spatula (Fig. 28) is introduced beneath the margin of the hilum enabling the kidney to be raised sufficiently for exposure of the dorsal part of its pelvis (Fig. 29). With a large extrarenal pelvis and only moderate peripelvic adhesions, this exposure is quite a simple matter. In the case of a small, chiefly intrarenal pelvis, or a pelvis embedded in sclerosed fat, exposure may be more difficult; but it is just in the cases that the method is advantageous. Exposure of the pelvis is facilitated by initially dissecting free the upper part of the ureter, placing a loop round it, then following the ureter up to the pelvis (Fig. 30). The sclerotic fatty tissue is tunnelled with the help of a long hemostat or a Lister probe, then cloven and dissected away, after which the pelvic wall will be accessible. It is important, especially with small intrarenal pelves, to continue the dissection of the pelvis high up beneath the hilum margin; with the aforementioned special spatula, this usually presents no difficulties. In so doing, the arterial branch running parallel with the hilum margin can be readily identified and held aside with the spatula. When the pelvis has been adequately exposed, two fine stay sutures are inserted through its dorsal wall, which is then incised between the sutures as high as possible beneath the hilum margin. The incision should be large enough to permit extraction of the stone intact; fracturing will increase the chances of fragments being retained. Careless removal of a stone that is too large in relation to the pelvic incision may, moreover, injure the pelvic wall and result in necrosis and urinary fistula. Hence the incision in the pelvic wall should be sufficiently large. It must not continue into the ureter, lest stenosis develop postoperatively in the uretero-pelvic junction. If the pelvic incision is found to be inadequate, it is better to enlarge it by methods that will be described later on.

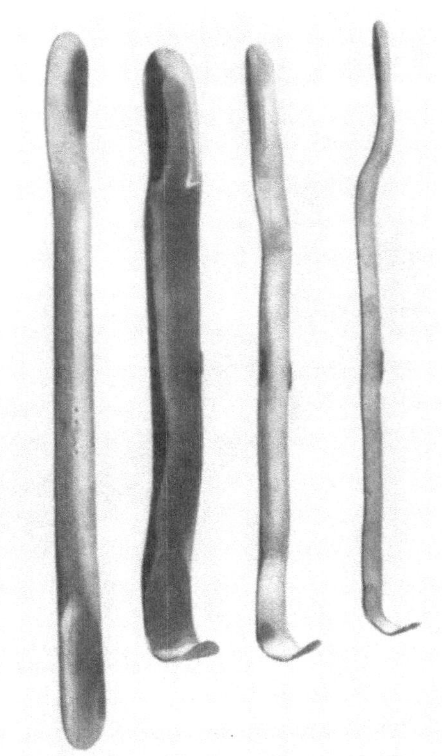

Fig. 28. Malleable spatulae for the renal hilum

Scrupulous care must be exercised when removing calculi, so as to avoid injuring the pelvic mucosa, for the bleeding and other factors associated with such damage may be conducive to recurrences. If the calculus is situated in the sac of the pelvis itself, it can be extracted by means of a blunt scoop, a Lister probe or a forceps in which the stone should be grasped without compressing it unduly, in order to avoid fracture. Large calculi with offshoots towards the calyces should be mobilized with the aid of a Lister probe and, if required, rotated to the optimum position for extraction. This mobilization and rotation must not be done with forceps, which greatly increases the chances of fracture. Staghorn calculi with projections into the calyces can often be removed whole if the calyx neck is bluntly distended with a hemostat or incised with a scalpel. However, the removal of such stones via the renal pelvis frequently requires a combination of pyelolithotomy and nephrolithotomy or an enlarged pyelolithotomy as described in the following.

Small calyceal stones are best removed with a blunt scoop during methodical exploration of the calyces with the guidance of the pyelogram. In the case of uric acid calculi it should be borne in mind that the calyces may often contain stones not detectable roentgenographically, and that two concretions may be in such juxtaposition as to have the appearance of a single stone on roentgenograms. The following case exemplifies this. — An intravenous pyelogram had revealed only a staghorn calculus in the renal pelvis and no calyceal stones. At operation a staghorn calculus consisting of uric acid was removed. One week after operation the patient had ureteric colics and passed small uric acid concretions, which had not happened before. Retrograde pyelography disclosed a stone in the upper part of the ureter and two calculi in an inferior calyx After the ureteral stone had been passed spontaneously, further pyelography revealed three calculi in the renal pelvis. At the first pyelography two concretions had evidently been in such close proximity as to give the impression of a single stone.

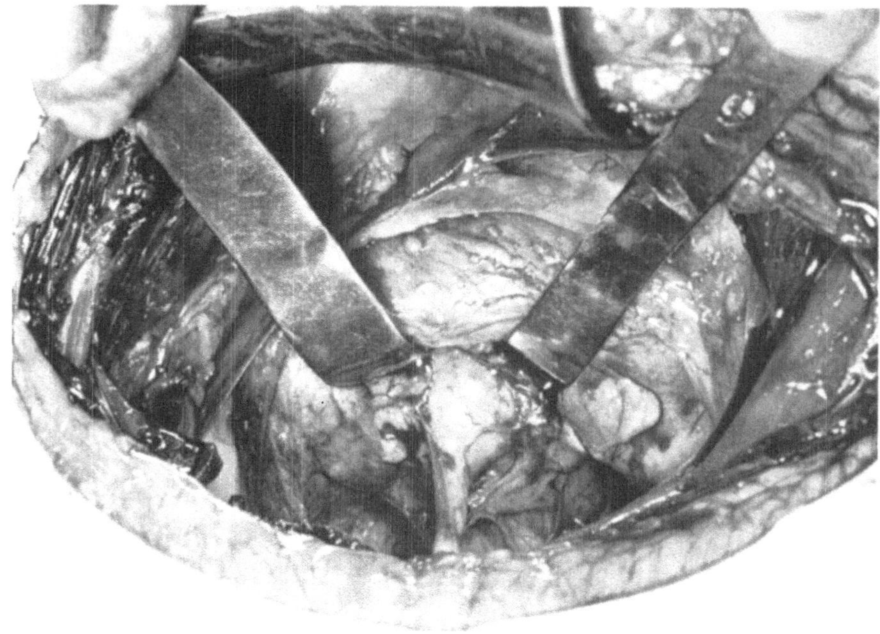

Fig. 29. Pyelolithotomy in situ. The spatula are introduced beneath the margin of the hilum and raised sufficiently for exposure of the dorsal part of the pelvis

Calculi are not infrequently fixed in the angle between the papilla and the wall of the calyx, and may then be difficult to remove. Often they can be extracted by careful manipulation of a blunt scoop, if required with digital compression from without. If the pelvis is large enough to permit the ready introduction of a finger, this frequently the gentlest may of mobilizing and extracting firmly lodged concretions.

Stones are occasionally found to accompany a blood coagulum that has formed in the renal pelvis, and indeed there are cases on record in which the kidney has become free of calculi in this way (NYSTRÖM 1951). Attempts have been made to produce coagula of greater tensile strength than a blood coagulum, the best result being obtained when 2 per cent clotting globulin was allowed to act on human fibrinogen (DEES & FOX 1943). The renal pelvis is dissected free and a no. 12—14 catheter inserted. The urine is aspirated and a corresponding volume of fibrinogen, dissolved in Na_2HPO_4, is injected into the pelvis coincident with injection of human thrombin or clotting globulin (Lederle), in one-tenth to one-fifth the volume of fibrinogen used, by means of a separate syringe into the lumen of the catheter. After five minutes a coagulum has formed in the pelvis. The catheter is then withdrawn and the pyelotomy opening subjected to debridement, so that the coagulum and attached calculi can be extracted. This is followed by palpation for any fixed stones that may remain. The pelvis is irrigated with salt solution, and roentgenograms taken (HARRISON *et al.* 1949). These authors were able by means of coagulum pyelolithotomy to remove all calculi in eight of ten cases.

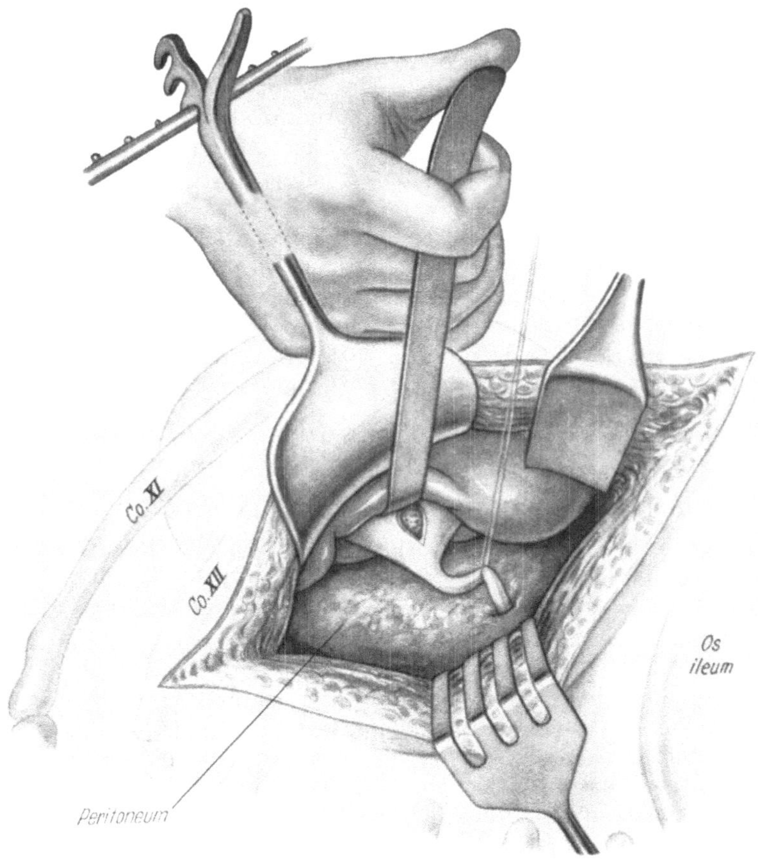

Fig. 30. Diagrammatic representation of self-holding retractors and malleable spatule for the renal hilum in position

If the stone cannot be detected or if the operator is not sure that all calculi have been removed, the exposed kidney should be examined roentgenographically or the concretion localized by fluoroscopy during the operation. The extracted calculi should be compared with the roentgenograms. At Karolinska Sjukhuset, Stockholm, removing of kidney stones with the guidance of television has been very success ful. After removal of the stones the renal pelvis is irrigated with some antiseptic solution, for example potassium permanganate-boric acid, a fresh solution of which is prepared by adding 1 cc of 5 per cent potassium permanganate to 200 cc of 3 per cent boric acid solution. In the event of profuse bleeding from the pelvic mucosa it may be advisable to irrigate with a 3 per cent hydrogen peroxide solution, which not only has a hemostatic effect but promotes the discharge of detritus, gravel, etc. Lastly, the surgeon must satisfy himself that the manipulations have not caused any fragments to enter the ureter, and that no other obstruction is present which may give rise to prolonged post-operative urinary leakage, with a danger of infection and urinary fistula.

Some authors consider that a pyelotomy need not be sutured; on the contrary, it may be beneficial to leave the pelvis open so that blood coagula, clots of pus, and detritus can more readily escape and not obstruct the ureter or give rise to recurrences. We for our part invariably suture the wound. If the renal pelvis is very thin, it is advisable to use fine catgut and atraumatic needles. The operator should try to avoid exposing catgut sutures in the renal pelvis, for this is conducive to recurrences. In a very friable pelvis the catgut is apt to cut through the tissue; in such cases it is better to suture the peripelvic fat alone. It has also been suggested (PAYR) that the pyelostomy suture might be strengthened by a flap from the fibrous capsule. — After suturing of the pelvis the environment is powdered with sulfa-penicillin and the renal fossa drained with a thin rubber tube. If the kidney has been delivered and there is a tendency to kinking at the proximal end of the ureter, nephropexy may be indicated.

Opinions diverge regarding the extent to which the renal pelvis should be drained following pyelolithotomy. As a rule drainage is not indicated. It may, however, be advisable in severe infection, dilated pelvis or suspected ureteral obstruction, but should then be effected with a drain running into the pelvis via the kidney parenchyma—transrenal pyelostomy.

4. Other methods of pyelolithotomy

a) Anterior pyelolithotomy

This operation is indicated when the extrarenal pelvis is better developed or more accessible on the ventral than on the dorsal aspect of the kidney. Especially is this the case in some renal anomalies such as horseshoe and ectopic kidney. Some operators (CIFUENTES and others) nevertheless employ anterior pyelolithotomy as a standard method.

In this procedure the incision is made in the ventral wall of the renal pelvis either caudal to the vessels (v. ILLYÉS) or between them (ROSENSTEIN). The drawbacks of this incision are, chiefly, the danger of injuring the renal vessels, and the difficulties of exposing the ventral surface of the pelvis via a conventional lumbar incision. Its advantages—aside from the greater accessibility in some cases—have been said to reside in a lesser risk of leakage and fistulation, for when the patient lies in bed the incision will face upward and the urine does not reach it; hence there will be no need to suture the pyelotomy either.

b) Inferior pyelolithotomy

(ZUCKERKANDL, FEDOROFF, FRUMKIN, PAPIN)

Incision of the inferior wall of the renal pelvis has the advantage that it can be done without delivering the kidney, affords satisfactory access to the inferior calyx, and, without risk of injuring the vessels, can be continued through the parenchyma so as to constitute an enlarged pyelotomy (see below, Fig. 31).

c) Superior pyelolithotomy

In cases with calculi in the superior calyx, FRUMKIN (1938) recommended exposing the upper part of the pelvis and incising it longitudinally, thus enabling the stones—which otherwise would require nephrolithotomy—to be extracted via the pelvic incision.

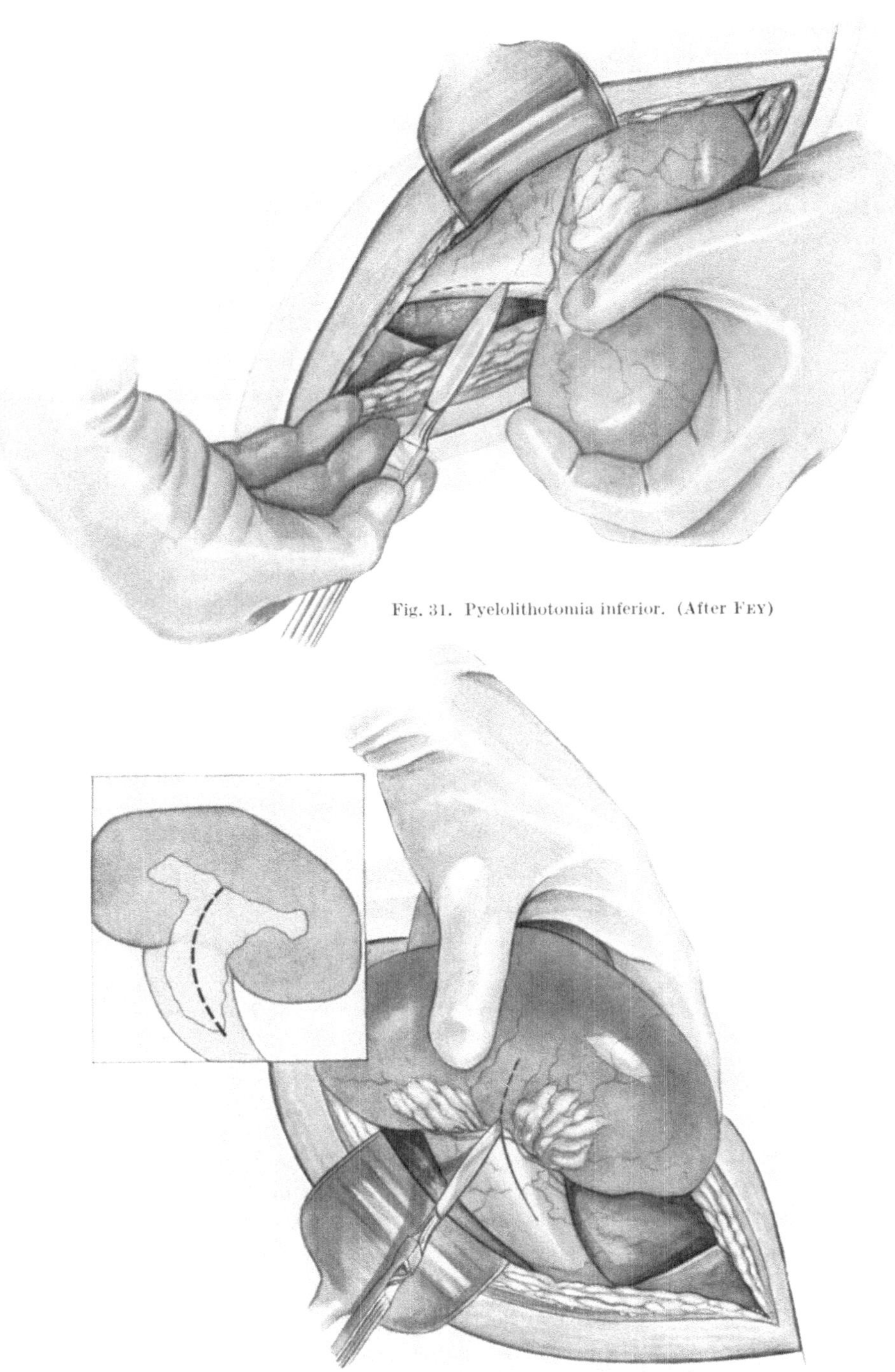

Fig. 31. Pyelolithotomia inferior. (After FEY)

Fig. 32. Enlarged posterior pyelolithotomy. (After FEY)

d) Enlarged pyelotomies

With a small extrarenal pelvis, and in large calculi with branches into the calyces, it may be impossible to remove the concretions through the aforementioned incisions; hence attempts have been made to enlarge the pelvic incision in different ways.

Best known of these methods is *pyelotomie élargie* (MARION 1922), in which a posterior pyelotomy is extended into the kidney parenchyma by cutting through the dorsal margin of the hilus (Fig. 32). In so doing, it may be necessary to cut and ligate the branch of the renal artery that runs there, the result being infarction and a danger of postoperative hemorrhage. In experimental investigations on animals that were conducted by DEMING (1928), ligature of the retropelvic renal artery caused kidney damage that had not resolved four months later. If this method is envisaged, the aforementioned artery should first be dissected free and, if of large caliber, should not be divided but some other method used. Here the aforementioned procedure of raising the hilum margin with a special retractor and extending the pelvis wall incision as high as possible should be primarily considered.

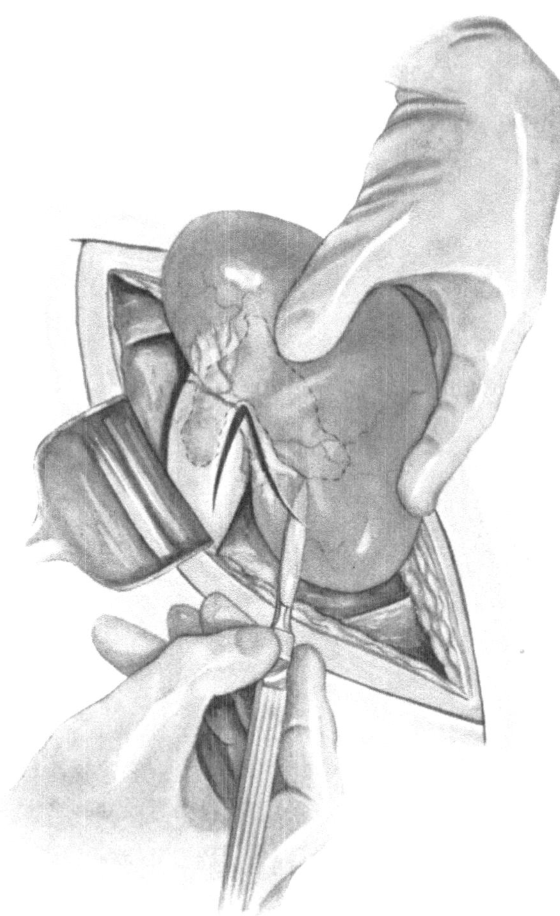

Fig. 33. Enlarged inferior pyelolithotomy. (After FEY)

Enlarged inferior pyelolithotomy (ZUCKERKANDL, FEDOROFF, ZONDEK) with extension of the pyelotomy into the kidney parenchyma, opens the inferior calyx widely and is associated with less risk of vascular injury than is prolongation of the incision through the dorsal hilus margin (Fig. 33).

e) Other pyelotomies

Instead of the general practice of making the pyelotomy in the longitudinal direction of the ureter, some authors have recommended a transverse incision parallel with the hilum (DODSON, COLLICA, MICHALOWSKI), or a $\wedge$-shaped incision (HAMER) with one branch running caudad and opening the inferior calyx. HANDLEY (1923) and BERESNEGOWSKY (1925) described an incision that is designed just as much to enlarge a posterior pyelotomy as to prevent fistulation. The fibrous capsule is incised about 5 mm above the dorsal border of the hilus and parallel with it, then detached so as to afford access to the renal pelvis, which can be incised transversely parallel with the hilum margin. After removal of the calculus the capsule is sutured, but not the renal pelvis (Fig. 34).

5. Pyelolithotomy for recurrent calculi

It is a general experience that in recurrences of calculi, pyelolithotomy may present formidable difficulties due to adhesions from previous operations. Many

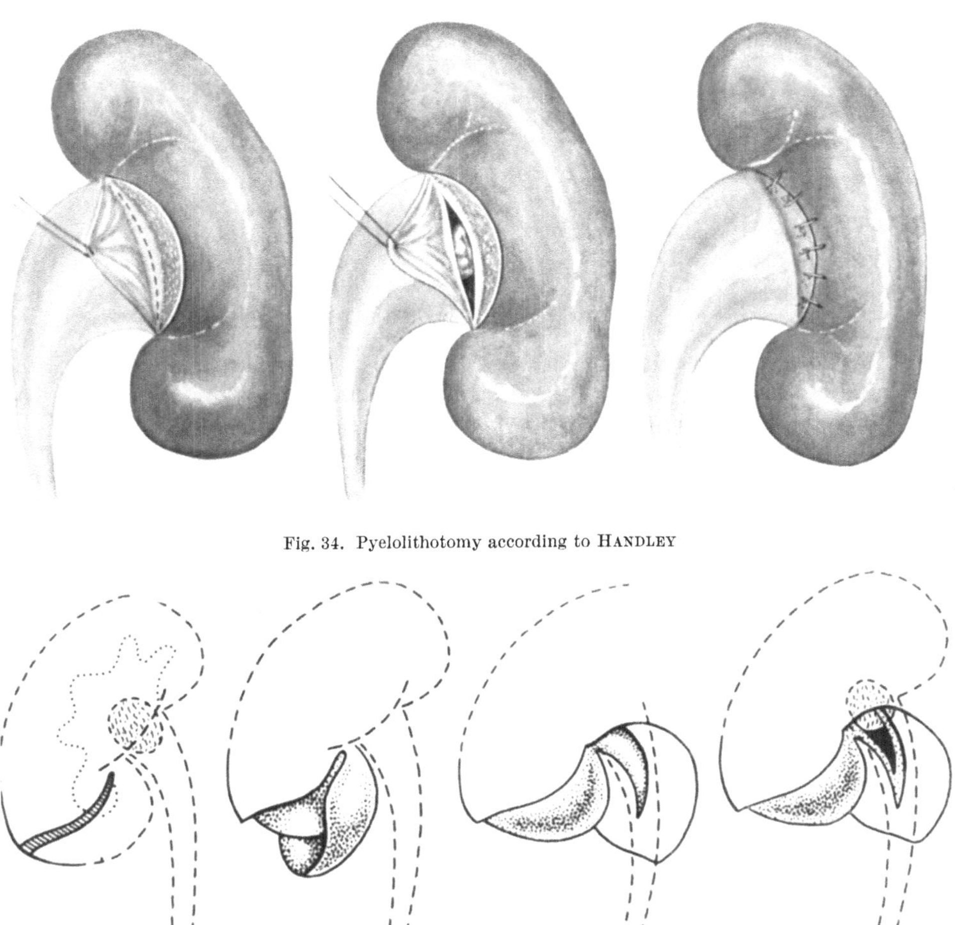

Fig. 34. Pyelolithotomy according to HANDLEY

Fig. 35 a—d. Pyelolithotomy according to FRUMKIN

authors consider that in such cases nephrolithotomy is preferable to pyelolithotomy. In our experience, however, recurrent stones can be removed in most cases by pyelolithotomy in situ as described in the foregoing. Moreover, this method is unquestionably associated with less extensive adhesions than is delivery of the kidney, and hence facilitates operations for recurrences.

In severe perirenal adhesions following earlier operations, FRUMKIN (1957) incised the perirenal tissue and fibrous capsule round the lower pole so as to form a flap; he then displaced the latter medially, continued to the region of the pelvis by subcapsular dissection, exposed the pelvis via an incision in the flap, and thereafter carried out pyelolithotomy. After extraction of the stone, the flap was restored to its position without suturing of the pelvis (Fig. 35).

6. Postoperative measures after pyelolithotomy

Pursuant to our view that early ambulation is the best way of combating postoperative thrombosis, we allow our pyelolithotomy patients up, as a rule, the day after operation. If the dressing is dry we remove the drain from the perirenal tissues on the second day; if urine escapes into it, we retain the tube longer. In such cases, and those with initially infected kidneys, adequate antibiotics are given. When leakage of urine into the dressing shows no tendency to decrease, it is our custom to advance a ureteral catheter from the bladder to the renal pelvis, after which the flow usually ceases rapidly. Before discharge the patients are subjected to roentgen examination with urography. This provides a check on retention of concretions or formation of new ones, which may occur very shortly after the operation.

VI. Solitary renal cysts

The main significance of solitary renal cysts is that they may produce such changes on the pyelogram as to render difficult or impossible the differential diagnosis with respect to renal tumor. In such cases useful information can be gained with percutaneous puncture of the cyst under fluoroscopic control. If a cyst is present, there will be clear fluid in the syringe. After injection of contrast medium the roentgenogram may show a typical picture. A tumor gives quite a different picture (LINDBLOM 1946).

Pain or symptoms of compression, too, may lead to treatment of solitary renal cysts; here it is advisable to try, in the first place, repeated punctures under fluoroscopic visualization (LINDBLOM). In the surgical treatment of renal cysts it suffices to excise the extrarenal part of the wall and to arrest the bleeding from the resection margin by means of continuous sutures. Treatment of the remaining part of the wall with phenol or ZENKER's solution has also been recommended (DODSON). The perirenal tissue should be drained. If the pyelogram has not already revealed a communication between the cyst and renal pelvis, this possibility should be investigated at operation. In the event of positive findings the opening into the pelvis should be closed and the remainder of the cyst obliterated by suturing, or if required by kidney resection. This method is particularly serviceable in cysts arising from the poles.

VII. Polycystic kidney

Polycystic disease of the kidney is a bilateral and progressive condition leading, sooner or later, to renal insufficiency. Although the majority of polycystic kidneys are not submitted to operative treatment, this may nevertheless be indicated in many cases. CAHILL & FISH (1941), for instance, operated on 23 of their 58 cases; GOLDSTEIN (1951) and YATES-BELL (1957) on one-half of theirs. At Karolinska Sjukhuset 41 cases were observed in the period from 1940 to 1953; 27 of them underwent operation (FRANKSSON 1955). — The indications consist in renal complications and progressive functional damage. CAHILL & FISH enumerated the following indications for operations: (1) Trauma with rupture and severe hemorrhage in or outside the kidney; (2) renal or perirenal infection; (3) obstruction of the urinary flow due to intrarenal or ureteral compression from cysts; (4) obstruction or pain due to calculi; (5) tumor or tuberculosis of the kidney; and (6) progressive hypertension with or without signs of renal insufficiency. To these indications DODSON added (7) continuous pain due to growth of the cysts.

Treatment

Operations on polycystic kidneys call for meticulous diagnosis and determination of the renal function, if possible for each kidney separately. In general the diagnosis presents no major difficulties because of the bilateral involvement, heredity and typical pyelograms. Yet it may be difficult when the disease has developed chiefly in one kidney, and in acute complications, where the diagnosis is sometimes established only after operative exposure. The surgical measures that may be contemplated in polycystic kidney are as follows:

1. Conservative operations not directed against the cysts.
2. Nephrectomy.
3. Puncture or excision of cysts.

1. Such *conservative measures* as pyelolithotomy do not differ from those on non-polycystic kidneys, but are more troublesome because of the renal enlargement and more hazardous on account of the impaired renal function. Hence the utmost circumspection is required in establishing the indications.

2. *Nephrectomy* is indicated in malignant tumors and advanced renal tuberculosis, provided the function of the other kidney is not excessively reduced; also in life-endangering hemorrhages that cannot be controlled in other ways, and infections where the kidney is completely destroyed and constitutes a grave threat to the patient's life.

Nephrectomy for polycystic kidney follows the same pattern as in other diseases, although the size of the kidney may make it more difficult and necessitate a large incision.

3. *Puncture or excision of cysts.* This operation, which was first described by ROVSING (1911), is designed to open and drain abscesses, relieve hemorrhages and pain, improve the renal function and lower the blood pressure. It will readily be seen that the operation may have a salutary effect on a severe suppurating infection that involves the cystic contents.

The hemorrhages are perhaps chiefly due to stasis, which can be improved by opening a number of cysts. The pain, too, is a symptom of compression and will be alleviated if the intrarenal pressure is reduced by emptying the cysts. The hypertension is doubtless mainly attributable to the impaired renal function and will improve concomitantly with it, even if there is no parallelism between the two.

The functional impairment is due to the cystic transformation of so much of the kidney parenchyma, and also to the fact that the remaining "normal" parenchyma atrophies through compression. Compression of tubules and vessels may also play a role. Emptying of a large number of cysts will reduce the pressure and may improve the renal function. The degree to which true regeneration of the parenchyma occurs is uncertain. It is difficult to decide if the renal function has improved or whether progression of the functional disturbance has been so checked that the patients live longer than they would have done without operation, as is thought by GOLDSTEIN and YATES-BELL, among others.

a) Technique

The kidney is exposed via an ordinary lumbar incision. This naturally does not afford immediate access to the entire kidney, but by opening or puncturing the cysts in that part which presents in the incision, the kidney is gradually reduced and other parts become accessible.

Some surgeons are content merely to puncture the cysts or incise the wall, sometimes by electrocoagulation; others excise the outer part of the cysts. This is probably the best means of preventing redevelopment of the emptied cysts. No hard and fast rules can be laid down regarding the number of cysts that should be opened; it will depend on the state of the kidney, the patient's general condition and the renal function. It is important to examine the region of the hilus, for it often contains large cysts that may compress the ureter. Decapsulation is done coincident with opening of the cysts. Deep cysts whose walls are inaccessible for excision should be punctured and the contents aspirated. Since the operation is associated with profuse bleeding and exudation, the perirenal tissues require drainage for a few days postoperatively. The operation should be performed only on one kidney at a time. Not infrequently the renal function is observed to deteriorate after operation; one of the reasons for this is perhaps that the cystic nephrons may have some function that is damaged at the operation (PATTON & BRICKER 1954). Following treatment, some considerable time may elapse before the renal function returns to preoperative levels or is improved.

Opinions diverge as to the stage at which an operation designed to improve the renal function should be undertaken. There is much to suggest that it ought not to be delayed until the onset of malignant hypertension and a high non-protein nitrogen level, but should be resorted to earlier while there is still some normal kidney parenchyma left to preserve.

b) Other methods

GOLDSTEIN (1935) carried out decapsulation and incised the cortex from pole to pole without opening the calyces. The cysts were punctured or opened. The two halves of the kidney were then sutured to the skin edges in the wound, thus exposing the incised surface. It was then packed with gauze and allowed to heal with granulations. After healing, the kidney surface thus lay immediately beneath the skin, and percutaneous aspiration of the cysts could thereafter be done as required.

Percutaneous puncture and aspiration of cysts under fluoroscopic visualization have been tried at Karolinska Sjukhuset according to a method introduced by LINDBLOM (1946). No positive effect has been observed on the renal function and blood pressure, but the pain may have been alleviated. This method may be justified principally in solitary renal cysts and in polycystic kidney with large cysts.

VIII. Partial nephrectomy

By partial nephrectomy is generally meant resection of the kidney. This operation came into use long ago for a number of morbid conditions. SPIEGELBERG reported that in 1867, while excising an intraperitoneal echinococcus cyst, he found that it involved one renal pole, which he resected. WELLS (1883) performed renal resection for a retroperitoneal fibrolipoma involving the lower pole, and CZERNY (1887) for a sarcoma arising from the kidney. During the ensuing years the operation was widely practised for excision of various types of cysts (KÜMMELL 1890), local pyonephrosis (WAITZ 1891), tuberculosis (ISRAEL 1901), concretions (KÜMMELL 1890, KOENIG 1919, YOUNG 1924), traumatic lesions (KEELTY 1890, BARDENHEUER 1891), etc.

In 1951 DUFOUR collected 736 cases of partial nephrectomy from the literature. He found a surgical mortality of 2.8 per cent. Severe postoperative hemorrhages had been reported in 17 cases (2.3 per cent), necessitating secondary total nephrectomy in seven. Urinary fistulae had occurred in 35 cases (4.7 per cent), leading to secondary total nephrectomy in four. According to DUFOUR, the last-named complication was due to obstruction of the ureters, foreign bodies in the resection area (fat, muscle, oxycel, suture material), prolonged calyceal drainage, and persisting urinary infection. Urinary fistulae are now rare when cases with unsatisfactory urinary outflow are excluded and no calyceal drainage is undertaken.

In recent years partial nephrectomy has been practised chiefly in two morbid conditions: first, renal calculi, especially those with a polar localization in dilated calyces, in which cases the danger of recurrences has been reduced (HAMILTON STEWART); and, secondly, renal tuberculosis, where the modern antibiotics have permitted resection of the diseased tissue without risk of the tuberculous process spreading (SEMB and others).

With the advent of renal resection, several problems of technical and other nature arose, such as the amount of kidney parenchyma that could safely be removed. Attempts were made to resolve these questions experimentally (TILLMAN 1879, TUFFIER 1889, PAOLI 1890, BARDENHEUER 1891, MOBERG 1936). GOLDSTEIN & ABESHOUSE (1937) summarized the experimental results, which are condensed below.

a) Renal repair following resections

The repair process along the line of incision or excision is more or less localized, and in this localized area of connective tissue one finds only a few atrophied or degenerating glomeruli and tubules showing a varying amount of hyalinization. New capillaries can be demonstrated throughout the area of repair.

b) Compensatory hypertrophy following resections

Resections of small portions of the kidney, i.e., approximately one-seventh to one-third, with the opposite kidney intact are not accompanied by a compensatory hypertrophy in either the resected kidney or the non-operated kidney. When a relatively large amount of renal tissue is removed, i.e., two-thirds to three-quarters of one kidney, and the opposite kidney is intact, a compensatory hypertrophy is manifested by the non-operated kidney but not in the resected kidney. When more than one-half of the total renal tissue is removed (removal of one kidney and, after and interval of time, resection of one-third to one-half of the other kidney) a compensatory hypertrophy was observed in the remaining segment by all investigators. Resection of one-half or less of a solitary kidney or the simultaneous removal of one kidney and less than one-half of the other kidney is also followed by compensatory hypertrophy in the remaining segment.

c) Renal function following resections

Experimental studies have shown that following partial resections, a decrease in renal function occurs approximately in proportion to the amount of renal tissue.

d) Changes in body functions following resections

The experimental studies of TUFFIER, PAOLI and others showed that following the removal of small portions of one kidney, i.e., one-third to one-half of one kidney with the opposite kidney intact, no unusual change in body functions occurred which appreciably altered the life or health of the experimental animals. When the total amount of renal tissue is reduced to a minimum compatible with life, signs and symptoms of a progressive renal insufficiency soon develop.

e) The amount of kidney tissue necessary for life

The minimum amount of kidney tissue necessary to maintain life differs slightly in the various experimental animals. DOGS and cats require at least 25 per cent of the total renal tissue, i.e., one-half of one kidney. The rat can survive the removal of five-sixths of the total renal tissue. The rabbit appears to require more kidney tissue than any other laboratory animal, for it does not seem capable of surviving the removal of 60 to 70 per cent of the total kidney substance. The goat requires the least amount of renal tissue, i.e. 10 to 15 per cent of the total renal tissue. It should be borne in mind here that the experimental resections were performed on healthy kidneys.

Extensive *renal resections in man* invariably concern, of course, damaged kidneys. This state of affairs will be favorable insofar as a compensatory increase of function has already arisen in the remaining part of the kidney. Yet that part too may be affected, and this may be difficult to establish prior to resection. SEMB *et al.*, found that the functional capacity of the kidney decreased in proportion to the amount of tissue resected.

It is known empirically that in man not more than 75 per cent of the kidney tissue can safely be removed. This means that in a person with kidneys of normal size, at least half a kidney must be retained (CHWALLA, HELLSTRÖM, SEMB, HANLEY, DUFOUR, HAMILTON STEWART). However, this is an extreme lower limit that should be avoided whenever possible, and which constitutes a reason for abstaining from total nephrectomy in diseases that tend to recur in the other kidney.

1. Operative technique

For partial nephrectomy with a technique that will minimize the danger of operative and postoperative complications, satisfactory access to the kidney and renal pedicle is essential. Hence the incision is of major importance and must be chosen with due respect to both patient and kidney. In resection of the lower pole, a lumbar incision *ad modum* v. BERGMANN often suffices. Resection of the upper half of a kidney in a muscular pyknic may require a thoraco-abdominal incision (FEY, NAGAMATSU).

When the incision has been made, the entire kidney is mobilized with great care to avoid traumatizing the fibrous capsule. The renal pedicle is then dissected free so as to be readily accessible for compression. The pelvis and upper part of the ureter should be carefully localized as a precaution against injuring them at resection. Ureteral strictures or other impediments to the urinary outflow may contraindicate partial nephrectomy, since they are apt to result in permanent urinary fistulae.

ENGEL (1947) described a relatively simple procedure involving coincident hemostasis and closure of defects in the parenchyma and renal pelvis. He found that "a *cobbler type stitch* across the kidney controls bleeding by compression. This stitch is placed as soon as the pole of the kidney is mobilized and freed of surrounding tissue and before the capsule is incised (Fig. 36). After the stitch is placed and snugly tied, an elliptical incision is made in the capsule distal to the line of suture and the capsule stripped back. The pole to be resected is then removed by a wedge-shaped incision and the capsule sutured across the cut surface with interrupted mattress sutures (Fig. 26). If there is some bleeding a piece of muscle or fat may be sutured against the cut surface." ENGEL's method

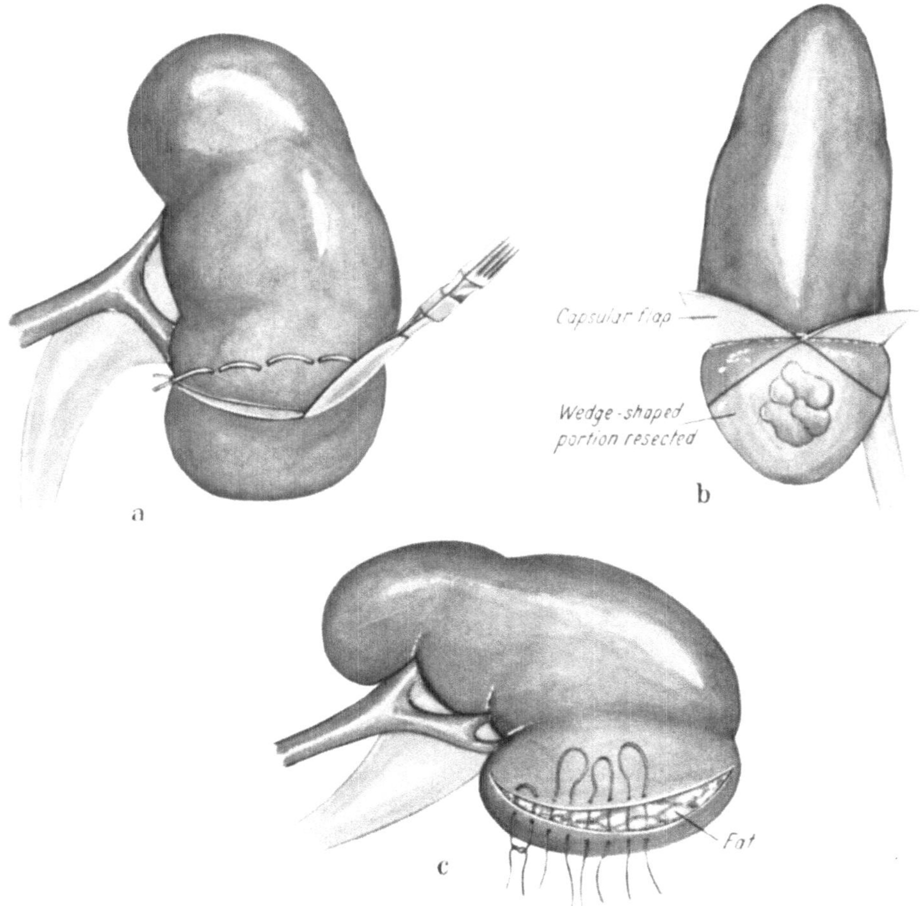

Fig. 36. a Incision of eliptical flap of capsule; b portion of kidney resected; c mattress suture closure of capsule. (After ENGEL)

is suited for minor polar resections. With it there is probably some danger of parenchymal necrosis and, in major resections, secondary hemorrhages, fistulae, etc. (MURPHY & BEST 1957).

The cardinal problem encountered in extensive renal resection is that of temporary and final hemostasis. Here, it is naturally useful to know the course of the renal vessels in the individual case. As a rule their topography can be clarified in connection with the operation. They can also be studied by means of preoperative angiography, which subject is treated elsewhere. ALKEN & SOMMER (1950) reported a method for *angiography during operation.* Following exposure of the kidney, contrast medium is injected directly into the renal artery and roentgenograms are taken. The examination affords a good idea of the vascular distribution in the renal parenchyma, though there is an attendant risk of injury due to the contrast medium. If the arteries are clamped, the *change in color* of the kidney provides a rough estimate of how large the infarction will be and how much tissue should be excised. KHOURY (1956) suggested *injection of indigo-carmine* into the relevant artery. The parenchyma which it supplies will then assume a dark blue color with sharply defined borders.

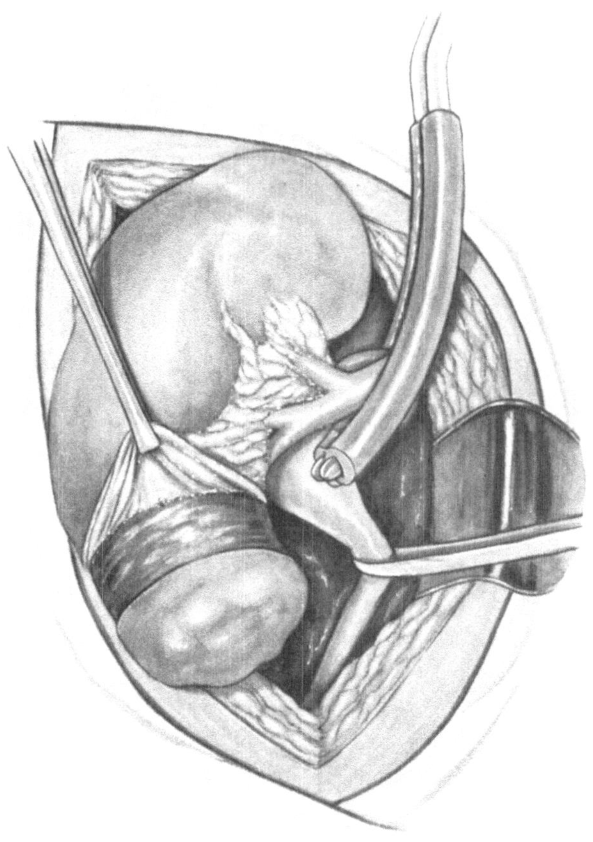

Fig. 37. Partial nephrectomy (I) for excision of diseased lower pole of the rigth kidney. A forceps fitted with rubber is placed over the pedicle. Capsule is divided and stripped upwards. (After DODSON)

a) Temporary hemostasis

The aim of temporary hemostasis should be to ensure a bloodless surgical field. At the same time, however, traumatization of the remaining kidney tissue must be avoided. Various methods have been tried for this purpose. The simplest of them is to occlude the renal pedicle, and here a gentle method is digital compression (HANLEY, HAMILTON STEWART). However, the assistant responsible for this tends to obstruct the operator, and moreover his fingers soon tire. — A rubber tube, used as a torniquet, has been tried (CIBERT *et al.*). A forceps with soft, slender jaws, however, is usually best; and here an intestinal forceps fitted with rubber has proved excellent. The long jaws are placed, under direct visualization, a good distance in over the pedicle (Fig. 37 and 38). The clamp can then be opened and closed as required, without special checking of the position each time. It is soft and probably does not affect the pedicle any more than digital occlusion. In contrast to the latter, it takes up little space and can be manipulated comfortably by the operator. Very occasionally the renal pedicle may be too short for the use of this clamp, in which case the parenchyma will have to be compressed (see below).

The length of time for which the renal circulation can be safely arrested has been studied experimentally. WESTERBORN (1937) tried varying durations of arrest in rabbits. Periods exceeding 80 minutes resulted in permanent renal damage. VAN SLYKE *et al.* in experiments on dogs extirpated one kidney and occluded the blood flow to the other for varying lengths of time. Not until the circulation had been arrested for 2—3 hours were they able to demonstrate "reversible damage to the nephrons", with elevation of the nonprotein nitrogen.

This latter was normalized after a few days. All animals survived. After occlusion for four hours, "irreversible damage to the nephrons" resulted and one-half of the dogs died. KUSUNOKI arrested the renal circulation in dogs for 10—28 minutes. He found, after partial nephrectomy, a pronounced though reversible functional impairment of the operated kidney during the first 24 hours; but the other kidney was affected too. The reduced function was attributed to cortical ischemia due to "a renal vascular shunt". Digital compression of the renal pedicle was found to be a somewhat gentler method than clamping. Following resection in a patient with solitary kidney, anuria of 24-hours duration occurred together with a rise in non-protein nitrogen. KUSUNOKI concluded that "patients with only one kidney face a crisis for 24 postoperative hours". SEMB, on the basis of 184 partial nephrectomies in patients, wrote: "Ten minutes clamping gives but little functional reaction from the kidney; 20—25 minutes a moderate one—and 40 minutes clamping results in a rather severe immediate reaction, which usually subsides in the course of 2—4 weeks, without leaving any chronic deficiencies."

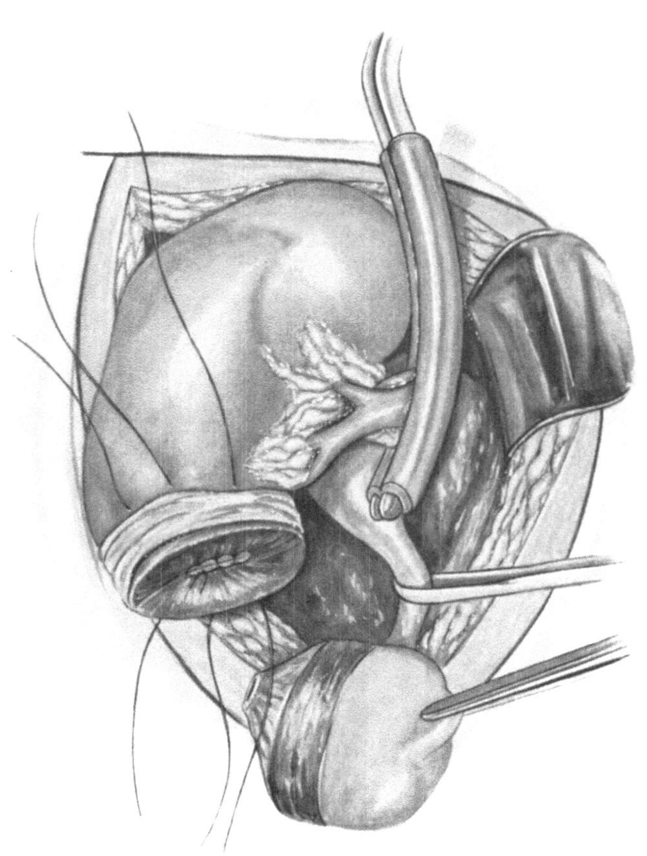

Fig. 38. Partial nephrectomy (II). Interrupted sutures of plain catgut have been placed through the kidney cortex posterior to the line of incision. The diseased portion of the kidney has been exsised and the end of the exposed calyx closed with sutures of fine plain catgut. The reflected renal capsule is folded back to be used to cover the wound. (After DODSON)

UNIK (1955) showed in dogs that kidneys could be stored for 18—25 hours at a low temperature (2—4° C), then autografted with an intact function. SEMB *et al.* (1957) demonstrated experimentally that the duration of circulatory arrest could be several times prolonged if the kidney was refrigerated. They tested the method in patients too. The kidney was refrigerated by wrapping it in a plastic bag containing a cryogen. On occlusion of the circulation, the kidney's temperature fell rapidly. The refrigerating device was then removed and resection carried out, during which the temperature rose only moderately. When the renal circulation was restored after resection, the kidney swiftly returned to its normal temperature. From the report on their experiments it would seem that clamping of the artery alone resulted in less damage than clamping of both artery and vein.

In general, occlusion of the renal circulation need not be continuous; blood can be released into the kidney every ten minutes or so without complicating the operation appreciably. If, in exceptional cases, clamping of longer duration is required, it should generally be possible without adverse effects. Great circumspection is called for, however, with solitary kidneys.

Many authors hold the view that compression of the parenchyma in the operation area is preferable to clamping of the renal pedicle. In such a procedure,

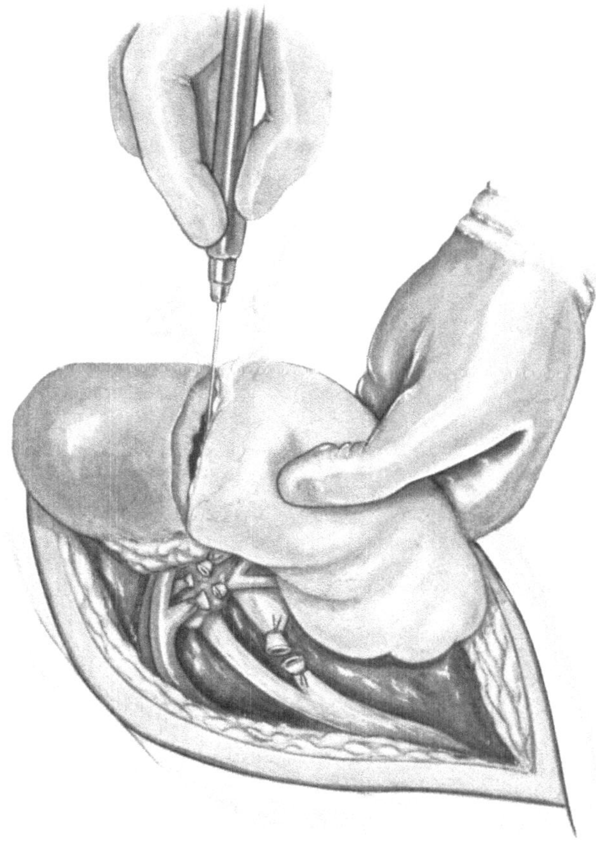

Fig. 39. Partial nephrectomy in a double kidney. The renal vessels connected to the affected part of the kidney have been ligated. The kidney is sectioned by diathermy. (After PUIGVERT)

of course, the part of the kidney to be retained will keep its blood supply throughout the operation. It may be difficult, however, to ensure satisfactory final hemostasis. PUIGVERT & DUFOUR compress the parenchyma manually, whereas HAMILTON STEWART employs a clamp for the purpose.

PUIGVERT advocates mobilization and ligation, in the hilus, of the vessels supplying the part to be resected (Fig. 39). SEMB recommends this only if the vessels are small and do not affect the blood flow to the rest of the kidney. The procedure reduces appreciably the bleeding at resection, and presumably the danger of subsequent hemorrhage too. HELLSTRÖM's retractor (p. 151) is a useful aid in exploration of the renal hilum.

b) Resection

This begins with incision of the fibrous capsule covering the area to be resected. Affected parts of it are removed. The capsule is rolled back to that portion of the kidney which is to be retained.

Some surgeons use a diathermy knife for incision of the renal tissue (PUIGVERT, DUFOUR), though most of them prefer an ordinary scalpel. The parenchymal incision naturally depends upon the localization and extent of the morbid process (A—C).

A. Localization to the parenchyma alone. The incision need not extend to the renal pelvis, the operation thus being simplified (Fig. 40a and b).

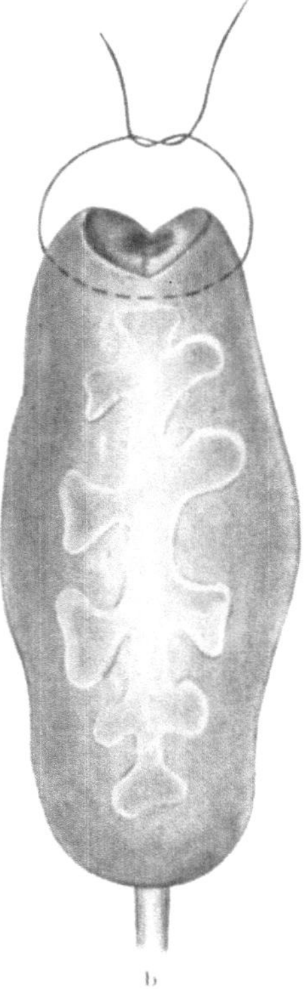

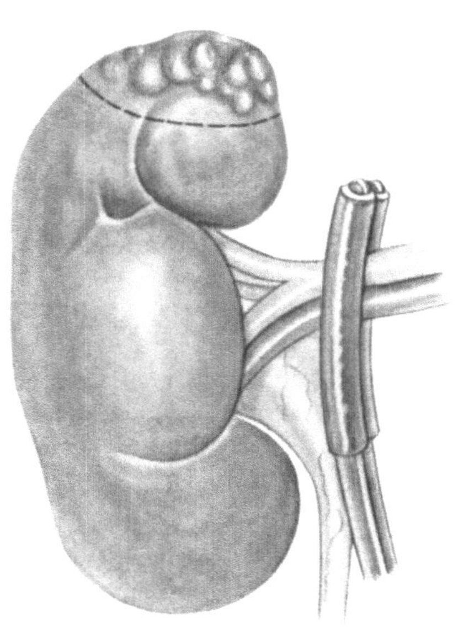

a b

Fig. 40a and b. Partial nephrectomy without opening the pelvis. a The line of resection; b deep suture in the parenchyma. (After PAPIN)

B. Involvement of parenchyma and part of the pelvis. Here SEMB has elaborated a technique which he describes as follows (Fig. 41 and 42): "The ligation of the arteries and the veins should principally be performed within the sinus of the kidney by a careful dissection under guidance of the eye.

Therefore an incision in the anterior wall of the kidney is used, giving excellent access to the sinus with the ramification of the vessels and the calyces.

The calyx, or the ramification of the renal pelvis of the resected part is isolated and cut separately. A double continuous catgut suture is sufficient to close the opening. The sutured stirrup is dropped free into the loose tissue of the sinus, where it is covered by connective tissue and fat. If necessary, the renal pelvis is resected outside the kidney and closed by continuous inverting catgut suture."

C. Localization to the pelvis alone. In these cases the tissue can be divided over the affected area of the pelvis, and that part dissected away, all parenchyma being retained (Fig. 43a and b).

Most operators try to ensure a cuneiform resection of the parenchyma, with the wedge tip directed towards the renal pelvis, thus facilitating closure of the defect. Others allow the resection surface to lie perpendicular to the axis of the kidney. Using the last-named procedure we have found, however, that some

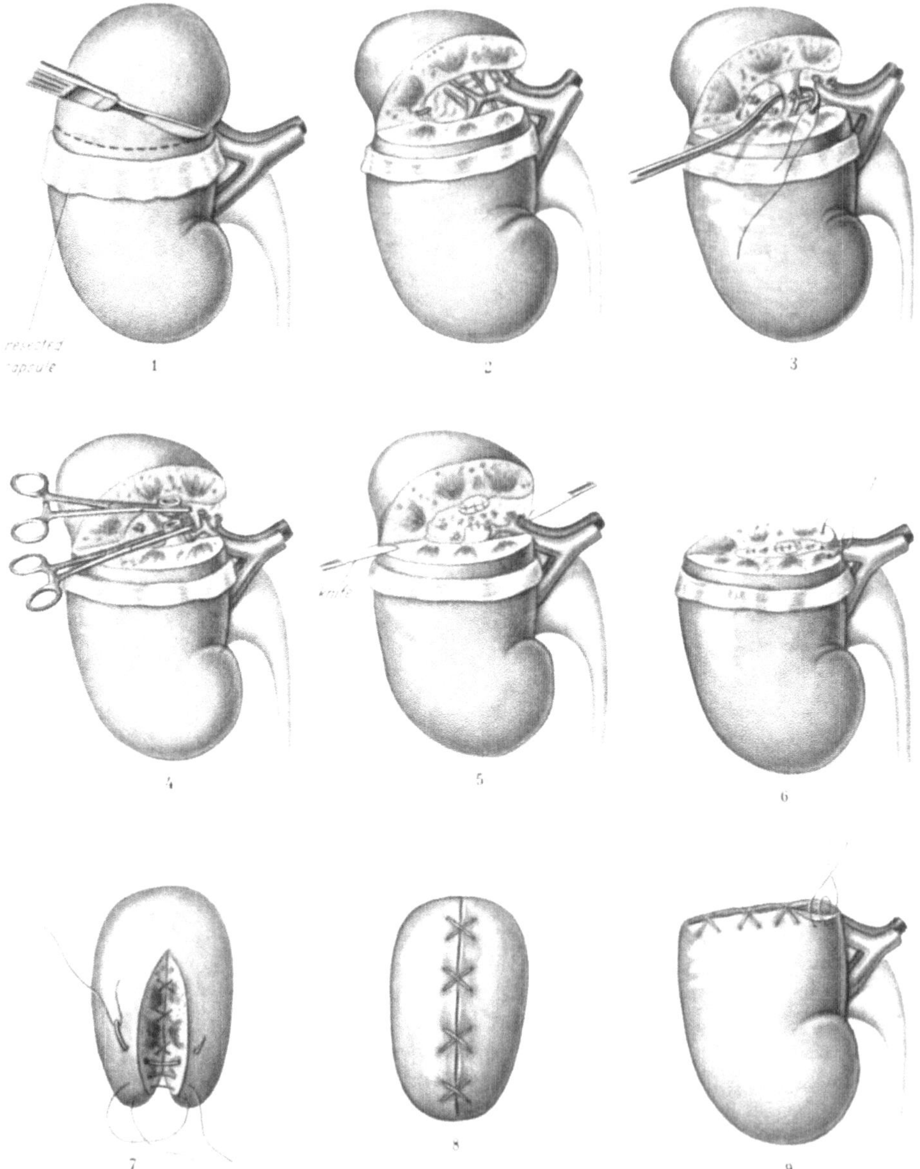

Fig. 41. Resection of the upper pole of the kidney. *1—2* Incision in the anterior wall of the kidney. *3—5* Ligation and separation of each of the vessels in the renal sinus. Sectioning and suturing of the calyx. *6—9* Closure of the defect in the parenchyma with two layers of interrupted catgut sutures. (After SEMB)

collecting tubules may empty on to the resection surface instead of into the renal pelvis, so that urinary fistulae develop. — The operator should satisfy himself, by immediately inspecting the resected specimen and edges of the wound, that all pathologic tissue has been removed.

c) Final hemostasis

Careful hemostasis lessens the danger of subsequent hemorrhages, which may be extremely embarrassing. Even small ones to the renal pelvis may give rise to coagula, which sometimes produce severe ureteral colic. Major hemorrhages

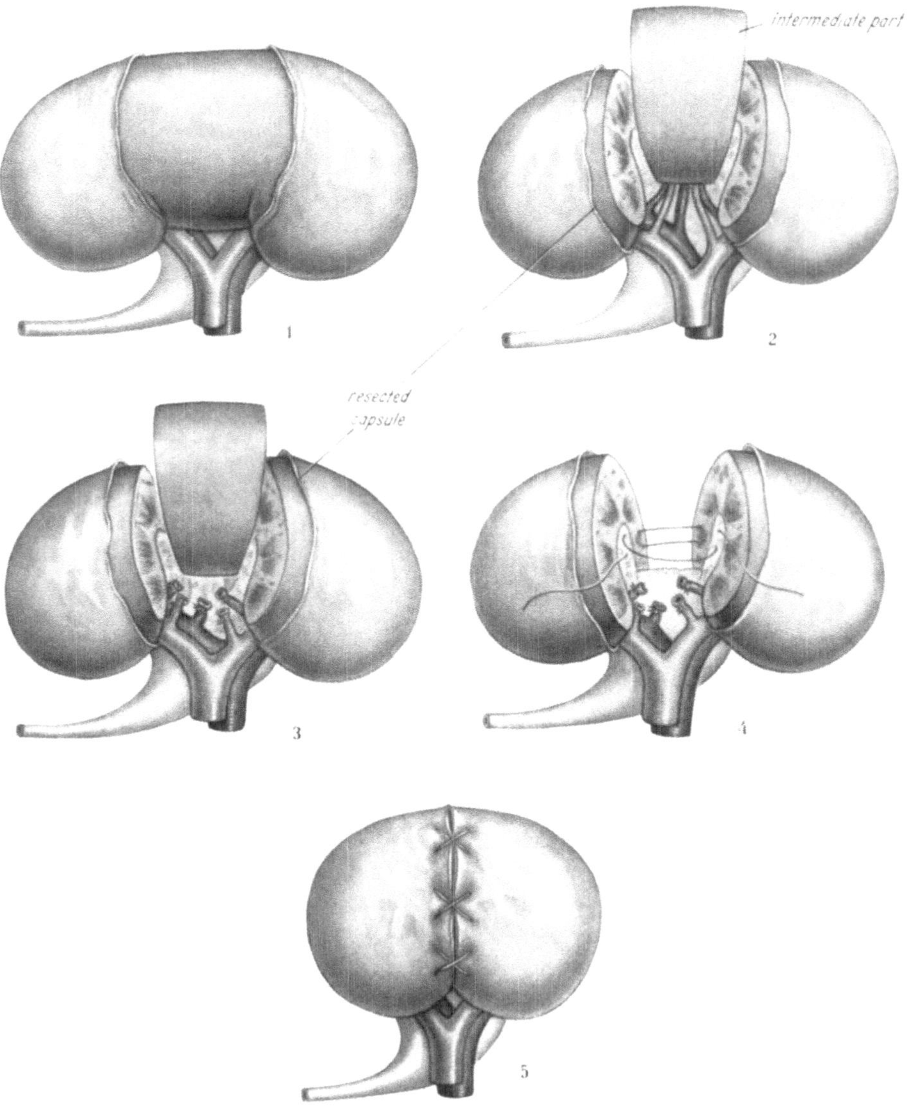

Fig. 42. Resection of the central portion of the kidney. *1* Resection of the capsule. *2* The parenchyma is sectioned down to the sinus. *3* Ligatures of the vessels in the sinus. *4* Section and suture of a calyx. Catgut sutures in the pyramid region. *5* Suture of the renal cortex with the capsule. (After SEMB)

into the operation cavity may result in shock and necessitate total nephrectomy. Hemorrhages probably contribute, too, to the development of urinary fistulae. Hemostasis may be secured by ligature of vessels in the incision itself, by deep sutures that bring the walls of the defect into apposition, or by insertion of some hemostatic material into the defect.

Hemostasis can be effected, chiefly in minor resections, after removal of the specimen. Large vessels can then be directly observed in the resection surface. They should preferably be tied with catgut (plain, no. 4/0, attached needle). Following this the clamp on the renal pedicle may be slackened for a moment, during which vessels that are still patent will bleed and can be tied. This procedure should be repeated until no bleeding points are observed when the clamp is loosened. If the renal pelvis has been opened, it is advisable to cover the opening with a pack during hemostasis or to apply suction, to obviate filling of the pelvis with coagula.

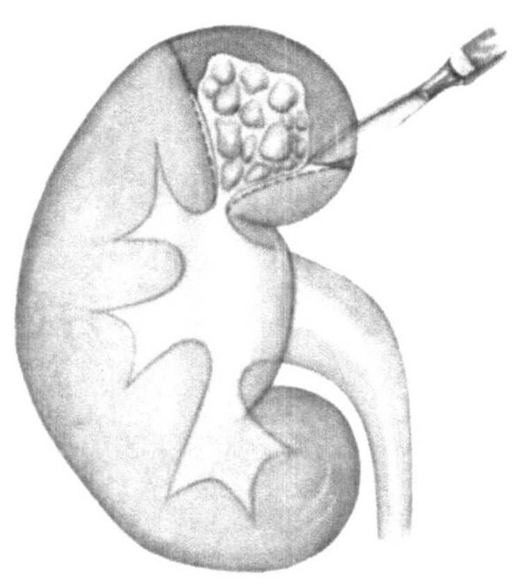

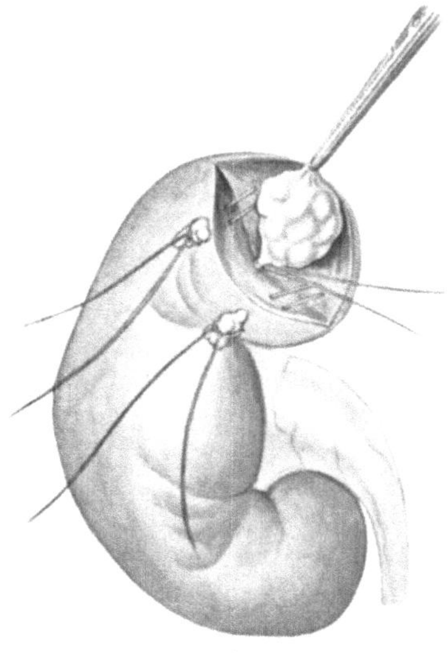

Fig. 43a and b. Resection of a calyx. Section of parenchyma covering the affected calyx. The latter has been dissected free. Ligature of the narrow part of the calyx. The parenchyma is closed over the defect

d) Closure of the renal pelvis

Many authors feel that closure of calyces is unnecessary (CIBERT, DUFOUR and others). They are doubtless right in the case of small openings well covered by tissue. In large defects, notably those situated wholly or partially outside the parenchyma, it seems wisest to suture them (PAPIN, SEMB). The defect is closed with extramucous continuous sutures (plain catgut no. 4/0, attached needle). In cases where a calyx had been dissected out (C), it can often be tied off with a catgut ligature.

e) Closure of the parenchymal defect

Before closing the defect, the operator should ensure that all remaining parenchyma is well vascularized. Poorly vascularized areas, which differ in hue, may promote hypertension (BERGENDAL) or become the site of infections. They should be removed.

Some authors have recommended filling the defect with fat, muscle, oxycel, etc. for hemostatic purposes. Generally this is unnecessary after hemostasis as described above. It is thought, moreover, that the material may become a center of infection (HAMILTON STEWART) and provoke urinary fistulae (DUFOUR).

Usually it is possible to make a wedge-shaped resection and approximate the edges with relative ease. HANLEY is content to suture the capsule alone after having inserted fatty tissue. HAMILTON STEWART, on the other hand, inserts deep parenchymal sutures reaching the very base of the defect. SEMB employs "a double row of abrupt crossed catgut sutures. The substance in the pyramids is firm and the sutures easily tightened. The cortex of the kidney is more fragile, and the sutures are therefore fastened in the capsule."

Following resection transversely to the long axis of the kidney, MURPHY & BEST cover the resection surface with the fibrous capsule. PUIGVERT recommends free grafts of fascia for the same purpose (Fig. 44). The resection surface can also be sutured to the fatty capsule.

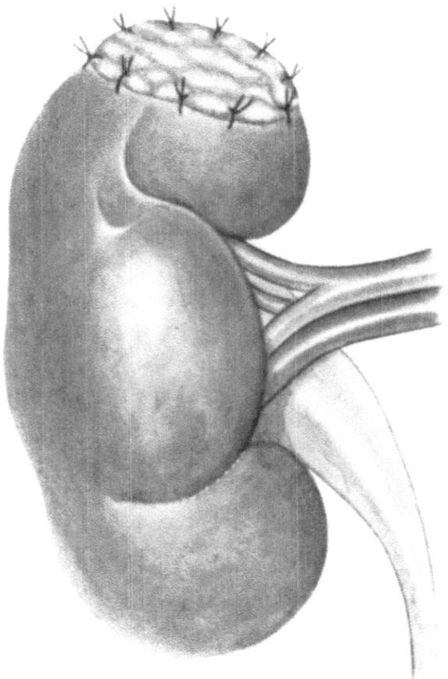

Fig. 44. A parenchyma defect in the kidney covered with freely transplanted fascia

f) Nephropexy

On completion of the operation on the kidney itself, the latter will be fairly mobile in the operation cavity, especially after resection of the upper pole. To obviate kinking of the ureters the kidney should be fixed. Some patients have a well-developed adipose capsule which can be wrapped round the kidney and sutured, thus fixing it in a suitable position. In the absence of such a capsule the kidney can be fixed with a chromic catgut suture, including the fibrous capsule and the muscle of the posterior abdominal wall or the last rib (KELLY-DODSON; see above).

g) Drainage

A rubber tube about 5 mm in caliber is applied, to drain the renal fossa. If nothing escapes, it can be removed after two days.

2. Partial nephrectomy in double kidney (heminephrectomy)

Removal of one half of a double kidney—i.e., one kidney with two quite separate pelves, each with its own ureter—is termed heminephrectomy. The two ureters may run separately all the way to the bladder—ureter duplex—or unite to form a single lumen at some distance from the kidney—ureter fissus. Double kidneys are not infrequently the site of morbid processes, which may require either conservative operations, such as pyelolithotomy, or radical ones—heminephrectomy. The first-named operation does not differ from those on ordinary kidneys with only one pelvis. In most cases only one half of a double kidney is involved by the disease, such as hydronephrosis, pyonephrosis, calculi, tuberculosis, etc.; and in such cases a heminephrectomy may be indicated. It does not diverge in principle from partial nephrectomy.

Heminephrectomy in double kidney was described by STEINER in 1901. Series illustrating the indications, technique and results have since been communicated by EISENDRATH (1923), HELLSTRÖM (1927), HANLEY (1950), LAURENT et al. (1950), HELLER et al. (1955), and MOMBAERTS (1956).

The operation may present varying degrees of difficulty, depending on the state of the kidney. In some cases the boundary between the pelves is distinctly marked on the kidney surface by a more or less deep groove in the parenchyma; in others no such boundary is detectable. In principle, the technique of heminephrectomy will be the same in each instance, although it is far more difficult in the latter.

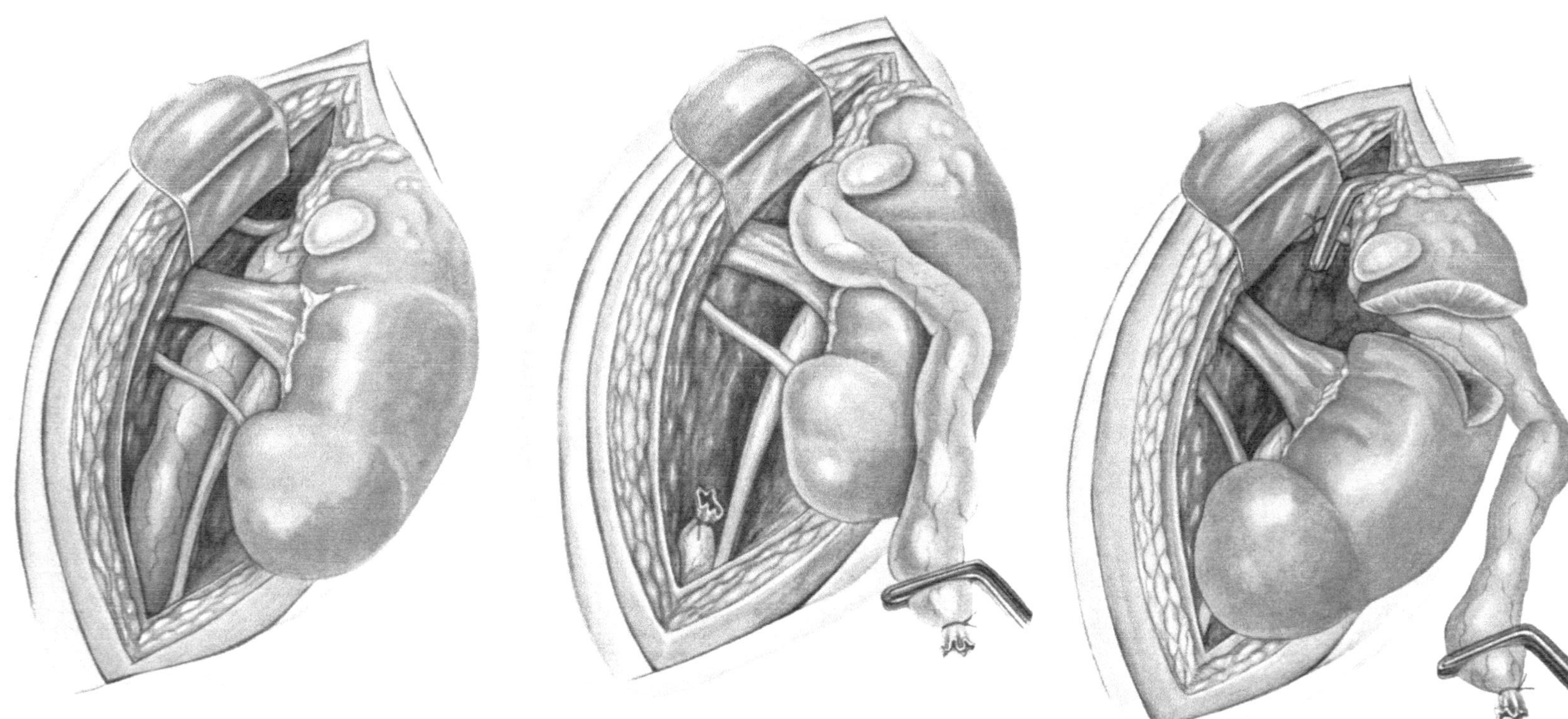

Fig. 45a—c. Heminephrectomy. a The ureter to the upper renal pelvis dilated; b the ureter to the upper renal pelvis severed and dissected free; c Clamping of the vessels corresponding to the upper part of the double kidney. Incision of the parenchyma. (After PAPIN)

Preoperative roentgen examination is important for orientation, as far as possible, with regard to the pelves and ureters. Since the kidney has to be fully exposed and exteriorized, the incision should be large, with resection of the twelfth rib if required. Adhesions round the kidney are separated, and any interpelvic boundary in the parenchyma will then be more readily discernible. The two pelves and their respective ureters are dissected free, and the vascularization is studied. The blood vessels may be distributed separately to the two pelves, though this is by no means the rule. Hellström (1928) in an investigation of 200 autopsy kidneys, found double pelves in six cases. Only in one of these did each of the two pelves have its own artery originating from the aorta. It should nevertheless be sought to ligate the vessels to that part of the kidney which is to be resected (Fig. 39). It may be advisable to divide and ligate the corresponding ureter prior to resection, thus facilitating orientation (Fig. 45a—c). If the boundary between the two pelves is well defined, the vascular pedicle need not be clamped. The parenchymal bridge is divided with an incision in both the ventral and the dorsal surface so as to form a wedge; the incision is closed with interrupted catgut sutures and reinforced with the previously reflected fibrous capsule. Any persisting residue of the diseased pelvis must be removed prior thereto. If the sound pelvis is accidentally opened, it should be closed with a continuous suture of fine plain catgut. When no boundary between the two pelves is detectable in the parenchyma, and if the ligation of the vessels seems unsatisfactory, it will be best to perform the resection during hemostasis by clamping of the renal pedicle. The final hemostasis and closure of the defect conform to the principles described in partial nephrectomy. Since the operation often renders the kidney very mobile, nephropexy may be indicated. The renal fossa is drained with a rubber tube.

IX. Nephrectomy

There are references to nephrectomy as a therapeutic method in the writings of Blankaart (1756) and Hévin (1757). Blankaart had performed the operation on dogs, but there is no evidence that it was used on human beings in those days. Wolcott (1861) was perhaps the first to undertake nephrectomy in a patient; but it was through the work of Simon (1871) that it won general acceptance as a method of treatment. In the next few decades large numbers of cases were reported by various authors, and from the literature dating to 1900, Schmieden was able to collect particulars of 1,118 nephrectomies. In the early years the operation was associated with a relatively high mortality (Schmieden, 26.9 per cent), but this has since fallen very substantially (Casper & Richter 1928, Deming 1938, Köhler 1944). In most large series the surgical mortality is today around 1—3 per cent (Deming, Rioseco & Baeza, Coppridge *et al.*, Goldstein).

Nephrectomy may be planned from the outset, but it can also be an emergency measure during operation, necessitated by unforseen pathologic conditions or serious complications. Before any operation where nephrectomy is planned or may be required, the surgeon must therefore satisfy himself that the patient has another kidney with an adequate function. Here intravenous urography is the examination that yields the best information. In acute operations for internal injuries in the lower thorax and abdomen, the operator may be unexpectedly confronted with extensive renal damage. By palpation from the abdominal cavity he can make sure that the patient has a second kidney of normal shape and size, though its function will not be known. If no kidney can be found, or if it is pathologically changed, extirpation of the injured one may lead to the patient's death.

Nephrectomy may be very easy or it may be associated with formidable difficulties and serious risks, depending notably upon the pathologic changes in the kidney and its environment. These may vary widely in nature and make special demands upon the operative technique. Nephrectomy differs from most conservative surgical measures on the kidney in that the organ must be completely separated from the surrounding tissues. In difficult nephrectomies there is accordingly a danger of injuring contiguous organs—of which more later on.

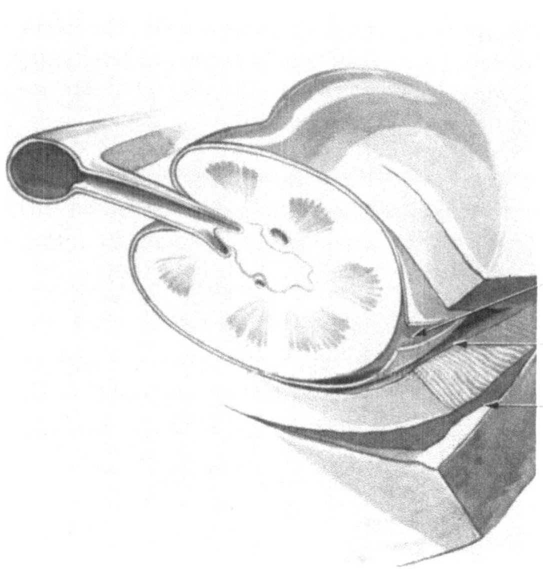

Fig. 46. Route for *a* subcapsular; *b* intercapsular and *c* extrapasular nephrectomy

The technique in nephrectomy may, as mentioned above, vary according to the lesions in the kidney and its environment. An important consideration is the relation of the kidney to the fibrous and adipose capsules. Depending thereon, a nephrectomy can be performed between these capsules (intercapsular) which is the commonest form; inside them (subcapsular), or outside them (extracapsular) (Fig. 46). Moreover, a distinction may be made between retroperitoneal-lumbar, transperitoneal, and thoracic nephrectomy according to the approach used in exposing the kidney. Lastly, nephro-ureterectomy may be considered as a separate method; here the kidney and the entire ureter are removed *en bloc*.

1. Lumbar nephrectomy

a) Incision

For exploration of the kidney the lumbar approach is the least traumatic and should be the standard method. The incision of choice (see incisions, above) will depend upon the position and anatomy of the kidney, which in general are known from a prior roentgen examination. The incision should be one that can be readily lengthened ventrally and dorsally, permitting resection of ribs. A carefully laid and sufficiently large incision will greatly facilitate the further course of the operation, as will the use of a RISSLER-HELLSTRÖM self-retaining retractor. In most cases the entire operation can thereafter be performed under direct visualization.

b) The kidney

When the incision has been made, a layer of fat will be encountered first, and inside it the kidney can be palpated. Following removal of some loose superficial fat, GEROTA'S fascia will come into view as a delicate semitransparent membrane. After opening of the latter, the kidney and its fatty capsule can usually be grasped between the fingers. In patients under lumbar anesthesia the kidney frequently sinks so far ventrally that it is difficult to palpate. Counterpressure from the abdomen may facilitate its localization. The adipose capsule is divided along the dorsum of the kidney, enabling a finger to be introduced between it and the fibrous capsule (intercapsular nephrectomy). Care is required here to avoid coming inside the latter capsule, which may cause bleeding and complicate the subsequent mobilization of the pedicle. Usually the adipose capsule separates readily. More adherent parts should be divided sharply between clamps and ligated, since they often contain small vessels that bleed stubbornly. Both the ventral and dorsal surface of the kidney and the poles are stripped in this way. Firmer adhesions are sometimes found between the upper pole and the adrenal, particularly on the left side. Here it is necessary to proceed cautiously, separating the two organs during ligation of the small vessels. Polar vessels should be divided between clamps and ligated. After stripping of the poles the kidney will be more mobile; at this stage it is fixed only by the renal pedicle and the ureter. The nature of the case will have to determine which of these two is to be divided first. If the ureter is normal it should be taken first, to facilitate access to the pedicle; if pathologically changed, it should be taken last. Where there is a danger of venous spread of the disease, as for instance in tumors, the vessels should be divided as early as possible.

c) Renal pedicle

Division of the renal vessels is, in general, the most hazardous factor in nephrectomy, due to the danger of bleeding and the dissemination of pathologic material via the blood stream. To a large extent the nephrectomy must be so planned and executed as to facilitate this stage of the operation as much as possible.

The renal vessels are located ventral to the renal pelvis, and are accordingly approached best from the ventral surface of the kidney. The renal pedicle, which may contain a varying number of arteries, veins and nerves, is mobilized by blunt dissection. The better it is mobilized, the easier and safer will be the division. Often two or more renal arteries arise from the aorta at varying distances from each other, necessitating a number of isolated ligatures. In most cases there is only one main artery and main vein, or else the vessels are in such close proximity that a mass ligature is practicable.

Numerous methods have been reported for division of the renal pedicle (Papin, Janssen, Dodson, Young), and some of the commonest will be described here. The ligature material usually consists of strong silk or catgut. The latter should be used in infected cases, where silk may give rise to stubborn fistulae. Three knots should be tied in each ligature, and the latter must be pulled moderately tight. If pulled too tight they may cut through the vessel wall.

A. Three ligatures are applied round the renal pedicle at some distance from each other, and the pedicle is then divided so that two ligatures remain on the central stump (Fig. 47). — This method is simple and reliable, but depends on a relatively long pedicle and adequate space.

B. One ligature is applied to the renal pedicle close to the vena cava and aorta. Renal thereto, the individual vessels are dissected free and each ligated separately, then divided renal to the ligatures (Fig. 48). — This method fully safeguards against slipping of ligatures.

C. The different vessels in the pedicle are dissected free and each tied separately with double ligatures. Care must be taken to ligate the artery or arteries first, for otherwise venous stasis will cause swelling of the kidney (Fig. 49). — This method has to be used when the kidney is supplied by several relatively scattered vessels.

D. Three strong hemostats are applied to the renal pedicle under visual and digital control so as to avoid seizing adjacent tissues, especially the vena cava and duodenum. The pedicle is divided between the two nearest to the kidney, leaving two hemostats on the central part of the pedicle. A strong ligature is then tied central to these two, during which the one nearest the ligature is removed (Fig. 50). A further ligature is then applied while the last hemostat is being detached. In the case of a short or indurated pedicle, the last-named ligature should be transfixed to prevent slipping. If it is difficult to place three hemostats on the pedicle, two may suffice, in which case the division should be done with

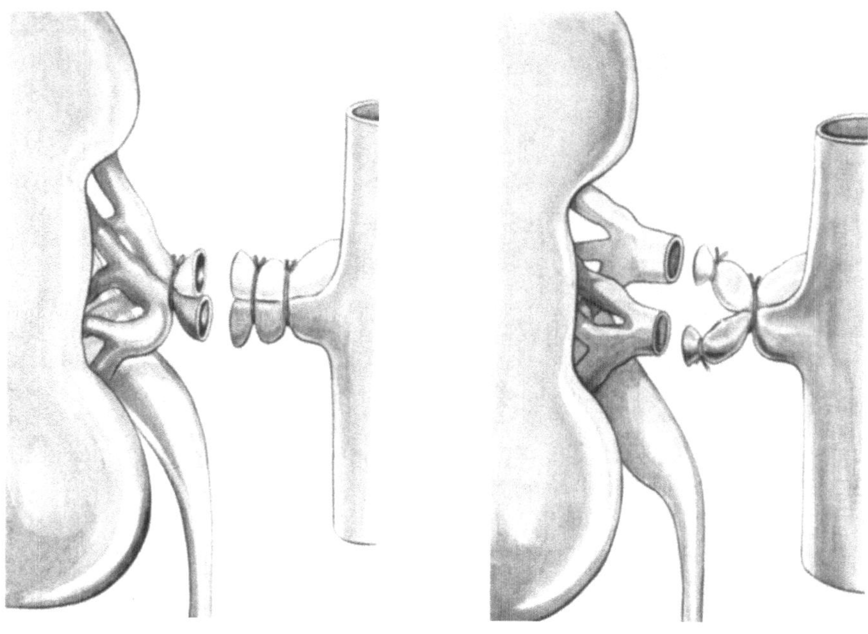

Fig. 47 Fig. 48

Fig. 47—52. Different methods for severing the renal vessels

both hemostats remaining on the central stump of the pedicle, and the ligatures applied central to them. — This procedure is recommended as a standard method; it is simple, reliable and suited for most cases (YOUNG, DODSON).

E. In short renal pedicles where the vessels are embedded in fibrous tissue, it may be difficult to ligate them before the kidney has been removed. A strong curved forceps (GUYON-STILLE) can then be placed on the pedicle with the guidance of the fingers; after which the pedicle is divided renal to the forceps, and the vessels identified and ligated separately or with a mass ligature (Fig. 51). For this purpose silk should be used—if required, as an anchored ligature.

F. In tumors, and notably hypernephroma, neoplastic tissue may project into the renal vein. If possible, the latter should then be ligated and divided central to the obstructing tumor tissue. This may sometimes extend into the vena cava, in which case the operator must first ligate and divide the artery, then open the renal vein and extract the tumor mass. Should this fail, opening of the vena cava may have to be considered. For this purpose, REHN advocated temporary ligatures above and below the site of incision, and also of the contralateral renal vein (Fig. 52).

G. In short and infiltrated renal pedicles, especially in obese patients and when the general condition does not permit prolonged manipulations, it may sometimes

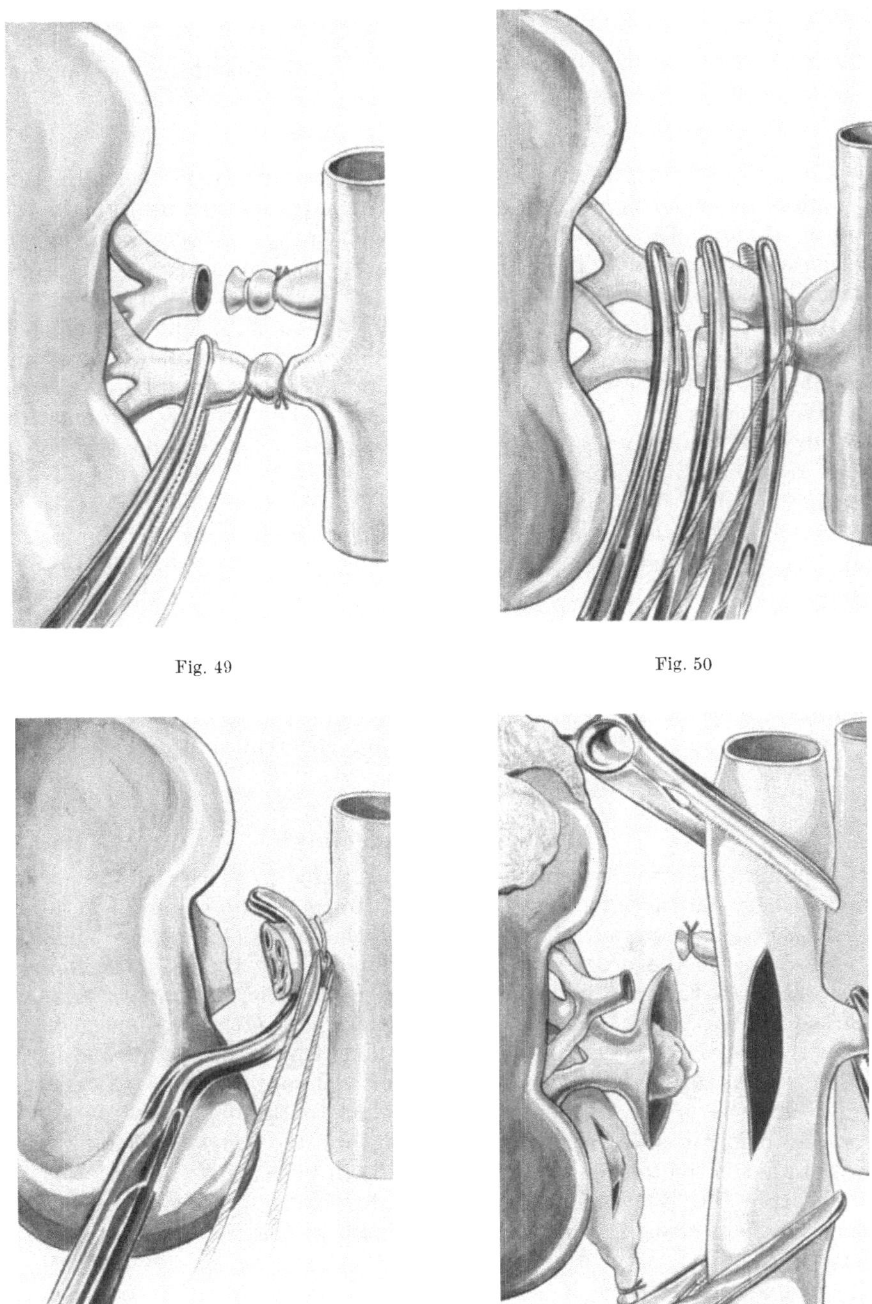

Fig. 49

Fig. 50

Fig. 51

Fig. 52

be impossible to ligate the pedicle adequately. As a makeshift measure the operator can then apply two hemostats (see D) or one strong forceps (see E) and allow them to project through the wound, which is otherwise closed. The instruments are retained for 48—72 hours, after which the branches should be carefully opened. If no bleeding occurs after a few more hours, the instruments may be gently withdrawn. By this time the vessels will have thrombosed (Dodson). Young (1936), however, cautioned against this method, since he had observed profuse bleeding when the hemostats were opened after four days.

d) Ureter

A normal ureter can be divided at the most apposite stage of nephrectomy. It is advisable to take as much as can be conveniently reached from the incision, usually 5—10 cm. The ureter is divided by diathermy between two hemostats, then ligated with catgut. The persisting stump undergoes atrophy and transformation to a fibrous cord within three years (Gutierrez 1931).

A moderately dilated, noninfected ureter with a sufficient ostium should be treated as above. In more pronounced dilatation, ureteral calculus or insufficient ostium, ureterectomy will be indicated. The same applies in tumors of the renal pelvis or ureter, which often recur. They grow asymptomatically in the ureteral stump and remain undetected until they extend through the ureteral ostium or metastasize.

In nephrectomy for tuberculosis the ureter is often involved, and there will then be a danger of suppuration from the stump. To prevent this, the ureteral stump has been brought out to the skin, or the ureter has been extirpated. — Donovan (1956) compared the incidence of complications associated with different methods of treating the ureter after nephrectomy in a tuberculosis series treated with antibiotics. This incidence amounted to 25 per cent after division of the ureter alone; 6.4 per cent after implantation into the skin, and 7.2 per cent after total ureterectomy. The last-named procedure is technically simple as a rule, and hence should follow nephrectomy for tuberculosis in all cases where gross lesions are observed at operation.

e) Nephro-ureterectomy

If nephro-ureterectomy is planned, it is advisable to place the patient from the outset between the lateral and supine positions. A lumbar incision is made and lengthened, as required, in the direction of the pubic symphysis. The kidney is dissected free in the usual way, but the ureter is not divided. The kidney is then exteriorized together with the ureter as far as the incision permits, after which the lumbar part of the latter is sutured. The ureter is mobilized bluntly as far as the bladder. Crossing vessels are divided between hemostats and ligated. Traction on the ureter stretches the bladder wall out like a cone, gradually merging into the ureter. A hemostat is applied to the distalmost part of the ureter, and below it is tied a strong catgut ligature, the hemostat being removed when the knot is tightened. The hemostat is then placed a few millimeters renal to the ligature (Fig. 53), and the ureter thereafter divided by diathermy between ligature and hemostat. A drain should be placed at the site of division and the wound closed.

If, during nephrectomy, it is found advisable to remove the ureter too, the kidney should be mobilized in the usual way, but without dividing the ureter. The kidney is then exteriorized together with the ureter, which must be drawn out through the ventral part of the incision. The remainder of the latter is closed in the usual manner. The patient is then turned on to his back, the incision lengthened and the ureter excised as in the above operation.

Tumors arising from the renal pelvis or ureter are often followed by recurrences in the ureter or close to its vesical orifice. In such cases the entire ureter including its intramural portion, and 1 cm of the bladder wall round the orifice, should be removed (CAULK 1937). This can be effected, as described above, by lengthening the lumbar incision towards the symphysis, but is perhaps easier with two incisions. In the latter case the kidney and ureter are mobilized as above,

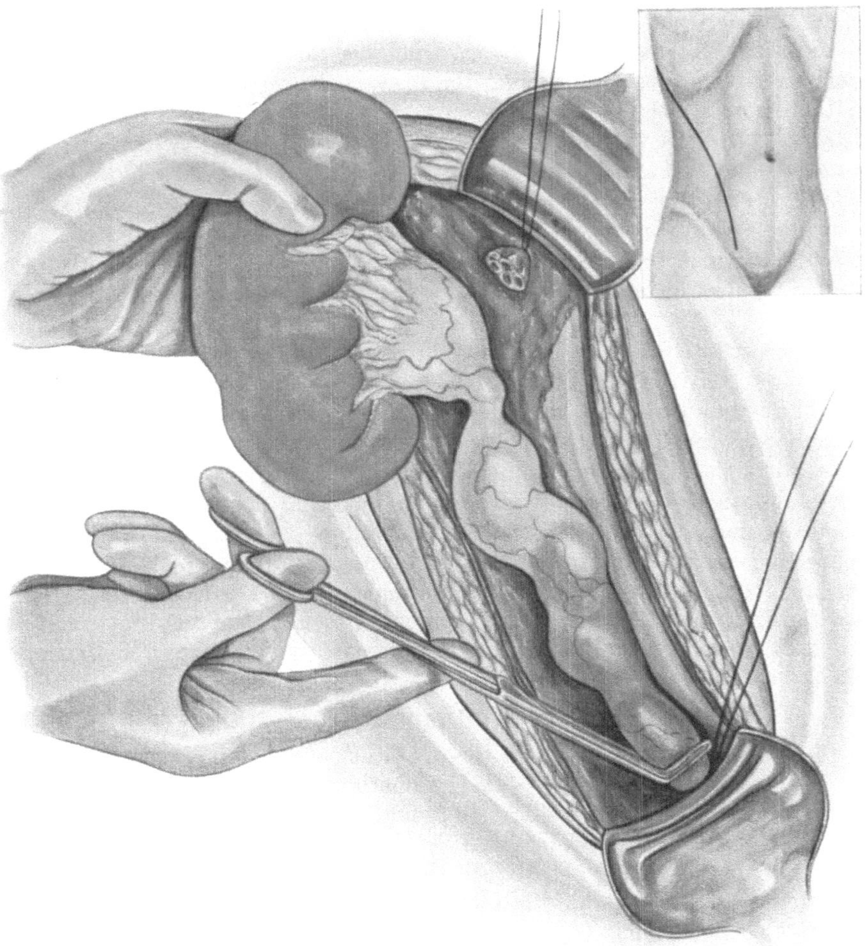

Fig. 53. Nephro-ureterectomy. Dividing the ureter

then lowered to the bladder and the wound closed. The patient is then turned to the dorsal position and a midline incision made below the umbilicus. The kidney and ureter are identified extraperitoneally. Traction on the ureter draws the bladder wall out in a cone. The latter is severed by diathermy with a margin of about 1 cm round the ureteral orifice, after which the specimen consisting of kidney, ureter and part of the bladder wall can be lifted out. The bladder is closed and drained as after partial cystectomy. If it is desired not to prolong the operation after excision of the kidney, the ureter can be ligated and divided, then lowered into the pelvis minor, to be excised later on as in the above-mentioned procedure.

McDONALD *et al.* (1952) suggested transurethral resection for removal of the bladder wall round the ureteral orifice and the intramural part of the ureter. When the distal end of the ureter had thus been detached, nephro-ureterectomy followed via a conventional lumbar renal incision. The resection was performed, of course, under a low intravesical pressure. The bladder was drained with a urethral catheter for 14 days.

GUTIERREZ (1931) recommended that the ureter should be stripped first and thereafter the kidney—uretero-nephrectomy. The ureter was approached from an incision parallel with it in the iliac fossa, then dissected free, divided and sunk in the renal fossa. The patient was thereafter turned to the lateral position and, via an incision along the lowest rib, the renal fossa was explored and the kidney with its ureter excised.

For nephro-ureterectomy and for uretero-nephrectomy, exploration of both the kidney and the ureter via a single long incision has been advocated (SEMB, GLASER). FEY's thoraco-abdominal incision (see above) or an abdominal incision *ad modum* SEMB may be used. GLASER (1955) describes SEMB's incision as follows: "The incision lies in a line joining the nipple to the pubic tubercle and should extend from $1^1/_2$ in. over the lower costal margin down to the pubic tubercle . . . ."

Where access from the abdomen is difficult because of obesity or other reasons, COUVELAIRE & NICOL (1951) advocate nephro-ureterectomy by a combined lumbar and vaginal approach in females and a lumbar-perineal-sacral approach in males. The kidney is exposed via a lumbar incision, and the vascular pedicle divided. The ureter is mobilized as far as the brim of the pelvis minor. A ureteral catheter is then advanced from the renal pelvis to the bladder. By this means, together with traction on the kidney, identification of the ureter from below is facilitated. In females the lower part of the ureter and its vesical orifice are mobilized from the vagina. In males, entry is effected via an incision below the fifth sacral vertebra; the coccyx is resected, the rectum turned aside, the seminal vesicle resected and the vas deferens divided, after which the ureter is treated as in females.

f) Drainage

On completion of nephrectomy the operation area should be bloodless. Drainage will then be unnecessary. It is sometimes difficult, however, especially after the removal of large tumors, to secure total hemostasis. There may also be copious secretion from the wound surfaces. In such cases drainage may be indicated. Yet if bleeding occurs into the wound, drainage will be of little use; the blood coagulates and does not escape. Here the hemorrhage will be observed as a palpable hematoma.

The operation cavity should nevertheless be drained after extirpation of infected kidneys. A rubber tube about one centimeter thick should run out from the cavity via the operation incision or a stab wound. In general it can be removed after a few days.

The postoperative treatment does not differ from that in other major operations; i.e., early ambulation, adequate fluid, control of any gastric retention, administration of agents promoting peristalsis, antibiotics, etc. The possibility of a hematoma requiring evacuation must not be overlooked.

g) Nephrectomy including the adipose capsule—extracapsular nephrectomy

In lumbar nephrectomy as described above, the kidney is dissected free between the fibrous and the adipose capsule, possibly including small parts of it that are adherent to the former. If a renal process has broken through the fibrous capsule and infiltrated the adipose capsule—as may happen in hypernephroma, tuberculosis, etc.—the adipose capsule should be excised, if possible, together with the kidney. This may present major difficulties because of adhesions to the lumbar muscles, peritoneum and diaphragm. No hard and fast rules for nephrectomy can be laid down in such cases, though a few general measures merit consideration. For instance, the incision should be large. Resection of the twelfth rib facilitates detachment of the upper pole from the adrenal, which often is firmly fixed to the adipose capsule. Blunt stripping is done with the finger as far as possible, where it is easiest to get between the adipose capsule and adjacent tissues. On detachment from the lumbar muscles the muscle fascia often accompanies the adipose capsule. The ureter should be identified as early as feasible, since it facilitates orientation and the continued dissection. Frequently the peritoneum can be reflected with remarkable ease, due to the presence of edema between it and the adipose capsule. If it is firmly adherent, it can be incised and part of it left on the capsule, after which the opening should, if possible, be closed immediately. Stripping from the diaphragm is done bluntly with the fingers. Bleeding may be fairly copious, so that a large pack should be inserted while the renal pedicle is being dissected free and ligated. Often this is somewhat troublesome, but it usually succeeds with one of the aforementioned ligature methods.

Occasionally a tumor is found to have invaded a circumscribed area of the diaphragm. This part must then be resected and the defect carefully sutured with permanent material such as silk. A thoraco-abdominal incision will facilitate manipulation of the diaphragm.

h) Subcapsular nephrectomy

In various inflammatory conditions and, in particular, following operations on the kidney, the renal capsule including the perirenal fat may be pathologically changed in high degree. At times an almost bone-hard casing forms round the kidney and renal pedicle, which are firmly adherent to the surrounding tissues. Considerable difficulties may then be encountered when it is sought to mobilize the pedicle in the usual way, and nephrectomy that includes the adipose capsule may involve great hazards. It is often simpler and safer to remove the kidney by subcapsular nephrectomy, though this procedure should not be resorted to in tuberculosis or tumor (KIMBROUGH & MORSE 1953).

The sclerotic adipose capsule is incised on the dorsum of the kidney as far as the parenchyma. Usually a finger can then be inserted readily between the latter and the fibrous capsule, which will be found to have fused with the adipose capsule. With the finger the parenchyma is then freed round to the hilus.

The next step is, if possible, to dissect free, divide and ligate the renal vessels. In the relevant morbid conditions, these vessels fortunately are often sclerotic, which lessens the danger of bleeding. The induration usually is less pronounced in the region of the hilus, and with blunt dissection it is generally possible to insert the forefinger beneath the capsule, thus facilitating mobilization of the vessels. This is best done from below by raising the lower pole of the kidney. FEY advises incising the capsule, enabling the ureter to be identified and divided, after which the clipping is continued upward through the anterior leaf of the capsule; the vessels will then be accessible and can be clamped and divided. Following removal of the kidney the vessels are ligated; here it is safest to use a strong silk ligature—when necessary, transfixed. If required, the clamps can be retained and removed after five or six days. Should subcapsular mobilization of the pedicle fail, the only alternative will be to apply a strong forceps outside the stripped capsule as near the hilus as possible and divide the pedicle there, leaving the forceps in place or inserting anchored ligatures.

Occasionally it is impossible to free the renal vessels sufficiently to be reached with instruments, or to detach the parenchyma from the capsule. The kidney can then be removed bit by bit *(par morcellement)* until in due course the hilus is reached. The procedure is facilitated by the fact that kidneys subjected to this type of treatment are, as a rule, poorly vascularized. The parenchyma is incised in the long axis of the kidney down to the pelvis, and from this incision the renal tissue is detached piece by piece with a sharp instrument. The parenchymal fragments can be clamped off with forceps, when there will be less bleeding; or transfixed ligatures can be applied to bleeding points wherever they appear. In this way the entire kidney is gradually removed (PAPIN, FLOCKS).

2. Transperitoneal nephrectomy

In greatly enlarged kidneys it may be difficult to reach the renal pedicle via a lumbar incision. This may be associated with copious bleeding and dissemination of tumor material. The transperitoneal approach affords possibilities of reaching the renal pedicle with little manipulation of the kidney itself. In severely infected kidneys, however, there will be a risk of peritonitis if this approach is employed (BARNES & BERGMAN 1941, SCHULTHEIS 1950, HARLOW & ASTON 1950).

With the patient supine an incision is made over the tumor, which is generally palpable. The incision may be longitudinal, transverse, or both in combination (see incisions in the aforegoing). The peritoneum is opened, the colon turned aside medially and the dorsal peritoneum incised over the tumor lateral to the mesocolon (Fig. 54). If firmly adherent to the kidney, the fixed part is left. The medial peritoneal flap and colon are freed by blunt dissection from the underlying tissue as far as the vena cava and the aorta. Here the duodenum will be found on the right side and the cauda pancreatis on the left; they too are mobilized and retracted medially. Abdominal viscera are packed aside. In the retroperitoneal fat thus explored pass the renal vessels, which can be identified from the pulsations in the renal artery. Failing this, one can seek the ureter and follow its course to the renal hilus. The renal vessels are then dissected free, divided and ligated as described in the foregoing (Fig. 55). The satisfactory exposure of the renal vessels which this method permits, facilitates the removal of any tumor thrombus. Following division of the renal pedicle the ureter is identified and divided. The dissection is then continued along the dorsal abdominal wall, allowing the perirenal fat to accompany the specimen. In large renal tumors, notably with involvement of the renal vein, substantial collateral veins will often have formed, and are then divided in the course of dissection. Renal tumors occasionally invade the adrenals, which themselves possess relatively large veins. On the right side these vessels are short and empty directly into the vena cava. Avulsion of them will result in profuse bleeding. On the right side in particular, they should be localized and ligated. Following this, the specimen can be removed with relative ease. The peritoneum over the tumor has to accompany it.

The operator must thereafter carry out meticulous hemostasis and see that no contiguous organs, as for instance the duodenum, have been injured. The abdominal wall should be peritonealized in so far as is practicable. A defect in the peritoneum is of little consequence provided its edges are so fixed that there will be no strangulation of intraperitoneal organs. Any drainage tube required can pass through a small lumbar stab wound. The abdomen is then closed.

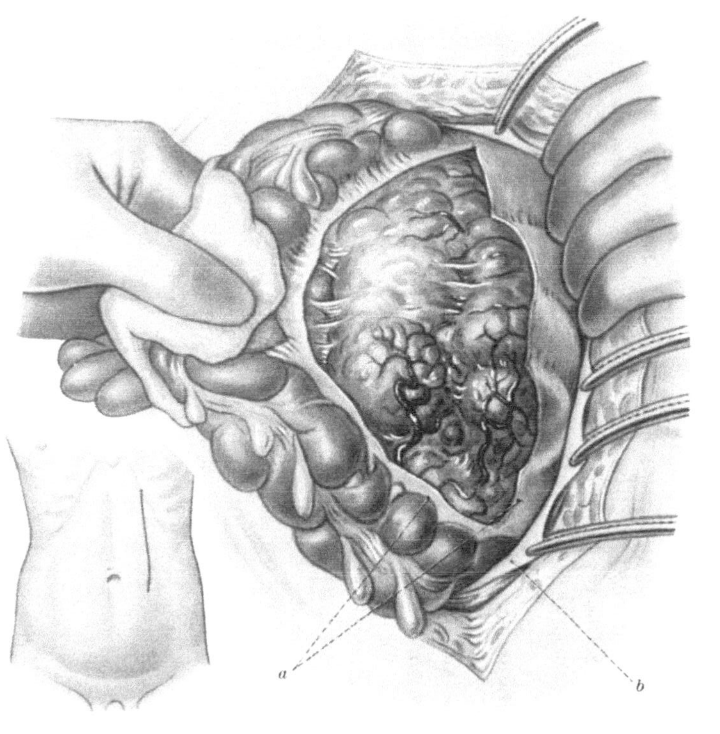

Fig. 54. Transperitoneal nephrectomy (left). *a* Posterior peritoneum; *b* anterior peritoneum. Inset shows the line of the abdominal incision. An incision has been made in the parietal peritoneum along the outer margin of the colon. (After DODSON)

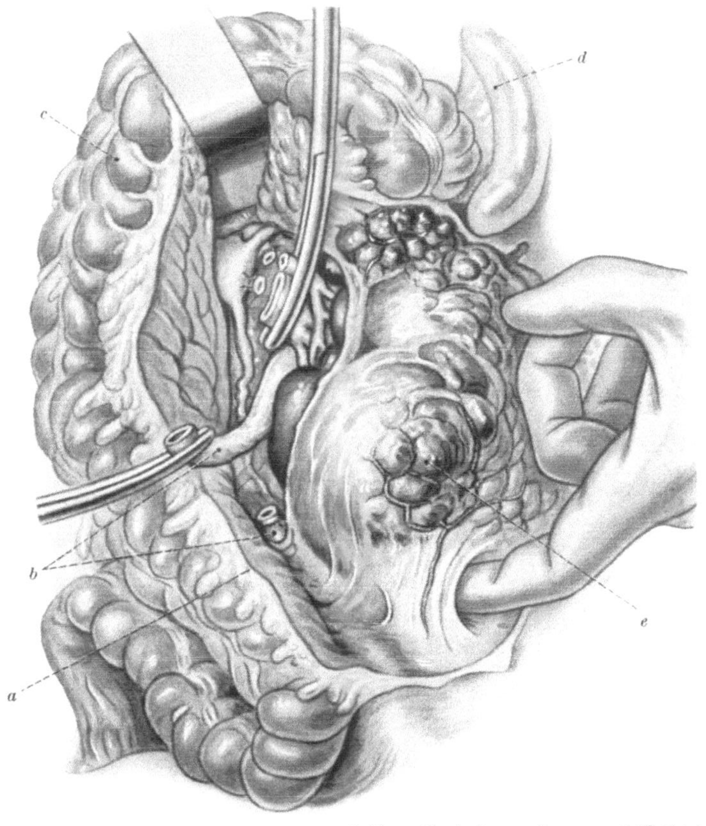

Fig. 55. Transperitoneal nephrectomy (left). *a* Posterior peritoneum; *b* Ureter; *c* descending colon; *d* spleen; *e* enlarged kidney. (After DODSON)

3. Transthoracic nephrectomy

Injuries of the lower part of the thorax sometimes involve the kidney. Cases with injuries both above and below the diaphragm are treated appropriately via a thoraco-abdominal incision (MARSHALL 1946). This approach has also been found serviceable in pronounced kyphosis (COSTANTINI & BERNASCONI), and in large renal tumors involving the upper pole and the adrenal region (MORTENSEN, CHUTE & SOUTTER). The transthoracic incision, the details of which were described earlier on, gives satisfactory access to the renal pedicle. This can be ligated before the tumor itself is dealt with. Access is also good to the lymph nodes round the pedicle and to the large vessels. Dissection *en bloc* of both the kidney and regional lymph nodes can be undertaken (COOPER *et al.* 1950). The drawback of this method is that the pleural cavity is widely explored, thus increasing the danger of pulmonary complications and placing added demands of the after-treatment. The method is contraindicated in severely infected kidneys.

When the incision has been made, nephrectomy is performed as described in the preceding sections. If drainage of the renal bed is advisable, a tube should be led out through a lumbar incision. Incisions, suturing, drainage of the pleura, etc., have already been described (p. 121—124).

4. Nephrectomy in ectopic kidneys

Congenital ectopic or dystopic kidneys not infrequently develop morbid conditions that may necessitate nephrectomy. Commonest are hydronephrosis—in 50 per cent, according to LAFITTE & SMIDT (1930)—infection and lithiasis, though tumors and renal tuberculosis may be found too. Moreover, a severely dystopic kidney—pelvic kidney—may give rise to pain by compression of nerves, and it occasionally produces intestinal obstruction with obstipation and symptoms of ileus (HOCHENEGG 1900, TALMANN 1928). In such cases it is advisable to try nephropexy first; however, the vascular relations often make this impossible, so that nephrectomy may be required. Lastly, a pelvic kidney is reported in rare cases to obstruct parturition, necessitating obstetric operations and prophylactic nephropexy or nephrectomy (SETTERGREN 1933 and others).

The technique for excision of a lumbar or iliac ectopic kidney does not differ in principle from that in kidneys of normal localization. Hence the operation can usually be performed extraperitoneally via a low lumbar incision or one parallel with the inguinal ligament. As a rule the renal vessels consist of a number of separate branches that may even unite with the iliac artery and vein, so that a number of isolated ligatures will be required.

Nephrectomy for pelvic kidney may present great difficulties because of the deep position, perinephric adhesions and aberrant vessels. In most cases the operation can be performed extraperitoneally through a lateral incision parallel with the inguinal ligament or via a midline incision. In tumors and severe adhesions, however, the peritoneum is often ruptured, the surgeon having perforce to use the intraperitoneal route. The sacral approach of HOCHENEGG (1900) was never adopted by other operators.

5. Nephrectomy in horseshoe kidney

In horseshoe kidney it is usually the lower poles that are united, but occasionally the upper ones—in 10 per cent, according to EISENDRATH & ROLNICK (1938). The isthmus generally lies at the level of the third to fourth lumbar vertebrae, ventral to the vena cava and aorta; in rare cases, between or behind them (EISENDRATH *et al.* 1925, WALTERS *et al.* 1932, JARMAN 1938, MANZANILLA 1940). It is important to bear the last-named variations in mind, since they may cause major difficulties in division of the isthmus. Moreover, vascular anomalies with numerous accessory arteries and veins, as well as connective tissue adhesions, may complicate mobilization of a horseshoe kidney.

The removal of one half of a horseshoe kidney has been termed hemi-nephrectomy, which is actually a misnomer. The designation should nevertheless be reserved for resection of one pelvis and the relevant parenchyma in double kidney. One of the first authors to describe nephrectomy in horseshoe kidney was BARTH (1903). Major series have been reported by EISENDRATH *et al.* (1925), BAKER & COLSTON (1936), HANLEY (1950), LOWSLEY (1952), and DAHLEN & SCHLUMBERGER (1957).

In nephrectomy for horseshoe kidney, it is advisable to choose an incision affording good access to the isthmus. An extraperitoneal lumbar incision that is lengthened in the ventral direction usually suffices. When the operator has studied the anatomical relations, the peritoneum is dissected aside so as to expose the entire half of the kidney to be excised, as well as the isthmus and vascular pedicle. The ureter on the ventral surface of the isthmus will be, as a rule, easily accessible. It is divided and ligated. Then follows dissection, ligation and division of the renal vessels in the usual way. The kidney is thereafter freed and, applying gentle traction, the isthmus is mobilized and any accessory vessels ligated.

Division of the isthmus—symphysiotomy—is performed, when it contains abundant parenchyma, as described below. Frequently, however, the isthmus is narrow and virtually devoid of parenchyma; it can then be divided between forceps, followed by ligation or suturing of the resection margins in the simplest way. With the guidance of the urogram, opening of the other renal pelvis can generally be avoided. None the less, the extension of the morbid process may necessitate resection of the lower pole of the other kidney. This should then conform to the same principles as those for resection of an ordinary kidney.

a) Symphysiotomy in horseshoe kidney

It is considered that a horseshoe kidney may give rise to pain in that the isthmus compresses the large vessels and the nerve plexuses in their vicinity. The course of the ureters ventral to the isthmus is thought to handicap emptying of the renal pelves, and hence to be conducive to calculi, pyelitis and nephritis. Some authors have accordingly recommended division of the isthmus in all operations on horseshoe kidneys (ROVSING, PAPIN, BAKER & COLSTON, DODSON, FOLEY). FOLEY (1935) advocated a combination of symphysiotomy and nephropexy.

Symphysiotomy can be undertaken via the transperitoneal or the lumbar approach, the latter having been the commonest. The kidney and isthmus are exposed as decribed above in nephrectomy for horseshoe kidney. The isthmus must bei stripped with great care so as to free it entirely from adjacent structures, enabling it to be lifted slightly from them. This generally necessitates division of some vessels of varying size. Here COLSTON & BAKER (1936) advise clamping of each vessels for a minute or so before it is divided, and observation of the renal parenchyma in order to estimate the amount that will be devascularized.

When the isthmus is adequately explored, an attenuation of the parenchyma in some part of it will be observed in most cases. Sometimes there is no parenchyma, but merely a connective tissue bridge. Division should generally be undertaken at the narrowest part. With a thick parenchymal bridge the contralateral pelvis may extend into the isthmus. A preoperative pyelogram affords useful information in this respect. Opening of the contralateral pelvis should be avoided if possible.

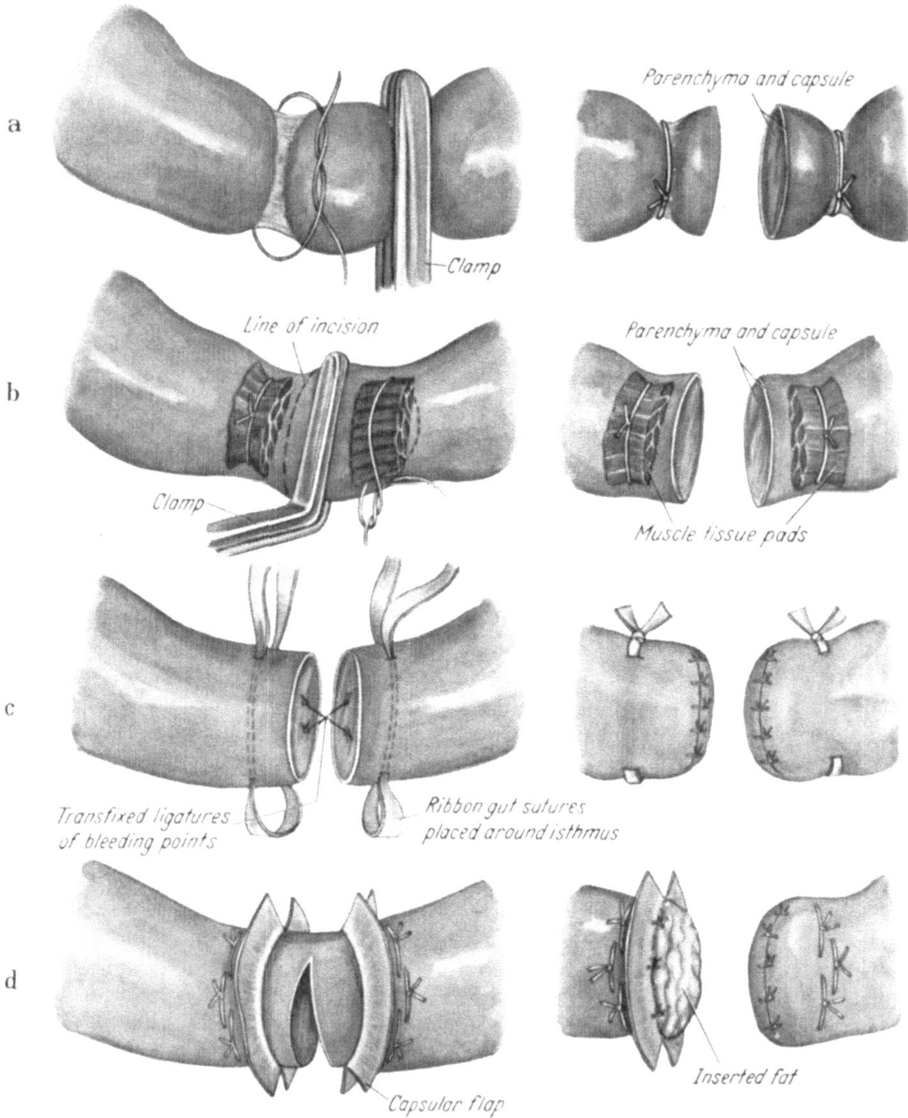

Fig. 56a—d. Symphysiotomy with horseshoe kidney. a A thin symphysis may be crushed with a forceps, ligated and divided; b division according to COLSTON and BAKER; c division according to LOWSLEY and KIRWIN; d division according to DAHLEN and SCHLUMBERGER

If the parenchyma is thin, the isthmus can be crushed forthwith at two points, followed by application of a ligature at each point and division of the isthmus between them (Fig. 56a).

Should the isthmus be found to contain abundant parenchyma, COLSTON & BAKER (1936) recommend the application of a right angle stomach clamp (Fig. 56b), which "greatly facilitates exposure and compresses the tissue in such a way as to facilitate hemostasis while applying the mattress sutures of chromic catgut. . . . . By the use of the right angle clamp, retraction of the opposite kidney and stump of the isthmus across the midline before satisfactory hemostasis has been accomplished is prevented. . . . . It will usually be found that the course of the ureter is not straight and it is for this reason that nephropexy is an extremely important step in order to insure unobstructed drainage of the pelvis. The kidney should be placed as high as possible in the renal fossa and the lower pole rotated outward. This is best accomplished by two mattress stitches, the first placed opposite the pelvis, carried through the capsule of the kidney, to be brought out above the twelfth rib, the second placed similarly, beneath the true capsule at the lower pole, to be brought out to the lumbar muscles in such a way as to insure lateral axial deflection of the lower calyces."

LOWSLEY (1952) mobilized the isthmus via the lumbar approach, then divided it between two transverse rows of ribbon-gut sutures, and covered the wound surfaces with fat. Nephropexy was done with the lower renal pole rotated slightly outwards, approximating the position of a normal kidney (Fig. 56c).

ROVSING (1902) originally suggested that the symphysiotomy should be performed via a transperitoneal midline incision above the umbilicus; but this incision was abandoned in favor of an extraperitoneal one, due to the risk of peritonitis in urinary infection. The dangers of infected urine have decreased, however, in recent years, and DAHLEN & SCHLUMBERGER (1957) now recommend a transperitoneal transverse incision 2—3 cm above the umbilicus, roughly coinciding with the position of the isthmus. The transverse colon is turned aside cranially, after which the isthmus can be palpated beneath the mesenteric root. It may be explored by incising the peritoneum lateral to the ascending or descending colon and retracting the colon and mesenterial root medially. DAHLEN & SCHLUMBERGER state that the isthmus can also be directly explored by incision of the dorsal peritoneum in an avascular area. After the isthmus has been mobilized, parallel rows of mattress sutures are inserted across its narrowest part. The capsule is incised and reflected, the parenchyma divided, and the capsule then closed over the wound surfaces (Fig. 56d). DAHLEN & SCHLUMBERGER consider that nephropexy should always be undertaken. Any drain required is brought out extraperitoneally in the flank. The dorsal peritoneum is closed with continuous catgut sutures; the incision in the abdominal wall is sutured in layers.

PARKER (1956) advocates a lumber, transperitoneal incision. He employs PÉAN's incision (see above), running transversely from the anterior border of the sacrospinalis to the rectus abdominis muscle, which is divided. The peritoneum is opened for the full distance of the incision. The dorsal peritoneum is incised lateral to the colon and, on the left side, lateral to the spleen too. The subsequent procedure conforms to the preceding one. PARKER considers nephropexy to be unnecessary.

b) Other operations on horseshoe kidneys

A horseshoe kidney may be affected by such diseases as lithiasis and hydronephrosis, which indicate conservative operations. These do not differ in principle from those on kidneys with a normal anatomy which have been dealt with in the foregoing. Numerous authors contend that in all conservative operations on horseshoe kidneys the isthmus should be divided, since it may give rise to pain and prevent adequate renal drainage.

6. Complications of technical character in nephrectomy

Frequently the operator will encounter the *diaphragm and pleura* when making the lumbar incision. The pleura sometimes extends down to the twelfth rib, in which case it may easily be torn, particularly at resection of the rib. If this happens the pleura should, in infected cases, be closed before proceeding to the kidney; otherwise closure can be done at the end of the operation, the opening meanwhile being covered with a moistened towel. If the pleura has been intentionally or accidentally opened, it will be advantagous to have the possibility of inflating the lung. Before closure of the pleura, any blood that may have collected is removed from it; a catheter is inserted and brought out through the surgical wound, which is then sutured in the usual way. Following this the air is aspirated with a syringe and the catheter withdrawn.

The *peritoneum* covers the ventral surface of the kidney and is often involved by disease processes in that organ. If it cannot be stripped with ease, it should be opened in a free part and the adherent portion excised under visual control. At the conclusion of the operation any defects in the peritoneum must be meticulously closed.

In some cases the *colon* may be firmly adherent to the kidney. If possible it should be separated, great care being taken to avoid injuring its blood supply. In exceptional cases it may be necessary to resect a part of it. Colonic fistulae sometimes arise in the surgical scar (SCHNEIDER 1944), but in most cases they close spontaneously (DODSON). Laparotomy is occasionally required, in order to close them from the abdomen. A temporary colostomy, proximal to the fistula, may have to be considered.

The *duodenum* lies in close relation to the right renal pelvis and pedicle, and may be adherent to them. It can easily be injured if forceps or sutures are applied blindly. SCHNEIDER (1944) reported that 18 per cent of all duodenal fistulae resulted from right nephrectomy. The mortality is given as 30—50 per cent, and is largely due to loss of duodenal contents, associated with starvation, dehydration, alkalosis and uremia (BARTLETT & LOWELL 1938, SCHNEIDER 1944, LAURITZEN 1947, BROWN et al. 1950, CAFFERY & MUSSELMAN 1952). If the duodenal injury is observed during operation, it should be sutured with double transverse rows of sutures, after which complications rarely occur. Sometimes the initial sign of the injury may be emptying of duodenal contents through the nephrectomy scar a few days after operation. The injury should then be localized with the aid of a barium meal. BROWN et al. (1950), CAFFERY & MUSSELMAN (1952) and SCHMIEDT (1955) recommend that conservative treatment be tried first. Here adequate nutrition and careful tending of the wound area are essential. The former can be accomplished most effectively by jejunostomy. The wound region should be drained by continuous suction. It is appropriate to inject the duodenal fluid that is collected into the jejunostomy. In the opinion of BROWN et al., "surgical closure of the fistula must be considered when after prolonged nonoperative treatment spontaneous closure does not occur". SCHWARTZ & LYNN (1952), on the other hand, advocated laparotomy as soon as possible, with exposure of the injured part of the duodenum and closure of the defect.

When dissecting the upper pole of a kidney, the surgeon will often come into contact with the *adrenal*, particularly on the left side. Every effort should be made to avoid injuring this gland, since one can never be certain that the contralateral adrenal has an intact function. It may, e.g. in tuberculosis, be affected by the same disease as the operated kidney. Both acute and chronic adrenal insufficiency has been reported after nephrectomy (KAUFMAN 1936, KRISTAN

1949, GOLDSTEIN 1956, TERRUZI 1957). Our own series includes two cases in which acute adrenal insufficiency followed nephrectomy for tumors that were believed to have arisen from the upper pole. Histologic examination showed, however, tumors of the adrenal cortex. Probably they had been hormonally active and had caused atrophy of the contralateral adrenal. Acute adrenal insufficiency, which clinically is difficult to distinguish from shock of other etiology, can be controlled by intravenous administration of hydrocortisone. In chronic adrenal insufficiency it is appropriate to administer adrenocortical steroids by mouth.

Profuse bleeding sometimes occurs during nephrectomy. It may be due to injury of a large vessel during dissection, though at times one or more vessels may slip out of the ligature while the pedicle is being divided. Generally the color of the blood enables the surgeon to judge if it is arterial or venous. Since the operation area is flooded with blood almost instantaneously, exact localization of the source is usually impossible. The operator should promptly try to compress the bleeding point with his fingers, after which a hemostat can usually be applied under visual and digital control, pending appropriate treatment. Application of the hemostat blindly involves a risk of seizing and injuring the vena cava, duodenum or other important structures. If the bleeding cannot be arrested digitally, the operation area must be packed until it has ceased. Venous hemorrhages are readily controlled; arterial ones occasionally necessitate moderate compression of the packs. Here a good effect is obtained by compression against the vertebral column. The fall of blood pressure and shock that frequently attend these complications can thereafter be treated in peace and quiet.

At this stage it will generally be clear whether the bleeding is arterial or venous. *Arterial bleeding* may originate from the renal artery, which in some diseases can be very friable; more commonly, however, it occurs when the artery slips out of a forceps or ligature. Occasionally the renal artery is avulsed close to the aorta, and in rare cases a defect may be produced in the aorta itself. Tamponade, even for several days, is not certain to quell the bleeding (SCOTT et al. 1953). In arterial hemorrhage the bleeding point must be identified and adequately dealt with; here it is essential to have good access to the bleeding area. The anesthesia should ensure complete relaxation. The incision is enlarged as required, and if possible the kidney should be exteriorized. Usually it is practicable, thereafter, to remove one pack at a time and seize the bleeder with a hemostat when it appears. If this fails, further packing will be required, after which RATHBUN's (1928) procedure can be employed. Here the surgeon advances his fingers to the aorta cranial to the packs, then follows it downward until the renal artery can be palpated at its origin and compressed digitally. It will then be easy to grasp with a hemostat.

DEMING & RAY (1956) described a case in which they compressed the aorta transthoracically. The renal incision was lengthened, the (left) eleventh rib resected and the pleura opened. The aorta was localized by palpation and compressed digitally. On removal of the packs from the renal area, the bleeding was then found to have ceased; but when the aortic compression was relaxed somewhat, it began again. The hemorrhage originated from an atheromatous renal artery. The authors applied double rows of silk sutures (5/0 arterial silk).

SCOTT et al. (1953) reported a case in which they explored and compressed the aorta by the transperitoneal route. The bleeding was first arrested temporarily by inserting packs from the lumbar incision. The patient was then turned into the supine position and the upper part of the abdominal cavity explored through a transverse incision. The gastrohepatic ligament was incised, after which the abdominal aorta at the level of the celiac axis was identified by palpation and compressed against the vertebral column.

In their case the bleeding originated from the right renal pedicle. They described the measures taken as follows (Fig. 57): "The hepatic flexure of the colon is mobilized and reflected downward. The posterior peritoneum along the descending duodenum is incised and the latter retracted medially. The hematoma in the renal fossa is then entered and evacuated manually and by the use of

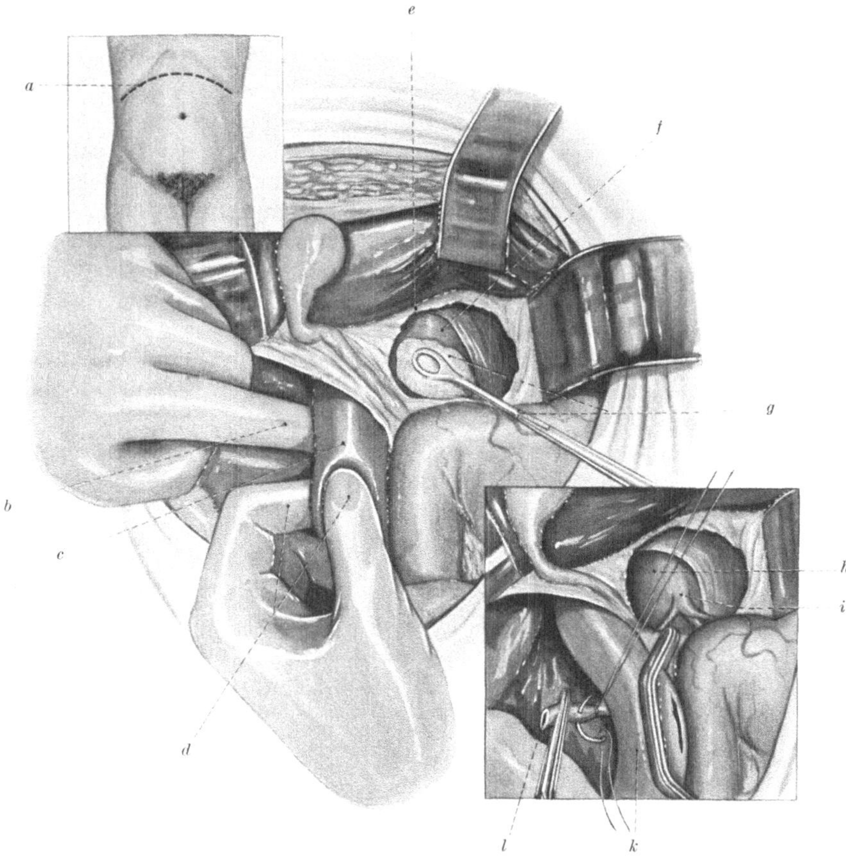

Fig. 57. Aortic compression in the management of massive hemorrhage from the renal pedicle after nephrectomy. *a* Transverse upper abdominal incision; *b* finger occluding the renal artery; *c* vena cava; *d* occluding rent in the vena cava; *e* gastrohepatic omentum; *f* Aorta; *g* compressing aorta; *h* aorta; *i* celiac axis; *k* vena cava; *l* renal artery. (After SCOTT et al.)

suction. Venous bleeding from the orifice of the renal vein is identified and the stump of the renal vein or rent in the vena cava is secured by the operator's thumb an forefinger. Suture of the venous opening, if small, may be accomplished at once while manual compression of its edges is maintained by the operator's thumb and forefinger. If a large rent in the cava exists, a partial caval occlusion clamp such as that designed by SATINSKY may be applied and the defect closed by suture. A continuous over and over suture of 4/0 or 5/0 arterial silk on an atraumatic needle is satisfactory.

"The vena cava is then retracted medially and the stump of the right renal artery is identified. Removal of the pack in the flank wound may improve exposure at this point. The open artery is securely transfixed and ligated. If the renal artery has been torn out of the aorta the latter may be exposed by further medial retraction of the vena cava and the aortic defect closed with continuous or interrupted sutures of 4/0 arterial silk."

Venous hemorrhage may originate from a renal vein, the vena cava or, less commonly, a suprarenal vein. As in arterial bleeding, satisfactory access to the hemorrhagic area must be secured. Efforts should first be made to remove the packs one by one and to seize the bleeding point with a hemostat when it is detected. Often it may be advisable to substitute manual compression for the packs. By relaxing the pressure one finger at a time, it is generally possible to localize the bleeding point. If the hemorrhage originates from renal or suprarenal veins, application of a hemostat seldom if ever fails, and thereafter the vessel can be ligated.

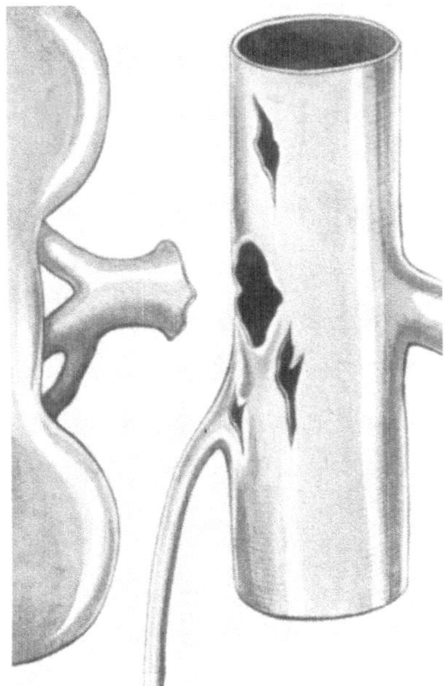

Fig. 58. Common sites for damage to vena cava

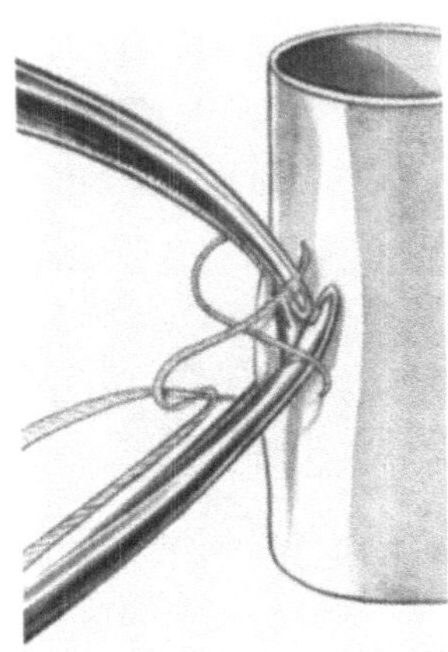

Fig. 59. Suture for minor damage to the wall of vena cava

Injuries of the vena cava often present greater difficulties (Fig. 58). They are chiefly caused by measures on the right kidney. This may be firmly adherent to the vena cava, so that part of the vessel wall accompanies the specimen when it is removed. Moreover, the renal vein may be torn from its origin in the vena cava by excessive traction on the specimen. Lastly, a forceps or ligature may be so applied to the renal pedice as to include part of the caval wall. This is apt to occur if the renal vein is short and thick and has no sharply defined junction with the vena cava. When the pedicle is divided, the caval wall slips out of the grasp and the defect opens. Occasionally the vena cava is opened intentionally, usually for the removal of a tumor thrombus, as described earlier. In general there is positive pressure in that vein, resulting in profuse bleeding from the defect. In exceptional cases the pressure is negative, and then if air is sucked in, fatal air embolism may ensue (Tzschirntsch 1956). In both instances prompt measures are essential.

For permanent control of a vena cava defect the surgeon has the choice of various expedients. The simplest is to retain packs for five or six days. When these are ultimately removed there will be, however, a considerable danger of further bleeding, necessitating the re-application of packs. This method should only be resorted to when no other course is feasible, due for instance to the patient's poor general condition (HYMAN & LEITER 1941).

If the vena cava defect is not unduly large, efforts should be made to apply one or two clamps. The packs or the manual compression must be withdrawn cautiously, followed by application of the clamps when the defect comes into view. The clamps can be retained, if essential, for five to twelve days. To obviate accidental opening, their handles should be tied with silk. After the above-mentioned time they are carefully opened. If bleeding occurs, they should be closed again for a fewdays; if not, they can be removed the following day (CHUTE 1925, RATHBUN 1928, MAKASCHEW 1929).

Small defects in the vena cava can often be dealt with satisfactorily merely by applying a ligature and transfixing it in the caval wall (Fig. 59).

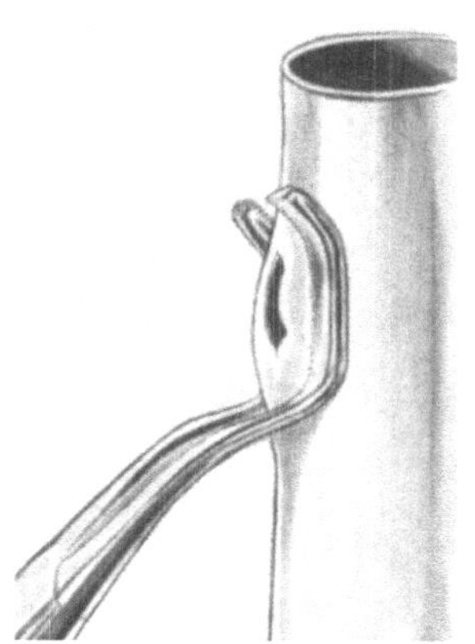

Fig. 60. Pott-Julien's forceps applied to damage in the wall of vena cava

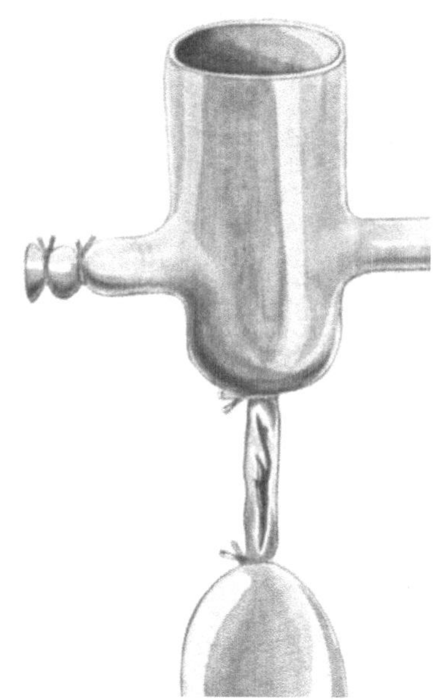

Fig. 61. Ligature of vena cava below the kidney veins

The best method of treating injuries to the vena cava is, undoubtedly, to close them with continuous silk sutures (5/0 arterial silk, attached needle). In major defects this method is the only feasible one, except complete ligature (see below). The difficulty with suturing lies in arresting bleeding during the procedure. If the operator has succeeded in applying forceps (for example, of Pott-Julien type), this problem will be solved (Fig. 60); otherwise he may have to apply temporary hemostats or ligatures to the vena cava above and below the injury (HENNIG 1955).

Lastly, several authors have advocated complete ligation of the vena cava on either side of the defect (Fig. 61). BOLMAN & LLOYD (1956) consider that ligature below the injury suffices, since the intracaval pressure is produced largely by the blood column caudal to the kidney region. — The ligatures must be situated below the inlet of the left renal vein, which may be difficult to localize (WALTERS & PRIESTLY 1934). The ligation is sometimes attended by transient edema in the lower extremities (PFAFF 1926, WALTERS & PRIESTLY 1934, MAREK 1957).

Papin (1928) tabulated the results of various measures reported for dealing with vena cava injuries:

Packs	5 cases	4 fatal
Retained hemostats	15 ,,	6 ,,
Lateral ligatures	6 ,,	3 ,,
Lateral sutures	27 ,,	2 ,,
Total ligatures	15 ,,	6 ,,
Resections with ligature or suture	13 ,,	3 ,,
Total	81 cases	24 fatal

Many of the deaths concerned patients with shock due to blood loss and the like. These patients would probably have survived had present-day resources been available.

7. Aspects of nephrectomy in some particular diseases

a) Tuberculosis

Thanks to modern antibiotics, nephrectomy for tuberculosis is less common today than before. Most cases subjected to this operation are, therefore, far advanced and often require total nephro-ureterectomy by methods described in the foregoing. Moreover, they are not infrequently associated with extensive perinephritis, and hence the adipose capsule too should be excised, using the method that has been described under the designation of extracapsular nephrectomy.

b) Pyonephrosis (Non-tubercular)

In severe infection, a greatly dilated renal pelvis and poor general condition, it is generally best to have a first stage limited to pyelostomy or nephrostomy. The subsequent secondary nephrectomy can usually be performed as an ordinary lumbar nephrectomy, extracapsular if indicated. Silk ligatures should be avoided, since they may give rise to stubborn fistulae.

c) Hydronephrosis

In non-infected hydronephrosis, nephrectomy as a rule presents no difficulties and requires only a conventional lumbar incision. In cases with a heavily dilated pelvis or enlarged kidney, the operation is greatly facilitated by puncture and aspiration of the contents. Since the renal vessels are often spread out and stretched, a number of ligatures and divisions may be required.

d) Hypernephroma

Most hypernephromas can be removed by the lumbar approach after resection of the twelfth rib and use of the aforementioned retractor. In small tumors the kidney should be excised as described under the heading of lumber nephrectomy. In general the adipose capsule should be included. For very large tumors the transperitoneal or transthoracic route may be more appropriate. Only large and readily accessible vessels are ligated. It must be sought as early as possible to strip adhesions bluntly with the fingers, particularly below the diaphragm, and to deliver the kidney. Bleeding is arrested temporarily with large gauze compresses while the renal pedicle and its vessels are being dissected free and divided. If the tumor has invaded the renal vein the procedure described earlier on should be followed. Not until the kidney has been excised should any ruptures of the pleura or peritoneum be sutured.

8. The remaining kidney

Following nephrectomy the remaining kidney has to perform the work of both organs, and in so doing it undergoes some *enlargement*. This latter is largely due to growth of the individual nephrons (WRETE 1943). The renal artery increases in caliber (MILOWIDOW 1940). Refecences to further literature of interest in this context will be found in the section on partial nephrectomy.

The *function* of a normal remaining kidney increases substantially. As regards blood flow and filtration, the pre-nephrectomy total values are reached. However, the maximum tubular excretion is somewhat reduced (EDVALL 1957).

Judging from animal experiments, nephrectomy may involve a risk of *hypertension*. A high incidence of hypertension has been found in nephrectomized patients, but there is no unequivocal evidence to implicate the nephrectomy as its cause (KRETSCHMER 1943, KÖHLER 1944).

The chances of the remaining kidney developing the same *disease* as the extirpated one vary considerably but are appreciable with infections, particularly tuberculosis, and with calculi.

In recent years there have been reported numerous follow-up investigations of nephrectomized patients after long observation periods (DEMING 1938, SCHATZ 1940, KRETSCHMER 1943, KÖHLER 1944, RIOSECO & BAEZA 1946, FREEMAN 1949, COPPERIDGE et al. 1952, GOLDSTEIN 1956). They tend to show that the possession of only one kidney does not conspicuously impair the renal function or shorten the span of life. Accordingly, Swedish life insurance companies will issue policies at normal premiums for nephrectomized persons with healthy remaining kidneys. On the other hand some of the underlying diseases, as for instance malignant tumors, naturally may shorten the patient's life.

Renal complications sometimes occur in pregnancy. There are records of deaths, during pregnancy, from complications referable to the persisting kidney in women who have undergone nephrectomy (SCHRAMM 1896, POUSSON 1911, MATTHEWS 1921, PRATHER & CRABTREE 1933). Collected series of nephrectomized gravidae show, however, only a very slightly higher incidence of complications than in non-nephrectomized pregnant women (POUSSON 1911, MATTHEWS 1921, GOLDSTEIN 1956). PRATHER & CRABTREE (1933), on analyzing 296 nephrectomized patients who had had a total of 365 pregnancies, found complications consisting of pyelitis in 1.3 per cent, miscarriages in 6.3 per cent, toxemias in 2.2 per cent, interruptions in 4.6 per cent; and a death rate of 1.09 per cent. The figures were based on the number of pregnancies.

E. Renal vessels

The renal vessels—by which in this context is meant their extrarenal segments—may for various reasons assume surgical importance, as will be evident from the following.

They may come into such a position as to produce an obstruction to the urinary flow, with resulting hydronephrosis.

Accessory renal vessels, and especially the arteries to the upper pole, may handicap delivery of the kidney and, if accidentally torn, give rise to stubborn bleeding.

Emboli and thrombosis may arise in the renal vessels and lead to kidney infarctions.

In hypernephromas the renal vein may be invaded and obstructed by tumor masses.

Mobilization and ligation of the renal vessels constitute an important step in nephrectomies and renal resections.

Aneurysms of the renal arteries may be subjected to surgical therapy.

Hypertonia in the pelvis and upper part of the ureter may be mediated by the perivascular nerves in the renal pedicle and indicate resection of the former.

In obstructed portal circulation the renal vein can be used for spleno-renal shunt.

I. Renal vessels producing obstruction of the ureter, with resulting hydronephrosis

In some conditions the renal vessels, particularly the arteries, may produce compression of the ureter, leading to hydronephrosis. This has been considered to be valid especially for "accessory" arteries to the lower pole of the kidney, and for crossing according to EKEHORN's rule, i.e., when a vessel passing ventral to the ureter enters the dorsal part of the hilus, and vice versa (EKEHORN 1907). The term accessory, as shown by HELLSTRÖM (1927, 1928), is often inadequate inasmuch as most of these vessels are normal arteries passing to the lower hilus, the renal arteries having partly retained their congenital segmental arrangement with two or more branches arising from different parts of the aorta. Neither is such an artery necessarily responsible for the compression of the ureter, which may be caused by an inferior branch of the renal artery. Often the vessel is not the primary cause of the compression and hydronephrosis; only when the latter has advanced to a certain point will the vessel be in such relation to the ureter as to occlude it. These conditions must, if possible, be elucidated both preoperatively—when arteriography and urography are very useful—and during operation; for which reason mobilization of the renal pelvis, ureter and vessels requires great care and planning, so as to clarify the topography and mechanics.

If a vessel is manifestly impeding the urinary flow, the obstruction should be removed. In the rare instances where a single vein is responsible, it can be divided and ligated. If an artery is implicated, one of the following methods may be employed.

1. Division and ligation of the artery

This, of course, is the simplest method. Since, however, the renal arteries are end arteries, division of the vessel will result in a major or minor infarction of the lower pole. A small one is of no great importance, but a large infarction will be associated with a commensurate functional loss and a danger of hemorrhage, fistulation, infection and hypertension. — BERGENDAHL (1936) collected from the literature 13 cases of serious postoperative complications following resection of aberrant renal vessels; and in a series of 77 cases from Sweden, he found 10 with postoperative symptoms pointing to necrosis of the renal parenchyma. — To obviate complications from infarctions after division of renal vessels, HAMILTON STEWART suggested primary resection of the infarcted area. — The volume of renal tissue supplied by an artery can be determined by temporary clamping of the vessel or by injecting indigo carmine (KHOURY 1956), the relevant area assuming a dark blue color with sharply defined borders.

2. Transposition of vessels

This method was suggested by HELLSTRÖM (1934). The vascular pedicle —usually both artery and vein—which crosses and compresses the ureter is dissected free, together with the perivascular tissue, sufficiently to enable it to be lifted and fixed to the renal pelvis above the origin of the ureter. If the pelvis is distended to a major degree, it should be punctured, or part of its wall resected, before the transposition is undertaken.

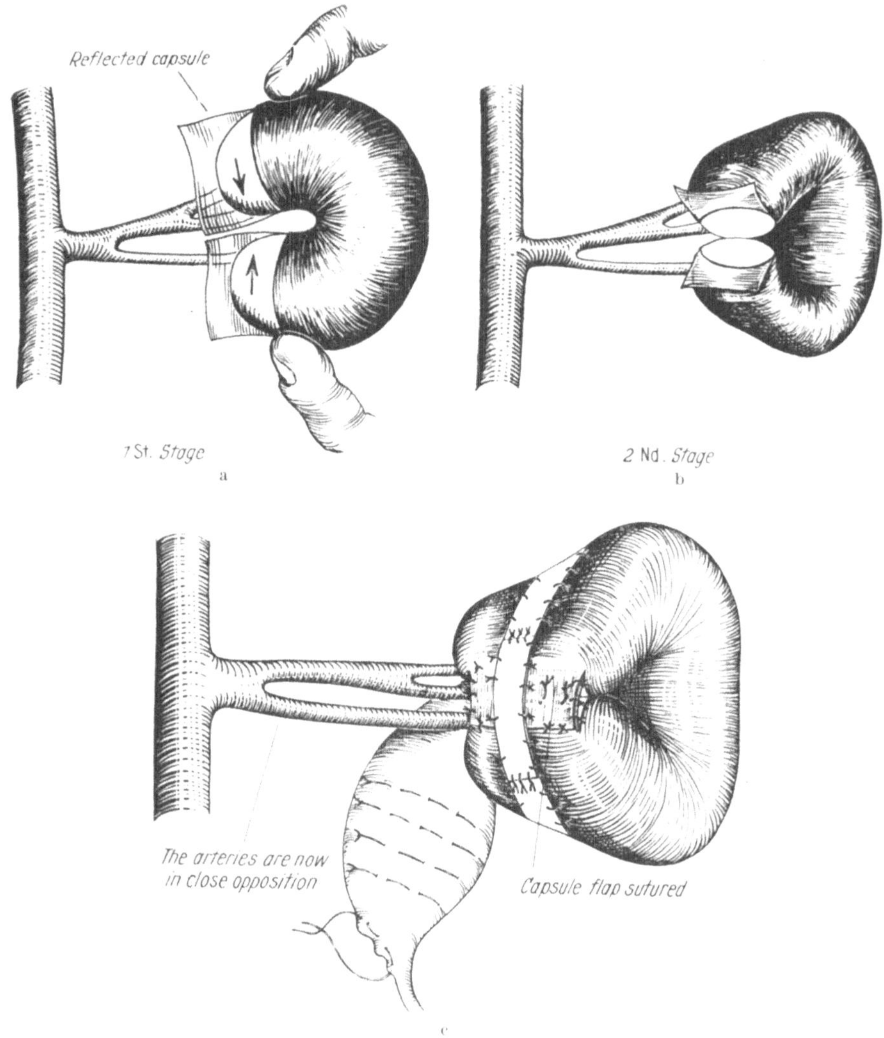

Fig. 62a—c. Apposition of the anterior surfaces of the poles of the kidney so that adhesions may develop over a broad surface and retain the kidney permanently in its new shape. The pelvis is plicated at the front and back by use of interrupted catgut. (After HAMILTON STEWART)

3. Remodelling of the kidney

In this procedure the vessel that crosses the ureter is raised, so that it will instead cross the pelvis—"renal plication" (Fig. 62a—c). The method was reported by HAMILTON STEWART (1947). The kidney is bent in its long axis, so that the two poles approach each other. In this way a vessel to the lower pole that crosses the ureter will be so raised as to run nearer the main trunk of the renal artery and to cross the pelvis. The new shape of the kidney is maintained by suturing together the two poles, from which the fascia has been stripped, and by threading "hardened catgut tape . . . . under the capsule along the new convex border of the newly shaped kidney, rather like a ring round a wheel". The crossed vessel is dissected from the surrounding connective tissue prior to remodelling of the kidney, and after this procedure the pelvis is plicated at the front and back by use of interrupted catgut.

4. Division and reunion of the ureter or renal pelvis

It has been suggested that instead of dividing a crossing vessel, the ureter or pelvis should be divided, then sutured on the other side of the vessel, so as to prevent obstruction (Israel 1907, Grégoire 1912, Quinby 1927, Patch 1929, Wildbolz 1931).

5. Nephropexy

Some authors (Pettavel 1929, Alessandri 1930, Wildbolz 1931) have tried, in some cases, by nephropexy alone to eliminate ureteral obstruction caused by an aberrant vessel. With this method the results have been poor.

6. Resection of the renal pelvis alone

This operation, without surgical interference with the aberrant vessel, was suggested by Young (1932) and Hryntschak (1936).

II. Polar arteries

The designation "polar arteries" refers to those which terminate in the renal parenchyma outside the hilus. They may arise either from the aorta or from the renal artery. In the study of 200 kidneys from autopsy cases that was reported by Hellström (1928), there were upper polar arteries from the aorta in 7 per cent and from the renal artery in 22 per cent; lower polar arteries from those two sources in 2.5 and 0.5 per cent respectively.

The vessels to which major importance attaches are those which pass directly from the aorta to one of the renal poles; they are found in about 10 per cent. These arteries may impede delivery of the kidney and hence must needs be divided, which naturally results in an infarction; yet since the polar vessels usually are fairly small, the infarction is unlikely to be serious. Larger polar arteries are nevertheless found, and division of them will cause a more extensive infarction, with the attendant dangers described in the foregoing. In the removal of pelvic stones, division of the polar arteries can usually be avoided by employing the method of pyelolithotomy in situ. Should division of a large polar artery be unavoidable and result in a major infarction, resection of the infarcted parenchyma will have to be considered.

Another important point to bear in mind is that if a polar artery is accidentally severed it may be difficult to localize and ligate, because of retraction.

III. Emboli and thrombosis of renal vessels

Thrombosis of the renal veins is scarcely of surgical interest. On the other hand, some surgical importance does attach to emboli of the renal artery. These are not uncommon—Schildt (1933) found them in 1.7 per cent of 6,328 autopsies—and they lead to major or minor kidney infarctions. From the surgical standpoint renal infarctions due to emboli are, as a rule, solely of differential diagnostic interest. Aortography may yield valuable information. An embolus in the main trunk of the renal artery may result in total necrosis of the kidney. In some cases the circulation might then conceivably be restored by arteriotomy and embolectomy; but if so the operation will have to be performed within one or two hours after the onset of the embolus (WESTERBORN 1937), which virtually limits it to already hospitalized patients. In the case reported by WESTERBORN, embolectomy was performed 18 hours after the onset and was too late to prevent total loss of the kidney.

IV. Aneurysms of the renal artery

Renal artery aneurysma are not very common. ABESHOUSE (1951) was able to collect only 113 cases from the literature, and reported two personal cases. During the next few years a further 26 cases were communicated (POUTASSE 1957). While formerly it was only aneurysma associated with calcification that, in general, could be clinically diagnosed, today even non-calcified aneurysms can be demonstrated by means of aortography. In 965 aortographic examinations EDSMAN (1957) thus found twelve aneurysms of renal arteries, no fewer than five of which were bilateral. With the greater possibilities of diagnosing such aneurysms clinically before they have led to serious complications, the question of their treatment has come into the foreground. A distinction can be made between various types: sacculated, fusiform, prestenotic, arterio-venous, and true and false aneurysms. These differences in turn influence both the symptomatology and the treatment. Most aneurysms are asymptomatic; some are associated with hematuria, some with renal pain, and about 15 per cent (ABESHOUSE 1951) with a rise of blood pressure—the last-named especially in the prestenotic types. The gravest complication lies in rupture, which had occurred in 16 of the 115 cases collected by ABESHOUSE. There is a far greater danger of rupture in cases where the aneurysm produces clinical symptoms. The danger is reported to be less if the aneurysm is calcified (CONROY 1923, MATHÉ 1932, ÖSTLING 1938).

Treatment

A ruptured aneurysm of the renal artery generally causes such massivd hemorrhage that there is no time for operation. If the diagnosis is verified ann there is still time, the treatment consists in exposure of the renal fossa, eradicatiod of the hematoma, and nephrectomy. Even in non-ruptured cases with verifiey diagnoses, preventive nephrectomy has earlier been resorted to; and particularle in cases with elevation of blood pressure, which increases the danger of rupture, "nephrectomy is the treatment of choice" (DODSON 1956). Bearing in mind the relatively common occurrence of bilateral aneurysms, nephrectomy should not be undertaken until the operator has satisfied himself, by aortographic examination, that no aneurysm is present in the contralateral artery. Even in unilateral aneurysms where surgical treatment is indicated, the present trend is to avoid nephrectomy.

Opinions differ as to the indications for operation, though most authors seem to be in favor of surgery for all large aneurysms and those associated with hypertension.

The operative methods which, aside from nephrectomy, may have to be considered are the following.

Resection of a branch of the renal artery together with the aneurysm. This method should be employed only if the aneurysm arises from a small branch of the renal artery. The operation will be followed, of course, by infarction of the area supplied by that branch. The question therefore arises as to the advisability of adding *partial nephrectomy*, as described by LJUNGGREN (1957) in two cases.

Excision of the aneurysm and suturing of the arterial defect should be tried in localization to the main trunk or a large branch of the renal artery. This method requires careful dissection to expose the aneurysm, and possibly ligation of a small artery distal thereto. POUTASSE (1957) observed no untoward effects of these measures in two cases.

Resection of the renal artery on either side of the aneurysm, and either end-to-end anastomosis or insertion of a vascular graft, is conveivable in fusiform aneurysms. Successful resections have been reported by POUTASSE and DUSTAN (1957).

V. Denervation

Denervation of the kidney generally implies removal of the sympathetic nerve fibers that accompany the renal artery in the pedicle. These nerves originate largely from the celiac plexus, though some fibers run directly from the minor splanchnic nerve and the suprarenal plexus (HARRIS 1930 and others). According to OLDHAM (1953) they have several different origins—the semilunar, superior mesenteric and aortic-renal ganglia, the splanchnic nerves, and sometimes the first and second lumbar ganglia. They unite in a perivascular plexus that surrounds each renal artery, whether normal or accessory, but not the veins. The nerves pass in the direction of the renal hilus; one branch runs, moreover, to the upper part of the ureter. Plexuses round the vessels in the hilus contain vasomotor nerves, secretory nerves, sensory nerves, and motor nerves to the renal pelvis, calices and proximal part of the ureter.

Since 1859, when CLAUDE BERNARD performed the first denervation by dividing the great splanchnic nerve in animals, a very large number of experimental denervations have been done by various methods. Total interruption of all nerves results in an increased renal blood flow with greater excretion of water, salt and nitrogen, as well as analgesia and reduced smooth muscle tonus with abolition of spastic conditions in the renal pelvis, calices and upper part of the ureter (PAPIN & AMBARD, LEGUEU & FLANDRIN, DAMBRIN, v. LICHTENBERG, CALDWELL et al., and others).

The first to report denervation in humans for therapeutic purposes was PAPIN (1921). In the ensuing years this operation was widely adopted and a large number of clinical investigations were communicated, mainly from France (PAPIN & AMBARD 1922, CHIARIELLO 1927, LEGUEU & FLANDRIN 1923, FLANDRIN 1924, DAMBRIN 1936, FONTAINE & BILGER 1939), though from other countries too (HARRIS & HARRIS 1930, HARRIS 1935, OLDHAM 1935, 1953, PATERSON-ROSS 1935, v. LICHTENBERG 1936, BAUER 1940). The indications mainly consisted in nephralgia having no demonstrable mechanical cause and with or without dilatation of the pelvis, where an abnormally increased sympathetic irritation—sympathetic tonus (HARRIS)—was thought to be present. In such conditions, large numbers of surgically treated cases have been reported, in which both early and late results have been good.

Denervation has also been advocated for several other pathologic conditions such as essential hematuria, hemorrhagic nephritis, chronic pyelonephritis, reflex anuria, movable kidney, lithiasic diathesis, etc. The results here have been doubtful or poor.

Technique

The technique has varied, especially as regards the extent of denervation. Most authors have been content to excise the perivascular nerve fibers in the renal pedicle. — Here the kidney is exposed via an ordinary lumbar incision, if necessary after resection of the twelfth rib, then delivered so as to render the pedicle accessible. The latter is then stripped of its fat and connective tissue, the dissection beginning medially and continuing outwards in the direction of the hilus. The opposite procedure with dissection commencing at the hilus and continuing medially, as originally suggested by Papin, is apt to result in bleeding from injured renal veins (Oldham and others). The nerves pass mainly along the course of the renal artery and are easiest to approach from the dorsal aspect of the kidney. Some authors, including v. Lichtenberg, nevertheless recommend that the denervation be started on the ventral surface. Fine pincettes and scissors are essential. When the periarterial nerve fibers have been removed, a loop of catgut may be placed round the artery and caudal traction applied, thus facilitating access to the nerve fibers running dorsal to the vein. If accessory arteries are present, they too must be identified and denervated (Flandrin, Oldham, v. Lichtenberg). Lastly, the upper part of the ureter is mobilized and the nerve fibers supplying it removed.

Identification and excision of the nerves are facilitated by the fact that, unlike those of e.g. the brachial and femoral arteries, they do not run in the adventitia but are more separate from the vessel. Some authors (Rubritius 1924, v. Lichtenberg 1935 and others) have nevertheless contended that denervation, to be effective, requires the same measures as periarterial sympathectomy *ad modum* Leriche, i.e., complete removal of the adventitia. For identification of all nerves in the pedicle, Bauer (1940) found it very helpful to swab the artery with hot saline solution, the nerve fibers then swelling and assuming a whitish color. — In order to destroy the nerve fibers as completely as possible, it has been suggested (Dambrin, Oldham, Paterson-Ross and others) that the mechanical denervation should be followed by a chemical one, i.e., brushing the artery with 5—10 per cent phenol. However, Rubritius (1924) claimed to have shown in animal experiments that brushing with 5 per cent phenol caused severe intimal damage.

Another proposal has been to extend the denervation to other areas than the vessels in the pedicle. The original view was that it should continue across the pelvis, though later authors (Flandrin, Oldham and others) considered this to be unnecessary. Fontaine (1939), on the other hand, continued the denervation medially and resected the cortico-renal ganglion at the origin of the renal artery.

Papin (1921) combined the denervation with decapsulation and nephropexy, which method was also advocated by later authors (v. Lichtenberg and others). Dambrin (1936), in addition, brushed both the renal artery and the kidney surface with phenol, since the kidney is innervated not only from the renal pedicle but from the capsule too, and anastomoses exist between those two pathways. According to v. Lichtenberg bilateral affections may respond well to unilateral denervation, which, by virtue of the anatomical relations, is easiest to perform on the right side.

Interest in denervation of the kidney has waned and the indications have been limited to severe nephralgia that is recalcitrant to other types of treatment and nephralgia where organic lesions are absent or incommensurate with the pain or, as in some hydronephroses, may be attributed to spastic conditions atthe uretero-pelvic junction.

F. Renal transplantation

The possibility of replacing diseased or otherwise inactivated parts of the organism with healthy ones from other individuals has always fascinated the surgeon. It is notably the kidneys that have been in the forefront of interest. Hetero-, homo- and autotransplantation of kidneys have been studied in animals (Ullman 1902, Jaboulay 1906, Carrel 1902—1908, Simonson et al. 1953 and others). Reviews of these experimental investigations have been communicated by Ibuka (1926), Papin (1928) and Hume et al. (1955), among others. It seems evident from these studies that after heterotransplantation a kidney will produce small volumes of urine only for a short time; following homotransplantation, on the other hand, the kidney may function for two or three weeks and produce large volumes of urine. Autotransplantation generally gives a satisfactory function (Stich 1907, Carrel 1910, Dempster 1950). Unik (1955) successfully autografted kidneys that had been stored at low temperatures (2—4° C) for 18 to 25 hours, though the urea concentrating power was subsequently impaired.

Transplantation of tissue from one individual to another is attended in most cases by a reaction which leads, after a time, to resorption or shedding of the graft, probably as the result of an antibody reaction between graft and recipient. The greater the genetic similarity between donor and recipient, the longer will the graft survive. In the case of uniovular twins the genetic identity is complete. Transplantation of tissue between such individuals is probably, in the genetic sense, equivalent to autotransplantation. In instances like these, grafting of skin (Brown 1937) and kidneys (Merril et al. 1956) has been successful.

In homotransplantation the kidney has generally undergone atrophy after functioning for a time. Simonson et al. (1953) observed interstitial round-cell infiltration after only 3—4 days, which later increased substantially. It was followed by pronounced vascular lesions, etc. Their animal experiments tended to show that the damage was caused by an acquired antibody formation in the recipient against individual-specific antigens in the transplant.

Our knowledge of these last-named reactions is imperfect. Some findings nevertheless suggest that it may be possible in the future to control these phenomena and thus make homotransplantation possible (Hume et al. 1955, Simonson 1957).

Attempts at homotransplantation in humans were reported by Voronoy (1936) and Landsteiner & Hufnagel (1945); but since their patients either died or had their own kidneys restored within a few days, little information was gained regarding the function of the transplants. Since 1950, however, a number of authors have communicated similar attempts (Lawler et al. 1950, Michon et al. 1951, Küss et al. 1951, Murray & Holden 1954, Hume et al. 1955 and others); and Kusunoki et al. (1956) were able to collect reports of 26 cases from the literature. The indications for transplantation have varied —e.g., polycystic kidneys, chronic nephritis, accidentally removed solitary kidneys—though common to all is that the recipient has had no prospects of survival without a radical improvement of the renal function. Transplants have been taken from cadavers, other patients or close relatives. In the last-named instance it has been hoped that the genetic similarities would be relatively great; otherwise the aim has been to select the donor on the basis of serologic characteristics. It has generally been sought to transplant the kidney from donor to recipient with the least possible delay, so as to reduce the time during which the organ has no blood supply.

In many cases the transplantation has initially been successful: the kidney has commenced to produce urine and, in several instances of elevated nonprotein nitrogen levels, has normalized them. Yet after varying periods of time—in some cases, a year or more—the transplant has ceased to function. Subsequent investigation, autopsy, etc. has shown a very great reduction in size, and sometimes total resorption, of the grafted kidney. Histologic examination has disclosed changes similar to those in the animal experiments (see above).

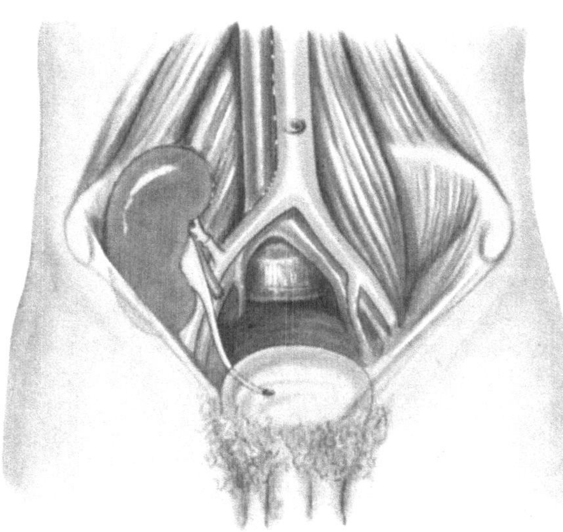

Fig. 63. The method of placing the renal transplant in the iliac fossa. The donor's left kidney placed extraperitoneally to the receiver's right iliac vessels. An end-to-end anastomosis between the free end of the hypogastric artery and the renal artery, and an end-to-side anastomosis between the renal vein and the common iliac vein are completed. The ureter implanted in the bladder. (After MERRIL et al.)

In homotransplantation the grafted kidney appears to function better and survive longer in humans than in laboratory animals, yet the end results are the same.

It is known from animal experiments that autografted kidneys function well. Transplantation between uniovular twins, as mentioned above, is probably equivalent to autotransplantation; hence the grafting of a kidney from one twin to another should be possible. MERRIL et al. (1956, 1957) have reported successful transplantations of this type in three cases. Their first patient was a 24-year-old man with hypertension, nephrosclerosis and uremia. His twin brother was healthy. Anamnestic data (common placenta), genetic studies, serologic tests and successful skin grafting tended to show that the twins were monozygotic. A kidney from the healthy twin was transplanted into the iliac region of his brother. Since it functioned satisfactorily, both of the diseased kidneys were extirpated. The recipient was alive and well 11 months after the transplantation.

Technique

The kidney has been transplanted varyingly to the renal pedicle, the vessels in the iliac region (Fig. 63), and into the thigh (Fig. 64). The ureter has either been anastomosed to a persisting stump or implanted directly into the bladder or into the skin.

MERRIL et al. (1956), on the basis of experience from animal experiments, prefer to place the transplant in the pelvis minor. In view of the normal anteroposterior relationship of the artery, vein and ureter, they recommend that a left kidney should be placed in the right iliac region, and vice versa. With this positioning, the ureter can be conveniently implanted into the bladder, utilizing only its upper part that is supplied by the renal vessels. MERRIL et al. described the transplantation in the aforementioned patient as follows (Fig. 63):

"A nephrectomy was begun on the donor simultaneously with the operation on the recipient in an adjacent operating room. Through a right lower quadrant incision, the retroperitoneal area was entered, exposing the right iliac vessels in the recipient. The operation was begun at 8:15 a.m., and the vessels were prepared for the anastomoses by 9:50 a.m. The donor kidney was brought into the room at 9:53 a.m. At this time the common iliac artery was occluded for the duration of the anastomosis. An end-to-end anastomosis between the free end of the hypogastric artery and the renal artery was completed at 10:40 a.m., and an end-to-side anastomosis between the renal vein and the common iliac vein was finished at 11:15 a.m. Total ischemia of the donor kidney was one hour and 22 minutes. Both arterial and venous anastomoses were satisfactory, and the entire kidney became turgid and pink immediately on release of the arterial clamp. Therefore, a small artery in the renal pedicle that appeared to be an accessory renal artery was ligated rather than anastomosed. The last clamp was removed from the common iliac artery 10 minutes later, and pulsation was noted in the right foot immediately. At this point a suprapubic cystotomy was made in the medial and superior portion of the bladder and a small tunnel dissected in the submucosa. The ureter was let in through the muscular wall of the bladder and through the submucosal tunnel, and a mucosa-to-mucosa suture was carried out. A polyethylene ureteral catheter had been inserted in the ureter to the renal pelvis and carried out through the cystotomy at this time. The incisions in the bladder were then closed after a mushroom catheter had been inserted from a suprapubic site. At this time clear urine was flowing copiously from the ureteral catheter. The kidney now lay rather neatly in its new site except that it projected forward where the lower pole impinged upon the iliac crest. The kidney was fixed by sutures to prevent its rotation, and the overlying oblique muscles and fascia were sutured together over it. The total operating time was three hours and 30 minutes. The postoperative course was smooth, and the incision healed per primam. The ureteral catheter was removed on the ninth postoperative day after evidence of function had been confirmed by the prompt excretion of injected sodium indigotindisulfonate."

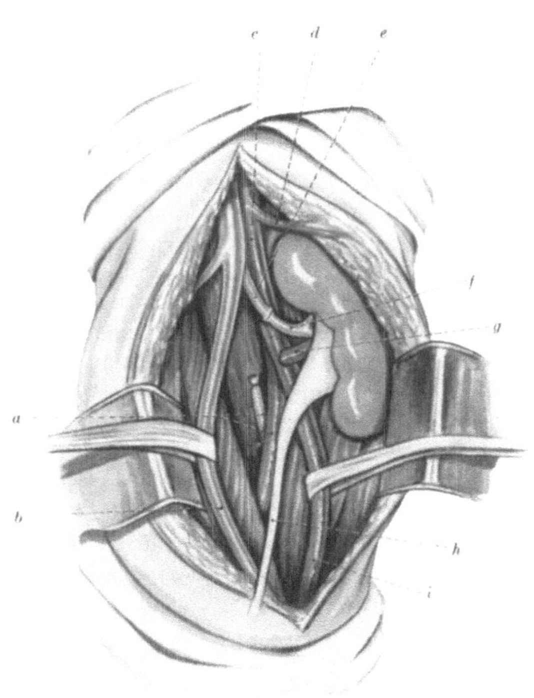

Fig. 64. The method of placing the renal transplant in the thigh. *a* A. and V. profunda femoris; *b* femoral artery; *c* common femoral vein; *d* saphenous vein; *e* profunda femoris artery; *f* renal artery; *g* renal vein; *h* Ureter; *i* superficial femoral vein. (After HUME et al.)

G. Traumatic injuries of the kidneys

In its normal position, the kidney is protected by the thoracic wall, the vertebral column, and powerful muscles. In addition, it possesses comparatively great mobility so that, when subjected to violence, it may move out of the direct path of the traumatic force. In general, a relatively severe trauma is required for the kidney to be injured. Renal injuries are frequently associated with damage to other organs (Küster 1896, Young 1942, Marshall 1946, Harbitz & Sandvig 1957).

By comparison with other organs, injuries to the kidneys are uncommon (Robertson 1942, Campbell 1941, Neligan 1948), though with the mounting numbers of road accidents their incidence is increasing. They are often found when the wheel of a vehicle has passed over the abdomen, and in drivers who have been thrown against the steering wheel.

a) Mode of origin

There are different types of traumatic injuries to the kidneys:

1. Wounds produced by objects that penetrate the kidney region, e.g., bullet or knife wounds. In contrast to the following types, the injured kidney will then be in communication with the body surface via the wound.

2. Direct blunt traumata to the kidney region, as for instance blows, kicks, or crushing by the wheel of an automobile.

3. Indirect violence, as when a person falls and lands on his feet with legs extended, or on his buttocks. The kidney, which is fairly mobile in relation to its environment, may sustain avulsive injuries.

4. Intense muscle contraction, as for example in ball games and gymnastics.

5. In pyelography, urine and contrast medium may accumulate and give rise to fissures in the kidney. Catheterization and similar measures may also traumatize the kidney.

6. Spontaneous ruptures of the kidney have been reported (Henline 1927). Here it is usually a case of otherwise unhealthy kidneys that rupture for no apparent reason, or else there has been a trauma so slight that the patient has attached no importance to it.

b) Morbid anatomy

In the pathologico-anatomical sence, penetrating renal injuries constitute a group to themselves. The character of the wound is wholly dependent on the shape, velocity and direction of the object producing it.

Non-penetrating or subcutaneous injuries produce fissures in the renal parenchyma which may be longitudinal, transverse or subcapsular, or may extend deep into the pelvis. The fibrous capsule may remain intact, with formation of a subcapsular hematoma. In severe cases the kidney may be broken into a large number of fragments. A distinction can be made between various types of kidney ruptures.

1. Polar.
2. Laceration.
3. Those associated with perirenal hematoma.
4. Those associated with perirenal hematoma and penetration to the pelvis.
5 Intrarenal ruptures with pelvic hematomata.
6. Small cortical ruptures with local subcapsular hematoma.

The renal vessels may be avulsed; similarly, the pelvis may be ruptured and the ureter torn off. Usually there is a major or minor perirenal hematoma, sometimes admixed with urine. Subcutaneous kidney ruptures are often concomitant with injuries to intraperitoneal organs and the dorsal peritoneum, in which case the bleeding may spread intraperitoneally.

c) Symptomatology and diagnosis

The initial symptom of subcutaneous renal injuries frequently consists of traumatic shock which, at the outset, may obscure other symptoms. In profuse hemorrhage every sign of progressive anemia may appear and constitute a direct continuation of the shock. The local symptoms consists of pain, tenderness and swelling in the lumbar region. More or less severe hematuria is quite common, though it may be absent if the ureter is torn or blocked.

Diagnosis may be easy, having regard to the nature of the trauma, the general and local symptoms and the hematuria. In relatively mild injuries microscopic hematuria is an important symptom. Intravenous urography, and possibly retrograde pyelography too, may do much to clarify the character of the injury and the question of treatment. Intravenous urography should be undertaken as soon as possible after the trauma, and always before surgical exploration of the kidney. It is essential here to study the contralateral kidney and the lower urinary tract. In severe shock it may be necessary, however, to forego urography. Aortography may yield valuable information on the extent of the renal injury. Immediate roentgen examination is also important from the standpoint of accident insurance, since the question may arise as to whether a subsequently diagnosed renal disease is due to the trauma or has existed prior thereto.

d) Treatment

Penetrating and subcutaneous renal injuries are treated largely on the same principles. Mild injuries require no other treatment than bed rest until the hematuria has ceased—usually within one week. Prolongation of bed rest for one or two weeks after the cessation of hemorrhage has been recommended (CAMPBELL 1941, ROBERTSON 1942).

In more extensive injuries the treatment is primarily designed to combat the attendant shock. When this has been abolished the question of operation, and the apposite time for it, will have to be considered.

SARGENT & MARQUART (1950) followed up 70 patients with severe kidney ruptures that had been treated conservatively. In nine of them they found complications consisting of perinephric abscess, hypertension (improved after nephrectomy), traumatic renal cyst, renal atrophy, and pain from a kidney with pronounced anatomical changes. They regarded this as a low incidence and recommended conservative treatment as the standard method. Similar conclusions were reached after personal follow-ups by SABADINI & DUCASSOU (1952), MAINTZ (1955) and GRÄDEL (1956).

CAMPBELL (1941) considered that if fresh hemorrhage was still demonstrable in the urine after 24 hours, immediate surgical exploration should be undertaken. BELL (1948) and LOWSLEY & KIRWIN (1956) likewise advocated operative therapy at an early stage and on relatively broad indications, due to the danger of late complications, among other things.

Operation is clearly indicated in life-endangering hemorrhage or signs of penetration to the peritoneal cavity. Advanced traumatization of the kidney likewise indicates exploration. The kidney, as shown by the above-mentioned follow-up investigations, may nevertheless heal without complications even though the traumatization has been fairly extensive. In this connection any other injuries that may be present will often determine the question of operation.

If exploration is decided upon, the first thing to consider will be the approach. In the case of an isolated kidney injury, the best and least traumatic mode of exposure is probably via a lumbar incision (GEBELE 1928, YOUNG 1942, SABADINI & DUCASSOU 1952). Should exploration of the abdominal cavity be found necessary during operation, the lumbar incision can be lengthened towards the umbilicus, which usually provides good access to most of the cavity.

In many cases, however, the kidney trauma is associated with more extensive injuries, often to intraperitoneal organs, which may dominate the situation. In such cases, intraperitoneal hemorrhage is usually demonstrable preoperatively and it is advisable to explore the abdominal cavity via a midline incision above the umbilicus. If required, the kidney region can be made more accessible by an additional transverse incision. The kidney and renal pedicle are thereafter explored as described in transperitoneal nephrectomies (p. 182).

The thorax may be involved, especially in penetrating injuries. Here it may be appropriate to use a thoraco-abdominal incision (p. 184). If the incision is laid over the tenth rib it will give satisfactory access to the thorax, the renal fossa and vessels, and the upper part of the abdominal cavity (MARSHALL 1946).

Whichever incision is employed, the perirenal tissue will be reached in due course. The adipose capsule is then incised and the kidney and renal pedicle exposed by blunt dissection. After removal of any coagula, the extent of the kidney injury can be ascertained and suitable measures determined. If bleeding is profuse, the primary aim must be to explore the renal pedicle and to clamp it either manually or with soft forceps.

Isolated superficial fissures in the parenchyma are sutured as described in the section on partial nephrectomies. Any parts that have been severely traumatized or devitalized by vascular injuries must be resected. Hemostasis of superficial bleeding points can be effected by suturing the adipose capsule or muscle to the hemorrhagic area. In ruptures extending into the pelvis, the procedure is similar to that after partial nephrectomy, with ligation of bleeding points and suture of the pelvis and parenchyma. The operator should always make sure that the ureter is intact. — LOWSLEY & KIRWIN (1956) recommend their "ribbon-gut method" in suitable cases. Here, pads of fat are inserted into the parenchymal fissures, after which the renal tissue is compressed against them by means of ribbon gut. The latter is brought out through holes in the fibrous capsule and tied round the kidney. The advantage of this method is that it obviates sutures through the parenchyma. — Conservative measures, however, always involve some danger of complications in the form of secondary hemorrhages, parenchymal necrosis with urinary fistulae, infection, etc. These risks increase with the extent of the injury and may necessitate secondary nephrectomy.

Primary nephrectomy is, in general, a last resort (RAWDON 1883, KÜSTER 1896, CAMPBELL 1941, YOUNG 1942). In the opinion of ROBERTSON (1942), nephrectomy is indicated "if there is profuse hemorrhage that is difficult to control, if more than a third of the kidney has lost its blood supply, or if there has been extensive damage to the kidney and the patient is in mild shock".

In severe hemorrhages after laceration of renal vessels, it may be impossible to abolish the resulting shock; exploration of the kidney will then be unavoidable on vital indications. If the patient is known to have a functioning contralateral kidney, prompt nephrectomy may be the most advisable course; for in most cases the renal damage is relatively widespread. — If nothing is known about the other kidney, the renal pedicle should be localized as soon as possible, and a soft forceps applied to it. If a lumbar incision has been used, the peritoneum should then be opened so that the surgeon may ascertain, by palpation, that a kidney of normal form and size exists on the other side. It should then be justified to remove a badly traumatized kidney. Blood transfusion can be given at the same time via the renal artery or directly into the aorta, which is frequently discernible in the wound.

H. Other renal operations

Attempts have been made for varying purposes to utilize the ability of the ureters, by their peristaltic movements, to discharge fluids.

FERGUSON (1943) described a case with ascites that was treated by *anastomosis of the renal pelvis to the peritoneum* with the sim of avoiding repeated paracentesis. The right kidney was exposed and the renal pedicle divided. The pelvis with its ureter was dissected from the renal parenchyma and anastomosed to the peritoneum. FERGUSON recommended that the anastomosis should be placed well forward on the abdominal wall to obviate subsequent blocking by overgrowth of omentum and the like. His patient then drained the ascites fluid to the urinary bladder, and was alive and well one year after the operation.

In children with hydrocephalus the ureter has been utilized for draining the subarachnoid space (INGRAHAM and MATSON 1954). — The left kidney is excised and the upper part of the ureter dissected free. One end of a plastic catheter is advanced into the ureter and fixed; the other end is brought into communication with the subarachnoid space. This can be effected via laminectomy of the second and third lumbar vertebrae — *arachnoid-ureterostomy* — or alternatively the catheter can be passed subcutaneously to the occipito-temporal region and, via a hole drilled there, introduced into the lateral ventricle — *ventriculo-ureterostomy*.

References

ABESHOUSE, B. S.: Renal decapsulation: A review of the literature and a report of ten cases. J. Urol. (Baltimore) **53**, 27—84 (1945). — Aneurysm of the renal artery: report of two cases and review of the literature. Urol. cutan. Rev. **55**, 451 (1951). — ALBARRAN, J.: Medecine operatoire des voies urinaires. Paris 1909. — ALKEN, C. E., u. F. SOMMER: Die Renovasographie. Z. Urol. **43**, 420—423 (1950). — ALLESSANDRI, R.: J. Urol. méd. chir. **30**, 44 (1930). — AUVIGNE, R., et P. VIOLLET: Physiologie pathologique et resultats de la nephrostomie. J. Urol. méd. chir. **53**, 312 (1946/47).

BABICS, A.: Modified pyelocalicotomy for removal of renal calculi. Acta urol. (Budapest) **1**, 1 (1947). — BAKER, W. W., and J. A. C. COLSTON: Surgical treatment of horseshoe kidney with special reference to division of the isthmus. J. Urol. (Baltimore) **35**, 264—285 (1936). — BANCROFT, F. W.: Anuria following transfusion. Ann. Surg. **81**, 733—738 (1925). — BARDEEN, C. R.: A statistical study of the abdominal and bordernerves in man. Amer. J. Anat. **1**, 203—228 (1901). — BARDENHEUER: Partielle Nierenresection. Langenbecks Arch. klin. Chir. **42**, 370—374 (1891). — BARNES, R. W., and R. T. BERGMAN: Transperitoneal nephrectomy. J. Urol. (Baltimore) **46**, 545—548 (1941). — BARTH: Über Operationen an Hufeisennieren. Langenbecks Arch. klin. Chir. **74**, 368—372 (1904). — BARTLETT, M. K., and W. H. LOWELL: Acute postoperative duodenal fistula. New. Engl. J. Med. **218**, 587—594 (1938). — BAUER, G.: Treatment of hydronephrosis and renal pain by denervation of the kidney. Acta chir. scand. **83**, 160 (1940). — Late results of denervation of the kidneys. Acta chir. scand. **90**, 460 (1944). — BECK: Zit. LEGUEU. — BELL: Zit. GRÄDEL. — BERESNÉGOWSKY, N.: Zur Pyelolithotomiefrage. Zbl. Chir. **52**, 1882—1884 (1925). — BERGENDAL, S.: Zur Frage der Hydronephrose bei Nierengefäßvarianten unter besonderer Berücksichtigung ihrer Behandlung durch Gefäßresektion. Acta chir. scand. Suppl. **45** (1936). — BERGMANN, E. v.: Über einen Fall von Nierenexstirpation. Berl. klin. Wschr. **20**, 605 (1883). — BERGMANN, E. v., D. v. BRUNS u. J. v. MIKULICZ: Handbuch der praktischen Chirurgie. Stuttgart 1901. — BIRDSALL, J. C.: The symptomatology, renal pathology and treatment of nephroptosis. J. Urol. (Baltimore) **35**, 135—155 (1936). — BLANKAART, S.: Stephani Blancardi Lexicon Medicum. Lugduni Batavorum 1756. — BODNER, H., and H. L. BRISKIN: Subdiaphragmatic renal exposure by resection of the eleventh rib. Urol. cutan. Rev. **54**, 272—276 (1950). — BOLMAN, R. M., and R. P. LLOYD: Ligation of the inferior vena cava after nephrectomy. Arch. Surg. (Chicago) **72**, 194—198 (1956). — BORELIUS, J.: Zur Frage Nephrotomie oder Pyelotomie bei aseptischem Nierensteinschnitt. Folia urol. **2**, 633 (1908). — BRAASCH, W. F., L. F. GREENE and R. GOYANNA: Renal ptosis and its treatment. J. Amer. med. Ass. **138**, 399—403 (1948). — BROWN, J. B.: Homografting of skin: With report of success in identical twins. Surgery **1**, 558—563 (1937). — BROWN, R. B., R. C. SPEIR and J. W. TRENTON: Duodenal fistula. Amer. Surg. **132**, 913—920 (1950).

CABOT, H.: The operative approach for malignant tumors of the kidney. J. Urol. (Baltimore) **14**, 261 (1925). — CABOT, H., and W. W. HOLLAND: Nephrostomy. Indications and technique. Surg. Gynec. Obstet. **54**, 817 (1932). — CAFFERY, E. L., and M. M. MUSSELMAN: Duodenal fistula following right nephrectomy. J. Urol. (Baltimore) **67**, 137—142 (1952). — CAHILL, G. F., and G. W. FISH: Surgical aspects of polycystic kidney disease. Trans. Amer. Ass. gen.-urin. Surg. **34**, 81 (1941). — CALDWELL jr., J. M., H. MARX and L. G. ROWNTREE: Renal function after bilateral denervation of the kidney in normal dogs. J. Urol. (Baltimore) **25**, 351, 366 (1931). — CAMPBELL, M. F.: Injuries of the kidney. Surg. Clin. N. Amer. **21**, 443—453 (1941). — CAPORALE, L.: Metodo personale di fissazione el rene con anse sottocapsulari perirenali di filo di catgut. Arch. ital. Chir. **51**, 54 (1938). — CARREL, A.: Remote results of the replantation of the kidney and the spleen. J. exp. Med. **12**, 146—150 (1910). — CARSON, W. J., and A. E. GOLDSTEIN: Experimental nephrotomies. Sth. med. J. (Bgham, Ala.) **17**, 786 (1924). — J. Urol. (Baltimore) **15**, 505 (1926). — CASPER, L., u. P. F. RICHTER: In LICHTENBERG et al. Handbuch der Urologie, Bd. II, S. 210 bis 211. — CAULK, J. R.: Tumors of the renal pelvis and ureter. Ann. Surg. **106**, 68—84 (1937). — CHABANIER, H., P. GAUME et C. LOBO-ONELL: Nephroangiosclėroses. Presse méd. **46**, 1818 bis 1821 (1938). — CHIANDANO, C.: La pielotomia elittivamente in situ. G. Accad. Med. Torino 105, 108 (1942). — CHIARIELLO, A. G.: L'enervazione renale. Arch. ital. Urol. **3**, 281 (1927). — CHUTE, A. L.: Injury to the vena cava during nephrectomy. J. Urol. (Baltimore) **13**, 43—49 (1925). — CHUTE, R., and L. SOUTTER: Thoraco-abdominal nephrectomy for large kidney tumours. J. Urol. (Baltimore) **61**, 688—696 (1949). — CHWALLA, R.: Wie weit können wir mit der operativen Reduktion des Nierenparenchyms gehen. Langenbecks Arch. klin. Chir. **168**, 762—771 (1932). — CIBERT, J., W. MOONEN et L. COULONVAL: La nephrectomie partielle (d'après 16 observations). Lyon chir. **46**, 257—276 (1951). — CIFUENTES, P.: Rev. esp. Cir. y Urol. **13**, 133 (1931). — CIMINATA, A.: Freie Muskeltransplantation in Nephrotomiewunde. Z. urol. Chir. **9**, 433 (1922). — COHNRECH, M.: Kreuzung zwischen Ureter und Nierengefäßen als Ursache von Hydronephrosen. Heilung durch ein neues Operationsverfahren: Die Verlagerung des Harnleiters. Folia urol. **1**, 529 (1907). — COLLICA, I.: Ancora un interessante contributio clinico del taglio pielotomico transversomarginale proposto dall' autore. Arch. Soc. ital. Chir. **35**, 850 (1929). — COMUZZI, U.: Rectification of the statistics on the congenital solitary pelvic kidney. Acta urol. belg. **24**, 58—62 (1956). — CONROY, M. J.: Aneurysm of the renal artery. Ann. Surg. **78**, 628 (1923). — COOPER, J. F., W. F. LEADBETTER and R. CHUTE: The thoracoabdominal approach for retroperitoneal gland dissection: Its application to testis tumors. Surg. Gynec. Obstet. **90**, 486—496 (1950). — COPPRIDGE, W. M., L. ROBERTS and J. HUGHES: Nephrectomy. N.Y. med. J. **13**, 227—231 (1952). — CORNING, H. K.: Lehrbuch der topographischen Anatomie. Wiesbaden 1917. — COSTANTINI, J., et BERNASCONI: Sur un point technique opératoire de la néphrectomie chez les pottiques a grosse gibbosité dorso-lombaire. Presse méd. **38**, 376—378 (1930). — COUVELAIRE, R., et A. MOULONGUET: Note technique concernant la néphrostomie temporaire „sur rein en place". J. Urol. méd. chir. **55**, 881 (1949). — COUVELAIRE, R., et M. NICOL: La néphro-urétérectomie totale par voie mixte: Lombaire et vaginale ou lombaire et périnéale. J. Urol. méd. chir. **57**, 501—506 (1951). — CULPEPPER, W. S., and T. FINDLEY: Renal decapsulation for oliguria and anuria. Amer. J. med. Sci. **214**, 100—108 (1947). — CZERNEY: Zit. LEGUEU. — CZERNY: Über Nierenexstirpation. Zbl. Chir. 45 (1879). — Zit. HERCZEL.

DAHLÉN, C. P., and F. C. SCHLUMBERGER: Surgery of the diseased horseshoe kidney. Amer. J. Surg. **93**, 405—412 (1957). — DAMBRIN, L.: „L'énervation totale" du rein ou „sympathectomie clinique du pedicule rénal et de la corticalité du rein après énervation rapide du pédicule ou bistouri et decapsulation". J. Urol. méd. chir. **41**, 105 (1936). — DEMING, C. L.: Renal circulation, following various types of elongations of pyelotomy incisions. J. Urol. (Baltimore) **20**, 713 (1928). — Nephroptosis and its correction. Trans. Amer. Ass. gen.-urin. Surg. **22**, 131—147 (1929). — The future of the unilaterally nephrectomized patient. J. Urol. (Baltimore) **40**, 74—82 (1938). — DEMING, C. L., and T. A. RAY: Aortic compression in the management of massive hemorrhage from the renal artery at nephrectomy: Report of a case. Trans. Amer. Ass. gen.-urin. Surg. **48**, 90—92 (1956). — DEMPSTER, W. J.: Diuresis and antidiuresis in kidneys autotransplanted to the neck of dogs. Quart. J. exp. Physiol. **38**, 11—24 (1953). — DIETL: Wandernde Nieren und deren Einklemmung. Wien. med. Wschr. **36**, 563—565 (1864); **38**, 593—595 (1866). — DODSON, A. I.: Urological surgery. St. Louis 1956. — DOLL, K.: Das circumrenale Hämatom. Bruns' Beitr. klin. Chir. **147**, 503—558 (1929). — DONNELLY, B. A.: Primary retroperitoneal tumors. Surg., Gynec. Obstet. **83**, 705—717 (1946). — DONOVAN, J. T.: Disposition of the ureteral stump after nephrectomy for tuberculosis: A study of 81 cases. J. Urol. (Baltimore) **76**, 365—370 (1956). — DUFOUR, A.: La néphrectomie partielle. Ass. franç. d'urologie. 45 session, 1951, Paris.

EDEBOHLS, G. M.: Nierendekapsulation, Nephrokapsektomie. Zbl. Chir. **31**, 189—192 (1904). — EDSMAN, G.: Angionephrography and suprarenal angiography. Acta radiol.

(Stockh.) Suppl. **155** (1957). — EDVALL, C. A.: Renal function in hyperparathyroidism. Acta chir. scand. Suppl. **229** (1958). — EISENDRATH, D. N.: Technique of enlarged pyelotomy for renal calculi. Surg. Gynec. Obstet. **36**, 715 (1923). — Double kidney. Ann. Surg. **77**, 450—475, 531—557 (1923). — EISENDRATH, D. N., and F. M. PHIFER: Bilateral heminephrectomy in bilateral double kidney. J. Urol. (Baltimore) **13**, 525—535 (1925) — EISENDRATH, D. N., F. M. PHIFER and H. B. CULVER: Horseshoe kidney. Ann. Surg. **82**, 735—764 (1925). — EISENDRATH, D. N., and H. C. ROLNICK: Urology. Philadelphia 1938. — EKEHORN, G.: Die anormalen Nierengefäße können eine entscheidende Bedeutung für die Entstehung der Hydronephrose haben. Langenbecks Arch. klin. Chir. **82**, 955 (1907). — EKMAN, H.: Displacement of the kidney consequent upon spontaneous perirenal hematoma. Acta chir. scand. **93**, 531—551 (1946). — ENGEL, W. J.: The late results of partial nephrectomy for calyectasis with stone. J. Urol. (Baltimore) **57**, 619—630 (1947). — EPPINGER, H.: Permeabilitätspathologie. Wien: Springer 1949.

FEDOROFF, S. P.: Verh. der Russ. Chirurg. Pirogoff-Ges. St. Petersburg, April 1921. — FERGUSON, C.: Ascites: An operation for its relief. A case report. J. Urol. (Baltimore) **50**, 164—168 (1943). — FEY, B.: Traité de technique chirurgicale. Paris: Masson & Cie. 1956. — FEY, B. et al.: Traité de technique chirurgicale. Paris 1956. — FISCHER, H.: Über paranephritische Abscesse. Volkmanns klin. Vortr. **3**, 2153—2194 (1885). — FLANDRIN, P.: L'énervation rénale. Arch. urol. de la clin. de Necker **4**, 101 (1924). — FLOCKS, R. H., and D. CULP: Surgical urology. Chicago 1954. — FOLEY, F. E. B.: Surgical correction of horseshoe kidney. J. Amer. med. Ass. **115**, 1945—1951 (1940). — FONTAINE, R., et F. BILGER: La technique de l'ablation du ganglion aortico-rénal. J. Chir. (Paris) **53**, 352 (1939). — FRANCK, O.: Über Nierendekapsulation bei Eklampsie. Münch. med. Wschr. **54**, 2471—2473 (1907). — FRANKSSON, C.: Polycystic kidney: A clinical study of fortyone cases. Acta chir. scand. **108**, 321 (1955). — FREEMAN, J. T.: Late after-effects in nephrectomized individuals. Geriatrics **4**, 29—32 (1949). — FRETHEIM, B.: Transverse nephrolithotomy. Acta chir. scand. **114**, 414—417 (1958). — FRUMKIN, A.: Urologia, **1** (1938). — Sekundäre subkapsuläre Pyelolithotomie. Z. Urol. **50**, 469—473 (1957). — FRUMKIN, A. P.: Zur Frage über Blutergüsse in das Paranephrium. Z. Urol. **27**, 32—36 (1933). — FURCOLO, C. L.: Transfascial incision as an approach to the kidney and retroperitoneal space. Ann. Surg. **124**, 149 (1946).

GAUME, P.: Zit. FEY. — GEBELE, H.: Verletzungen der Niere. In Handbuch der Urologie (LICHTENBERG, VOELCKER, WILDBOLZ). Berlin 1928. — GEESINK, A.: Die Nephrotomie. I. Langenbecks Arch. klin. Chir. **159**, 840 (1930). — GEROTA: Beitrag zur Kenntnis des Befestigungsapparates der Niere. Arch. Anat. Entwickl.-Gesch. (1895). — GILMORE: Amer. J. Obstet. Gynec. (1871). — GLASER, S.: The long anterior renal incision. Brit. Urol. J. **27**, 48—52 (1955). — GOLDSTEIN, A. E.: Polycystic renal disease with particular reference to author's surgical procedure. J. Urol. (Baltimore) **66**, 163 (1951). — Longevity following nephrectomy. J. Urol. (Baltimore) **76**, 31—41 (1956). — GOLDSTEIN, A. E., and B. S. ABESHOUSE: Partial resections of the kidney. J. Urol. (Baltimore) **38**, 15—42 (1937). — GOODWIN, W. E., W. C. CASEY and W. WOOLF: Percutaneous trocar (Needle) nephrostomy in hydronephrosis. J. Amer. med. Ass. **157**, 891 (1955). — GRÄDEL, E.: Über Spätfolgen bei konservativer Behandlung von stumpfen Nierenverletzungen. Praxis **45**, 489—493 (1956). — GRAVES, F. T.: The anatomy of the intrarenal arteries in health and disease. Brit. J. Surg. **43**, 182, 605 (1956). — GRÉGOIRE, R.: Hydronéphrose dans un rein en fer a chevol. Urétéropexie, guérison. J. Urol. méd. chir. **2**, 658 (1912). — GURGIAN-CECCONI, L.: Sutura della capsula fibrosa nella nefrotomia. Urologia **16**, 537 (1949). — GUTIERREZ, R.: Indications and technic of combined ureteronephrectomy. Ann. Surg. **93**, 511—543 (1931). — Nephrostomy as apreliminary drainage in preparation for secondary nephrectomy. J. Urol. (Baltimore) **31**, 305 (1934). — GUYON, F.: De la taille rénale. Ann. Mal. Org. gén.-urin. **5**, 129 (1887). — Rein mobile. Rev. thér. Méd. et Chir. **57** (1895).

HAGENBACH, E.: Zur Technik der Nephrotomie. Z. urol. Chir. **12**, 40 (1923). — HAHN, E.: Die operative Behandlung der beweglichen Niere durch Fixation. Zbl. Chir. **29**, 449—452 (1881). — HAMER, H. G.: Enlarged pyelotomy for stone. Boston med. surg. J. **197**, 819 (1907). — HAMILTON STEWART, H.: A new operation for the treatment of hydronephrosis in association with a lower polar (or aberrant) artery. Brit. J. Surg. **35**, 51—57 (1947). — Partial nephrectomy in the treatment of renal calculi. Ann. roy. Coll. Surg. **11**, 32—46 (1952). — Partial nephrectomy. Modern trends in urology, vol. 2, p. 80. London 1953. — HANDFIELD-JONES, R. M.: Retroperitoneal cysts: Their pathology, diagnosis and treatment. Brit. J. Surg. **12**, 119—134 (1924). — HANDLEY, W.: The pathology and operative treatment of renal calculi. Lancet **204**, 79 (1923). — HANLEY, H. G.: Discussion on partial nephrectomy. Proc. Roy. Soc. Med. **43**, 1027—1038 (1950). — HANSMANN, G. H., and J. W. BUDD: Massive unattached retroperitoneal tumors. Amer. J. Path. **7**, 631—673 (1931). — HARBITS, H. F. u. F. SANDVIG: Buk-, njure- og urinveisskader efter trafikulykker. Trafikskador i Skandinavien, Lund 1957. — HARLOW, F. W., and J. N. ASTON: Tumours of the kidney. Med. Press **224**, 354—358 (1950). — HARRIS, S. H.: Renal sympathectomy and renal sympathetico-tonus;

scope and limitations of operations. Lancet **1935 I**, 424. — HARRIS, S. H., and G. S. HARRIS: Renal sympathetico-tonus, renal pain and renal sympathectomy. Brit. J. Urol. **2**, 366 (1930). — HARRISON, R.: A contribution to the study of some forms of albuminuria associated with kidney tension and their treatment. Lancet **I**, 18—20 (1896). — HARTWELL HARRISON, J., and B. E. TRICHEL: Experiences with fibrin coagulum in pyelolithotomy. J. Urol. (Baltimore) **62**, 1 (1949). — HARTZ, PH. H., u. A. GEESINK: Die Nephrotomie. II. Langenbecks Arch. klin. Chir. **159**, 849 (1930). — HEIM, U.: Wertung der Decapsulation. Helv. chir. Acta **21**, 18—25 (1954). — HELLER, M., L. HOLLENDER et J. GRENIER: Héminephrectomie pour rein double. J. Urol. méd. chir. **61**, 179—186 (1955). — HELLSTRÖM, J.: A contribution to the knowledge of the relation of abnormally running renal vessels to hydronephrosis and an investigation of the arterial conditions in 50 kidneys. Acta chir. scand. **61**, 289 (1927). — Zur Kenntnis der Doppelnieren. Z. urol. Chir. **23**, 31 (1927). — Über die Varianten der Nierengefäße. Z. urol. Chir. **24**, 251 (1928). — Rezidive nach Operationen wegen Nieren- und Uretersteine. Z. urol. Chir. **37**, 83 (1933). — Beitrag zur Behandlung der infolge von Ureterkompression durch Nierengefäße entstandenen Hydronephrose. Z. urol. Chir. **39**, 160 (1934). — Fall av njurtuberkulos behandlad med njurresektion på vänster, nefrektomi pa höger sida. Nord. Med. **19**, 1511 (1943). — Aetiological and therapeutic experiences concerning kidney and ureteric stones. Brit. J. Urol. **21**, 9 (1949). — Some observations on the removal of kidney stones particularly by means of pyelolithotomy in situ. Acta chir. scand. **98**, 442—450 (1949). — Calcification and calculus formation in a series of seventy cases of primary hyperparathyroidism. Brit. J. Urol. **27**, 387 (1955). — HENLINE, R. B.: Spontaneous rupture of the kidney. J. Amer. med. Ass. **83**, 1411—1414 (1924). — HENNIG, O.: Das Problem der unteren Hohlvenenverletzung bei Nephrektomie. Z. Urol. **48**, 1—16 (1955). — HERCZEL, E.: Über Nierenexstirpation. Bruns' Beitr. klin. Chir. **6**, 319—368, 485—543 (1890). — HERMAN, L.: Nephrostomy cannulae. J. Urol. (Baltimore) **41**, 282 (1939). — HEUSSER, H.: Die Decapsulation bei Nierenkrankheiten. Schweiz. med. Wschr. **86**, 391—393 (1956). — HÉVIN, M.: Sur la néphrotomie, ou taille du rein. Memoires de l'academie royal de chirurgie, tome VIII, p. 267. Paris 1757. — HIGGINS, CH. C., and MC. C. GLACIER: Relative merits of the scalpel and high frequency current in nephrotomy. Surgery **9**, 220 (1941). — HOCHENEGG, J.: Zur klinischen Bedeutung der Nierendystopie. Wien. klin. Wschr. **13**, 4 (1900). — HRYNTSCHAK, TH.: Organerhaltende Operationen bei Hydronephrosen (Nierenbeckenplastiken). Z. Urol. **30**, 598 (1930). — HUGGINS, C. B., and P. C. BUCY: Sensory disturbances following operations on the kidney. J. Amer. med. Ass. **95**, 652—655 (1930). — HUME, D. M., J. P. MERRILL, B. F. MILLER and G. W. THORN: Experiences with renal homotransplantation in the human: Report of nine cases. J. clin. Invest. **34**, 327—382 (1955). — HYMAN, A., and H. E. LEITER: Surgery of the inferior vena cava in urologic conditions. J. Urol. (Baltimore) **45**, 813—826 (1941).

IBUKA, K.: Function of the autogenous kidney transplant. Amer. J. med. Sci. **171**, 407—420 (1926). — ILLYÉS, G. v.: Erfahrungen in der Nierenchirurgie. Zbl. Chir. 48 (1913). — INGRAHAM, F. D., and D. D. MATSON: Neurosurgery of infancy and childhood. Springfield, Ill.: Ch. C. Thomas 1954. — ISOBE, K.: Experimenteller Beitrag zur Bildung arterieller Kollateralbahnen in Niere. Mitt. Grenzgeb. Med. Chir. **24**, 822—861 (1912). — ISRAEL, J.: Chirurgische Klinik der Nierenkrankheiten. Berlin 1901. — Zit. COHNRECH 1907.

JABOULAY, M.: Greffe de reins au pli du coude par sondures artérielles et veineuses. Lyon méd. **107**, 575—577 (1906). — JARMAN, W. D.: Surgery of the horseshoe kidney with a postaortic isthmus. J. Urol. (Baltimore) **40**, 1—9 (1938). — JORDAN, W. P., and G. C. TOMSKEY: Complications of nephrolithotomy with special reference to secondary hemorrhage. J. Urol. (Baltimore) **77**, 19 (1957). — JOSEPH, E.: Der Wert der Muskelimplantation in die Nephrotomiewunde, besonders bei Einnierigen. Dtsch. Z. Chir. **234**, 817 (1931).

KAUFMAN, L. R.: Complications and accidents of nephrectomy. Urol. cutan. Rev. **40**, 302—308 (1936). — KEETLY, E. B.: Partial nephrectomy. Lancet **1890 I**, 134. — KELLY, H. A.: Movable kidney and neurasthenia. Trans. Amer. surg. Ass. **28**, 513—516 (1910). — KHOURY, E. N.: Technique to determine at operation area of renal parenchyma supplied by an aberrant vessel. J. Urol. (Baltimore) **76**, 149 (1956). — KIMBALL, F. N.: Indications and technique for a simplified method of nephrostomy. J. Urol. (Baltimore) **44**, 1 (1940). — KIMBROUGH, J. C., and W. H. MORSE: Subcapsular nephrectomy. Surg. Gynec. Obstet. **96**, 235—239 (1953). — KIRSCHNER, M.: Allgemeine und spezielle chirurgische Operationslehre, Bd. V/2. Berlin 1937. — KLAPP, R., u. N. KLEIBER: Die Nephropexie durch Fascienreffung. Dtsch Z. Chir. **181**, 26—39 (1923). — KNEISE, G.: Nephropexie durch Perlonnetz-Hängematteplastik. Zbl. Chir. **78**, 1081—1083 (1953). — KOCHER, TH.: Eine Nephrotomie wegen Nierensarkom. Dtsch. Z. Chir. **9**, 312—328 (1878). — KÖHLER, B.: The prognosis after nephrectomy. Acta chir. scand. Suppl. **94** (1944). — KOENIG: Nephrotomie mit partieller Nierenresektion wegen Nierensteinen. Münch. med. Wschr. **25**, 702 (1919). — KRETSCHMER, H. L.: Beitrag zur Frage der „essentiellen Nierenblutung". Z. Urol. **1**, 490—509 (1907). — Life after nephrectomy. J. Amer. med. Ass. **121**, 473—478 (1943). — KRISTAN,

J. J.: Addisonian crisis precipitated by nephrectomy. J. Urol. (Baltimore) **61**, 178—183 (1949). — KÜMMELL, H.: Zur Frage der partiellen Nierenexstirpation. Zbl. Chir. **18**, 329—332 (1890). — Zur Resektion der Nieren. Langenbecks Arch. klin. Chir. **46**, 310—322 (1893). — KÜSS, R. J., TEINTURIER, et P. MILLIEZ: Quelques essais de greffe de rein chez l'homme. Mém. Acad. Chir. **77**, 755—764 (1951). — KÜSTER, E.: Über einen Fall von Nierenexstirpation. Berl. klin. Wschr. **20**, 604 (1883). — Zur Entstehung der subcutanen Nierenzerreißungen unter der Wanderniere. Verh. dtsch. Ges. Chir. **24**, 366—376 (1895). — KUSUNOKI, T.: Partial nephrectomy. Urol. int. (Basel) **1**, 243—255 (1955). — KUSUNOKI, T., H. INOUE, T. TAKAYANAGI, A. SUZUKI, S. SATO, I. HIROKAWA, K. KAWAJI and F. IKOMA: An experience of renal homotransplantation on human. Acta med. biol. **4**, 227—233 (1956).

LAFITTE et SMIDT: Le rein pelvien chez la femme. J. Urol. méd. chir. **30**, 448 (1930). — LANDSTEINER, E., and C. A. HUFNAGEL: Zit. HUME et al. — LAURENT, C., M. RANTUREAU, A. GOGUET and R. TEXIER: Au sujet d'un rein double. J. Urol. méd. chir. **56**, 587—590 (1950). — LAURITZEN, G. K.: Subcutaneous retroperitoneal duodenal rupture. Acta chir. scand. **96**, 97—108 (1947). — LAWLER, R. H., J. W. WEST, P. H. MCNULTY, E. J. CLAUCY and R. P. MURPHY: Homotransplantation of the kidney in the human. J. Amer. med. Ass. **144**, 844—845 (1950). — Homotransplantation of the kidney in the human. J. Amer. med. Ass. **147**, 45—46 (1951). — LEGUEU, F.: Traité chirurgical d'urologie. 1921. — LEGUEU, F., et P. FLANDRIN: Enervation du rein. Presse méd. **31**, 741 (1923). — LERUITTE, A.: Contusion de reins anormaux et pathologiques. Acta urol. belg. **24**, 78—81 (1956). — LICHTENBERG, A. v.: Über die Grundlagen und die therapeutische Bedeutung der Entnervung der Niere. Rev. Urol. (S. Paulo) **2**, 325 (1935). — LICHTENBERG, A. v., F. VOELCKER u. H. WILDBOLZ: Handbuch der Urologie. Berlin 1928. — LINDBLOM, K.: Percutaneous puncture of renal cysts and tumours. Acta radiol. (Stockh.) **27**, 66 (1946); **31**, 66 (1946). — LJUNGGREN, E.: Renal artery anerysm. Acta chir. scand. **115**, 120—131 (1958). — LOBSTEIN, J. F.: Traité d'anatomie pathologique. Paris 1829. — LOWSLEY, O. S.: Surgery of the horseshoe kidney. J. Urol. (Baltimore) **67**, 565—578 (1952). — LOWSLEY, O. S., and C. C. BISHOP: A new method of repairing kidney wounds. Surg. Gynec. Obstet. **57**, 494 (1930). — LOWSLEY, O. S., and T. J. KIRWIN: Clinical urology. Baltimore 1956.

MACLEAN, J. T.: Unusual conditions of the ureter and kidney. Brit. J. Urol. **26**, 127—138 (1954). — MAINTZ, G.: Behandlungsvorschläge und Ergebnisse bei stumpfen Nierenverletzungen. Langenbecks Arch. klin. Chir. **282**, 948—954 (1955). — MAKASCHEW, G. W.: Ein Fall von Verletzung der Vena cava bei der Nephrektomie. Z. Urol. **23**, 973—981 (1929). — MANZANILLA, M. A.: Superior renal symphysis. J. int. Coll. Surg. **3**, 201—206 (1940). — MAREK, S.: Ein Fall von Verletzung der unteren Hohlvene bei Nephrektomie: gleichzeitiges Verliegen eines urologisch bedingten Hochdrucks. Z. Urol. **50**, 90—91 (1957). — MARION, G.: Manuel de technique chirurgicale, edit. 5, vol. 2, p. 669. Paris 1921. — La pyélotomie élargie. J. Urol. méd. chir. **13**, 1 (1922). — Traité d'urologie, p. 449. Paris 1928. — MARSHALL, D. F.: Urogenital wounds in an evacuation hospital. J. Urol. (Baltimore) **55**, 119—130 (1946). — MARTIN, M. R.-H., et M. J. BRUNETON: Un noveau procédé d'hémostase dans la nephrotomie. Le cerclage sou-capsulaire périrénale. J. Urol. méd. chir. **39**, 550 (1935). — MARWEDEL, G.: Wanderniere und Gallenstein. Bruns' Beitr. klin. Chir. **34**, 477 bis 507 (1902). — Querer Nierenschnitt. Zbl. Chir. **34**, 875 (1907). — MATHÉ, C. P.: Aneurysm of the renal artery. J. Urol. (Baltimore) **27**, 607 (1932). — Late complications of lumbar wound healing (neuritis and herniation); diagnosis and treatment. J. Urol. (Baltimore) **59**, 816—822 (1948). — MATTHEWS, H. B.: Pregnancy after nephrectomy. J. Amer. med. Ass. **77**, 1634—1638 (1921). — MAYO, W. J.: The incision for lumbar exposure of the kidney. Ann. Surg. **55**, 63 (1912). — MCDONALD, H. P., W. E. UPCHURCH and C. E. STURDEVANT: Nephroureterectomy: A new technique. J. Urol. (Baltimore) **67**, 804—809 (1952). — MCMAHON, S.: Three urological instruments. Brit. J. Urol. **16**, 146 (1944). — MEBANE, W. C., and R. T. SINCLAIR: The case for nephropexy. N. Y. med. J. **15**, 297—302 (1954). — MERRILL, J. P., J. E. MURRAY, J. H. HARRISON and W. R. GUILD: Successful homotransplantation of the human kidney between identical twins. J. Amer. med. Ass. **160**, 277—282 (1956). — Zit. Year book of urology 1956—1957. — MICHALOWSKI, E.: Die transversale Pyelotomie. Z. Urol. **49**, 332 (1956). — MICHON, L., J. HAMBURGER, N. OECONOMOS, P. DELINOTTE, G. RICHET, J. VAYSSÉ et B. ANTOINE: Une tentative de transplantation rénale chez l'homme. Aspects médicaux et biologiques. Presse méd. **61**, 1419—1423 (1953). — MILOWIDOW, V. E.: Das Schicksal der nach Nierenentfernung übrig gebliebenen Niere. Urologija **16**, 15 (1939). — MIRABILE, C. S., and R. J. SPILLANE: Bilateral ureteral compression with obstruction from a nonspecific retroperitoneal inflammatory process: Case report. J. Urol. (Baltimore) **73**, 783—787 (1955). — MOBERG, E.: Kompensatorische Nierenhypertrophie. Acta path. microbiol. scand. Suppl. **31** (1936). — MOMBAERTS, J.: Reins doubles et atrophie rénale. Acta urol. belg. **24**, 73—78 (1956). — MORRIS, H.: Surgical diseases of kidney and ureter. Lancet **2**, 183 (1901). — MORTENSEN, H.: Transthoracic nephrectomy. J. Urol. (Baltimore) **60**, 855—858 (1948). — MURPHY, J. J., and R. BEST:

The healing of renal wounds: I. Partial nephrectomy. J. Urol. (Baltimore) **78**, 504—510 (1957). — MURRAY, G., and R. HOLDEN: Transplantation of kidneys, experimentally and in human cases. Amer. J. Surg. **87**, 508—515 (1954).

NAGAMATSU, G.: Dorso-lumbar approach to the kidney and adrenal with osteoplastic flap. J. Urol. (Baltimore) **63**, 569—577 (1950). — NARATH, A.: Zur Operation der Wanderniere. Zbl. Chir. **39**, 1637—1639 (1912). — NECKER, F.: Z. urol. Chir. **23**, 143 (1927). — NELIGAN, G. E.: Injuries to the kidney. Textbook of genitourinary surgery (H. P. Winsbury-White). Edinburgh 1948. — NELSON, O. A.: Surgical management of urinary tract calculi. Arch. Surg. (Chicago) **69**, 818 (1954). — NEWMAN, H. R., and B. D. PINCH: Primary retroperitoneal tumors. Arch. Surg. (Chicago) **60**, 879—896 (1950). — NYSTRÖM, G.: Utrensning av njurbäckenet från sten med hjälp av blodkoagel. Fall följt 10 år. Nord. Med. **46**, 1797 (1951).

O'CONOR, V. J.: Perirenal sclerosis (chronic cicatrizing perinephritis). J. Amer. med. Ass. **85**, 1118—1119 (1925). — ÖSTLING, K.: Über Aneurysmen in der A. renalis, lienalis und hepatica. Drei Fälle von Ruptur im Anschluß an Gravidität. Acta obstet. gynec. scand. **18**, 444 (1938). — OLDHAM, J. B.: Renal sympathectomy. Lancet **1935**, 573. — Renal denervation. Modern trends of urology, p. 111. London 1953. — ORMOND, J. K.: Bilateral ureteral obstruction due to envelopment and compression by an inflammatory retroperitoneal process. J. Urol. (Baltimore) **59**, 1072—1079 (1948).

PAOLI: Etude expérimentale sur la résection du rein. Verh. internat. med. Congr. Berlin **10**, 248—250 (1890). — PAPIN, E.: De la résection des nerfs du rein dans les affections douloureuses de cet organ. J. Urol. méd. chir. **12**, 126 (1921). — De l'énervation du rein dans la nephrite hematurique. Scalpel (Brux.) **76**, 895 (1923). — Les douleur renales et leur traitement. Néphropexie. Enervation. Pyélostomie. Bull. méd. (Paris) **40**, 989 (1926). — Chirurgie du rein. Paris 1928. — A propos de la néphrotomie sans suture. J. Urol. méd. chir. **29**, 203 (1930). — PAPIN, E., et L. AMBARD: Etude sur l'énervation des reins. Arch. Mal. Reins **1**, 1 (1922). — PARKER, G.: The surgical approach to a horseshoe kidney. Brit. J. Urol. **28**, 447—448 (1956). — PATCH, F. S.: Transplantation of the ureter in hydronephrosis due to pressure of an aberrant vessel of the kidney. Urol. cutan. Rev. **39**, 686 (1935). — PATERSON-ROSS, J.: The results of sympathectomy. Brit. J. Surg. **23**, 433 (1935). — PATTON, J. F., and N. S. BRICKER: Renal function studies in polycystic disease of kidney. J. Urol. (Baltimore) **72**, 285 (1954). — PAYR, E.: Über die Sicherung der Naht bei Pyelotomie durch einen gestielten Lappen der Capsula fibrosa. Zbl. Chir. **39**, 1505—1509 (1912). — PÉAN, M.: De la néphrectomie par incision transversale. Ann. Mal. Org. gén.-urin. **12**, 393 (1894). — PEREZ CASTRO, E.: Transthorakale Nephrektomie. Z. Urol. **48**, 538—546 (1955). — PETERS, J. T.: Oliguria and anuria due to increased intrarenal pressure. Ann. intern. Med. **23**, 221—236 (1945). — PETTAVEL, C. A.: Hydronéphrose intermittente néphropexie, récidive. Section d'une artère accessoire. Guérison. Schweiz. med. Wschr. **10**, 1262 (1929). — PFAFF, O. G.: Ligation of the inferior vena cava. Amer. J. Obstet. Gynec. **11**, 660—663 (1926). — PONCET: De la néphrectomie. Province méd. **1**, 563 (1887). — POUSSON, A.: Opérations sur le rein et grossesse. Ann. Mal. Org gén.-urin. **1**, 103—106 (1911). — POUTASSE, E. F.: Renal artery aneurysm: Report of 12 cases, two treated by excision of the aneurysma and repair of renal artery. J. Urol. (Baltimore) **77**, 697 (1957). — POUTASSE, E. F., and H. P. DUSTAN: Arteriosclerosis and renal hypertension. J. Amer. med. Ass. **165**, 1521—1525 (1957). — PRATHER, G. C.: A method of hemostasis during nephrostomy for large kidney calculi. J. Urol. (Baltimore) **32**, 578 (1939). — PRATHER, G. C., and E. G. CRABTREE: The lone kidney in pregnancy. Trans. Amer. Ass. gen.-urin. Surg. **26**, 313—332 (1933). — PUIGVERT GORRO, A.: Nefrectomia parcial. Arch. esp. Urol. **2**, 29—48 (1945). — Indicaciones y resultados de 34 casos de resección parcial del riñon. Arch. esp. Urol. **4**, 365—366 (1948).

QUINBY, W. C.: Plastic surgery of renal pelvis. J. Amer. med. Ass. **89**, 841—844 (1927).

RANDALL, A.: Rotation of the undelivered kidney as an aid to pyelolithotomy. Surg. Clin. N. Amer. **18**, 1633 (1938). — RAPER, F. P.: Idiopathic retroperitoneal fibrosis involving the ureters. Brit. J. Urol. **28**, 436—446 (1956). — RATHBUN, N. P.: Some of the accidents of renal surgery. J. Urol. (Baltimore) **20**, 427—451 (1928). — RAWDON: Zit. Handbuch der Urologie (v. LICHTENBERG, VOELCKER, WILDBOLZ). 1928. — REDISH, M. H.: Ureteral complications and alterations of ureteral tonus in regional ileitis. New Engl. J. Med. **246**, 993—996 (1952). — REHN, E.: Nephrotomie und Fixation der operativen Ren mobilis. Zbl. Chir. **47**, 637—640 (1920). — REHN, ED., u. P. RÖTTGER: Über Ursache und Verhütung der Nachblutungen nach Nephrotomie. Z. urol. Chir. **10**, 359 (1922). — RIOSECO, E., and H. BAEZA: The fate of our nephrectomized patients. Urol. cutan. Rev. **52**, 76—79 (1948). — ROBERTSON, J. P.: Injuries of the kidney. Sth. med. J. (Bgham, Ala.) **35**, 181—186 (1942). — ROLNICK, H. C.: Nephrostomy; some clinical and experimental observations. Surg. Gynec. Obstet. **67**, 224 (1938). — ROSENO, A.: Die Nephrotomie. Ihre Verhütung und der Weg zur Verhütung ihrer Gefahren. Z. urol. Chir. **20**, 96 (1926). — ROSENSTEIN, P.: Die Pyelolithotomia anterior. Z. urol. Chir. **12**, 269 (1923). — ROUVIÈRE, H.: Anatomie humaine descriptive et topographique. Paris 1924. — ROVSING, T.: Wann und wie müssen die chronischen Nephritiden (Tuberkulose ausgenommen) operiert werden. Mitt. Grenzgeb. Med. Chir. **10**, 283—342 (1902). — Om operativ Behandling ved kroniske Nefriter. (Tuberkulose undtaget.) Hospitalstidende **10**, 1—64 (1902). — Behandling af det multilokuläre Nyrekystom med multiple punkturer. Hospitalstidende **4**, 105 (1911). — Beitrag zur Symptomatologie, Diagnosis und Behandlung der Hufeisenniere. Z. Urol. **5**, 586—601 (1911). — Die Diagnose und Behandlung der Nierensteine auf Grund neunundzwanzigjähriger Erfahrungen. Z. urol. Chir. **12**, 358 (1923). — RUBRITIUS, H.: Zur Technik der Nierenentfernung. Z. urol. Chir. **16**, 245 (1924).

SABADINI, L., et J. DUCASSOU: Les contusions du rein, p. 1—107. Paris: Masson & Cie 1952. — SARGENT, J. C., and C. R. MARQUARDT: Renal injuries. J. Urol. (Baltimore) **63**, 1—8 (1950). — SCHATZ, F.: Zur Frage der Einnierigkeit. Z. urol. Chir. **45**, 239—277 (1940). — SCHILDT, E.: Über den aseptischen, embolischen Niereninfarkt. Acta chir. scand. **70**, 299 (1933). — SCHINAGEL, G.: Trocar nephrostomy. J. Urol. (Baltimore) **62**, 286 (1949). — SCHMIEDEN, V.: Handbuch der Urologie (LICHTENBERG et al.), Bd. II, S. 210—211. — SCHMIEDT, E.: Zur Behandlung der Duodenalfistel nach rechtsseitiger Nephrektomie. Urol. int. (Basel) **1**, 15—24 (1955). — SCHNEIDER, D. H.: Duodenal fistula after kidney surgery. J. Urol (Baltimore) **51**, 287—295 (1944). — SCHNEIDER, M., u. E. WILDBOLZ: Dekapsulation und Enervation der Niere und Nierendurchblutung. Z. urol. Chir. **43**, 1—12 (1937). — SCHRAMM, J.: Schwangerschaft, Geburt und Wochenbett nach Nierenexstirpation. Berl. klin. Wschr. **33**, 113—116 (1896). — SCHULTHEIS, T.: Über die Anzeige zur transperitonealen Freilegung der Niere. Beitr. klin. Chir. **180**, 175—184 (1950). — SCHWARTZ, J. W., and F. W. LYNN: Duodenal injury in right renal surgery. J. Urol. (Baltimore) **67**, 601—604 (1952). — SCOTT, H. W., J. R. CANTRELL and P. L. BUNCE: The principle of aortic compression in the management of massive hemorrhage from the renal pedicle after nephrectomy. J. Urol. (Baltimore) **69**, 26—36 (1953). — SEMB, C.: Renal tuberculosis and its treatment by partial resection of the kidney. Acta chir. scand. **98**, 457—475 (1949). — Partial resection of the kidney. Operative technique. Acta chir. scand. **109**, 360—366 (1955). — Partial resection of the kidney: Anatomical, physiological and clinical aspects. Ann. roy. Coll. Surg. Engl. **19**, 137—146 (1956). — SEMB, C.: Personal communication 1957. — SEMB, C., A. KOLBERG, K. HÖEG and F. KIIL: Functional tests in selective surgery. Acta chir. scand. **109**, 248—254 (1955). — SETTERGREN, F.: Ectopia renis congenita. Acta chir. scand. **70**, 563 (1933). — SIMON, G.: Chirurgie der Nieren. Erlangen 1871. — SIMONSEN, M.: Medicinske og biologiska perspektiver i transplantationsforskning. Nord. Med. **58**, 1133—1135 (1957). — SIMONSEN, M., J. BUEMANN, A. GAMMELTOFT, F. JENSEN and K. JÖRGENSEN: Biological incompatibility in kidney transplantation in dogs. Acta path. microbiol. scand. **32**, 1—84 (1953). — SKARBY, H.-G.: Beiträge zur Diagnostik der Paranephritiden. Acta radiol. (Stockh.) Suppl. **62** (1946). — SLYKE, D. D. VAN, R. A. PHILLIPS, P. B. HAMILTON, R. M. ARCHIBALD, V. P. DOLE and K. EMERSON jr.: Effect of shock on the kidney. Trans. Ass. Amer. Phycns **58**, 119—127 (1944). — SPIEGELBERG, O.: Echinococcus der rechten Niere; Verwechslung mit Ovarialkystom; Exstirpation. Tod. Arch. Gynäk. **1**, 146—150 (1870). — SPÜHLER, O., u. H. U. ZOLLINGER: Die chronisch-interstitielle Nephritis. Z. klin. Med. **151**, 1—50 (1953). — STAEHLER, W.: Die Kavernotomie bei Nierentuberkulose. Die Medizinische **27/28**, 943 (1954). — STEWART, R. L.: Essential haematuria. Winsbury-White. Textbook of genito-urinary surgery. Edinburgh: 1948. — STICH, R.: Zur Transplantation von Organen mittelst Gefäßnaht. Arch. klin. Chir. **83**, 494—504 (1907). — STODDARD, C. L.: Case of encephaloid disease of the kidney, removal etc. Med. surg. reporter **7**, 126—127 (1861). — SWIFT JOLY, J.: Stone and calculos disease of urinary organs. London 1929.

TALMANN, I. M.: Dystopia renis congenita. Z. urol. Chir. **25**, 386 (1928). — TERRUZI, B.: Sindroma di Addison in operata per tuberculosi renale. Urologia (Venezia) **24**, 129 (1957). — THOMPSON, I. M., and C. A. HOOKS: Nephrostomy. Obstet. and Gynec. **9**, 307 (1957). — TILLMAN, H.: Experimentelle und anatomische Untersuchungen über Wunden der Leber und Niere. Ein Beitrag zur Lehre von der antiseptischen Wundheilung. Virchows Arch. path. Anat. **78**, 437—475 (1879). — TRUC, M. E.: La néphrectomie par voie transpleuro-diaphragmatique chez les pottiques à grosse gibbosité. J. Urol. méd. chir. **52**, 294 (1945). — TSCHAIKA, A. A.: Die Blutung nach Nephrotomien und ihre Bekämpfung. Dtsch. Z. Chir. **132**, 124 (1915). — TUFFIER, TH.: Etudes expérimentales sur la chirurgie du rein. Paris 1889. — TZSCHIRNTSCH, K.: Ein Beitrag zur Verletzung der Vena cava bei der Nephrektomie. Z. Urol. **49**, 112—113 (1956).

ULLMANN, E.: Experimentelle Nierentransplantation. Wien. klin. Wschr. **15**, 281—282 (1902). — UNIK, V. J.: The function of preserved and autotransplanted kidneys. Bjull. eksp. Biol. Med. **40**, 22—26 (1955). — UTEAU, R., and R. LEROY: La néphrectomie chez les pottiques. J. Urol. méd. chir. **43**, 105—114 (1937).

VINCENTHS, A. DE: Nefrotomia col bisturi elettrica e col bisturi comune. Arch. ital. Chir. **14**, 386 (1937). — VOECKLER, T.: Zur Kenntnis der retroperitonealen Lipome. Dtsch.

Z. Chir. **98**, 149—187 (1909). — VOGEL, K.: Zur Operation der Wanderniere. Zbl. Chir. **39**, 1403—1405 (1912). — VORONOY.: Sobre el bloqueo del aparato retículoendotelial del hombre en algunas formas de intoxicacion por el sublimado y sobre la transplantación del riñón cadavérico como método de tratamiento de la anuria consecutiva a quella intoxicación. Siglo méd. **97**, 296—298 (1936).

WAHLENDORF, A. R. L. v.: Über retroperitoneale Lipome. Langenbecks Arch. klin. Chir. **115**, 751—768 (1921). — WAITZ, H.: Partielle Nierenresection in einem Falle von Pyonephrose. Dtsch. med. Wschr. **14**, 498—499 (1891). — WALTERS, W., and J. B. PRIESTLY: Horseshoe kidney. J. Urol. (Baltimore) **28**, 271 (1932). — Surgery of the inferior vena cava. Ann. Surg. **99**, 167—177 (1934). — WELLS, S.: Successful removal of two solid circum renal tumours. Brit. med. J. **1884**, 758. — WESTERBORN, A.: Embolie in der Arteria renalis mit Bericht über einen operierten Fall sowie über experimentelle Untersuchungen darüber, wie lange die Blutzufuhr nach der Niere abgesperrt sein kann, ohne daß ihre Funktionsfähigkeit aufgehoben wird. Z. Urol. **31**, 687—708 (1937). — WILDBOLZ, H.: Dauererfolge organerhaltender, plastischer Operationen bei Hydronephrosen. Z. urol. Chir. **31**, 63 (1931). — WILLIS, R.: Die Krankheiten des Harnsystems und ihre Behandlung. Eisenach 1841 (översatt från engelska av HEUSINGER). — WINSBURY-WHITE, H. P.: Textbook of genito-urinary surgery. Edinburgh 1948. — WOLCOTT, E. B.: Zit. STODDARD. — WRETE, M.: Experimentelle Untersuchungen über die Wirkung von Geschlechtshormonen auf die kompensatorische Nierenhypertrophie bei kastrierten weißen Mäusen. Upsala Läk.-Fören. Förh. **48**, 393 (1943). WRIGHT, H. W. S.: An abdomino-thoracic incision for the exposure of the kidney. Proc. Roy. Soc. med. **26**, 482—483 (1933). — WUNDERLICH, C. A.: Handbuch der Pathologie und Therapie, Bd. 3, S. 426. Stuttgart 1856.

YATES-BELL, J. G.: Rovsing's operation for polycystic kidney. Lancet **1957 I**, 120. — YOUNG, H. H.: Resection of the kidney in nephrolithiasis. Surg., Gynec. Obstet. **38**, 107—111 (1924). — Obstructions to the ureter by aberrant blood vessels. Surg. Gynec. Obstet. **54**, 26 (1932). — Safe ligature of the renal pedicle with clamps of new design. J. Amer. med. Ass. **106**, 1800—1801 (1936). — Nephropexy: A technique employing decapsulation and suture of rolled up capsule to muscles of back. J. Urol. (Baltimore) **43**, 20—27 (1940). — Wounds of urogenital tract in modern warfare. J. Urol. (Baltimore) **47**, 59—108 (1942). — YOUNG, H. H., and D. M. DAVIS: Young's practice of urology. Philadelphia 1926.

ZONDEK, M.: Die Topographie der Niere und ihre Bedeutung für die Nierenchirurgie. Berlin 1903. — Pyelolithotomie. Z. urol. Chir. **12**, 163 (1923). — Zur Nierensteinoperation. Zbl. Chir. **56**, 789 (1929). — ZUCKERKANDL, O.: Zit. NECKER.

Die plastischen Operationen am Nierenbecken

Von

PETER BISCHOFF

Mit 42 Abbildungen

A. Allgemeiner Teil

1. Historisches

Die Eröffnung der Nierenhohlräume ist eine der wenigen großen Operationen, die schon in vorchristlicher Zeit am Menschen ausgeführt wurde. Bis in unsere Tage hat dieser Eingriff nichts von seiner Bedeutung eingebüßt und ist auch heute einer der Grundpfeiler der erhaltenden Nierenchirurgie.

Aus den Schriften des HIPPOKRATES (460—377 v. Chr.) ist uns bekannt, daß die Hippokratische Schule sehr wohl zwischen dem Nierensteinleiden mit Abgang von Sand und Grieß und der gestauten und vereiterten Niere zu unterscheiden wußte, deren Entlastung durch chirurgische Eröffnung gelehrt wurde. „Wenn die Niere eitrig geworden ist, steigt sie bis zur Wirbelsäule an; in diesem Falle muß durch einen möglichst hohen Schnitt auf die Niere eingeschnitten werden. Bei sicherer Durchführung dieses Schnittes wird er sicher zur Gesundung führen."

Wenn wir auch wissen, daß HIPPOKRATES und seine Schüler viele Erfahrungen aus der altgriechischen Volksmedizin und aus mündlichen und schriftlichen Überlieferungen der Babylonier, Juden, Assyrer und Ägypter übernahmen, so deutet nichts darauf hin, daß die alten Kulturvölker schon vor ihnen Nephrostomien ausgeführt haben. Erst bei den Hellenen hatte sich unter dem Einfluß der vorsokratischen Naturphilosophen die Wandlung von der religiös-mythischen Kulthandlung des Priesters zur Heilbehandlung des Arztes vollzogen, der sein Wissen auf Erfahrung und Naturbeobachtung gründete.

Weder im alten Rom noch im früheren Mittelalter mit Ausnahme einiger unter griechischem und arabischem Einfluß stehender Kulturzentren wie Salerno oder Montpellier — wurde das hohe ethische Niveau und ärzliche Wissen der hippokratischen, alexandrinischen und empirischen Schule erreicht. So findet denn auch aus den Schriften dieser Epoche die Nephrostomie keine Erwähnung.

Durch die Gründung einer Chirurgenschule — das College de St. Come in Paris — verlagerte sich im 13. Jahrhundert das Schwergewicht der Chirurgie von Italien nach Frankreich. Aber erst Mitte des 19. Jahrhunderts, in den letzten Jahren der vorantiseptischen Zeit, kann man von der Entwicklung einer eigentlichen Nierenchirurgie sprechen.

Angeregt durch die Arbeiten ROKITANSKYS über die Bedeutung der renalen Gefäßanomalien für die Entstehung der Hydronephrosen (1842) folgten bald die ersten kühnen Versuche, Harnstauungsnieren durch plastische Operationen zu sanieren.

Als erster berichtete IRSAEL 1867 über die Operation einer Hydronephrose mit Nierenbeckenraffnähten. Noch bevor SIMON 1869 nach mehreren Tierversuchen als erster es wagte, planmäßig eine kranke Niere am Menschen zu entfernen, hatte er schon eine größere Zusammenstellung von Hydronephrosen veröffentlicht, die er durch künstliche Nierenbeckenbauchfisteln geheilt hatte.

Bis zur Jahrhundertwende ist eigentlich schon alles Grundsätzliche an Operationsmethoden erdacht und ausgeführt, was wir heute an neuzeitlichen plastischen Operationen der Niere und des Nierenbeckens kennen.

TRENDELENBURG führte 1886 die sog. Sporndurchtrennung aus, wobei der hohe Harnleiterabgang einer Hydronephrose bis ins Nierenbecken hinein gespalten und die Schnittränder durch Naht vereinigt wurden.

1896 empfiehlt CERNY bei großen Hydronephrosen, das Nierenbecken durch Pyeloplicatio so zu verkleinern, daß der Harnleiterabgang an den tiefsten Punkt verlagert wird. Während SENDLER die Hydronephrosen durch große Nierenbeckenresektionen heilt und vor zu zaghaftem Vorgehen warnt, überbrückt FENGER Stenosen am Harnleiterabgang durch Längsincision und Quervernähung.

BACY berichtet 1897 über die geglückte freie Einpflanzung des abgeschrägten Harnleiters am tiefsten Punkt des verkleinerten Nierenbeckens, nachdem er schon einige Jahre vorher als einer der ersten die Umpflanzung des Harnleiters in die Blase mit Erfolg ausgeführt hatte.

1896 teilt ISRAEL mit, daß er bei einer Nierentuberkulose den erkrankten oberen Nierenpol bis fast zur Nierenmitte reseziert habe und daß er die Kranke nach fistelloser Heilung 1 Jahr später gesund und im 5. Monat gravide angetroffen habe.

ALBARRAN veröffentlicht 1898 seine ersten Heilerfolge mit der Résection Orthopédique Pyélorénal, wobei der untere Nierenpol schräg mit dem unteren Nierenbeckenanteil bis zum Harnleiterabgang reseziert wurde.

Auch KÜMMELL hatte 2 Jahre vorher einen ähnlichen Eingriff ausgeführt.

ZUCHERKANDL schreibt 1905: „Wider Erwarten rasch hat sich die chirurgische Behandlung bestimmter Nierenerkrankungen Bahn gebrochen. Der hohe physiologische Wert auch geringer Reste funktionierender Nierensubstanz wird allseitig anerkannt, und diese Auffassung hat im Verein mit einer Reihe von üblen Erfahrungen, die durch allzu radikales Vorgehen auch diesem Zweig der Chirurgie nicht erspart geblieben sind, einem gesunden Konservatismus Bahn geschaffen."

Und KÜSTER sagt einige Jahre zuvor: „Wir stehen erst im Beginn der Entwicklung, aber schon heute darf ausgesprochen werden, daß die plastischen Nierenbecken- und Ureteroperationen die typischen Operationen der Zukunft für jede Form der Sackniere darstellen, auf die unter allen Umständen in erster Linie zurückgegriffen werden muß."

Nach diesen kühnen Anfängen und stolzen Formulierungen ist es eigentlich überraschend, daß sich 20 Jahre später die Mehrzahl der großen Chirurgen von der organerhaltenden Nierenchirurgie im engeren Sinne abgewandt hatte und daß plastische Eingriffe am Nierenbecken und an der Niere nur gelegentlich und nur von einem kleinen Kreis eifriger Befürworter ausgeführt wurden.

Es erschienen zwar Berichte und Arbeiten über erfolgreiche Resektionen und Plastiken an Harnstauungsnieren und Zusammenstellungen von günstigen Spätresultaten, so 1909 von JONES aus Boston über 124 konservative Hydronephroseoperationen mit einer Mortalität von 2,4% nach Operationsverfahren von TRENDELENBURG, KÜSTER, FENGER, ALBARAN, GARDENO und CHARLOT und später von GAYET, v. LICHTENBERG, KUMMER, PAPIN, SCHWYZER, QUINBY, WILDBOLZ u. a. Gleichzeitig aber häuften sich die Mitteilungen und Berichte über schlechte Erfahrungen mit der organerhaltenden Nierenchirurgie, so aus der Fedeoroffschen Klinik und von verschiedenen anderen, insbesondere französischen Autoren.

Von der französischen Schule wurden die in dieser Zeit gerade neuen Erkenntnisse über die dynamischen Entleerungsstörungen des Nierenbeckens und des Harnleiters für so bedeutungsvoll gehalten, daß die französischen Ärzte aus pathophysiologischen Vorstellungen heraus alle plastischen Eingriffe an Harnstauungsnieren ablehnten.

Hinzu kamen eine Reihe von tierexperimentellen Arbeiten, so vor allem von HINMAN u. Mitarb., die es wahrscheinlich machten, daß organerhaltende Nierenoperationen nur bei Einzelnieren Erfolg haben könnten: bei einem gesunden Schwesterorgan übernähme dieses die Funktion so vollständig, daß die erkrankte Niere auch nach geglückter Sanierung doch schließlich wegen Arbeitsmangel zugrunde ginge.

Obzwar der Übertragung der Hinmanschen Versuchsergebnisse auf den Menschen von ernsthaften Autoren wie QUINBY, WILDBOLZ u. a. aufs heftigste widersprochen wurde, und mit neuen experimentellen Arbeiten — so von JOLSEN, BECK, MORITZ u. a. widerlegt wurden — fanden jene Vorstellungen überall Eingang im Schrifttum und verfehlten nicht ihre hemmende Einwirkung auf die Weiterentwicklung der organerhaltenden Nierenchirurgie.

Erst Mitte der 30er Jahre vermochten Persönlichkeiten wie v. LICHTENBERG und sein Mitarbeiter HECKENBACH, YOUNG, PRIESTLEY, FOLEY, BAILY, HELLSTROEM, ALLEMANN und etwas später auch die vorher so zurückhaltenden Franzosen wie MARION, BOUCHARD, MICHON und aus der Wiener Schule HRYNTSCHAK und DEUTICKE durch überzeugende Ergebnisse und einfallsreiche Verbesserungen die Diskussion und das Interesse an den plastischen Operationen des Nierenbeckens wieder neu zu beleben. Aber erst mit der Ära der Chemotherapeutica und der Antibiotica ist die plastische Chirurgie der Niere und des Nierenbeckens unumstrittenes Allgemeingut der chirurgischen Urologie geworden.

2. Begriffsbestimmung, Einteilung und Entstehungsursachen der Abflußstörungen des Nierenbeckens

Alle plastischen Eingriffe am Nierenbecken dienen dem Ziel, Abflußbehinderungen des Nierenbeckens, des Harnleiterabgangs bzw. des oberen Harnleiters und deren Folgezustände zu beseitigen und den ungehinderten Abfluß aus dem Harnbereitungsorgan sicherzustellen. Damit ist schon ausgedrückt, daß plastische Operationen am Nierenbecken nur dann einen wirklichen Sinn haben, wenn eine echte Harnabflußbehinderung in diesem anatomischen Bereich vorliegt und wenn sich dem Harnstrom nicht auch weiter peripherwärts Entleerungsstörungen und unphysiologische Hindernisse entgegenstellen.

Daß nach einer operativen Beseitigung eines solchen peripheren Entleerungshindernisses — z. B. einer Blasenhalsobstruktion — auch mitunter eine plastische Korrektur am Nierenbecken notwendig werden kann, sei ausdrücklich betont und ändert nichts an dieser Feststellung.

Eine praktisch brauchbare Einteilung der verschiedenen Formen der Abflußstörungen des Nierenbeckens, die heute allgemein und wenig präzise mit „Hydronephrosen" bezeichnet werden, ist nicht ganz einfach. Schon die Bezeichnung „Hydronephrose" in dieser allgemeinen Form ist irreführend.

Unter „Hydronephrose" sollten wir eigentlich nur den anatomischen Endzustand einer durch Harnstauung hervorgerufenen maximalen Erweiterung der Nierenhohlräume unter degenerativer Veränderung des Nierenparenchyms zu einem funktionsuntüchtigen, bindegewebig umgewandelten Organ, eben den pathologisch-anatomischen Begriff der Nephrose verstehen.

Im medizinischen Sprachgebrauch wird jedoch die Bezeichnung Hydronephrose ohne Rücksicht auf das Ausmaß der Erweiterungen und den Zustand des Nierenparenchyms für alle sichtbaren Formen der Harnstauung angewendet.

Sehr viel glücklicher ist die Bezeichnung „*Harnstauungsniere*“ (H.St.N.), weil dieser Ausdruck klar und bildhaft jeden Zustand dieses von der leichtesten Entleerungsbehinderung bis zu den schwersten Endzuständen der funktionslosen Sackniere fortschreitenden Prozesses beinhaltet.

Um die einzelnen Formen näher zu bestimmen und gegeneinander abzugrenzen, sollten wir uns daran gewöhnen, sehr exakt die echte primäre oder genuine Harnstauungsniere von der sekundären abzugrenzen, wobei zur ersten Gruppe die angeborenen Harnstauungsnieren oder solche Harnstauungsnieren zu rechnen sind, die ihre Entstehung anlagegemäß bedingten, aus der Embryonalzeit stammenden Störungen oder Hindernissen zu verdanken haben, gleichgültig, ob sie schon bei der Geburt oder erst im späteren Leben in Erscheinung traten.

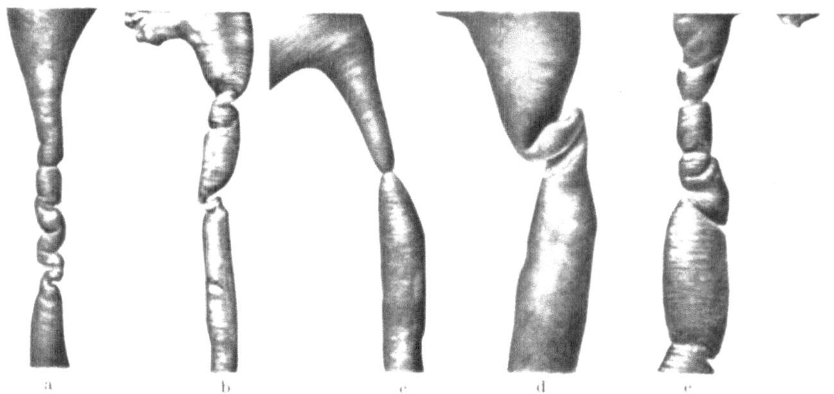

Abb. 1a—e. Ausgüsse des Ureterlumens bei Feten (4.—5. Monat) (unter Verwendung einer Abbildung von OESTLING). a—c Knicke, Falten und Engen des Ureters bei Feten (4.—5. Monat); normaler Befund. d—e Knicke, Falten und Engen des Ureters bei Feten (4.—5. Monat). Das Hohlsystem zeigt eine deutliche Dilatation, pathologischer Befund

Im Gegensatz hierzu stehen die sekundären Harnstauungsnieren, die erst infolge anderer Erkrankungen wie Steinbildung, Infektion, Tumor usw. aufgetreten sind.

Die primäre H.St.N. kann angeboren oder erworben sein; wir können sie weiter unterscheiden in „kleine schmerzhafte H.St.N. und echte große H.St.N.“, in „intermittierende und komplette H.St.N.“, in „intrarenale“ und „extrarenale“, in „mechanische“ und „dynamische“ H.St.N.

Ob es eine echte kongenitale Hydronephrose als Fehlbildung, d. h. ein schon im embryonalen Leben als Sackniere angelegtes Organ gibt, ist nicht unumstritten. Daß sich aber die Nierenhohlräume und Harnleiterwandungen schon während der Fetalzeit erweitern und ausdehnen und bis zur Geburt dabei bisweilen monströse Ausmaße annehmen können, ist bekannt.

Zum Verständnis dieser Vorgänge ist es notwendig, auf einige entwicklungsgeschichtliche Fakten hinzuweisen (s. auch Bd. I.).

Bekanntlich wandert die aus dem untersten Teil der Urniere, dem Metanephron, entstehende Nierenanlage in der Zeit von der 5. bis zur 9. Embryonalwoche von den untersten Sacralsegmenten bis nahezu in ihre endgültige Lage in Höhe des II. Lumbalsegmentes nach oben. Dabei ergibt sich die Wanderung der Niere im wesentlichen aus der Streckung und dem Wachstum der spinalen Wirbelsäule.

Die ursprünglich aus dem II. und III. Sacralbereich stammenden Gefäße werden von Gefäßsprossen aus höheren Regionen abgelöst. Die endgültigen Nierenarterien und Nierenvenen entwickeln sich Anfang des III. Monats aus dem oberen Lumbalabschnitt der Aorta und V. cava.

Aus diesem entwicklungsgeschichtlichen Vorgang werden die ungewöhnlich häufigen Anomalien der versorgenden Nierengefäße verständlich.

Nach Hellström haben 50%, nach Campbell 25% aller Menschen Gefäßanomalien der Nieren, etwa 6% haben sog. überzählige, zum unteren Nierenpol verlaufende Gefäße.

Von besonderem Interesse in dieser Entwicklungsphase ist das Verhalten des Ureters.

Um die verhältnismäßig rasche Entfernung der Niere von der sich aus dem Atlanteus formenden Blase nicht zu hindern, muß der Harnleiter über besondere Wachstumsreserven verfügen.

Öestling unterzog die von Wölfel (1877) und Englisch (1879) erstmalig an Feten und Neugeborenen beschriebenen Falten und Knicke der Ureteren — die sie schon damals in Zusammenhang mit der Entstehung von Hydronephrosen brachten — einem eingehenden Studium.

Er fand bei Embryonen des 4. und 5. Wachstumsmonats regelmäßig im Bereich des oberen Ureters Falten, Knicke und Ungleichheiten der Ureterenwandungen sowie Verengerungen des Lumens (Abbildung 1). Diese Falten und Knicke waren von feinen Bindegewebszügen umsponnen, die — wenn sie sehr durchsichtig waren — diese Unregelmäßigkeiten von außen erkennen ließen (s. Abb. 2).

Die Falten, Buchten und Knicke des oberen Harnleiters, die noch beim Neugeborenen häufig sind, werden normalerweise bei einjährigen Kindern selten, bei Erwachsenen nicht mehr angetroffen (s. Abb. 3a und b).

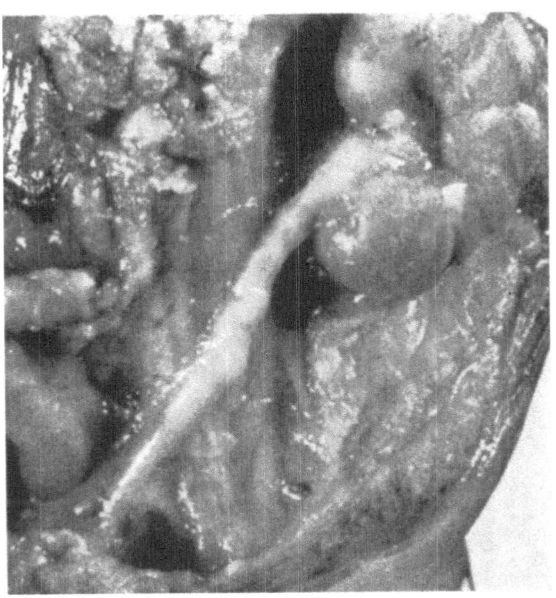

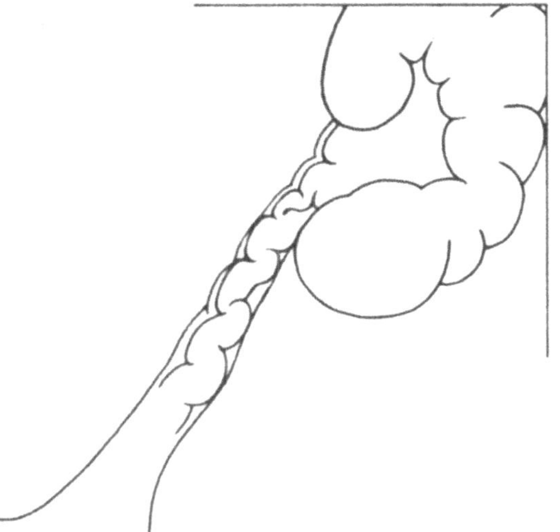

Abb. 2. 16 cm langer Fetus. Die durchsichtige Adventitia spannt sich über die physiologischen Falten und Knicke des Ureters, normaler Befund. [Aus: The genesis of hydronephrosis von K. Oestling. Acta chir. scand. **136**, Suppl., 72 (1942).]

Östling sieht in dieser physiologischen Faltenbildung eine Wachstumsreserve des Ureters, in dem Bestehenbleiben der Falten, Knicke und Adhäsionen eine Hemmungsmißbildung, die die häufigste Ursache für die Entstehung der Hydronephrose bilde (s. Abb. 4a und b).

Für die Genese der Harnstauungsniere — besonders der angeborenen — ist die Frage, zu welchem Zeitpunkt die exkretorische Funktion der Nieren einsetzt, von entscheidender Bedeutung.

Früher nahm man allgemein an, daß die Harnsekretion erst mit der Geburt beginnt.

KERMAUER vertrat 1924 die Ansicht, daß mit der Umstellung des intrauterinen Kreislaufs des Neugeborenen die erste Harnsekretion aus den Nieren

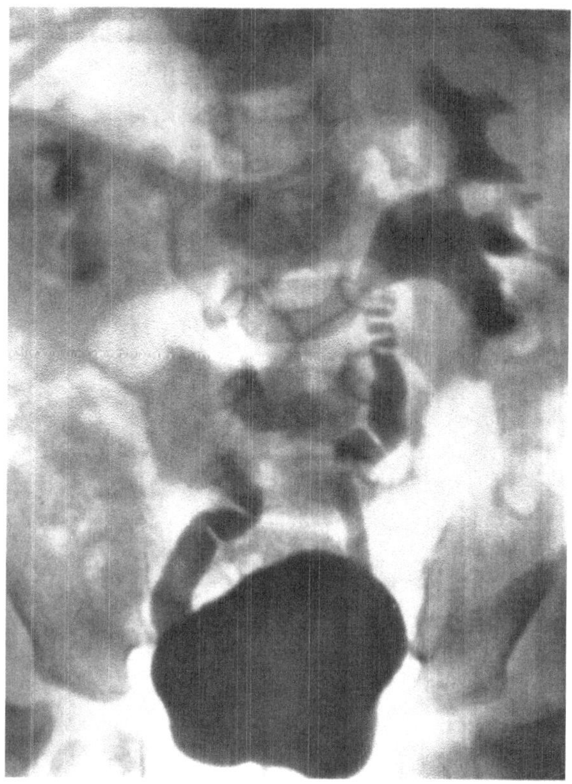

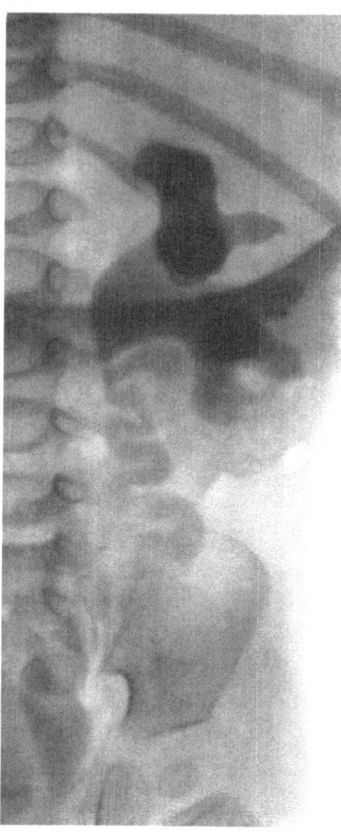

a b

Abb. 3. a Röntgenbild von Knicken und Falten des oberen Ureters bei einem einjährigen Knaben mit Megaloureter und versicoureteralem Reflux links, pathologischer Befund, eigene Beobachtung. b Röntgenbild einer Meander-förmigen Schlängelung der oberen Zweidrittel des Ureters bei einem 3jährigen Knaben. Die Nierenhohlräume und der gesamte Ureter durch Stauung erweitert. Megaureter mit vesicoureteralem Reflux (eigene Beobachtung)

erfolge, während BROMANN 1921 auf Grund histologischer Studien zwar eine *Sekretion der fetalen Niere* ab 4.—5. Schwangerschaftsmonat für möglich hielt, ihr aber keine weitere Bedeutung zumaß und eine solche Sekretion als „pro exercitio" bezeichnete.

1930 konnten GUTHMANN und MAY durch Gefrierpunktsbestimmungen der menschlichen Amnionflüssigkeit eine mit fortschreitender Schwangerschaft zunehmende Konzentration der Harnsäure und ihrer Salze im Fruchtwasser feststellen.

Durch diese schon Mitte des 2. Schwangerschaftsmonats nachweisbare Zunahme der Harnsäure wurde auf chemischem Wege das Vorliegen einer embryonalen Harnsekretion wahrscheinlich gemacht.

Auf Grund von Tierversuchen hatten schon vorher WOLF, WATSON und PATON mit der gleichen Methode auf eine mutmaßliche embryonale Harnsekretion hingewiesen.

HOMER W. SMITH konnte 1949 eine glomeruläre Exkretion durch Ferrocyanid und eine tubuläre Exkretion durch Phenolrot sowohl aus dem Mesonephron als auch aus dem Metanephron an Ratten, Katzen und anderen Tieren nachweisen.

Aber erst KJELLBERG und RUDHE gelang es im gleichen Jahr, am 4—5 Monate alten menschlichen Fet den direkten und eindeutigen Beweis einer fetalen Nierensekretion zu erbringen.

Sie injizierten Per-Abrodil in die Umbilicalvene eines Fet — wobei die Vene durch Kaiserschnitt zugänglich gemacht wurde, ohne daß dabei die intrauterinen Bedingungen der Frucht gestört wurden. Das Kontrastmittel konnte sowohl röntgenologisch als auch chemisch in der vorher entleerten Blase des Fet nachgewiesen werden.

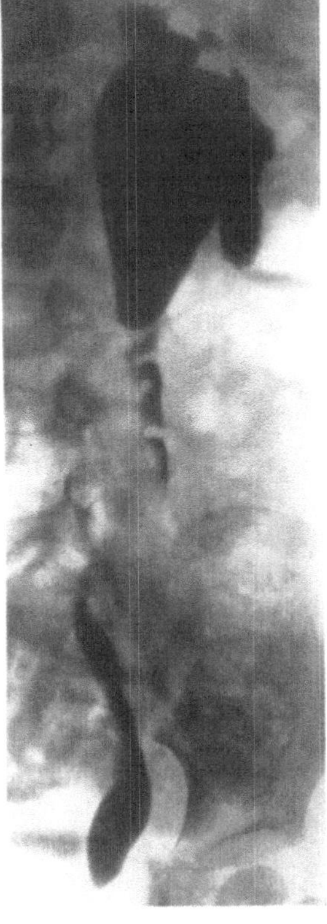

a

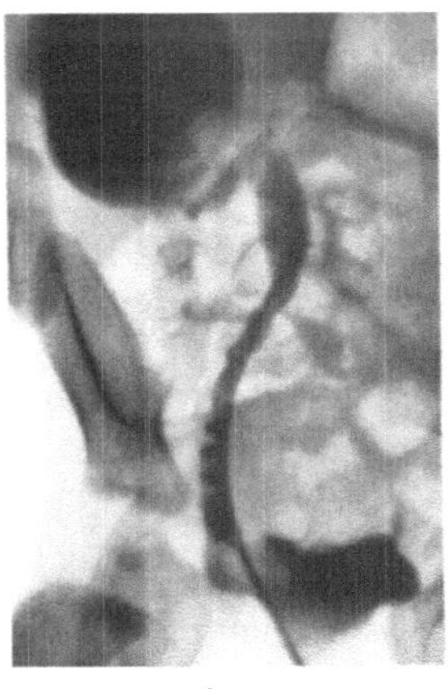

b

Abb. 4. a Röntgenbild von Knicken und Falten des linken oberen Ureters, die zu einer Abfluß-Störung am Harnleiterabgang geführt haben. Primäre H. St. N. $1^1/_2$jähriger Knabe. Eigene Beobachtung. b Primäre Harnstauungsniere rechts, 4 Monate altes Mädchen. Röntgenbild von Knicken und Falten des gesamten Harnleiters, deren oberste zu einer Abflußstörung des Nierenbeckens geführt haben (durch Operation verifiziert) eigene Beobachtung

Die Versuche wurden gelegentlich legaler künstlicher Schwangerschaftsunterbrechungen durchgeführt.

Sehr interessant ist in diesem Zusammenhang eine kürzlich erschienene Mitteilung von WITZKE (1960). Er fand bei einem menschlichen Embryo von 9 mm Länge — was einem Alter von etwa 6 Wochen entspricht — auf einer Seite eine „Hydronephrose“ der caudalen noch im Wachstum stehenden Urnierenanlage, während die ausgereiften cranialen Unierenanteile von normaler Gestalt mit wohlgebildeten Glomeruli angetroffen wurden. Die Urnierenanlage der anderen Seite war normal gebildet.

Als Ursache dieser „Harnstauung“ fand WITZKE einen blind endenden primären Ureter (Wolff-Gang), der sich nicht der Kloake angelegt und in diese geöffnet hatte, während auf der anderen Seite eine dieser Entwicklungsphase entsprechende Kommunikation zwischen primärem Ureter und Kloake vorlag. Der sekundäre (endgültige) Ureter war aus dem kolbig aufgetriebenen Ende des Wolffschen Ganges ausgesproßt und führte zu einem „hydronephrotisch" erweiterten Nierenbecken des Metanephrons (endgültige Nierenanlage). Auf der anderen Seite ein normaler sekundärer Ureter mit nicht erweitertem Nierenbecken.

Mit Recht wird dieser Befund von WITZKE als schlüssiger Beweis einer exkretorischen Funktion der Urniere angesehen.

Mit dem Nachweis einer schon sehr frühzeitig einsetzenden *intrauterinen Harnsekretion* sowohl der Urniere als auch der endgültigen Nierenanlage gewinnen die Vorstellungen einer intraterinen Abflußbehinderung als Entstehungsursache der angeborenen Harnstauungsnieren und Megaureteren sehr an Wahrscheinlichkeit.

Eigene unzulängliche Versuche verführten ÖSTLING, diese fetale Nierentätigkeit zu leugnen. Er kam zu dem Schluß, daß für die Harnstauungsnieren und Megaureteren der Neugeborenen weder ein mechanisches Hindernis noch eine dynamische Störung von ursächlicher Bedeutung sein könne, sondern daß es sich hier um echte Wachstumsstörungen und Fehlleistungen in der Differenzierung der Ureter- und Nierenbeckenwandung handeln müsse, eine Vorstellung, die vor ihm schon KERMAUNER, PETRÉN, v. BÜHNAU u. a. vertreten hatten.

Nach ihrer Ansicht gibt es zwei voneinander verschiedene Formen von Harnstauungsnieren. Die eine Form ist die „angeborene Hydronephrose" mit atonisch erweitertem Nierenbecken und atonischen Megaloureteren im Sinne einer echten Mißbildung; die andere Form ist die sog. „sekundäre Hydronephrose", die erst nach der Geburt mit dem Einsetzen der Harnsekretion als Folge einer Urinstauung auftritt.

Während sie also die H.St.N. in „primäre, gleich angeborene" und „sekundäre, gleich erworbene" einteilten, glaubten andere Autoren auf Grund des vermeintlichen Entstehungsmechanismus die Hydronephrosen in „mechanische" und „dynamische" unterscheiden zu müssen, eine Einteilung, die auch heute von einer Anzahl von Autoren bevorzugt wird.

Diese Unterscheidung hat sehr zu Unklarheiten und Verwirrungen beigetragen und ist weder ätiologisch konsequent durchführbar noch vom operativ-technischen Standpunkt aus fruchtbar.

Wir wissen heute, daß die Vorstellung einer Austreibungsschwäche bei den sog. „dynamischen" Entleerungsstörungen falsch ist.

Gerade die Formen des Nierenbeckens und Harnleiters, die als dynamische oder als atonische Entleerungsstörungen bezeichnet werden, besitzen in der Regel eine besonders kräftige Muskulatur.

Meist findet sich im Bereiche der physiologischen Sphincteren, also am Harnleiterabgang und im untersten Harnleiterabschnitt, eine Zone abnorm gesteigerter Erregung, die sich in einer erhöhten Tonuslage und Kontraktionsbereitschaft äußert.

Das darüberliegende Nierenbecken bzw. die Ureteren befinden sich in solchen Fällen in einem Zustand vermehrter peristaltischer Bewegungen, die sich in Dyssynchronisationen mit dem Sphinctermechanismus und in frustranen und rückläufigen peristaltischen Wellen äußern.

Als charakteristisch für diese dynamischen Entleerungsstörungen werden die relativ geringen Veränderungen an der Niere selbst bezeichnet. Häufig sind die Kelche nicht kugelig aufgetrieben, mit abgeplatteten und ausgebuchteten Papillen, wie wir das von der mechanischen Harnstauungsniere her kennen, sondern wohl konfiguriert, das Nierenbecken ist vorwiegend extrarenal, ampullär und meist außerordentlich vergrößert. Es kann scharf abgesetzt in einem normal konfigurierten Harnleiter, aber auch ohne Übergang nur mit leichter Einschnürung in einen Megaureter übergehen. Die Wandstärke und Muskulatur des Nierenbeckens und der Harnleiter sind beträchtlich.

Sehr viel seltener und umstrittener sind dagegen die Entleerungsstörungen, bei denen es sich um eine tatsächliche Austreibungsschwäche zu handeln scheint. Nur in solchen Fällen, in denen das Hohlorgan auf den Füllungsreiz nicht mehr mit Kontrakturen zu antworten vermag, kann man von wirklich atonischen Zuständen sprechen.

In den meisten Fällen handelt es sich um Endzustände, bei denen sich die Muskulatur an dem spastischen oder mechanischen Hindernis erschöpft hat, die fälschlicherweise als „dynamische" Entleerungsstörungen bezeichnet werden; in anderen Fällen sind es Folgezustände lang dauernder Infektionen, die die vorzeitige Erschöpfung der Muskulatur begünstigt haben.

Die Ursachen dieser dynamischen — oder wie man auch sagte, „idiopathischen" Entleerungsstörungen, auf die ISRAEL und RUMPEL als erste hingewiesen haben, sind auch heute nicht völlig geklärt. Während man sie früher als eine allgemeine Entwicklungsstörung der Nierenanlage auffaßte, wobei man an neuromuskuläre Dysplasien dachte, so vor allem ALLEMAN, SCHIPPERS, DE LANGE, PAPIN, v. LICHTENBERG, OEHLECKER, HECKENBACH, neigten andere dazu, eine Störung im Wechselspiel zwischen sympathischer und parasympathischer Innervation anzunehmen.

Auf Grund experimenteller Studien und Arbeiten am Sympathicus der Nieren, der Ureteren und des Colon — wie Durchschneidung des Grenzstranges, Resektion der Ganglien, Entnerven des Nierenstieles — versuchten unter anderem GRAUHAN, BOEMINGHAUS, ANDLER, LURTZ, ISHIKAWA, KLEINSCHMIDT und PAESSLER eine Bestätigung dieser Vorstellungen zu finden. Weder ihnen noch späteren Untersuchern wie FRANKE, FALCOIANO und CHIPAL (1937) — die in ausgedehnten Tierversuchen in verschiedenster Weise Sympathektomien durchführten — gelang es, dynamische Dilatationen überzeugend hervorzurufen; ein mechanisches Hindernis schien dazu unentbehrlich zu sein.

In letzter Zeit haben SVENSON, MCMAHON u. Mitarb. (1949) durch Studien am Megacolon die Diskussion über diese Fragen wieder neu belebt. Sie konnten für das Megacolon nachweisen, daß die peripher der mächtig erweiterten und muskulär hypertrophischen Colonschlingen stets anzutreffenden starren Segmente frei von Ganglienzellen sind, während die darüberliegenden Colonschlingen normale Innervation aufweisen.

Durch Resektion dieser spastisch verengten Darmabschnitte erzielten sie eine Rückbildung der erweiterten Colonschlingen und damit Heilung des Megacolon.

SVENSON u. Mitarb. sehen in dieser Fehlbildung der peripheren Innervationszentren die Ursache der neuromuskulären Dysfunktionen.

In gleicher Weise untersuchten sie die Anordnung der Ganglienzellen der Harnblase und des Ureters. Während bei normalen Blasen eine besonders reichliche Ganglienzellenanhäufung im Uretermündungsgebiet entlang der Plica interureterica und im Blasensphincterbereich besteht, fanden sie bei der Megacystis und bei Megaloureteren in diesem Bereich nur ganz spärlich Ganglienzellen.

In Analogie zu den histologischen Befunden und Operationsresultaten am Megacolon sehen sie in dieser Aplasie der intramuralen Innervationszentren der Blase und des Ureters die Ursache der Megacystis, der Megaureter- und der Hydronephrosenbildung.

Die Vorstellungen von SVENSON u. Mitarb. sind nicht unwidersprochen, so vor allem von WILLIAMS u. Mitarb. (1958) auf Grund sehr sorgfältiger klinischer und experimenteller Untersuchungen.

Aber auch die histologischen Untersuchungsergebnisse SVENSONS am Megaureter und der Megacystis konnten von PH. STÖHR und BISCHOFF (1960) nicht bestätigt werden. STÖHR und BISCHOFF untersuchten eine große Anzahl resezierter Ureterenden nach Megaureteroperationen, sowie das Uretermündungsgebiet, Blasenboden und Blasenhals bei Megacystisblasen. Sie fanden — im Widerspruch zu SVENSON — in allen Fällen eine völlig normale Anordnung der Nervenfasern und Ganglienzellen, insbesondere auch z. B. bei einigen bei der Geburt gestorbenen Knaben und Frühgeburten mit extrem vergrößerten Megaureteren und Megacystis.

Entsprechende Beobachtungen und Untersuchungen für das Nierenbecken und den Harnleiterabgang liegen bis heute nicht vor.

Es sei aber darauf hingewiesen, daß sowohl der Ureter als auch der Harnleiterabgang und das Nierenbeckenkelchsystem keine Ganglienzellen besitzen.

Nach dem Stand unseres heutigen Wissens scheint soviel festzustehen: Für die Ursachen, die zur Entstehung einer Harnstauungsniere führen, müssen eine Reihe sehr verschiedenartiger Vorgänge in Betracht gezogen werden, die allein oder erst durch ihr Zusammenwirken den Zustand verursachen, den wir in seinem Endergebnis als Hydronephrose bezeichnen.

Sicher ist, daß mit Einsetzen der intrauterinen Sekretion und Exkretion von Urniere und Niere — also schon sehr frühzeitig — Abflußstörungen auftreten können. Die mit Intensivierung der Harnsekretion im 4. und 5. Fetalmonat auftretende physiologische Falten- und Knickbildung besonders des oberen Harnleiters legt es nahe, anzunehmen, daß es gerade in dieser Periode leicht zu Urinstauungen kommen kann. Daß das embryonale, aber auch das fetale Nierenbecken und die Ureterwandung auf den leisesten Reiz — wie Zug oder eine Änderung des Innendrucks — mit einer Wachstumsäußerung antworten können, ist uns aus analogen Vorgängen gerade für diese Entwicklungsstufen bekannt. Ein solcher Reiz kann nicht nur zu einer Hypertrophie der im Entstehen begriffenen Muskulatur, sondern gleichzeitig zu einem echten, überschießenden Wachstum der Ureter- und Nierenbeckenwandung führen.

Daß mit den durch diese pathologischen Reize verursachten Wachstumsstörungen gleichzeitig auch neuromuskuläre Dysregulationen ihren Ursprung nehmen können, kaum vermutet werden. Daneben darf hier auch die Möglichkeiten von Störungen der induktiven bzw. hormonalen Steuerung durch das übergeordnete Organisationszentrum nicht außer acht gelassen werden.

Aus dem Wechselspiel dieser Konfliktmöglichkeiten, über deren Reihenfolge wir nur Vermutungen anstellen können, der frühembryonalen Harnsekretion und der frühembryonalen Abflußbehinderung, dem auf einen Reiz folgenden exzessiven Wachstum, der Fehlleistung in der Differenzierung und der neuromuskulären Dysregulation müssen wir uns die Genese der angeborenen Harnstauungsniere in ihrer vielfältigen Erscheinungsform vorstellen. Dabei mag das Überwiegen des einen oder des anderen Momentes uns den Gedanken einer mechanischen Entleerungsstörung nahelegen, im anderen Falle gerade das Fehlen eines erkennbaren Hindernissss an eine dynamische Entleerungsstörung denken lassen.

Wir dürfen dabei aber nicht vergessen, daß wir auf dem Operationstisch immer nur einen Endzustand zu sehen bekommen, der uns nur aussagt, in welcher Richtung sich die Störung entwickelt hat, aber nur selten Aufschluß darüber gibt, welches die primäre Ursache ist.

Wir vermögen meist auch nur wenig darüber auszusagen, wieweit die heute erkennbaren Veränderungen schon vor der Geburt bestanden haben und welche Störungen und Komplikationen sekundär hinzugekommen sind.

So kommen wir dazu, auch zwischen der angeborenen primären Harnstauungsniere und der sog. erworbenen primären Harnstauungsniere keinen grundsätzlichen Unterschied zu sehen. Auch die erworbene primäre Harnstauungsniere — d. h. die erst nach der Geburt in Erscheinung tretende primäre Harnstauungsniere — verdankt ihre Entstehung den gleichen Störungen und Konflikten aus der Embryonalzeit, auch wenn die Ausweitungen der Nierenhohlräume und des Nierenbeckens oft erst im Kindesalter, in der weiteren Entwicklung oder zu einem späteren Zeitpunkt in Erscheinung treten.

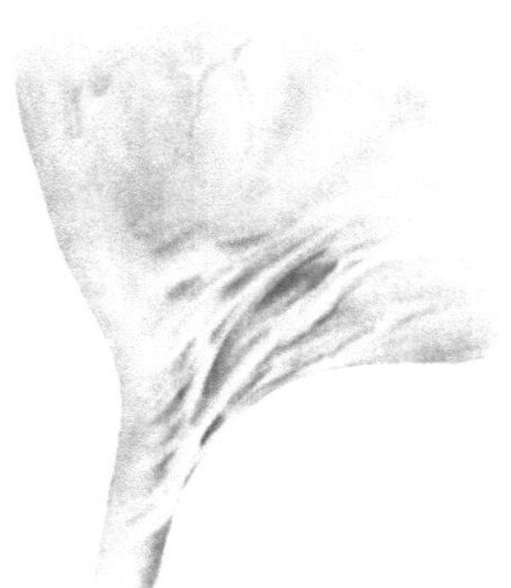

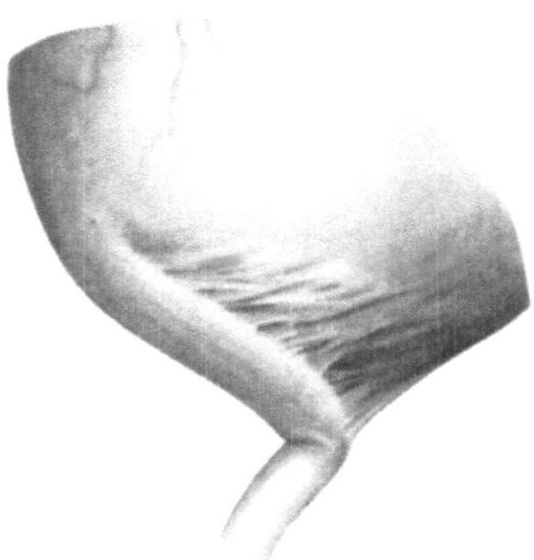

Abb. 5. Aus der Embryonalzeit bestehen gebliebene adventitielle Bindegewebszüge, welche erst beim prallgefüllten Nierenbecken den Harnleiterabgang knicken und den Harnstrom behindern. Diese Briden, Knicke und Pseudoklappen werden bei der Operation leicht übersehen oder falsch gedeutet (in Anlehnung an eine Abbildung von OESTLING)

Auch hier sind es in erster Linie adventitielle Bindegewebsstränge, die infolge einer Hemmungsmißbildung aus der Embryonalzeit bestehen geblieben sind und den in Falten und Schleifen liegenden Ureter bei seiner späteren Streckung gehindert haben.

ÖSTLING vor allem verdanken wir eine genauere Kenntnis dieser Vorgänge.

Diese besonders am Harnleiterabgang den obersten Ureter mit dem Nierenbecken innig verbindenden Stränge verursachen oft erst bei einer Lageveränderung der Niere oder bei vermehrtem Füllungszustand des Nierenbeckens eine Drosselung des Harnabflusses (Abb. 5).

Schon durch geringfügige äußere Einflüsse kann dieser anlagemäßig bedingte fehlerhafte Mechanismus ausgelöst werden, dessen schädliche Wirkung sich mit zunehmender Harnstauung und Vergrößerung des Nierenbeckens im Circulus vitiosus multipliziert.

Geringe Schwellung der Schleimhaut durch eine banale Infektion, Steinbildung, Wachstums- und Tonusänderungen, hormonelle Einflüsse, z. B. während der Schwangerschaft, Stoffwechselerkrankungen, vermehrte Diurese u. v. a. können dabei eine auslösende Wirkung ausüben.

Auch der zu allen Zeiten von vielen Beobachtern und Untersuchern oftmals geschilderte Klappenmechanismus am Harnleiterabgang kommt nach ÖSTLING auf die gleiche Weise zustande, während tatsächliche primäre Stenosen oder Engen offenbar selten sind.

So fand DEUTICKE (1944) unter 13 Harnstauungsnieren mit einer Abflußstörung am Harnleiterabgang nur zweimal echte Verengungen, HRYNTSCHAK dagegen in 12 Fällen 7mal eine von ihm als kongenital gedeutete Verengerung des Harnleiterabganges. ÖSTLING sah bei 13 mechanisch bedingten Hydronephrosen 10mal eine mehr oder weniger starke Verengung des Harnleiterabganges, die aber nur in 2 Fällen einer tatsächlichen Enge entsprach, während bei den anderen Fällen eine solche durch Fixation des oberen Ureterendes an das Nierenbecken vorgetäuscht wurde. ÖSTLING sieht aber auf Grund seiner sorgfältigen mikroskopischen Untersuchungen auch die echten Stenosen als Folge der bis in die Schleimhaut reichenden, durch adventitielles Bindegewebe verursachten embryonalen Knicke an.

JEWITT (1941) untersuchte 33 Fälle von Stenosen am Harnleiterabgang; in 16 Fällen fand er entzündliche Veränderungen in der Ureterwandung, ohne mit Bestimmtheit aussagen zu können, ob sie Folge oder Ursache der Stenosen seien. Die übrigen 17 hält er für kongenital bedingt, neigt aber dazu, auch bei den 16 mit Entzündungserscheinungen einhergehenden Stenosen kongenitale Veränderungen anzunehmen. Den hohen Harnleiterabgang fand er stets mit einer Verengung des Harnleiters verbunden.

Bei meinem eigenen Material fand ich auf dem Operationstisch bei 151 Harnstauungsnieren mit erkennbarer Abflußbehinderung am Harnleiterabgang nur 12mal eine hochgradige Verengung des Harnleiterabganges, die eine Sonde bis höchstens 5 Charr. passieren ließ, aber in 62 Fällen eine Adhärenz des Ureters mit dem Nierenbecken in Ausdehnung von 1—2 cm, wobei der Ureter sowohl von außen von festen Zügen umsponnen, als auch von innen durch segelförmige Stränge innig mit dem Nierenbecken verbunden war. Nach Lösung aller Verbindungen erwies sich der vorher verengt erscheinende Ureter in 42 Fällen für eiue Sonde von 12—13 Charr. durchgängig, während er in 20 Fällen eine mäßige Enge von etwa 8—9 Charr. aufwies.

Die bei langdauernder Harnstauung fast immer früher oder später einsetzende Infektion, die mit ihr einhergehende Atonie und Sklerosierung, die Verklebungen und Verwachsungen der Wandung, die Narbenbildung und die Schwellung der Schleimhaut machen eine genaue Analyse einer erkennbaren Abflußstörung am Harnleiterabgang oft schwierig, nicht selten unmöglich.

Auch mir war es erst nach Kenntnis der Östlingschen Beobachtung möglich, in den Fällen mit scheinbaren Engen und Klappenmechanismen am Harnleiterabgang die von ÖSTLING beschriebenen Knickwirkungen durch feinste Strangbildung am obersten Ureterende als letzliche Ursache der Harnstauung erkennen zu können.

So möchte ich auch glauben, daß viele der früheren Untersucher, die über beobachtete Engen am Harnleiterabgang berichten, in vielen Fällen diesem gleichen Irrtum zum Opfer gefallen sind.

Mit ÖSTLING, DEUTICKE, HELLSTROEM, YOUNG, CAMPBELL u. a. bin ich der Überzeugung, daß die überwiegende Mehrzahl der kongenitalen und der sog. erworbenen primären Harnstauungsnieren ihre Entstehung diesen aus der Embryonal- bzw. Fetalzeit im Sinne einer Hemmungsmißbildung bestehen gebliebenen Knicken und Falten zu verdanken hat (s. auch S. 219).

Eine besondere Rolle bei der Entstehung und Entwicklung von Harnstauungsnieren spielen die akzessorischen Nierengefäße. Ihre große Häufigkeit — schon eingangs wurde darauf hingewiesen, daß man an den Gefäßen der Niere 25 bis 50% Anomalien antrifft und daß in 6% isolierte Arterien oder Venen zum unteren Nierenpol verlaufen — legen es nahe, in ihnen nicht die primäre Ursache der Harnstauung, sondern nur einen sekundären Faktor zu erblicken.

ROKITANSKY (1842), ISRAEL, EKEHORN, HELLSTROEM, BERGENDAL, FOLEY, QUINBY, ÖSTLING, YOUNG und DEUTICKE haben sich besonders mit dem Problem der überzähligen Nierengefäße auseinandergesetzt.

Die Mehrzahl der Autoren neigen zu der Vorstellung, daß den abnorm verlaufenden Nierengefäßen für die Entstehung der Harnstauungsniere — wenn überhaupt, so nur ausnahmsweise — eine ursächliche Bedeutung zukommt; dagegen schreibt man den akzessorischen Nierengefäßen, besonders den isoliert zum unteren Nierenanteil verlaufenden Polgefäßen, für die weitere Ausbildung einer Harnstauungsniere einen sehr wesentlichen Einfluß zu.

Rokitansky hatte schon vor 100 Jahren die Aufmerksamkeit auf den Zusammenhang zwischen Gefäßanomalien und Harnstauungsnieren gelenkt; Israel war der erste, der die Bedeutung akzessorischer Nierengefäße für die Entstehung von Harnstauungsnieren bei übermäßig beweglichen Nieren erkannt hatte. Hier liegen die Konfliktmöglichkeiten zwischen dem akzessorischen Gefäß und dem von ihm gekreuzten Harnleiter beim Absinken oder Abkippen der Niere auf der Hand.

Ekehorn stellte die Regel auf, daß außer diesem Mechanismus bei Wandernieren zwischen einem zum unteren Pol verlaufenden Gefäß und dem Harnleiter noch andere Konfliktmöglichkeiten bestünden: Wenn nämlich ein überzähliges Gefäß vor dem Harnleiter zur hinteren Nierenhälfte oder hinter dem Harnleiter zur vorderen Nierenhälfte verliefe, dann sei bei vermehrtem Füllungszustand des Nierenbeckens die Möglichkeit und Gefahr einer Abflußstörung des Nierenbeckens gegeben.

Tatsächlich drohen besonders beim Verlauf einer Polarterie vor dem Harnleiter bei einer Vergrößerung des Hydronephrosesackes sehr ernste Komplikationen. Wenn sich der Sack vergrößert, rotiert er in dem Augenblick, in dem er das Niveau der Niere zu überragen beginnt, nach ventral, da ein dorsales Ausweichen durch die unnachgiebige Rückenmuskulatur unmöglich gemacht wird. Die Niere, die die Achse dieser Bewegung bildet, rollt halb schräg auf den Rücken.

Durch diese Bewegung spannen sich die Gefäße mehr und mehr an, wobei die Hauptgefäße, die normalerweise über die Mitte des Nierenbeckens verlaufen, durch dessen kugelige Gestalt nach oben abrutschen, während die zum unteren Pol verlaufenden Gefäße nach unten verdrängt werden. Der meist hoch abgehende Harnleiter wird dabei von dem unteren Polgefäß an die pralle Nierenbeckenwanderung gepreßt und nach dorsal und unten gezerrt, wobei er abgeknickt und stranguliert wird, während der ursprünglich medial gelegene Harnleiterabgang nach ventral verlagert wird (s. Abb. 6 und 7).

Mit zunehmender Vergrößerung des Hydronephrosesackes wächst im Circulus vitiosus die Spannung der Nierenbeckenwandung, der Zug des strangulierten Gefäßes am gedrosselten Harnleiter und die Abflußbehinderung des Nierenbeckens bis zum vollständigen Verschluß.

Dieser Zustand kann sich schleichend und allmählich entwickeln, er kann aber auch plötzlich und stürmisch im akuten Anfall auftreten. Ist diese elastische Einklemmung reversibel, so entsteht das uns geläufige Krankheitsbild der intermittierenden Harnstauungsniere, ist sie irreversibel, so führt sie schließlich zur kompletten Hydronephrose.

Es ist nicht überraschend, daß die überwiegende Mehrzahl der intermittierenden Hydronephrosen auf einer derartigen Einklemmung des Hydronephrosensackes zwischen zwei Nierengefäßen beruht (Deuticke u. a.).

Dabei werden — entsprechend dem entwicklungsgeschichtlichen Entstehungsvorgang der Nierengefäße — bei der weitaus größten Zahl der Harnstauungsnieren mit Gefäßkomplikationen die aberranten Gefäße vor dem Harnleiter angetroffen, sehr viel seltener liegen sie dorsal vom Ureter. Eine Konfliktmöglichkeit mit dem Harnleiter ist in diesen Fällen nicht so leicht gegeben und nur bei hohem und mehr dorsal gelegenem Harnleiterabgang denkbar.

Interessant ist, daß der Harnleiterabschnitt oberhalb eines drosselnden Gefäßes bei der Operation fast immer leer und nicht gestaut angetroffen wird, so daß er auf dem Röntgenbild verengt erscheint. Es ist naheliegend, daraus zu schließen, daß die Drosselung durch das Gefäß sekundärer Natur ist und daß das primäre Hindernis am Harnleiterabgang liegen muß.

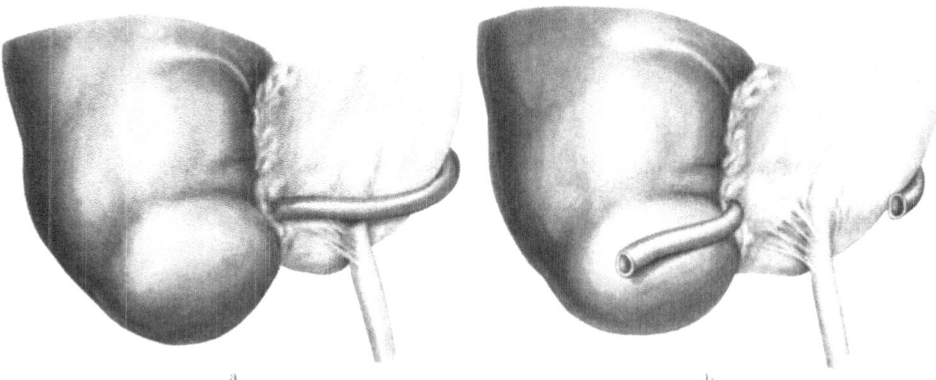

Abb. 6a u. b. Bei nicht gefülltem Hydronephrosensack hindern das Gefäß und die darunterliegenden adventitiellen Briden den Harnabfluß nur unwesentlich

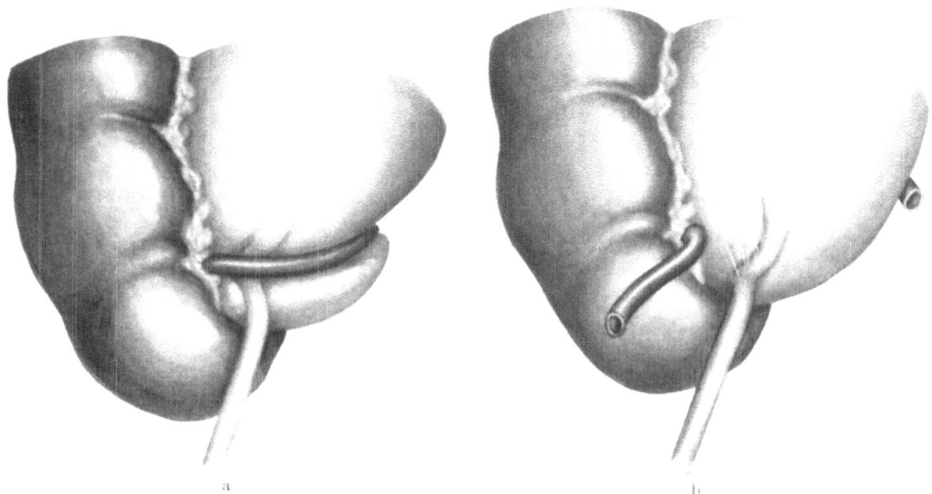

Abb. 7. a Bei gefülltem Hydronephrosensack rotiert die Niere nach vorn und spannt das Gefäß, welches jetzt zur Einklemmung führt. b Auch nach Resektion des Gefäßes bleibt der Harnleiterabgang durch Adhäsionen und Bindegewebszüge abgeknickt und gedrosselt (s. auch Abb. 5)

Abb. 6 u. 7. Schematische Darstellung der Wirkungsweise eines aberranten (überzähligen) Polgefäßes, welches vor dem Harnleiter zum hinteren unteren Nierenpol verläuft. Intermittierende Hydronephrose

Wird in solchen Fällen bei der Operation das Gefäß durchtrennt, so tritt zunächst keine Entleerung und Entspannung des prall gefüllten Nierenbeckens ein. Erst wenn die Verbindungen und Verklebungen bis an seinen Abgang gelöst sind, so daß der Ureter von der Nierenbeckenwandung abgehoben werden kann, läuft das Nierenbecken plötzlich ab. Dabei wird deutlich, daß durch den an das Nierenbecken gepreßten Harnleiter *am Harnleiterabgang* ein Ventilmechanismus erzeugt wird und daß die direkte Kompression des Harnleiters durch das Gefäß erst in zweiter Linie den Abfluß behindert (s. Abb. 7a u. b).

Ein weiterer Beweis für die sekundäre Bedeutung aberranter Gefäße wird in der Tatsache gesehen, daß drosselnde Polgefäße bei kindlichen Harnstauungsnieren sehr viel seltener als bei den Hydronephrosen Erwachsener angetroffen werden (zit. nach BOEMINGHAUS).

FEY (1928), QUINBY (1937) und BORGARD (1939) sprachen die Vermutung aus, daß außer dieser mechanischen Wirkungsweise überzähliger Gefäße schon die Pulsation einer den Harnleiter kreuzenden Arterie eine Störung der Ureterperistaltik auslösen könne.

Sie vermuteten, daß die rhythmischen Stöße der Arterie einen Spasmus des Ureterhalses indizieren könnten, der so Veranlassung zur Bildung einer Hydronephrose geben könne.

QUINBY sah den Beweis dieser Annahme darin, daß er in mehreren Fällen von Hydronephrosen, bei denen Gefäßkomplikationen bestanden hatten, histologisch keine Enge oder Abflußstörung, jedoch eine vermehrte Muskulatur des Harnleiterabganges feststellen konnte.

BORGARD resezierte aus den gleichen Vorstellungen heraus an einem größeren Krankengut alle aberranten Gefäße, Venen wie Arterien, die den Harnleiterabgang oder den oberen Ureter kreuzten, und glaubte, wesentliche Erfolge verzeichnen zu können.

Die kritische Prüfung der Operationsergebnisse BORGARDs durch andere Autoren (z. B. O. KNEISE 1948), denen das Material BORGARDs zugänglich war, vermochte jedoch keine überzeugenden Resultate oder eine Bestätigung dieser Vermutungen zu erbringen, so daß man heute von diesen Vorstellungen abgerückt ist.

3. Allgemeine Bemerkungen zur Diagnostik der Abflußstörungen des Nierenbeckens

Neben den allgemeinen diagnostischen Hilfsmitteln zur Erkennung einer Harnstauungsniere wie der Anamnese, der Symptome, dem Palpationsbefund, den Harn- und weiteren Laboratoriumsuntersuchungen stehen uns eine ganze Reihe spezieller Untersuchungsmethoden zur Verfügung.

Ihre Auswertung erlaubt eine genaue Abgrenzung des bestimmten Hydronephrosetyps, der Ursachen und der Lokalisation der Abflußbehinderung, sowie der Qualität und des Ausmaßes der Infektion und bis zu einem gewissen Grade der Leistung der Niere.

Es sei hier nur der getrennten Nierenfunktionsprüfungen und der chemischen, mikroskopischen und bakteriellen Untersuchungsmöglichkeiten der Niereneinzelharne gedacht, ferner der intravenösen und retrograden Pyelographie in verschiedenen Ebenen, im Liegen und im Stehen, sowie der pyeloskopischen Beobachtung mit gezielten Kontrastaufnahmen und röntgenkinematographischen Darstellung im Bildverstärkerverfahren, der Kymographie und der Aorta- und Renovasographie.

Nicht alle Untersuchungsmethoden sind gefahrlos, nicht immer ist es notwendig, die spezielle Diagnostik bis ins letzte zu treiben.

Wenn der klinische und urologische Befund die Notwendigkeit eines operativen Eingriffes ergeben haben, ist es unnötig, durch eine Aortographie zu klären, ob die auf dem Pyelogramm erkennbare Abflußbehinderung durch eine Bride oder durch ein Gefäß verursacht wird; das gleiche gilt für die Anwendung der retrograden Pyelographie bei Harnstauungsnieren. Ist eine solche zur Klärung erforderlich, so soll sie wegen der besonderen Gefahren, die die transvesicale Kontrastfüllung einer Harnstauungsniere mit sich bringen kann, möglichst erst unmittelbar vor einem etwaigen Eingriff und immer nur einseitig ausgeführt werden. Kommt es nach der retrograden Pyelographie in der untersuchten Niere zum Aufflammen einer Infektion oder zum Verschluß, so ist innerhalb der ersten 12—24 Std die Durchführung einer plastischen Operation noch ohne weiteres möglich, während bei längerem Zuwarten das Schicksal einer solchen Niere gefährdet wird und schließlich in unglücklichen Fällen nur mehr die Nephrektomie durchführbar bleibt.

4. Allgemeine Bemerkungen zur Indikation plastischer Eingriffe am Nierenbecken

Das Bewußtsein, daß — solange wir nicht eine zerstörte Niere durch Überpflanzung eines gesunden Organs ersetzen können — einmal verlorengegangenes Nierenparenchym unersetzlich ist, zwingt uns, auch den kleinsten Parenchymrest zu erhalten zu suchen.

Dabei gewinnt das Bestreben, eine Harnstauungsniere zu erhalten, eine besonders eindringliche Stütze durch die Tatsache, daß die zu diesem Krankheitsbild führenden latenten Konfliktmöglichkeiten häufig auf beiden Seiten anlagemäßig vorgebildet sind.

So ist es keineswegs selten, daß bei einer einseitigen Harnstauungsniere sich auch an der anderen, zunächst gesund erscheinenden Niere im weiteren Leben eine Abflußbehinderung entwickelt und diese schließlich hydronephrotisch zugrunde geht. Auf der anderen Seite sind der konservativen Nierenbeckenchirurgie gewisse natürliche Grenzen gesetzt. So hat es keinen Sinn, eine pyelonephrotisch zerstörte Harnstauungsniere durch plastische Operationen retten zu wollen.

Ein Nierenrest kann nur dann mit Erfolg und Nutzen erhalten werden, wenn die Durchblutung des Restorgans ausreichend ist, wenn die Infektionsursachen und -quellen ausgemerzt und wenn die Harnableitung ohne Stagnation und Stauung gesichert werden können.

Jeder Vorstoß gegen diese Grundprinzipien führt unweigerlich zum Mißerfolg und Untergang des Restorgans (BISCHOFF 1953).

Von DOSS (1946) stammt der kluge Ausspruch: "The kidney is no better than its arterial supply".

Die Hoffnungen, den Funktionswert oder die Regenerationsfähigkeit des Parenchyms einer geschädigten Niere mit Hilfe der Renovasographie aus dem Kaliber der Hauptgefäße abzuleiten (DOSS 1946, IDBOHRN 1954) haben sich nur bis zu einem gewissen Grade erfüllt. Es hat sich gezeigt, daß die Arterienkaliber einer schwer geschädigten Niere mit schlechter Leistung mitunter kaum von denen der anderen gesunden Niere abweichen, oder daß eine Niere mit kleinem Kaliber der Hauptgefäße sich nach operativer Sanierung wider Erwarten gut regeneriert hatte (O. OLSSEN 1955).

Diese Unstimmigkeiten gelten besonders für die akuten Einklemmungen mit frischer Infektion.

In solchen Fällen können die rasch fortschreitenden irreversiblen Zerstörungen des Parenchyms weit über die auf dem Renovasogramm erkennbaren Veränderungen des Gefäßsystems hinausgehen.

Auf der anderen Seite können toxisch, medikamentös oder mechanisch reflektorisch ausgelöste Spasmen und Durchblutungsstörungen der Hauptgefäße und des arteriellen Gefäßnetzes von durchaus passagerem Charakter einen irreparablen Endzustand vortäuschen.

In der Regel sind diese Fälle nicht allzu häufig.

Bei der Mehrzahl der Harnstauungsnieren, die sich in einem Gleichgewichtszustand befinden, also auch bei der intermittierenden H.St.N. im Ruhezustand, bedeutet die Röntgenkontrastdarstellung der Nierengefäße eine wertvolle Erweiterung unserer Kenntnisse über den zu erwartenden Funktionswert einer Harnstauungsniere nach operativer Sanierung (s. Abb. 8a und b).

Deuticke (1959) veranschlagt die Zahl der Fälle, bei denen die Renovasographie in dieser Hinsicht nützliche und verwertbare Ergebnisse zeigt, mit 80—90%.

Allerdings bedarf ihre Auswertung großer Erfahrung, das letzte Wort ist hier noch nicht gesprochen.

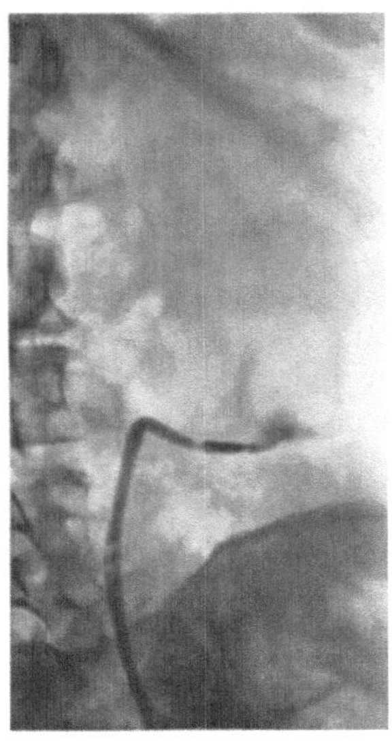

a

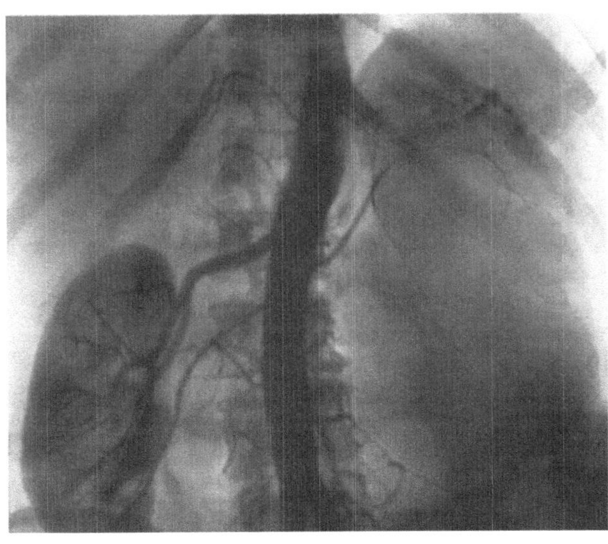

b

Abb. 8a u. b. Komplette Harnstauungsniere mit weitgehendem Untergang des Nierenparenchyms. a Retrograde Pyelographie. Links: Ureter in Höhe von L IV rechtwinkelig abgeknickt. Füllungsabbruch. Fehlende Kontrastdarstellung. Klinische Diagnose: komplette Harnstauungsniere. b Aortographie nach Seldinger, arterielle und parenchymatöse Phase des gleichen Falles. *Rechts:* unteres, aus der Aorta stammendes Polgefäß, sonst normale Gefäßkaliber und Verzweigungen. *Links:* die Nierenarterie ist sehr dünn, etwa $^1/_4$ des normalen Kalibers, bogenförmig nach kranialwärts verdrängt; große, homogene, dem Hydronephrosensack entsprechende Verschattung. *Diagnose:* Komplette Harnstauungsniere mit weitgehendem Untergang des glomerulem Apparates. *Therapie:* Nephrektomie, das Nierenparenchym hatte eine maximale Dicke von 2 mm. (Unter Verwendung einer Abbildung von Deuticke.)

So ist es auch *heute* mit den uns zur Verfügung stehenden Untersuchungsmethoden nicht immer einfach zu entscheiden, ob die bei einer Harnstauungsniere erkennbaren Veränderungen des Drüsenkörpers endgültig oder reversibel sind, ob das Parenchym nur komprimiert oder ob es zugrundegegangen ist.

Auch die Clearancebestimmungen und Funktionsprüfungen lassen uns in dieser wichtigen Frage im Stich, da sie uns nur die augenblickliche Nierenleistung erkennen lassen, jedoch keine Rückschlüsse auf die Reserven einer Niere oder auf die Regenerationsfähigkeit des Parenchyms erlauben.

Das gleiche gilt für die Ausscheidungsurographie im Hinblick auf Zeitdauer und Dichte des ausgeschiedenen Kontrastmittels.

Dagegen sind aus den im Röntgenbild erkennbaren Veränderungen der Papillen, Kelchhälse und des Parenchymmantels, wenn nicht gleichzeitig pyelonephritische oder entzündliche eitrige Prozesse mit hineinspielen, gewisse Rückschlüsse auf die zu erwartende Erholungsfähigkeit der Niere nach Wiederherstellung freier Abflußverhältnisse möglich.

Nicht nur die Dicke des äußeren Parenchymmantels, als besonders die Stärke der Wandungen zwischen den einzelnen, kugelig aufgetriebenen Kelchen ist für die Beurteilung bedeutungsvoll. Ganz allgemein kann man sagen, daß das Erholungsvermögen nicht infizierter Harnstauungsnieren groß ist und daß selbst hochgradige Erweiterungen der Nierenhohlräume sich bei Wiederherstellung freier Harnabflußverhältnisse überraschend zurückbilden können.

Wir wissen, daß vor allem bei intermittierenden Harnstauungsnieren die Rückwirkung auf das Nierenparenchym auf lange Zeit von verhältnismäßig geringfügigen Folgen sein kann, da das Parenchym in den stauungsfreien Intervallen immer wieder Gelegenheit zur Erholung hat.

Über ein besonders weitgehendes Regenerationsvermögen verfügen die kindlichen Harnstauungsnieren, namentlich die der Kleinkinder.

Bekanntlich findet bis zum 4. oder 5. Lebensjahr eine echte Zellvermehrung sowohl der Rinde als auch des Markes statt, während nach Überschreiten dieser Altersstufe nur noch eine Vergrößerung, aber nicht eine Vermehrung der einzelnen Zellen möglich ist (zitiert nach CAMPBELL).

Die Mehrzahl der Harnstauungsnieren sind infiziert. CAMPBELL fand bei 235 kindlichen Hydronephrosen 149mal eine Infektion; bei meinem Material waren von 151 Harnstauungsnieren 109 Fälle infiziert.

Dieser hohe Prozentsatz berechtigt zu der Forderung, bei jeder therapieresistenten Pyo- oder Bakteriurie nach einer Abflußbehinderung zu fahnden. Die Infektion bedeutet — soweit nicht schwere pyelonephritische Zerstörungen vorliegen — keine Gegenanzeige zur Plastik, auch hier ist die Entscheidung, ob die Niere belassen werden kann oder nicht, schwierig. Sind nur Teile der Niere schwer zerstört — z. B. der obere oder der untere Nierenpol — so kann durch Teilresektion der Hauptinfektionsherd ausgemerzt werden. Mit Beseitigung der Abflußbehinderung kann auch eine ernstere Infektion zur Ausheilung gebracht werden.

Bei hydronephrotischen Einzelnieren und doppelseitigen Harnstauungsnieren ist die Entscheidung über Art und Reihenfolge der operativen Maßnahmen besondern verantwortungsvoll und folgenschwer.

Die Erfahrung, daß operative Maßnahmen an Einzelnieren besonders gut vertragen werden, gilt auch für die abflußbehinderte Einzelniere. Selbstverständlich gibt es auch hier eine Grenze des Möglichen, sie ist erreicht, wenn der noch vorhandene glomerulo-tubuläre Apparat unter der erhöhten Operationsbelastung die Entgiftung nicht mehr zu leisten vermag.

Gegenüber den Gefahren eines Eingriffes an anderen Organen für einen einnierigen Hydronephrosekranken aber besteht für die Ausführung einer Nierenbeckenplastik kein erhöhtes Risiko. Im Gegenteil, durch die mit der Plastik und künstlichen Harnableitung einhergehende Entspannung und den ungehinderten Ablauf des Harnes ist — soweit noch erholungsfähiges Parenchym vorhanden war — mit einer rasch zunehmenden Besserung der Entgiftung und Entschlackung zu rechnen.

Ist die plastische Korrektur an einer großen solitären Harnstauungsniere ein unbedingt notwendiger, oft lebensrettender, zum wenigsten lebensverlängernder Eingriff, so ist bei der kleinen oder beginnenden solitären Harnstauungsniere die Indikation zur operativen Korrektur mit der Feststellung einer Abflußbehinderung unmittelbar gegeben und von vitaler Bedeutung.

Wie schon oben dargelegt, zeigt die Erfahrung, daß sich besonders häufig aus anfänglich nur unwesentlich gestauten Restnieren hochgradige Hydronephrosen entwickeln, die für den Träger eine lebensbedrohliche Erkrankung darstellen. Über das Ausmaß einer operativen Korrektur solcher hydronephrotischen Solitärnieren sind die Ansichten geteilt.

Der vorsichtigste Weg ist sicher, zunächst eine Nierenfistel anzulegen und erst nach vollständiger Erholung des Parenchyms in zweiter Sitzung eine Nierenbeckenplastik auszuführen; sicher ist aber auch, daß durch solche Maßnahmen der zweite Eingriff erschwert und unter Umständen vergrößert wird. Bibus (1957) rät in jedem Fall zum einfachsten und kleinstmöglichsten Eingriff.

Ich persönlich bin der Ansicht, daß nur ein kompromißloses radikales Vorgehen Aussicht auf vollen Erfolg hat und daß halbe und ängstliche Maßnahmen von Übel sind.

So sehe ich auch keinen besonderen Vorteil im zweizeitigen Vorgehen, ausgenommen bei schwerst gefährdeten Kranken im präurämischen oder urämischen Zustand.

Natürlich wird man bei Solitärnieren nur ungern und möglichst sparsam Parenchym resezieren und dem Risiko der freien Wiedereinpflanzung des Ureters eine durch Stiel oder Brücke gesicherte Harnleiterumpflanzung und Erweiterungsplastik des Harnleiterabganges vorziehen.

Da, wo die Ungunst der Verhältnisse aber radikalere Maßnahmen erfordert, soll man diese ohne Zögern anwenden.

Besonders schwierig ist es, die richtige Reihenfolge und das beste technische Vorgehen bei doppelseitigen Harnstauungsnieren auszuwählen.

Bei operativen Maßnahmen an doppelseitigen Harnstauungsnieren finden die erstmals von Hinman aufgestellten Regeln vom Gleichgewicht der Nierenfunktion — der Counterbalance — in mitunter verhängnisvoller Weise ihre Bestätigung; es ist keineswegs selten, daß nach plastischer Korrektur der besseren Seite, die andere, noch nicht operierte Niere in der zweiten oder dritten Krankheitswoche mit einem plötzlichen Nachlassen der Nierenleistung und Aufflammen der Infektion antwortet (Campbell, Busch, Bischoff); aber es kann auch umgekehrt eine bisher gut arbeitende Harnstauungsniere nach einem Eingriff an der zweiten, schlechteren Harnstauungsniere — z. B. nach einer Nephrektomie oder nach einer Plastik — plötzlich in ihrer Funktion nachlassen, noch bevor die operierte Niere eine nennenswerte Harnausscheidung begonnen hatte, so daß der Tod an Urämie droht.

Im ersteren Falle finden diese Vorgänge ihre Erklärung darin, daß mit der gewaltigen Ausschwemmung, die eine eben gefistelte Harnstauungsniere an den Tag legt, nicht mehr genug Flüssigkeit und Arbeit für die zweite Niere verbleibt, so daß diese deshalb wegen Arbeitsmangel in ihrer Tätigkeit nachläßt, wobei infolge der mangelhaften Diurese die Infektion aufflammt.

Für den zweiten Fall kann diese Erklärung nicht genügen, denn hier findet ein grundsätzlich anderer Vorgang statt.

In solchen Fällen handelt es sich primär nicht um eine Störung von seiten der Nieren, sondern um den Ausdruck einer Verschiebung des Elektrolythaushaltes.

Ähnlich wie beim Prostatiker ist es durch die sich oft über Jahre erstreckende Ausscheidungsstörung zu einer Transmineralisation gekommen.

Es bedarf in solchen Fällen nur eines leisen Anstoßes, um das labile Gleichgewicht zu stören. Durch sofortige Zufuhr der entsprechenden Ionen unter ständiger Kontrolle des Ionogramms, in ernsteren Fällen durch Dialyse (nach Alwall) sind diese bedrohlichen Zustände zu beheben.

Die Kenntnis solcher Regulationsvorgänge und ihrer bedrohlichen Folgen ist bei der Vorbereitung und Auswahl des Operationsverfahrens und der Reihenfolge der Eingriffe unerläßlich, um schwere Mißgriffe und Zwischenfälle zu vermeiden.

5. Allgemeine Bemerkungen zur Vorbereitung und Ausführung plastischer Operationen am Nierenbecken

Bei der operativen Beseitigung einer Abflußstörung des Nierenbeckens ist es notwendig, eine Reihe allgemeiner und besonderer Maßnahmen zu berücksichtigen, die für den Erfolg plastischer Operationen von Bedeutung sind.

Neben einer guten, gleichmäßigen Narkose, die eine genügende Entspannung der Muskulatur für die ganze Dauer des Eingriffes gewährleistet, ist die sorgfältige und richtige Lagerung des Kranken wichtig. Nur wenn der Kranke auf der zu operierenden Seite maximal überstreckt ist, was erst in tiefer Narkose erfolgen kann, ist die Niere in dem Ausmaß zugänglich, welches die Durchführung einer größeren plastischen Operation am Nierenbecken erfordert. Der Beckenkamm der gesunden Seite soll auf der Kante des abgewinkelten Operationstisches ruhen, so daß der Oberkörper nahezu frei schwebt, wobei der Kranke im Becken und an den Schultern durch seitliche Stützen so fixiert sein soll, daß er weder auf den Bauch noch auf den Rücken rollen kann. Die Verwendung eines Gallenbänkchens ist wegen des dabei möglichen schädlichen Druckes auf die gesunde Niere verpönt.

Ist der Kranke richtig gelagert, so ist der Zugang wesentlich erleichtert. Bei schlanken Kranken genügt ein sehr steiler dorsaler Schnitt zwischen unterster Rippenspitze und Beckenkamm, der die Muskulatur weitgehend schont. Bei korpulenten Kranken muß der Schnitt mehr horizontal geführt werden, wobei man ihn je nach Lage der Niere in den Raum zwischen der 11. und 12. Rippe fortführt oder, falls notwendig, einen Teil der unteren Rippe reseziert.

Ist nur eine kleine Harnleiterabgangsplastik geplant, so kann der Eingriff in situ ausgeführt werden. Falls ausgedehntere plastische Veränderungen des Nierenbeckens vorgesehen sind oder eine Resektion des Nierenparenchyms erforderlich ist, muß die Niere so mobilisiert werden, daß sie von allen Seiten zugänglich wird. Große Hydronephrosen lassen sich in der Regel gut mobilisieren. Wenn es möglich ist, die Niere vor die Wunde zu luxieren, wird der Eingriff wesentlich vereinfacht. Mitunter kann nach Resektion einer überzähligen, zum unteren Pol verlaufenden Arterie eine vorher kaum bewegliche Niere mühelos zugänglich gemacht und luxiert werden. Das Gefäß darf jedoch nur dann reseziert werden, wenn die Resektion im Rahmen der plastischen Umwandlung des Nierenbeckens sowieso unumgänglich notwendig gewesen wäre.

Während früher der Operateur meist ein ihm gut erscheinendes oder sein eigenes Operationsverfahren für die plastische Korrektur einer Harnstauungsniere ausprobierte und anwandte, ist unser heutiges Vorgehen auf Grund vielfältiger Erfahrungen ein mehr schulmäßiges. Wir wissen heute, daß bei jedem Eingriff an einer Harnstauungsniere eine Reihe von grundsätzlich wichtigen Operationsakten ausgeführt werden müssen, die unerläßlich sind, wenn wir uns vor Mißerfolgen schützen wollen. Dazu gehören außer der eigentlichen Plastik

a) die Ureterolyse,
b) die Versorgung atypischer und hindernder Gefäße,
c) die künstliche Harnableitung und die Schienung des Ureters,
d) die Befestigung der operierten Niere.

a) Ureterolyse

Sowie die Niere freigelegt und von der einhüllenden Fettkapsel befreit ist, wird die Ureterolyse angeschlossen. Dabei ist es notwendig, den Harnleiter, der unterhalb der Niere aufgesucht und angeschlungen wurde, bis zu seiner Abgangsstelle aus dem Nierenbecken von den umgebenden Hüllen, Adhäsionen und Briden zu befreien, wobei kleine Venen unterbunden und durchtrennt werden. Stößt man auf eine größere akzessorische Arterie, wird diese freipräpariert und ihr Verhalten zum Harnleiterabgang geprüft. In jedem Fall bedeutet ihr Vorhandensein eine Gefahr für die Abflußverhältnisse des Nierenbeckens. Es wird später darauf einzugehen sein, in welcher Weise Gefäßkomplikationen korrigiert werden können. Ergibt sich aber unter Berücksichtigung aller Möglichkeiten die Notwendigkeit, das Gefäß zu unterbinden, so erfolgt die Durchtrennung am besten sofort. Die Niere wird dadurch, wie oben gesagt, wesentlich beweglicher, und die Darstellung des Harnleiters, Harnleiterabgangs und Nierenbeckens kann nun ungestört zu Ende geführt werden.

Falls eine ausgedehntere Plastik geplant ist, muß nicht nur die ventrale, sondern auch die dorsale Nierenbeckenwandung von den umgebenden Hüllen und Fettpolstern befreit werden. Der Hydronephrosensack soll bis zu diesem Augenblick nicht eröffnet werden. Die Präparation ist bei einem prall gefüllten Sack einfacher und übersichtlicher, als wenn der Sack eröffnet wurde oder der Inhalt abgelaufen ist. Ist man an diesem Punkt des Eingriffs angekommen, muß der Operateur unter Berücksichtigung aller Umstände das Operationsverfahren auswählen, welches ihm in diesem besonderen Falle am günstigsten und erfolgversprechend erscheint.

Die Ureterolyse als Eingriff für sich ist in ihrem Erfolg sehr problematisch. Auch wenn dabei das Nierenbecken eröffnet und die freie Durchgängigkeit des Harnleiters und des Harnleiterabgangs geprüft wurde, sollte man sich mit dieser Maßnahme allein nicht zufriedengeben. Der Harnleiter wird nach seiner Lösung stets länger, so daß die Gefahr neuerlicher Knicke und Adhäsionen bestehen bleibt. Nur in Verbindung mit einer Pexie, bei der die Niere so befestigt wird, daß der Harnleiter gestreckt und der Harnleiterabgang im Stehen am tiefsten Punkt liegt, kann man von einer sinnvollen Korrektur sprechen. Dieser kombinierte Eingriff kommt jedoch nur bei kleinen, nicht fortgeschrittenen Harnstauungsnieren in Betracht. Es dürfen dabei nur kleine und versorgungsunwichtige Gefäße durchtrennt werden, und die genügende Weite des Harnleiterabgangs (10—12 Charr.) muß eindeutig gesichert worden sein. Wenn die Niere infiziert war, empfiehlt es sich, eine Nephrostomie-Drainage anzulegen, die sonst überflüssig ist. Trotzdem sind die Spätergebnisse dieses Operationsverfahrens auch bei strenger Auswahl und sorgfältiger Beobachtung der oben gegebenen Richtlinien keineswegs sehr günstig. Sie liegen nach einer Aufstellung von Bischoff (1957) mit 37% Mißerfolgen unter allen dort berücksichtigsten plastischen Verfahren an letzter Stelle.

b) Die Versorgung atypischer und hindernder Gefäße

Die Versorgung oder Durchtrennung hindernder Gefäße am Harnleiterabgang, der sog. akzessorischen oder Pol-Gefäße, ist ein Akt, der im Anschluß an die Ureterolyse ausgeführt wird, mitunter auch gleichzeitig mit, oder vor der eigentlichen Darstellung des Harnleiterabgangs. Kleinere Venen und Venennetze, aber auch atypisch verlaufende, einzelne große, direkt in die V. cava, renalis oder iliaca einmündende Venen können ohne Schaden für die Niere unterbunden und durchtrennt werden, soweit eine zentrale V. renalis vorhanden ist. Anders liegen die Verhältnisse, wenn der venöse Ablauf aus der Niere ausschließlich über zwei aus dem oberen und unteren Nierenpol stammenden Hauptvenen erfolgt. Diese Anomalie scheint meist mit einer entsprechenden gleichartigen arteriellen Versorgung einherzugehen. Die Unterbindung solcher Hauptvenen ist ebenso bedenklich wie die der entsprechenden Hauptarterien. SIMON (1951) berichtete über mehrere Zwischenfälle nach Unterbindung größerer, anormaler Venen.

Die Nierenarterien sind bekanntlich ausnahmslos Endgefäße. Eine Unterbindung einer noch so kleinen akzessorischen Arterie führt in jedem Fall zum Infarkt mit endgültigem Funktionsausfall des betreffenden Nierenanteils. Kleinere Infarkte heilen, ohne Erscheinungen zu machen, unter Narbenbildung ab. Größere Infarkte können zu Erweichung, Nekrose, Fistelbildung, Blutung und Infektion führen.

Eine Reihe von Operateuren halten trotzdem die Unterbindung von akzessorischen Gefäßen für unbedenklich. So hat z. B. ENGEL (1951) über die Unterbindung von 21 Polarterien berichtet, die keine weiteren Folgen nach sich zog. O'CONOR (1955) meint dagegen, daß so günstige Beobachtungen nur bei einer zentralen Gefäßversorgung der Niere denkbar seien und warnt vor der Unterbindung von Polarterien bei bipolarer Versorgung, ohne gleichzeitige partielle Nierenresektion.

SIMON berichtet auf Grund einer Umfrage über die Komplikationen nach 404 Gefäßresektionen am Harnleiterabgang (1951). Danach traten im Gefolge dieser 404 Gefäßdurchtrennungen 6 schwerere Nachblutungen, 11 durch Autopsie oder Sekundärnephrektomie nachgewiesene Infarkte und Nekrosen und 10 sekundäre Nierenfisteln auf. In 12 Fällen waren sekundäre Nephrektomien oder sekundäre Teilresektionen erforderlich, 2 Todesfälle. BOEMINGHAUS beobachtete 6 Nierenfisteln nach einer größeren Zahl von Gefäßresektionen (s. SIMON 1951). LOEWENECK (1943) sah zweimal nach Unterbindung einer kleinen Polarterie das Auftreten einer Nierenfistel, in dem einen Fall wurde bei der Sekundäroperation ein erweichter Infarkt gefunden.

Auch über schwere Pyelonephritiden, Urosepsis und über sekundären Hochdruck nach Resektion akzessorischer Nierengefäße wird berichtet, so von BORGARD, SIMON, BOEMINGHAUS, SUTER u. a.

Deshalb wird von verschiedenen Autoren die Resektion akzessorischer Gefäße wegen der damit verbundenen Gefahren entschieden abgelehnt. Zur Beseitigung von Konflikten zwischen atypischen Gefäßen und Harnleiter wurden an Stelle der Gefäßresektion die ausgiebige Resektion des extrarenalen Nierenbeckens, die Verlagerung oder Umpflanzung des Harnleiterabgangs, die Nephropexie, die Verlagerung des störenden Nierengefäßes und als radikalste Maßnahme die Nierenteilresektion vorgeschlagen.

WILDBOLZ, HRYNTSCHAK, DEUTICKE u. a. sehen in der subtotalen Nierenbeckenresektion das sicherste Vorgehen, der Drosselung des Harnleiterabgangs durch ein überzähliges Gefäß zu begegnen. Bei dem Verfahren von DELBET-PATSCH (s. dort, S. 265) wird der durch die akzessorische Arterie strangulierte Harnleiter von der ventralen auf die dorsale Nierenbeckenwandung umgepflanzt. Nach BRAAK, UEBELHÖR, v. MEZÖ u. a. bedeutet die Nephropexie (s. dort), vor allem das Anheben des unteren Nierenpols für sich schon meist eine ausreichende Sicherung zur Ausschaltung eines Konfliktes zwischen Harnleiter und Gefäß.

HELLSTRÖM dagegen fixiert das störende Gefäß mit feinen, nur die Adventitia fassenden Nähten am Nierenhilus und verlagert es so aus seiner gefährlichen Nachbarschaft mit dem Harnleiter (s. S. 195ff.). Ähnliche Verfahren haben MALUF (1956), ferner MICHALOWSKI und MODELSKI (1958) empfohlen, wobei das Gefäß durch Nähte in eine Falte des Nierenbeckens eingescheidet oder mit Hilfe eines aus der Nierenkapsel gebildeten, nach unten geschlagenen Streifens angehoben wird.

Die Verlagerung des Harnleiterabgangs an den tiefsten Punkt des Nierenbeckens ist ein wesentlicher Bestandteil der meisten plastischen Operationen zur Sanierung einer H.St.N. So ist es durch eine Nierenbeckenplastik in Verbindung mit einer Nephropexie häufig durchaus möglich, einen bestehenden Konflikt zwischen akzessorischem Gefäß und Harnleiter auszuschalten.

Nicht immer aber liegen die Verhältnisse so günstig, daß man auf die Resektion eines Gefäßes verzichten kann. Ich halte die Belassung einer zum unteren Nierenpol verlaufenden Arterie nur dann für unbedenklich, wenn der Harnleiterabgang nach der Korrektur *unterhalb* des kreuzenden Gefäßes liegt. Bleibt indessen eine Kreuzung von Polarterie und Harnleiter bestehen, so bedeutet dies immer eine latente Gefahr für den Harnstrom. In allen zweifelhaften Fällen rate ich deshalb zur Resektion solcher den Harnleiter kreuzenden Gefäße.

Hinzukommt, daß nicht selten das überzählige Gefäß die Ausführung einer plastischen Operation außerordentlich hindern und beeinträchtigen kann und so einer kompromißlosen Beseitigung einer Abflußstörung im Wege steht.

Nur darf man sich nicht mit der Resektion der überzähligen Arterie begnügen, sondern muß gleichzeitig den ischämisch gewordenen Bezirk in der Niere mit resezieren.

Daß es auch andere Gründe gibt, im Rahmen der Sanierung einer Harnstauungsniere eine Nierenteilresektion auszuführen, mag uns gelegentlich den Entschluß erleichtern, eine Polarterie zu resezieren (s. auch unter Polresektion S. 254ff.). Nur wenn es sich um sehr kleine Arterien mit einem unter Pfennigstückgröße liegenden Versorgungsausfall handelt, kann man auf eine Parenchymresektion verzichten.

Auf der anderen Seite kommt man meist mit relativ kleinen Teilresektionen aus. So konnte ich mich bei insgesamt etwa 60 Resektionen akzessorischer Arterien in 80% der Fälle mit einer sparsamen Nierenteilresektion begnügen, bei der nur $^1/_5$—$^1/_6$ des Drüsenkörpers der Niere geopfert werden mußte. Der Resektionsschnitt kann dabei ohne Bedenken durch die Randzone des ischämischen Bezirks gelegt werden, um Parenchym zu sparen. Fisteln sind nicht zu befürchten, wenn zweischichtig genäht wird und die durchgreifenden Nähte gut durchblutetes Parenchym erfassen. Für eine gute Deckung des Resektionsschnittes mit der Nierenkapsel, eventuell unter Zuhilfenahme von Fettstückchen, muß gesorgt werden.

Der Einwand, daß die probatorische Abklemmung einer akzessorischen Nierenarterie bei vorwiegend das Nierenmark versorgendem Verlauf eine Ischiämie der Rinde vermissen und so zu falschen Schlüssen verleiten könne (Simon 1949, Bibus 1957 u. a.), ist nur teilweise richtig. Wenn die Rinde gut durchblutet ist, kann es auch bei einer nicht zu ausgedehnten Nekrose im Markbereich nicht zu einer Infarzierung der Rinde mit den Gefahren der Blutung und Fistelbildung kommen, zum anderen würde beim Abklemmen einer größeren Arterie die fehlende Verfärbung des Rindenbezirkes sofort auffallen und die wahre Gefäßversorgung erkennen lassen.

Bei großen, aberranten Gefäßen, die mehr als ein Nierendrittel versorgen, also z. B. bei bipolarer Gefäßversorgung, kann eine Gefäßresektion mit folgender Heminephrektomie im Rahmen einer Nierenbeckenplastik nur unter ganz besonderen Bedingungen zweckmäßig sein (s. S. 254ff.) und darf niemals unter dem einzigen Gesichtspunkt der Beseitigung einer Abflußbehinderung erfolgen.

Die Frage, ob die Resektion eines Gefäßes als alleinige Maßnahme zur Sanierung einer Harnstauungsniere Anwendung finden darf, muß im allgemeinen verneint werden. Im ersten Abschnitt dieses Beitrags wurde bereits darauf hingewiesen (S. 226ff.), daß atypisch verlaufenden Gefäßen für die Entstehung einer Harnstauungsniere nur ausnahmsweise eine ursächliche und alleinige Bedeutung zukommt. Trotzdem besteht kein Zweifel daran, daß es solche Fälle gibt und daß bei eindeutiger Feststellung eines derartigen Befundes die Resektion eines aberranten Gefäßes ein einfacher und zweckmäßiger Eingriff sein kann. Voraussetzung dafür aber ist, daß eine vollständige Ureterolyse durchgeführt wurde, daß die Durchgängigkeit des Harnleiterabgangs von genügender Weite gesichert wurde und schließlich, daß der Versorgungsausfall des Parenchyms nach Resektion des Gefäßes die Unterlassung einer Nierenteilresektion gestattet.

Bei der Nachuntersuchung von 138 sog. kleinen Hydronephrosen mit akzessorischen Gefäßen, bei denen BORGARD von 1942—1944 recht kritiklos Gefäßresektionen mit einer Mortalität von 4,2% (!) ausgeführt hatte, fanden HENI und RIETHMÜLLER (1946) in 36% der Fälle eine ausgesprochene Verschlechterung des Zustandes in Gestalt von Strikturen und Stenosen am Harnleiterabgang mit Pyelektasien, die vor dem Eingriff nicht bestanden hatten. Aber auch in Fällen, in denen die Resektion aberranter Gefäße unter streng indizierten Gesichtspunkten ausgeführt wurde, sind die Erfolge so unsicher, daß die meisten Operateure diesen Eingriff überhaupt ablehnen.

c) Die künstliche Harnableitung und die Schienung des Ureters

Hat es sich aus der Lokalisation pyelonephritischer Zerstörungen des Parenchyms, örtlicher Steinbildung, der besonderen Form der Niere oder der Notwendigkeit einer Unterbindung versorgungswichtiger Arterien als notwendig erwiesen, Teile des Nierenparenchyms zu resezieren, so erfolgt dieser Eingriff am besten jetzt (s. S. 256ff.). Erst dann wird die eigentliche Nierenbeckenplatik in der geplanten Form durchgeführt.

Zu jeder plastischen Operation am Nierenbecken gehört eine künstliche Harnableitung, deren Aufgabe es ist, jede Möglichkeit eines Druckanstiegs innerhalb der Nierenhohlräume unter allen Umständen abzufangen.

Die jeder plastischen Operation für längere Zeit folgende Atonie und fehlende Peristaltik der Nierenbeckenwandung, Blutgerinnsel in den Harnwegen sowie Ödeme der Schleimhaut und besonders im Nahtbereich bedeuten stets eine Erschwerung des Harnabflusses auf dem natürlichen Wege, die in den ersten Tagen nach dem Eingriff als physiologisch zu bezeichnen sind.

Die zuverlässigste Harnableitung ist die Nephrostomiedrainage, während die Harnableitung durch ein Rohr auf natürlichem Wege über Harnleiter, Blase und Harnröhre infolge der Länge des Weges und des dünnen Kalibers, welches dieser Weg fordert, sehr viel unsicherer ist.

Hinzu kommt, daß der Fremdkörperreiz des Schlauches eine Reihe weiterer Störungen verursachen kann.

Auch die Ableitung von einer Öffnung des Nierenbeckens aus durch das Operationsgebiet nach außen ist nicht so günstig und birgt die Gefahr einer sich schlecht schließenden Urinfistel.

Besteht über die Notwendigkeit einer künstlichen Harnableitung nach plastischen Operationen im allgemeinen Übereinstimmung, so gehen die Ansichten bei der Frage, in welchen Fällen man schienen soll und wann nicht, und ob überhaupt eine Ureter-Schienung notwendig und zweckmäßig ist, sehr auseinander.

MARION (1923) scheint einer der ersten gewesen zu sein, der nach Spaltung einer Stenose am Harnleiterabgang eine Schiene mit der ausdrücklichen Absicht, einen Ureterdefekt zu überbrücken, anwandte. Harnleiterdrainagen wurden zwar zu allen Zeiten von zahlreichen Operateuren verwandt, das Verfahren der Schienung dann aber erst wieder von HRYNTSCHAK (1936), FOLEY (1937) und vor allem von DAVIS (1943) aufgegriffen. Letzterer konnte in experimentellen Arbeiten und auf Grund klinischer Erfahrungen und Erfolge nachweisen, daß sich unter dem Schutz einer Schiene auch größere Ureterdefekte durch echte Neubildung von Epithel und Muskelfasern regenerieren können.

Wenn auch der Wert und die Notwendigkeit einer Ureterschienung zur Überwindung echter Defekte und Engen unumstritten ist, so sind doch in der letzten Zeit bei verschiedenen Operateuren ernste Zweifel darüber entstanden, ob die in den letzten 25 Jahren immer allgemeinere, fast möchte man sagen, kritiklose Anwendung einer Schienung des Harnleiters nach jeder Plastik am Nierenbecken auch wirklich nützlich und gut ist.

Henline und Hawes (1948) haben z. B. ihre gesamten plastischen Operationen 4—6 Wochen lang geschient und glauben, bei kürzerer Schienung schlechtere Ergebnisse beobachtet zu haben. Auch O'Coner (1951) hat an einer großen Zahl von Plastiken grundsätzlich eine Nephrostomiedrainage und eine Ureterschiene für 14 Tage bis 3 Wochen verwandt.

Deuticke (1959) schient auch heute seine Nierenbeckenplastiken ausnahmslos.

Berneike und Dening (1951) haben den größeren Teil ihrer Plastiken geschient, den kleineren Teil ohne Schienung mit etwa dem gleichen Erfolgsergebnis operiert.

1953 konnte ich mitteilen, daß die Mehrzahl meiner plastischen Operationen ohne Schienung ausgeführt wurden und daß ich gerade diesem Umstand besonders gute Ergebnisse zuschriebe.

Gibson, der in früheren Jahren ein eifriger Befürworter der grundsätzlichen Ureterschienung war (1939, 1945), schreibt 1956, daß man außer bei der Methode nach Davis, also der Überbrückung größerer Ureterdefekte, bei vielen Nierenbeckenresektionen die Schiene entbehren könne.

Bedeutungsvoll für diese Frage sind einige experimentelle Arbeiten. So konnte Cordonnier 1950 feststellen, daß durch eine länger dauernde Schienung des Ureters ein Fremdkörperreiz ausgeübt würde, der infolge vermehrter Vascularisation und Lymphocytenhäufung zur fibrotischen Umwandlung und Schrumpfung der Ureterwandung führe.

Hamm und Weinberg (1956) konnten, nachdem sie 1954 über gute Operationsergebnisse ohne Schienung berichtet hatten, an zahlreichen Ureteroperationen im Tierversuch zeigen, daß Ureterdefekte ohne Schienung ungestört ausheilen können und daß die Gefahr einer Narbenstriktur nur bei einer Urininfiltration der Adventitia drohe, d. h. also, daß wichtiger als die Schienung die sichere Harnableitung und Wunddrainage wäre.

Sehr klar drückt sich Hinman jr. (1957) auf Grund mikroskopischer Studien und klinischer Erfahrungen über die Frage der Ureterschienung aus: Wenn nach einer plastischen Operation nur eine Epithelisierung erwartet würde, genüge eine Schienung von 10—14 Tagen. Die Schienung müsse jedoch 6 Wochen liegenbleiben, wenn ein Defekt durch „fibrosis“ und „replacement by smooth muscle“ erfolgen solle. Eine technisch vollendete Plastik jedoch bedürfe keiner Schiene, während man in zweifelhaften Fällen besser schienen solle.

Gegen die Anwendung einer länger dauernden Schienung spricht die Tatsache, daß sie *stets* zur Infektion führt, nicht nur zur Infektion der Harnleiterwandung, sondern auch zur Infektion der Nierenhohlräume. Es muß bedenklich stimmen, wenn Davis (1948) schreibt, daß von 17 nicht infizierten Hydronephrosen nach der Schienung alle 17 Harnstauungsnieren infiziert waren.

Nicht minder bedenklich ist die Erfahrung, die alle Operateure machen mußten, die eine größere Anzahl operierter Harnstauungsnieren über einen längeren Zeitraum beobachtet haben, daß nämlich sekundäre Nierensteine in

10—15% der Fälle Nachoperationen oder Sekundärnephrektomien notwendig machten. Ohne es beweisen zu können, glaube ich, an meinem Operationsmaterial bei längerer Schienung mehr Rezidivsteine zu beobachten als bei den nicht geschienten. Ein Beweis ist deshalb unmöglich, weil die nichtgeschienten auch meist gerade die nicht infizierten und technisch voll befriedigenden operativen Fälle betraf, d. h. also, weil diese Operierten sowieso die besseren Resultate erwarten ließen.

Ich bin der Ansicht, daß eine Schienung des Ureters — abgesehen von dem Verfahren nach Marion, Allemann und Davis — die selbstverständlich eine sehr lange Schienung erfordern, nur bei den plastischen Eingriffen Anwendung finden soll, bei denen eine erhebliche Enge des Harnleiterabgangs durch ein Dreiecksläppchen oder Quervernähung, wie z. B. bei der Fenger-Plastik überwunden wurden. In solchen Fällen, vor allem aber in den zweifelhaften, schiene ich 8—14 Tage, gelegentlich auch länger.

Eine Schiene, die nur kurz, also 3—6 Tage liegen bleibt, ist in jedem Falle unbedenklich. Sie hat den Vorzug, daß sie die Ausführung der mitunter schwierigen Naht erleichtert, z. B. bei der freien Einpflanzung des Ureters, und daß der Harnleiterabgang und obere Harnleiter in den ersten Tagen nach dem Eingriff in der gewünschten Lage bleiben, z. B. bei der Hryntschak-Plastik.

In den Fällen, in denen durch das plastische Verfahren ein besonders weiter Harnleiterabgang, also von über 16 20 Charr. Weite geschaffen werden konnte, oder in den Fällen, in denen der Harnleiterabgang von Natur aus diese Weite hat und der Harnleiter infolge der Operationsmethode, z. B. Foley-Plastik, asymmetrische Nierenbeckenresektion usw. — eine gestreckte Lage erhält, ist es sicher besser, überhaupt nicht zu schienen.

Ist die Schiene nur für kurze Zeit vorgesehen, so wird sie am besten durch das Nephrostomierohr geleitet und kann so jederzeit, ohne die Wundheilung zu stören, gezogen werden. Daß beim Verzicht auf eine Schiebung eine 100%ig zuverlässige Harnableitung aus der Niere und dem Wundgebiet die Voraussetzung einer Idealheilung ist, bedarf keiner weiteren Worte.

d) Die Befestigung der operierten Niere

Im Anschluß an plastische Operationen an Harnstauungsnieren ist die Befestigung der operierten Niere erforderlich. Wurde nur eine Nierenbeckenplastik ohne Parenchymresektion ausgeführt, so genügt es in der Regel, der Niere durch Fettkapselstütznähte Halt zu geben, wobei die Nierenfettkapsel sorgfältig um die Niere gepackt und mit großen durchgreifenden Nähten am M. psoas fixiert wird.

Überdies wird die Niere durch das Rohr der Nephrostomiedrainage in der gewünschten Lage fixiert. Auch in Verbindung mit einer Resektion des unteren Nierenpols kann mit diesen einfachen Maßnahmen die Niere in ausreichender Weise gestützt werden.

Bei übermäßig beweglichen Nieren und vor allem dann, wenn der obere Nierenpol reseziert werden mußte, ist neben der Abstützung durch die Fettkapselstütznähte eine richtige Pexie der Niere an der 11. oder 12. Rippe notwendig (s. Hellstroem S. 131ff.).

Bei der Befestigung und Abstützung der Niere kommt es vor allem darauf an, daß der Ureter gestreckt und der untere Nierenpol etwas angehoben wird. Durch diese Maßnahmen werden der ungehinderte Harnablauf gesichert und Komplikationen zwischen Ureter und Gefäßen unmöglich gemacht.

Als selbständiger Eingriff zur Behandlung der Hydronephrose jedoch hat diese Operationsmethode heute ihre Bedeutung verloren. In Verbindung mit der Ureterolyse ist die „transversopexia renis“ von MEZÖ (1928) zu erwähnen, wobei die Niere horizontal befestigt wird, um den hohen Harnleiterabgang an den tiefsten Punkt zu verlegen und einen optimalen Ablauf des Nierenbeckens zu erzielen.

Zur Behandlung der Kipp- und Wanderniere siehe S. 131ff.

In jedem Fall muß vor dem Schluß der Weichteile eine Drainage des Nierenlagers durch gefensterte Rohre oder Gummibänder angelegt werden. Ich persönlich halte eine Saugdrainage mit gefensterten Schläuchen von etwa 14 bis 18 Charr. Weite, die unter der Nierenbeckenwunde und am Harnleiter enden, für die zuverlässigste und schonendste Ableitung.

B. Die spezielle Technik der plastischen Eingriffe am Nierenbecken und ihre besondere Indikation

Zur Beseitigung einer Abflußstörung des Nierenbeckens gibt es drei grundsätzlich verschiedene Möglichkeiten:

Operationsverfahren zur Beseitigung einer Stenose des Harnleiterabgangs durch Sprengung oder Erweiterung der Enge ohne Verkleinerung des Nierenbeckens;

Operationsverfahren zur Beseitigung einer Abflußstörung des Nierenbeckens durch eine Erweiterungs- oder Umgehungsplastik mit Verkleinerung des Nierenbeckens, wobei die Kontinuität zwischen Nierenbecken und Harnleiter erhalten bleibt;

Operationsverfahren zur Beseitigung einer Abflußstörung durch Resektion der Stenose oder des Hindernisses und freier Um- oder Wiedereinpflanzung des Harnleiters in das Nierenbecken, wobei die Kontinuität zwischen Nierenbecken und Harnleiter unterbrochen wird.

Alle Verfahren können durch eine gleichzeitige Nierenteilresektion erweitert werden.

Im folgenden sollen die wichtigsten Operationsmethoden dieser 3 Gruppen ohne Rücksicht auf ihre historische Entstehung aufgeführt werden. Bei der großen Anzahl der angegebenen Operationsmethoden wurden nur die Verfahren ausgewählt, die sich grundsätzlich unterscheiden, denen ein neuer Gedanke zugrunde liegt, oder die sich bewährt haben und heute von praktischer Bedeutung sind.

1. Operationsverfahren zur Beseitigung einer Enge des Harnleiterabgangs ohne Verkleinerung des Nierenbeckens

Das einfachste Verfahren zur Überwindung eines Hindernisses am Harnleiterabgang geht auf MARION (1923) zurück (s. Abb. 9).

Nach seinem Vorschlag wird der stenosierte Harnleiterabgang gespalten und ein 12—15 Charr. dicker Kunststoffschlauch durch die gespaltene Enge in den Harnleiter vorgeschoben. Außer dieser „Schiene“ soll ein weiterer transrenaler Schlauch eingelegt werden. Man kann auch erst die transrenale Drainage anlegen und dann das Schienungsrohr durch das Nephrostomierohr über die gespaltene Striktur etwa 8—10 cm weit in den Harnleiter vorschieben.

Eine Naht des Ureterdefektes unterbleibt. Die Heilung erfolgt per granulationem. Die Schiene muß nach MARION mindestens 6 Wochen liegenbleiben. Die Notwendigkeit einer Schienung über einen so langen Zeitraum ist nicht unbedenklich und bewirkt die Gefahr der Inkrustierung. Da es später nach der Entfernung der Schiene zu einer neuerlichen Stenosierung kommen kann, empfiehlt MARION eine Nachbehandlung mit regelmäßigen Bougierungen des Harnleiters für einen längeren Zeitraum.

Auf dem gleichen Gedanken beruht das Vorgehen nach DAVIS. DAVIS überwindet wesentlich größere Engen nach ihrer Spaltung durch ein Schienungsrohr. Er muß deshalb den gespaltenen Harnleiter mit einigen Catgutfäden an der Schiene fixieren (s. Abb. 10).

Die Schiene muß hier ebenso wie bei der Methode nach MARION etwa 6 Wochen liegenbleiben.

Die gleichen Bedenken, die für das Verfahren nach MARION bestehen, sind gegen die Methode von DAVIS einzuwenden. Für dehnbare Striktoren schlägt

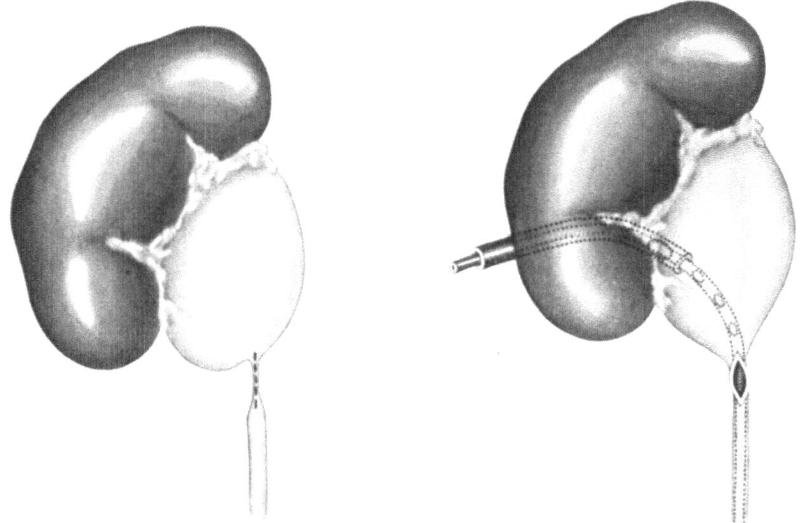

Abb. 9. Die Beseitigung einer Enge des Harnleiterabgangs nach MARION

DAVIS (1953) vor, vom eröffneten Nierenbecken aus ein möglichst dickes Bougie durch die Enge vorzuschieben und dann wie bei der Weber-Ramstedtschen Operation Längsincisionen über der engsten Stelle anzubringen, wobei die Schleimhaut nicht verletzt werden darf. Nach Anlage dieser Längsincisionen gibt die Enge nach, so daß nun dickere Kaliber durchgeführt werden können. Ein transrenales Schienungsrohr von 12—15 Charr. Weite soll zum Abschluß des Eingriffes fixiert werden. Dieses Rohr muß mindestens 2 Wochen belassen werden.

Die sog. *Allemansche Operation* (BONINO-ALLEMAN) beruht auf der Vorstellung, daß ein Spasmus des pyeloureteralen Schließmuskels die Ursache der schmerzhaften kleinen Hydronephrose sei.

Ähnlich dem Vorgehen von DAVIS wird unter Zuhilfenahme einer Lupe die Muskulatur des Harnleiterabgangs in der Längsrichtung durchtrennt, bis sich die Schleimhaut aus der Schnittwunde vorwölbt (s. Abb. 11).

ALLEMAN berichtete 1936 über gute Erfahrungen mit dieser Methode. Auch v. LICHTENBERG hat sie in einigen Fällen mit Erfolg angewandt. Ich persönlich glaube nicht an eine spastische Genese der Hydronephrose und habe mich nicht mit dieser Operationsmethode befreunden können.

Wesentlich zuverlässiger als die bisher geschilderten Methoden ist die schon 1892 von FENGER angegebene *Plastik* (s. Abb. 12).

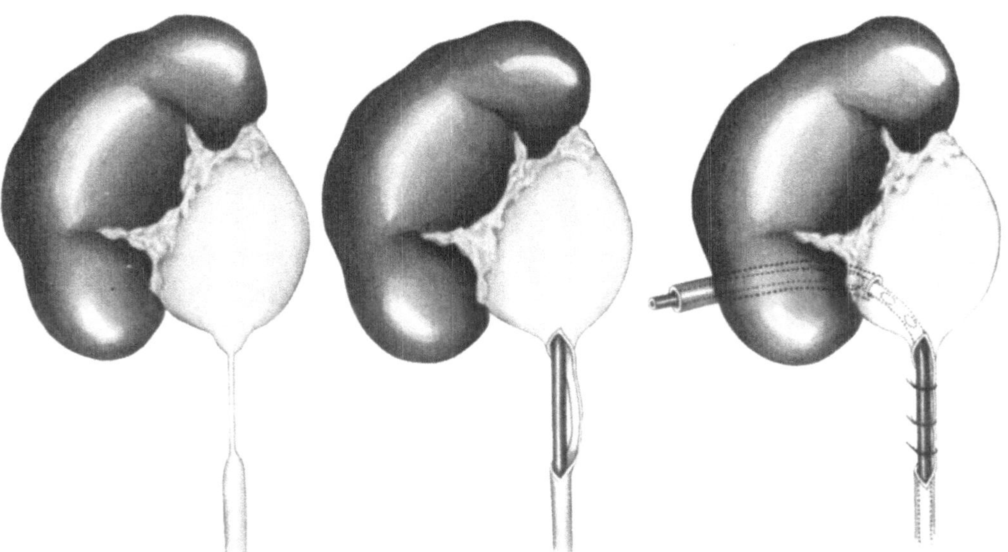

Abb. 10. Die Überwindung einer ausgedehnten Stenose am Harnleiterabgang nach DAVIS

Das Prinzip beruht auf dem einfachen Gedanken, eine Längsincision durch eine Enge zu legen und diese quer zu vernähen, wie er bei der Pyloroplastik nach HEINECKE-V. MIKULICZ in der Chirurgie erstmals angewandt wurde. Die Beurteilung der Fenger-Plastik ist unterschiedlich. Auf Grund meiner eigenen

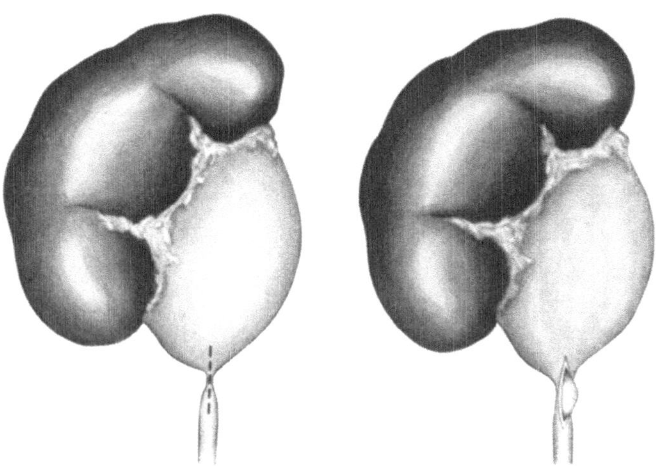

Abb. 11. Die Bonino-Allemannsche Operation. Durchtrennung der Muskulatur des pyeloureteralen Schließmuskels

Erfahrungen halte ich sie für eine einfache und bei richtiger Auswahl zuverlässige Methode.

Bei der Bedeutung, die dieser Operationsmethode auch heute zukommt, sei der Eingriff ausführlicher besprochen:

Nach Freilegung der Niere wird das hydronephrotisch erweiterte Nierenbecken der in situ verbleibenden Niere vom bedeckenden Fett befreit, wobei in dem

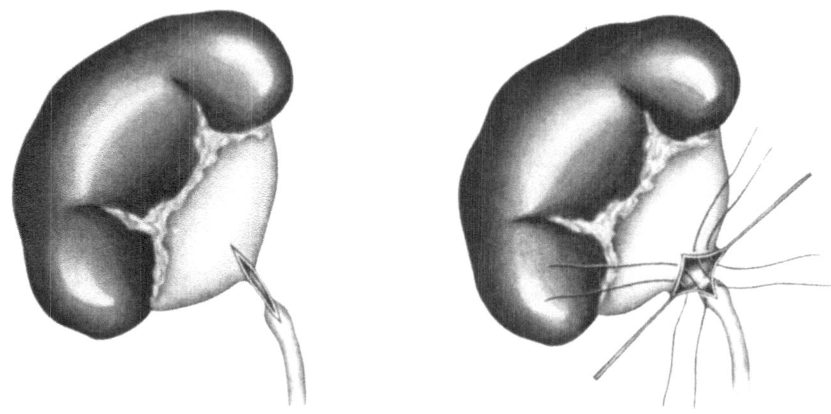

Abb. 12. Die Fengerplastik

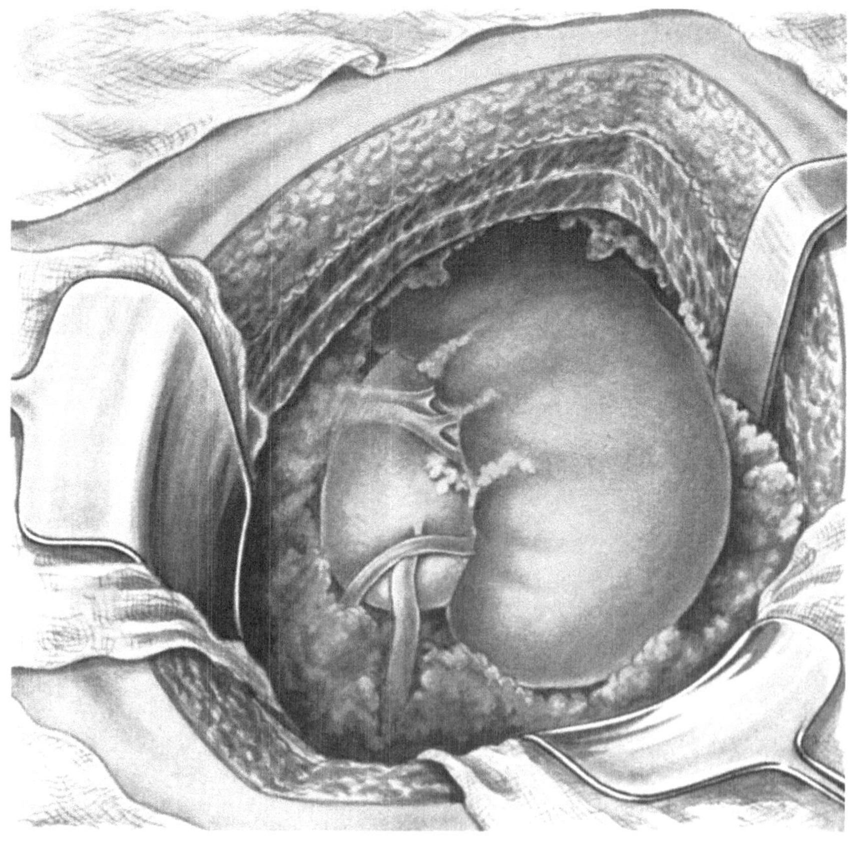

a

Abb. 13a—e. Die technische Ausführung der Fengerplastik. a Kreuzung des Harnleiterabgangs durch eine zum Nierenpol verlaufende Arterie

abgebildeten Fall der Harnleiterabgang von einer etwa das untere Nierendrittel versorgenden Arterie verdeckt ist (Abb. 13a).

Das Gefäß wird sorgfältig freipräpariert und mit einem Häkchen abgehoben. Darunter wird eine etwa $^1/_2$ cm lange Stenose des Harnleiterabgangs sichtbar. Der Harnleiter wird angeschlungen und von seinen Verbindungen mit dem Nierenbecken gelöst (Abb. 13b).

Sodann wird das Nierenbecken etwa 1 cm unterhalb des Harnleiterabgangs eröffnet und der Schnitt mit einer feinen spitzen Schere nach dem Harnleiter-

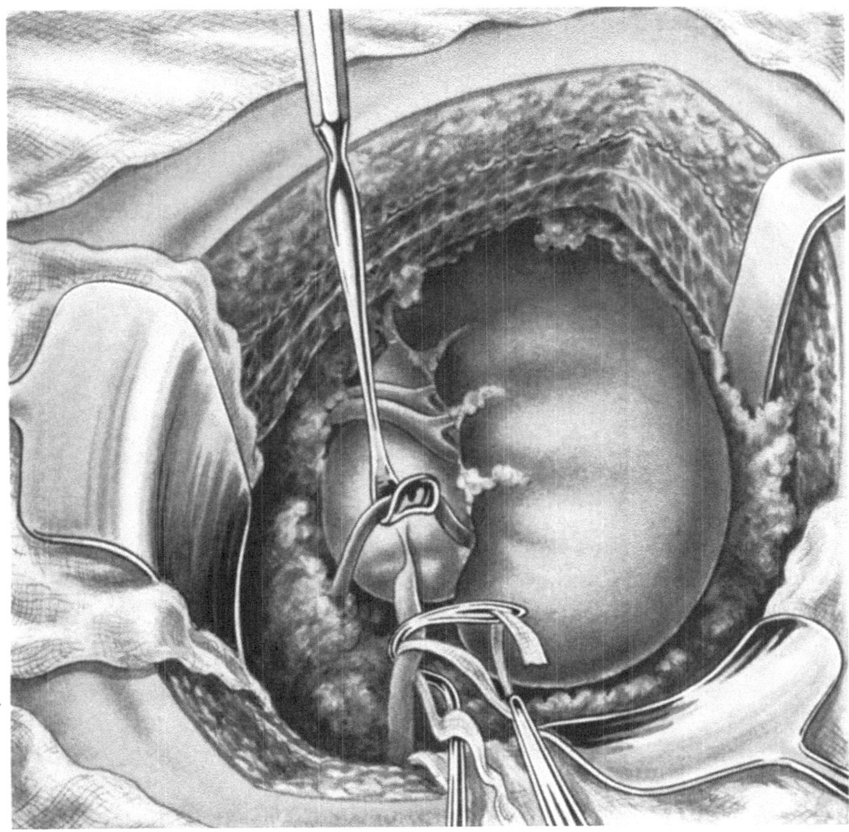

Abb. 13b. Die Arterie wird abgehoben, der Harnleiter angeschlungen und bis zu seinem stenosierten Eintritt in das Nierenbecken freigelegt

abgang zu durch die Stenose in den Harnleiter hinein fortgeführt. Es ist wichtig, den Schnitt über die Enge hinaus noch etwa $^1/_2$ cm in den normalkalibrigen Harnleiter fortzuführen. Die Länge des Harnleiterschnittes soll etwa der Länge des Nierenbeckenschnittes bis zum Harnleiterabgang entsprechen (Abb. 13c).

Zur Anlage der transrenalen Drainage wird eine gebogene Sonde von etwa 15 Charr. durch das Nierenbecken in den untersten Kelch geführt und vorsichtig durch das Parenchym gedrängt. Die Kapsel wird nicht durchstoßen, sondern nur mit einem Messerchen über der vordringenden Sonde eingekerbt. Auf die Sonde wird ein Polyäthylenschlauch von 15 Char. lichter Weite, also etwa 17 bis 18 Charr. Dicke geschoben, der in seinem Vorderende zwei seitliche Öffnungen trägt; durch Zurückführen der Sonde wird er in das Nierenbecken geführt und durch eine durchgreifende, vorher aufgeweichte Catgutnaht so fixiert, daß er genau im Nierenbecken liegt, ohne über das Niveau hinauszuragen. Soll geschient werden, was ich bei der Fenger-Plastik empfehlen möchte, so wird nun ein zweiter Polyäthylenschlauch von etwa 12 Charr. Kaliber, nachdem er in etwa 15 cm Ausdehnung mit seitlichen Löchern versehen wurde, durch den dickeren Schlauch, der vorher zur besseren Gleitfähigkeit mit etwas Glycerin durchgespült wurde, durch das Nierenbecken etwa 6—8 cm tief in den Harnleiter vorgeschoben.

Nun beginnt die eigentliche Naht. Nachdem durch zwei Haltefäden, die an beiden Rändern der Nierenbeckenwandung etwa in der Mitte der Längsincision

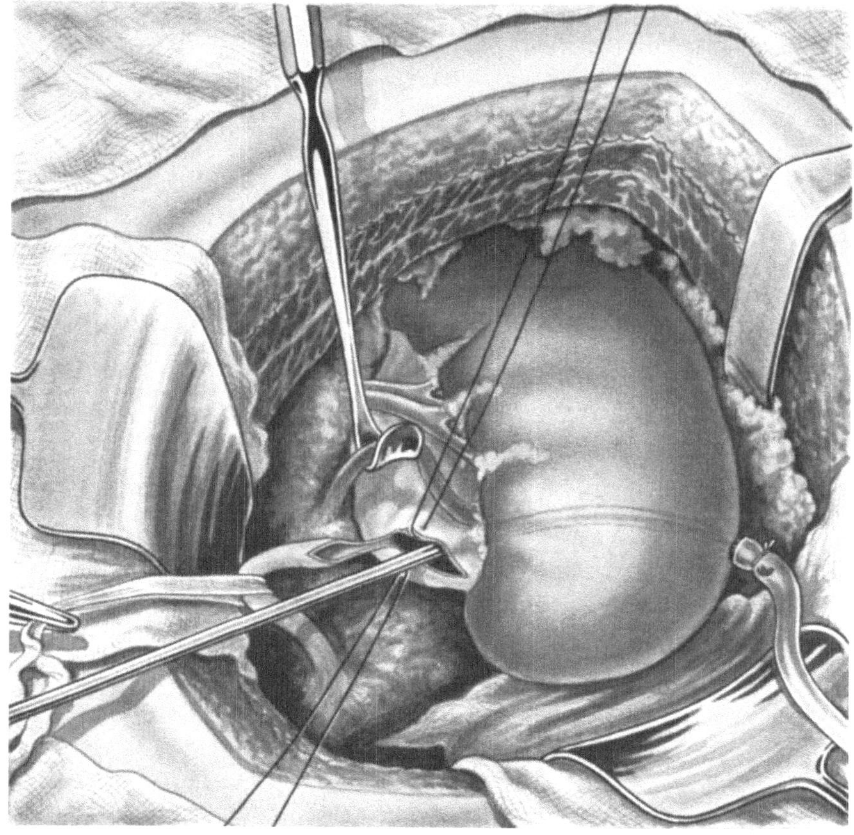

Abb. 13c. Das Nierenbecken wurde 1 cm unter dem Harnleiterabgang mit einer spitzen Schere eröffnet und der Schnitt über den verengten Harnleiterabgang hinaus $^1/_2$ cm weit in den Harnleiter fortgeführt. Anlage der transrenalen Drainage durch eine stumpfe Sonde. Die Sonde wurde durch das Nierenbecken und den untersten Kelch nach außen geführt, wobei beim Zurückziehen der Sonde das Nephrostomierohr in das Nierenbecken geleitet wurde

angelegt wurden, die Längsöffnung quer verzogen wurde, erfolgt die erste Naht, die die beiden Schnittenden im Ureter und im Nierenbecken vereinigt (Abb. 13d).

Diese Naht mit Catgut 000 muß sehr sorgfältig gelegt werden, da sie unter keinen Umständen einreißen darf. Sie wird leicht über der Schiene geknotet, wobei man zu ihrer Entspannung den Harnleiter der Niere annähert.

Die folgenden Nähte mit Catgut 0000 adaptieren die zwischen der Mittelnaht und den seitlich zwischen den Haltefäden liegenden Lefzen mit 1—3 Stichen.

Gelingt es, wie in Abb. 13e dargestellt, den Harnleiterabgang durch die Fenger-Plastik so tief zu verlagern, daß eine neuerliche Komplikation mit dem zum unteren Pol ziehenden Gefäß nicht mehr möglich ist, kann das Gefäß belassen werden. In solchen Fällen ist eine sorgfältige Pexie der Niere als Abschluß des Eingriffes von besonderer Bedeutung.

Nicht immer liegen die Verhältnisse so günstig. Im Zweifelsfalle würde ich es für richtig halten, nach dem Vorschlag von HELLSTRÖM das Gefäß weiter nach oben zu verlagern (s. dort). Im anderen Falle muß das Gefäß unterbunden und der nicht mehr versorgte Nierenanteil reseziert werden (s. S. 254ff.). Die Schiene kann nach 8—14 Tagen entfernt werden.

Eine noch wirksamere und sehr zuverlässige Methode, eine Stenose oder Abknickung am Harnleiterabgang zu beseitigen und den Harnleiterabgang nach

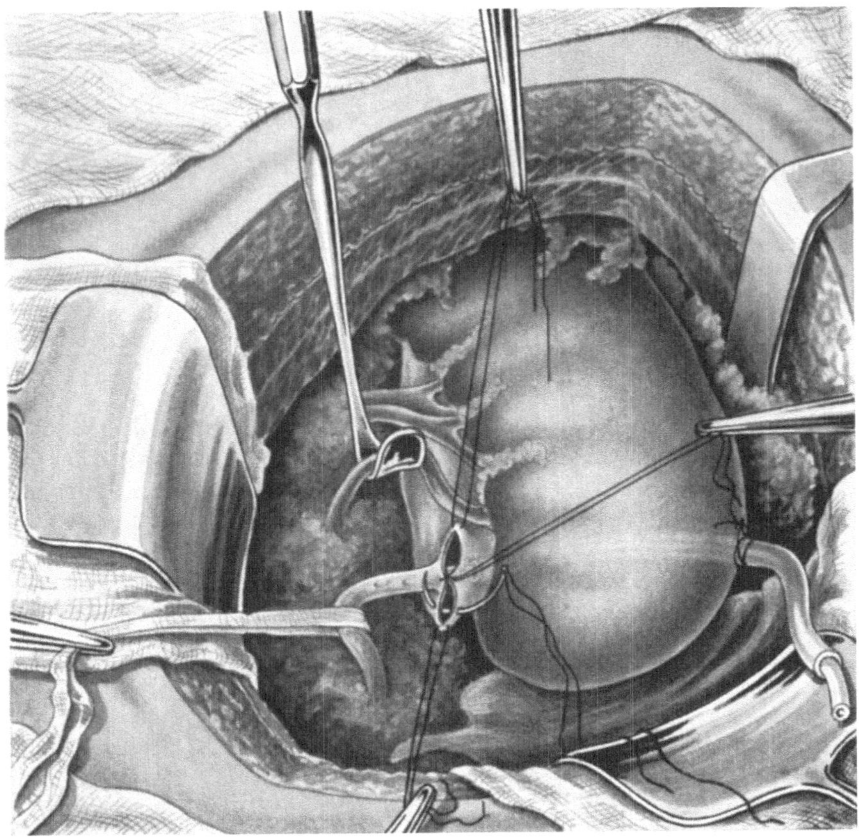

Abb. 13d. Durch das Nephrostomierohr ist von außen ein dünnes Schienungsrohr einige Zentimeter tief in den Harnleiter vorgeschoben. Die erste Naht faßt, unterstützt von 2 Haltefäden, die beiden Enden des Schnittes im Nierenbecken und Ureter und vereinigt die Schnittränder

unten zu verlagern, ist die *Plastik nach* SCHWYZER *und* FOLEY (1923 bzw. 1937) Abb. 14), die, großzügig ausgeführt, ausgezeichnete Resultate ergibt (s. S. 228).

Wichtig dabei ist es, den unteren Dreieckslappen groß genug zu wählen, also mit 1—2 cm Seitenlänge und ebenso breiter Basis. Die Durchführung des Eingriffes erfolgt in gleicher Weise wie bei der Fenger-Plastik. Die Niere muß jedoch weiter mobilisiert werden, da man sonst bei der Ausführung der dorsalen Nahtreihe auf erhebliche Schwierigkeiten stoßen kann.

Mit einer spitzen Schere wird das Nierenbecken $^1/_2$ cm unter dem Harnleiterabgang eröffnet und der Schnitt wie bei der Fenger-Plastik über die Enge des Harnleiterabganges genügend weit in den Harnleiter fortgeführt. Sodann wird der Basislappen gebildet, wobei die Seitenlänge des gleichseitigen Dreiecks möglichst nicht unter $1—1^1/_2$ cm betragen soll. Mit der ersten Naht wird die

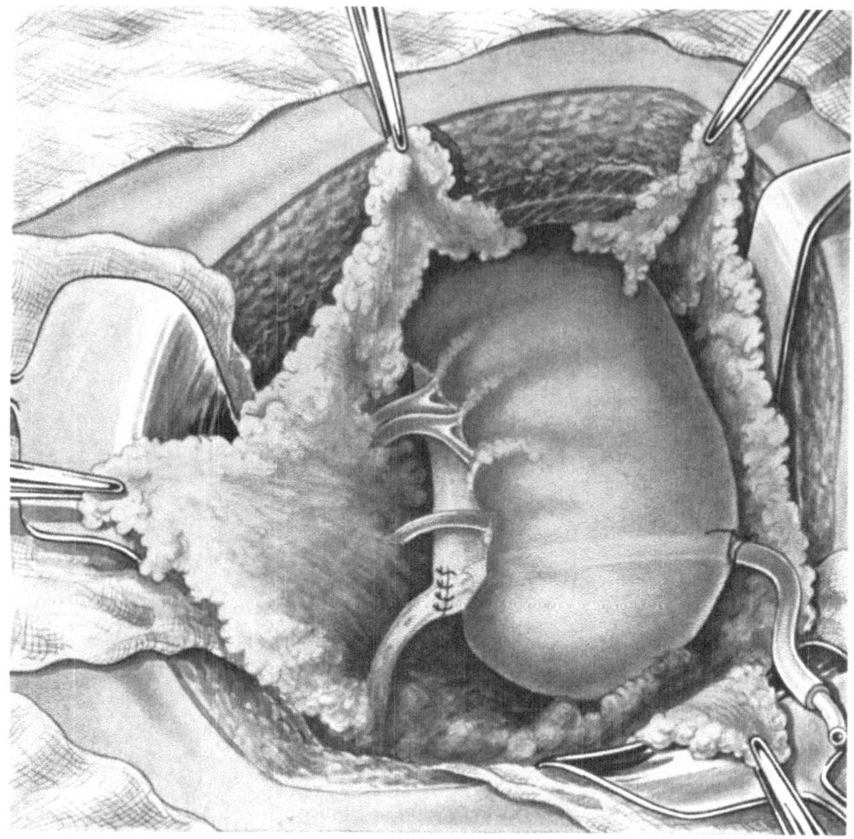

Abb. 13e. Die beiden seitlichen Nahtreihen sind abgeschlossen. Der Harnleiterabgang ist dadurch um 1 cm tiefer getreten. Durch die nachfolgenden Fettkapselstütznähte wird der untere Nierenpol etwas angehoben, so daß das Polgefäß nicht mehr mit dem Harnleiterabgang in Konflikt geraten kann

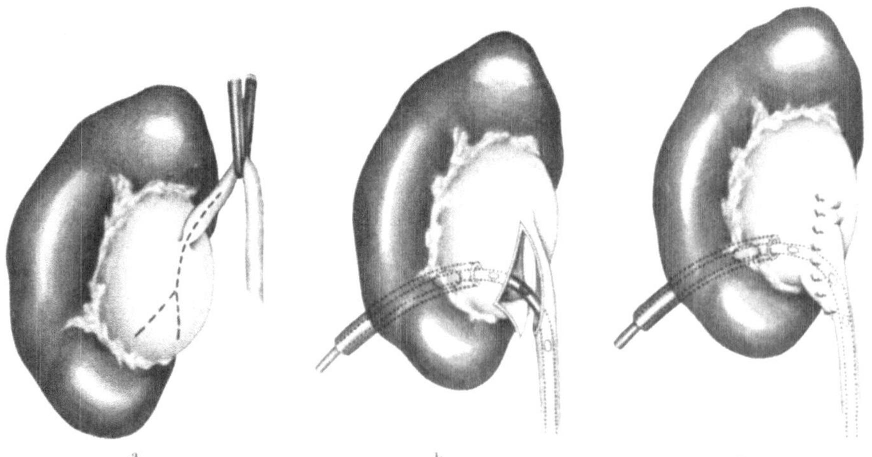

Abb. 14a—c. Die Nierenbecken-Plastik nach SCHWYZER-FOLEY

Spitze des Dreieckslappens über eine Schiene in den aufgeschnittenen Harnleiter eingepaßt (s. Abb. 14b).

Es folgt dann erst die dorsale Nahtreihe und, nachdem die Niere reponiert wurde, die Naht der ventralen Nierenbecken-Ureterwandung. Drainage, Schienung und Pexie der Niere, wie oben besprochen.

2. Operationsverfahren zur Beseitigung einer Abflußstörung des Nierenbeckens durch eine Erweiterungs- oder Umgehungsplastik mit Verkleinerung des Nierenbeckens, wobei die Kontinuität zwischen Nierenbecken und Harnleiter erhalten bleibt

Die Fenger- und Foley-Plastik sind die Methode der Wahl bei Engen am Harnleiterabgang dann, wenn diese nicht allzu große Ausdehnung haben und wenn die Erweiterung und Vergrößerung des Nierenbeckens in bescheidenerem Umfang geblieben sind. Bei größeren Hydronephrosesäcken dagegen sind sie nicht zweckmäßig, da mit ihnen nur eine Beseitigung der Abflußbehinderung, nicht aber die Stagnation des Harnes in den vergrößerten Nierenhohlräumen verhindert werden kann. Gerade bei älteren und hochgradigen Harnstauungsnieren, bei denen durch die bindegewebige Umwandlung und den Untergang der Muskulatur das Retraktionsvermögen der Nierenbeckenwandung verlorengegangen ist, ist eine radikale Verkleinerung der Nierenhohlräume erforderlich. Bei Fortbestehen großer Toträume droht solchen Nieren, selbst dann, wenn der Ablauf ungehindert erfolgen kann, infolge der Austreibungsschwäche und der Stagnation des Harnes ein Fortschreiten der entzündlichen Prozesse in Wandung und Drüsenkörper der Niere mit Ablagerungen von Konkrementen, die schließlich doch zum Untergang des Organs führen. Deshalb soll bei allen nicht mehr rückbildungsfähigen Erweiterungen und Vergrößerungen des Nierenbeckens mit der Beseitigung der Abflußstörung gleichzeitig das Nierenbecken verkleinert werden, eine Forderung, die unter anderem besonders von Young, Hellström, Thompson, Walters, Priestley, Harries, Hryntschak, Deuticke, Boeminghaus, Bischoff u. a. immer wieder nachdrücklich erhoben wurde.

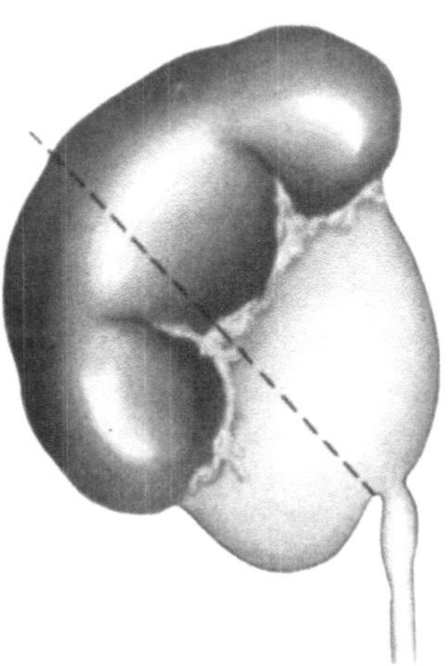

Abb. 15. Résection orthopédique pyélorénale nach Albaran

Bei der vorwiegend extrarenalen Harnstauungsniere ist die radikale Verkleinerung der Hohlräume in idealer Weise durch die „subtotale Nierenbeckenresektion“ möglich. Bei Mischformen oder vorwiegend intrarenalen Hydronephrosen aber würde die Verkleinerung der Hohlräume zwangsläufig den Verlust mehr oder weniger großer Teile funktionsfähigen Parenchyms bedeuten. Trotzdem kann unter gegebenen Umständen die Erhaltung von $^2/_3$ der Nierensubstanz durch eine entsprechende Plastik den Verlust von $^1/_3$ funktionstüchtigem Parenchym gerechtfertigt erscheinen lassen. Albaran hat dieses Problem 1898 in der „*résection orthopédique pyélo-rénale*“ als erster ebenso einfach wie radikal gelöst.

Da bei aufrechter Körperhaltung die Stagnation des Harnes bei hohem Harnleiterabgang gerade in den unteren Partien auftritt, resezierte Albaran von einem Schnitt, der von der Mitte der Nierenkonvexität schräg durch das Parenchym und das Nierenbecken verlief, das ganze untere Segment (s. Abb. 15). Parenchym, Nierenbecken und Harnleiterabgang wurden vernäht und die Restniere so pexiert, daß der Harnablauf tatsächlich in idealer Weise trichterförmig in den Ureter erfolgen konnte. Dieses Verfahren wurde neuerdings von HAMMESFAHR, HJORT und BISCHOFF wieder aufgegriffen und in die typischen Operationsverfahren eingebaut (s. unter Polresektion S. 254ff.).

Eine der ältesten plastischen Operationen, die überhaupt an einer Harnstauungsniere ausgeführt wurde, ist die *Sporndurchtrennung nach* v. TRENDELEN-

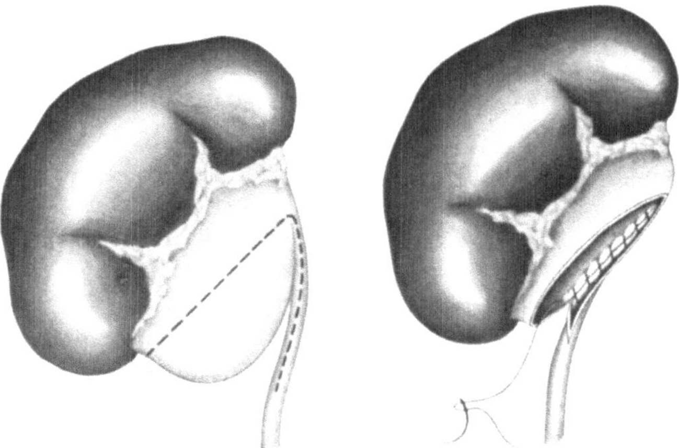

Abb. 16. Die seitliche Anastomose mit Resektion des Nierenbeckens nach MORRIS-V. LICHTENBERG

BURG (1886), die darin bestand, daß bei hohem Harnleiterabgang — der sog. Spornbildung — der Sporn durchtrennt und Ureter und Nierenbeckenwand durch Naht anastomisiert wurden. Sie ist der Ausgangspunkt der *seitlichen Anastomose*,

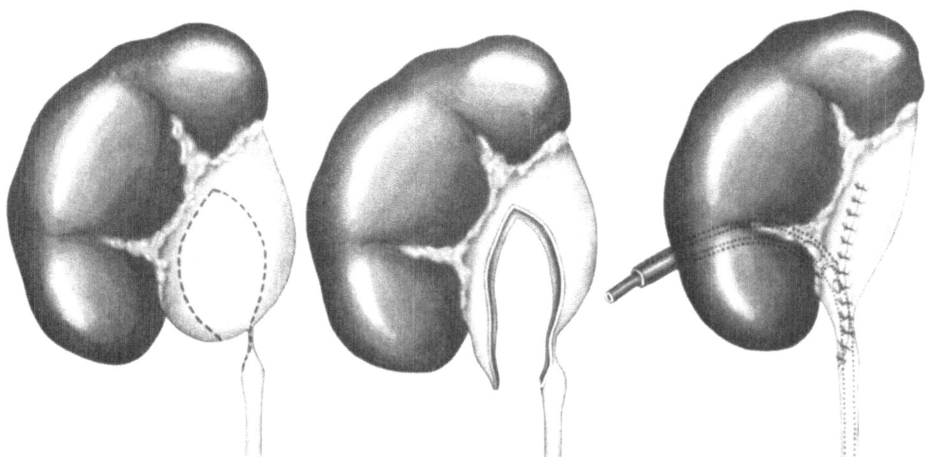

Abb. 17. Die Resektion von unten nach DEUTICKE-BISCHOFF

die von ALBARAN (1898), MORRIS (1898) und LÄWEN (1905) und v. LICHTENBERG (1922) in verschiedenen Modifikationen angewandt wurde. v. LICHTENBERG kombinierte die seitliche Anastomose mit einer *Resektion* der *Nierenbeckenwandung* (1930) s. Abb. 16.

Im Endeffekt läuft die „*Resektion von unten*", wie sie heute DEUTICKE, BISCHOFF, GIBSON u. a. empfehlen — die logische Weiterentwicklung der Idee von SCHWYZER und FOLEY — auf das gleiche Prinzip hinaus (s. Abb. 17).

Die Indikation ist dieselbe, die für die Foley-Plastik gilt, nur, daß sie gleichzeitig eine Verkleinerung des Hydronephrosensackes erlaubt. Der Dreieckslappen an der Basis dient zur Erweiterung einer eventuellen Enge am Harnleiterabgang. Auch bei dieser Methode ist es wichtig, den Dreieckslappen groß genug zu wählen. Für sehr große Hydronephrosensäcke und bei sehr hohem Harnleiterabgang ist die Plastik nicht zweckmäßig.

Im Gegensatz zur Resektion von unten wird bei der *subtotalen Nierenbeckenresektion nach* Hryntschak (1936) der Hydronephrosensack von oben reseziert. Das Ziel dieser Plastik besteht nicht nur in einer radikalen Verkleinerung des Hydronephrosensackes, sondern in einer Verlagerung des Harnleiterabgangs an den tiefsten Punkt, wobei die unteren Partien des Nierenbeckens schlauchartig zum Ureter umgewandelt werden (Abb. 18).

Deuticke empfiehlt, nach Eröffnung des Nierenbeckens eine Schiene von 10—15 Charr. transrenal durch den untersten Kelch nach außen zu leiten, während

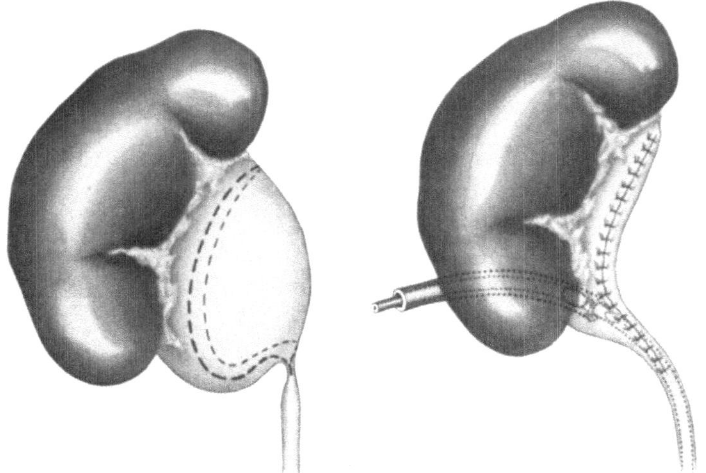

Abb. 18. Die subtotale Nierenbeckenresektion nach Hryntschak

das andere Ende 8—10 cm in den Harnleiter vorgeschoben wird. Der Harnleiter wird sodann gestreckt und der untere Nierenbeckenabschnitt mit einigen Heftklammern spannungslos rohrartig um das Drainagerohr fixiert. Erst jetzt erfolgt die Resektion der überschüssigen Nierenbeckenwandung.

Außer der Schienung mit dem dünnen Rohr, welches einige seitliche Löcher trägt, ist nach Deuticke eine weitere Nephrostomiedrainage nicht erforderlich. Da die Methode von Hryntschak bei echten Engen und Stenosen am Harnleiterabgang nicht anwendbar ist, hat Deuticke eine *Modifikation* der *Hryntschakschen Schnittführung* angegeben. Über dem Harnleiterabgang wird bei der Resektion genügend Material stehengelassen, um aus diesem ein querliegendes Dreiecksläppchen bilden zu können, welches bei der Streckung des Harnleiters sinngemäß in die gespaltene Enge des Harnleiterabgangs geschlagen und durch feine Catgutnähte über einer Schiene fixiert wird (s. Abb. 19). Die Schiene kann nach 14 Tagen entfernt werden.

Die subtotale Nierenbeckenresektion von Hryntschak-Deuticke ist eine sehr leistungsfähige Methode, die auch bei großen Hydronephrosen angewendet werden kann.

Ihr Vorzug ist ihre große Einfachheit, besonders dann, wenn keine Erweiterung des Harnleiterabgangs erforderlich ist. In diesem Falle ist sie auch technisch wesentlich leichter als die meisten anderen Methoden und bietet den Vorzug

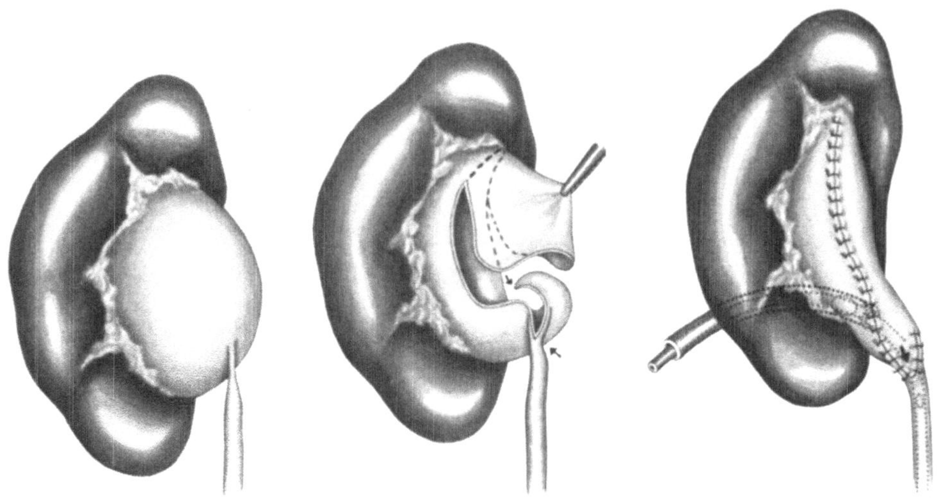

Abb. 19. Die subtotale Nierenbeckenresektion nach HRYNTSCHAK-DEUTICKE

nur einer Nahtreihe. Bei sehr hohem Harnleiterabgang jedoch würde der Harnleiter unverhältnismäßig lang werden, so daß in solchen Fällen besser andere Methoden Anwendung finden, auf die später eingegangen werden soll.

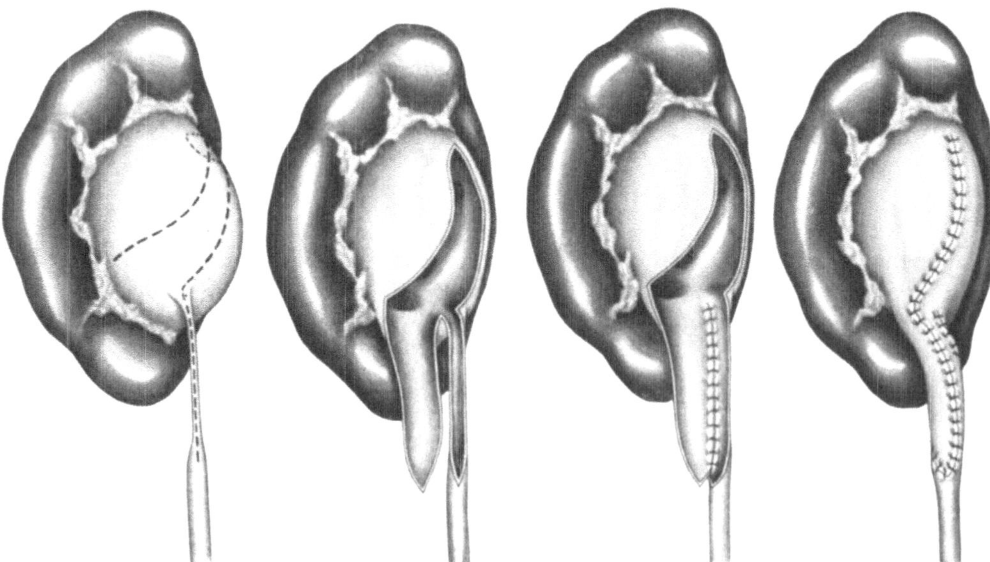

Abb. 20. Die Nierenbeckenplastik nach CULP-SCARDINO

Ein geistvoller Einfall ist die *Methode von* CULP-SCARDINO. CULP reseziert, vom oberen Nierenbecken beginnend, einen sich verbreiternden medialen Streifen, den er ventral neben dem Harnleiterabgang enden läßt. Der Harnleiter wird entsprechend der Länge des Streifens gespalten, dieser heruntergeschlagen und seine dorsale Schnittfläche mit der ventralen des Harnleiters durch feine Catgutnähte vereinigt. Sodann wird der Harnleiter in der üblichen Weise geschient und der Defekt von oben nach unten durch feine Knopfnähte verschlossen (Abb. 20), wobei der verengte Harnleiter durch den heruntergeklappten Lappen zu einem weiten Rohr umgewandelt wird.

Diese Plastik eignet sich zur Überbrückung großer Stenosen bis zu einigen Zentimeter Ausdehnung, nicht aber zur Korrektur von Hydronephrosen mit hohem Harnleiterabgang. Dagegen lassen sich mit dieser Schnittführung ober-

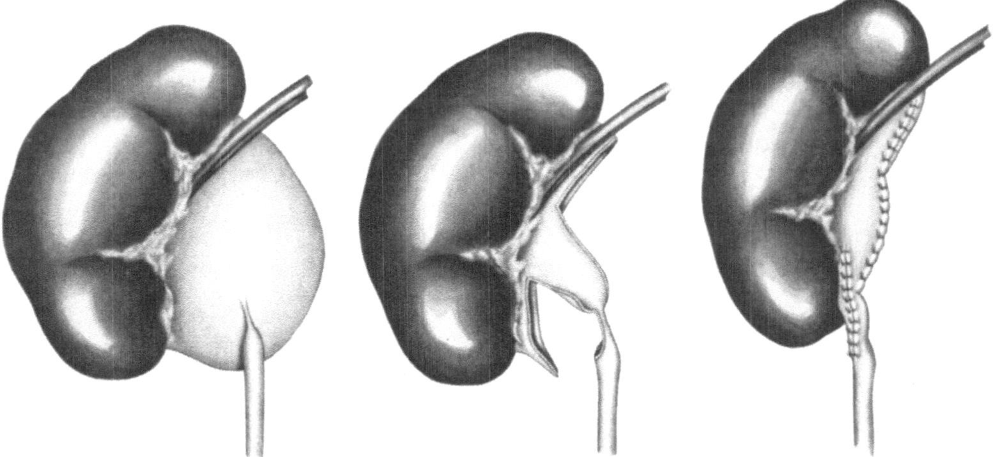

Abb. 21. Die asymmetrische Nierenbeckenresektion nach BISCHOFF

halb des Harnleiterabgangs unschwer umfangreichere Resektionen der Nierenbeckenwandung ausführen.

Ein Verfahren, welches aus der Foley-Plastik und der Resektion von unten entwickelt wurde, ist die *asymmetrische Nierenbeckenresektion von* BISCHOFF (s. Abb. 21).

Ihr Vorzug ist ihre nahezu unbegrenzte Anwendungsmöglichkeit, besonders auch bei großen Hydronephrosesäcken. Durch die asymmetrische Schnittführung gelingt es immer unschwer, den Harnleiterabgang, ob er hoch, tief oder seitlich verlagert liegt, an den tiefsten Punkt des Nierenbeckens einzupassen, wobei eine Enge am Harnleiterabgang durch ein Basisläppchen — wie bei der Foley-Plastik — überbrückt werden kann.

Zur Formung des den Harnleiterabgang tragenden Lappens wird die Seite mit dem kürzeren Abstand zur seitlichen Nierenwandung gewählt. In der Regel wird dies für die ventrale Seite zutreffen. Die Verwendung eines ventralen Lappens ist günstiger, weil auf dieser Seite die großen Gefäße einmünden und deshalb eine Verletzung der Gefäße durch die folgende Naht leicht vermieden werden kann. Die Bildung eines unteren Basisläppchens ist nur bei einer Verengerung des Harnleiterabgangs erforderlich.

Um die asymmetrische Nierenbeckenresektion durchführen zu können, ist eine ausgiebige Mobilisation der Niere, so daß auch der obere Nierenbeckenrand zugänglich wird, notwendig. Bei kurzem Nierenstiel und sehr dicken Kranken kann der Eingriff erhebliche Schwierigkeiten bereiten. Für besonders ungünstig gelagerte Fälle ist es dann besser, ein einfacheres plastisches Verfahren zur Anwendung zu bringen. Die technische Ausführung des Eingriffs soll in einem späteren Beispiel geschildert werden (s. S. 256ff.).

3. Die Nierenteilresection im Rahmen der Nierenbeckenplastik

Neben der Beseitigung einer Abflußbehinderung, der Verkleinerung des Nierenbeckens und der Verlagerung des Harnleiterabgangs an den tiefsten Punkt kann sich die Notwendigkeit ergeben, Teile des Nierenparenchyms entfernen zu müssen. Wenn man sich auch gerade bei einer erhaltenden Operation nur ungern zu dieser Maßnahme entschließt, gibt es immer wieder Situationen, die die Nierenteilresektion als die einzig mögliche und befriedigende Lösung im Rahmen der Sanierung einer Harnstauungsniere erscheinen läßt.

Eine Nierenteilresektion kann notwendig sein

1. bei örtlicher Steinbildung in einem Nierenkelch einer Harnstauungsniere;

2. bei schweren pyelonephritischen Zerstörungen oder Höhlenbildungen, soweit sich diese nur auf einen Teil der Harnstauungsniere beschränken;

3. bei versorgungswichtigen sog. aberranten Gefäßen oder Polarterien, wenn sich die Unterbindung dieses Gefäßes im Rahmen der Plastik als notwendig erweist;

4. bei hydronephrotischen Langnieren, wenn durch die Verkleinerung des Nierenbeckens allein nicht eine genügende Reduktion der Nierenhohlräume erzielt werden kann.

Die Steinbildung in Harnstauungsnieren ist bekanntlich recht häufig. Unter insgesamt 150 Harnstauungsnieren fand ich 38mal eine Harnstauungsniere mit einem oder mehreren Steinen, also in etwa 25% der Fälle. Die Steine oder das Steinnest liegen in der überwiegenden Mehrzahl im unteren Kelch infolge der hier besonders ungünstigen Abflußverhältnisse.

BOSHAMER konnte zeigen (1955), daß die Mikro- und Makrolithenbildung, in denen wir nach unseren heutigen Vorstellungen die Vorstufen der Nierensteine sehen, in den unteren Kelchen einer Steinniere um ein Vielfaches größer ist als in den übrigen Partien der Niere.

Man wird sich deshalb bei Steinen im unteren Kelchsystem einer Harnstauungsniere, auch wenn diese keine erkennbaren Zerstörungen des Parenchyms hervorgerufen haben, leichter entschließen, im Rahmen einer Sanierungsplastik, den unteren Anteil zu resezieren. Bei Steinen, die sich in den anderen Kelchen gebildet haben, wird man jedoch die örtliche Parenchymresektion nur dann ausführen, wenn außer dem Stein schwerere Zerstörungen und pyelonephritische Prozesse vorliegen. Daß man bei lokalisierten pyelonephritischen Prozessen und örtlicher Höhlenbildung auch ohne Steinbildung im Rahmen einer Hydronephrosenplastik diese Bezirke partiell resezieren soll, bedarf keiner weiteren Erläuterung. Sehr viel schwieriger ist die Frage, ob es richtig ist, gesunde Parenchymbezirke zu resezieren, um den Abfluß einer Harnstauungsniere sicherzustellen. Vor diese Frage werden wir immer wieder beim Vorliegen versorgungswichtiger aberranter Nierengefäße gestellt. Ich stehe auf dem Standpunkt, daß wir zwar versuchen sollen, durch Verlagerung des Harnleiterabgangs oder der Polarterie oder durch Verlagerung und Fixierung der Niere den Konflikt zu beseitigen. In allen zweifelhaften Fällen aber ist es im Interesse einer kompromißlosen Sanierung besser, ein aberrantes Gefäß und den dazugehörigen Parenchymanteil zu resezieren, als sich auf zweifelhafte und halbe Maßnahmen einzulassen, die die Gefahr eines Fortbestehens der Stauung oder weitere Zerstörung des Parenchyms in sich bergen und so schließlich doch später auf eine Nephrektomie hinauslaufen. Bei solchen Überlegungen ist es gut, sich klarzumachen, daß sicher die Hälfte einer gesunden Einzelniere ausreicht, um eine vollständige Entgiftung zu gewährleisten, wahrscheinlich sogar $^{1}/_{3}$.

Selbstverständlich wird man bei hydronephrotischen Einzelnieren nur ungern eine zusätzliche Teilresektion des Parenchyms ausführen und jede Möglichkeit, diesen Eingriff zu umgehen, ausnützen. Auf der anderen Seite sind auch an hydronephrotischen Einzelnieren mit Erfolg plastische Korrekturen mit partiellen Resektionen ausgeführt worden (SEMB, BISCHOFF u. a.).

Die Verkleinerung einer hydronephrotischen Langniere durch Teilresektion in Verbindung mit einer Nierenbeckenplastik wurde vor allem von HJORT (1951) propagiert. Nach HJORT erfolgt die Entleerung des Nierenbeckens in der Weise, daß sich das trichterförmige Nierenbecken durch Kontraktion seiner Muskulatur in den Sinus renalis retrahiert und der Harn von der unnachgiebigen Rückenwandung des Sinus renalis und den Fettpolstern der Bertinischen Säule wie von dem Stempel einer Spritze in den Harnleiter gepreßt wird. Bei der hydronephrotischen Langniere, der gerade für das Wachstumsalter typischen Hydronephrosenform (GRAUHAN, BOEMINGHAUS 1934), muß die Entleerung des Nierenbeckens infolge ihrer ungünstigen Form selbst beim Fehlen eines Abflußhindernisses unvollständig bleiben.

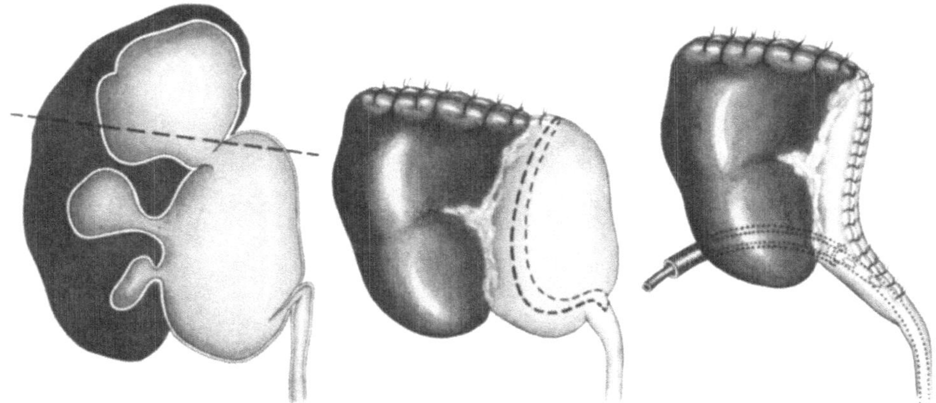

Abb. 22. Resektion des oberen Nierenpoles unter Verwendung des Schnittes zur Nierenbeckenresektion nach HRYUTSCHAK

HJORT fordert deshalb, bei hydronephrotischen Langnieren außer der Beseitigung eines Abflußhindernisses und einer Verkleinerung des Nierenbeckens grundsätzlich den unteren Nierenpol zu resezieren, um so den normalen Entleerungsmechanismus des Nierenbeckens wiederherzustellen.

Ich persönlich glaube, daß die guten Resultate, die HJORT mit diesem Operationsvorgehen erzielt, vor allem auf der kompromißlosen Verkleinerung der Nierenhohlräume beruhen. So bin ich auch der Ansicht, daß man bei der großen intrarenalen Hydronephrose aus diesen Erwägungen heraus je nach den anatomischen Gegebenheiten die Resektion des oberen oder unteren Nierenpols durchführen soll.

Für die Resektion des oberen oder unteren Nierenpols ist es nicht gleichgültig, welches plastische Verfahren man zur Sanierung der Harnstauungsniere anwendet. So erfolgt die *Resektion des oberen Nierenpols* am besten *in Kombination mit der* Schnittführung zur *Resektion des Nierenbeckens nach* HRYNTSCHAK (s. Abb. 22), wobei zunächst die Parenchymresektion und dann erst die eigentliche Nierenbeckenplastik ausgeführt wird. Drainage und gegebenenfalls Schienung erfolgen in der oben geschilderten Weise. Nach der Resektion des oberen Nierenpols ist eine besonders sorgfältige Pexie der operierten Niere erforderlich, da solche

Nieren infolge des Fehlens des oberen Poles keinen Halt haben und ohne Befestigung leicht abkippen.

Zur Befestigung der Niere kann man je nach der gewünschten Stellung eine der mehr dorsal oder mehr nach der Mitte zu gelegten Parenchymnähte aus

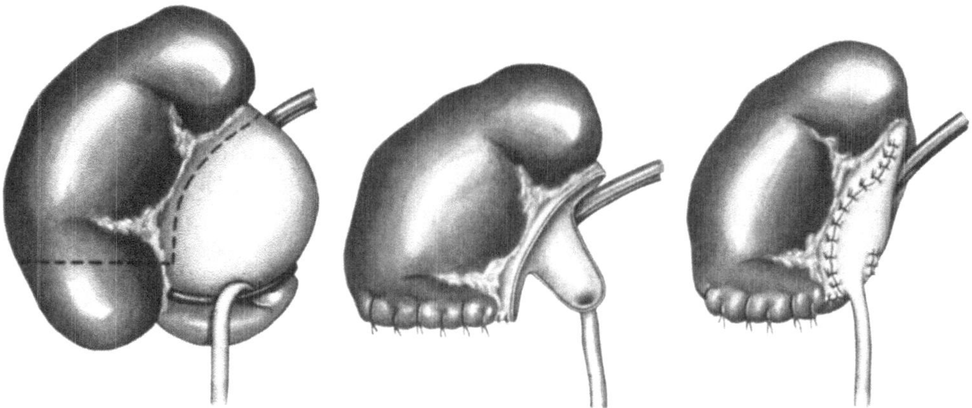

Abb. 23. Asymmetrische Nierenbeckenresektion mit Resektion des unteren Nierenpoles nach BISCHOFF

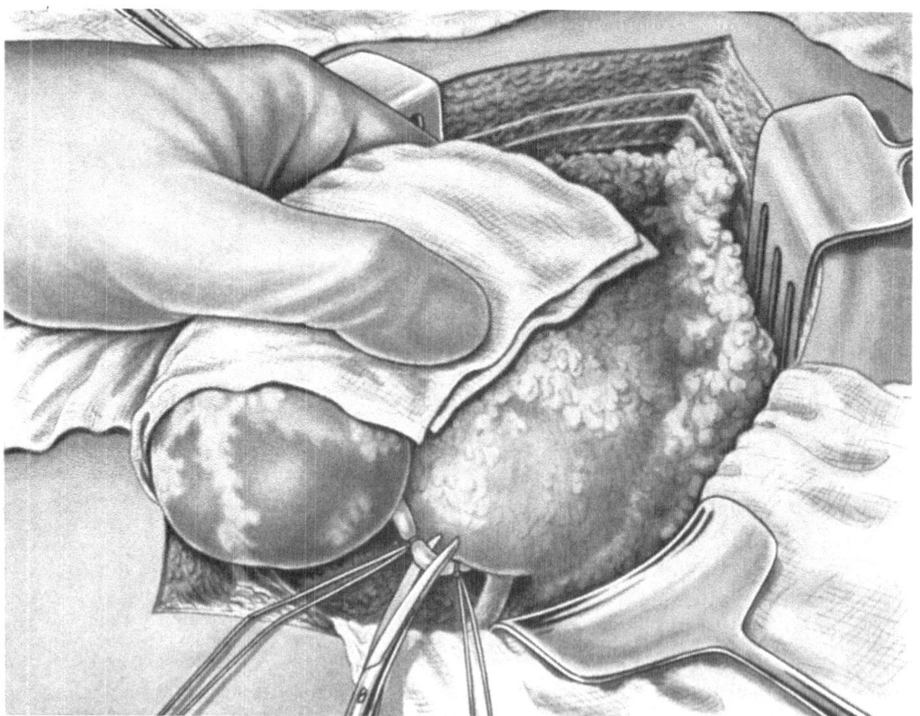

Abb. 24a—l. Die technische Ausführung der asymmetrischen Nierenbeckenresektion mit Resektion des unteren Nierenpoles bei Enge am Harnleiterabgang nach BISCHOFF

Abb. 24a. Resektion einer den Harnleiterabgang drosselnden, zum unteren Nierenpol verlaufenden Arterie

kräftigem Catgut, die um die 11. oder 12. Rippe geknotet wird, verwenden. Soll dagegen *der untere Nierenanteil reseziert* werden, so ist die Resektion von unten, oder besser, die *asymmetrische Nierenbeckenresektion nach* BISCHOFF die Methode der Wahl (Abb. 23).

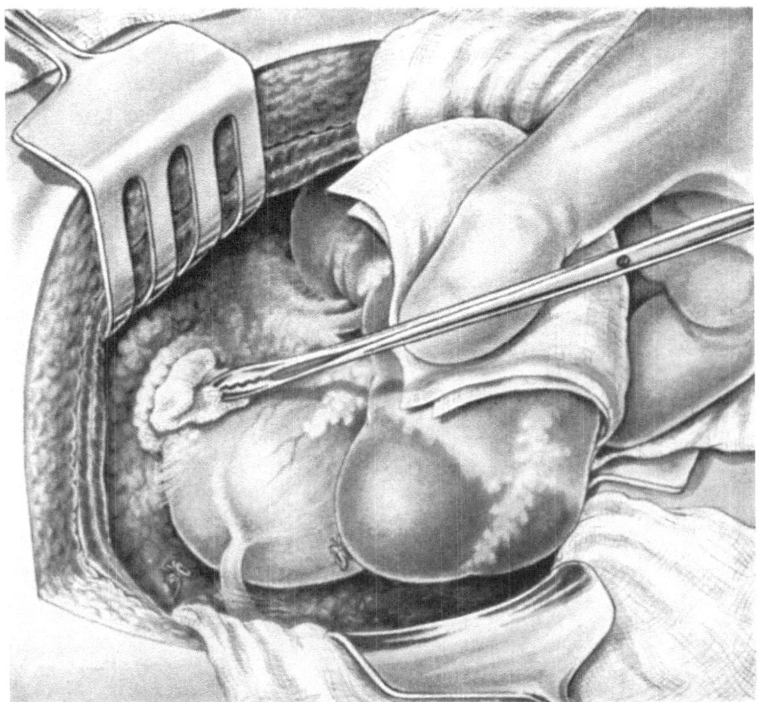

Abb. 24 b. Die Niere ist gedreht. Der Versorgungsbereich der unterbundenen Arterie ist ischämisch. Ureterolyse

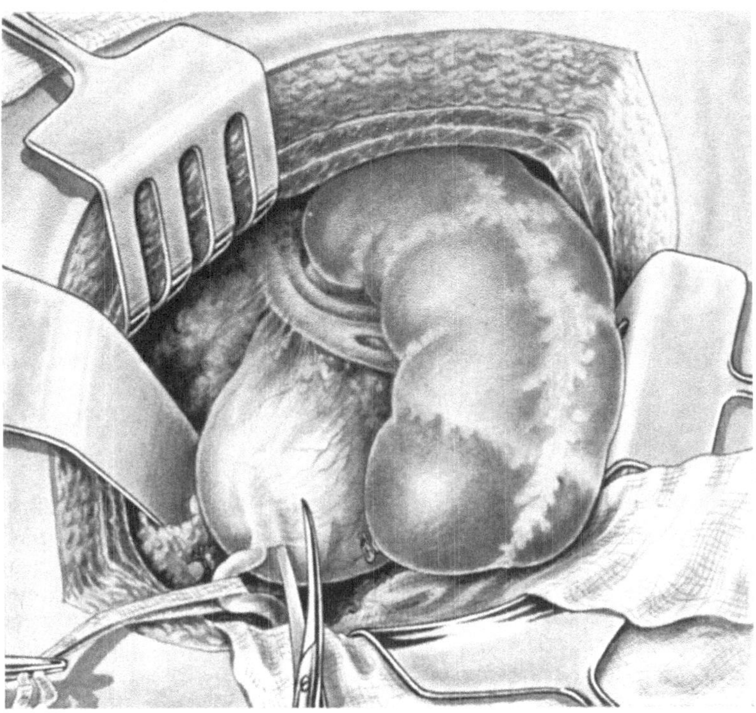

Abb. 24 c. Die den Harnleiter an seinem Abgang mit dem Nierenbecken verbindenden Züge und Briden werden scharf gelöst

Aus Abb. 23 ist die Schnittführung zu ersehen, wie sie bei der Resektion des unteren Nierenpoles infolge eines aberranten Polgefäßes auszuführen ist, wenn keine Enge am Harnleiterabgang vorliegt. Eine Schienung des Harnleiterabgangs ist dabei nicht erforderlich, dagegen ist, wie bei jeder plastischen Operation am Nierenbecken, die Nephrostomiedrainage unbedingt anzuraten. Dabei

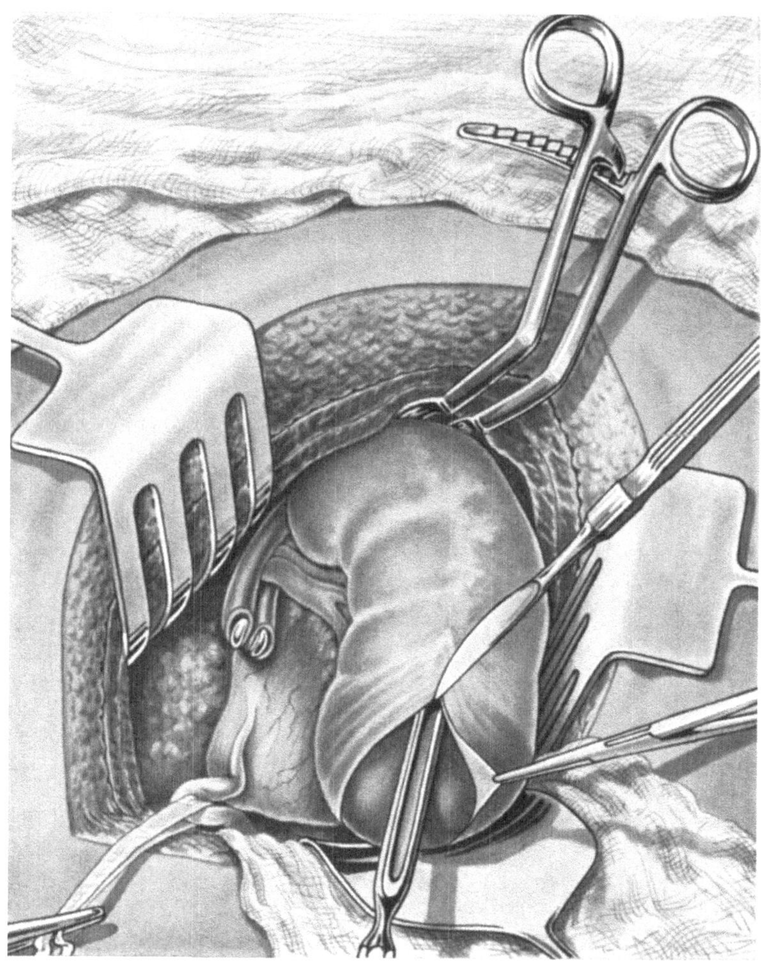

Abb. 24d. Der verengte Harnleiter ist bis zu seiner Einmündung in das Nierenbecken dargestellt. Die Nierenkapsel über dem unteren Nierenpol wird gespalten, nachdem eine weiche Klemme an den Nierenstiel angelegt worden war

soll das Nephrostomierohr grundsätzlich nicht im Bereich der Parenchymnähte, sondern 1—2 cm oberhalb der Nähte herausgeleitet werden, damit nach seiner Entfernung keine Harnfistel zurückbleiben kann. Besteht gleichzeitig eine Enge am Harnleiterabgang, so wird aus der unteren seitlichen Nierenbeckenwandung ein Dreieckslappen gebildet, welcher in den Harnleiterabgang eingepaßt wird. Da die Resektion des unteren Nierenpols in Verbindung mit der asymmetrischen Nierenbeckenresektion unter gleichzeitiger Beseitigung einer Enge am Harnleiterabgang ein Eingriff von großer praktischer Bedeutung ist, soll er in seinen einzelnen Phasen ausführlich geschildert werden (Abb. 24a—l).

Nach ausgiebiger Freilegung der Niere wird zunächst das der weiteren Mobilisation und Darstellung des Hydronephrosensackes hinderliche Polgefäß ligiert und durchtrennt (Abb. 24a).

Nun lassen sich der Hydronephrosensack, der Harnleiterabgang und die Stielgefäße unschwer darstellen (Abb. 24b). Nach Anschlingen des Harnleiters werden

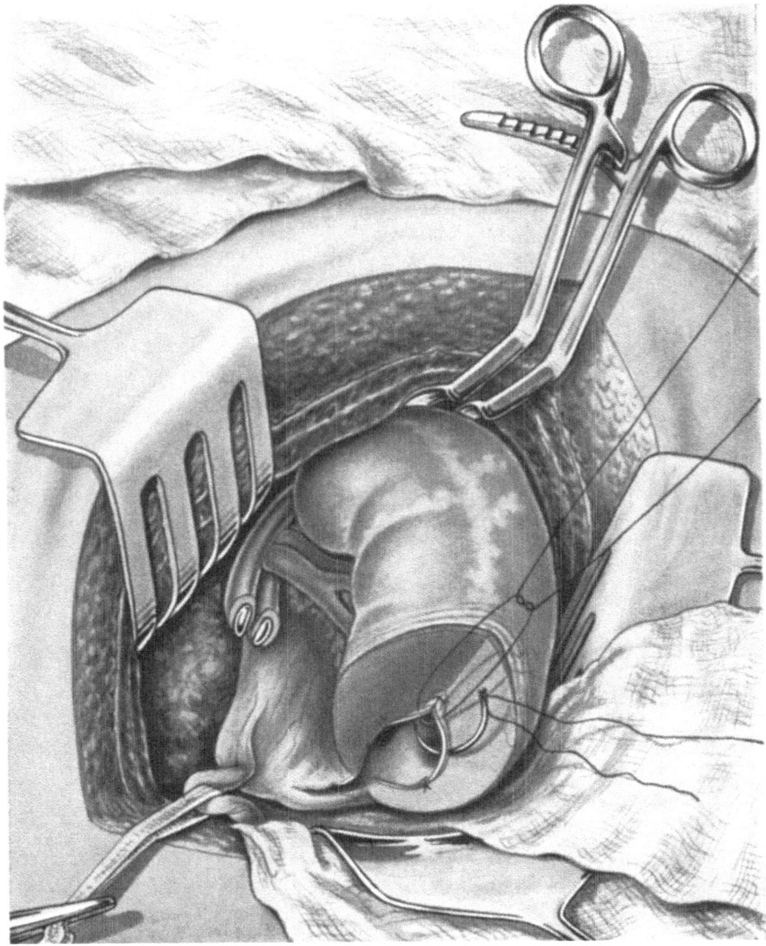

Abb. 24e. Der untere Nierenpol ist reseziert, wobei der Resektionsschnitt bis in das Nierenbecken fortgesetzt worden war. Naht der intrarenalen Schleimhaut nach Unterbindung spritzender Gefäße

die den Harnleiter mit dem Nierenbecken innig verbindenden Briden und adventitiellen Bindegewebszüge scharf gelöst und durchtrennt.

In Abb. 24c hat sich nach der Unterbindung der Polararterie der ischiämische Nierenpol von der durchbluteten Restniere demarkiert.

Nach Abschluß der Ureterolyse wird eine weiche Nierenstielklemme an die großen Gefäße gelegt, die Nierenkapsel über dem unteren Pol gespalten (Abb. 24d) und der untere Pol an seiner Demarkationsgrenze reseziert, wobei der Resektionsschnitt bis in das Nierenbecken hinein verlängert wird (Abb. 24e).

Sodann erfolgt die sorgfältige Naht der Kelche und des intrarenalen Nierenbeckens, wobei größere Gefäße mitgefaßt werden, und in zweiter Schicht die

Naht der mehr oder weniger dünnen Parenchymwandung mit großen durchgreifenden Nähten.

Nach Lösung der Stielklemme wird der Hydronephrosensack unter Bildung eines den Harnleiterabgang tragenden, an der Basis sich verbreiternden ventralen Lappens hart am Parenchymrand ringsherum reseziert. Dabei wird von der

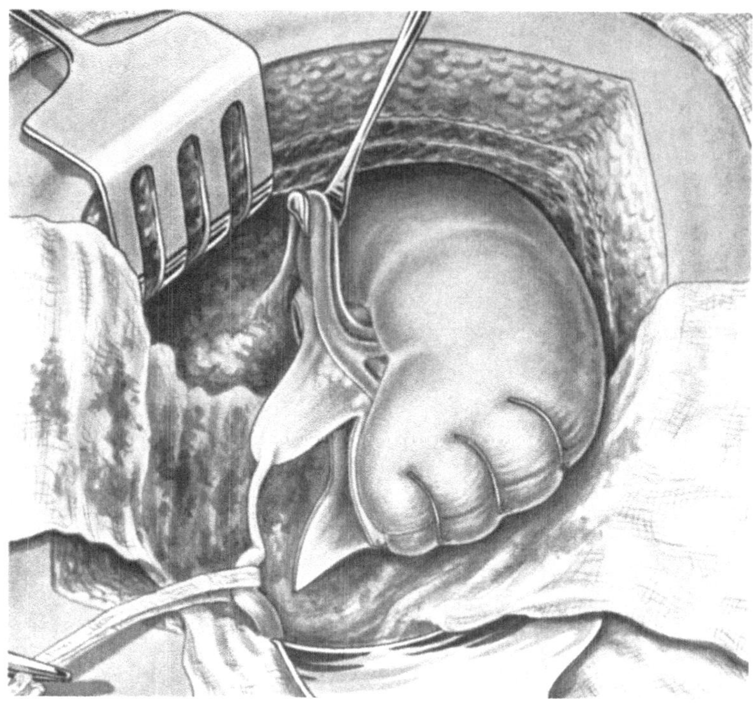

Abb. 24f. Nachdem das Nierenparenchym mit durchgreifenden Einzelnähten unter Benützung der vorher geschonten Nierenkapsel versorgt wurde und nach Entfernung der Nierenstielklemme wird der Harnleiterabgang so umschnitten, daß er von einem zungenförmig-breitbasig in der Gegend der großen Gefäße inserierenden Lappen getragen wird. Das übrige Nierenbecken wird rings herum hart am Parenchymsaum abgeschnitten. Nur an der dorsalen untersten Ecke bleibt ein gleichseitiger spitzer Lappen mit 1—$1^1/_2$ cm Seitenlänge stehen, der zur Erweiterung des Harnleiterabgangs dienen soll

unteren dorsalen Nierenbeckenwandung ein gleichseitiger Dreieckslappen stehengelassen, der zur späteren Erweiterung des verengten Harnleiterabgangs dienen soll (Abb. 24f).

Die Niere wird nun gedreht, so daß wieder ihre dorsale Seite zugänglich wird, und mit der obersten Naht des Nierenbeckens begonnen (Abb. 24g).

Etwa die Hälfte der dorsalen Nierenbeckenwandung wird von oben nach unten durch Einzelknopfnähte mit Catgut 000—0000 mit dem den Harnleiter tragenden Lappen so vereinigt, daß das eröffnete Ende des Harnleiters mit der Spitze des nach unten geschlagenen dorsalen Basisläppchen gerade zusammenpaßt, was bei der Elastizität der Nierenbeckenwandung ohne Schwierigkeiten zu erreichen ist. Bevor man die Nähte der zweiten Hälfte der dorsalen Nierenbeckenwandung in Angriff nimmt, legt man jetzt am zweckmäßigsten die transrenale Drainage und das Schienungsrohr an. In dieser Phase der Operation ist die Niere noch genügend beweglich zur Ausführung dieses Aktes (Abb. 24h).

Eine stumpfe Sonde von etwa 16 Charr. wird oberhalb der letzten Parenchymnaht vom Nierenbecken aus in einen unteren Kelch geführt und durch das

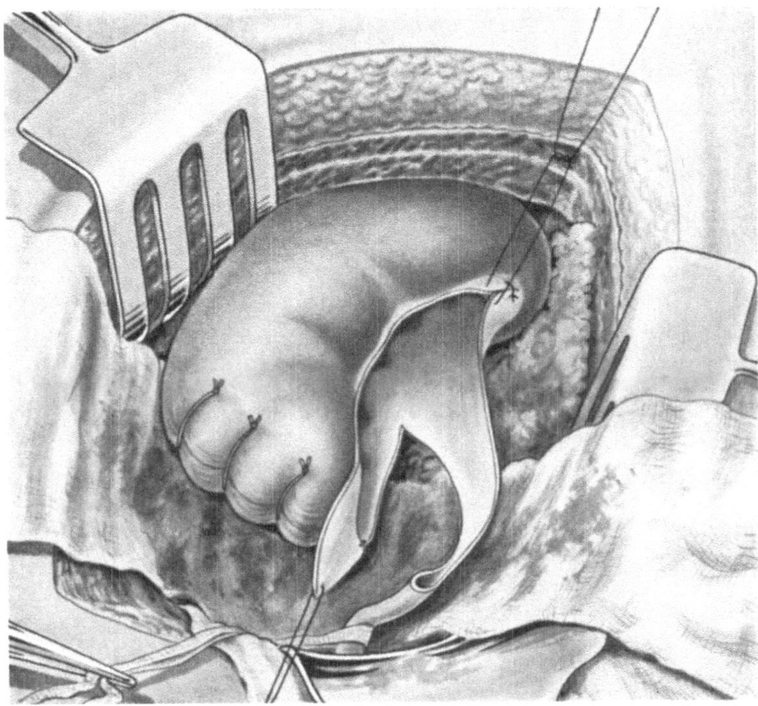

Abb. 24g. Die Niere wurde gewendet, so daß die dorsale Seite zugängig ist. Naht des Nierenbeckens und des den Harnleiter tragenden Lappens von oben nach unten

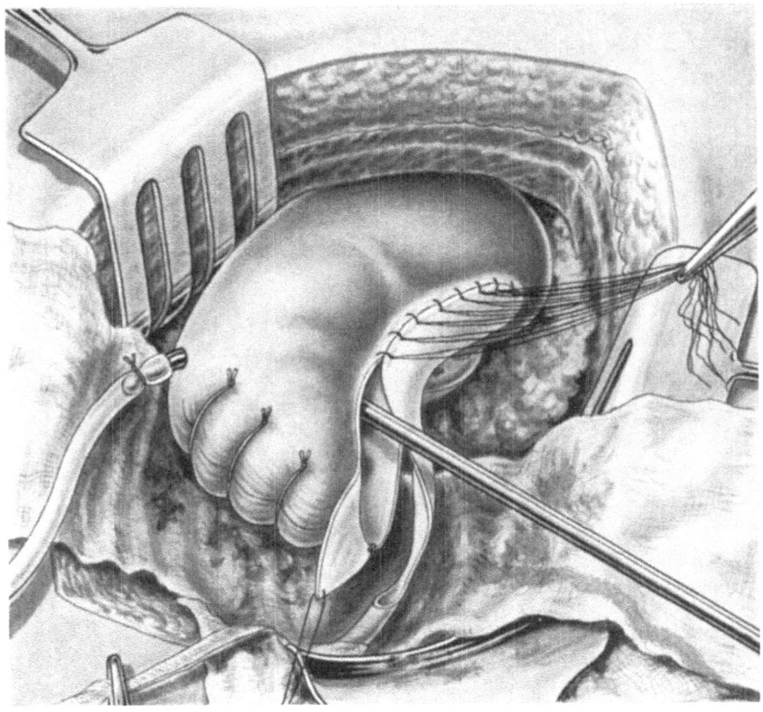

Abb. 24h. Die Hälfte der dorsalen Nahtreihe ist beendet. Anlage der transrenalen Drainage

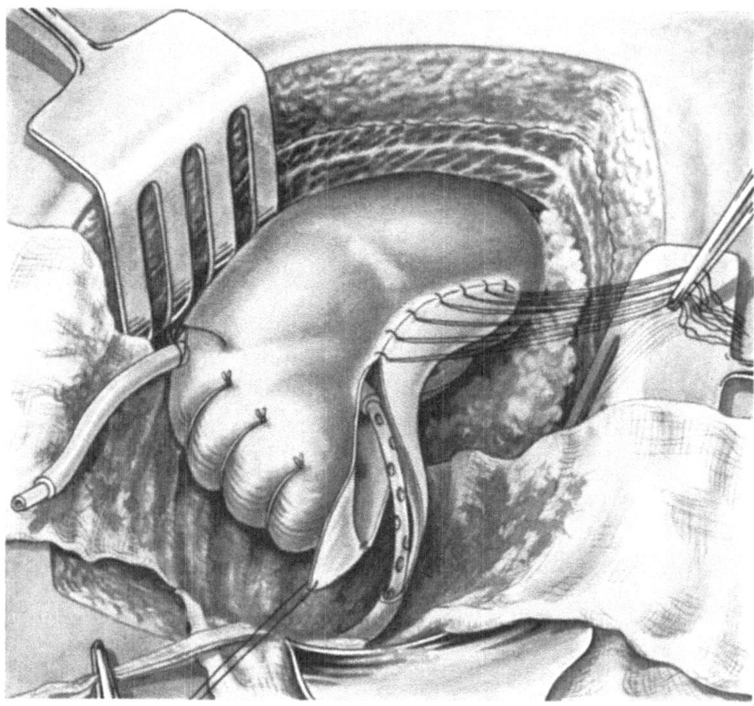

Abb. 24i. Durch das transrenal gelegte und befestigte Nephrostomierohr von etwa 16 Char. lichter Weite wurde ein dünner Polyäthylenschlauch von 10—12 Char. Dicke einige Zentimeter weit in den Harnleiter vorgeschoben. Fortsetzung der dorsalen Nahtreihe im Wechsel mit den Nähten der ventralen Reihe

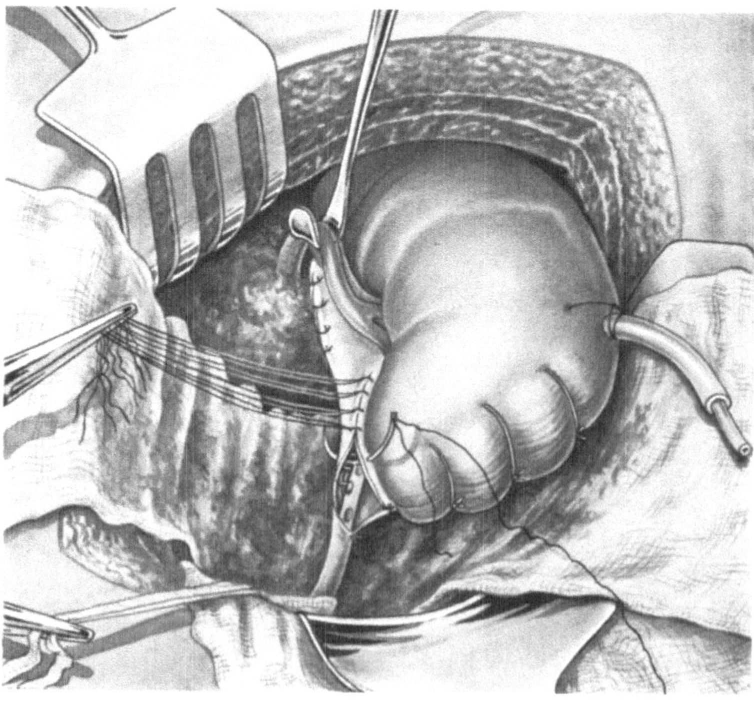

Abb. 24k. Der untere Dreieckslappen ist von dorsal zur Überbrückung des verengten Ureters eingepaßt. Die letzten Nähte der ventralen Reihe werden gelegt

Parenchym nach außen gedrängt, wobei die Kapsel über der Sonde eingeschnitten wird. Ein starkwandiger Polyäthylenschlauch von etwa 16 mm lichter Weite wird auf der Sonde befestigt und diese vorsichtig so weit zurückgezogen, daß der an seinem Ende mit zwei seitlichen Augen versehene Schlauch eben in das Nierenbecken hineinragt. Sodann wird ein etwa 10—13 Charr. dünner, weicher Polyäthylenschlauch durch den mit Glycerin angefeuchteten dickeren Schlauch in das Nierenbecken geführt und etwa 8—10 cm weit in den Ureter vorgeschoben.

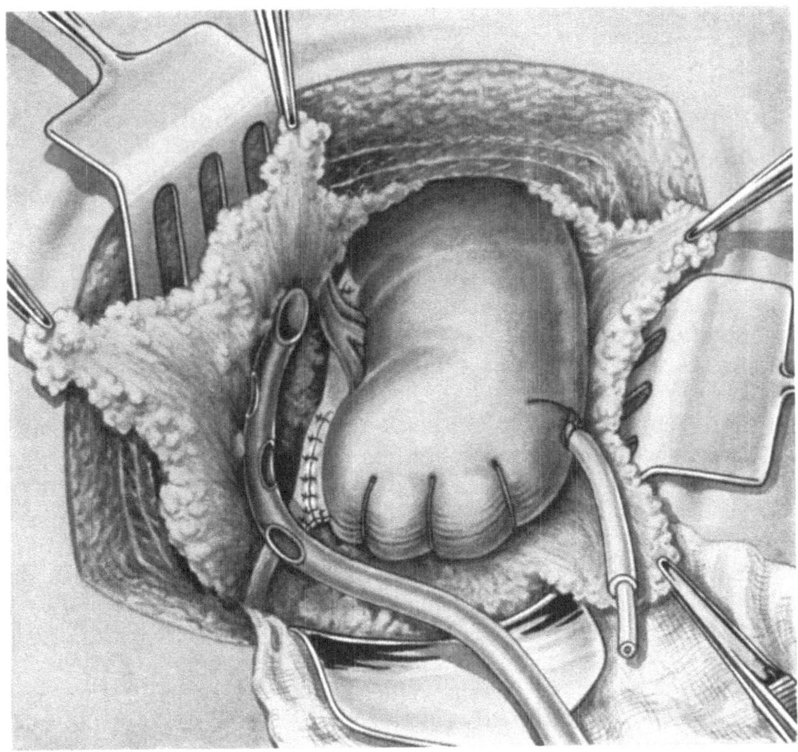

Abb. 241. Die Plastik ist abgeschlossen. Nach Einlegen eines dicken Drains wird die Fettkapsel über die Niere gelegt und die Niere durch zwei Fettkapselstütznähte, die den M. psoas fassen, etwas nach oben und der untere Nierenanteil etwas nach außen gedrängt

Dieser Schlauch war zuvor an seinem Vorderende rundlich schräg angeschnitten und mit mehreren seitlichen Augen versehen worden. Nachdem man sich von der richtigen Lage der beiden Schläuche überzeugt hat, wird das äußere Rohr mit einer durchgreifenden Parenchymnaht befestigt und die Niere wieder so gelagert, daß die ventrale Seite freiliegt. Zunächst werden jetzt die ersten ventralen Nähte gelegt, wobei man den Gefäßstiel mit einem Lidhäkchen anhebt, um ein Anstechen der Gefäße zu vermeiden (Abb. 241).

Nun kann die dorsale Reihe und die ventrale Nahtreihe bis an die Basis des Dreiecksläppchens fortgesetzt werden. Dabei muß die Niere nach dorsal und ventral gedreht und gleichzeitig Schritt für Schritt reponiert werden, da der Harnleiter sich mit fortschreitender Nahtreihe verkürzt und jeder Zug auf die Nähte unbedingt vermieden werden muß.

Als letztes legt man die abschließenden ventralen Nähte bis an die Spitze des Basisläppchens. Nach Anlage dieser letzten Nähte ist die Rückseite des Nierenbeckens nicht mehr zu erreichen. Der Assistent, der die Niere zu halten hat, muß sie immer etwas nach unten drängen, um eine Spannung der Nähte zu vermeiden, wobei besondere Vorsicht beim Umlagern der Niere erforderlich ist. Die Niere wird schließlich in die Fettkapsel eingehüllt, nachdem man 1—2 gut bleistiftdicke, mehrfach gefensterte Drains unter die Niere und an den Harnleiter gelegt hatte. Der Ureter muß bei richtiger Ausführung der Plastik gestreckt, aber ohne jede Spannung in der Tiefe liegen (Abb. 241).

Als Befestigung der Niere genügen 1—2 den M. psoas fassende, durchgreifende Fettkapselstütznähte, wobei auch das transrenale Drainagerohr dazu mithilft, die Niere in der gewünschten Lage zu halten. Die deckenden Weichteile werden bis auf die Drainagerohre fest verschlossen.

4. Operationsverfahren zur Beseitigung einer Abflußstörung des Nierenbeckens durch freie Um- und Wiedereinpflanzung des Harnleiters unter Umgehung oder nach Resection eines Hindernisses, wobei die Kontinuität zwischen Nierenbecken und Harnleiter unterbrochen wird

TRENDELENBURG hat 1886 erstmalig die Resektion eines stenosierten Harnleiterabganges mit freier endständiger Wiedereinpflanzung des Harnleiters in das Nierenbecken ausgeführt. ISRAEL schlug um die Jahrhundertwende vor, auch bei akzessorischen Polgefäßen durch eine freie Umpflanzung des Harnleiterabganges die Drosselung des Harnabflusses zu beseitigen. DELBET griff diesen Vorschlag auf, der unter der Modifikation von PÄTSCH (1929) als *Pokal- oder Becher-Plastik* inzwischen oft und mit gutem Erfolg ausgeführt wurde (s. Abb. 25). PÄTSCH, QUINBY, WILDBOLZ, WALTERS, GREGOIRE, BOEMINGHAUS, COUVELAIRE, PUIGVERT u. a. berichten über gute Erfahrungen und empfehlen, dieses Verfahren in geeigneten Fällen anzuwenden.

Die Voraussetzung zur Ausführung dieser plastischen Operation ist, daß man am vorher sorgfältig befreiten Harnleiterabgang ein genügend weites Lumen vorfindet, welches die Durchführung einer Sonde von 10—14 Charr. Stärke erlaubt. Bei der technischen Ausführung ist es wichtig, daß man beim Aufschneiden des Harnleiterabgangs um diesen herum einen genügend breiten Saum von etwa $^1/_2$ cm Breite in Gestalt einer Rosette stehen läßt. Die Bildung dieser Rosette ist notwendig, um eine spätere Narbenstenose durch Schrumpfung zu vermeiden. Nachdem man dann den Harnleiter unter dem störenden Gefäß hindurch auf die andere Seite gezogen hat, wird die Rosette wieder an der alten Stelle mit einigen randständigen Nähten eingepaßt. Eine Schienung des Ureters ist dabei nicht erforderlich. Dagegen ist eine Nephrostomiedrainage für 8—14 Tage zu empfehlen. Außerdem muß die Niere so befestigt werden, daß der Harnleiter leicht gestreckt ist, ohne daß dabei ein Zug auf die Nähte ausgeübt wird, und daß keine neuerlichen Komplikationen zwischen Harnleiter und Polarterie möglich sind.

Die Gelegenheit, die Delbet-Pätsche Becherplastik anzuwenden, ist indessen nicht häufig gegeben. Einmal sind wirklich drosselnde Polarterien selten die alleinige Ursache einer Abflußstörung und meist mit einer Enge oder einem Knick des Harnleiterabgangs verbunden. Zum anderen ist der Eingriff bei großen Hydronephrosensäcken nicht ausreichend, so daß in solchen Fällen bessere andere Verfahren angewandt werden.

Die Erkenntnis, daß die endständige freie Wiedervereinigung des Harnleiters mit dem Nierenbecken durch zirkuläre Naht nach Resektion einer Enge oder eines Knickes am Harnleiterabgang infolge der Neigung zur Stenosierung im Nahtbereich keine ideale Lösung darstellt, hatte schon KÜSTER 1891 veranlaßt, an Stelle der endständigen *Einpflanzung des abgetrennten Ureters* diesen nach *Art der Kocherschen Gastroduodenalanastomose Seit zu Seit mit der Hinterwand des Nierenbeckens* zu vereinigen.

LUBARSCH empfiehlt 1935 den *zweigezipfelten Harnleiter durch eine Öffnung am tiefsten Punkt des Nierenbeckens* in diesen zu ziehen und durch zwei weitere,

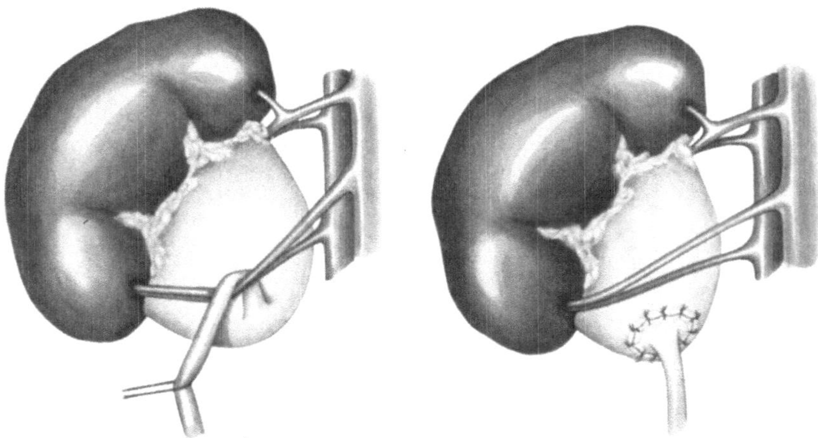

Abb. 25. Die Pokal- oder Becherplastik nach DELBET-PATSCH

lateral gelegene Einschnitte wieder nach außen zu leiten und dort zu fixieren. Diese Art der *Einpflanzung wird mit einer ausgiebigen Resektion der Nieren-*

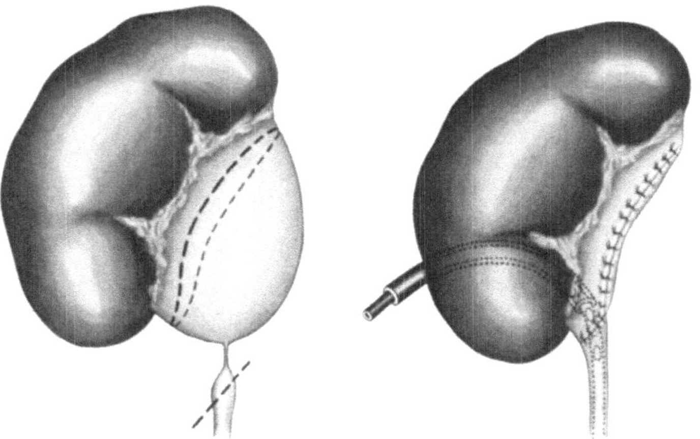

Abb. 26. Die subtotale Resektion des Nierenbeckens einschließlich des verengten Harnleiterabgangs und die freie Wiedereinpflanzung des abgeschrägten Harnleiters am tiefsten Punkt des Nierenbeckens

beckenwand kombiniert. Nach LUBARSCH soll bei diesem Verfahren eine spätere Stenosierung des Harnleiterabgangs ausgeschlossen sein.

Sehr viel einfacher ist es, die Gefahr einer späteren Strikturierung dadurch zu bannen, daß man eine möglichst breite Kommunikation zwischen Harnleiter und Nierenbecken schafft, indem man den *Harnleiter* nicht gerade, sondern nach dem Vorgehen von BAZY (1897) *schräg anschneidet* und am *tiefsten Punkt des weitgehend resezierten Nierenbeckens einpaßt* (Abb. 26).

Durch Spaltung des abgeschrägten Ureters um einen weiteren Zentimeter läßt sich eine noch breitere Kommunikation des Nierenbeckens schaffen. Der

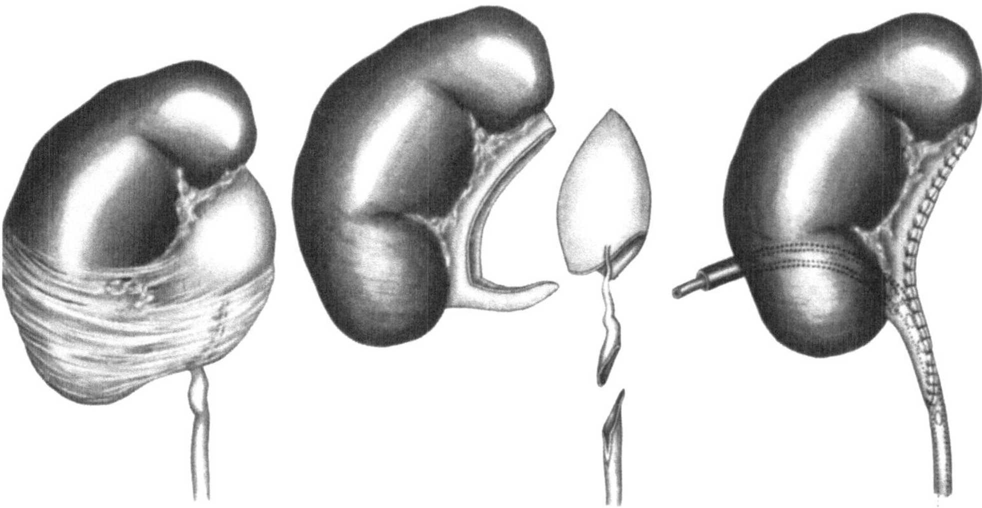

Abb. 27. Die subtotale Resektion des Nierenbeckens einschließlich des stenosierten Harnleiterabgangs unter Bildung eines caudalen Lappens und freier Wiedereinpflanzung des abgeschrägten Harnleiters in den schlauchartig umgewandelten Lappen. Nach ANDERSON-HYNES und DEUTICKE-BISCHOFF

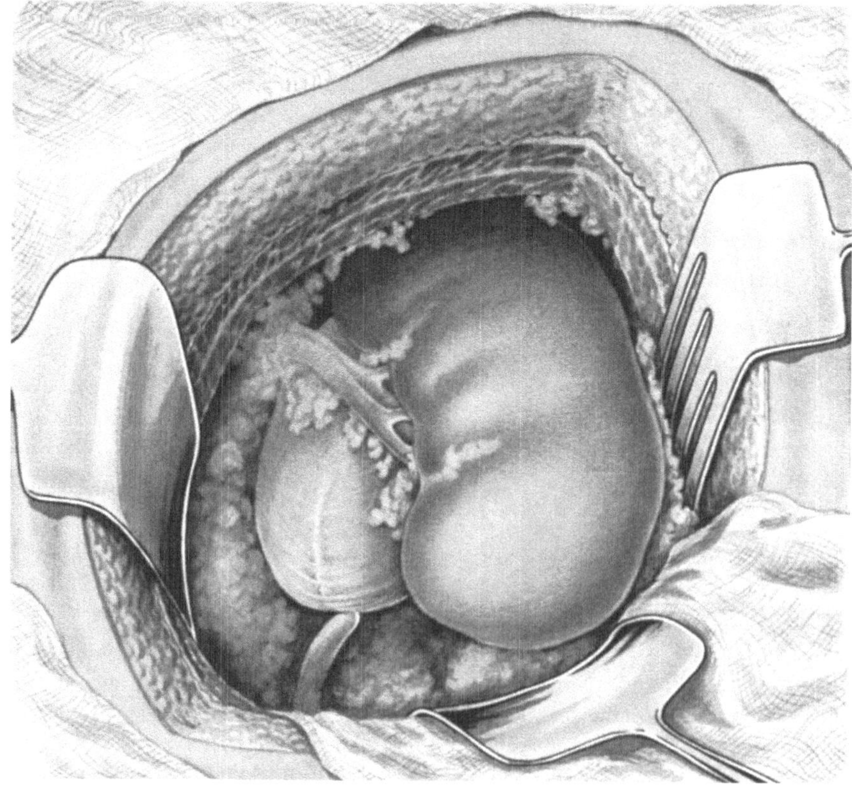

Abb. 28a—f. Die Durchführung des Eingriffs von Abb. 27. a Der hoch ansetzende Harnleiterabgang, der in Ausdehnung von etwa 3 cm strikturiert ist, ist von feinen Bindegewebsfäden und embryonalen adventitiellen Briden umsponnen

Eingriff in dieser Form ist jedoch nur möglich, wenn der Ureter genügend lang ist und eine genügende Weite von mindestens 10—14 Charr. besitzt. Man hüte sich aber vor der freien Einpflanzung des Harnleiters bei sehr zarten, dünnwandigen und vor allem dünnkalibrigen Uretern, wie wir sie häufig im Kindesalter antreffen. Die Gefahr einer späteren Strikturierung ist hier besonders groß.

Dagegen heilen Ureteren mit alten entzündlichen Wandveränderungen und Verdickungen überraschend gut ein, wahrscheinlich infolge der vermehrten Vascularisation. Infolgedessen ist die Resektion einer Narbenstriktur nach Steinoperationen und nach mißglückten plastischen Operationen und die freie Wieder-

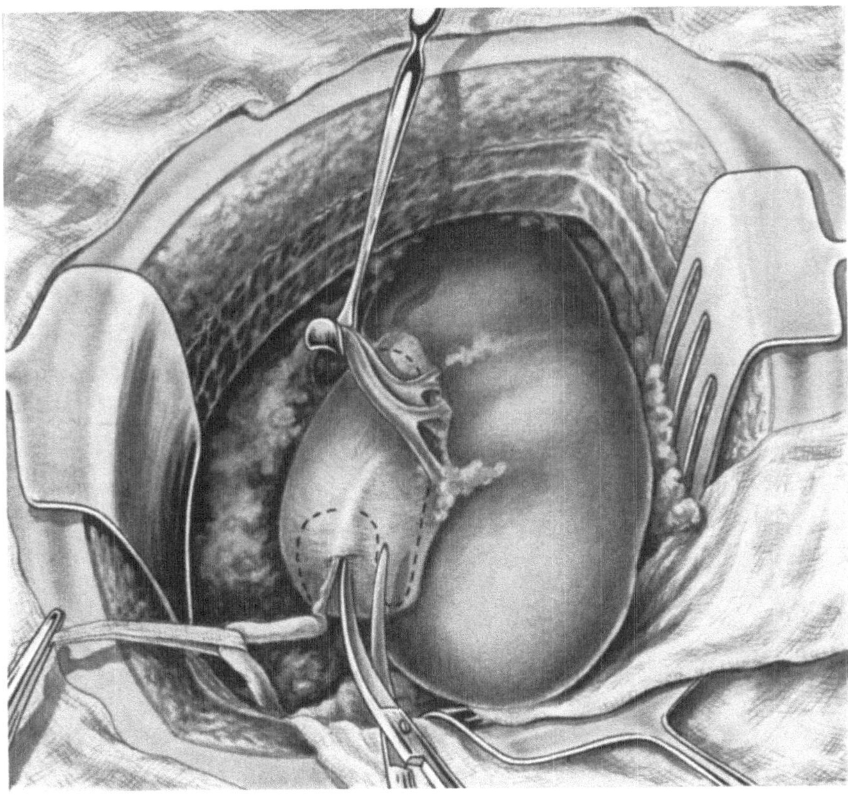

Abb. 28b. Ureterolyse. Die Schnittführung der nachfolgenden Nierenbeckenresektion ist punktiert angegeben

einpflanzung des abgesetzten Harnleiters in das Nierenbecken die Methode der Wahl und zugleich meist die einzige Möglichkeit, eine solche Niere zu retten. Man soll sich aber darüber klar sein, daß die technische Ausführung der freien Einpflanzung unter Umständen große Anforderungen an das Geschick des Operateurs stellen kann und daß andererseits der Erfolg der Plastik — wie überhaupt in der plastischen Chirurgie — in hohem Maße von der Art der Ausführung abhängig ist. Wie bei der Gefäßnaht wird der abgeschrägte und gespaltene Harnleiter an den beiden gegenüberliegenden Enden, also dem langen Zipfel und der tiefen Rundung mit zwei Nähten gefaßt und über einem transrenal durchgeführten Schienungsrohr im unteren Wundwinkel des Nierenbeckens eingepaßt.

Bei entzündlichen Veränderungen erfordert die Anlage der ersten Nähte infolge der Brüchigkeit von Ureter- und Nierenbeckenwandung größte Behutsamkeit, da die Nähte schon bei geringem Zug durchschneiden.

Zwischen den beiden angespannten ersten Fäden wird sodann erst die einfachere ventrale Nahtreihe mit 2—5 Stichen angelegt, so dann nach Wendung der Niere die dorsalen Nähte wobei die beiden Haltefäden auf die andere Seite herübergezogen werden.

Die Anlage der dorsalen Nahtreihe kann bei kurzem Ureter infolge der Unzugänglichkeit erhebliche Schwierigkeiten bereiten, so daß eine korrekte Naht unmöglich werden kann. Der Operateur kann sich dadurch helfen, daß die vorher weitgehend mobilisierte Niere von dem die Niere haltenden Assistenten so weit

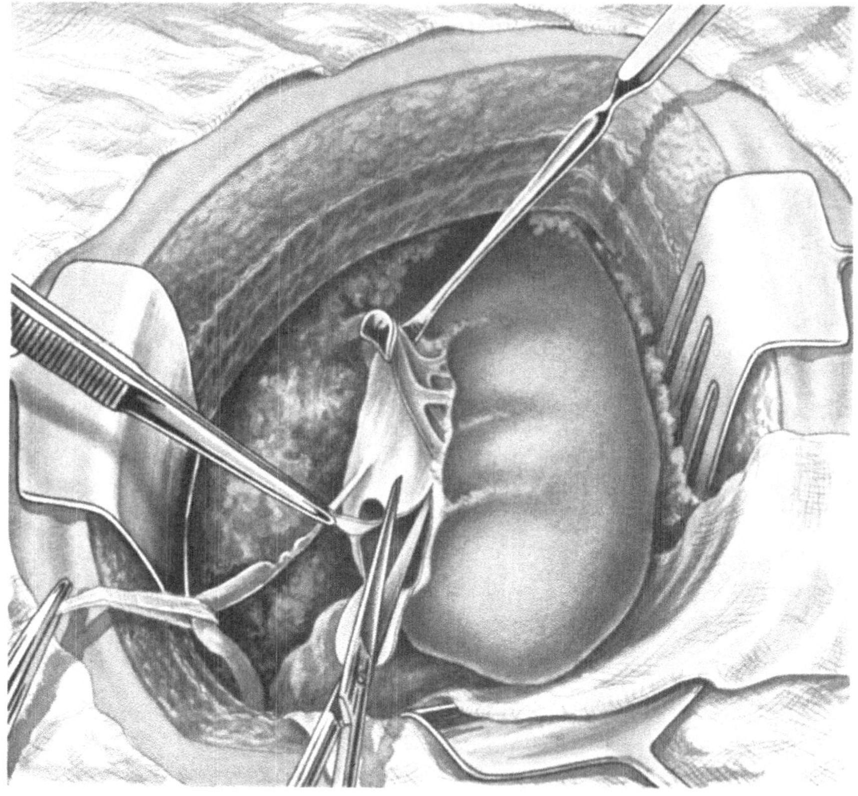

Abb. 28c. Unter Bildung des caudalen Lappens wird das Nierenbecken einschließlich des Harnleiterabgangs ringsherum hart am Parenchymrand abgesetzt

wie möglich nach dem kleinen Becken zu gedrängt wird. Dadurch ist es dann meist möglich, die zwischen den beiden Haltefäden klaffenden Lefzen einzustellen und mit einigen Nähten zu adaptieren.

Mußte man einen größeren Anteil des oberen Ureterendes infolge ausgedehnter Strikturierung oder Verklebung resezieren, so kann es, um eine spannungslose Naht zu erzielen, notwendig werden, die Niere nach unten zu am Iliopsoas bzw. am Beckenkamm zu befestigen (BISCHOFF). Es genügen dazu 1—2 kräftige Catgutnähte, die durch die Kapsel des unteren Nierenpols und das Periost des hinteren Beckenkammes gelegt werden.

Eine technische Erleichterung für die freie Wiedereinpflanzung bei Verlust größerer Bezirke des oberen Ureterendes bedeutet das *Vorgehen von* ANDERSON-HYNES (1950) oder das von DEUTICKE-BISCHOFF.

Beiden Verfahren liegt der Gedanke zugrunde, nach Resektion des verengten Harnleiterabgangs das erweiterte Nierenbecken dergestalt zu resezieren, daß von der unteren Nierenbeckenwandung genügend Material zurückbleibt, um ähnlich wie bei der Hryntschak-Plastik aus diesem Material ein Verlängerungsrohr formen zu können. Dadurch wird der eigentliche Harnleiterabgang tiefer verlagert (s. Abb. 27).

ANDERSEN sieht den Vorteil dieses Vorgehens in der breiten Adaption des Harnleiters mit dem Nierenbecken am tiefsten Punkt in einer Ausdehnung von

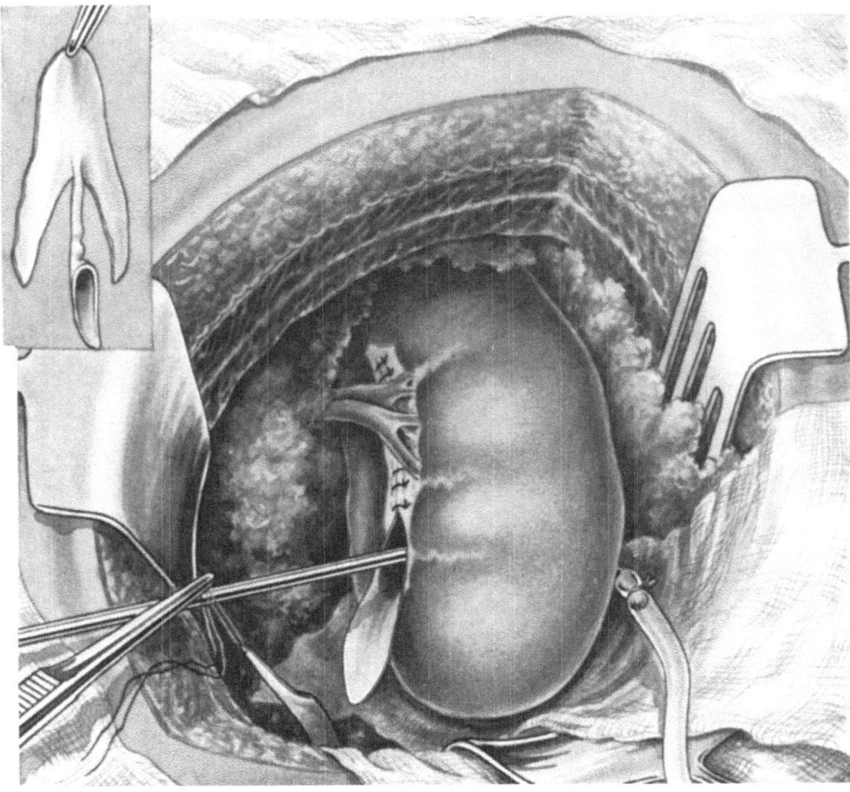

Abb. 28d. Das extrarenale Nierenbecken ist mit dem striktruierten Harnleiterabgang reseziert (s. links oben). Der Defekt von oben nach unten mit Einzelnähten verschlossen. Nur das untere Drittel ist noch offen. Durch dieses wird die transrenale Drainage angelegt. Der caudale Nierenbeckenlappen ist nach unten heruntergeschlagen, das proximale Harnleiterende mit einem Haltefaden angeschlungen

$2^1/_2$—3 cm, wodurch die Gefahr einer späteren Strikturierung ausgeschaltet wird. Zur Durchführung des Eingriffes wird ein vorderer extraperitonealer Zugang in Gestalt eines Horizontalschnittes vom Nabel zur Spitze der 10. oder 11. Rippe empfohlen.

Nach BISCHOFF bedeutet die Bildung eines Rohres aus den unteren Partien des Nierenbeckens die physiologischste Form der Harnableitung, wobei die technische Ausführung der Vereinigung von Harnleiter und Nierenbecken dadurch wesentlich erleichtert wird, daß die Nahtlinien nicht hinter, sondern unter der Niere liegen. Infolgedessen genügt auch der übliche lumbale Zugang. Verkürzung des Ureters bis zu 4 und 5 cm können mit Hilfe des heruntergeschlagenen Nierenbeckenlappens auf diese Weise unschwer ausgeglichen werden.

Die Anzeige für diesen Eingriff ist gegeben, wenn ausgedehnte Strikturen des Harnleiterabganges oder schwer entzündliche Verklebungen, Verwachsungen und Knicke im Bereich des Harnleiterabganges eine ausgedehntere Resektion des oberen Ureters erforderlich machen. Der Eingriff läßt sich um so leichter ausführen, je höher der Harnleiterabgang liegt. Aus Gründen der Versorgung

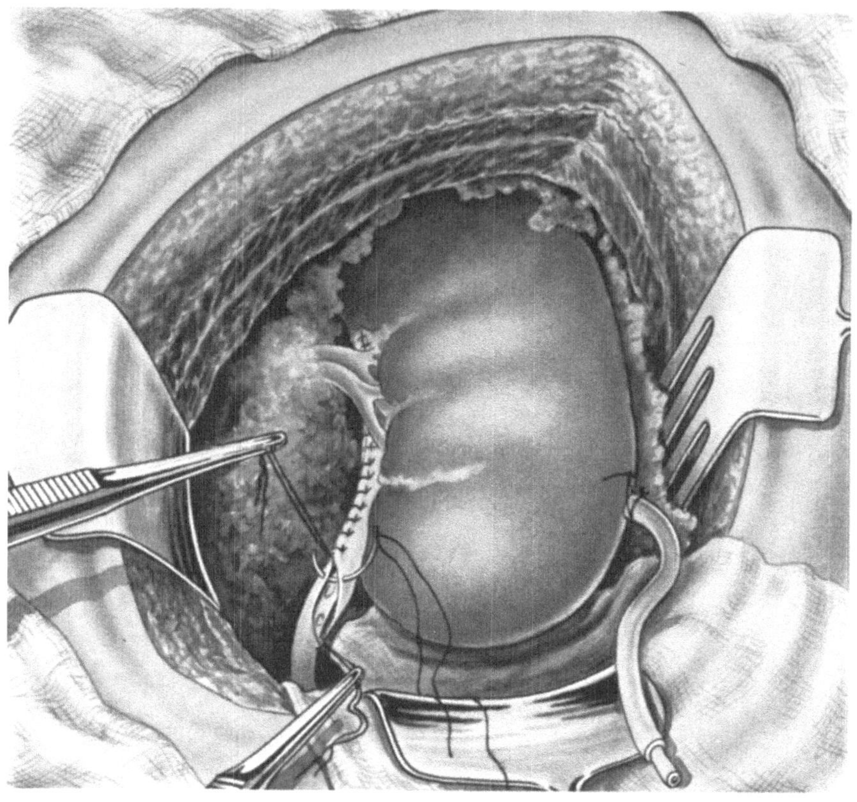

Abb. 28e. Von außen wurde durch das Nephrostomierohr eine dünne Polyäthylenschiene einige Zentimeter tief in den Harnleiter vorgeschoben. Der caudale Nierenbeckenlappen mit 2 Nähten zu einem Rohr umgeformt, sodann der Ureter an seinen beiden Schnittenden gefaßt und sinngemäß mit dem schrägen Nierenbeckenrohr durch eine ventrale Nahtreihe vereinigt

des Lappens und der Heilungsbedingungen ist es jedoch ratsam, den Nierenbeckenlappen nicht allzu lang zu wählen.

Der Eingriff im einzelnen wird folgendermaßen ausgeführt (Abb. 28). Nach Freilegung der Niere, die in situ belassen werden kann, Darstellung des Harnleiterabgangs, der in dem als Beispiel angewandten Falle einige Zentimeter weit strikturiert ist und hoch an der ventralen Nierenbeckenwandung inseriert (Abb. 28b).

Das Nierenbecken wird so eröffnet, daß aus der Wandung ein mehrere Zentimeter langer, am unteren Rand breit inserierender Lappen gebildet werden kann. Nach Umschneidung des Lappens wird die restliche Nierenbeckenwandung einschließlich des Harnleiterabganges, der in Verbindung mit dem Ureter bleibt, hart am Parenchymrand ringsherum abgeschnitten (Abb. 28c).

Nun wird der Ureter an der Stelle, an der er eine genügende Weite aufweist, von dem Nierenbeckenkonglomerat schräg abgesetzt, wobei er, wenn genügend Material vorhanden ist, noch $^1/_2$ cm weit nach unten zu gespalten wird. Das Nierenbecken wird, von oben beginnend, mit Knopfnähten verschlossen. Dabei werden die großen Gefäße mit einem Lidhaken abgehoben, um eine Verletzung oder ein Anstechen der Nierenvene zu vermeiden.

Bevor aus dem heruntergeschlagenen Lappen ein Rohr geformt wird, legt man die transrenale Drainage an, und, falls geschient werden soll, durch diese oder neben diese ein Polyäthylenrohr von 10—12 Charr. lichter Weite, welches

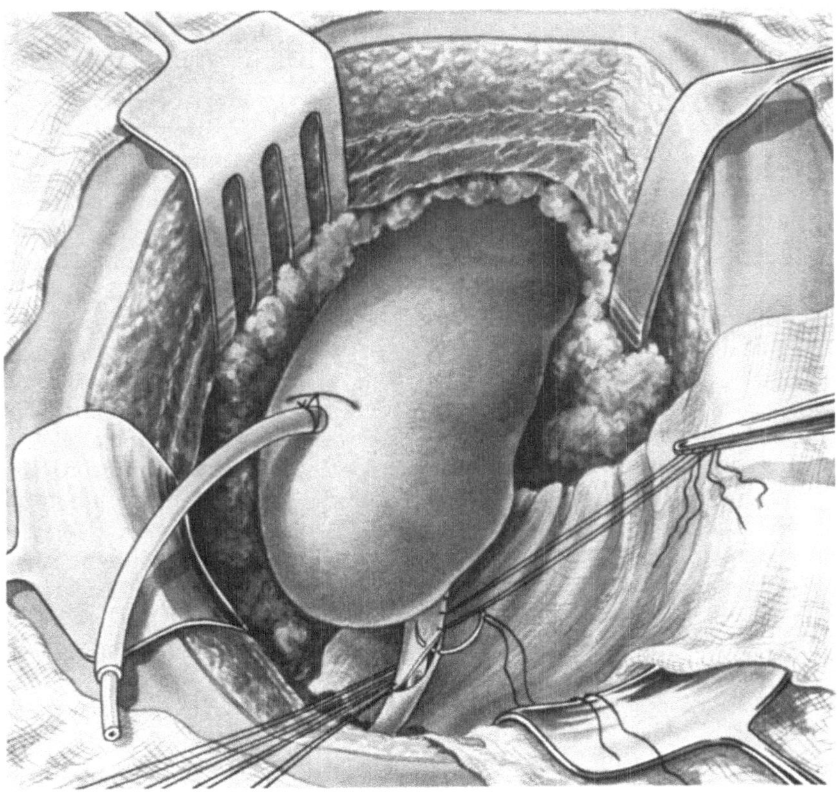

Abb. 28f. Die Niere wurde vorsichtig nach dorsal gedreht, die letzten beiden Nähte oberhalb des eingepaßten Ureters unter dem Harnleiter durch nach rechts herübergezogen, während der unterste Faden nach links angezogen wurde. Dadurch sind auch die dorsalen Wundlefzen gut zugängig und können durch einige Nähte adaptiert werden

einige Zentimeter tief in den an der äußersten Spitze mit einem Haltefaden versehenen Ureter vorgeschoben wird (Abb. 28d).

Sodann wird der Lappen über der Schiene zu einem Rohr geformt und dieses mit dem Ureter von der ventralen Seite aus durch Knopfnähte mit 0000 Catgut durch Naht vereinigt. Die Länge dieser Nahtlinie ist gegeben durch die Schräge des Ureters und soll etwa $1^1/_2$—2 cm betragen.

Zuerst wird der oberste und der unterste Stich angelegt, zwischen diesen folgen die weiteren 3—5 Nähte (s. Abb. 28e).

Die Niere wird vorsichtig gedreht, so daß die dorsale Nierenbeckenwandung zugänglich wird, wobei unter keinen Umständen die vorher angelegten Nähte unter Druck stehen dürfen. Die obersten der Nähte, die den Ureter mit dem Nierenbecken vereinigt haben, werden hinter dem Ureter durchgezogen und angespannt, während die unterste dieser Nähte nach der anderen Seite zu gezogen wird. Dadurch wird auch die dorsale Seite der Nahtlinie gut sichtbar und kann mühelos mit einigen Stichen verschlossen werden (Abb. 28f).

Ein gefensterter Drainageschlauch in das Nierenlager, Befestigung der Niere durch Fettkapselstütznähte und schichtweiser Wundverschluß beenden den Eingriff. Falls die Schiene nur zur Erleichterung der Naht verwandt wurde, kann sie sofort, sonst nach 3—6 Tagen entfernt werden. Bei Sekundäroperationen und schwer infizierten Nieren bleibt die Schiene besser länger liegen.

C. Nachbehandlung und Ergebnisse der plastischen Eingriffe an Harnstauungsnieren

1. Gefahren und Komplikationen

Der operative Erfolg plastischer Eingriffe am Nierenbecken ist in hohem Maße von der Zuverlässigkeit der Harnableitung abhängig. Mit anderen Worten, mehr als bei irgendeiner anderen Operation kommt es hier auf das richtige Kaliber, die richtige Lage und die richtige Dauer der Harnableitung an. Oben wurde darauf hingewiesen, daß nach Abschluß jeder plastischen Operation 1—2 bleistiftdicke Drains zur Ableitung des in die Umgebung der Niere dringenden Harns durch die in den ersten Tagen nicht dicht schließenden Nähte in das Nierenlager eingelegt werden sollen. Diese Drains sind in der Tiefe mit mehreren Fenstern versehen und werden zweckmäßigerweise als Saugdrainage nach außen geleitet. Da in den ersten Stunden nach dem Eingriff Nachblutungen mehr oder weniger großen Umfangs aus der Niere oder der Umgebung möglich sind, die die Schläuche verstopfen können, ist die Beobachtung dieser Saugdrainage in den ersten 2 Tagen von besonderer Bedeutung. Ihr Trockensein von vornherein ist immer verdächtig, da es sehr ungewöhnlich ist, daß die Nierenbeckennähte nach einer Plastik von Anfang an dicht schließen. Durch vorsichtiges Ausspülen mit 1—2 cm steriler Kochsalzlösung wird man sich von der Durchgängigkeit überzeugen bzw. die Durchgängigkeit wiederherstellen können. Je weniger man dies macht, desto besser ist es. Oft spielt sich die Drainage erst nach einigen Stunden oder am nächsten Tag ein. Solange die Temperaturen nicht ansteigen, ist jede Polypragmasie unangebracht.

Außer diesen Drainagerohren aus dem Wundlager wird stets eine Nephrostomiedrainage und häufig eine Ureterschiene angelegt. Auch diese beiden Schläuche werden als Saugdrainage gesondert in abgedeckte Gefäße geleitet. Es hat sich bewährt, zur Unterscheidung für die intrarenal gelegten Schläuche transparente Polyäthylen-, für das Wundlager Schläuche aus rotem Gummi zu verwenden. Dabei kommt die besondere Gewebefreundlichkeit des Polyvenyls den für längere Zeit notwendigen Drainagen zugute, während für die kurzfristigen Drainagen Schläuche aus dickwandigem rotem Gummi geeignet sind. Auf diese Weise sind Verwechslungen nicht möglich.

Das Schienungsrohr kann anstatt neben dem Nephrostomierohr auch zweckmäßigerweise durch das transrenale Drainagerohr geleitet werden, so daß in solchen Fällen der Harn der beiden Schläuche zusammen aufgefangen wird. Ein Durchspülen der Schiene ist zu vermeiden. Auch die Nephrotomiedrainage soll zumindest in der 1. Woche möglichst nicht gespült werden.

Die täglich gemessenen und gewogenen 3 Harnportionen — Spontanharn, Nierenfistelharn, Nierenlagerharn — lassen uns den Heilverlauf genauestens übersehen und jede Unregelmäßigkeit erkennen. Gleichzeitig können wir uns unschwer von der zu erwartenden Leistungsfähigkeit und Funktionsfähigkeit der operierten Niere überzeugen, einfacher, exakter und zuverlässiger als irgendeine klinische

Untersuchungsmethode uns dies erlauben würde. Gleichermaßen können wir gerade in dieser Periode auch die Funktion und den augenblicklichen Leistungsstand der anderen Niere feststellen.

Es ist dies von besonderer Bedeutung bei doppelseitigen Hydronephrosen, besonders dann, wenn auch auf der anderen Seite ein Eingriff für später geplant ist.

Die Ausscheidungsmengen einer operierten Harnstauungsniere steigen sehr schnell an und übertreffen schon am 2. Tag in der Regel die Harnmenge der Restniere, auch wenn diese gesund ist, erheblich.

Erst nach einigen Wochen pendelt sich ein konstantes Gleichgewicht ein, welches von verschiedenen Faktoren, auf die hier nicht näher eingegangen werden soll, abhängig ist.

Sorgfältige Überwachung des Ionogramms kann für Beurteilung und Therapie richtungweisend sein.

Oben wurde darauf hingewiesen (s. S. 238ff.), daß eine Nephrostomiedrainage grundsätzlich bei jeder plastischen Operation am Nierenbecken angelegt werden sollte. Es besteht kein Zweifel darüber, daß nur mit einer Nephrostomiedrainage ein absolut druckfreier Zustand in den Nierenhohlräumen gesichert werden kann. Die Leistungsfähigkeit einer Nephrostomiedrainage, die lege artis angelegt wurde, erhellt daraus, daß der Gesamtharn einer so gefistelten Niere ausschließlich auf diesem Wege abläuft und nicht per vias naturales. Wird die Nephrostomiedrainage als Saugrohr abgeleitet, so ist jeder positive Druck innerhalb der Nierenhohlräume unmöglich. Die überschießende Sekretion einer operierten Harnstauungsniere, die rasche Erholung des Parenchyms, die fortschreitende Entgiftung und das schnelle Abklingen der Infektion, die sich in einer oft erstaunlichen Erholung und Besserung schwerster Allgemeinzustände dokumentieren, sind in erster Linie der künstlichen Harnableitung zu verdanken. Ihre Bedeutung liegt aber auch darin, daß die Nephrostomiedrainage einen völlig ungestörten Heilverlauf der Nierenbecken- und Parenchymnähte gewährleistet, da jeder auch nur vorübergehend auftretende Druckanstieg innerhalb der Nierenhohlräume durch die Saugdrainage unmöglich ist. Deshalb ist ein Spülen der transrenalen Drainage, wie bereits oben gesagt wurde, unter allen Umständen zu vermeiden und nur statthaft, wenn das Rohr durch ein Gerinnsel verlegt ist.

Schon in den ersten Tagen kann die Ausscheidung aus dem Nierenlager ganz versiegen, normalerweise spätestens am 5.—8. Tag.

Mit dem Versiegen der Harnausscheidung aus dem Nierenlager wird dieses Drain schrittweise gekürzt.

Ist das Nierenlager über mehrere Tage völlig trocken geblieben, so beginnt man — aber nicht vor dem 10. Tag — den Nierenfistelschlauch stundenweise abzuklemmen. Gleichzeitig soll der Kranke schon möglichst einige Stunden täglich außer Bett sein.

Spontanharnmengen und Nierenfistelportionen zeigen genauestens an, welchen Weg der Harn der operierten Niere nimmt. Treten nach längerem, 3—6stündigem, Abklemmen kein Druckschmerz und kein Temperaturanstieg auf, kann auch die transrenale Drainage entfernt werden, soweit nicht schwere Zerstörungen in der Niere eine längere Harnableitung durch das Nephrostomierohr wünschenswert erscheinen lassen. Selbstverständlich können bei glattem Verlauf und bei günstig gelagerten Fällen Schienungs-, Drainage- und Nephrostomierohr auch früher entfernt werden.

Ist die Plastik gelungen, so schließt sich die Fistel so rasch, daß kaum Harn aus der Wunde heraustritt oder nur wenige Tage der Verband benäßt wird. Bei Schwierigkeiten kann ein für zweimal 24 Std eingelegter Ureterkatheter die Fistel zum Verschluß bringen. Diese Maßnahme kann im Bedarfsfalle einige

Male wiederholt werden. Erst wenn 8—14 Tage nach Entfernung des letzten Schlauches und gegebenenfalls des Ureterkatheters der gesamte Harn der operierten Niere aus der Fistel herausläuft, muß man annehmen, daß der intrarenale Druck zu hoch und die Plastik mißglückt ist.

Eine Kontrastdarstellung der Nierenhohlräume wird zur Klärung beitragen, ob eine abermalige Korrektur der Harnabflußverhältnisse notwendig, ob sie möglich ist, oder ob nachnephrektomiert werden muß.

Die Bekämpfung der Infektion bedarf keiner weiteren Erläuterung, da sie nicht von den bei anderen urologischen Eingriffen geübten Maßnahmen abweicht. Erwähnenswert ist vielleicht nur, daß sich normalerweise mit Abschluß der operativen Phase auch die antibiotische Behandlung erübrigt, auch wenn die Infektion noch nicht ausgeheilt ist. Es bestehen jedoch keine Bedenken gegen eine sich über lange Zeiträume erstreckende *unterschwellige* bakteriostatische oder antibiotische Medikation, soweit die Dosierung so niedrig gehalten wird, daß eine nennenswerte Allgemeinschädigung vermieden wird. Der erwiesene Erfolg dieser Langzeitbehandlung findet seine Erklärung durch die Nierenclearancewerte der tubulär geschädigten Niere.

Die Spontanheilung erfolgt immer in dem Maße, als die oben erwähnten Voraussetzungen zutrafen und die technischen Forderungen erfüllbar waren und kann sich mitunter über sehr lange Zeiträume erstrecken. Der Heilungsvorgang kann durch diätetische und klimatische Maßnahmen unterstützt, aber nicht erzwungen werden. Die zu lange Verabreichung von Antibiotica und Bacteriostatica erhöht bekanntlich die Resistenz der Keime und schädigt durch Zerstörung der Symbiose-Flora die Abwehrkräfte des Kranken, auf die allein es ankommt.

Das Nichtausheilen der Infektion einer operierten Niere bedeutet immer, daß die Lösung des Problems der freien Harnableitung nicht geglückt ist, oder daß bereits irreversible pyelonephritische Prozesse in der Niere bestanden hatten. Bei sorgfältiger Indikation und guter Technik sind diese Fälle glücklicherweise nicht allzu häufig[1].

Zur Lagerung des Kranken nach dem Eingriff ist zu bemerken, daß es nach allen ausgesprochenen Nephropexien zweckmäßig ist, das Fußende des Bettes für 8—12 Tage zu erhöhen, um das Einheilen der Niere in der gewünschten Lage zu unterstützen. Nur in solchen Fällen und nach ausgedehnteren Nierenteilresektionen soll man die Kranken länger im Bett halten, die sonst am 6.—8. Tage aufstehen dürfen.

Eine Sorge nach plastischen Operationen sind Nachblutungen. Diese Gefahr besteht eigentlich nur nach Nierenteilresektionen. Wahrscheinlich entstehen sie durch vorzeitiges Auflösen einer Parenchymnaht, gewöhnlich also zwischen dem 6. und 10. Tag nach der Operation.

Vor diesem Zeitpunkt habe ich solche Nachblutung nie beobachtet. Sie können als Sickerblutung aus der Wunde in Erscheinung treten oder in die Nierenhohlräume erfolgen, wobei sich die Nephrostomiedrainagen verstopfen können. In der Regel stehen diese Blutungen spontan nach einigen Tagen, mitunter sind Bluttransfusionen angebracht, nur ganz ausnahmsweise wird es notwendig sein, die Niere abermals freizulegen.

2. Die Ergebnisse der plastischen Eingriffe an Harnstauungsnieren

Die Mitteilungen über die Resultate plastischer Korrekturen am Nierenbecken sind widerspruchsvoll und lassen sich nicht ohne weiteres vergleichen. Die Auswertung älterer Statistiken leidet vor allem unter dem Mangel präziser Angaben

[1] Zur Behandlung der chronischen Pyelonephritis, siehe E. WILDBOLZ: Klinik der unspezifischen Infektionen der Niere. Handbuch der Urologie, Band IX (im Druck).

über den Nierenbefund und die Nierenleistung vor und nach dem Eingriff. Meist fehlen anatomische oder funktionelle Befunde vollends, und es werden nur allgemeine Angaben gemacht wie: „klinisch geheilt“, „beschwerdefrei“ oder „gebessert“. Aber nicht nur diese immer recht subjektiven Feststellungen wie „gutes Operationsergebnis“, deren Wert von der kritischen Einstellung des Autors abhängen, machen die Beurteilung schwierig.

Auch die objektiven Befunde sind nur bis zu einem gewissen Grade vergleichbar. So ist z. B. die Indigocarminausscheidung einer großen Hydronephrose vor und nach der Plastik nicht ohne weiteres vergleichbar. Selbst bei guter Nierenleistung muß die Farbausscheidung aus einer großen Harnstauungsniere infolge der Verdünnung zeitlich verspätet und wesentlich schwächer ausfallen als bei gleicher Nierenleistung aus den durch die Operation verkleinerten Nierenhohlräumen.

Ähnliche Schwierigkeiten entstehen bei der Beurteilung der Röntgenbilder. Nicht nur beim intravenösen Pyelogramm, wo mit zunehmender Vergrößerung der Nierenhohlräume trotz mangelhafter Nierenleistung die Intensität des Kontrastschattens zunehmen muß, auch beim retrograden Pyelogramm sind Fehlbeurteilungen leicht möglich. Es ist allgemein bekannt, wie anders prall gefüllte Nierenhohlräume aussehen, als wenn man sie nur mit wenigen Kubikzentimetern Kontrastmittel vorsichtig darstellt, oder wie verschiedene Bilder ein intravenöses Pyelogramm und ein retrogrades Pyelogramm des gleichen Falles ergeben können. Für die Beurteilung der Abflußverhältnisse ist es ein großer Unterschied, ob man wenige Wochen nach der Plastik oder gar gleich nach der Entfernung der Nephrostomiedrainage, also zu einem Zeitpunkt, wo die Niere unter optimalen Bedingungen steht, die Funktion einer operierten Niere prüft und Röntgenbilder anfertigt, oder ob man diese 3 Monate später macht, nachdem die Niere über längere Zeit sich selbst überlassen wurde. Das Ergebnis kann nach einem Jahr wieder ganz anders aussehen, sowohl nach der guten wie nach der schlechten Seite. Eine Niere kann sich, nachdem sie 3 Monate nach der Plastik noch nicht gut ausgesehen hat, nach einem Jahr weitgehend erholt haben, die Nierenhohlräume können sich bis zur Norm zurückgebildet haben. Ebenso aber auch kann ein zunächst scheinbar gutes Operationsresultat durch Fortbestehen oder Wiederaufflammen der Infektion nach Absetzen der antibiotischen Behandlung oder infolge Schwellung der Schleimhaut oder Narbenschrumpfung am Harnleiterabgang durch neuerliche Stauungserscheinungen, Steinbildung und Zerstörung des Parenchyms zunichte gemacht worden sein.

Es gibt jedoch eine ganze Anzahl von verschiedenartigen Kriterien, die uns erlauben, eine Besserung der Abflußverhältnisse und eine Besserung der Nierenleistung zu objektivieren. Diese sind zu unterscheiden in allgemein klinische und speziell örtliche Befunde. Zu den allgemein klinischen Befunden sind zu rechnen: die Wiedereinstellung des Allgemeinbefindens, bei Kindern ein sichtliches Aufblühen und Gedeihen, das Fehlen subjektiver Beschwerden wie Druckgefühl, Schmerzanfälle und Fieberschübe über große Zeiträume. Die Normalisierung der Entschlackung, physiologische Rest-N-Werte, Wiederherstellung des Gleichgewichtes im Mineralstoffwechsel und Elektrophoresediagramm, Normalisierung des Blutbildes, der Blutsenkung, in selteneren Fällen auch Absinken des Blutdruckes von überhöhten auf niedrigere Werte oder normale Werte als Dauerzustand.

Zur Beurteilung der örtlichen Verhältnisse sind von besonderer Bedeutung

1. die Feststellung des ungehinderten Harnablaufs,
2. direkte und indirekte Methoden zur Bestimmung der funktionellen Leistung der Niere,
3. das Verhalten der Infektion.

Zur Feststellung des ungehinderten Harnablaufs sind das intravenöse Pyelogramm ebenso notwendig wie das retrograde Pyelogramm. Ich halte es nicht für richtig — wie dies von verschiedenen Autoren gefordert wird — das intravenöse Pyelogramm zur Beurteilung des Operationsergebnisses rundweg abzulehnen, wenn man es in Relation zu einem retrograden Pyelogramm vor der Operation setzt.

Intravenöse Pyelogramme vor plastischen Operationen sind zum Vergleich deswegen ungeeignet, da sie häufig negativ ausfallen oder nur sehr mangelhafte Bilder geben, so daß man zur Darstellung der Harnstauung, Erweiterung der Nierenhohlräume und Ursachen der Abflußbehinderung besser die retrograde Darstellung anwendet. Nach geglückter Plastik aber liegen die Verhältnisse anders. Die Tatsache allein, daß eine intravenöse Darstellung der Nierenhohlräume möglich geworden ist, beweist häufig schon bis zu einem gewissen Grade den Erfolg einer Plastik. Kommt dabei eine wesentliche schlankere Darstellung der Kelche und vor allen der Kelchnischen zustande, so ist dies ein sicheres Kriterium dafür, daß die Harnstauung beseitigt wurde (Abb. 29a—d).

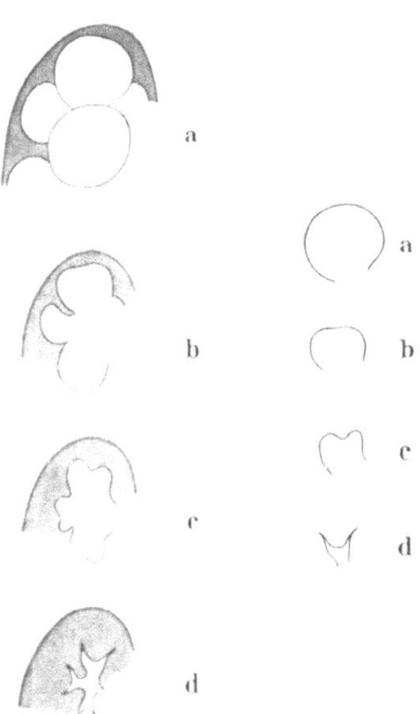

Abb. 29a—d. Rückbildung der kugeligen Kelchenden bei einer Harnstauungsniere nach erfolgreicher plastischer Operation am Harnleiterabgang. Halbschematisch, eigene Beobachtung. a. Vor der Operation. Durch die stark aufgetriebenen, unter Druck stehenden Nierenhohlräume ist die Niere etwa auf das Doppelte vergrößert, kugelige Kelchenden. b Drei Wochen nach der Plastik. Der Nierenumfang ist erheblich kleiner geworden. Die Nierenhohlräume sind entspannt, aber noch erweitert. c Zwei Monate nach der Plastik. Deutliche Rückbildung der Nierenhohlräume, Verbreiterung des Parenchymmantels. Papillen noch abgeplattet. d Ein Jahr nach der Plastik. Die Nierenhohlräume haben annähernd normale Ausdehnung. Die Kelchnischen sind nelkenförmig spitz ausgezogen, die Papillen rund vorspringend. Der Parenchymmantel hat die Dicke einer normalen Niere

Dabei lassen uns der Zeitpunkt des Beginns und die Intensität der Kontrastausscheidung gute Schlüsse über die Nierenleistung ziehen, wie uns dies beim retrograden Pyelogramm versagt bleibt.

Die oft noch längere Zeit nach plastischen Operationen bleibende Erweiterung der Hohlräume dagegen muß nicht unbedingt die Folge weiter bestehender Abflußbehinderungen sein. Sie ist oft auch der Ausdruck einer länger dauernden Atonie infolge mangelnden Retraktonsvermögens der Wandungen, besonders bei hochgradigen alten Harnstauungsnieren oder durch eine noch nicht abgeklungene Infektion verursacht. In jedem Falle aber ist sie ungünstiger zu werten, als wenn sich die Nierenhohlräume schon bald nach der Operation weitgehend retrahiert haben (s. Abb. 29).

Über die einer Harnstauungsniere innewohnenden funktionellen Reserven lassen sich am besten während der operativen Phase durch das Nephrostomierohr brauchbare Schlüsse ziehen. Menge, spezifisches Gewicht, Qualität des Harns sind direkt abzulesen. Indigocarmin- und Kontrastausscheidungsprüfungen durch das Nephrostomierohr im Vergleich mit späteren Blauproben und dem intravenösen Pyelogramm erlauben eine gute Beurteilung der Nierenleistung 3 Monate oder 1 Jahr nach der Operation. Dabei ist immer zu bedenken, daß 14 Tage oder 3 Wochen nach der Fistelung eine Harnstauungsniere oft noch durchaus nicht ihre Leistungsreserven wirklich entfaltet hat und daß der endgültige Erfolg der Sanierung einer Harnstauungsniere nicht selten erst nach einem Jahr und später voll in Erscheinung tritt.

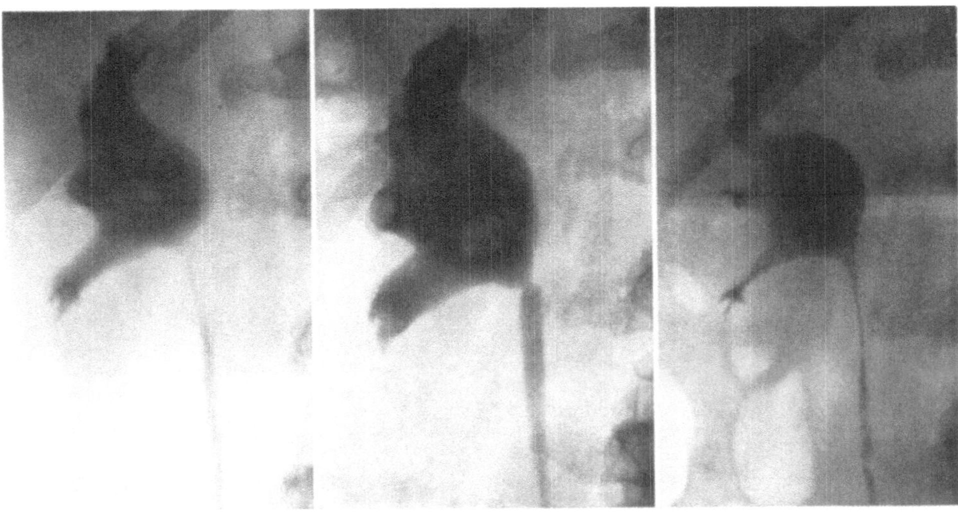

a b c

Abb. 30 a—c. Sekundäre Harnstauungsniere, Fengerplastik. 50jähiger Mann (s. auch Abb. 12). a. Nierenbeckenstein mit Enge am Harnleiterabgang. Bei der Pyelotomie wurde versäumt, die Enge zu beseitigen. b Sechs Monate später. Steinrezidiv. Harnstauungsniere. c Drei Jahre nach Fenger-Plastik (intravenöses Pyelogramm)

Das Ausheilen der Infektion nach einer plastischen Operation ist ein weiteres sicheres Kriterium dafür, daß die Beseitigung der Entleerungsstörung geglückt ist. Die Verhältnisse liegen hier ähnlich wie bei der Restharnblase des Prostatikers. Das Fortbestehen der Infektion dagegen ist immer ungünstig zu werten und als Ausdruck einer weiter bestehenden Abflußstörung, Harnstagnation, einer unheilbaren Pyelonephritis oder beginnenden Steinbildung anzusehen.

Wenn man also Berichte über die Ergebnisse konservativer Operationen an Harnstauungsnieren werten will, so muß man sie unter diesen Gesichtspunkten und den sich hieraus ergebenden Einschränkungen betrachten. So gesehen, können solche Berichte, wie sie jetzt, zum Teil in Anlehnung an eine Zusammenstellung von BOEMINGHAUS (1949), folgen sollen, für uns von Wert sein.

KROISS berechnete 1908 aus einer Sammelstatistik von 102 Operationen an 98 Kranken 71 Heilungen, 20 Mißerfolge und 7 Todesfälle. OEHLECKER stellte 1921 15 Plastiken zusammen, von denen alle als erfolgreich bezeichnet werden konnten.

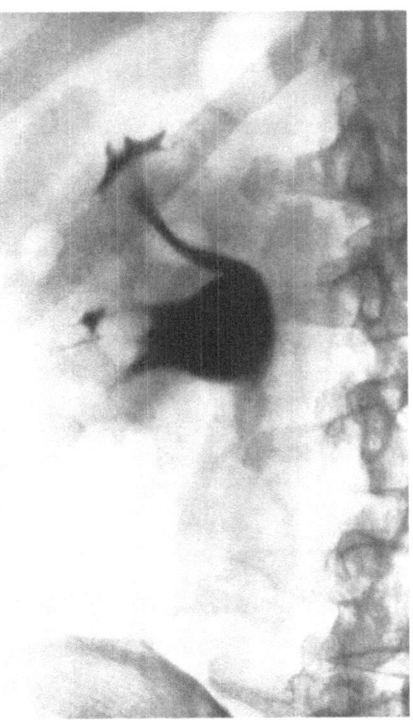

Abb. 31 a u. b. Primäre Harnstauungsniere mit Stein, Foly-Plastik. 63jähriger Mann (s. auch Abb. 14). a Bei der Operation fanden sich embryonale Briden, die den nicht verengten Harnleiterabgang abknickten

v. LICHTENBERG berichtete über 115 Hydronephrosen mit 69 konservativen Eingriffen, darunter 52 erfolgreichen, bei einer Beobachtungszeit von 1—$1^1/_2$ Jahren.

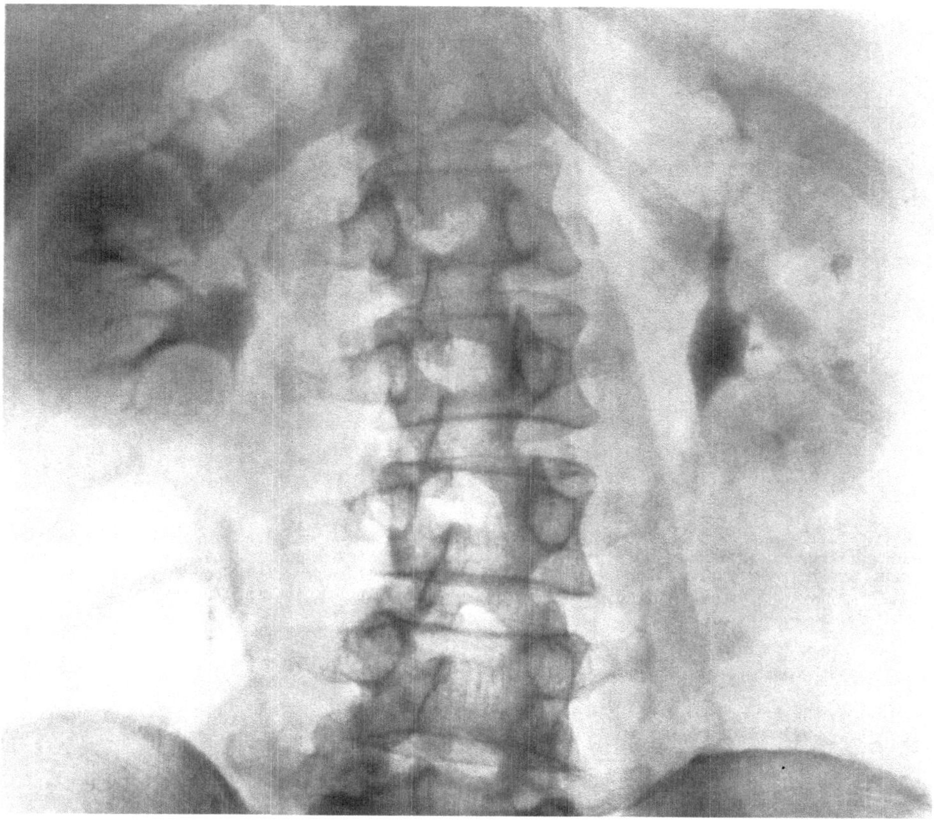

Abb. 31 b. Sechs Monate nach Foly-Flastik (intravenöses Pyelogramm)

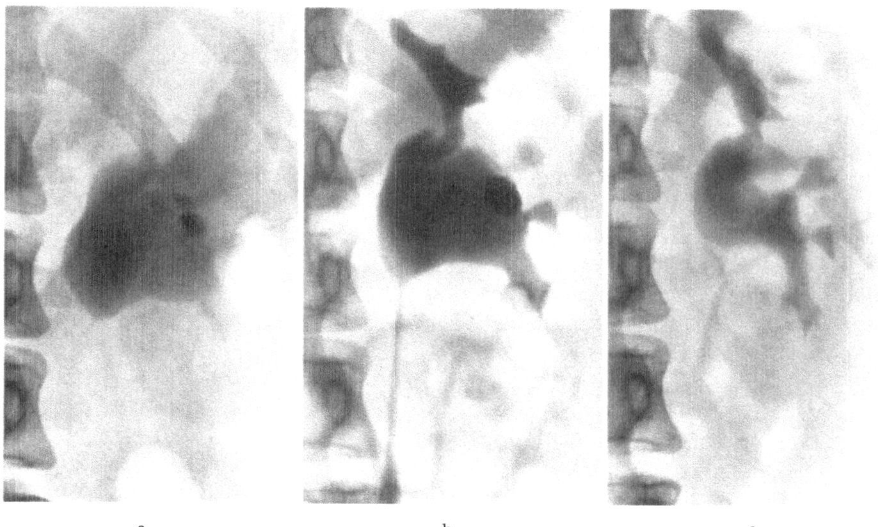

Abb. 32 a—c. Solitäre, primäre Harnstauungsniere, Resektion von unten. 32jährige Frau. Die andere Niere war 2 Jahre zuvor wegen fortgeschrittener Hydronephrose entfernt worden (s. auch Abb. 17). a Intravenöses Pyelogramm. b Retrogrades Pyelogramm vor dem Eingriff. Bei der Operation fanden sich embryonale Briden und eine echte Enge am Harnleiterabgang. c Intravenöses Pyelogramm 5 Jahre nach der Plastik

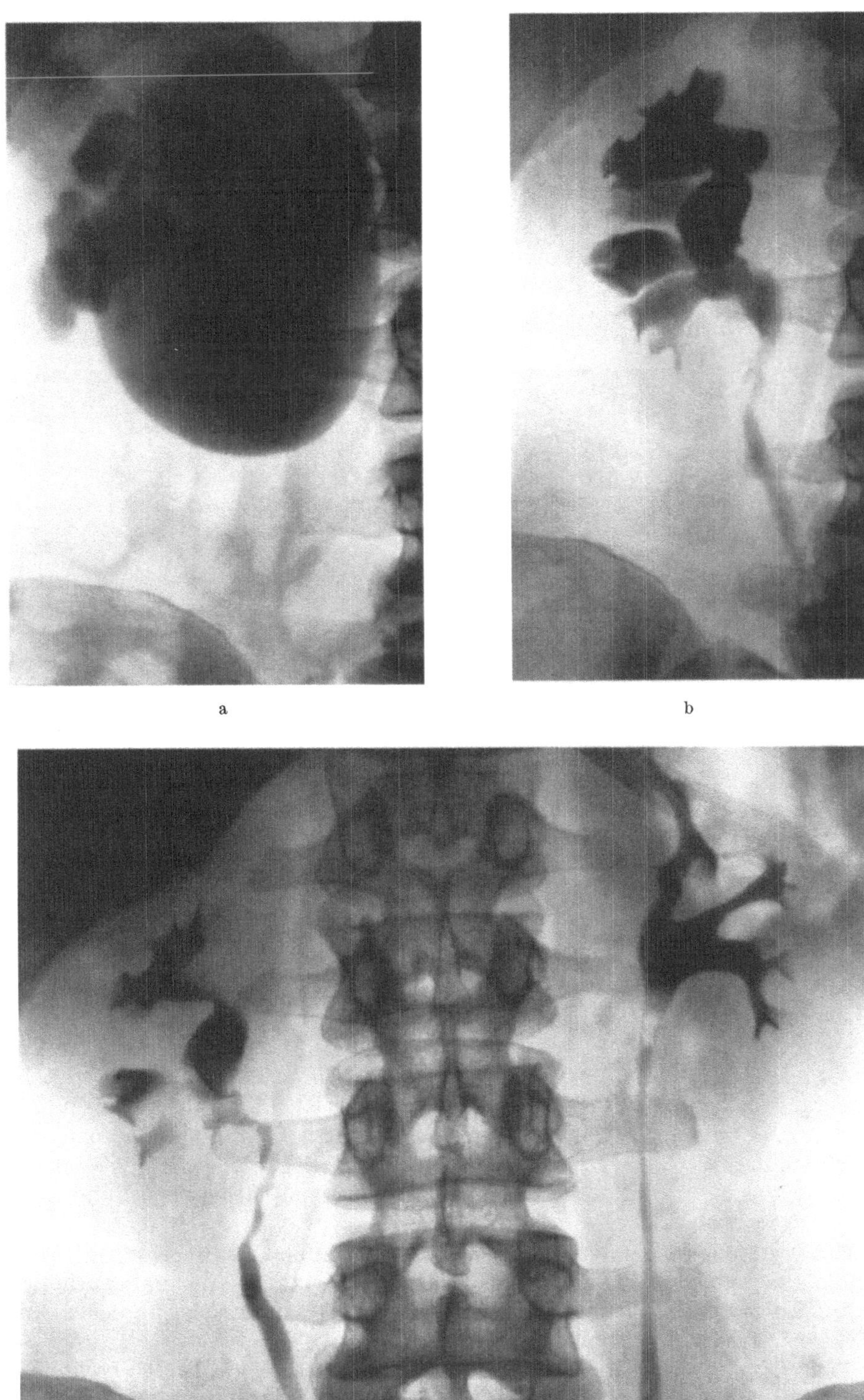

a b

c

Abb. 33a—c. Intermittierende Harnstauungsniere, Hryntschak-Plastik. 45jährige Frau (s. auch Abb. 18). a Bei der Operation fand sich eine obliterierte Polarterie, eingehüllt in adventitielle Briden, die eine elastische Einklemmung hervorgerufen hatte. Harnleiterabgang nicht verengt. b 4 Wochen nach Hryntschak-Plastik. c Drei Jahre später retrogrades Pyelogramm

ORMOND (1937) gibt eine Zusammenstellung von 169 plastischen Eingriffen mit 4 Todesfällen = 2,3% und 25 Mißerfolgen = 14,8%.

RICHES berichtet über 54 konservative Operationen, durch die 72% der Kranken wesentlich gebessert wurden. Bei 10% der Gesamtzahl wurde eine sekundäre Nephrektomie notwendig.

WALTERS, CABOT und PRIESTLEY (1937) geben eine Zusammenstellung über 71 Plastiken aus der Mayo-Klinik mit einer Mortalität von 2,8%. Darunter waren 36 Nierenbeckenresektionen und 12 weitere Nierenbeckenresektionen mit gleichzeitiger Neueinpflanzung des Harnleiters. 15 Kranke wurden später wegen ihrer Schmerzen nachnephrektomiert. Bei Nachuntersuchungen nach 7 Monaten bis zu 7 Jahren konnte von 46 Fällen in 71,7% ein deutlicher Nutzen des Eingriffes festgestellt werden. Einzelne, über viele Jahre hinaus beobachtete,

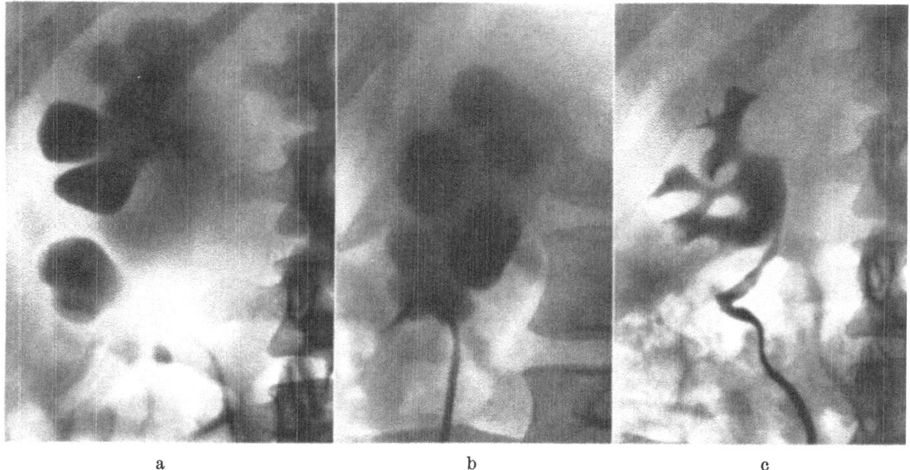

Abb. 34 a—c. Intermittierende Harnstauungsniere mit Infektion. Hryntschak-Plastik mit Resektion des unteren Nierenpoles. 36jähriger Mann (s. auch Abb. 18 u. 22). a Retrogrades Pyelogramm, sagittal. b Im schrägen Durchmesser vor dem Eingriff. Bei der Operation fanden sich drei den oberen Pol, die Nierenmitte und den unteren Pol versorgende Arterien, von denen die untere zu einer akuten Einklemmung am nicht verengten Harnleiterabgang geführt hatte. c Drei Jahre nach Hryntschak-Plastik mit Resektion des unteren Nierenpoles. Infektion ausgeheilt. Man beachte den zu langen Harnleiter. Die spitz ausgezogenen Kelchnischen als Ausdruck einer Restitutio ad integrum

erfolgreich operierte Fälle haben BAZY (24 Jahre), LEGUEU (15 Jahre), HARTMANN (21 Jahre), v. LICHTENBERG (16 Jahre), LÄVEN (19 Jahre), FORSSMANN (12 Jahre), ferner QUINBY, WALTERS und BRASCH mitgeteilt.

WILDBOLZ berichtet über eine Serie von 27 Eingriffen, unter denen bei einer Beobachtungszeit von 2—20 Jahren bei 25 Kranken das Resultat voll befriedigend war.

HRYNTSCHAK konnte 1938 bei Untersuchungen 22 Tage bis 5 Jahre nach dem Eingriff unter 12 Operationen 9mal einen „ausgezeichneten Erfolg" feststellen. Es handelte sich um 4 Neueinpflanzungen, 2 Plastiken nach FENGER und 6 ausgiebige Resektionen.

SCHAFFHAUSER berichtet über 7 Plastiken, darunter 4 nach FENGER, 2 Uretereinpflanzungen nach WILDBOLZ und eine Arterienresektion. Nachuntersuchungen nach 3 Wochen bis $3^1/_2$ Jahren ergaben 2 sehr gute, 4 gute Erfolge und einen Mißerfolg bei starker Infektion.

DEUTICKE berichtet 1944 über 28 Hydronephrosen mit 13 Nephrektomien und 15 Plastiken, darunter 13 nach seiner Methode. Das Frühergebnis ist bei allen 13 sehr gut, jedoch 4 unbefriedigende Ergebnisse bei einer Beobachtungszeit bis zu 2 Jahren.

Henniger veröffentlichte 1944 die Operationsresultate an 81 operierten Hydronephrosen mit 47 organerhaltenden Eingriffen, darunter 35 Nierenbeckenresektionen nach Hryntschak, 2 sekundäre Nephrektomien und einen Todesfall,

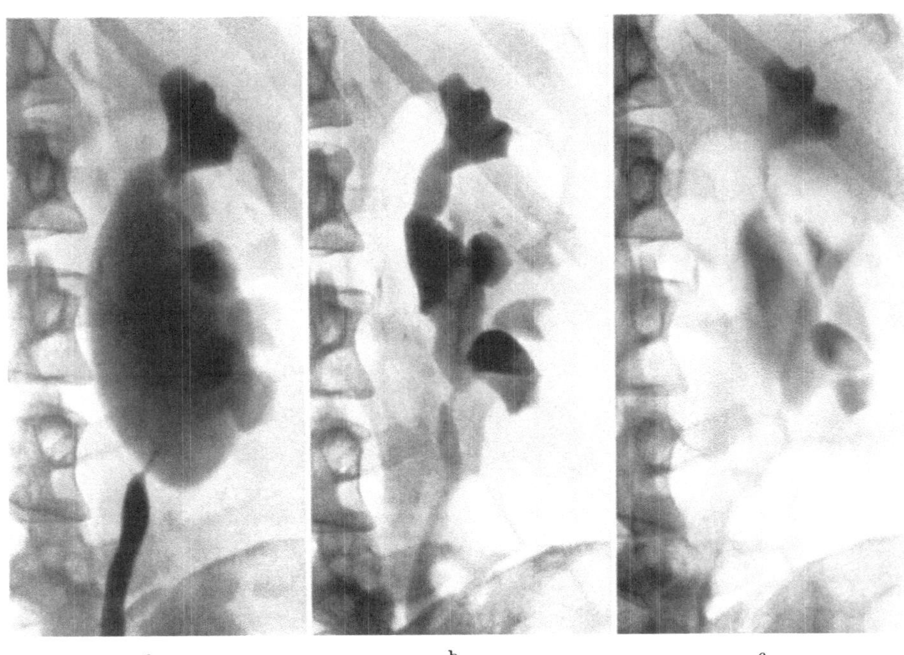

Abb. 35 a—c. Solitäre, vorwiegend extrarenale, primäre Harnstauungsniere rechts. Asymmetrische Nierenbeckenresektion. 29jährige Frau. Die linke, verschlossene und zugrunde gegangene Harnstauungsniere war 3 Jahre zuvor ektomiert worden (s. auch Abb. 21). a Retrogrades Pyelogramm vor dem Eingriff. Bei der Operation fand sich der Harnleiterabgang von adventitiellen Briden gedrosselt, eine Enge vortäuschend. b Intravenöses Pyelogramm, 4 Wochen nach der Plastik. c Intravenöses Pyelogramm, 1 Jahr später

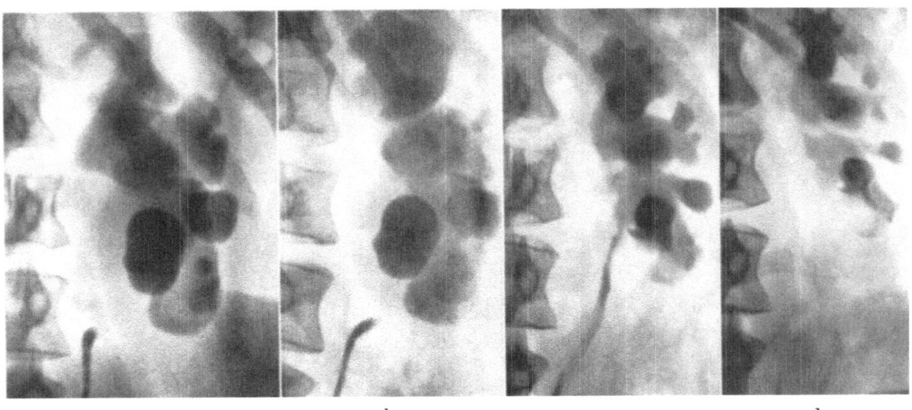

Abb. 36 a—d. Vorwiegend intrarenale primäre Harnstauungsniere links. Asymmetrische Nierenbeckenresektion mit Erweiterungsplastik am Harnleiterabgang. 34jährige Frau (s. auch Abb. 21). a u. b Retrogrades Pyelogramm vor dem Eingriff. Bei der Operation ausgedehnte, den Harnleiterabgang drosselnde, adventitielle Briden, mäßige Enge von etwa 1 cm Länge. c Drei Monate nach der Plastik. d Drei Jahre später

der nicht der Methode zur Last gelegt werden konnte. Zu $^2/_3$ wird der unmittelbare Operationserfolg als gut bzw. sehr gut bezeichnet. In $^1/_3$ der Fälle war das funktionelle Ergebnis unbefriedigend. Nach einer Beobachtungszeit bis zu 3 Jahren wichen die Ergebnisse nicht wesentlich von den Anfangserfolgen ab.

DAVIS teilte 1948 mit, daß er bei 27 nach seiner Intubationsmethode operierten Kranken von 10 infizierten Harnstauungsnieren 8 und von 17 primär nicht

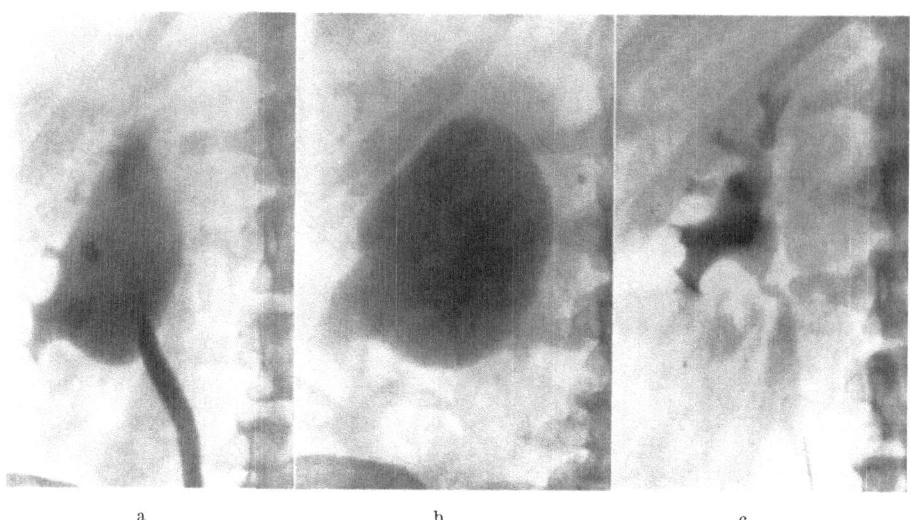

a b c

Abb. 37a—c. Solitäre, primäre Harnstauungsniere. Asymmetrische Nierenbeckenresektion mit Erweiterungsplastik am Harnleiterabgang. 51jährige Frau. Die linke pyelonephritisch zerstörte Harnstauungsniere 10 Jahre zuvor ektomiert (s. auch Abb. 21). a u. b Retrogrades Pyelogramm vor dem Eingriff. Bei der Operation war der Harnleiterabgang von adventitiellen Briden umsponnen. Daneben bestand eine echte Stenose von $1^1/_2$ cm Ausdehnung. c Sieben Monate nach der Operation. Man beachte die wesentlich höhere Lage der pexierten Niere

infizierten H.St.N. 13 geheilt habe, d. h. also bei 27 Operationen 21 gute und 6 schlechte Ergebnisse mit einem Todesfall, bei einer Beobachtungszeit zwischen 1 und 6 Jahren. Im gleichen Jahr veröffentlichten HENLINE und HAWES (1948) ihre Operationsergebnisse an 62 H.St.N. Ausgeführt wurden unter anderem 45 Foley-Plastiken, 5 Ramstedt-Plastiken (ALLEMANN),

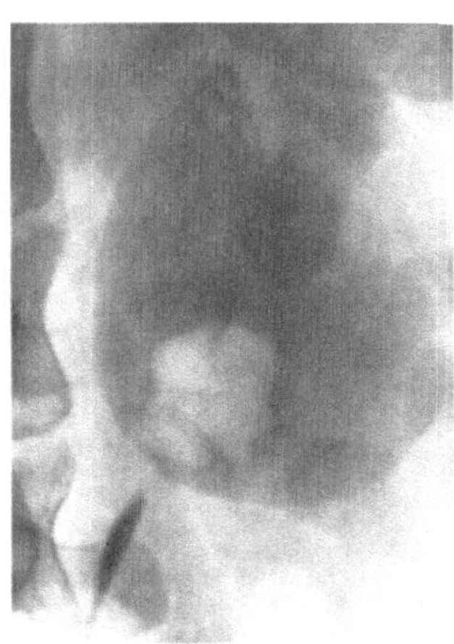

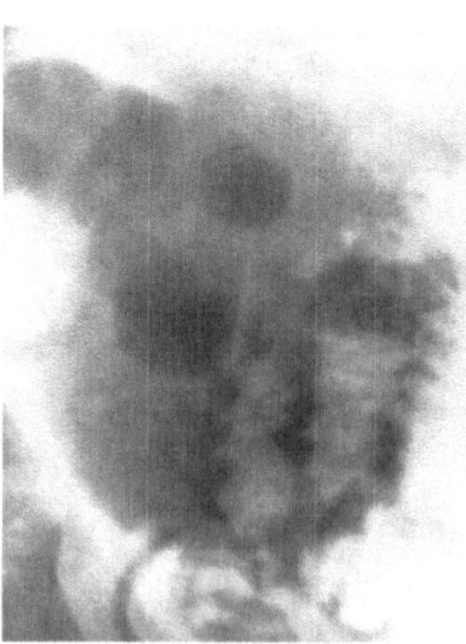

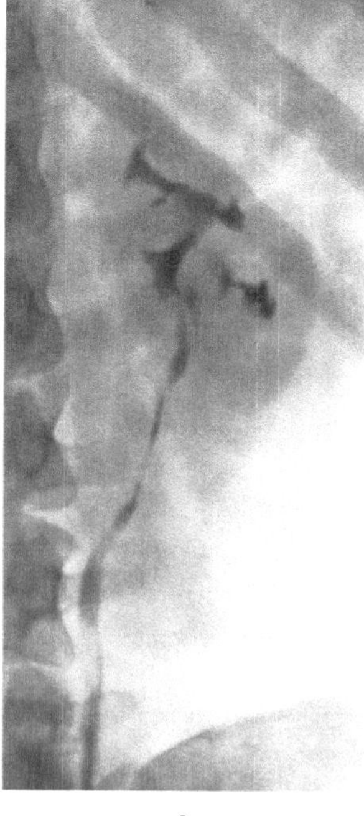

a b c

Abb. 38a—c. Intermittierende, primäre Harnstauungsniere links. Asymmetrische Nierenbeckenresektion mit Resektion des unteren Nierenpoles. 48jährige Frau (s. auch Abb. 23). a u. b. Retrogrades Pyelogramm vor dem Eingriff im sagittalen und schrägen Durchmesser. Bei der Operation fand sich eine zum unteren Nierenpol verlaufende Arterie, die von adventitiellen Briden umsponnen war und den Harnleiterabgang drosselte. Keine Enge. c Vier Monate nach der Plastik

4 Neueinpflanzungen des Ureters und 1 Intubation nach DAVIS, außerdem einige Pexien und Gefäßdurchtrennungen. 65% der Fälle ergaben ein gutes Resultat, in 25% der Fälle blieb der Zustand unverändert. 10% schlechte Ergebnisse, kein Todesfall. Als Ursachen der Mißerfolge werden in 11% der Foley-Plastiken Steinbildung, für die die lange Schienung verantwortlich gemacht wird, angegeben, ferner neuerliche Strikturen und Infektionen.

O'CONER konnte 1951 über 98 plastische Operationen an 88 Kranken, operiert in den Jahren von 1920—1949, berichten. Dazu 1955 noch über weitere 37 Plastiken an 32 Kranken. Ausgeführt wurden in der überwiegenden Mehrzahl

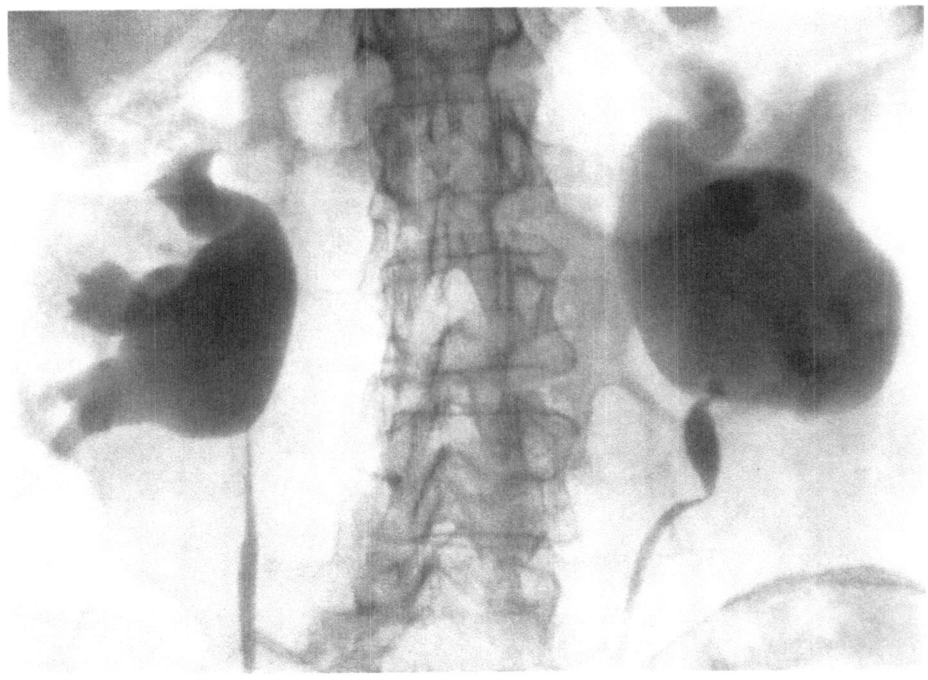

a

Abb. 39a—c. Doppelseitige primäre Harnstauungsnieren, links mit sekundärer Steinbildung und Infektion. 72jährige Frau. Links asymmetrische Nierenbeckenresektion mit Resektion des unteren Nierenpols und Harnleiterabgangserweiterungsplastik. Rechts asymmetrische Nierenbeckenresektion mit Harnleitergangserweiterungsplastik und Nephropexie (Operationstechnik Abb. 24 u. 21). a Retrogrades Pyelogramm vor Beginn der operativen Behandlung. Bei der linksseitig ausgeführten Operation fand sich eine zum unteren Nierenpol verlaufende Arterie, die den mäßig verengten Harnleiterabgang knickte und drosselte; adventitielle Briden

Foley-Plastiken, so in der ersten Zusammenstellung 78 Foley-Plastiken neben 14 Neueinpflanzungen des Ureters. Die Ergebnisse waren in etwa 90% der Fälle gut. Aus der ersten Serie traten bei 88 Patienten 16mal Komplikationen, darunter 7 komplette Mißerfolge mit 2 Todesfällen auf. Letztere stammten noch aus der vorantibiotischen Periode. Die häufigste Ursache der Komplikationen und Mißerfolge waren Dauerinfektion und sekundäre Steinbildung. Fünf Sekundärnephrektomien, mehrere Sekundärsteine konnten mit Erfolg entfernt werden.

EBERHARD und RIESER (1953) hatten bei 18 plastischen Operationen (darunter 13 nach FOLEY, 4 nach DAVIS) 16 „ausgezeichnete Ergebnisse“, bei 3wöchentlicher Schienung, 2 waren ohne Schienung ebenso gut. Ebenso konnten BURNS, DREW und DEAN (1953) über günstige Ergebnisse an 17 Foley-Plastiken und 4 Intubationsplastiken nach DAVIS ohne Todesfälle berichten, welche alle für längere Zeit geschient wurden.

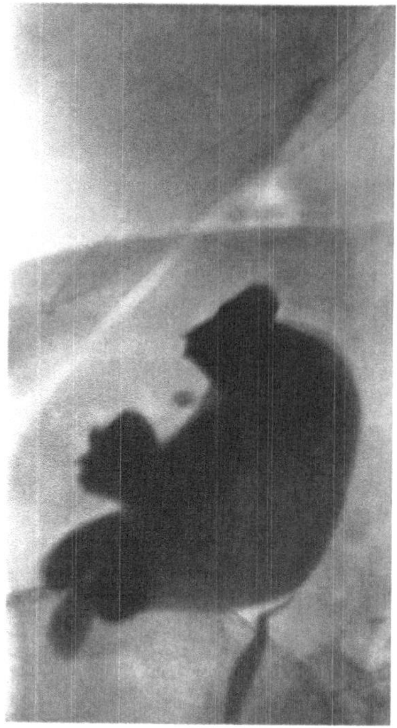

Abb. 39b

CULP und DE WEERD (1954) hatten mit der Culp-Plastik, die 28mal ausgeführt wurde, 17mal ein gutes Ergebnis, 8mal war der Zustand gebessert, 2 Mißerfolge, die nephrektomiert wurden. Eine Nachoperation führte ebenfalls zu einem guten Ergebnis. In allen Fällen wurde geschient.

Erwähnenswert ist eine Mitteilung von LICH, MAURER und BARNES (1956), welche 21 freie Uretereinpflanzungen nach eigener Methode (s. HYNES-BISCHOFF), ohne Schienung und mit nur 8tägiger Nephrostomiedrainage ausführten, mit 19 „sehr guten" Ergebnissen, 2 Nephrektomien; ferner ein Bericht von GARDENER (1955), der in 10 Fällen ähnlich dem Verfahren von DELBET-PATSCH nach Resektion des Nierenbeckens den Harnleiter wieder einpflanzte und dabei 6mal ein gutes Ergebnis und 3mal „leichte" Rezidive erzielte und 1mal einen Sekundärstein 6 Monate nach der Plastik entfernen mußte.

1957 veröffentlichten CREVY und HELEN GOLD ihre Spätergebnisse 5 bis 24 Jahren

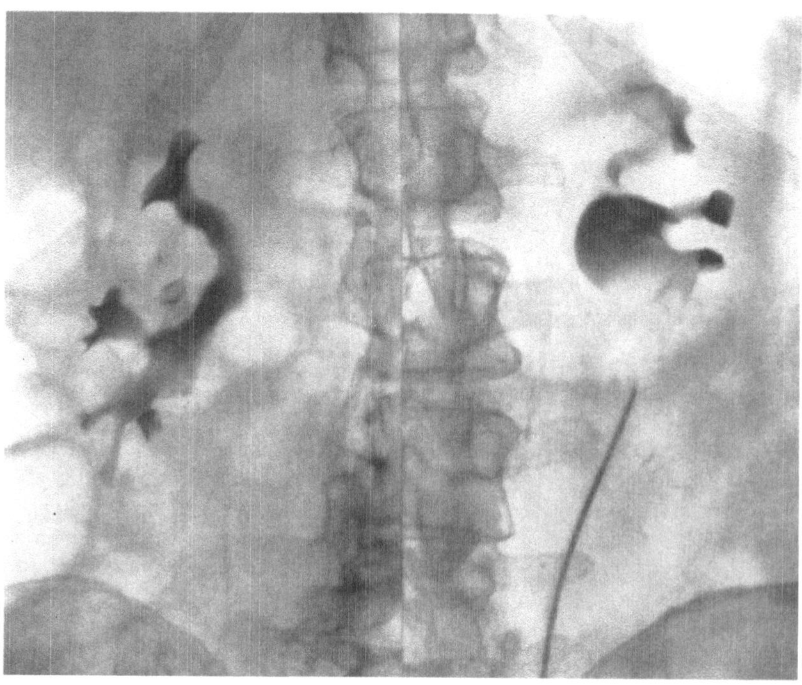

Abb. 39c

Abb. 39b u. c. b Retrogrades Pyelogramm der rechten Niere zwei Jahre nach erfolgreicher Plastik links: Die Harnstauung rechts hat zugenommen, eine Sekundärinfektion ist hinzugetreten, die Niere ist abgesunken (Folgen zu geringer Anforderungen an die rechte Niere infolge Sanierung der linken Niere?). c Retrogrades Pyelogramm (die Röntgenaufnahe links wurde schon 6 Wochen nach Plastik gemacht): rechts 1 Jahr nach der 2 Jahre später wegen schwerer Harnflecken ausgeführten Plastik. Der Harn der heute 76jährigen Dame aus beiden Nieren steril, Heilung (beachte den Hochstand der rechten Niere) nach Nierenbeckenplastiken von 77 Kranken, die mit 81 Foley-Plastiken, davon 4 beidseitig, behandelt worden waren. In 60% war das Ergebnis ausgezeichnet, 23% gut, 2% unverändert, 15% Mißerfolge. Die Hauptzahl der Mißerfolge beruhten auf sekundärer Steinbildung, Infektion und sekundären Strikturen.

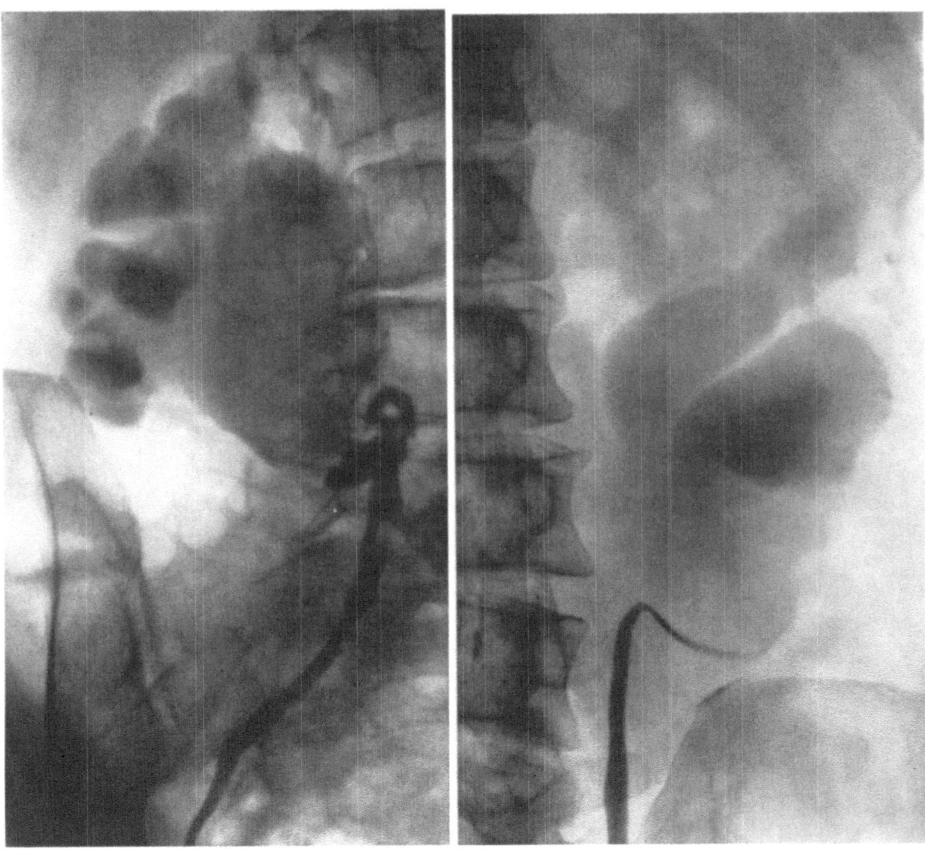

a b

Abb. 40a—d. Doppelseitige primäre Harnstauungsniere links mit schwerer Infektion. Nierenbeckenresektion links mit freier Wiedereinpflanzung nach DEUTICKE-BISCHOFF. 66jährige Frau (s. auch Abb. 27 u. 28). a u. b Retrogrades Pyelogramm vor der Operation. Bei der Operation links wurde der Harnleiter in 4—5 cm Ausdehnung mit dem Nierenbecken entzündlich fest verbacken und strikturiert aufgefunden. Ursprünglich durch embryonale Briden gedrosselt

Aus meinem eigenen Material veröffentlichte ich 1957 die Operationsergebnisse an 131 Kranken mit primären Hydronephrosen (s. Tabelle 1). Von diesen 131 Kranken mit Harnstauungsnieren wurden nur 7 primär nephrektomiert. Dieser niedrige Prozentsatz ist nicht echt, da ausgesprochene Nephrektomiefälle auf meiner Abteilung gelegentlich nicht aufgenommen wurden, und so in dieser Aufstellung nicht in Erscheinung treten.

An den 108 Kranken mit einseitiger Hydronephrose, an denen eine plastische Operation durchgeführt wurde, waren 6 Nachoperationen notwendig. Dreimal mußte eine sekundäre Plastik, dreimal eine sekundäre Nephrektomie angeschlossen werden.

Von den 12 doppelseitigen Harnstauungsnieren wurden 8 doppelseitig operiert und 4 einseitig. Zweimal konnte nach Plastik der nun tragfähigen einen Seite die andere nicht zu sanierende Harnstauungsniere nephrektomiert werden; einmal war eine Nachoperation in Form einer sekundären Plastik notwendig.

An den 11 solitären Harnstauungsnieren wurden 11 Nierenbeckenplastiken ausgeführt; in allen diesen Fällen war die andere Seite früher nephrektomiert worden.

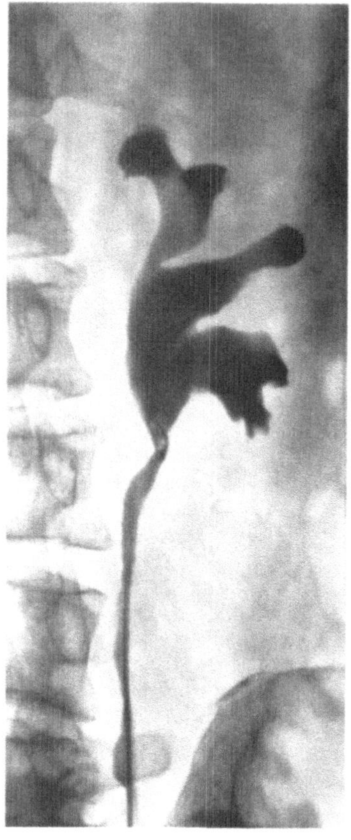

c

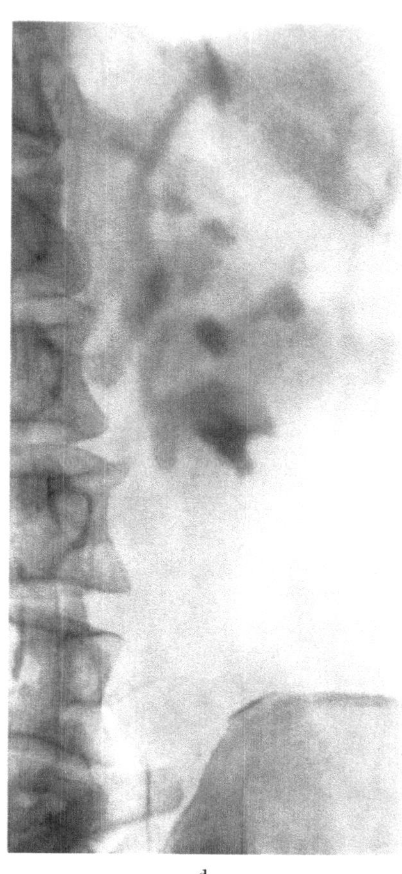

d

Abb. 40c u. d. c Drei Wochen nach ausgiebiger Resektion des Nierenbeckens, wobei etwa 5 cm des oberen Harnleiters reseziert wurden, freie Wiedervereinigung des Harnleiters mit einem aus dem Nierenbecken gebildeten und nach unten geschlagenen Lappen. d Ein Jahr später

Zu den Resultaten (s. Tabelle 2) ist zu sagen, daß in dieser Aufstellung nur Kranke berücksichtigt wurden, deren Operation mindestens 1 Jahr zurücklag, in der Mehrzahl der Fälle war nach dem Eingriff eine längere Frist — bis zu 6 Jahren — verstrichen.

Danach führten 136 plastische Operationen an 124 Kranken 120mal zu einem guten, 16mal zu einem schlechten Ergebnis. Von den 16 schlechten Resultaten konnten 3 durch eine Sekundärplastik noch in ein gutes Ergebnis umgewandelt werden.

Ergänzend zu dieser Aufstellung muß nachgetragen werden, daß im Verlauf der nächsten 2 Jahre noch in 5 weiteren Fällen, die in dieser Statistik als gutes Resultat geführt wurden, Nachoperationen wegen sekundärer Steinbildung vorgenommen werden mußten. In einem Falle mußte wegen einer Spontanperforation des Nierenbeckens infolge eines tiefsitzenden Harnleitersteines bei einem Kleinkind $1^1/_2$ Jahre nach der Plastik nephrektomiert werden. In einem anderen Fall wurden 2mal wegen sekundärer Steinbildung mit gutem Ergebnis Resektionen am unteren Nierenpol ausgeführt.

Bei der Mehrzahl der mangelhaften und schlechten Resultate hat es sich um intrarenale Hydronephrosen gehandelt. Von den 13 Fällen mit einem schlechten Ergebnis waren 9 intrarenale und 4 extrarenale Harnstauungsnieren. Bei den

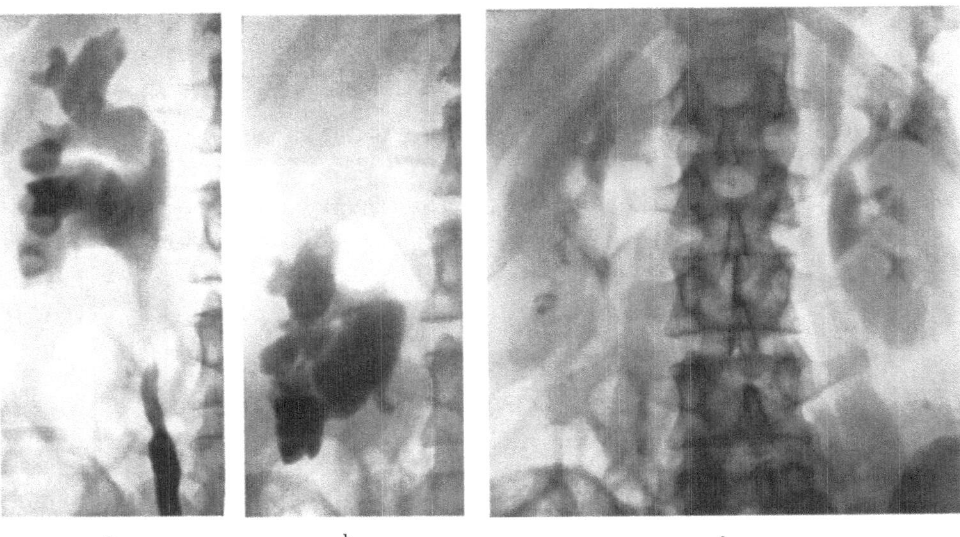

a b c

Abb. 41 a—c. Sekundäre Harnstauungsniere. Resektion des Harnleiterabgangs mit freier Wiedereinpflanzung und Pexie. 42jährige Frau. 15 Jahre zuvor Steinoperation am Harnleiterabgang. Narbenstenose bei überbeweglicher Niere. Sekundäre Harnstauungsniere (s. auch Abb. 26). a Retrogrades Pyelogramm im Liegen vor der Operation. b Retrogrades Pyelogramm im Stehen, vor der Operation. c Intravenöses Pyelogramm 3 Monate nach Plastik und Pexie der rechten Niere

Tabelle 1

Von 1949—1956 wurden 131 Kranke mit primären Harnstauungsnieren operiert: 104 Erwachsene, 27 Kinder unter 14 Jahren.

	Anzahl der Fälle	Plastische Operationen	Primäre Nephrektomie	Nachoperation nach Plastik	
				sekundäre Plastik	sekundäre Nephrektomie
Einseitige H.St.N.	108	101 = 93,5%	7 = 6,5%	3	3
Doppelseitige H.St.N.	12	8 Kranke beids. 16 — 4 Kranke eins. 4	2 nach Plastik der anderen Seite	1	
Hydronephrotische Einzelnieren	11	11	in all diesen Fällen war die andere Seite früher nephrektomiert worden		

Von 131 Hydronephrosekranken an 124 = 94,6%,
136 plastische Operationen,
an 7 = 5,4% primäre Nephrektomien,
insgesamt 12 Nephrektomien.

Tabelle 2. *Ergebnisse von 136 plastischen Operationen an 124 Hydronephrose-Kranken (1949—1956)*

Ergebnisse		Sehr gut	Gebessert	Gute Resultate	Unverändert	Schlecht		Schlechte Resultate
Operationsmethode	bei insgesamt Operationen	Guter Harnablauf, gute Funktion Infektion geheilt	Freier Harnablauf, Funktion nicht vollwertig, unbedeutende Restinfektion	Zusammen in %	Keine Rückbildung der erweiterten Nierenhöhle, Infektion nicht ausgeheilt	Fortbestehen der Abflußbehinderung, Infektion, Steinbildung	†	Zusammen in %
Uterolyse Gefäßligatur	8	2 E 3 1 K	1 E 2 1 K	62,5	2 E 2	1 E 1		37,5
Fenger-Foley-Plastik	32	17 E 22 5 K	6 E 7 1 K	90,6	2 E 3 1 K			9,4
Große Resektion von unten oder asymmetrische Resektion ohne Polresektion	62	22 E 31 9 K	2 2 K	93,5		1 E 1	1 1 K	6,5
Dieselben mit Polresektion		19 E 24 5 K			1 E 1		1 E 1	
Hryntschak-Plastik teils mit Polresektion	16	11 E 13 2 K		81,2	2 E 2	1 E 1		18,8
Große Resektion mit freier Uretereinpflanzung	14	9 E 11 2 K	1 E 1	85,5	1 E 1	1 E 1		14,5
	132	104	13	88,5	9	4	2	11,4
Sekundär-Plastiken	4	1 E 1	2 E 2		1 E 1			

Plastische Operationen 136, 120 = 87,2%, gute Ergebnisse, 16 = 12,8% schlechte Ergebnisse.

Von 124 Kranken 111 = 89,4% durch Plastik geheilt oder gebessert,
3 = 2,4% sekundäre Nephrektomie,
8 = 6,6% ungebessert,
2 = 1,6% gestorben.

E = Erwachsene, K = Kinder unter 14 Jahre, Beurteilung des Ergebnisses nicht unter 1 Jahr nach der Operation.

weiteren 5 nachoperierten Fällen, die zu sekundärer Steinbildung geführt hatten, handelte es sich 4mal um eine intrarenale Hydronephrose.

Es besteht kein Zweifel, daß die Bildung eines großen Sackes aus dem Nierenbecken eine zweckmäßige Kompensation bei erhöhtem intrarenalem Druck bedeutet. Wo durch die anatomischen Verhältnisse — z. B. intrarenales Becken — ein Nachgeben der Nierenbeckenwandung nicht möglich ist, kommt es zur intrarenalen Hydronephrose. Hier sind Druck und Schädigung auf das Parenchym offenbar wesentlich stärker, und bezeichnenderweise sind es gerade diese Fälle, die mehrmals die erwartete und erhoffte Regeneration haben vermissen lassen.

Interessant ist ferner, daß die ausgesprochenen schlechten Resultate nicht immer auf der mangelnden Rückbildung der Nierenhohlräume Infektion und sekundären Steinbildung beruhten, sondern mehrfach durch ein Fortbestehen der Abflußbehinderung bzw. durch eine neuerliche Narbenstenose entstanden waren. So konnten gerade drei der als schlechte Operationsresultate bezeichneten Fälle durch eine Sekundärplastik in ein sehr gutes bzw. gebessertes Ergebnis umgewandelt werden.

Das Ziel all unserer Bemühungen bei plastischen Operationen an Harnstauungsnieren ist die Wiederherstellung des freien Harnabflusses. Erst mit der Beseitigung der Harnstauung wird der schädliche Innendruck beseitigt und eine erfolgreiche Bekämpfung der Infektion möglich. Nur so kann das noch lebensfähige Parenchym vor weiterem Untergang bewahrt und eine Regeneration des Drüsenkörpers und damit die Erhaltung und Verbesserung der Nierenleistung ermöglicht werden.

Wenn man sich diese Tatsachen vor Augen hält, wird man den Erfolg aller Maßnahmen nicht nach anatomischen Vorstellungen, sondern nach der Funktion und Leistung der sanierten Niere werten.

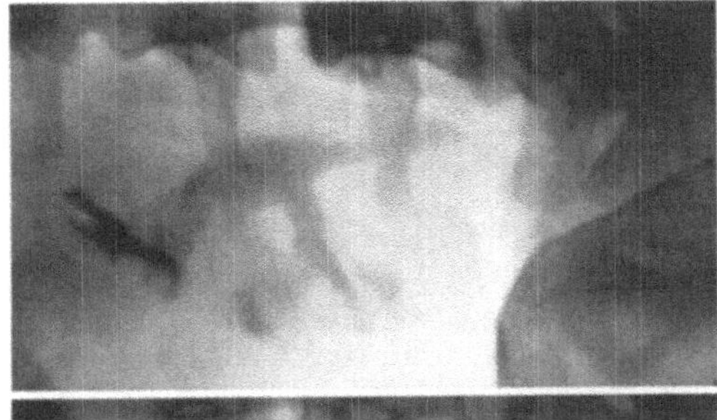

e

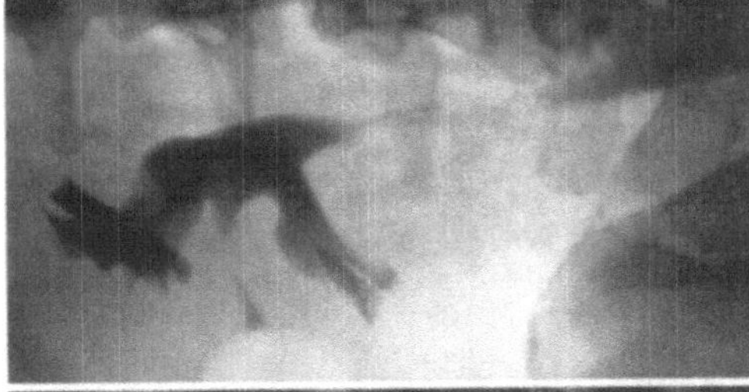

d

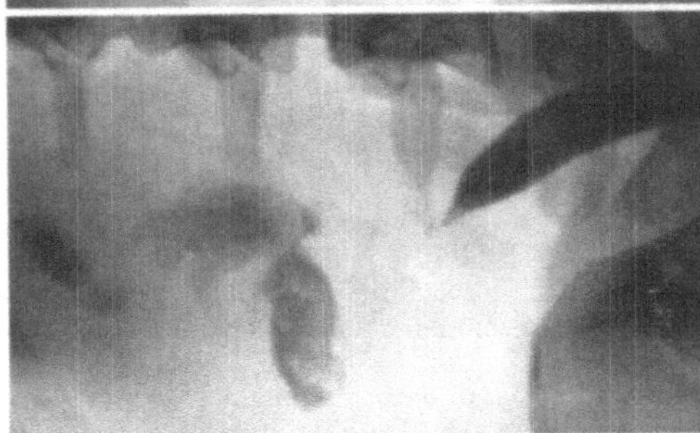

c

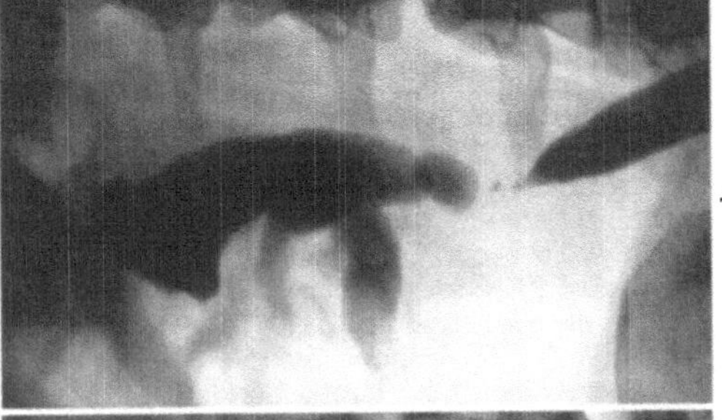

b

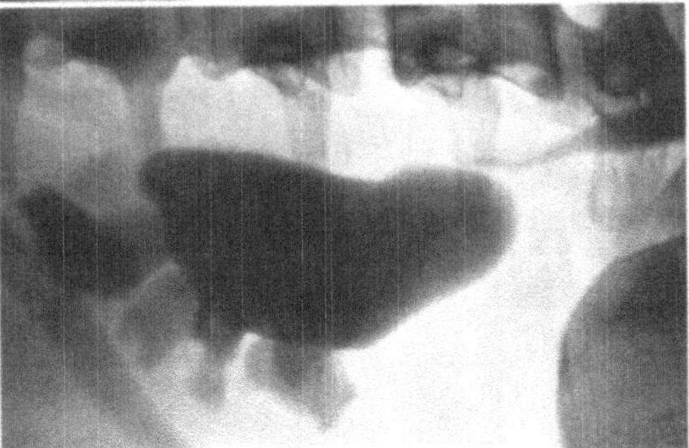

a

Abb. 42a—e. Primäre Harnstauungsniere. Hryntschak-Plastik. Falsche Indikation. 31jährige Frau (s. auch Abb. 18). a Retrogrades Pyelogramm vor dem Eingriff. Bei der Operation fand sich ein hoher Harnleiterabgang, der Harnleiter in einigen Zentimeter Ausdehnung mit dem Nierenbecken durch embryonale Briden innig verbunden. b Drei Monate nach Hryntschak-Plastik. Der Harnleiterabgang stenosiert, Zunahme der Harnstauung, beginnende Steinbildung. c Sechs Monate nach der Plastik. Ausgedehnte Narbenstenose. Fortschreitende Steinbildung. d Sechs Monate nach Resektion des Narbengebietes, Steinentfernung und freier Wiedereinpflanzung des abgeschrägten Harnleiters in das untere Nierenbecken. Zur Entspannung des verkürzten Harnleiters wurde der untere Nierenpol am Beckenkamm befestigt (s. auch Abb. 26 und Text S. 268). e Sechs Jahre später im intravenösen Pyelogramm. Rezidivfrei. Harn steril. Beachte den Tiefstand der operierten Niere

Man wird in jedem einzelnen Fall einen besonderen Maßstab anlegen müssen. Oft ist eine geringgradige Entlastung einer solitären Harnstauungsniere, die an der Grenze der Dekompensation steht, ein Eingriff von absolut lebensrettender Bedeutung, während in einem anderen Falle eine chirurgisch vollendete plastische Operation am Nierenbecken mit einem vollendeten Resultat im retrograden Pyelogramm kaum über die Bedeutung einer kosmetischen Operation hinausreicht.

Literatur

ABEL, S., and T. R. VAN DELLEN: Congenital defects following maternal rubella. J. Amer. Med. **140**, 1210 (1949). — ALBARRAN: Pathogénie des uronéphroses, uronéphroses acquises. Ann. Mal. Org. gén.-urin. Nr 12, 13 (1907). — ALKEN, C. E.: Mechanische und dynamische Entleerungsstörungen des Nierenbeckens. Verh. Dtsch. Ges. Urol., München, 1949. — ALKEN, C. E., u. F. SOMMER: Die Renovasographie. Z. Urol. **43**, 420 (1950). — ALLEMANN, R.: Zur Klinik und chirurgischen Therapie kleiner schmerzhafter Hydronephrosen. Z. Urol. **29**, 414—424 (1935). — Weitere Beiträge zur Ätiologie und Klinik der sog. kongenitalen Hydronephrose. Schweiz. med. Wschr. **41** (1929). — Ätiologische und klinische Beiträge zur Hydronephrosenfrage. Bruns' Beitr. klin. Chir. **144** (1928). — AMMANDALE, TH.: Brit. med. J. **1874**, 768. — ANDERSON, J. C.: Modern trends in urology, p. 96. London 1950. — ANDLER, R.: Die Atonie des Harnleiters mit Dilatation und Hydronephrose, ihr klinisches Vorkommen und ihre tierexperimentelle Erzeugung. Z. urol. Chir. **17**, 365 (1929). — ANSPACH BROKE, M.: Surg. Clin. N. Amer. **2**, 147—148. — AREY, L. B.: Development anatomy, 2. edit. Philadelphia: W. B. Saunders Company 1946. — AVRAMOVICI, A.: Iber. Urol. **4**, 407 (1924).

BABIES, A.: Operative diminution of dilated renal pelvis. Acta urol. **71**, 79 (1948). — BAILEY, H.: Plastic operations for hydronephrosis. Brit. med. J. **1936**, No 3952, 669. — BAKER, W.-J.: Conservative Surgery of the urinary tract. J. Urol. (Baltimore) **60**, 197—215 (1948). — BARD, L.: Du caractère idiopathique de la dilatation du bassinet dans l'hydronéphrose dite intermittente. J. Urol. méd. chir. **9**, 243 (1920). — BARDENHEUER, HUB.: Eine operative Behandlungsweise der hydronephrotischen Wanderniere. Zbl. Chir. **21** (1897). — BAZY, P.: Contribution à la Pathogénique de l'hydronéphrose intermittente, bassinets et urétères des noveaux nés. Rev. Chir. (Paris) **27** (1896). — De l'hydronéphrose et de son traitement par l'urétéro-pyélonéostomie. Bull. Acad. Méd. Paris 361 (1897). — Hydronéphrose. Encycl. franç., Urol. **3**, 133 (1914). — BECK, L. V., and R. CHAMBERS: Secretions in tissue cultures; effect of Na idioacetate on chick kidney. J. cell. comp. Physiol. **6**, 441—455 (1935). — BERGENDAL, S.: Verh. der Sekt. für Ur. Chir. XIII. Internat. med. Kongr., Paris 1900. Zbl. Chir. No 3, 78ff. (1901). — Zur Frage der Hydronephrose bei Nierengefäßvarianten. Acta chir. scand. Suppl. **54** (1936). — BERNEIKE, R. R., and C. L. DENNING: The results of treatment of hydronephrosis by a plastic surgical procedure with and with out T-Tube drainage. J. Urol. (Baltimore) **66**, 68—76 (1951). — BERTNERAND, A.: Künstliche Eröffnung eines Nierenabscesses in der Lumbalgegend. Gaz. méd. Algérie 137 (1863). — Langenbecks Arch. klin. Chir. **8**, 704 (1866). — BIBUS, R., u. R. HOHENFELLMER: Zur konservativ-chirurgischen Behandlung der Hydronephrose. Urol. int. (Basel) **3**, 190—221 (1956). — BIERMANN, U.: Nierenbecken. Entleerungsstörungen, nerval bedingt. Z. Urol., Sonderh., Verh.ber. d. Dtsch. Ges. für Urol., München, S. 203, 1949. — BISCHOFF, P.: Die Polresektion im Rahmen der Hydronephrosenplastik. Langenbecks Arch. klin. Chir. **276**, 301—308 (1953). — Zur Technik der Hydronephrosenplastik. Z. Urol. **46**, 565—767 (1953). — Organerhaltende Nierenoperationen. Z. Urol., Sonderh., Kongr.ber. der Dtsch. Ges. für Urol., Aachen, 1953. — Große Hydronephrosenplastik an einem einnierigen Kleinkind. Urologia **21**, 256—261 (1954). — Probleme der Steinoperation in der Prophylaxe des Nierensteinrezidivs. X. Congr. Int. d'Urol., vol. II, p. 229—245, Athen, 1955. — Zur Indikation und Technik der plastischen Eingriffe an Harnstauungsnieren. Urol. int. (Basel) **5**, 21—59 (1957). — Mißbildungen und Entleerungsstörungen der oberen Harnwege im Kindesalter. Z. Urol., Sonderber., Kongr.ber. der Dtsch. Ges. für Urol., Wien, 1957. — Zur chirurgischen Behandlung des kindlichen Megaloureters. Urol. int. (Basel) **6**, 12—49 (1958). — BISCHOFF, P., u. PH. STÖHR: Beitrag zur Genesis des primären Megaloureters. Erscheint in Urol. int. (Basel) 8 (1960). — BLATT, P.: Erzeugung von dynamisch-funktionell bedingten Hydronephrosen durch Sympathektomie am Ureter. Z. urol. Chir. **25**, 148 (1928). — BOEMINGHAUS, H.: Zur Frage der Hydronephrose nicht mechanischen Ursprungs (Einfluß der Entnervung der Niere auf die Nierenbecken und die Uretertätigkeit). Dtsch. Z. Chir. **179**, 129 (1923). — Zur Pathogenese der Hydronephrosen. Langenbecks Arch. klin. Chir. **158**, 445—455 (1930). — Das „gut-erhaltene" Nierengewebe in Hydronephrosen. Zbl. Chir. **68**, H. 3 (1941). — Harnstauungsnieren. Leipzig: Georg Thieme 1946. — Aussprache. Verh. Dtsch. Ges. Urol., München,

1949. — Urologie, operative Therapie. München: Dr. E. Banaschewski 1954. — Hochdruck und Nephrectomie. Z. Urol. **51**, 314—317 (1958). — BOOGARD, G.: The role of aberrant vessels in the production of hydronephrosis. J. Urol. (Baltimore) **19**, 211—240 (1928). — BOOSIG, W.: Beitrag zu den extraureteralen Abflußstörungen am Ureterabgang. Z. Urol., Sonderh., Verh.ber. der Dtsch. Ges. für Urol., Düsseldorf, S. 49, 1949. — BORGARD, W.: Über die Beurteilung des Harnleiterabgangs im Röntgenbild. Z. Urol. **37** (1943). — Röntgenuntersuchung am Innenrelief des Nierenbeckenkelchsystems. Z. Urol. **38**, 345 (1944). — Aussprache. Z. Urol. **38**, H. 7/8 (1944). — Ätiologie der Schwangerschafts-Pyelitis. Zbl. Gynäk. H. 5 (1947). — Beobachtungen und Untersuchungen bei Pyelitis. Z. Urol. **41**, 217—236 (1948). — BORGAVSKY, S., and O. DUQUE: Ureteral regeneration in dogs. An experimental study, based on the Davis intubated ureterotomy. J. Urol. (Baltimore) **73**, 53—61 (1955). — BOSHAMER, K.: Klinische Untersuchungen zur Harnsteinbildung. Z. Urol. **48**, 193 (1955). — BOUCHARD, R.: Procès verb. etc. Congr. Franc. Urol. p. 456—466, 1938. — BRINKMANN, W.: Ein Beitrag zur Indikationsstellung kindlicher Hydronephrosen. Z. Urol. **47**, 399—405 (1954). — Ergebnisse organerhaltender urologischer Operationen im Kindesalter. Z. Urol. Verh.ber. der Dtsch. Ges. für Urologie, Hamburg, S. 445, 1955. — BROMANN, IVAR: Grundriß der Entwicklungsgeschichte des Menschen. München: J. F. Lehmann 1921. — BRONNER, H.: Die Operationen an der Niere, am Nierenbecken und am Harnleiter. In BIER-BRAUN-KÜMMEL, Chirurgische Operationslehre, 7. Aufl., Bd. V. Leipzig: Johann Ambrosius Barth 1956. — BRUNI, L.: Rif. med. **1930**, H. 48. — BÜHNAU, H. v.: Beitrag zur Kenntnis der Genese angeborener Hydronephrosen. Z. Path. **34**, 98 (1926). — BURG, E.: Veleszütett hydronephrosis muitét ut jáu hyógyitótt esete 12 honnaposseescemönl. Orv. Hetil. **69**, 240—241 (1925). — BURNS, CH. N., J. E. DREW and A. L. DEAN: Ureteropelvic obstruction with hydronephrosis. J. Urol. (Baltimore) **70**, 846—856 (1953). — BUSCH, H. G.: Plastische Eingriffe an den oberen Harnwegen beim Kinde. Z. Urol., Verh.ber. der Dtsch. Ges. für Urol., Hamburg, S. 438, 1955.

CAMPBELL, M. F.: Congenital hydronephrosis and hydroureter. Surg. Gynec. Obstet. **87**, 237 (1948). — Hydronephrosis in infants and children. J. Urol. (Baltimore) **65**, 734—747 (1951). — CAVAZZANA, P., et A. AMBROSETTI: Les modifications histiopathologiques du bassinet dans l'hydronéphrose. Urol. int. (Basel) **4**, 96—125 (1957). — CHWALLA, R.: Aussprache. Z. Urol. **38**, H. 7/8 (1944). — CORDONIERE, J. J., and J. S. ROANE: Ureteral splinting, an experimental evaluation of prolonged ureteral splinting. Surg. Clin. N. Amer. **30**, 1923/27 (1950). — COVINGTON jr., T., and W. REESER: Hydronephrosis associated with over hydration. J. Urol. (Baltimore) **63**, 438 (1959). — COZZA, F.: Sulle pieloed ureteropieloplastiche. Urologia (Treviso) **17**, 559—664 (1950). — CRAMER, K.: Eine operative Behandlungsweise der hydronephrotischen Wanderniere. Zbl. Chir. Nr 21, 585ff. (1897). — CREEVY, C. D.: Operative treatment of hydronephrosis due to obstruction at ureteropelvic junction. Surgery **1**, 228 (1937). — CREEVY, C. D., and K. S. HELEN GOLD: The results of y plasty after fife to twenty four years. A Review of seventy three operations. J. Urol. (Baltimore) **77**, 388—401 (1957). — CULP, O. S., and J. H. DE WEERD: A pelvic flap operation for certains types of ureteropelvic obstruction. Proc. Majo Clin. **26**, 483ff. (1951). — A pelvic Flap operation for certain types of ureteropelvic obstructions: Observations after two Years Experiance. J. Urol. (Baltimore) **71**, 521—529 (1954).

DAVIS, D. M.: Intubated ureterotomy. A new operation for ureteropelvic stricture. Surg. Gynec. Obstet. **76**, 513—523 (1943). — Intubated ureterotomy. J. Urol. (Baltimore) **66**, 77—84 (1951). — DAVIS, D. M., G. H. STRONG and W. M. DRALA: Intubated ureterostomy: experimentalwork and clinical results. J. Urol. (Baltimore) **59**, 851—862 (1948). — DELBET, P.: Cystes paranéphrices et uronéphroses traumatiques. Rev. Chir. (Paris), Nr 7—10 u. 12. — DEUTICKE, P.: Zur Technik plastischer Operationen am hydronephrotisch erweiterten Nierenbecken. Zbl. Chir. Nr 45, 2098 (1941). — Über Hydronephrosen und ihre konservativ-chirurgische Behandlung. Z. Urol. **38**, 213—238 (1944) — Hydronephrosen. Z. Urol., Sonderh., Verh.ber. der Dtsch. Ges. für Urol., München, 1949. — Zur Technik der Nierenbeckenplastik hydronephrotischer Nieren. Z. Urol. **45**, 322—329 (1952). — Intermittierende Hydronephrosen. Z. Urol. **46**, 25 (1953). — Persönliche Mitteilung 1959. — DEMMIG, C. L.: The pathologic physiology and treatment of hydronephrosis. Rel. VIII. Congr. Int. Urol. Paris: Doin 1949. — DINU, DEM. ZANNE: Experimentelle Studien zur Dynamik der oberen Harnwege. Z. Urol. **31**, 171ff. (1937). — DOBRITZ, F. O.: Über Harnstauungsnieren. Z. Urol. **44**, 241 (1951). — DORSEY, J. W.: Pyeloplasty utilizing a modified ureteroneopyelostomy. J. Urol. (Baltimore) **73**, 189—197 (1955). — DOSS, H. K.: Translumbal aortographic; its diagnostic value in urology. J. Urol. (Baltimore) **55** (1956). — DREYFUSS, W.: Konservierende Nierenchirurgie. Zbl. Chir. **75**, H. 4 (1950). — DUFF, F. A.: Conservative treatment of hydronephrosis in children. Z. Urol., Verh.ber. der Dtsch. Ges. für Urol., Hamburg, S. 451, 1955.

EBERHARDT, CH., and CH. RIESER: Experiance with pyeloplasty. J. Urol. (Baltimore) **69**, 208—216 (1953). — EKEHORN, G.: Die anomalen Nierengefäße können eine entscheidende

Bedeutung für die Entstehung der Hydronephrose haben. Langenbecks Arch. klin. Chir. **82**, 955. — Die anormalen Nierengefäße und die Hydronephrose. Folia urol. (Lpz.) **1**, 755 (1908). — ENGEL, W. J.: Diagnosis and Treatment of Hydronephrosis clue to aberant artery. Cleveland Clin. Quart. **18**, 29—32 (1951). — ENGLISCH, J.: Über primäre Hydronephrose. Dtsch. Z. Chir. **11**, 11 (1879).

FELIX, W.: Development of the urogenital organs. In KEIBEL-MALL, Human embryology, 2. edit. Philadelphia: J. B. Lippincott. Company 1912. — FENGER, CH.: Operation for the relief of valve-formation and stricture of the ureter in hydronephrosis or pyelonephrosis. Collect. works of Ch. F., vol. 2, p. 687—704. Philadelphia: W. B. Saunders, Company 1912. — FERRIA, L.: Idronefrosi da vasi anomali. Rif. Med. **45**, 1669 (1929). — FEY, B.: Résultats de douze interventions pour syndrome douloureux d'hydronéphrose. Role préponderant des artères anormales. Arch. urol. Clin. Necker (Paris) **6**, 193—227 (1928). — FEY, B., et R. COUVÉLAIRE: Traitement neuro-chirurgical des dilatations pyé lourétérales. Mém. Acad. Chir. 350 (1942). — FJEDOROW, S.: Über die chirurgische Behandlung der Hydronephrose. I. Kongr. der Ges. russ. Chirurgen. Ref. Zbl. Chir. Nr 16, 436 (1901). — FOLEY, F. E. B.: A new plastic operation für stricture of the ureteroplastic junction: report of twenty-one cases. J. Urol. (Baltimore) **38**, 643 (1937). — FORSSMANN, W.: Spätergebnis nach totaler Resektion des Nierenbeckens. Z. Urol. **44** (1951). — FRANCHE, O., N. FALCOIANO et G. CHIPAL: Dynamisme urétéropyélique. J. Urol. méd. chir. **43** (1937). — FRANK, ERNST, u. RICH. WILH. GLASS: Über Hydronephrose. Z. urol. Chir. **9**, H. 4/5 (1921). — FRISCH, O. v., u. ZUCKERKANDL: Handbuch der Urologie. Wien: Alfred Hölder 1904. — FUCHS, F.: Die Hydromechanik der Niere. Z. urol. Chir. **33**, 1 (1931).

GARDENER, J. S.: Plastic repair of hydronephrosis: Description of view technique used in 10 cases. J. Urol. (Baltimore) **72**, 350—357 (1954). — GAYET, G.: Résection orthopédique du bassinet pour hydronéphrose à crises intermittentes (Résultat après deux ans). J. Urol. méd. chir. 625—632 (1912). — GERARD, L.: La forme de l'uretère chez le foetus. Thèse de Paris 1908. — GIBSON, TH. E.: The ureteral splint. J. Urol. (Baltimore) **42**, 1169—1175 (1939). Hydronephrosis. A classification and plastic repair of ureteropelvic obstruction. Surg. Gynec. Obstet. **80**, 485—496 (1945). — Hydronephrosis. diagnose and treatment of ureteropelvic obstructions. J. Urol. (Baltimore) **75**, 1—11 (1956). — GIRONCOLI, FD.: La resezione extramucosa del giunto pieloureterale nelle cura delle piccoli idronefrosi dolorose. Urologia (Treviso) **16**, 116—130 (1948). — GOTTSTEIN, Q.: Aussprache. Zbl. Chir. **37**, 1044 (1910). — GRAUHAN: Über Wachstum und Form der Hydronephrosen. Langenbecks Arch. klin. Chir. **180**, 517 (1934). — Die allgemeinen und umschriebenen Erweiterungen des Kelchsystems des Nierenbeckens und Harnleiters. Z. urol. Chir. **32**, 161 (1938). — GREGOIRE; Uronéphrose à récention intermittente. Urétéro-pyélo-néostomie. J. Urol. méd. chir. **2**, 83—86 (1912). — GUTHMANN, H., u. W. MAY: Gibt es eine intrauterine Nierensekretion? Arch. Gynäk. **141**, 450 (1930). — Intrauterine Funktion. Mschr. Geburtsh. Gynäk. **91**, 306—312 (1932). — GRUBER, G.: Entwicklungsstörungen der Nieren, Harnleiter und Harnblase. In Handbuch der Urologie, Bd. 3, S. 1. 1928. — Entwicklungsstörungen der Nieren und Harnleiter. In HENKE-LUBARSCH' Handbuch der speziellen pathologischen Anatomie und Histologie, Bd. VI. 1934. — GRUENWALD, P.: Mechanismus of abnormal development. Arch. Path. (Chicago) **44**, 398, 495, 648 (1947). — GÜTGEMANN, A.: Hydronephrosenplastik. Z. Urol., Sonderh., Verh.ber. der Dtsch. Ges. für Urol., München, S. 195, 1949. — Hydronephrosenplastik. Zbl. Chir. **75**, H. 4 (1950).

HAGENBACH, E.: 7 Fälle von kindlichen Hydronephrosen. Schweiz. med. Wschr. **1940**, 226. — HAMILTON, W. J., J. D. BOGEL and H. W. MOSSMANN: Human embryology. Baltimore: Williams & Wilkens 1945, Chart. 8. — HAMM, F. C., and S. R. WEINBERG: Renal and ureteral surgery without intubation. Trans. Amer. Ass. gen.-urin. Surg. **46**, 109—114 (1954). — Experimental studies of regeneration of the ureter without intubation. J. Urol. (Baltimore) **75**, 43—51 (1956). — HAMMESFAHR, C.: Zur Technik der Resektion der Teilhydronephrose. Z. urol. Chir. 321 (1928). — Ein Fall von Hydronephrose durch abnorme Fettentwicklung im Nierenhilus. Z. Urol. **40**, 265—267 (1947). — HECKENBACH, W.: Ein Beitrag zur palliativ-chirurgischen Therapie der Hydronephrose. Z. urol. Chir. **29**, 336—339 (1930). — Zur Frage der Behandlung der Verstopfungsnieren durch akzessorische Gefäße, zugleich ein Beitrag zur Technik der Ureteropyeloplastik. Z. urol. Chir. **32**, 149 (1931). — Zur konservativen Nierenchirurgie. Z. Urol. **33**, 625 (1939). — HELLSTRÖM, J.: Über die Varianten der Nierengefäße. Z. urol. Chir. **24**, H. 3/4 (1927). — Contribution of the knowledge of the etiology of hydronephrosis. Acta chir. scand. **62**, 168 (1927). — Zur Kenntnis der isolierten Dilatation des pelvinen oder juxtavesikalen Harnleiterabschnittes. Acta radiol. (Stockh.) **18**, 141 (1937). — HELLSTRÖM, J., G. GIERTZ and K. LINDBLOM: Pathogenesis and treatment of hydronephrosis. Trans. Soc. int. Urol. **1**, 163—202 (1949). — HENI, F., u. H. U. RIETHMÜLLER: Die abnorme Krampfbereitschaft des Nierenbeckens. Ergebnis der Nachuntersuchung von Durchtrennung aberranter Gefäße. Z. Urol. **41**, 236 (1948). — HENLINE, R. B., and C. J. HAWES: Ureteropelvicobstructions: Symptoms and treatment.

Report of seventy cases, sixty-two operations. J. Amer. med. Ass. **137**, 777—784 (1948). — Hepler, A. B.: Non obstructive dilatations of upper urinary tract in children. J. Amer. med. Ass. **109**, 1602 (1937). — Hinman, F.: Experimental hydronephrosis. J. Amer. med. Ass. **80**, 315 (1923). — Obstructive hydroureteral angolarity with hydronephrosis in children. Arch. Surg. (Chicago) **18**, 21—62 (1929). — Renal counterbalance. The principles and practize of urology, p. 326. Philadelphia: W. B. Saunders Company 1936. — Surgery in hydronephrosis, p. 344, 522. Philadelphia: W. B. Saunders Company 1936. — Progression pathologic changes, p. 348, 493. Philadelphia: W. B. Saunders Company 1936. — Principles and practise of urology. Philadelphia: W. B. Saunders 1936. — Hydronephrosis: I. The structural changes. II. The functional changes. III. Hydronephrosis and hypertension. Surgery **17**, 816 (1945). — Hinman, F., and A. E. Belt: Experimental hydronephrosis, failure of diuresis to affect its rate of development. J. Urol. (Baltimore) **9**, 397 (1923). — Hinman, F., and A. B. Hepler: Experimental hydronephrosis: affects of changes in blood pressure a.s.o. Arch. Surg. (Chicago) **11**, 917 (1925). — Hinman jr., F.: Ureteral repair and the splint. J. Urol. (Baltimore) **78**, 376—383 (1957). — Hippokrates: Siehe Magni 1596. — Hjort, F.: Operative treatment of hydronephrosis caused by aberrant renal vessels. Acta chir. scand. **87**, 481—490 (1942). — Eine neue Theorie zum Entleerungsmechanismus des Nierenbeckens. Verh. Dtsch. Ges. Urol., Düsseldorf, 1951. — Holman, C. C.: Treatment of hydronephrosis. Brit. med. J. **1928 I**, 543—544.— Hosford, J. P.: Some factors in the causation of hydronephrosis. Lancet **1**, 435—441 (1932). — Hryntschak, Th.: Organerhaltende Operationen bei Hydronephrosen. Z. Urol. **30**, 598—633 (1936). — Zur Histologie und Physiologie des querdurchtrennten Harnleiters. Z. urol. Chir. **42**, 268 (1936). — Aussprache. Z. Urol. **38**, 289 (1944).

Idbohrn, H.: Delayed excretion in urographic and its significance. Acta radiol. (Stockh.) **42** (1954). — Israel, J.: Pyeloplicatio. Zbl. Chir. H. 13, 304 (1896). — Chirurgische Klinik der Nierenkrankheiten. Berlin 1901. — Das Verhalten der Nieren- und Harnleitertätigkeit usw. Z. Urol. **21**, 614 (1927).

Jewett, H.: Stenosis of the ureteropyelvic juncture: congenital and acquired. J. Urol. (Baltimore) **44**, 247 (1940). — Johnsen, C. M.: Pathogenesis of hydronephrosis. J. Urol. (Baltimore) **27**, 279 (1932). — Jones, D. F.: Intermittent hydronephrosis. Boston med. surg. J. **160**, 529—538, 613—622 (1909).

Kalsey, W.: Idiopathic dilatation of the common bile duct in childhood. J. Pediat. **31**, 211 (1947). — Katzenstein, M.: Zur Ätiologie der Hydronephrosen. Z. urol. Chir. **22**, H. 5/6 (1926). — Kermauner, F.: Die Sackniere. In Halban-Seitz, Biologie und Pathologie des Weibes, Bd. III. 1924. — Kimbrough, J. C., D. K. Morgan and J. N. Fürst: Neuromuscular dysfunction of the urinary tract. J. Urol. (Baltimore) **60**, 780 (1948). — Kjellberg, S. R., and Cl. Rudhe: The fetal renal secretion and its significance in congenital deformities of the ureters and urethra. Acta radiol. (Stockh.) **31**, 243 (1949). — Kjellberg, S. R., N. O. Ericsson and Cl. Rudhe: The lower urinary tract in childhood. Stockholm: Almquist & Wiksell 1957. — Kneise, O.: Bemerkungen zu den Arbeiten von W. Borgard, F. Hein u. H. V. Riethmüller. Z. Urol. **41**, 266 (1948). — Zum Problem der Entleerungsstörungen des Nierenbeckens. Z. Urol., Sonderh., Verh.ber. der Dtsch. Ges. für Urol., München, S. 203, 1949. — Kretschmer, H. L.: Hydronephrosis in infancy and childhood. Clinical data and a report of **101** cases. Surg. Gynec. Obstet. **63**, 634 (1937). — Krogius, A.: Doppelseitige Hydronephrosen, verursacht durch angeborene Verengung der beiden oberen Ureterenden. Z. Urol. **24**, H. 5 (1930). — Kroiss, F.: Über die plastische Operation am Nierenbecken und oberen Harnleiterabschnitt bei den Retentionsgeschwülsten der Niere. Bruns' Beitr. klin. Chir. **58**, 423—549 (1908). — Zur konservativen Operation der intermittierenden Hydronephrose. Wien. klin. Wschr. **1914**, Nr 2. — Küster, E.: Ein Fall von Resektion des Ureters. Langenbecks Arch. klin. Chir. **44**, 850—854 (1892). — Kummer: Résection de la bride vasculaire. Traitement de choix de l'hydronéphrose due à la compression par un vaisseau anormal. J. Urol. méd. chir. **13**, 425—452 (1912).

Läwen, A.: Beiträge zur Kenntnis plastischer Operationen am Nierenbecken bei Hydronephrose. Dtsch. Z. Chir. **79**, 99 (1906). — Landfried: Aussprache. Zbl. Chir. Nr 1, 32 (1938). — Lange, J.: Des limites de la chirurgie conservatrice et de la néphrectomie en manière d'hydronephrose. Bordeaux chir. 66—69 (1950). — Lich, R., J. Maurer and M. Barnes: Pyelectasis. J. Urol. **75**, 12—16 (1956). — Lichtenauer, F.: Experimentelle Untersuchungen zur Kenntnis der Nierenbecken-Harnleitererweiterungen. Z. Urol., Sonderh., Verh.ber. der Dtsch. Ges. für Urol., Düsseldorf, S. 49, 1948. — Lichtenberg, A. v.: Zur Pathologie der Hydronephrose und Wanderniere. Urol.-Kongr. 1921. — Die Aufschlüsse der Pyelographie, Bd. 17, S. 169. 1923. — Über den Begriff der Hydronephrose und den Nachweis der durch akzessorische Gefäße verursachten Hydronephrose. Z. Urol. **18**, H 10/11 (1925). — Technisches zur Ureteropyeloanastomose. Z. urol. Chir. **16**, H. 5/6 (1925). — Chirurgische Behandlung der Niereninsuffizienz. Z. Urol. **94** (1930). — Lobstein, E.: Die Wandernieren und Hydronephrosen der Heidelberger Klinik. Beitr. klin. Chir. **27**, H. 1

(1900). — LOEWENECK, M.: Über organerhaltende Operationen bei doppelseitiger Hydronephrose. Dtsch. Z. Chir. **257**, 100 (1943). — LUBARSCH, S.: Ureter-pyelostomy for hydronephrosis. A new operative technic (A preliminary report). J. Urol. (Baltimore) **34**, 222 bis 229 (1935). — LURTZ, L.: Studium am Ureter und Nierenbecken. Z. Urol. **21**, 761 (1927).

MAATZ, R.: Das „guterhaltene" Nierengewebe in Hydronephrosen. Zbl. Chir. **68**, H. 3 (1941). — MAGNI: Hippocrates Opera omnia que extant. De internibus affectionibus. Sect. v. Lib., p 560ff., 1596. — MAITLAND, A. L.: Function in the hydronephrotic kidney. Brit. J. Urol. **21**, 334—340 (1949). — MALUF, N. S. R.: A method for relief of upper ureteral obstruction within bifurcation of renal artery. J. Urol. (Baltimore) **75**, 229 (1956). — MARION, G.: Du traitement de certaines hydronéphroses. Scalpel (Brux.) **78**, 1009 (1924). — Traitement conservateur des grandes hydronéphroses. J. Urol. méd. chir. **48**, 1919 (1939). — MATHÉ, C. P.: Intrinsic causes of hydronephrosis. J. Urol. (Baltimore) **38**, 574 (1937). — Brit. J. Urol. **61**, 319—326 (1949). — MAXIMOWITSCH, A. S.: Über plastische Operationen bei der Hydronephrose. Z. urol. Chir. **23**, H. 5/6 (1927). — MAYO, W. J., W. F. BAASCH and W. C. MAC-CARTY: Relation of anomalous renal blood vessels of hydronephrosis. J. Amer. med. Ass. **52**, 1383—1388 (1909). — MCIVER, R. B.: Plastic surgery of the renal pelvis. J. Urol. (Baltimore) **42**, 1069 (1939). — MEZÖ, BELA: Transversopexia renis (Eine neue Methode zur Behandlung der Hydronephrose). Z. urol. Chir. **26**, 488ff. (1928). — MICHALOWSKI, E., u. W. MODELSKI: Verlagerung der Polgefäße. Z. Urol. **51**, 569—575 (1958). — MICHON, J., et P. DELINOTTE: Traitement conservateur d'un urétéro-hydronéphrose bilatéral par urétéro-cysto-anastomose. J. Urol. méd. chir. **50**, 5 (1942). — MICHON, L.: Opération conservatrices dans quatre cas d'hydronéphroses. J. belge Urol. **12**, 279—295 (1939). — MORITZ, D.: Hypochlorémie azotémie et régulation osmotique. Arch. Méd. Enf. **39**, 296—301 (1936). — MORRIS, H.: A case of hydronephrosis and renal calculi pp. Lancet **1905**. — MÜLLER, CHR.: Zur Diagnose und Operation der akzessorischen Gefäße. Z. urol. Chir. **9**, H. 5/6 (1921). — Über Hydronephrosen im Säuglings- und Kindesalter. Langenbecks Arch. klin. Chir. **150**, 589ff. (1928).

NARATH, P. A.: Renal pelvis and ureter. New York: Grune & Stratton 1951. — NESBITH, R. M.: Eliptical anastomosis in urology. Ann. Surg. **130**, 796 (1949).

O'CONOR, V. J.: Conservative surgery of hydronephrosis. N. Y. J. Med. **51**, 503—505 (1951). — Diagnosis and treatment of hydronephrosis. J. Urol. (Baltimore) **73**, 451—454 (1955). — OEHLECKER F.: Therapie der Hydronephrose. Z. urol. Chir. H. 1/2 (1920). — Über die Behandlung der Hydronephrose. Z. urol. Chir. **10** (1922). — OESTLING, K.: The genesis of hydronephrosis. Acta chir. scand. **86**, Suppl., 72 (1942). — OLSSON, O.: Renal angiographie. X. Congr. intern. Urol., Athen, S. 298—330, 1955. — OPPENHEIMER, R.: Zur Frage der Pyeloplastik. Z. Urol. **21**, 817 (1927). — ORMOND, J.: Unsuccessful plastic operations for hydronephrosis. J. Urol. (Baltimore) **38**, 574 (1937).

PÄSSLER, H. W.: Sympathektomie bei Hirschsprungscher Krankheit. Zbl. Chir. Nr 39, 2338 (1935). — PANNET, CH.: Hydronephrosis. Brit. J. Surg. **9**, 509 (1922). — PAPIN, E.: De quelques opérations conservatrices dans les hydronéphroses. Bull. Soc. nat. Chir. **54**, 500—524 (1928). — Les hydronéphroses. Paris 1939. — PAPIN, E., et E. CHRISTIAN: Sur trois nouveaux cas de rein en fer à cheval considérations sur l'hydronéphrose dans cette anomalie. Ann. Mal. Org. gén.-urin. **28**, 1825—1839 (1910). — PEIRSON jr., E. L., and J. D. BARKNEY: End results of operations for nephroptosis and aberrant renal vessels. New Engl. J. Med. **201**, 568—574 (1929). — PETRÉN, G.: Eine wie große Rolle spielen abnorme Nierengefäße als Ursache von Hydronephrosen resp. Pyonephrosen? Z. Urol. **28**, 145. — A cauistic contribution to the problem of conservative operative treatment of hydronephrosis. Acta chir. scand. **82**, 243 (1939). — PFANNER, W.: Aussprache. Wien. klin. Wschr. **35**, 308—309 (1922). — PICK, J. W., and B. J. ANSON: Renal vascular pedicle; anatomical study of 430 body halves. J. Urol. (Baltimore) **44**, 441 (1940). — PONFICK, E.: Über Hydronephrose des Menschen, auch im Kindes- und Säuglingsalter. Beitr. path. Anat. **50**, 1 (1911). — POSNER, C.: Untersuchungen über den Harnleiter Neugeborener. Ein Beitrag zur Hydronephrosenfrage. Langenbecks Arch. klin. Chir. **106**, 381 (1915). — PRIESTLEY, J. T.: The conservation surgical treatment of nun calculous hydronephrosis. Surgery **68**, 832—841 (1939). — PUHL, H.: Die primäre Dilatation des Harnleiters. Z. Urol. **28**, 256 (1934).

QUINBY, W. C.: Factors influencing the operative procedure in hydronephrosis. J. Amer. med. Ass. **93**, 1709—1716 (1929). — Clinical picture of hydronephrosis in children and young adults. Sth. med. J. (Bgham, Ala.) **23**, 328 (1930). — Factors, influencing the operation procedure in hydronephrosis. J. Urol. (Baltimore) **38**, 673 (1937).

RHIMER, BELA v.: Durch pyeloureterale Klappe verursachte intermittierende Hydronephrose, durch Klappenschnitt geheilt. Folia urol. **2**, H. 6 (1908). — ROCH, K.: Über die Hydronephrose und ihre Behandlung mit Nierenbeckenplastik. Zbl. Chir. **58**, H. 26 (1931). — ROKITANSKY: Handbuch der speziellen pathologischen Anatomie 2, 4, S. 38. Wien 1842. — ROLLAND, F.: Guérison d'une hydronéphrose par simple section de pédicule vasculaire anormal, se maintenant depuis dix-neuf ans. J. Urol. méd. Urol. **56**, 116—120 (1950). — Rumpel, O.: Über die Entstehung der Hydronephrose. Bruns' Beitr. klin. Chir. **126**, 296 (1922). — Die Hydronephrose. In Handbuch der Urologie, 4. Spez. Urol., II. 1926. — Aussprache. Dtsch. med. Wschr. **47**, Nr 15, 433.

Sargant, J.: Pyelo-ureteroplastic correction of enormous hydronephrosis. J. Urol. (Baltimore) **20**, 613—624 (1928). — Conservative surgery in hydronephrosis. J. Urol. (Baltimore) **38**, 689 (1937). — Scardino, P. L., and C. L. Prince: Vertical flap ureteropelvic plasty praeliminary report. Sth. med. (Bgham, Ala.) **46**, 325—331 (1953). — Schäfer, F.: Intermittierende Hydronephrose mit plastischer Operation behandelt. Dtsch. med. Wschr. **1908**, Nr 33. — Schaffhauser, F.: Organerhaltende plastische Operation bei vorgeschrittener infizierter Hydronephrose. Dtsch. Z. Chir. **244** (1935). — Schiano, G.: Sull'idronefrosi nei bambini. Pediatria **30**, 905—918 (1922). — Schippers, J., u. C. de Lange: Über angeborene Mißbildungen des Harntractus im Kindesalter. Acta paediat. (Uppsala) **7**, 249 (1927). — Schlosser: Hydronephrocystanastomose bei Hydronephrose einer Solitärniere. Wien. klin. Wschr. **1906**, Nr 50. — Schmidt, A., H. Bronner u. J. Schüller: Beiträge zur Peristaltik des menschlichen Nierenbeckens. Bruns' Beitr. klin. Chir. **142**, H. 3 (1928). — Schneider, H.: Untersuchung über Funktionsstörungen menschlicher Nieren bei Hydronephrosen und bei Verlegungen des Harnleiters. Z. Urol. **29**, 385—414, 487—503 (1935). — Schwyzer, A.: A new pyeloureteral plastic for hydronephrosis. Surg. Clin. N. Amer. **3**, 1441—1448 (1923). — Sendler: Über Indikationen und Resultate chirurgischer Eingriffe bei Erkrankungen der Nieren. Münch. klin. Wschr. **1899**, Nr 5/6. — Simon, F.: Beiträge zur Chirurgie des frühesten Kindesalters. Zbl. Chir. **64**, H. 2 (1937). — Zur Chirurgie der Hydronephrosen. Z. Urol. **38**, 255 (1944). — Die pathogenetische Bedeutung und Behandlung der akzessorischen Nierengefäße. Verh. Dtsch. Ges. Urol., Düsseldorf, 1949. — Nierenfisteln und Nierennekrosen nach Resektion „abnorm" verlaufender Nierengefäße. Z. Urol. **44** (1951). — Simon, G.: Zbl. Chir. (1869). — Smith, Homer W.: The kidney. Structure and function in health and disease. New York: Oxford University Press 1951. — Söderlund, G.: Sieben Fälle von Hydronephrose. Acta chir. scand. **59**, 100—138 (1926). — Stoddard, Ch.: Im Jahresbericht. Bruns' Beitr. klin. Chir. **5** (1862). — Stöhr, Ph.: Persönliche Mitteilung 1959. — Stutzin, J. G.: Indikationsstellung zur plastischen Operation bei Hydronephrosen. Z. Urol. **23**, H. 9 (1929). — Sudek, P.: Über primäre, durch Ureter- und Nierenbeckenstriktion bedingte Hydronephrose. Jb. Hambg. Staatskrkh.-Anst. **5**, 96 (1895/96). Zbl. Chir. Nr 29, 807 (1897). — Svenson, O., H. E. McMahon, W. E. Jaques and J. S. Campbell: New concept of etiology of megaloureters. New Engl. J. Med. **241**, 551—556 (1949). — Svenson, O., E. B. Neuhäuser, E. B. D. and Pickelt: New concepts of the etiology diagnosis and treatment of congenital megacolon. Pediatrics **4**, 201 (1949). — Svenson, O., Rheinländer, H. F., and J. Diamond: Hirschsprung disease, a new concept of the etiology. New Engl. J. Med. **241**, 551 (1949).

Thiemann, A.: Beitrag zur Lehre der angeborenen Hydronephrose und der polycystischen Mißbildung der Niere. Z. urol. Chir. **38**, 433 (1933).

Veaver, R. G.: The effect of large caliber splints on ureteral healing. Surg. Gynec. Obstet. **103**, 590—593 (1956). — Veaver, R. G., and J. H. Henderson: Ureteral regeneration, experimental and clinical. J. Urol. (Baltimore) **72**, 350—357 (1954). — Verhogen, J., u. A. de Graeuwe: Beitrag zum Studium der kongenitalen Hydronephrose. Z. Urol. **5**, 602 (1911). — Voelker, F.: Über Dilatation und Infektion des Nierenbeckens. Z. Urol. **1**, H. 1/2 (1913).

Wagner, P.: Grundzüge der operativen Hydronephrosenbehandlung. Zbl. Chir. Nr 27, 715 (1898). — Walters, W.: Resection of the renal pelvis for hydronephrosis its complications and results. Surg. Gynec. Obstet. **51**, 811 (1930). — The conservative treatment of hydronephrosis by resection of the renal pelvis and other plastic operations. J. Urol. (Baltimore) **29**, 121—134 (1933). — Walters, W., Calot and Priestley: Operative results in noncalcolous hydronephrosis. J. Urol. (Baltimore) **38**, 688 (1937). — Weber, F. J.: Dauerresultate bei Nierenbeckenplastiken. Z. Urol. **45**, H. 12 (1952). — Weber, M. F. J.: Das aberrante Gefäß in seiner Bedeutung als Abflußhindernis aus dem Nierenbecken. Z. Urol., Sonderh., Verh.ber. der Dtsch. Ges. für Urol., München, S. 203, 1949. — Weinberg, F.: Plastische Operationen am Nierenbecken. Bruns' Beitr. klin. Chir. **72**, 779 (1911). — White, R. E., and G. M. Wyatt: Surgical importance of aberrant renal vessels in infants and children. Amer. J. Surg. **58**, 48 (1942). — Wildbolz, H.: Über traumatische Hydronephrosen und Pseudohydronephrosen. Z. Urol. **4** (1910). — Traumatische Hydronephrosen, geheilt durch Pyeloneostomie. Z. Urol. **5**, 673 (1911). — Traitement de l'hydronéphrose par les opérations plastiques. J. Urol. méd. chir. **20**, 423 (1925). — Dauererfolge organerhaltender plastischer Operationen bei Hydronephrosen. Z. urol. Chir. **31**, 63 (1931). — Enderfolge organerhaltender Operationen. Z. urol. Chir. **45**, 31 (1940). — Windsbury-White, H. D.: The pathologie of hydronephrosis. Brit. J. Surg. **13**, No 50. — Observations on hydronephrosis with special reference to aberrant vessels. Trans. Amer. Ass.

gen.-urin. Surg. **29**, 381—401 (1936). — WINKEL: Vorstellung einer Kranken, bei der eine Hydronephrose operiert und eine Nierenbeckenfistel angelegt worden ist. Verh. dtsch. Ges. Chir. **6**, 34 (1877). — WILLIAMS, D. J.: Congenital bladdermade obstruction and megaureter „clinical observations". Brit. J. Urol. **29**, 389—392 (1957). — WITZKE, H.: Über eine Erweiterung des Wolffschen Ganges und der Nierenanlage durch Fehlen der Ausmündung in die Kloake und über die Sekretion des Urins. Erscheint in Z. Anat. Entwickl.-Gesch., 1960. — WÖLFLER: Neue Beiträge zur chirurgischen Pathologie der Nieren. Langenbecks Arch. klin. Chir. **21**, 694 (1877).

YOUNG, H. H.: Hydronephrosis and Pyonephrosis conservative treatment. Surg. Clin. Chicago **16**, 1219 (1936). — Obstruction to ureter produced by aberrant blood vessels, plastic repair without ligation of vessels or transplantation of ureters. Surg. Gynec. Obstet. **54**, 26 (1932).

ZACCARINI, G.: Vergamo Ist. ital. d'artigrafiche 30. 5. 1924.

Surgery of the adrenals[1]

By

J. Hartwell Harrison

With 11 figures

A. Introduction and historical background of modern adrenal surgery

I. Introduction

In the last decade there has been significant progress in surgery of the adrenal gland. In the management of disorders of the adrenal there has been an effective convergence of efforts by many investigators resulting in an improved understanding of pathologic physiology, diagnosis and treatment surpassing all previous efforts. The correlation of earlier surgical experiences with recent physiological studies has contributed to the advances made in this field. Modern surgery of the adrenal is possible because of the progress in biochemistry, physiology and pharmacology made by a number of scholars.

A better understanding of the endocrine and metabolic interrelations of the normal adrenal has led to improved management of the primary disorders of these glands. In addition, this knowledge of the normal physiology has been followed by exploration of the gland's functional relationships to certain pathologic states such as hypertension, diabetes, cancer of the prostate, cancer of the breast, pituitary tumors, gonadal disorders (e.g., polycystic disease of the ovaries) hemorrhagic and traumatic shock, severe burns, rheumatoid arthritis, periarteritis nodosa, chronic nephritis, and interstitial cystitis.

The bold struggles of our surgical and medical antecedents to contend with disorders of hyperfunction, hypofunction and neoplasm of the adrenal without adequate replacement therapy have led the way for those subsequently fortunate enough to be fortified with the security of cortisone, hydrocortisone, desoxycorticosterone, fluorohydrocortisone and adrenocorticotrophic hormone. In no area of surgery is success so directly contingent upon medical therapy as in surgery of the adrenals. One has learned much from the surgical efforts and results of the past; caution and accuracy of evaluation controlled by coordinated medical and surgical judgment continue to be the dominant factors for safety.

During the last decade the adrenal glands have attained an increased importance in urologic surgery due to:

a) Their anatomic location which is in the natural domain of the urologic surgeon.

b) The accurate diagnostic measures available to the urologist in the differentiation of such disorders.

[1] From the Urologic Section, Department of Surgery, Peter Bent Brigham Hospital and Harvard Medical School, Boston, Massachusetts.

c) The potent influence of the adrenals on the development and function of the gonads and genitalia.

d) The significant advances in adrenal surgery which have been made possible by the advent of specific adrenocortical substitution therapy.

For many years it has been known that the adrenal glands are essential to life. In 1894, OLIVER and SCHAEFER demonstrated the pressor effects of adrenal medullary extracts. During the next three decades, the study of adrenal function was largely limited to that of epinephrine and outstanding contributions were made by CANNON with regard to the varied physiologic implications of this product of the medulla. During the same period, the contributions of CRILE in comparative anatomy and physiology as well as surgery of the adrenal are significant. In the last three decades, remarkable advances in the knowledge of adrenal cortical function have been achieved. REICHSTEIN at Basle, and KENDALL at the Mayo Clinic, separately accomplished the isolation, identification, and synthesis of crystalline adrenal cortical steroids which provided an opportunity for intensive studies of adrenal cortical physiology and resulted in the development of hormone replacement therapy which has completely altered the prognosis of patients with adrenal insufficiency and has greatly enhanced the scope of adrenal surgery. The urologic surgeon and the general surgeon have been aided with the problems of diagnosis and treatment of tumors of the adrenal cortex and medulla, hyperadrenocorticism, abnormalitis of sexual development and adrenal cortical insufficiency by the guidance of the endocrinologist and physician expert in metabolic disorders. In all of surgery there has been an increased significance given to the role of adrenal cortex in the physiologic adjustments of the entire organism to severe disturbances of bodily economy.

II. History of the development of adrenal surgery

It is natural that the early surgery of the adrenal seems to have been entirely concerned with neoplasma of the cortex. We are indebted to HUGH HAMPTON YOUNG for his intensive review of the early history of adrenal surgery with especial reference to the adrenogenital syndrome, and to HARVEY CUSHING for noting the importance of pituitary relations in the varied clinical syndromes accompanying adrenal cortical pathology. HOLMES indicates that THORNTON in 1899, should be credited with the first successful removal of an adrenal tumor which has caused hirsutism and atrophy of the breasts of a young woman. The tumor which weighed twenty pounds was removed with the left kidney. In seven months, the patient was greatly improved in health and her appearance was said to have reverted to normal. HOLMES examined this tumor many years later and found that it was derived from adrenal cortex by histologic criteria. DOBBERTIN in 1900 reported the case of a female infant aged fourteen months having hirsutism and adult labia due to a tumor of the left adrenal. This patient did not survive removal of the tumor and the left kidney probably because of adrenal cortical insufficiency.

In 1913, BINNIE in his text of Operative Surgery says "the suprarenal bodies may be reached through the lumbar region or through the peritoneum. When the former route is taken the incision must be extensive and exactly like that for nephrectomy. In most cases of adrenalectomy, nephrectomy will be part of the operation, because removal of the kidney renders less difficult an atrociously difficult operation". It should be noted here that owing to advances in surgical technique and knowledge of renal-adrenal relations that it is not necessary to remove the kidney with a tumor of the adrenal unless the latter is actually invading the kidney. The important aspects of operative technique related to this will be given in detail, both with regard to tumors of the adrenal cortex and medulla.

BULLOCK and SEQUEIRA in 1905, reviewed 12 instances of adrenal tumor in 10 girls and 2 boys, all under the age of 15 years. All girls exhibited hirsutism and premature development of breasts and genitals; menstruation was noted in those girls who had attained the age of 10 years. The boys showed precocious genital development pubic hair and excessive growth of the musculo-skeletal system.

GUTHRIE-EMERY in 1907 reported the instance of a boy who began to grow rapidly at the age of 2 years, became quite fat and hirsute, developed convulsions and died at the age of 4 years. A tumor of the left adrenal and absence of the right adrenal gland was found at autopsy. The congenital anomaly of absence of one adrenal gland constitutes an important surgical consideration and furnishes a sound argument for bilateral exploration when tumor is suspected. These early reports constitute the initial consolidation of ideas which later developed the concept of the adrenogenital syndrome studied and described so thoroughly by HUGH YOUNG.

HOLMES in 1924, reported a complete cure of adrenocortical tumor accomplished by SARGENT who had removed this tumor from a girl 19 years of age, a decade previously. This girl had exhibited the characteristic pattern of growing quite normally until 17 years of age when menstruation abruptly ceased, hirsutism of face and body developed, the hands enlarged, masculinity of muscles and skeleton was apparent, the breasts atrophied and the clitoris hypertrophied. After two years, pain in the right side called attention to a rounded mass below the costal margin. The tumor removed by SARGENT was an encapsulated adenoma of the right adrenal measuring $9 \times 14 \times 7$ centimeters. There was a complete disappearance of physical abnormalities following the removal of the tumor which HOLMES wrote was both striking and unexpected. YOUNG emphasized that publication of this remarkable case by HOLMES aroused great interest in adrenal surgery and therefore may be regarded as a landmark in the history of endocrinology.

GIRAGOLOFF in 1922, reported adrenalectomy as being used rather extensively by certain Russian surgeons, especially OPPEL who carried out two hundred operations on the adrenals for tumors, BUERGER's disease, RAYNAUD's disease and epilepsy. From this time there was an increasing number of operations for adrenal tumor with successful cases reported between 1924—1936 by WALTERS, COLLET, and CAHILL.

In 1927, CHARLES MAYO removed successfully the first pheochromocytoma. In 1929 the first preoperative diagnosis and removal of pheochromocytoma was accomplished by SHIPLEY. QUINBY who had previously worked with YOUNG continued to have an active interest in neoplasms and disorders of the adrenal. CUTLER and QUINBY at the Peter Bent Brigham Hospital during the decade 1930—1940, explored the problem of neoplasm and hyperplasia of the adrenal cortex.

In 1934, CRILE reported 308 cases of denervation of the adrenal glands for neurocirculatory asthenia, hypertension, hyperthyroidism, peptic ulcer, diabetes, and epilepsy. LANGERON, VINCEN, and DESROCHER reported 20 instances of hypertension treated by partial adrenalectomy. Their reasoning was on the physiologic basis of the sympathetic innervation of the adrenal medulla. They removed 4/5 of one gland and then at the end of three months, 4/5 of the other gland. The results were inconclusive but they felt that improvement occurred in some cases.

A resume by YOUNG in 1937 of adrenal cortical tumors reported in the literature at that time, includes 33 adults and 31 children. Twenty-four of the 33 adults were operated upon and 9 of the neoplasms were found at post-mortem examination. Of those surgically treated there were 6 patients between the ages of 16 and 19, 4 from 20—29 years, and 12 from 30—39 years. There was one patient each in the 5th and 6th decades. It is remarkable that without substitution therapy 14 of the 24 patients operated were improved and survived. Six of the patients operated died within 10 days and 4 within the first year after surgery. All of these adults were women and in twelve who survived there was a subsequent resumption of menstruation and hirsutism was markedly improved in 8 cases. These results are quite impressive especially when one considers that they were all in the days before corticoid therapy had been developed.

YOUNG's summary of adrenal cortical tumors in children includes 31 patients, 26 girls and 5 boys. In both adult and child the left adrenal was more often involved by neoplasm than the right, in a ratio of about 2:1. Thirteen girls were subjected to operations for neoplasm of the adrenal, five were improved and completely well afterwards; four died within twenty-four hours of operation, and four died subsequently. Thirteen who were not operated upon died, and the neoplasm was found at autopsy. The five boys had hirsutism and three had adult male genitalia. The three boys who were operated upon did not survive and two of the neoplasms were found at autopsy. YOUNG's concept of the adrenal cortical neoplasms in the child and adult may be summarized as follows:

1. The congenital disorders of the adrenal cortex may be caused by neoplasms and by alteration of the physiology of the gland.
2. The disorder may become manifest in childhood before puberty.
3. Development of adrenal cortical disorders in girls may occur especially after menstruation has started.
4. In adult life, neoplasm of the adrenal may become manifest especially between the ages of 30—39 years and also after the menopause.

HARVEY CUSHING in 1912 in his monograph "Pituitary Body and Its Disorders", described a young woman suffering from headache and backache. The patient exhibited obesity of the head and trunk without involvement of the extremeties. The complexion was florid and there was a thoracic kyphos as well as hirsutism, amenorrhea and diabetes. It was suggested that the disease was related to the pituitary gland but CUSHING also recognized that the adrenal glands might be involved because he had found one similar case in the literature caused by an adrenal tumor found at autopsy. In 1932, CUSHING described the condition of pituitary basophilism, basing his conclusions on the case above quoted and another patient whom he saw in 1930, a man 30 years of age. In addition, there were 9 cases he had found in the literature between 1913 and 1930 in which no significant tumor of the adrenals had been found and in 4 a basophilic adenoma of the anterior pituitary body had been discovered. He concluded that the disturbance was a pluriglandular one, with the anterior pituitary adenoma playing the predominant role. On the basis of this concept, the pituitary gland was irradiated which was followed in one patient by slow but definite improvement over a period of one year. In 1931, TEELE predicted and found a minute basophilic adenoma in the anterior pituitary of a young woman who died of meningitis. Six months after his monograph in the John Hopkins Bulletin in 1932, CUSHING reported 4 more cases he had studied. One of these patients treated by irradiation seemed to be completely relieved of the disease. Experience with CUSHING's Disease at the Massachusetts General Hospital, the Mayo Clinic, and the Peter Bent Brigham Hospital, has indicated that irradiation is inadequate therapy in the large majority of the cases of hyperadrenocorticism. A parallel experience in this regard has been gained by COPE at the Massachusetts General Hospital; SPRAGUE, KVALE and PRIESTLEY at the Mayo Clinic, and by THORN and HARRISON at the Peter Bent Brigham Hospital. Initial efforts at partial resection of the adrenal prior to adrenocortical substitution therapy were unsuccessful because of the fear of adrenocortical insufficiency. It was for this reason that in the years prior to corticoid therapy, irradiation of the pituitary was employed in a more routine manner in the adult.

The work of CAHILL at the Presbyterian Hospital in New York in the years 1935 to the present, in the management of adrenocortical tumor, adrenocortical hyperplasia and pheochromocytoma, has been outstanding. His contributions have been invaluable with regard to surgical technique, surgical approach and preoperative roentgenologic localization of the tumor.

ALBRIGHT's investigations at the Massachusetts General Hospital in attempts to inhibit the pituitary and adrenal cortex by the use of testosterone, estrogen, and desoxycorticosterone, have been of great metabolic importance. None of these suppressed pituitary activity sufficiently to obtain inhibition of the adrenal cortex.

In 1945, CHARLES HUGGINS attacked the problem of reactivated cancer of the prostate by total adrenalectomy in an effort to eliminate completely the androgenic stimulus remaining after castration. With the aid of THORN, a medical regimen was devised whereby several patients survived one to three months, and one patient lived for fifteen months receiving desoxycorticosterone and adrenal cortical extract. Because none of these patients ultimately survived, he concluded that adrenalectomy was not a practical method of treatment of prostatic cancer.

In 1951, GREEN reported the beneficial effect of bilateral partial adrenalectomy for malignant hypertension and diabetes. He did not recommend the routine surgical removal of the adrenal glands for the treatment of either malignant hypertension or diabetes but because of improvement in two cases, advised its use in a limited number of otherwise hopeless cases in the hope that it would lead to a better understanding of these two conditions. In 1951, THORN and HARRISON initiated a study of the effects of total adrenalectomy in malignant hypertension. They showed that after bilateral total adrenalectomy that survival and an active sedentary existence was possible with substitution therapy consisting of cortisone acetate and desoxycorticosterone acetate. They showed that the patients having malignant hypertension with congestive failure that were not responding to medical management could attain a beneficial diuresis of sodium and water pursuant to total adrenalectomy that resulted in relief of congestive failure, decrease of cardiac size, relief of edema, improved cardiac function, and in some cases, improvement of hypertension wherein irreversible vascular changes had not yet taken place. They found that if renal insufficiency had previously supervened that adrenalectomy was contraindicated by virtue of the increased further burden on renal function caused by the surgical intervention itself. In 1951, HUGGINS also pointed out that adrenal surgery was in a fast moving evolutionary stage. He pointed out 4 major developments in this field:

1. Methods of maintenance of life in the absence of adrenal glands or in the presence of adrenal cortical insufficiency are now available.
2. Highly valuable diagnostic procedures for the assay of adrenal cortical function are available.
3. Improved technical surgery of the adrenal has developed.
4. Experimental production of adrenal cortical tumors has been accomplished.

At this time he resumed his earlier studies of the effects of total adrenalectomy on reactivated cancer of the prostate.

In 1952, HARRISON and THORN discussed further observations on total adrenalectomy in man for hypertensive vascular disease, CUSHING's Disease and reactivated cancer of the prostate. They considered that with regard to malignant hypertension, adrenalectomy constituted an experimental study. Where CUSHING's Syndrome is produced by hyperplasia of the adrenal cortex, they found that bilateral total adrenalectomy was curative. Because of the possibility of reactivation of an adequate remnant of the adrenal which is left to sustain life in this condition, and because corticoid therapy was now able to sustain life after total adrenalectomy, they preferred the latter procedure in the advanced cases of hyperadrenocorticism caused by hyperplasia. COPE, CAHILL and PRIESTLY, on the other hand, have tended more towards subtotal adrenalectomy because of the security possibly furnished by the small remnant of the adrenal which remains. This seems a very reasonable approach in those cases that are not far advanced, particularly in the group in the ages of 20—35 years, wherein duration of the disorder is less than three years. The plan was that if sustained improvement did not occur or if there was evidence of reactivation of the remnant with perpetuation of the disorder that this could be subsequently removed.

With regard to adrenalectomy for reactivated cancer of the prostate, there has been considerable variance in results and opinions. At this time it must be said however, that an insufficient number of cases and perhaps an inadequate total study of the problem has been made. After three years HUGGINS abandoned the use of adrenalectomy for cancer of the prostate and turned his attentions to adrenalectomy for cancer of the breast. Prominent amongst others who studied the effects of adrenalectomy for carcinoma of the prostate and breast are SCOTT, BAKER, LEADBETTER, CADE and PYRAH. During the last three years, investigation of the effects of hypophysectomy have superceded those of adrenalectomy for cancer of the breast. It seems that the study of total adrenalectomy for cancer of the prostate is not yet a closed chapter and further exploration of this is indicated. In a significant proportion of the selected cases, possibly 30 per cent, signs of improved nutrition, increased strength and activity, occasional dimunition of serum acid phosphatase, decrease in the size of soft tissue masses, relief of urinary obstruction both ureteral and urethral as well as X-ray evidence of healing of osseous lesions have been obtained. The biochemical changes bringing about such improvement have not been accurately delineated or defined but the striking reduction of androgens following castration and adrenalectomy is a prominent feature in the alteration of the metabolic environment of the neoplastic cell. These changes involve protein, carbohydrate, fat, and electrolyte metabolism. An important preoperative test of the effectiveness of adrenalectomy is the inhibition of the adrenal cortex with cortisone for periods of weeks to months which if causing a regression of the neoplasm indicates the possibility of benefit to be gained as a result of adrenalectomy.

In 1947, GOLDENBERG, SNYDER, and ARANOW, produced a new test for hypertension due to circulating epinephrine and in the following year, GOLDENBERG et al., studied the hemodynamic response of man to norepinephrine and epinephrine showing its relation to the problem of hypertension. This group made further contributions to the study of pheochromocytoma and essential hypertension in 1950 and 1951. CAHILL, doing the surgery with the group at the Presbyterian Hospital in New York, published his extensive experiences with pheochromocytoma in 1948, 1949, and 1952. At the same time the contributions of FARBER and GROSS to the pathology and management of sympathoblastoma, ganglioneuroma and other types of paraganglioma have recorded the extensive experience at the Children's Medical Center in Boston.

In 1947, GOLDENBERG et al., contributed a new test for hypertension due to circulating catachols by the administration of benzodioxane which reduced such hypertension immediately for a few minutes. In 1952, GIFFORD, ROTH, and KVALE, published their evaluation of the new adrenolytic drug, regitin, which has been of value in a similar manner to that of benzodioxane. Biologic methods for the measurement of the catacholamines in the urine and subsequently the chemical method for the measurement of norepinephrine and epinephrine in the serum of the blood have been of great importance in the diagnosis of pheochromocytoma.

Studies of HEINBECKER with regard to the pathogenesis of CUSHING's syndrome in 1944—1955, have been of physiologic significance. An especially important demonstration was that of the production of changes in the anterior pituitary similar to those described by CUSHING by the administration of cortisone in large doses in the experimental animal. The histochemical studies by LANDING of the adrenal cortex under the influence of high dosage corticoid administration and the changes pursuant to ACTH administration, furnish striking physiologic contrast. The atrophy grossly seen as a result of excessive corticoid administration is similar to unilateral atrophy observed when an adrenocortical tumor is present on the opposite side. Histologically, one sees under these circumstances, a diminished vascularity of the gland, and an increased fat content of the cells. Under the influence of adrenocorticotrophic hormone, there is increased vascularity, increased size, a dark bluish brown color instead of the bright canary yellow of the normal adrenal gland, increased cellularity of the gland, diminished fat content and lack of vacuolization of cytoplasm which occurs under the influence of corticoid therapy. These observations are of fundamental importance in surgery of the adrenal both for the normal gland and for the gland subject to hyperadrenocorticism. Further studies are needed of the histologic as well as morphologic findings in the anterior pituitary concommitant with hyperplasia of the adrenal cortex as well as following bilateral adrenalectomy or prolonged corticoid therapy. A body of evidence is slowly accumulating in this area of study which indicates that the adrenal cortex is a final target organ having an extremely versatile potential regarding patterns of growth, circulation, behavior, and adjustment to environment. The fact that the hypothalamus has an effect on the hypophysis which in turn controls the adrenal cortex regarding glucocorticoid activity but not electrolyte balance, furnishes a challenge to further study of hormonal interrelationships.

III. Summary of the history and development of aldosterone

The study of compounds regulating electrolyte metabolism, the nature of the amorphous fraction in the adrenal tissue and hormones in adrenal vein blood, has progressed from 1934 to 1957 with many significant advances. An outstanding landmark was the synthesis of desoxycorticosterone acetate by STEIGER and REICHSTEIN in 1937 followed by biochemical studies which resulted in a hypothesis that desoxycorticosterone acetate closely resembles a natural electrolyte regulating hormone from the adrenal. This compound was found to be exceedingly valuable in the treatment of patients with ADDISON's disease and adrenocortical insufficiency persuant to surgery. It was shown to be effective in regulating sodium retention and potassium loss in patients and experimental animals following bilateral adrenalectomy. LEUTSCHER in 1950 published his studies showing the existence of a urinary sodium retaining substance present in high titers in diseases that were characterized by edema. This substance was subsequently demonstrated to be aldosterone. The reward of twenty years investigation by SIMPSON,

TAIT and REICHSTEIN, was gained in 1953 when aldosterone was successfully identified and synthesized by them. It is significant also, that it was in 1937 that REICHSTEIN at the University of Basle, and KENDALL at the Mayo Clinic, simultaneously identified and synthesized cortisone acetate. However, it was not until more than ten years later that the life-saving qualities of this adrenocorticoid were recognized. During the interim from 1937 to 1950, desoxycorticosterone acetate was the only adrenal-like steroid available. It was generally regarded as being the probable synthetic prototype of an electrolyte regulating adrenal hormone, the natural form of which was present in the amorphous fraction, now presumably aldosterone. However, it is now apparent that the actions of aldosterone do indeed resemble in part, those of desoxycorticosterone but the two are far from identical. WETTSTEIN suggested the possibility that desoxycorticosterone might be an natural precursor of aldosterone. FARRELL and his coworkers have demonstrated that desoxycorticosterone is released into the adrenal vein blood of dogs and that the amounts produced are reduced by hypophysectomy and increased by ACTH. They concluded that the blood titers were not high enough for the substance to exert any significant biologic action. Most of the original work on the amorphous fraction from the adrenal cortex was carried out by KENDALL, MASON and associates, who found that the fraction contained about one-half of the life maintaning activity in whole adrenal extracts and it was also found not to inhibit growth, and to produce less thymic and adrenal atrophy than corticosterone. Its action on carbohydrate metabolism was weak, but it would provide some lactation supporting action. It was found to provide protection against water intoxication and distress of cold. Although the preparations were in no way pure, the accumulated implications of these findings was that the amorphous fraction had a wider range of biologic activity than desoxycorticosterone and in certain respects, a higher potency than any known corticoid. In 1952, TAIT and SIMPSON, developed a new bioassay method for the detection of mineral corticoid activity and found that the potency of the extract and the effect of sodium and potassium excretion was greatly in excess of what could be accounted for by the content of any known adrenal steroid or combination of steroids. They also showed that the mineral corticoid activity of the adrenal extract was also present in the adrenal venous blood, adding great strength to the thought that a true hormone was involved.

The isolation and crystallization of aldosterone in 1953, was the accumulated product of the work of SIMPSON and TAIT at the University of London, WETTSTEIN and NEHER of Ciba, Ltd., and of VON EUW and REICHSTEIN at the University of Basle. Various workers have purified from urine, a substance which has proved to be aldosterone. In 1954, the chemical nature of the hormone was determined by SIMPSON, TAIT, REICHSTEIN et al.

In the study of the biologic properties of aldosterone, it was found that it is 30 times as potent as desoxycorticosterone with regard to sodium retention, and potassium excretion, respectively. Its effects are not limited to the kidney alone; it has been noted that aldosterone depresses the salivary sodium-potassium ratio, as well as that of sweat. THORN believes that the most sensitive indication of aldosterone activity in man is the depression of the sodium-potassium ratio of the urine. There is still some controversy regarding its effect on water excretion. It causes a deposition of liver glycogen in adrenalectomized-fasting mice, but studies on humans fail to show any effect of aldosterone on carbohydrate or protein metabolism. It is not effective in restoring the protective influences of antihistamines against anaphylactic shock. It has none of the anti-inflammatory properties that are found in cortisone. In renal clearance studies, it has been found that the low filtration rate, renal plasma flow, and water excretion of adrenalectomized rats can be elevated by aldosterone. However, the sodium-retaining action of the hormone is manifested by doses which do not repair the low filtration rate. Large doses of aldosterone do not affect ACTH excretion in normal subjects. Although it will maintain a normal blood pressure in adrenalectomized animals and Addisonian patients, no direct evidence exists that it will produce hypertension in the manner of desoxycorticosterone and the other corticoids. In fact, the absence of such effects has been noted. The studies of LUETSCHER in 1950 are important with reference to the salt retaining factor isolated from the urine of patients with edema, low urinary sodium excretion and cardiac or renal disease. Since then the substance has unequivocally been identified as aldosterone. An increase in the urinary retaining factor is found in malignant hypertension, during recovery from surgery, in nephrosis, in heart failure, eclampsia, and in hepatic cirrhosis. In cirrhotic patients there is 25 times the normal amount of aldosterone in the urine. Adrenal origin of this material is indicated by the fact that there is none to be found in the urine of patients who have had bilateral adrenalectomy.

Of particular historical and surgical significance was the description in 1955 by CONN of the clinical picture of primary hyperaldosteronism. The syndrome was clearly established by this description. Within six weeks of the initial report by CONN, four additional cases typical of this condition were recognized by others and in each one an adrenal cortical adenoma was found at operation. In another instance the finding of an adenoma was made at autopsy. WEINGARTEN reported one case in which no adenoma was found at autopsy, though clinically the patient had all the characteristics of this syndrome. This suggests that the syndrome can occur without an adrenal tumor and that bilateral adrenalectomy might be the therapeutic agent to be used in such cases. However, it must be remembered that primary hyperaldosteronism must be differentiated from secondary hyperaldosteronism. The clinical condition of primary hyperaldosteronism was summarized as being characterized by intermittent tetany, parasthesias, periodic severe muscular weakness and paralyses, polyuria, polydipsia, hypertension and absence of edema. In its fully developed state the condition exhibits excessive amounts of sodium retaining corticoids in the urine, severe hypokalemia, hypernatremia, alkalosis, and a renal tubular defect in the reabsorption of water. There is no increase of excretion of 17-ketosteroids, or of 17-hydroxycorticoids. CONN has emphasized the relative lack of important symptomatology and extremely low levels of serum potassium. The diagnosis of hyperaldosteronism was made in one instance by Doctors LAWRENCE and LAURA WEED, on the basis of hypokalemia, hypernatremia, and a reversal of the sodium-potassium ratio in the urine. After treatment with a low sodium diet with increased potassium, the patient's symptomatology cleared completely resulting in the finding of normal electrolyte balance when the patient was later studied at their request by Doctor GEORGE THORN. However, THORN recognizing the cyclical occurrence of this condition and the possible response to therapy insisted upon the exploration of this patient who was found to have four small tumors of the left adrenal, all benign adenomata. The recognition of this cyclical response to therapy is an important feature of diagnosis and investigation of these patients.

In 1955, BAUM at the University of Michigan found a well encapsulated adenoma of the adrenal cortex, 4 centimeters in diameter, which was the cause of primary hyperaldosteronism. This was the first patient having this condition who was subjected to operation and cured by surgery. The cells of this tumor were laden with lipid material and bioassays of the tumor tissue gave values for aldosterone of 75—100 times greater per gram than that found in beef adrenal.

Exploration of the opposite adrenal showed thinning of the cortex and atrophy was confined to the zona fasciculata. There was no atrophy of the zona glomerulosa. This is especially interesting since the electrolyte reserve has been thought to be in the zona glomerulosa and also that even though the high content seems to be from the zona fasciculata that aldosterone is not increased by stimulation with ACTH. The finding of normal 17-hydroxycorticoid and 17-ketosteroid excretion as well as the possible absence of hypertension are all interesting facets of this condition. That hyperplasia of the adrenal cortex may produce primary hyperaldosteronism has been well established. CONN has very appropriately emphasized that since the bioassay for urinary aldosterone is impractical for broad clinical use, that the serum bicarbonate and potassium be done routinely as screening procedures on all hypertensive patients or anyone in whom this syndrome is suspected. Hypokalemic alkalosis unexplained by other conditions should be regarded as indication for careful adrenocortical study and exploration.

B. Embryology of the adrenal, especially as significant in surgery

The adrenal cortex is derived embryologically from coelomic epithelium and the medulla is derived from the celiac sympathetic plexus from which chromaffin cells develop. The first evidence of the adrenal has been found in the 6 millimeter embryo at the 4th week of intrauterine life; and at the 8 millimeter stage the adrenal glands are definite organs. Prior to this time, the adrenal takes the form of segmented cellular buds which project from the epithelium of the coelom into the subjacent mesoderm on each side of the aorta. These buds fuse and develop into rounded cellular structures on the dorsum of the coelom between the mesentery and each mesonephros. At the 12 millimeter stage, the cortical portion of the adrenal is relatively very large before the primordial chromaffin cells start to migrate into it at about the 19 millimeter stage. The primordial chromaffin cells gradually surround the central vein and ultimately differentiate into characteristic chromaffin cells which constitute ultimately the medulla. The antecedents of the chromaffin cells are the sympathogonia of the sympathetic ganglia which give rise to sympathoblasts which develop into mature ganglion cells and pheochromoblasts which develop into the chromaffin cells of the adrenal medulla. Their migration into the region of the adrenal cortical mass has been accomplished between the 7th and 8th weeks of fetal life. Cortical buds which do not join the main cellular mass disappear or may form accessory adrenal tissue in the region of the adrenal, kidney, spermatic vessels, testis, broad ligament or ovary as pointed out by MARCHAND in 1883. It is important surgically to search for accessory adrenal tissue in these areas. However, it has been our experience and also that of COPE, that cortical tumor has not been found in accessory adrenal tissue and that following total adrenalectomy we have not observed physiologically any measured evidence of activity of accessory adrenal tissue. Sympathetic ganglia along the aorta, at the aortic bifurcation and the carotid bifurcation also are derived from sympathoblasts and may be the origin of tumors similar to those of the adrenal medulla. Extra-adrenal pheochromocytoma is common and must be constantly searched for. Paraganglioma and neuroblastoma are also of importance as extra-adrenal neoplasms.

During intrauterine life, the adrenal glands attain a great size due to rapid growth of the fetal cortex; after the first few months they actually exceed the kidneys in size. At birth they are approximately one-third as large as the kidneys.

After maturity the normal ratio of the adrenal to kidney size is approximately 1 to 30. The adrenal cortex during fetal development consists of two parts, a large X zone, and an outer layer of cells identical with those observed in the adult gland. During the first month after birth the adrenal loses approximately one-half of its weight due almost entirely to degeneration of the fetal cortex. The adrenal changes little during childhood under normal circumstances and its birth weight is not regained until puberty. It is debatable whether or not persistence of the fetal cortex which occupies the position of the zona reticularis is the cause of the congenital disorders of sexual development such as pseudohermaphroditism.

Certain aspects of embryology of the adrenal are of definite surgical importance. Attention is called to the following abnormalities.

I. Unilateral agenesis

This uncommon anomaly is of surgical importance because of the possibility of its existing at all. The physician, the surgeon, and especially the patient is in a far more secure position if after the removal of an abnormal adrenal, accurate knowledge is available regarding the condition of the contralateral adrenal gland. In addition, it is important to know its physiologic potential as determined by histologic and gross examination as well as its response to adrenocorticotrophic hormone. Thanks to the response to adrenocorticotrophic hormone which can be measured in both blood and urine, one can soon determine the presence of remaining adrenocortical tissue when bilateral exploration has not been performed. Because of this very dependable test, exploration and biopsy is not always necessary; but when the latter is carried out, definite valuable information regarding future management of the patient is always obtained.

II. Congenital cyst of the adrenal

This disorder is usually unilateral and accompanied by varying degrees of atrophy on the side of involvement. That it may be a bilateral process is of great significance and must be considered wherever cystic disease has been demonstrated on one side. The possibility of familial predisposition must also be considered as for polycistic renal disease. Resting levels of 17-ketosteroids, 17-hydroxycorticoids and intensive electrolyte balance studies are important in patients having cystic disease of the adrenals. These studies should be further increased by the stimulation of adrenocorticotrophic hormone and observation of the increment gained as a result of the stimulus. In a group of 45 patients subjected to exploration for various primary disorders of the adrenal cortex, we have observed 3 instances of unilateral cyst of the adrenal. In each case there was measured a subnormal adrenal cortical function as shown by the excretion of 17-ketosteroid and 17-hydroxycorticoids before and after stimulation with adrenocorticotrophic hormone. The brother of one of these patients died elsewhere in a sudden hypotensive crisis without hemorrhage after an elective surgical procedure. Unfortunately no postmortem examination was done but clinical evidence in retrospect suggests that adrenocortical insufficiency was the cause of death. It would seem that this patient had sufficient adrenocortical function to live normally under ordinary circumstances, but when subjected to major surgery there was inadequate reserve to sustain the demands of stress. It was learned in retrospect that the physician and surgeon taking care of this patient did not know of the fact that his brother had a cyst of the adrenal as well as a diminished adrenocortical reserve. This case emphasizes the importance of familial investigation when this condition is found.

The presence of a large cyst of the adrenal may be suspected as a result of roentgenographic findings with displacement of the upper pole of the kidney inferiorly and laterally. Roentgenographic differentiation from adenoma or carcinoma cannot be made absolutely but can be suspected as a result of steroid excretion studies and because of increased translucence which can be finally confirmed by surgical exploration.

III. Congenital adrenal rests

A tenable and perhaps plausible theory of the origin of adrenocortical tumors in infancy and childhood from congenital rests of abnormal cells deserves mention. The finding of such neoplasms in the first few years of life suggests that cells which were abnormal from inception have continued to grow independently exerting excessive function which results in bizarre growth and precocious development in early life. Furthermore the finding of a small encapsulated adenoma in the hypoplastic or normal adrenal gland suggests that cell rests had been present since the formation of the gland, and under certain circumstances have responded to an excessive ACTH stimulus resulting in further growth of the adenoma. The time relations and the finding of these tumors so early in life suggests that their presence had existed prior to birth. Of some practical importance is the consideration that these tumors of the adrenal in early childhood might have some genetic importance justifying study of other members of the family.

IV. Congenital hyperplasia of the adrenal cortex

The adrenogenital syndrome may begin in intrauterine life so that it may be apparent at birth or may become active shortly thereafter. Thus congenital adrenocortical hyperplasia may cause in female infants the condition known as pseudohermaphroditism. In the male it causes precocious development of the penis, pubic and axillary hair without enlargement of the testes but with increased muscular development. Growth rate is increased and epiphyses unite before their time. The term "infant Hercules" has been applied to males with this disorder. The hyperplasia in such cases causes an elaboration of excessive amounts of androgenic hormone and there may be a deficiency of the glucocorticoids thought to be produced by the zona fasciculata. Virilization of the female occurring later in childhood or in preadolescence, adolescence, or in adult females, is usually caused by adrenocortical tumor but may be due to adrenocortical hyperplasia rarely or to tumor or cystic disease of the ovary. In these cases of virilization due to adrenocortical hyperplasia, there is a persistence of the fetal cortex or zona reticularis closely resembling the same; and hyperplasia of apparent congenital origin is rarely the cause of profound virilization in the female. When it does occur, adrenocortical insufficiency especially glucocorticoid deficiency occurs. LAWSON WILKINS has shown that these children respond well to adrenocortical therapy with hydrocortisone or cortisone acetate, but that the adults suffering with this disorder do not respond usually to medical therapy and require adrenalectomy for cure.

V. Ectopic and heterotopic adrenal tissue both cortical and medullary

Ectopic adrenal tissue may be found in the retroperiteoneal space at multiple points. Aberrant cortical tissue has been found in the periadrenal region and perinephric space most commonly. It may occur in close proximity to the renal vascular pedicle, at any level along the aorta (ZUCKERKANDL), below the kidney, or in the broad ligament, ovary, and testis. Such potential foci must be remembered in the evaluation and surgical treatment of hyperadrenocorticism. We agree with COPE regarding the rarity of this abnormality. However, POUTASSE and HIGGINS have found a functioning adrenocortical inclusion in the pancreas which seems to be clinically of definite importance. GRAHAM found accessory adrenocortical tissue in the region of the celiac plexus in 30 of 100 consecutive autopsies. Such tissue has not been of apparent physiologic significance according to our studies of patients having had total adrenalectomy and then subjected to tests with adrenocorticotrophic hormone.

Heterotopic location of the adrenal beneath the renal capsule is rare and has been reported by the author when carcinoma of the adrenal was present. It was directly invading the renal parenchyma. This tumor had exhibited no hormonal function and it was thought at operation to be a primary tumor of the kidney. The initial symptoms in this case were gross hematuria and pain in the flank because of neoplastic invasion of the renal parenchyma and pelvis by the adrenocortical tumor. Retrograde pyelography showed elongation and constriction of the superior calyx of the right kidney as would be caused by primary renal neoplasm.

The adrenal medulla arises from primitive cells of ectodermal origin known as sympathogonia which penetrate the adrenal cortex at the 7th week of fetal life. Similar cells form the sympathetic ganglia and because of this common origin the adrenal medulla and the sympathetic ganglia are subject to the same tumors, or manifest similar new growths. When these tumors are found in infancy or childhood, the possibility of congenital origin must be considered with all of the implications regarding familial and genetic consideration. The most common of these tumors in childhood is the malignant neuroblastoma or sympathicoblastoma, and less common are the pheochromocytoma or chromaffinoma as well as the benign ganglioneuroma. A most important embryologic consideration with regard to these tumors are the multiple sites of origin anywhere along the sympathetic ganglionic chain. About 10 per cent of the pheochromocytonata are malignant, 10 per cent are bilateral, 10 per cent are multiple, 15 per cent are extra-adrenal in origin, and those involving the adrenal are more commonly on the right than ou the left. The importance of these considerations with reference to surgical approach will be discussed in detail in the section on operative management.

The frequency with which adrenocortical tumors in childhood become manifest in the preadolescent period suggests an effect by growth hormone on congenital rests and other changes occurring in this dynamic period of metabolic activity resulting in a stimulus to growth of these congenital rests in the adrenal cortex.

C. Surgical anatomy of the adrenal

The adrenal glands lie in a very well protected position in the retroperitoneal space on each side superior to the kidneys beneath the diaphragm and contiguous to the spine. The general anatomic relations of the right and left adrenal must necessarily be considered separately. Each gland is more independent of the kidney than has been commonly emphasized though each lies in a superior extension of the perinephric fascia. The usual anatomic independence of the adrenal from the kidney is illustrated by the fact that when ectopia of the kidney is present, that the adrenal is always found to lie in its normal position, even when the ectopic kidney lies in the true pelvis of the patient. This is an anatomic fact which is not always recognized by the physician. Under normal circumstances the adrenals lie superior and medial to the upper pole of the corresponding kidney with fascial and vascular attachments to surrounding adipose tissue. The usual position and blood supply of the adrenals is shown in Fig. 1.

The right adrenal lies inferior to the concave surface of the liver. It is found beneath the subhepatic fascia and tends to extend behind the vena cava mesially. It is attached to the vena cava by the wide but short adrenal vein which furnishes the most delicate problem in the surgical removal of this gland. In addition to

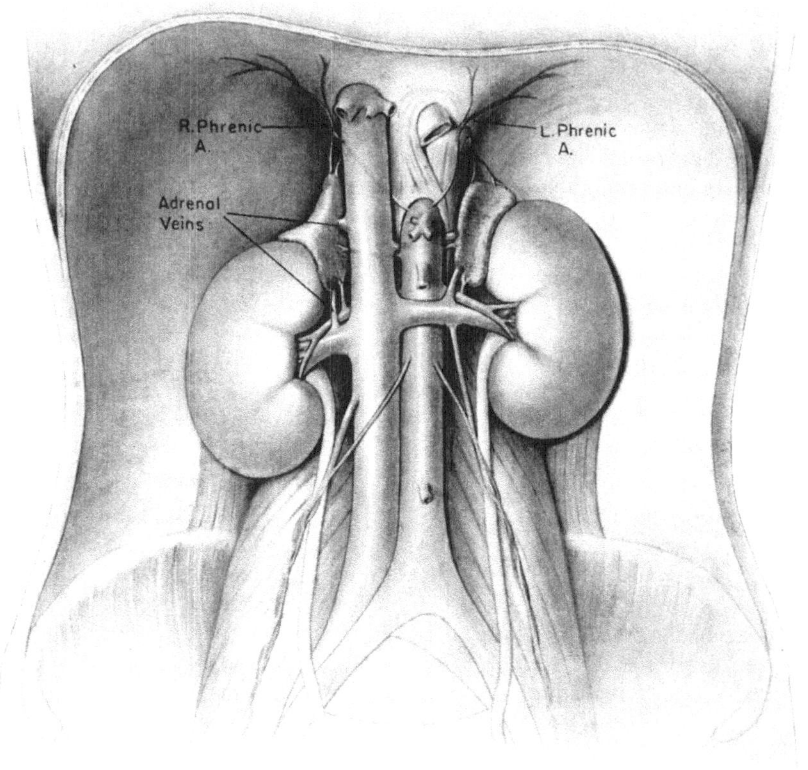

Fig. 1. This anatomic diagram shows the important vessels of the adrenal which are secured by ligature during adrenalectomy. The wide but short right adrenal vein to the vena cava deserves careful attention

small fascial and vascular attachments around its entire periphery, the most important vessels are the inferior blood supply derived from the renal vascular pedicle inferiorly. There is an inconstant mesial arterial blood supply directly from the aorta and superior arteries and veins are found coming from the phrenic vessels. Exposure of the adrenal is always accomplished by opening the false renal capsule of Gerota, displacing the kidney inferiorly and dissecting away the perinephric fat. On the right side there is a layer of subhepatic fascia which must be dissected free from the inferior surface of the liver, after which the adrenal can be separated from the liver by means of blunt dissection. The traction exerted upon the kidney displacing it inferiorly tends to draw the adrenal down towards the operator as a result of the perinephric fascial attachments to the kidney and periadrenal tissues. The complete freeing of the lower pole of the kidney as well as its lateral convexity and superior pole is necessary in order to displace the kidney inferiorly without distortion of its vascular pedicle. The lower pole of the adrenal may lie in close contiguity with the vascular pedicle and must be carefully dissected free from it. Securing the inferior vascular supply from the renal artery and vein is accomplished with clamp, division, and ligature. Smaller peripheral attachments to the adrenal cortex are secured with silver clips or fine ligatures of silk. The superior blood supply from the phrenic vessels is exposed and secured by clamp and ligature. Having freed both the upper and lower poles of the adrenal, a pulmonary clamp which is atraumatic, may be applied to the gland after dissecting it free from beneath the vena cava. Thus the gland may be lifted gently and the short adrenal vein ligated proximally and distally before division. At times it is possible to secure the superior vascular supply prior to division of the inferior vascular supply and this is desirable when it is practicable, since this makes possible the earlier separation from the diaphragm and removes the traction effect upward of the diaphragm on the gland. The surrounding anatomic structures of importance especially in the dissection of a neoplasm of the right adrenal are the liver superiorly, the diaphragm posteriorly and superiorly, the vena cava mesially and anteriorly, the peritoneum and second portion of the duodenum as well as the ascending colon and hepatic flexure of the colon. Mesially and inferiorly it is to be remembered that the ganglionic sympathetic chain at times lies in intimate anatomic contiguity. The vascular pedicle of the kidney must be well protected from injury by retractors at all times by gauze pads. Care must be taken not to distort or compress the renal artery and vein. Tumors of the lower pole of the adrenal always receive blood supply from the renal vessels and at times require a very delicate dissection in order to separate them from the renal artery and vein. Great care must be taken during this process to avoid injury to the renal vessels and consequent subsequent perivascular fibrosis. This we have found to be especially true with regard to pheochromocytomata of the adrenal as well as extra-adrenal ganglionic pheochromocytoma lying in intimate approximation to the renal vasculature.

In general, the right adrenal is less accessible than the left and a wider surgical exposure is necessary for safe dissection. The greatest hazard herein is in the approch to tumors of the adrenal which are adherent to the vena cava or have actually invaded this structure. Under these circumstances it may be necessary to apply clamps above and below to permit suture of the vena cava itself. The placing of a vena caval graft in this location would be possible only with a transthoracic and transabdominal exposure. This possibility must be considered though tumors having such direct extension into the vena cava are usually inoperable. When injury of the vena cava has occurred at an inaccessible point because of inadequate exposure we have on two occasions attained hemostasis by packing the upper angle between the diaphragm and spinal column firmly with oxycel gauze, closing the wound per primum without necessity for further surgery. This procedure, of course, is not used whenever it is possible to carry out definitive suturing of the vena cava.

The left adrenal gland lying lateral to the aorta, inferior to the diaphragm, and posterior to the pancreas, has the same vascular attachments as were described for the right adrenal except that the main venous channels are to the renal vein and the phrenic vessels superiorly. Mesially there are varying vascular channels to the aorta and the vena cava with smaller veins than on the right. The lower pole of the adrenal may lie in close approximation to the renal vascular pedicle and the same principles and relations apply as they do to the right adrenal. The splenic artery and vein pass anteriorly across the peritoneum in front of the adrenal and care must be taken to avoid injury to these channels when mesial retraction of the peritoneum is being carried out. The left adrenal is more easily freed than the right owing to the fact that there is no organ such as the liver lying in close approximation to it superiorly. The surgical hazard is also much less on the left than the right owing to the fact that medial relations are to the aorta rather than to the vena cava. In superior and mesial retraction in the approach to the left adrenal, the body and tail of the pancreas must be remembered and especially when perinephritis has been present with many adhesions it is possible to cause damage to the pancreas. This must also be remembered in the dissection of large tumors of the left adrenal. Accessory adrenal tissue should be searched for in the perinephrium and retroperitoneal area down along the great vessels to their bifurcation. Extraadrenal tumors are most frequently found along the sympathetic chain and these are more often pheochromocytomata, paraganglioma, or neuroblastoma.

There are four different surgical approaches to the adrenal which may be used, the choice of which is determined according to the clinical problem and the physical characteristics of the individual patient. CAHILL and others have advocated the transabdominal approach in selective cases because it has the advantage of a simultaneous bilateral exploration through a single incision which also permits exploration along the sympathetic chain on each side as well as pelvic exploration. This approach we feel should be reserved primarily for thin patients and especially those suspected of having pheochromocytomata. The approach has the disadvantage of requiring transperitoneal dissection and displacement of viscera and of being a more distant as well as less direct approach to the adrenals than the transcostal or posterolateral approach. It offers an advantage in the bilateral seach for ectopic adrenal tissue as well as adnexal exploration in women. The operative technique of this approach will be described in detail. It should be added here that the transabdominal approach is not the best for the obese individual.

The bilateral posterior approach to the adrenals was first advocated by Doctor HUGH YOUNG. His approach today has been modified considerably to allow a greater area of exposure. The patient was placed in the prone position and is flexed at the trunk which puts the erector spinae, latissimus dorsi, and serratus muscles under tension and allows for the maximal space between the 12th rib and the iliac crest. This approach is of particular value when a small adrenal tumor is suspected but has not been localized preoperatively or when bilateral adrenalectomy is being carried out in the thin subject for either malignant hypertension or neoplastic disease. This exposure permits exploration of each gland simultaneously with minimal disturbance of other viscera. Subperiosteal resection of the 12th rib on the left side will usually give an adequate exposure, the incision being carried anteriorly and laterally to incise the external oblique, internal oblique and transversalis muscles. The lumbodorsal and perinephric fascia is opened, the kidney is freed and then displaced inferiorly and held in place by gauze pads with a Deaver retractor, protection of the vascular pedicle always being provided for. The approach is extrapleural and subdiaphragmatic. In the costovertebral angle, care is taken to avoid injury to the pleura which can always be seen when carefully looked for. If an inadvertent opening of the pleura is made, it is immediately closed with sutures of fine silk. This of course should be avoided, particularly when one is planning a bilateral exploration. We have not had pneumothorax occur which would prevent exploration of the other side at the same sitting. The simultaneous exploration of the right adrenal is carried out by exposure and subperiosteal resection of the 11th rib. This being longer, gives greater exposure which is necessary on the right side owing to the liver and the short adrenal vein going into the vena cava. The posterior approach, though most direct, has the limitation of a small operative field with restricted visualization demanding 2—3 retractors in the wound on each side. A self-retaining rib spreader may be used with some facility though it is not necessary. We find that the medium and small Deaver retractors are preferable. The bilateral simultaneous posterior approach is not easy or desirable in the very heavily muscled individual or the extremely obese individual. In such cases it has been found to be much easier to use the posterolateral approach with the patient lying in the kidney position.

The posterolateral approach gives a wide field of operation adequately exposing each suprarenal area on one side at a time but carries the disadvantage of this unilateral exposure. When an adrenal tumor has been preoperatively accurately localized, it is extremely useful. When the patient is heavily muscled especially, or extreme obesity is present, the posterolateral approach is more desirable than the bilateral simultaneous posterior route. The finding of atrophy of the adrenal at exploration on one side is presumptive evidence of the presence of an adenoma or carcinoma of the adrenal cortex of the opposite side. In such a case, a small biopsy of the atrophied gland is made for confirmation, primary closure is carried out, the patient is turned on his back and kept in that position until blood pressure, pulse, and respirations are stabilized, and then turned on to the left side and exploration of the right side is carried out. The table is flexed at its midportion at the level of the lower costal margin but kidney bench is not raised. Too sharp flexion with elevation of the kidney bench causes interference of return of blood through the vena cava and an extreme vascular congestion of both kidney and adrenal. Severe hemorrhage from the adrenal has been caused by this maneuver and great difficulties met in the dissection of the gland or the tumor. The necessity for this extreme flexion is avoided by making a long incision over the 11th rib on the right side, which is extended down mesially and anteriorly over the external oblique, internal oblique, and transversalis muscles, each of which is opened. Dissection is then carried out according to details already mentioned with special precautions to prevent injury of vascular channels and contiguous visceral organs. This approach has been used in the majority of patients having hyperadrenocorticism due to either hyperplasia of the adrenal cortex or to neoplasm of the adrenal cortex. The two-stage operation in such cases can be completed at one sitting and a single transfusion of one unit of 500 cubiccentimeters of whole blood is usully adequate for replacement of blood loss.

When a tumor has been located in the right adrenal that does not preoperatively show a response to adrenocorticotrophic hormone stimulation, the primary approch is to that side. However, if in the presence of such a tumor preoperatively localized, there is a hyperactive response to adrenocorticotrophic hormone, it seems wise first to explore the left adrenal. The response to ACTH would suggest that the tumor is an adenoma rather than carcinoma. It is possible for hyperplasia of the opposite or left adrenal to be coincident with adenoma. When the preoperative diagnosis of bilateral adrenocortical hyperplasia has been made we always approach the left adrenal first since this is more easily exposed and operation here carries less potential hazard. Having completed this easier side, then one can proceed to the removal of the opposite gland with confidence of completing the operation at one sitting even though some complication may occur during the surgery on the right adrenal. If the right adrenal is approached first and there is complicating hemorrhage, injury to liver, kidney, or pleura, one has to postpone the exploration of the second or opposite side. This is particularly undesirable in patients with advanced hyperadrenocorticism for the hyperactive state will be maintained by the remaining gland on the opposite side, thus potentiating a very stormy postoperative convalescence. When subtotal adrenalectomy is planned in the case of bilateral hyperplasia in a particularly young individual we usually leave about one-fourth of the lower pole of the left adrenal. This remnant is easily available for subsequent removal should it grow and perpetuate hyperfunction.

The transthoracic approach to the adrenal gives excellent exposure but has the limitation of a unilateral operation at that sitting. It is indicated only in two instances. When a very large neoplasm of the adrenal is present, resection of the 8th, 9th, or 10th ribs with continuation of the incision down into the abdominal wall gives a wide exposure which permits minimal manipulation of the neoplasm, maximal space for careful dissection and avoidance of injury to contiguous structures. This is especially helpful on the right side where the tumor has grown in and around the vena cava. In general, we feel that the transpleural approach to adrenal surgery is unnecessary however. It is demanded in the case of intrathoracic pheochromocytoma and may be used when one is planning a first stage sympathectomy with combined adrenalectomy in the treatment of malignant hypertensive vascular disease. The anatomic and physiologic principles outlined previously apply in the conduct of these operations.

D. Surgical aspects of hyperadrenocorticism

I. Description and discussion of clinical patterns

The various patterns of hyperadrenocorticism present a broad panorama of different clinical states varying from the hyperglucocorticoid condition on the one hand to that of virilism on the other. Between these two, a mixed group of so called intergrade states are found which exhibit characteristics of both the hyperglucocorticoid state or CUSHING's syndrome, and features which are primarily virile in nature. The effect of the glucocorticoids (zona fasciculata) or of the sex hormones (zona reticularis) may be predominant in different cases. Products of the zona glomerulosa may participate to a varying degree especially in CUSHING's syndrome.

1. The hyperglucocorticoid state

In 1932 in the Johns Hopkins Hospital Bulletin, HARVEY CUSHING described the clinical picture of this state and it was thought to be due at that time to pituitary basophilism. Though the exact cause of this condition is unknown, the clinical manifestations are those of hyperadrenocorticism. It is thought by some that this condition is increasing in incidence because modern frequency of prolonged periods of stress, worry, and physical hardship. The condition occurs most frequently in young adults and is 3 to 5 times more common in women than in men. CUSHING attributed this disorder to the basophilic adenoma of the anterior pituitary gland. The association of basophil tumors of the pituitary and either hyperplasia or tumor of the adrenal cortex was noted by him. Subsequently it has been established that adrenocorticotrophic hormone is secreted by the anterior pituitary gland which is under the control of the hypothalamus and that this secretion controls the function and structure of the adrenal cortex. It is significant that certain patients with CUSHING's syndrome have a definite remission following pituitary irradiation, and that this remission has been sustained in approximately one-sixth of those patients so treated. KEPLER and others have suggested that excessive adrenocortical function is the initial event. HEINBECKER has furnished further evidence of a reciprocal relationship between the adrenal cortex and the pituitary by the administration of cortisone to experimental animals and showing changes in the pituitary histologically similar to those described by CUSHING. That the clinical picture is mediated by the adrenal cortex has been firmly established since the removal of hyperfunctioning tissue has resulted in a reversal of the clinical picture. This has been found to be true even when a primary tumor of the pituitary is present shich is shown in the Case C. R., reported recently by THORN. This patient, 34 years of age, four years ago underwent total adrenalectomy for classical CUSHING's syndrome due to adrenocortical hyperplasia. Within one year, reversal to a more normal physiologic state had occurred and was maintained for another year. During the third year the patient began to suffer with headaches and skull films showed an expanded sella turcica which had greatly enlarged since adrenalectomy. High blood levels of adrenocorticotrophic hormone were found at this time as determined by the method of NELSON and HUME. THORN has shown that after total adrenalectomy there is a sustained increase of adrenocorticotrophic hormone but levels to this extent have not been found in others subjected to adrenalectomy. COPE and FORSHAM have each subsequently observed the development of a pituitary tumor after adrenalectomy. In our case it is thought that the pituitary tumor was present at the time of the adrenalectomy and perhaps gained an enhanced rate of growth after adrenalectomy. A large necrotic chromophobe adenoma of the pituitary was removed by Doctor DONALD MATSON following which, blood levels of ACTH were reduced and the observed profound pigmentation of the skin gradually diminished.

The primary role of the adrenal in producing CUSHING's syndrome is shown by the administration of 11-17-oxygenated corticosteroids, which reproduces the symptoms and signs of this syndrome as well as the pituitary changes described experimentally by HEINBECKER. With regard to the natural etiology, the hypothalamus may initiate the increased production of ACTH; and it has been shown by HUME that with section of the connections between the hypothalamus and the anterior pituitary that neurohumoral stimuli are eliminated, the production of ACTH is reduced, and a subsequent atrophic effect on the adrenal cortex occurs.

Examination of the pituitary gland in patients having the hyperglucocorticoid state has shown cytologic abnormalities characterized by basophilia, cytoplasmic hyalinization, vacuolization, and degranulation. A basophilic tumor which is very tiny may be present. Less frequently, other types of pituitary tumor are encountered. An adrenocortical tumor is present in approximately 30 per cent of the subjects, and at least one-half of these prove to be malignant. Unilateral hyperfunctioning adrenocortical tumors are associated with varying degrees of atrophy or diminution in the size of the contralateral gland. When hyperadrenocorticism is due to adrenocortical hyperplasia, the glands usually appear enlarged, dark bluish or brown in color due to an excessive degree of vascularity and pigmentation. At times however, the glands may be enlarged with thickened cortices having the normal canary yellow color of the adrenal cortex. Hyperplasia of the zona fasciculata is usually found upon histological examination when the clinical condition is the hyperglucocorticoid state. Carcinoma of the pancreas, pancreatitis, cysts of the pancreas, infarcts of the pancreas, fatty infiltration of the liver, renal calcinosis, and nephrosclerosis, are associated pathologic findings. Osteoporosis is present in about 80 per cent of cases and is dependent upon the severity as well as the duration of the condition. Generalized arteriosclerosis, hypertension, and cardiac hypertrophy are present in about one-third of the patients. Impotence with softening of the testes is common in men and atrophy of the ovaries in female patients may occur.

An anti-anabolic effect on protein metabolism due to the excessive production of glucocorticoids by the adrenal cortex leads to protein depletion and diminution of the muscular mass of the individual. The skin becomes delicately thin and

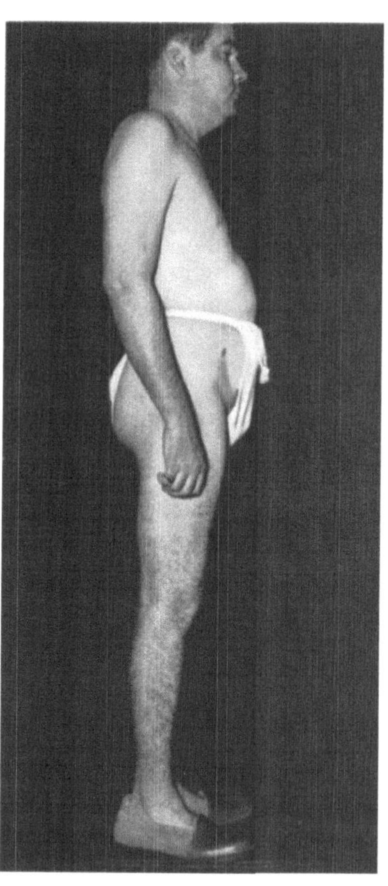

A

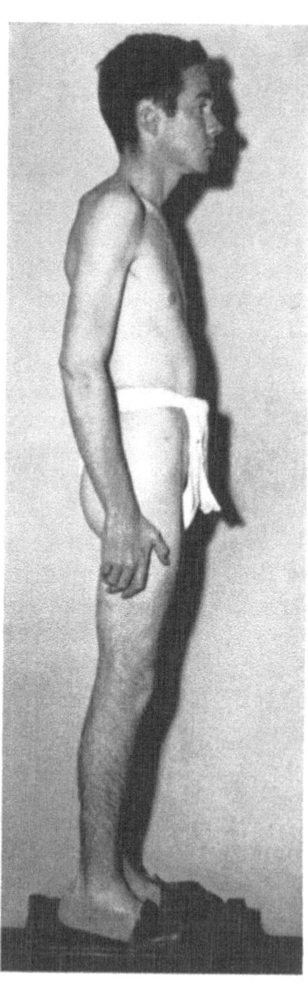

B

Fig. 2. A. Lateral view of a man aged 25 years who has adrenocortical hyperplasia of about one year's duration. Note the girdle obesity, moon face and large cervicodorsal fat pad producing the so-called "buffalo-hump". — B. Lateral view of patient shown in Fig. 2 A six months after bilateral total adrenalectomy. Striking improvement is manifested by the loss of obesity of face, shoulders and abdomen as well as increase of muscle mass. He has resumed his work as an engineering student and does well on substitution therapy of 37 to 50 milligrams of cortisone acetate and 0.2 milligrams of fluorohydrocortisone daily with added 4 to 8 grams of salt at the table. The salt intake is increased in hot weather

capillary fragility which is manifested by easy bruisability is characteristic. The accelerated protein breakdown results in increased gluconeogenesis and diminished carbohydrate tolerance. A state of insulin restistant diabetes results from these processes. An excessive deposition of fat results in an abnormal type of obesity involving the face, abdomen and trunk as shown in Fig. 2. The classical cervical-dorsal fat pad enlargement has been termed "buffalo-hump", and is further accentuated by thoracic kyphosis due to osteoporosis. The face is often rounded, reddened, and has been described by the term ,,moon face" well illustrated in

Fig. 3. Abdominal and thoracic cutaneous striae are common to both sexes. Polyuria, polydipsia, and polyphagia, will be manifestations when insulin resistant diabetes is present. Edema of the extremities and body as well as albuminuria are evidence of accompanying degrees of nephritis. In patients having the mixed or intergrade type of syndrome, amenorrhea in the female and impotence in the male is common. Accompanying varying degrees of hirsutism are found when the condition is not the primary hyperglucocorticoid state. Servere degrees of irritability, profound presonality changes and disturbances which progress to major psychoses, usually of the depressive type may occur. Acne is commonly

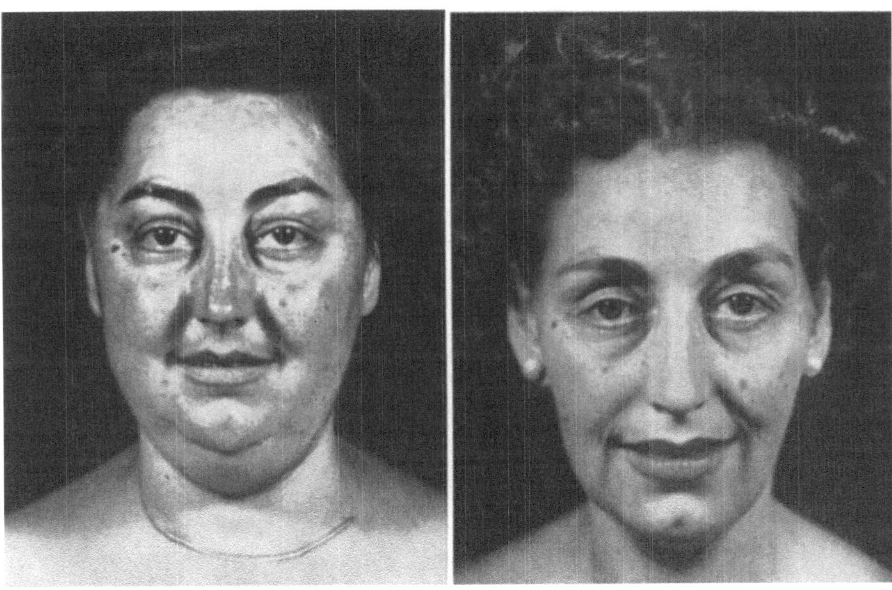

A B

Fig. 3. A. This shows the classical moon face and plethoric countenance of a woman aged 30 years who had CUSHING'S syndrome due to an adenoma of the right adrenal. Pituitary irradiation caused great improvement for six months but was followed by relapse to the hyperglucocorticoid state. — B. Six months after removal of the adenoma of the right adrenal this facial photograph is indicative of the change that occurred. Girdle obesity, weakness and osteoporosis were corrected permanently by adrenalectomy

found and patchy cutaneous pigmentation may occur. The skin is extremely delicate and easily injured. Susceptibility to infections of all types has been apparent. Wound healing may be delayed but we have not found this to be true with regard to wounds made surgically under aseptic conditions.

The laboratory findings in the hyperglucocorticoid state of CUSHING'S syndrome consist of decreased glucose tolerance, hyperglycemia and glycosuria, eosinopenia, lymphopenia, leucocytosis, and erythremia. High levels of 17-hydroxycorticoids in the urine are found as measured by the method of REDDY, THORN, and JENKINS. The 17-ketosteroid excretion may be normal or elevated. In the patients having the mixed syndrome the latter are always increased. There is a tendency towards sodium retention while the serum chloride tends to be diminished as well as the serum potassium concentration. The carbon dioxide content of the serum is increased except in those cases wherein severe renal failure has supervened. Osteoporosis is usually present. In the male one must differentiate the rare condition produced by a feminizing tumor of the adrenal cortex which might be confused with the hyperglucocorticoid state in this sex. High levels of 17-ketosteroids and estrogens will be found in these cases.

2. Adrenogenital syndrome (virilism)

Across the panorama of hyperadrenocorticism, one passes from the pure hyperglucocorticoid state through a variety of mixed syndromes showing characteristics of the former and of virilism. At the far end of the spectrum is the primary state of virilism which is attributed to an excessive production of androgens by the

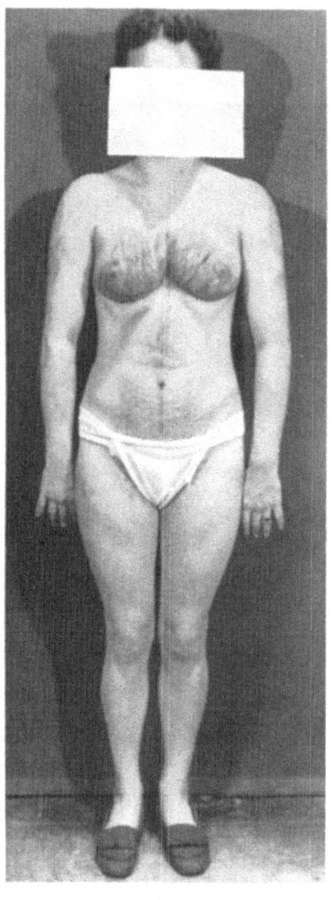

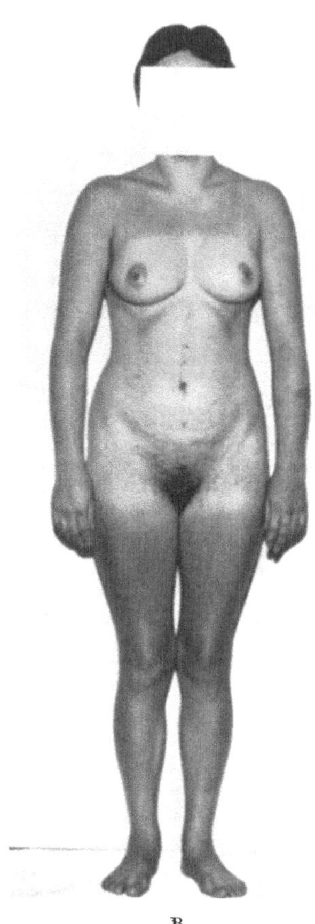

A B

Fig. 4. A. A woman aged 26 years who had had amenorrhea 8 years, hirsutism 12 years, masculine type muscles and male psyche is shown prior to surgical exploration. Pelvic laparotomy disclosed an intraligamentous fibroid which was removed. Pyelograms showed displacement of the left kidney by a suprarenal mass containing linear streaks of calcification. An encapsulated carcinoma of the left adrenal was surgically removed by adrenalectomy. — B. This photograph made one year later shows the feminine contour of the body and loss of hirsutism. Menstruation was resumed one month after excision of the carcinoma of the left adrenal. Five years later a solitary pulmonary metastasis was excised from the left lung. Six years later a local recurrence of tumor around the left kidney was removed by nephrectomy. The patient continues to be well but has a guarded prognosis

adrenal cortex. In women this condition must be differentiated from masculinizing tumors of the ovary such as arrhenoblastoma, theca cell tumors and polycystic disease of the ovary. Virilism is produced by an overgrowth of the zona reticularis of the adrenal cortex which may be either hyperplastic or neoplastic. As a result of the virilizing properties of the hormones secreted there may be female pseudohermaphroditism, precocious puberty in the preadolescent male child, and heterosexual development in the preadolescent and adult. In contrast to the hyperglucocorticoid state, an excessive production of androgens in virilism has a markedly anabolic effect on protein metabolism. The patient with the hyperglucocorticoid state presents evidence of protein depletion and loss of muscle mass whereas those with virilism show signs of protein conservation and increased muscle mass as illustrated in Fig. 4. Postnatal adrenal virilism in girls prior to puberty is without exception due to adrenocortical tumor (WILKINS). During the first few months of life, virilization may begin and progress rapidly. In girls, hypertrophy of the clitoris (Fig. 5) occurs, and pubic and axillary hair are apparent. In boys of the same age group there is macrogenitosomia praecox; rapid growth of both muscle and skeleton is also characteristic. When virilism in the adult is due to hyperplasia of the adrenal cortex, varying degrees of obesity may be seen along with increased muscularity. The differential diagnostic problem in cases of virilism must consider whether the lesion is due to adrenal cortical hyperplasia, tumor of the adrenal cortex, or tumor of the ovary. WILKINS has shown that when the condition is due to hyperplasia, that a typical response to the administration of cortisone results in the inhibition of the adrenocortical activity and an improvment in the clinical condition occurs. The adrenogenital syndrome begins at ages varying from infancy to adolescence to postadolescence and even into the premenopausal period. Most of the cases are probably due to tumor, but adrenocortical hyperplasia especially involving the zona reticularis may be the cause. The latter cases may show a deficiency of zona fasciculata and therefore evidences of adrenocortical insufficiency. The development of secondary masculine characteristics due to increased androgenicity are accompanied by the suppression of feminine characteristics simultaneously as shown in Fig. 6. Hirsutism involves the face, extremities, and trunk. The hair of the scalp may be thin and coincidentally temple recession and actual baldness may be complications. Varying degrees of oligomenorrhea, irregularity of menses and amenorrhea occur in the majority of female patients. At times amenorrhea and hypertrophy of the clitoris with slight degrees of acne are the only signs of virilism. Libido is usually diminished and diminution of the size of the breasts, ovaries, and uterus may occur. Deepening of the voice and extreme degrees of muscular development

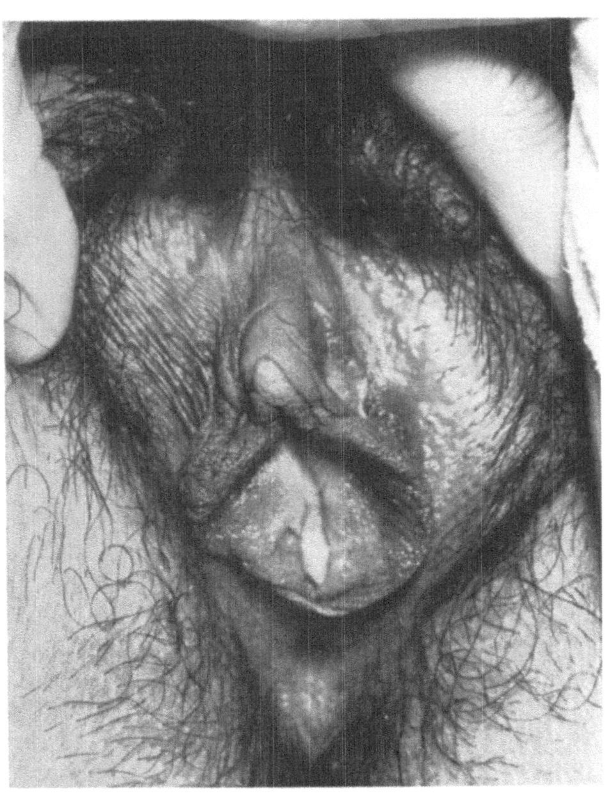

Fig. 5. Photograph of the vulva and perineum of a woman aged 30 years showing hypertrophy of the clitoris caused by carcinoma of the left adrenal. The only other virile characteristics were slight hirsutism of the extremities and amenorrhea. A fibroid of the uterus had been removed two years previously

giving a masculine contour to the body are characteristic. Signs of virilism may be very slow to develop and usually occur over a longer period of time than the profound metabolic alterations which seem to develop more quickly in the hyperglucocorticoid state of Cushing's syndrome. The pathologic changes in the liver, kidney, pancreas, muscle, bone, and reticulo-endothelial system found in the hyperglucocorticoid state, are absent in pure virilism but these changes may be present to varying degrees in the patients having the mixed syndrome involving both zona fasciculata and zona reticularis. Either hyperplasia or neoplasm may produce the mixed syndrome with characteristics of both virilism as well as those of the hyperglucocorticoid state. Those patients having the mixed syndrome will exhibit hirsutism, amenorrhea, hypertrophy of the clitoris, oftentimes hypertension, obesity, masculine extremities with increased muscular development, plethora, seborrheic dermatitis, glycosuria, hyperglycemia, cutaneous striae, polycythemia, and extremes of personality change. The psychologic changes in virilism are of extreme interest and seem to parallel the physiologic changes. A girl previously having had a normal emotional pattern for her age will begin to show more interest in her own sex and may feel a revulsion towards the opposite sex. These abnormal emotions lead to a pattern of abnormal behaviour that is corrected only by the removal of the pathologic lesion producing the syndrome.

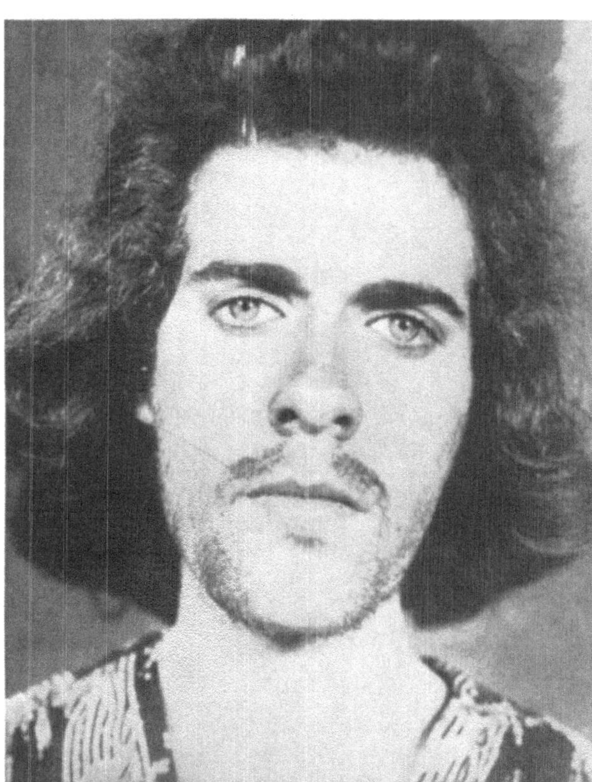

Fig. 6. The masculine countenance and facial hirsutism of this girl aged 19 years was accompanied by extreme hypertrophy of muscles of the body and extremities, amenorrhea and hypertrophy of the clitoris. Her virile state was due to hyperplasia of the zona reticularis of the adrenal cortices. She died of adrenocortical insufficiency prior to the advent of corticoid therapy. Each adrenal weighed more than 60 grams but was without adequate zona fasciculata. Wilkins has cured such patients with cortisone therapy

In the primary virile state very high levels of urinary 17-ketosteroids are excreted in the urine, the levels ranging from 90—300 milligrams in 24 hours. The 17-hydroxycorticoid excretion will be within normal limits or rarely subnormal in volume when relative insufficiency on the part of the zona fasciculata is present. Patients having the mixed syndrome will have elevation of both 17-ketosteroids and 17-hydroxycorticoids.

All of the causes of virilization in women are considered in the differential diagnosis. Notably amongst these are the ovarian lesions such as arrhenoblastoma, Leydig cell tumor, diffuse luteinization or hyperthecosis and polycystic disease of the ovaries (Stein-Leventhal Syndrome). Oligomenorrhea, amenorrhea, and the palpation of a mass directs attention to the pelvic organs and especially to the ovary. Leiomyomata of the uterus incidentally must also be differentiated. Two patients having extreme degrees of virilism caused by adrenocortical tumor had intraligamentous leiomyomata which were thought before operation to be ovarian tumors. Each was removed without removing the uterus. A few instances of adrenal rest tumors of the ovary have been described. It has been emphasized by YOUNG that ovarian tumors should be considered in the differential diagnosis of virilism and the importance of preliminary pelvic exploration prior to adrenal surgery emphasized. When the lesion is primary in the ovary, high levels of 17-ketosteroids are present but the 17-hydroxycorticoids will be within normal limits. An excessive response to ACTH is not found in these cases or in carcinoma of the adrenal as it is when either adenoma or hyperplasia of the adrenal cortex is responsible for the disorder. During the course of pelvic exploration careful examination of the adrenal area should be carried out. However, one must remember that an adrenocortical tumor may be behind the upper pole of the kidney or may be flattened on its anterior surface so that it is not recognized when this rather remote palpation is being carried out. In such cases the presacral injection of carbon dioxide may delineate the retroperitoneal structures and show the presence of an adrenocortical tumor on one side or the other. Finally however, definitive suprarenal exploration is necessary for accuracy.

Table 1. *Hyperadrenocorticism in the adult*

	Number of Patients
Hyperglucocorticoid state:	
Hyperplasia of the adrenal cortex . . .	12
Adenoma of the adrenal cortex	6
Total:	18
Mixed syndrome:	
Hyperplasia of the adrenal cortex . . .	12
Carcinoma of the adrenal cortex	4
Total:	16
Viriliam or adrenogenital syndrome:	
Hyperplasia of the adrenal cortex . . .	1
Carcinoma of the adrenal cortex	1
Adenoma of the adrenal cortex	1
Total:	3
Hyperaldosteronism:	
Adenoma of the adrenal cortex	1
Hyperplasia and adenoma of the adrenal cortex	1
Total:	2
Total number of patients	39

The accompanying table concerning personal experiences with hyperadrenocorticism at the Peter Bent Brigham Hospital is representative of the relative incidence of the different forms of this condition as it is met in an adult clinic.

It is to be seen from Table 1 that the incidence of the hyperglucocorticoid state and that of the mixed integrade is about the same whereas virilism and hyperaldosteronism are more infrequent in the adult. It is certain that a higher incidence of virilism would be found in infancy and preadolescence.

Table 2 points out the findings on surgical-pathologic examination in these instances of adrenocortical disorders.

It is significant that only six of the patients having hyperplasia of the adrenal cortex, and only one of those having carcinoma with hyperfunction were men. All of those having adenoma were women. Two of the patients without hyperfunction but with malignancy were men. Large cysts of the adrenal were surgically removed from two women and from one man.

The surgical experience with CUSHING's syndrome at the Mayo Clinic has been summarized by PRIESTLEY, SPRAGUE, WALTERS, and SALASSA. In most instances there was either hyperfunctioning tumor or gross hyperplasia of the adrenal cortex. The syndrome has been observed in a few cases of thymic tumor in association with hyperplasia of the adrenal cortex but the thymic tumor in such cases probably is not of primary etiologic importance. Basophilic tumors of the anterior lobe of the pituitary gland were thought to be present in some but not in all cases. Whatever the primary cause, it was thought that the syndrome in all cases was an immediate result of hyperfunction of the adrenal cortex. Patients with CUSHING's syndrome have been cured by removal of tumors of the adrenal cortex. Most of the clinical and laboratory features of the syndrome including hyalinization of the basophilic cells have been induced by the stimulation of the adrenal cortex with exogenous adrenocorticotrophic hormone or by the administration of large doses of an adrenocortical hormone such as cortisone. Where the hyperfunction of the adrenal cortex is a primary condition or a secondary phenomenon resulting from a stimulus arising in the hypothalamus or anterior pituitary, the symptoms should subside if sufficient adrenocortical tissue is removed.

Table 2. *Surgical pathology of the adrenal cortex*

	Total Number
Hyperplasia of the adrenal cortex	25
Adenoma of the adrenal cortex	9
Carcinoma with hyperfunction of the adrenal cortex	6
Carcinoma without hyperfunction of the adrenal cortex	3
Cysts of the adrenal cortex	3
Total experience	46

In view of the lack of any specific medical treatment of the condition, the uncertain response to roentgen irradiation of the pituitary and the poor prognosis that confronts most of these patients without treatment, an attempt has been made to treat CUSHING's syndrome by radical subtotal adrenalectomy. PRIESTLEY et al., present a summary of twenty-nine cases treated between August 1945, and January 1951, by subtotal adrenalectomy, in which surgical exploration failed to reveal a functioning tumor of the adrenal cortex. There were six males and twenty-three females in the series. The youngest was a boy of 13 years of age, and the oldest was a women of 51 years. Four patients were less than 21 years of age and the average age was 30 years. All of the patients had hypertension, the characteristic habitus and some abnormality of the skin. The cervical-thoracic fat pad was present in 24 patients, cutaneous striae in 20, purpuric ecchymosis in 26, acne in 18, keratosis pilaris in 19, and plethora in 28 patients. The one patient without a florid complexion had myxedema from a previous thyroidectomy. Twenty-five had muscular weakness most marked in the legs. Only four women had normal menstrual periods. FRANK or latent diabetes and osteoporosis were present in 22 cases. Excretion of 17-ketosteroids in the urine was normal or low in onehalf of the cases and elevated in the remainder. Corticosteroid excretion was normal in 4 cases, not measured in 2, and was high in 23 cases. Low values for plasma potassium or high carbon dioxide combining power or both were present in 9 cases[1]. In only one case was the sella turcica enlarged by a pituitary tumor. In the first 20 cases, PRIESTLEY used aqueous adrenocortical extract preoperatively and postoperatively. This was prior to the availability of cortisone. It was necessary at that time to remove one gland and at a subsequent later sitting remove the other adrenal gland or a part thereof. In the last 9 cases of the series, cortisone was available and many of the postoperative complications in the earlier cases were completely avoided and convalescence was much more simple. The postoperative shock-like state was completely eliminated. Nausea, vomiting, anorexia, fever, tachycardia and other signs of

[1] This suggests that some of these patients may have had hyperaldosteronism.

adrenocortical insufficiency disappeared. PRIESTLEY followed the policy of removing 90 per cent of the first gland explored if it was hyperplastic. He emphasized the importance of the surgeon being able to differentiate atrophy, the normal, and hyperplasia of the adrenal cortex. The pathologist at times may have difficulty in differentiating the normal from the hyperfunctioning adrenal cortex. Unlike our custom of removing most of one gland and all of the other at one sitting, PRIESTLEY preferred to remove 90 per cent at an initial operation on one side and at a subsequent procedure, extirpating all or 90 per cent of the opposite gland. CAHILL, PRIESTLEY, and COPE, agree with us that transabdominal exploration in the very obese CUSHING's patient gives difficulty in obtaining exposure and is not the ideal method of approach to adrenalectomy for hyperplasia. The preference is for the posterolateral incision commonly employed in operations on the kidney. The surgical technique described by PRIESTLEY is very similar to ours in retracting the kidney downward to bring the adrenal into the operative field. He does not mention resecting the 11th rib on the right side.

Results of surgery quoted by PRIESTLEY: Six of the 29 patients died. Four deaths occurred in the first 10 cases. There were no deaths in the last 10 cases. One death occurred on the day of operation. Necropsy revealed a collapsed left lung and severe hemorrhagic edema of the right lung. One patient had an acute venous occlusion of the right leg and died sixteen days following the second operation. Necropsy revealed a thrombus of the right iliac vein which extended into the inferior vena cava to the level of the renal veins. Other deaths occurred sixty-six, fifty-three, and thirty-three days following resection of the second adrenal. All of the patients who died had stormy postoperative courses characterized by severe protracted anorexia, nausea, vomiting, tachycardia, weakness and fever which did not respond to treatment in those days of large doses of aqueous adrenal cortical extract[1]. One patient died of severe acute hemorrhagic pancreatitis and two other patients showed fat necrosis in the tail of the pancreas. In one patient a fatty liver weighing 1500 grams was found. One patient was re-explored 10 years after subtotal adrenalectomy and no adrenal tissue was found but she had not achieved improvement. Due to failure of a significant remission to appear following resection of the second adrenal, in three patients a third operation and partial resection of the viable remnant was necessary. In two of these remissions did ensue and in the third, death occurred on the day of operation.

Nineteen patients obtained excellent remission from CUSHING's syndrome following subtotal adrenalectomy. Three of the 19 patients who had remissions subsequently had recurrences of signs and symptoms of CUSHING's syndrome. Exploration of the adrenal remnant in one of these cases revealed a globular mass of hyperplastic-appearing adrenal tissue of which 90 per cent was removed. The patient obtained another remission but now has adrenocortical insufficiency controlled by therapy. Three of the 19 patients have adrenocortical insufficiency and require replacement therapy.

PRIESTLEY mentioned that three patients having adrenocortical insufficiency have developed typical Addisonian pigmentation and that he has observed this pigmentation also in others who do not have adrenocortical insufficiency postoperatively. This suggests to us the possibility of a reactive production of increased amounts of adrenocorticotrophic hormone by the pituitary which has been observed in two of our patients post-adrenalectomy who have shown evidence later of pituitary tumor.

In summary of PRIESTLEY's report it is pointed out that of 29 cases in which subtotal adrenalectomy was carried out for adrenocortical hyperplasia, there were

[1] These were unavoidable deaths due to adrenocortical insufficiency.

6 postoperative deaths all occurring prior to the advent of cortisone therapy. Of the 23 remaining patients, one showed no improvement, three required further surgical exploration and nineteen have obtained excellent remission. It is implied that only three have adrenocortical insufficiency requiring substitution therapy.

In a discussion of this paper, HEINBECKER notes that the end results in any particular case will be conditioned by the degree of irreversible change in tissues present at the time of the operation and also by the capacity of the remaining gland to hypertrophy. He says that our knowledge of the etiology of CUSHING'S syndrome has been clarified. It has been established in his laboratory that this syndrome can be due not only to adrenocortical tumor but also to an atrophy of the paraventricular nuclei of the hypothalamus. There is adequate evidence to prove that a tumor within the pituitary gland composed of basophilic cells can no longer be regarded as a cause of the syndrome. The production of the signs and symptoms of CUSHING'S syndrome may be ascribed to the effects of excessive release of adrenocortical hormone. In all cases whether due to adrenocortical tumor or to a lesion in the paraventricular nuclei, he encounters the same change in the anterior pituitary, namely a degranulation of the basophile cells and histologically normal eosinophil cells often increased in number. The functional activity of the eosinophil cells is increased over the normal.

HEINBECKER has experimentally produced such changes in the cytology of the anterior pituitary by giving exogenous cortisone. It has also been possible to produce similar changes in the pituitary of the dog either by denervating the entire neurohypophysis or by making a lesion rostral to the mamillary body so placed as to interrupt excitatory fibers impinging on the cells of the paraventricular nuclei.

3. Hyperaldosteronism

This important and interesting clinical syndrome was described by CONN and should be considered under the terms of primary and secondary hyperaldosteronism. Each condition produces a biochemical state of hypokalemic alkalosis. Six cases were initially reported by CONN and our experience at the Peter Bent Brigham Hospital concerns one instance of each.

The clinical picture has been described as characterized by intermittent tetany, parasthesias, periodic severe muscular weakness and paralysis, polyuria, polydipsia, hypertension and absence of edema. These characteristics fit the state of primary hyperaldosteronism and many of them are present in the secondary state. In its fully developed state the condition shows excessive amounts of sodium retaining corticoid in the urine which has been identified by REICHSTEIN et al., as aldosterone or electrocortin. Severe hypokalemia, hypernatremia, alkalosis, and a renal tubular defect in the reabsorption of water occurs. It is notable that there is no increase in 17-ketosteroids or in 17-hydroxycorticoid excretion in the urine. The lack of important symptomatology and extremely low levels of serum potassium have been emphasized by CONN. It is most important to emphasize that the symptomatology and the chemical findings may be intermittent. Recently a patient aged 55 years who had exhibited the classical symptoms as well as the classical biochemical picture after treatment with potassium, lost all symptoms except persistence of hypertension; the alkalosis and hypokalemia were completely corrected following the administration of potassium. This patient had in effect hyperaldosteronism due to an adenoma of the adrenal cortex. The presumptive diagnosis in this case was made by Doctors LAWRENCE and LAURA WEED of Bangor, Maine, and confirmed by Doctor GEORGE THORN who recognized the possibility of the cyclical positive findings and the possibility of temporary improvement with potassium therapy.

One instance of secondary hyperaldosteronism has been studied at the Peter Bent Brigham Hospital. A 35 year old nurse had been treated for 11 years as chronic nephrosis. Her condition had been characterized by pulmonary effusion and severe edema of her trunk and lower extremities. She did not have alkalosis or hypokalemia but did exhibit a reversed salivary index of sodium and potassium as well as a reversal of the sodium potassium ratio in the urine and a very low excretion of sodium. Exploration of the left adrenal resulted in the finding of a small adenoma in the adrenal. Otherwise the histology was not remarkable. Following left adrenalectomy a profound diuresis of water and sodium occurred, the sodium excretion increased from 10 milliequivalents per liter per day to more than 300 milliequivalents per liter of sodium in seven hours. Since the sodium and water diuresis was so severe, 12 milligrams of fluorohydrocortisone was given and within 2 hours had caused a complete cessation of the diureses. The patient became oliguric for a period of 36 hours at the end of which time diuresis was resumed on a more reasonable basis; and during the next 3 months the patient lost 50 pounds of body weight. Meanwhile the aldosterone excretion of the urine which had been at very high levels of 80—100 gamma diminished to normal levels of 8—10 gamma. After 3 months, aldosterone excretion gradually began to rise again to the previous high levels and the patient regained all of the weight that had been previously lost after the operation of left adrenalectomy. At this time exploration of the right adrenal resulted in the finding of a hyperplastic gland which was removed. Again there was the disappearance of excessive aldosterone excretion and an excellent diuresis that resulted in gross diminution of edema and loss of body weight to the extent of more than 50 pounds. This patient's hyperaldosteronism was thought to be of a secondary nature due to a capillary defect permitting a profound reduction in plasma volume due to loss of plasma through capillaries into the extracellular spaces. This constitutes the most profound stimulus to the production of excessive aldosterone. LUETSCHER has shown that the nephrotic stage of chronic glomerular nephritis with its accompanying edema always results in an excessive production of aldosterone which may be said to occur as a compensatory effort to maintain plasma volume and to prevent sodium loss.

The first patient operated upon for this condition was described by BAUM who found a well encapsulated adenoma of the adrenal cortex, 4 centimeters in diameter. The cells of this tumor were laden with lipid material and bioassays of the tumor tissue gave values for aldosterone 75 to 100 times greater per gram than that found in beef adrenal. The opposite adrenal gland showed thinning of the cortex and the atrophy was confined to the zona fasciculata. There was no atrophy of the zona glomerulosa. It has been our experience that the lesions are primarily an overgrowth of the zona fasciculata if it is hyperplasia, and if it is adenoma that the tissue also resembles zona fasciculata. Chemical analysis of muscle biopsy specimens by BAUM, showed a great excess of intracellular sodium and marked decrease in the amount of intracellular potassium. Renal biopsies showed severe arteriosclerosis on all sections and diffuse vacuolar change in the tubular epithelium thought to be hydropic degeneration. Areas of necrosis and also renal calcinosis were also observed. This patient was only 34 years of age and the severe arteriolar lesions were attributed to excessive activity of the sodium retaining effect of aldosterone. This has not been proven to be the cause of these vascular changes however. Following removal of this adenoma, Doctor BAUM found a large diuresis of sodium and a marked retention of potassium. Hypernatremia and hypokalemia disappeared by the 6th postoperative day and serum values for sodium and potassium were normal thereafter. Proteinuria, polyuria, and polydipsia disappeared in 6 days. The blood pressure fell from 170/100 to a level of 120/70 in 18 days. Biologic assays for urinary sodium retaining corticoids after operation showed normal values. The patient became completely symptom free and though this lesion caused atrophy of the contralateral adrenal in the zona fasciculata it did not cause any rise in 17-hydroxycorticoids or 17-ketosteroids which were also normal both before and after operation. It is to be noted that the administration of adrenocorticotrophic hormone does not cause an increase in production of aldosterone by the adrenal.

The syndrome of primary hyperaldosteronism has been clearly established by CONN and within six weeks of his initial report, four additional cases typical of this condition were recognized by others and in each of the patients an adrenocortical adenoma was found. In another patient the finding of an adenoma was made at autopsy. WEINGARTEN reported one patient in whom no adenoma was found at autopsy though clinically the patient had all the characteristics of this syndrome. It has been suggested that the syndrome may occur without adrenal tumor and actually that has been our personal experience in one case. Bilateral adrenalectomy should be considered as therapy in such patients. CONN very appropriately suggests that since the bioassay for urinary aldosterone is impractical for broad clinical use, that serum bicarbonate and potassium determinations should be done routinely as a screening procedure on all hypertensive patients and we would add that these should be measured for all patients having chronic edema particularly those having glomerular nephritis in the nephrotic stage. Our experience with total adrenalectomy for hypertensive cardiovascular disease has shown that those patients having chronic nephritis particularly those in the nephrotic stage without severe renal failure, showed marked improvement pursuant to adrenalectomy. At that time we did not know of aldosterone. Hypokalemic alkalosis unexplained by other conditions should be regarded as an indication for careful adrenocortical study and possible exploration.

4. Feminizing tumors

In 1956, a review of the literature regarding feminizing tumors of the adrenal cortex was made by HIGGINS, BROWNLEE, and MANTZ. Including their case there were 28 such patients reported in the world literature. The first was reported by BITTORF in 1919; the clinical features exhibited were feminizing changes with enlargement of the breasts, a decrease in testicular size, and impotence due to carcinoma of the adrenal cortex in a man aged 26 years. The primary features in these 28 cases were gynecomastia, loss of libido, and a decrease in testicular size. In only 4 patients was the pathologic lesion apparently benign and in 24 patients the lesion was probably malignant, definitely so in 21 patients. All of the patients exhibited gynecomastia, only two showing a discharge from the breast and in eleven a definite tenderness was present. In 8 patients there were definite feminizing hair changes. In 16 patients a diminution in size or atrophy of the testes was present. Accompanying atrophy of the penis was present in 9 patients. Obesity was a prominent feature in 7 patients. In 19 patients there was a palpable tumor which indicates the late stage of discovery of the neoplasm. In only 4 patients was there elevation of the blood pressure sufficient to make the diagnosis of hypertension. Local pain from the neoplastic growth was present in 13 patients. Libido was diminished or absent in 12 patients and potency was diminished or absent in 10 patients. The poor prognosis of the feminizing tumor of the adrenal cortex is indicated by the fact that only 8 of these 28 patients survived surgery and returned to good health. In 3 of these, the follow-up information was for less than a year. It is thought that a period of survival for ten years is necessary before cure is considered accomplished.

The laboratory investigation of these patients was not extensive. Urinary estrogens were determined in 12 patients and in 11 there was a large quantity of estrogen excreted in the urine. The patients who had adrenal cortical carcinoma had much higher levels of estrogen than those who had adrenal cortical adenoma. The urinary excretion of androgens was found to be increased in 2 of the 3 patients studied. In all 3 of the patients so studied, adrenal cortical carcinoma was found. The latter finding would raise the question as to whether this was a true feminizing tumor in the 2 patients having elevation of androgen excretion. The urinary excretion of 17-ketosteroids was studied in 14 patients. In 4 there was marked increase in excretion and adrenal cortical carcinoma was found in each. In 6 patients there was no increase in 17-ketosteroids which finding would fit more closely with the expectations regarding a feminizing neoplasm. In 4 patients there was a moderate increase in 17-ketosteroid excretion and in 2 of these, adrenal cortical carcinoma was found. All of the patients having preoperatively increased levels of 17-ketosteroid excretion showed a diminution postoperatively. With recurrence of carcinoma after operation there was a rise in 17-ketosteroid excretion. The study of gonadotrophins in 12 patients showed no significant variation from the normal.

The evidence certainly suggest a preponderance of malignancy in feminizing tumors of the adrenal cortex. The histologic features of the tumors were those of a malignant epithelial neoplasm displaying fairly accurate reproduction of adrenocortical structures. Two cell types were found. The most predominant were elements closely resembling cells of the zona reticularis in the case reported by HIGGINS et al. The cells were somewhat variable in size and shape, some appearing fusiform or spindle shaped, but the majority appearing rounded or polygonal. They contained an abundance of finely granular eosinophilic cytoplasm and small hyperchromatic nuclei generally in a central position and showed upon differential staining, characteristics of the cells of the zona reticularis of normal adrenals. A second cell type was much larger, more polygonal in shape and contained large quantities of homogenous clear or slightly foamy cytoplasm. The nuclei were large, bizarre and hyperchromatic. These elements more closely resemble cells of the zona fasciculata although they lack the characteristic cord or columnar arrangement. Malignancy was determined on the basis of capsular invasion, venous invasion and distant metastases. The search for fuchsinophilic granules by the method of BROSTER and VINES did not reveal the presence of such in any of these cases in which this study was done. Estrogen determinations of the tissue from HIGGINS' case yielded 280 milligrams from 70 grams of tumor tissue and 3.1 milligrams of 17-ketosteroids as determined by the Zimmerman reaction. Although estrogen has been demonstrated in the urine of patients with feminizing adrenal tumors, HIGGINS was the first to demonstrate the high content by chemical extraction of the lesion itself.

The testes exhibited profound changes consistent with complete lack of pituitary stimulation. They were shrunken symmetrically, spermatogenesis was totally absent and no spermatogonia could be recognized. Sertoli cells were not significantly altered. Interstitial cells were not found. The prostate was not significantly altered. Despite the changes in the testes, the hypophysis appeared normal or slightly enlarged being $12 \times 15 \times 7$ millimeters. The sella turcica was not widened nor was there any erosion of the clinoid processes. The anterior lobe of the pituitary appeared faintly nodular. This showed histologically focal nodular multicellular hyperplasia. Eosinophiles were conspicuous throughout, and basophiles appeared reduced in number, frequently vacuolated and somewhat degranulated. No Crooke cells or pregnancy cells were found. That there were definite changes in the pituitary is not surprising. Death occurred as a result of extensive carcinomatosis and septicemia.

Radiation therapy, nitrogen mustard therapy, and hormonal therapy, have each failed to be effective in the treatment of these feminizing tumors of the adrenal cortex. Characteristic clinical features were gynecomastia, testicular atrophy, loss of libido, abdominal pain and the presence of a palpable tumor. Consistent laboratory findings were elevation of urinary estrogen level and 17-ketosteroids in many cases. Histologic study shows a preponderance of cells resembling the zona reticularis and the general pattern in feminizing neoplasms does not differ from that found in other adrenocortical tumors. Follow-up studies indicate a poor prognosis but improved diagnostic methods will make possible surgical cure by earlier intervention.

II. The preoperative differential diagnosis of hyperadrenocorticism

The history and physical findings as described in the previous section will usually determine whether one is dealing with CUSHING's syndrome, the mixed syndrome, or virilism. It is of great importance to determine whether the disease is being mediated by bilateral hyperplasia of the adrenal cortex, carcinoma of the adrenal cortex, or ovarian disorders either neoplastic, cystic, or developmental in nature. The definitive diagnostic measures utilized consist of röntgenographic examinations, biochemical and hematologic studies of the blood, and physiologic studies concerned primarily with determination of urinary ketosteroids and corticosteroids as well as fractionation of these metabolites.

1. Röntgenographic examinations in hyperadrenocorticism

A plain film of the abdomen after adequate preparation with a laxative and saline enema serves nicely to demonstrate the organic anatomy and musculoskeletal relations of the retroperitoneum and trunk. The renal shadows may be clearly outlined and particular attention is directed to the bilateral suprarenal areas, careful scrutiny being made of the subdiaphragmatic area close to the spine. Displacement and or rotation of the kidney may immediately give evidence with regard to a possible tumor in the suprarenal area. Films are made in Trendelenberg position with the exposure being made simultaneously with expiration to denote the maximal ascent of the kidney and upright films are made in deep inspiration to note the maximal descent of the kidney. The shadow of the tumor in the suprarenal area may be clearly shown or suggested by the study of the plain film as shown in Fig. 7. In patients having hyperplasia of the adrenal cortex, no displacement or filling in of the suprarenal area is noted usually. Excessive enlargement of the adrenal from hyperplasia however might be expected to obscure the sharp outline of the upper pole of each kidney by interfering with the shadow of the normal perinephric fat. Excretory urography (Fig. 8) and retrograde pyelography (Fig. 9), will show distortion of the renal pelvis if present, and will delineate more clearly a dislocation or rotation of the kidney and renal pelvis. Laminograms with or without simultaneous excretory urography are often helpful in delineating the details of the subdiaphragmatic costovertebral angle in showing the presence of a mass therein (Fig. 10) and may be sufficiently excellent to eliminate any necessity or consideration for retroperitoneal gas insufflation. CAHILL has been especially enthusiastic in his great experience with adrenal tumors with regard to the accuracy furnished by presacral gas instillation for the purpose of outlining the retroperitoneal structures especially the kidney and suprarenals. It is generally agreed today that if this technique is to be

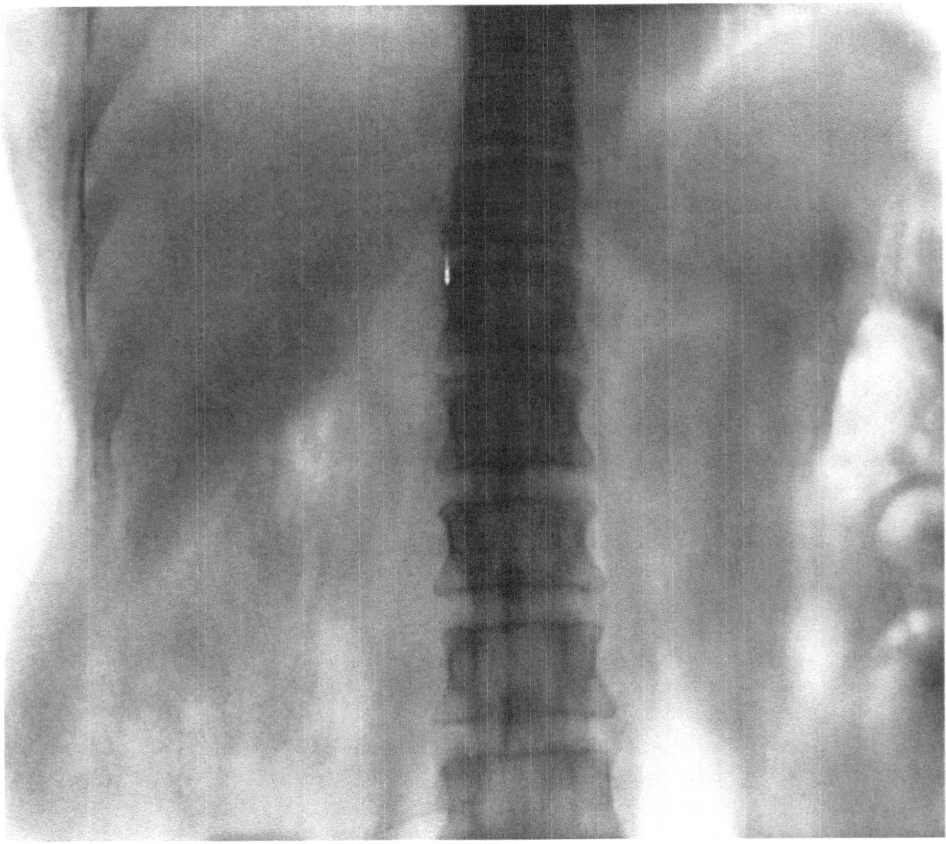

Fig. 7. Tomogram of the suprarenal area at 9 centimeters clearly shows the shadow of an adenoma of the left adrenal at the level of the first lumbar vertebra

employed that carbon dioxide should be the gas which is used since it is much more soluble than oxygen and is unlikely to cause gas embolism. Adequate contrast can be obtained using carbon dioxide as the gas which is injected slowly into the retroperitoneal area via the presacral route as in Fig. 11. Pneumography with air should never be used and this probably also is true with regard to oxygen now that the safety of carbon dioxide has been proven. LANDES and RANSOM in a recent survey by many urologists found reports of 58 deaths and 64 additional severe nearly fatal accidents due to gas embolism following retroperitoneal pneumography. Other criticisms of this method of examination in addition to the hazard are that the findings may be erroneous, misleading at times and again may be only partially effective. In our experience, 18 of 20 adrenal tumors were accurately located preoperatively by simple röntgenographic techniques and without retroperitoneal gas insufflation. Laminography, we believe, has added to the accuracy and confidence with which these tumors can be located or their absence denoted. LANDES has pointed out that the procedure of presacral retroperitoneal pneumography with carbon dioxide is much safer but that it should not be used in the presence of a highly vascular retroperitoneal tumor and he points out that most retroperitoneal tumors are highly vascular. The patient is placed in the left lateral decubitus position or in the knee chest position. The needle should be inserted into the precoccygeal area and guided

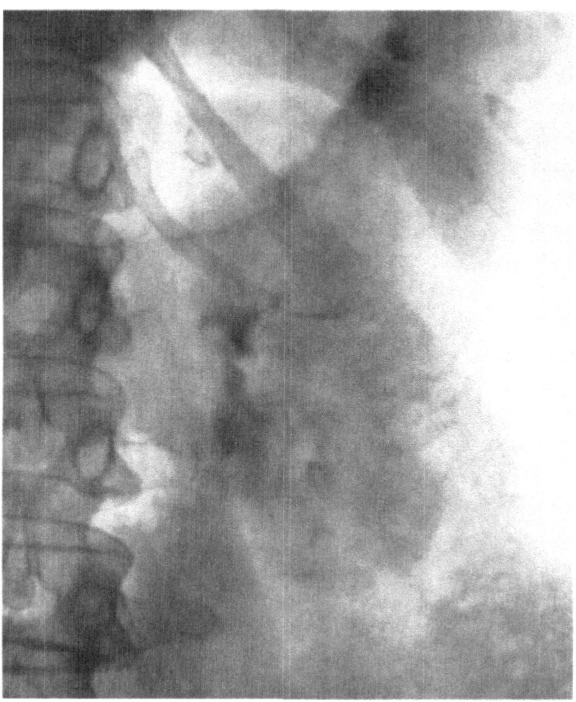

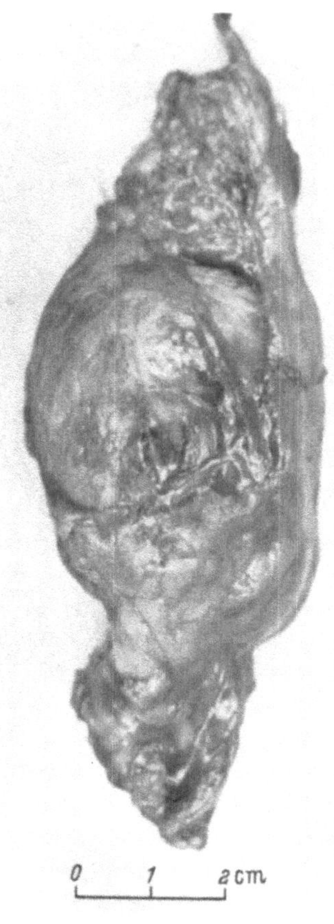

A B

Fig. 8 A. Excretory urogram shows the left renal pelvis partially filled and the rounded shadow of a cyst of the left adrenal superiorly. There is calcific deposition in the inferior margin of the cyst overlying the upper pole of the left kidney. — B. The gross specimen of the cyst of the left adrenal enclosed in its fibrolipomatous capsule is shown after surgical excision. Preoperative and postoperative tests of adrenal function were within normal limits

by means of an index finger in the rectum. Aspiration of the needle should be made to be certain that a vein has not been entered. This procedure should be carried out intermittently during the course of the instillation. The gas should be introduced at a controlled low pressure. Should symptoms of gas embolism occur the patient should be placed in the left lateral decubitus position. STAUFFER, DURANT and OPPENHEIMER at Temple University, have demonstrated that carbon dioxide can be introduced intravenously without causing fatal embolism. They injected 150 cubic centimeters of the gas without having any difficulty and attribute this to the fact that it is so soluble. Gynecologists carrying out hystero-salpingography have also given evidence in this regard. The reports of LANDES and others with regard to the safety of carbon dioxide makes it definitely the material of choice for retroperitoneal pneumography but it is still felt by most observers that it is usually unnecessary with regard to adrenal surgery.

Fig. 9. Here is shown a right retrograde pyelogram wherein the kidney has been displaced inferiorly and the upper pole pushed laterally by a tumor in the suprarenalarea. Severe sudden abdominal pain led to this study and at operation a large cystic pheochromocytoma filled with blood from recent hemorrhage was removed. The patient, a man aged 26 years, was normotensive and had no history of hypertension

Fig. 10. Renal and adrenal tomograms at 7 and 8 centimeters show the right kidney and right suprarenal area clearly. The latter shows absence of mass in the triangular area between liver, kidney, and vertebral column. However, the left suprarenal area is filled by the shadow of a rounded mass. At surgical exploration this proved to be an adenoma of the left adrenal which was causing CUSHING's syndrome in this woman aged 32 years

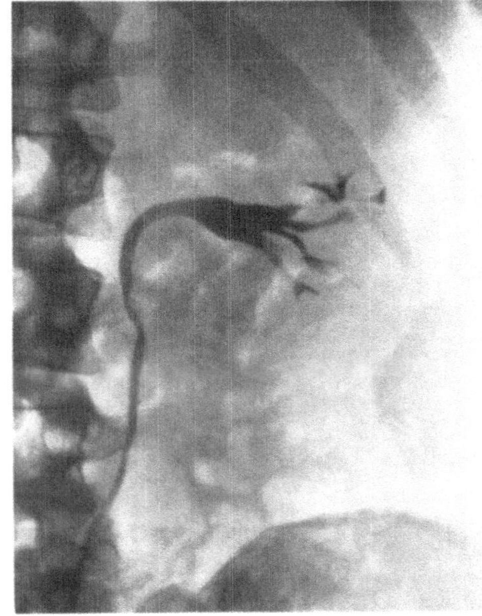

Abb. 9

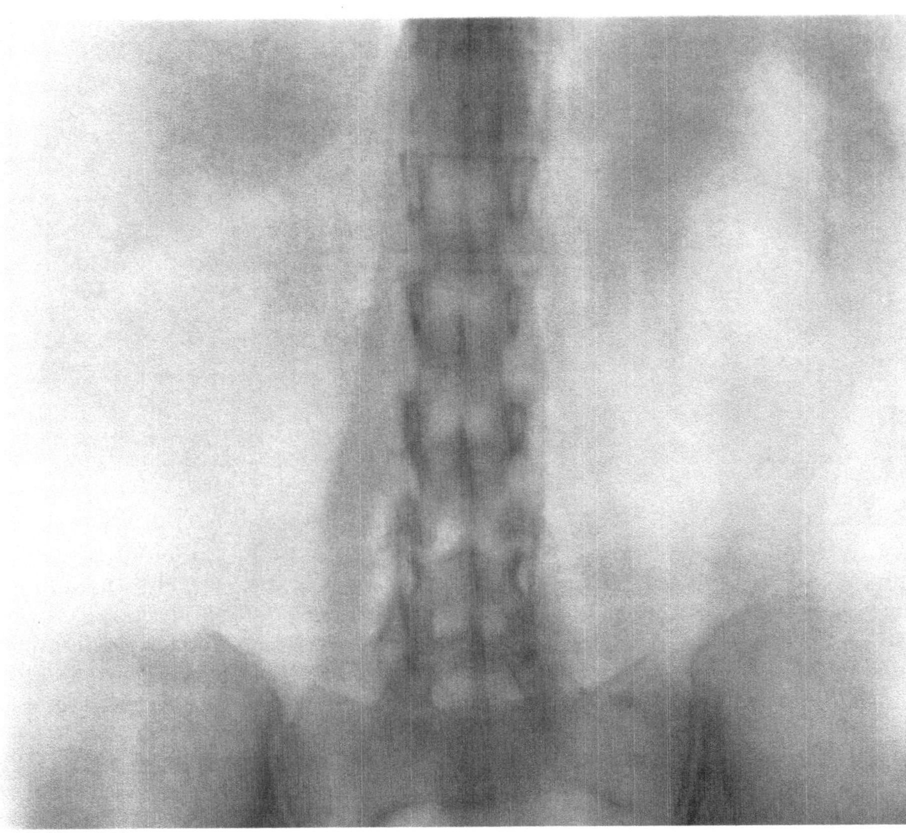

Abb. 10 A

It is generally agreed that aortography is not necessary for the study of adrenocortical disorders. An extensive experience with this was obtained by CAHILL who was most emphatic that it is not necessary. This opinion is agreed in by most of those doing surgery of the adrenal today.

2. Studies of the pathologic physiology of hyperadrenocorticism in differential diagnosis

The tests which are of the greatest value in the differentiation of the pathologic physiology of hyperadrenocorticism are the 17-ketosteroid excretion, the 17-hydr-

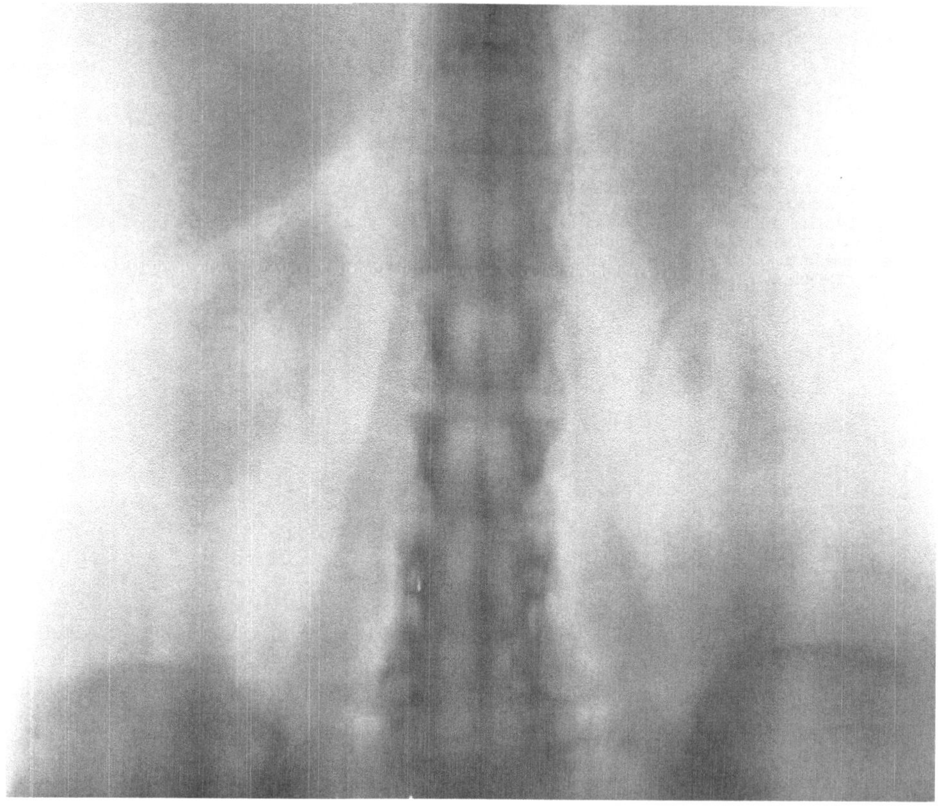

Abb. 10 B

oxycorticoid excretion, the response of these to the administration of 25 clinical units of ACTH, and the changes produced in urinary excretion by the administration of 100 milligrams of cortisone acetate daily or 5—10 milligrams of fluorohydrocortisone daily. The normal 17-ketosteroid excretion in the female ranges from 4—10 milligrams per 24 hours, and the normal 17-hydroxycorticoid excretion varies from 5—10 milligrams per 24 hours. In men, the 17-ketosteroid excretion normally ranges from 10—18 milligrams in 24 hours and the 17-hydroxycorticoid excretion from 6—10 milligrams per 24 hours. When 25 clinical units of ACTH are administered intravenously over a period of 8 hours in 500 cubic centimeters of normal saline, a rise in 17-ketosteroid excretion normally can be expected in an increment of 10—15 milligrams or higher and the 17-hydroxycorticoid excretion can be expected to rise with an increment of 15—20 milligrams. More specific and accurate studies will be possible with fractionation methods.

The hyperglucocorticoid state (CUSHING's syndrome) is manifested by resting levels of 17-ketosteroids which may be within normal limits especially in women but which in the mixed syndrome is manifested by varying degrees of elevation from 15—30 milligrams per 24 hours depending upon the degree of virilization. The 17-hydroxycorticoids however in this state are markedly elevated from levels ranging from 20—45 milligrams per 24 hours in the resting state. When the clinical

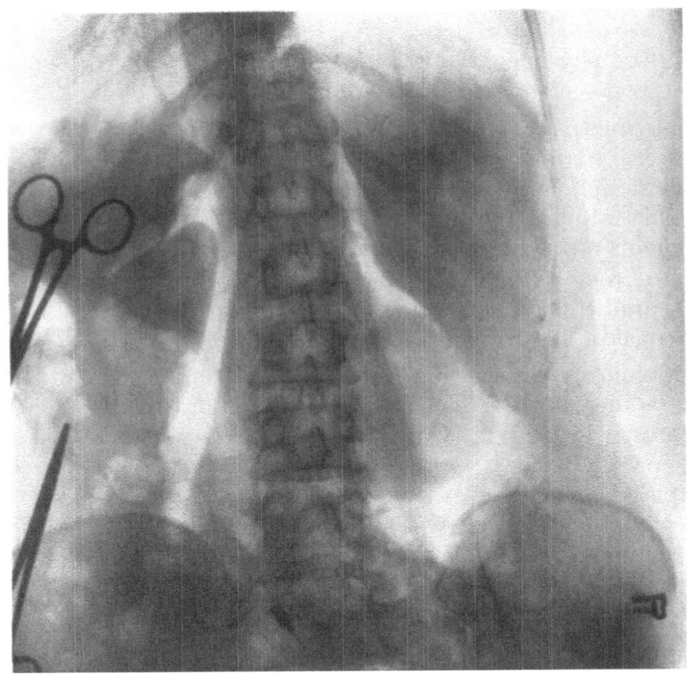

Fig. 11. This roentgenogram made after instillation of carbon dioxide into the retroperitoneal space via the presacral route shows normal suprarenal areas as well as normal hepatic, renal, and iliopsoas shadows. This technique represents a refinement in detail but is seldom necessary because of information furnished by laminography and urography. — We are grateful to Doctor RALPH LANDES and the Memorial Hospital, Danville, Virginia, for this illustration

disorder is due to bilateral adrenocortical hyperplasia, an excessive rise occurs as a result of ACTH stimulation. Resting levels of 17-ketosteroids of 15 milligrams or more, may rise to 40—50 milligrams and 17-hydroxycorticoid resting levels of 20—45 may rise to 70—100 milligrams in 24 hours following ACTH stimulation. The test is done on successive days and a greater rise is obtained on the second and third days.

When the clinical disorder is one of virilism the 17-ketosteroids are always greatly elevated, attaining levels as high as 300—400 milligrams per 24 hours. Such levels are usually produced by tumor in the adult and rarely by hyperplasia. Virilism or the adrenogenital syndrome as a result of adrenocortical hyperplasia, is seen more commonly in children and the preadolescent age group than in adults. In addition to the ACTH tests, WILKINS has shown that a valuable study is that of the suppression test which is accomplished by the administration of 100 milligrams of cortisone acetate per day for 5 days, or as THORN has shown by giving fluorohydrocortisone 2—5 milligrams per day. Adrenocortical hyperplasia and some adenomas of the adrenal cortex will be suppressed in function as shown by both THORN and WILKINS. JAILER has found that in his experience and that of others that the adrenocortical adenoma does not respond to ACTH and is not inhibited functionally by suppressive therapy with corticoids. However THORN has had two instances of definite adenoma of the adrenal cortex in which a hyperactive response to ACTH did occur and suppression also occurred with the administration of corticoids. The results of stimulation and suppression are measured by determining the excretion of 17-ketosteroids and 17-hydroxycorticoids in the urine. It must be remembered that some small incidental adenomata of the adrenal cortex do occur frequently which may be non-functioning or which may be incidentally associated with hyperplasia of the adrenal cortex. An accurate correlation of the physiologic tests with röntgenographic tests is always helpful in making a precise preoperative diagnosis.

It has consistently been our experience and that of others that carcinoma of the adrenal cortex is an autonomous growth which functions independently of pituitary stimulation, does not respond to ACTH and is not suppressed in function by the administration of corticoids. Since some adenomas do not respond to ACTH, the preoperative diagnosis of such a tumor is made difficult or impossible to differentiate from carcinoma. If there is a physiologic response to stimulation with ACTH and suppression with the administration of corticoids one can reasonably expect a benign lesion to be present.

When physiologic evidence of adrenocortical tumor is found by the above described tests, increased efforts should be made in order to locate accurately its position according to laterality. If the clinical history and the physiologic tests indicate the presence of a neoplasm and this has not been located by simple röntgenographic methods, location accurately can be determined by bilateral adrenocortical exploration. However, it would be justifiable in such a case to utilize the technique of presacral carbon dioxide insufflation especially if there was any contraindication to a bilateral exploration.

The female patient showing evidence of virilism and showing the lack of a hyperactive response to physiologic stimulation of the adrenal cortex should have the relatively simple procedure of pelvic laparotomy and pelvic exploration in order absolutely to rule out a possible responsible ovarian lesion. This can be done at the same sitting prior to adrenocortical exploration. Adrenal exploration may be carried out by palpation during the course of the pelvic laparotomy and subsequently following closure of the abdomen the patient is turned for definitive surgery of the adrenal.

CAHILL always advocates abdominal exploration when the preoperative diagnosis of adrenocortical tumor has been made. This permits pelvic exploration simultaneously and exploration of both adrenals if necessary through the same incision. However, better visualization of the adrenals is obtained by the posterolateral approach with bilateral exploration and this confers the very certain knowledge of the state of the contralateral adrenal when a tumor is found. It likewise permits a biopsy of the other adrenal to be made which is of definite value in guiding postoperative management.

Other physiologic changes occurring with hyperadrenocorticism deserve mention. The blood pressure is commonly elevated in CUSHING's syndrome. COPE found that of 46 patients there were only 8 in whom the blood pressure did not exceed 150 systolic, 95 diastolic. Moderate elevation with variability of blood pressure was the rule. Severe elevation has been encountered by us in only 3 of 24 patients having hyperplasia.

The tendency to glycosuria and an elevated blood sugar level has been emphasized. The majority of patients have shown a normal fasting blood sugar and COPE found that only 4 of 46 had a fasting level above 150 milligrams per 100 cubic centimeters of blood. Frequently they demonstrate an inability to maintain a normal blood sugar in the face of ingested carbohydrate as measured in a glucose tolerance test. Twenty-nine of 35 patients had a diabetic type of sugar curve in COPE's studies, and 10 of 17 that he tested were insensitive to the administration of insulin.

The Massachusetts General and the Peter Bent Brigham groups found the urinary excretion of 17-ketosteroids varied widely but tended to parallel the degrees of virilism. The extreme elevations of more than 200 milligrams of 17-ketosteroid excretion in 24 hours was more commonly seen in the cases of malignant adrenal tumor and rarely in the cases of hyperplasia. COPE found that in 9 of 22 patients with hyperplasia the ketosteroid elevation was comparable to the levels found with malignant tumors. The patients having benign adenoma usually do not have an elevation of urinary 17-ketosteroids. In 2 out of 10 patients with benign adenoma COPE found an elevation of the urinary 17-ketosteroids and we have found in 1 of 9 patients, an extreme elevation of 17-ketosteroids.

Patients having the hyperglucocorticoid state are usually in a negative nitrogen and negative potassium balance. They tend to conserve sodium and on a high sodium diet may suffer sodium overloading and edema. The calcium balance is always negative and this is largely caused by an increased excretion of calcium in the urine and there is accompanying osteoporosis in those patients having the hyperglucocorticoid state. The abnormalities of metabolism of electrolytes are reflected in the hypokalemic alkalosis and the osteoporosis seen in fully developed cases of CUSHING's syndrome. A high serum carbon dioxide content of 28 milliequivalents per liter or higher, is a frequent finding. The low serum potassium is less commonly encountered. The serum levels of sodium, chloride, calcium, phosphorus and phosphatase are within normal limits usually. COPE has emphasized that the level of thyroid function tends to be depressed in CUSHING's syndrome. The patient's metabolic rate is usually in the range of minus 10 to minus 25 and may be normal in less than one-half the patients. Patients having virilism do not show depression of thyroid function and basal metabolic studies are usually within normal limits.

Careful pelvic examination may lead to the discovery of an adnexal mass which in the presence of virilism demands the necessity for pelvic exploration. It must be remembered that polycystic disease of the ovaries may be associated with adrenocortical hyperplasia. If the latter condition is present then a hyperactive response to ACTH would be expected and a concomitant suppresion by means of the administration of corticoids would also be expected. On one occasion we have observed the presence of adrenocortical hyperplasia associated with polycystic disease of the ovary. Since this is possible the improvement gained by segmental resection of the ovaries in polycystic disease might be temporary and expected to relapse if adrenocortical hyperplasia is present or subsequently develops.

By means of the utilization of the above mentioned röntgenographic and physiologic tests, one can today usually arrive at an accurate preoperative diagnosis of the cause of hyperadrenocorticism.

III. Preoperative, intraoperative, and postoperative care

The immediate preparation of the patient having hyperadrenocorticism for operation is of great importance. Detailed studies of cardiopulmonary and renal function are made in order to ascertain the patient's ability to withstand surgery; to determine the possible necessity of dividing the procedure into stages, to determine the most appropriate type of anesthesia, and the necessary substitution therapy to maintain postoperative homeostasis. The general clinical evaluation of the patient includes studies of the hematopoietic system; studies of capillary fragility and bleeding tendencies are especially important. Cardiopulmonary function is measured by measn of vital capacity studies, exercise tolerance and electrocardiography. Renal function is measured on the basis of blood urea nitrogen, creatinine, serum sodium, serum potassium, chloride and carbon dioxide content as well as phenosulfonphthalein excretion. The above clinical determinations and the specific function of the adrenal cortex, aid in anticipating the difficulties to be met during operation and in the postoperative course. The degree of protein catabolism in the patient with hyperplasia of the adrenal cortex involving chiefly the zona fasciculata especially is important. Patients having Cushing's syndrome may be anticipated to be more susceptible to infection than the patients with the intergrade conditions or with actual virilism who exhibit great protein anabolism. This may be due to the diabetic state of the former as well as to depleted immune processes. If the patient exhibits very high levels of blood corticoids and 17-hydrocorticoids in the urine with an excessively active response to ACTH, higher levels of glucocorticoid substitution therapy must be maintained during operation and in the postoperative period. The preoperative administration in such cases of fluorohydrocortisone or of hydrocortisone or its equivalent may be utilized to inhibit the pituitary and reduce the hyperactivity of the adrenal cortex prior to surgery. This treatment we have used in selected cases and a very smooth operative and postoperative course has followed such preparation.

If the disease process is an adenoma that is hyperfunctioning and producing the hyperglucocorticoid state, similar precautions must be invoked as for hyperplasia, but in general these patients withstand surgery more easily than those with bilateral adrenocortical hyperplasia involving the zona fasciculata. Inhibition of the hyperfunctioning carcinoma of the adrenal cortex and some adenomas does not occur as a result of suppressive therapy. In general the pattern of substitution therapy does not vary greatly in the management of the three different pathologic entities: hyperplasia, adenoma, and carcinoma, except that the former may exhibit a more difficult and stormy postoperative problem. With modern adequate substitution therapy the sense of well-being following surgery of the adrenal is significant.

Careful evaluation of these patients with regard to possible metastases, especially with regard to the liver, lungs, and the skeletal system must be made.

If preoperative suppression of the adrenal cortical activity does not seem necessary, adequate substitution therapy is provided by an intravenous infusion containing 100 milligrams of hydrocortisone after the induction of anesthesia. This is continued throughout the day of operation at a rate of 100 milligrams of hydrocortisone every 8 hours. An inlying urethral catheder is utilized in order to maintain an accurate record of intake and output. A number 14 French, Foley catheter which is well lubricated is inserted under aseptic precautions into the bladder for constant drainage for 48 hours. Prophylaxis against infection is accomplished by the administration of triple sulfonamides or a broad spectrum antibiotic, usually either chloromycetin or achromycin, 250 milligrams four times a day. The patient is weighed daily and the catheter removed after 48—72 hours or as soon as the patient is ambulatory.

In general, on the second day, 200 milligrams of hydrocortisone are given intravenously over a 24 hour period. On the third day, if the patient is a fulminating CUSHING's syndrome, again 200 milligrams of hydrocortisone is administered but if the hyperadrenocortical state is not extremely active or if the patient has an adenoma or carcinoma, one may reduce the dosage to 150 milligrams on the third or fourth day. Those having hyperplasia of the adrenal cortex do better in receiving 200 milligrams per day for the first three days after surgery. Thereafter the dosage requirement is gradually diminished until the 9th day, when 75 milligrams is given, at which time 0.1 milligrams of fluorohydrocortisone orally is added to the substitution therapy. Once this is started one must watch for the development of hypertension. The blood pressure is taken twice daily after the usual postoperative hourly recording has been discontinued. Daily weighing of the patient, measurement of fluid intake, urinary volume and sodium excretion continue until homeostasis and circulatory equilibrium have been established. The requirements of the patient are also adjudged according to his feeling and state of well being. The presence of headache, lassitude or hypotension is an indication for increasing the substitution therapy as well as the sodium intake. By the 10th postoperative day, the dose of hydrocortisone is diminished to 50 milligrams per day, and a maintenance dose of 37.5 milligrams per day ultimately being attained in most cases of total adrenalectomy. Table 3 summarizes the general outline of adrenocortical substitution therapy in the surgical management of hyperadrenocorticism.

Table 3. *Adrenocortical substitution therapy in surgical management of hyperadrenocorticism*

Day of surgery	Intravenous infusion started after inducton anesthesia with hydrocortisone at rate of 100 milligrams each 8 hours during the 24 hour period.
1st postoperative day	300 milligrams of hydrocortisone intravenously, continued during 24 hours period.
2nd postoperative day	200 milligrams of hydrocortisone continued by intravenous infusion.
3rd postoperative day	150—200 milligrams of hydrocortisone as above.
4th postoperative day	100—150 milligrams hydrocortisone intravenously, or per os p.r.n.
5th postoperative day	100—150 milligrams hydrocortisone as above.
6th postoperative day	100 milligrams hydrocortisone per os.
7th postoperative day	100 milligrams hydrocortisone per os.
8th postoperative day	75 milligrams hydrocortisone per os.
9th postoperative day	75 milligrams hydrocortisone per os. Start fluorohydrocortisone p.o., 0.1 milligram daily.
10th postoperative day	50 milligrams hydrocortisone per os. Fluorohydrocortisone p.o. 0.1 milligram.

Note: Daily measurement of sodium excretion. Daily weight, and measurement of intake and output. Blood pressure taken twice daily, or more often as indicated.

There is considerable variation in the speed of adjustment of patients with hyperadrenocorticism to the postoperative adrenalectomized state. Electrolyte imbalance and evidences of adrenocortical insufficiency are the major problems and the errors in this regard can be easily avoided by adjusting the dosage of hydrocortisone upward but always watching carefully with the administration of fluorohydrocortisone for evidences of sodium retension and the development of hypertension. The adrenalectomized patient may develop hypertension on fluorohydrocortisone. Following bilateral adrenalectomy it is most important to measure the sodium excretion daily since within one week an excessive sodium diuresis with extreme depletion may occur and this condition if uncorrected may precipitate an Addisonian crisis. On the above described schedule this should not occur.

When a subtotal adrenalectomy has been carried out, one is desirous of learning the ability of the adrenal remnant to function and its degree of activity. Determinations of 17-ketosteroids and 17-hydroxycorticoids when the substitution therapy has reached the maintenance level of 25—50 milligrams per day are helpful in this regard but of equal and perhaps of more importance is the measured response found in the excretion of steroids after the administration of 25 units of ACTH given intravenously over a period of 8 hours. The remnant of gland which is left after subtotal adrenalectomy is usually too small to sustain life safely and one should not rely on this without additional corticoid substitution therapy. The latter may perhaps serve also to prevent the development of hyperactivity in the remnant.

Postoperative wound infection is always looked for but seldom occurs with sound aseptic techniques. Healing usually takes place satisfactorily but when a severe protein catabolic state is present the wound may be weak and must be protected by support to avoid dehiscence. We have had only two wound infections and one minor dehiscence in forty-seven cases that have been operated upon in the last five years for adrenal pathology. Adequate hemostasis during surgery will prevent the development of hematoma in the wound. Severe hemorrhage from the vena cava has complicated three cases but was satisfactorily controlled in two by suture ligatures and in one by the use of oxycel gauze packed over the vena cava when the opening was too high under the diaphragm for suturing. One patient died as a result of postoperative pneumonitis progressing to a frank suppurative bronchopneumonia following hemorrhage during operation which prevented removal of the opposite adrenal. This case illustrates the importance of removing both hyperplastic adrenals at the same time in order to avoid persistence of the hyperglucocorticoid state.

IV. Operative indications and techniques

Today there are four methods of approaching the adrenal glands for surgical extirpation. These are the posterolateral, bilateral simultaneous posterior, the transthoracic, and the transabdominal routes. There are special indications which apply to the use of each of these methods which are determined by the anatomic structure of the individual, the primary disease process present, the general condition of the patient and the ideal type of anesthesia to be used in each particular case. The indications for each type of approach and a description of the technique with illustrations will be given.

1. Posterolateral approach

(Fig. 12, 13, 14 and 15)

a) Indications

The posterolateral approach to the adrenal gand furnishes a wide retroperitoneal exposure with adequate space for mobilizing and displacing the kidney from the operative field. It has the advantage of minimal disturbance of intraperitoneal viscera, offers a direct approach to the pathology present and gives adequate space for dissection and hemostasis with accurate visualization. It is ideal for the heavy, muscular individual as well as for the very obese patient having CUSHING's syndrome. It carries the disadvantage of exploring only one adrenal at a time which may be satisfactory in the case of tumor of the adrenal

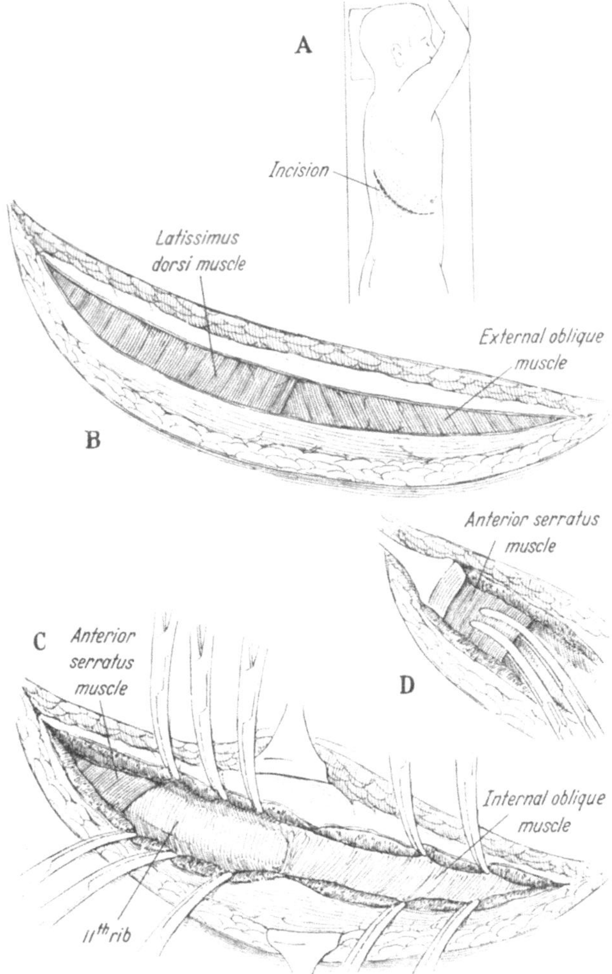

Fig. 12. A. The position of the patient and the line of incision over the eleventh rib for the posterolateral approach to the right adrenal is shown. — B. The incision has been made to expose the latissimus dorsi and external oblique muscles. — C. The serratus anticus and internal oblique muscles are exposed after division of the latissimus dorsi and external oblique. — D. Clamping of the serratus muscles overlying the rib in the posterior angle is carried out prior to division for adequate exposure of the rib

but demands closure, a period of stabilization for 10—15 minutes and then an incision on the opposite side for exposure of the contralateral gland. In general we have not found the dual incisions to be a significant disadvantage. COPE and CAHILL have agreed with us that this is the ideal method in the case of bilateral hyperplasia because of directness and easy accessibility of the adrenal glands by this approach. CAHILL has preferred the transabdominal route for neoplasms of the adrenal cortex whereas we have agreed with COPE in the use of the posterolateral approach for such lesions. In general we feel that this is the most widely applicable operative procedure for approach to the surgery of the adrenal.

b) Surgical technique of posterolateral approach to the adrenal

Under general anesthesia maintained with an intratracheal tube, the patient is placed in a dorsolateral recumbent position with the kidney bench beneath the inferior costal margin. The table is flexed at its midportion without raising the

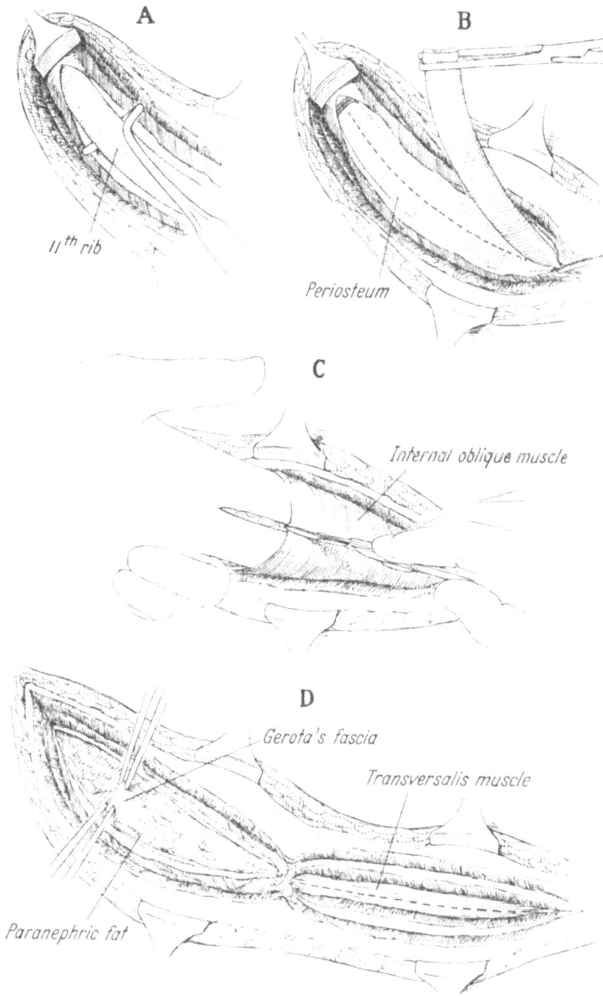

Fig. 13. A and B. Resection of the eleventh rib is performed and the incision in the underlying periosteum is indicated. — C. Division of the internal oblique muscle is made mesially. — D. The fascia of Gerota is ready to be opened and incision in the transversalis muscle is shown mesial to the rib bed

kidney bench. Careful observation is made of the patient's tolerance of this position especially with regard to respirations, cardiac rate and blood pressure. If a fall in blood pressure occurs the table is flattened again and gradual flexion is again instituted after beginning the operative procedure. Incision is made over the 12th rib on the left, but if greater exposure is needed over the 11th rib and resection of the eleventh rib is also made. Resection of the eleventh rib is always made on the right side. Subperiosteal resection of the rib is carried out and the incision is carried through the bed of the rib and the false renal capsule into the perinephric fat. Care is taken to avoid opening the pleura but if this inadvertantly occurs, the pleural space is aspirated by suction and the opening closed. The kidney is freed by dissection and is displaced inferiorly after covering it with wet gauze pads. The mobilization of the kidney permits its displacement without undue angulation or distortion of its vascular pedicle. The traction inferiorly on the kidney tends to bring the adrenal down into the wound because of the perinephric attachments to the adrenal and the adrenal vessels attached to the renal vascular pedicle. The small blood vessels entering the periphery of the adrenal are secured with silver clips or electrocoagulation. Dissection is carried superiorly and traction on the adrenal is used in order to expose its superior vascular attachments, which arise from the phrenic artery and vein. These are divided between clamps and are ligated or secured with silver clips. Long fine sutures of silk are used as ligatures because of their low coefficient of friction and the ease with which these can be placed on the relatively small vessels. The mesial blood supply is next exposed and secured if accessible. In the case of large tumors wherein the mesial blood supply cannot at this point be seen, the inferior blood supply to the renal vessels is divided between clamps and ligated; dissection is carried superiorly and mesially to approach the vessels coming off of the aorta and vena cava. On the left side, care is taken to avoid injury of the pancreas and the splenic vessels coursing in the peritoneum anteriorly and mesially. A rubber shod pulmonary clamp serves admirably for lifting of the delicate adrenal gland.

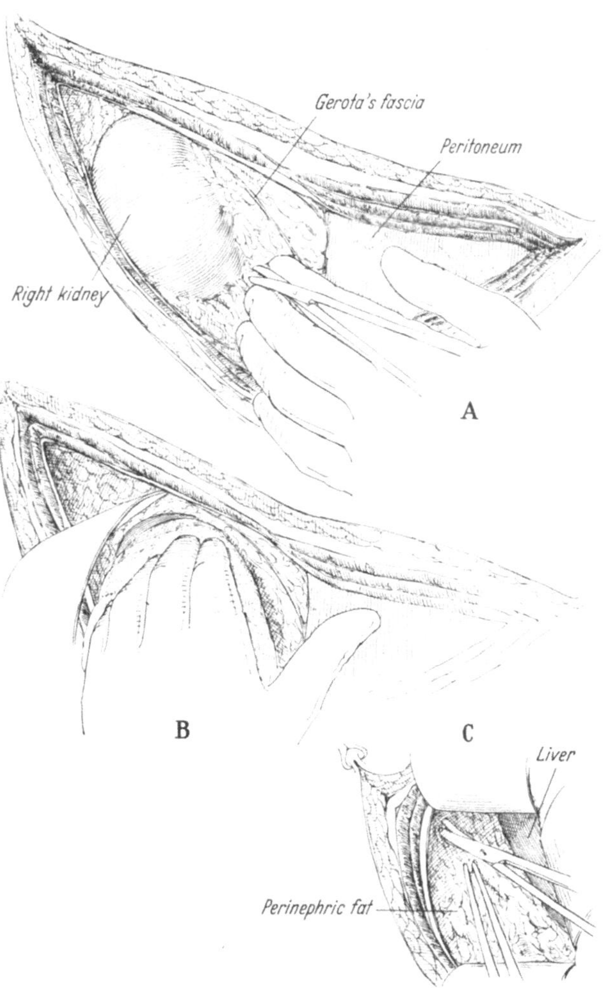

Fig. 14. A. The kidney is exposed and is being freed from peripheral attachments in preparation for mobilization. — B. The kidney is being displaced inferiorly in order to expose the suprarenal region. — C. Dissection is started in the superior lateral suprarenal area to expose the adrenal gland while avoiding its main blood supply

On the right side dissection is usually begun in the sub-hepatic fascia in which the adrenal is intimately attached and following this, the superior aspect of the gland is approached. Finally the inferior vessels are secured and great care taken in the exposure of the short adrenal vein on the right side entering directly into

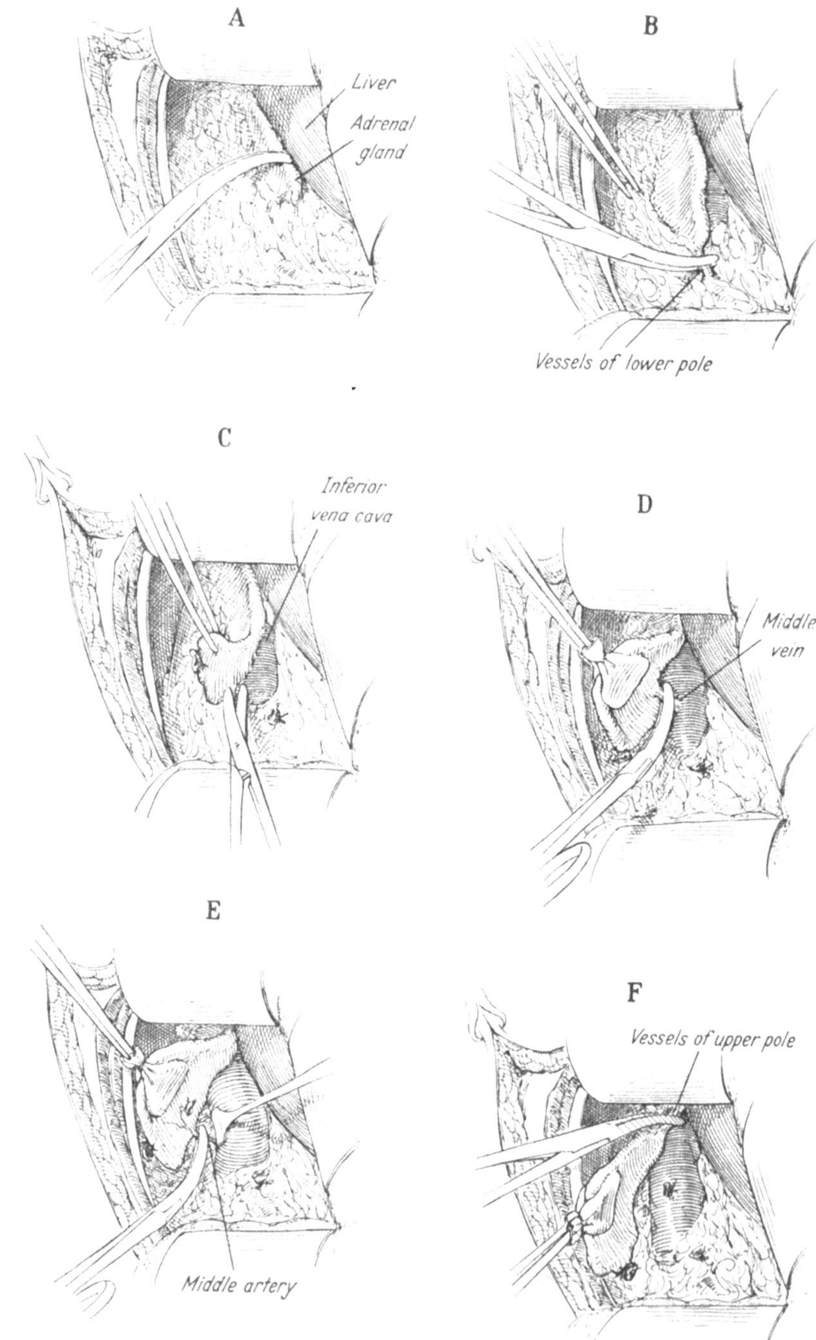

Fig. 15. A and B. The right adrenal is shown being freed from its intrahepatic attachments. The vessels to the lower pole of the adrenal from the renal artery and vein are clamped. — C and D. The adrenal gland is being dissected free from the vena cava mesially. The large vein to the vena cava is clamped. — E and F. Further mesial vessels are secured by clamp and the vena cava is retracted. Superior vessels from the phrenic artery and vein are clamped prior to division and ligation which completes right adrenalectomy

the vena cava. This is secured by passing a suture around it and ligating it prior to dividing it distally. Deflection of the table if too sharp will cause interference with return of blood from the vena cava and severe passive congestion of the adrenals; therefore if this occurs the table is adjusted in a more horizontal position to relieve this state of congestion and subsequent bleeding. Following the removal of the gland the kidney is replaced in its normal position. The table is flattened and the wound is closed in layers with fine interrupted sutures of silk. Primary closure without drainage is accomplished. A renal biopsy is made in those patients having hypertension. If the opposite side is then to be explored the patient is turned on his back and stabilization of the chart permitted to occur before he is turned for exposure of the opposite flank.

2. Bilateral simultaneous posterior approach

(Figure 16)

a) Indications

The bilateral simultaneous posterior approach to the adrenal gland was developed in detail by Hugh Young thirty years ago, and was particularly of great importance in the days prior to corticoid substitution therapy. Knowledge of the presence and the state of each adrenal was more necessary when there was no means of sustaining life other than that furnished by the adrenal cortices of the individual. Today when adequate substitution therapy is available one can work with more complacency and administer hormonal therapy as indicated and need after unilateral and bilateral operation. The advantage of this bilateral posterior approach is that of the simultaneous exposure which enables one to see and feel each gland prior to any definitive removal of tissue. There is also the advantage of having two teams operate simultaneously without the necessity for closure and change of position of the patient for exploration of a contralateral gland. This approach has been used primarily in fairly thin individuals who are to undergo bilateral adrenalectomy for neoplastic disease or in selected cases of malignant hypertension. In the heavily muscled individual or the very obese patient the strictly posterior approach is more difficult and exposure in all is definitely more limited. Greater retraction is necessary for adequate exposure and the space provided in the costovertebral angle is not adequate for the removal of large tumors or for an extensive retroperitoneal exploration as needed for pheochromocytoma. This approach is appropriate in only a selected group of patients as outlined above.

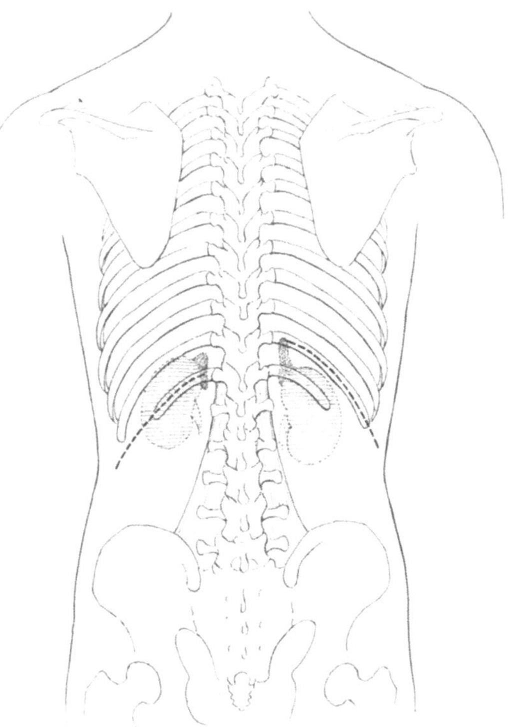

Fig. 16. This diagram shows the lines of incision over the right eleventh rib and the left twelfth rib for bilateral simultaneous posterior exposure of both adrenals

b) Operative techniques

Under endotracheal ether anesthesia or in selected cases, continuous spinal anesthesia, the patient is placed in the prone position, flexed at the hips, with the lower extremities angled downward at a 45 degree angle, appropriate draping of the skin to expose the 12th rib on the left and the 11th rib on the right is made. Incision is made over the 12th rib on the left and extended into the flank, and on the right usually the 11th rib is exposed. Superiosteal resection of the ribs is carried out and incisions made through the periosteum and subcostal fascia to expose the false renal capsule. Following the opening of the false renal capsule the kidney is freed and displaced inferiorly in order to expose the adrenal. Hemostasis is obtained by means of electrocoagulation and fine sutures of silk. The upper pole of the kidney is covered with wet gauze pads and held in place by means of an appropriately curved Dever type of retractor. The course of the renal vascular pedicle is followed by palpation and accurately identified. Care is taken to avoid pressure upon the renal artery and vein. A self-retaining thoracic retractor is of aid in getting adequate exposure or four single retractors adequately protected by gauze may be used. The adrenal glands are exposed in the suprarenal area and dissection is carried out along their lateral margins, the small vessels being secured by means of silver clips. Carrying the dissection superiorly, freeing up the adrenal on the right side from the subhepatic fascia and on the left side from the peritoneum anteriorly, the superior pole is gradually exposed and the phrenic branches to the upper pole of the adrenal are secured by clamp and ligatures of long silk. Occasionally it is necessary to secure these by means of silver clips or electrocoagulation. The remainder of the removal of the adrenal is similar to that in the posterolateral approach but owing to a smaller area to work in, greater care has to be taken to avoid injury to the vena cava and liver, and on the left side the splenic vessels must be protected. The closure is carried out with interrupted sutures of silk, care being taken to avoid injury to the pleura and intercostal nerves. The chief criticism to this approach is the limited area in which the surgeon has to work in his approach to these fairly inaccessible glands.

3. Transthoracic approach

(Figs. 17 and 18)

a) Indications

The thoracic approach to the adrenal is reserved entirely for very large tumors. It carries the definite limitation of approaching only one side at that particular sitting. It is not necessary except in very large tumors. It has the great advantage in such cases of giving the most adequate possible breadth of exposure. The morbidity and mortality so far as the approach is concerned would be greater by using this technique than the approach through a subdiaphragmatic posterolateral incision.

b) Operative techniques

With the patient lying on his side, a long incision is made over the 9th rib. Subperiosteal resection of the rib is carried out and the rib bed of periosteum and pleura is incised. The lung is retracted out of the field and packed in place with moist gauze pads exposing the diaphragm. Incision is made through the diaphragm for a distance of 5—6 inches and the false renal capsule is opened inferiorly. Upon exposure of the suprarenal tumor, careful walling off is carried out to prevent contamination of the pleura. Gradual mobilization and freeing of the tumor laterally and subsequently mesially and inferiorly to expose its blood supply is carried out. The large veins coursing from the periphery of the tumor are secured between clamps, divided and ligated. The smaller vessels are

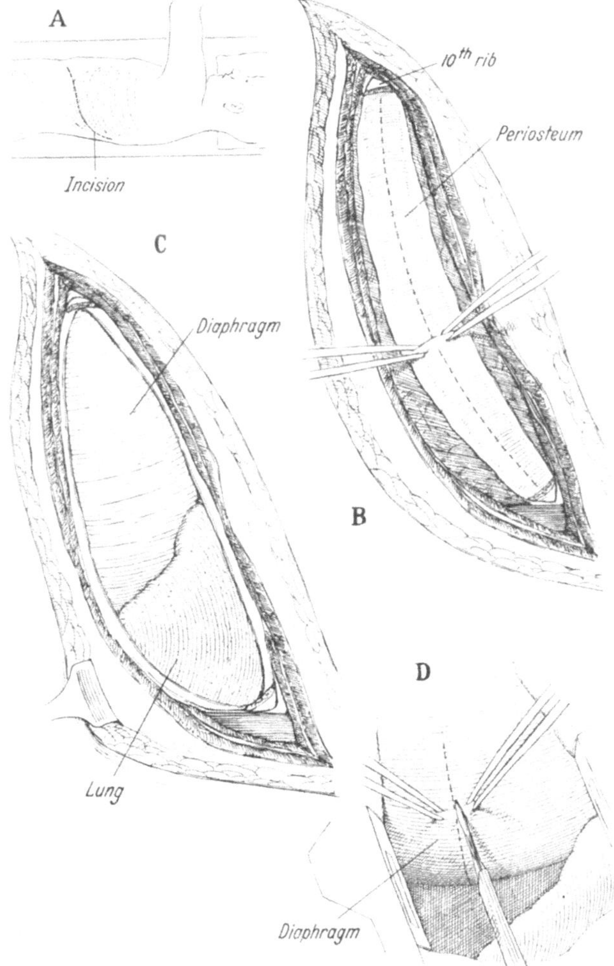

Fig. 17. A. Position of the patient for transthoracic approach to the left adrenal. The incision is made over the 9th or 10th rib and extends over the abdomen if necessary for a large tumor. — B. The incision in the periosteum is indicated. (An intercostal approach may be used without rib resection.) — C. The pleura has been opened after rib resection exposing the diaphragm and lung. — D. The incision in the diaphragm is indicated. Exposure is maintained by a self-retaining rib spreader

secured with silver clips. By this approach the superior blood supply of the adrenal is first secured. Subsequently its mesial blood supply and finally the inferior blood supply coming from the renal vessels is divided and ligated. In selected instances of malignant hypertension wherein dorsolumbar sympathectomy and adrenalectomy is to be carried out, this approach serves admirably for the carrying out of these on one side at a time. In selected cases of accelerated malignant hypertension adequate examination of the renal vasculature and kidney is possible. Following the completion of definitive surgery the false renal capsule

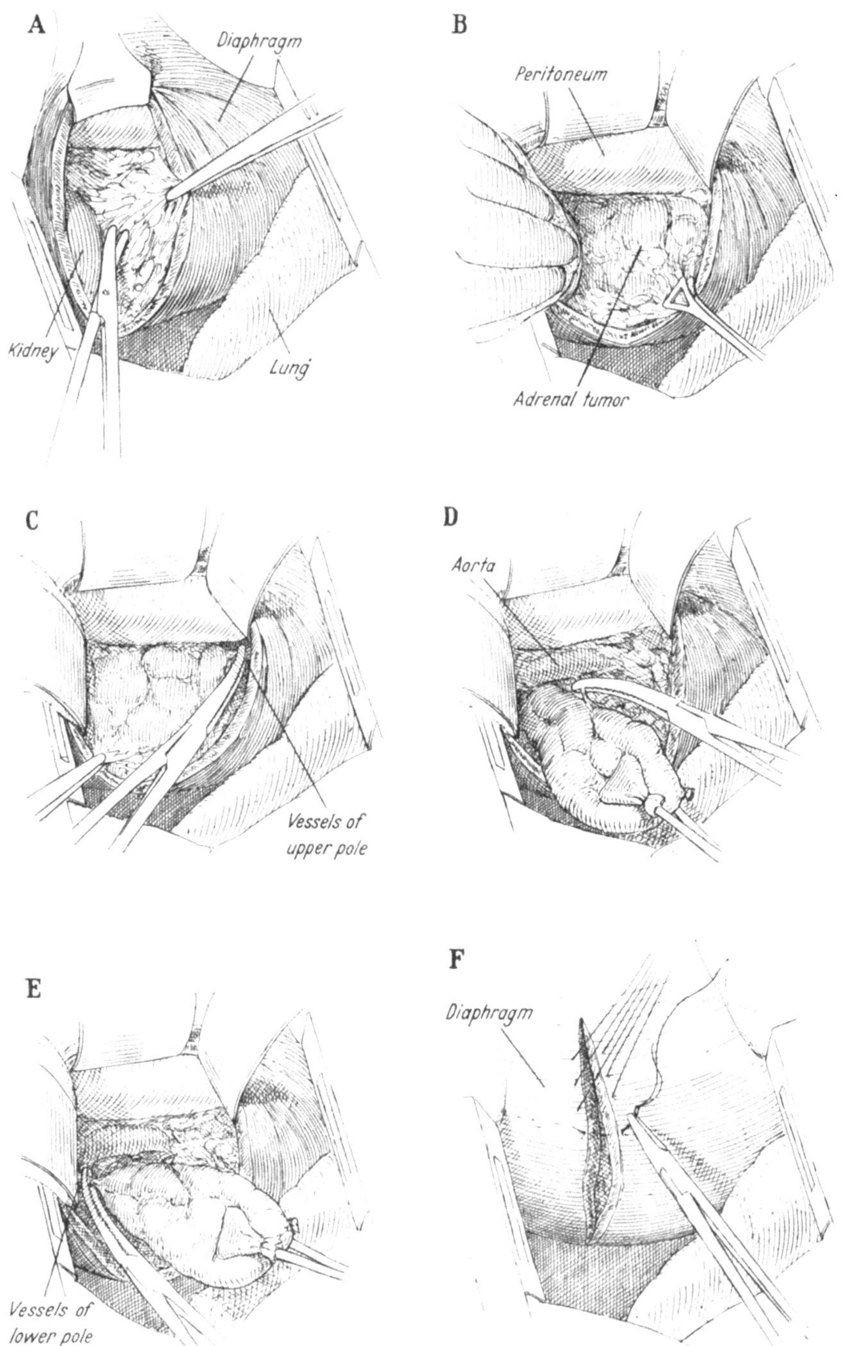

Fig. 18. A and B. The transdiaphragmatic exposure of an adrenal tumor is made. The peripheral attachments of the tumor are lifted with smooth forceps to aid dissection and exposure of its blood supply. — C. The superior blood supply of the adrenal from the phrenic vessels is clamped prior to division and ligation. — D. The tumor is gently lifted with a rubber covered pulmonary clamp to expose the mesial blood supply for ligation and division. — E. Finally the inferior blood supply is secured which after division completes the adrenalectomy. — F. The diaphragm is closed with interrupted sutures of silk

is apprixomated, the diaphragm is closed and subsequently the pleura is closed. Inflation of the lung and aspiration of the pleura are carried out as the final stitches are placed. A catheter may be left in the pleura for constant suction for 48 hours pursuant to the final closure. The muscles are approximated with interrupted sutures of silk. Though transthoracic approach is, accomplished with relative security today owing to improved techniques and particularly intratracheal anesthesia, one should not feel the necessity for utilization of this except in the instance of unusually large tumors or the necessity for a dorsolumbar sympathectomy associated with adrenal surgery. Rare instances of multiple pheochromocytomata may be a justification also for this approach.

4. Transabdominal approach

(Figs. 19, 20 and 21)

a) Indications

The majority of urologists and surgeons today do not use the transabdominal approach to the adrenal except in the case of expected multiple pheochromocytomata. These individuals are ideally adapted for the transabdominal approach since they are usually quite thin. This approach carries the advantage of bilateral simultaneous exposure and the means for adequate exploration of the lumbar sympathetic chain on each side of the abdomen as well as the pelvic viscera. The anatomic disadvantage of this approach is especially in the heavily muscular or obese individual and the necessary dissection and displacement of intraabdominal viscera. Cahill particularly advocates this approach to all neoplasms of the adrenal because he feels that it gives the most complete exposure necessary to dissection of the blood supply of the adrenal and the ability to secure this before disturbing the tumor. He uses this for the approach to pheochromocytoma to which we agree in most cases. All urologists and some general surgeons prefer the posterolateral approach in the case of bilateral hyperplasia of the adrenal. Some surgeons prefer the transabdominal approach to the adrenal for all conditions perhaps owing to their greater familiarity with this particular method of approach. It seems that transabdominal approach is accompanied by a somewhat higher morbidity with regard to postoperative ileus and general discomfort on the part of the patient which is much less when the entire procedure is carried out as a retroperitoneal operation without disturbing the intestines.

b) Operative techniques

The simplest approach to the adrenal transabdominally consists of an upper abdominal, transverse incision. This may be converted to a "T" exposure by development of a vertical right or left rectus arm to the incision. Following the opening of the peritoneum, the ascending colon on the right side is reflected mesially and the retroperitoneum opened laterally. The kidney is exposed by opening the false renal capsule. It is dissected free and displaced inferiorly. The operation proceeds from that point in approach to the adrenal as it does from other methods of approach. On the left side, the descending colon is retracted mesially and the retroperitoneum is entered by an incision in the lateral mesocolon. The false renal capsule is opened to expose the kidney and the lumbar sympathetic chain. The kidney is displaced inferiorly in order to expose the adrenal. Careful exploration of the entire lumbar sympathetic chain can be carried out in the case of expected pheochromocytoma and also adequate exploration of the pelvic viscera, especially in the female, can be simultaneously carried

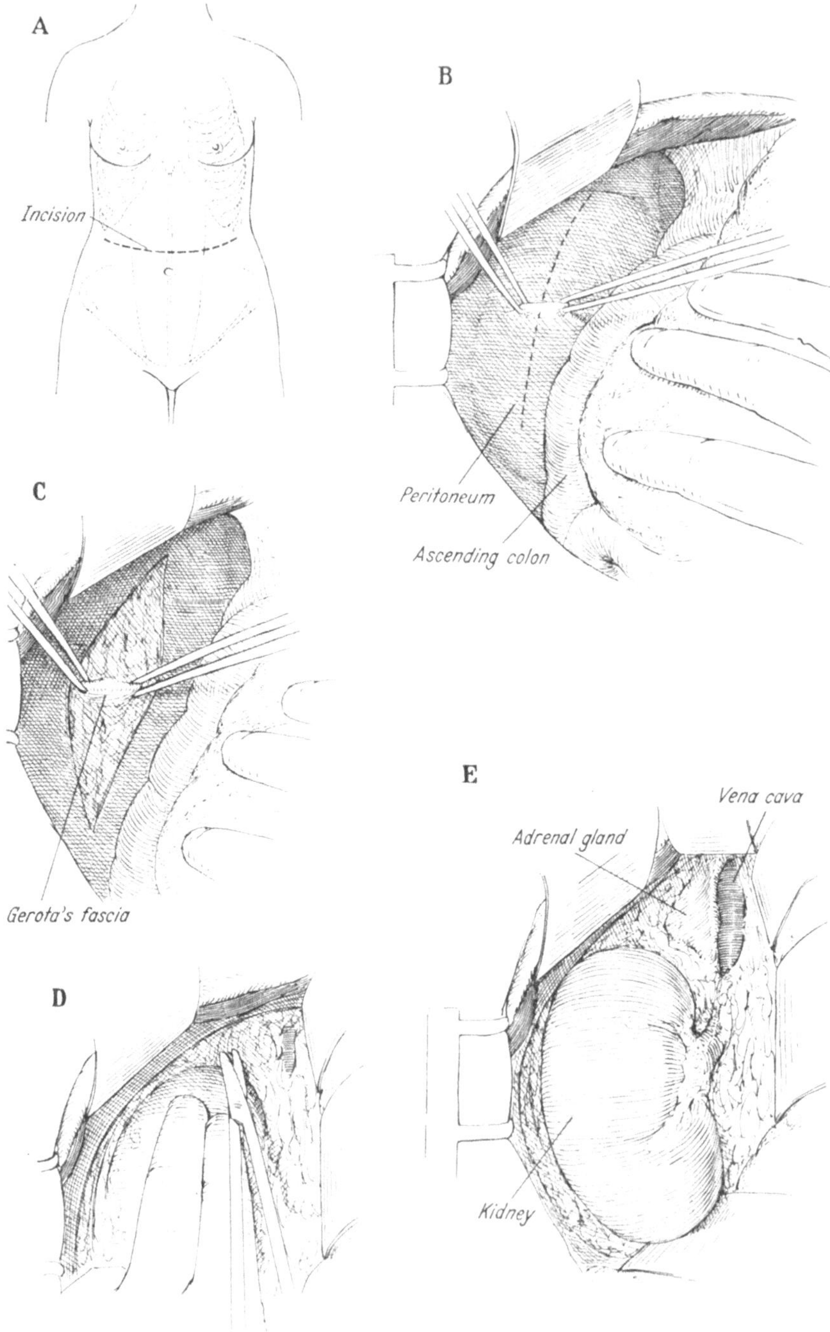

Fig. 19 A—E. *The transabdominal approach to the adrenals.* A. With the patient in the supine position, the transverse abdominal incision is indicated. — B. After opening the peritoneum the ascending colon is displaced mesially to expose the right kidney. The incision in the posterior peritoneum overlying the kidney is indicated. — C. The false renal capsule of Gerota is lifted with forceps in preparation for opening and mobilization of the kidney. — D. Peripheral attachments of the kidney are dissected until it is freely mobilized. — E. The kidney has been freed of all attachments except the vascular pedicle and ureter. Inferior displacement of the kidney has been accomplished without distortion of its vascular pedicle. The right adrenal gland is now accessible for exploration

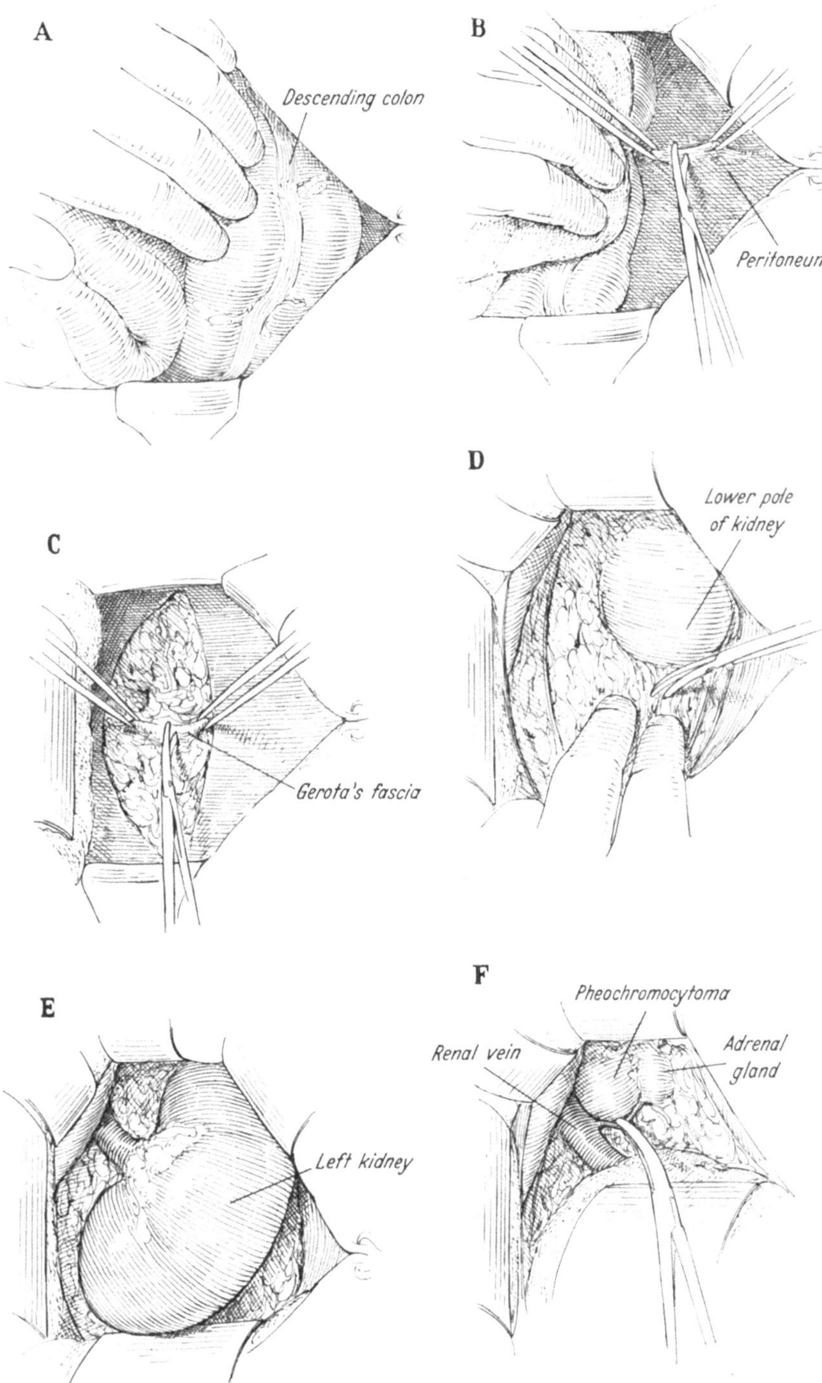

Fig. 20 A—F. *The transabdominal exposure of the left adrenal gland.* A. Mobilization and mesial retraction of the descending colon is begun. — B and C. The posterior peritoneum overlying the lower pole of the left kidney is being opened which is followed by the opening of the perinephric fascia. — D. The lower pole of the kidney is exposed and perinephric dissection is started. — E. Peripheral dissection of the kidney has been completed prior to inferior displacement. — F. The kidney has been displaced inferiorly, a pheochromocytoma lying in close proximity to the renal vein is exposed, and a vein from the renal vein to the adrenal is being secured

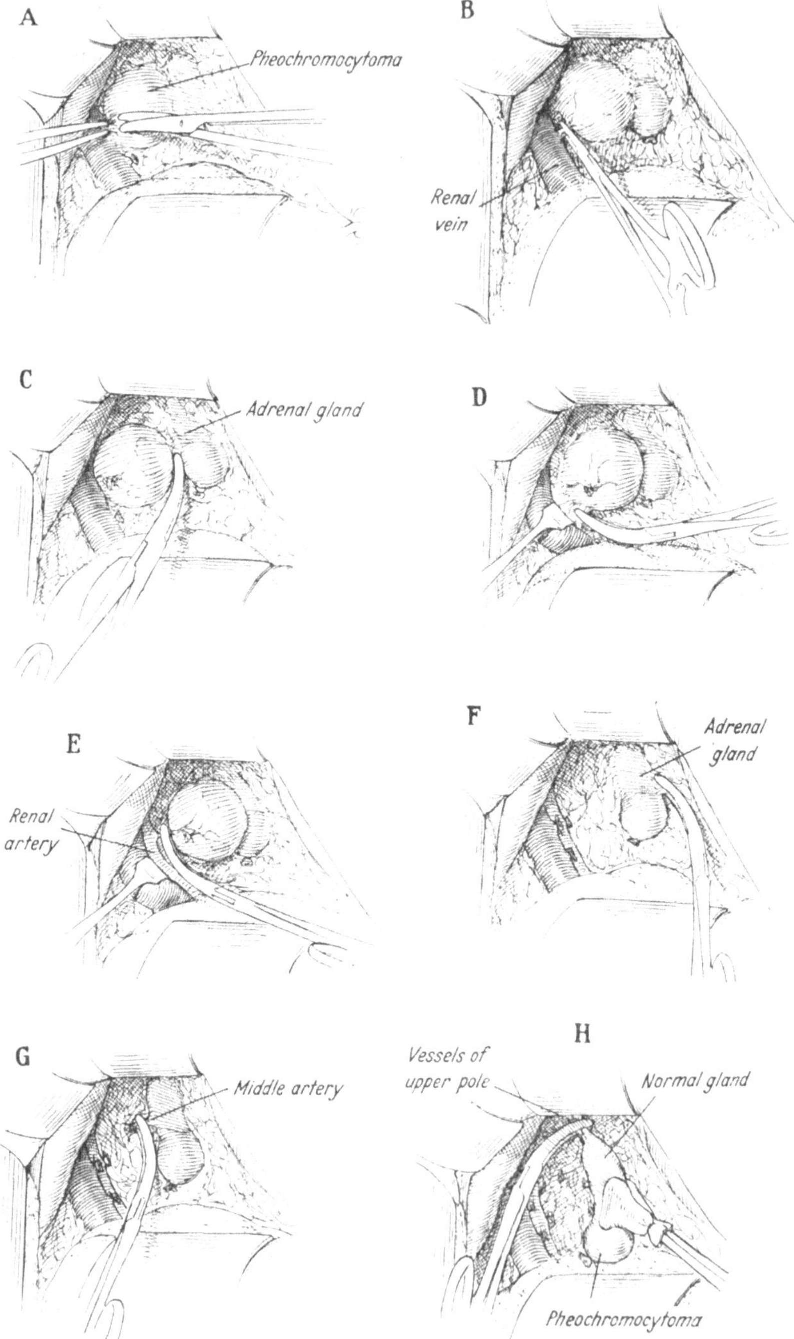

Fig. 21 A—H. *The transabdominal approach to the adrenals (continued).* A. The pheochromocytoma is being dissected free from the renal vessels. — B. Vessels from the renal vein to the tumor are being secured. This pheochromocytoma lies contiguous to, but outside of the adrenal. Care must be taken here to avoid injury of the renal artery and vein. — C. The extraadrenal tumor is being freed from the adrenal which also contains a pheochromocytoma in the lower pole. — D and E. Further mesial dissection exposes an artery from the renal artery to the tumor. — F. The extrarenal pheochromocytoma has been removed and peripheral dissection of the adrenal itself begins by clamping fibrous and vascular attachments. — G. The mesial blood supply of the gland is clamped. H. Finally the gland is lifted with a pulmonary clamp and the superior blood supply clamped and divided to complete adrenalectomy. Adequate exposure with this approach is obtained for complete subdiaphragmatic exploration of the sympathetic chain on each side

out when a virilizing tumor is present. This approach has the advantage of avoiding initial pelvic laparotomy in the case of virilizing tumors in women. Following the removal of the adrenal or the adrenal-bearing tumor, the retroperitoneum is closed after replacing the kidney. Closure of the abdomen in the routine manner is accomplished using a continuous stitch of 0 catgut to the peritoneum and the interrupted sutures of cotton or silk to the multiple muscle layers. As many as three pheochromocytomata in different locations have been found on one side using this approach and simultaneously adequate exploration of the opposite side made possible. However this approach to the adrenal per se is less direct than is the posterolateral approach and involves greater disturbance of viscera by dissection and retraction with consequently, we believe, higher morbility than the primary retroperitoneal approach.

E. General considerations of the surgery of hyperadrenocorticism

There has been considerable controversy with regard to total adrenalectomy versus subtotal adrenalectomy in patients having hyperadrenocorticism due to bilateral adrenocortical hyperplasia. The majority of surgeons have favored the leaving of a small portion of one adrenal or the other, as a security measure in these cases. The main objection to leaving a small portion of the adrenal is the possible perpetuation or recurrence of the hyperglucocorticoid state mediated by this remnant. A reasonable arbitration seems to lie in utilizing total adrenalectomy for those patients with far advanced hyperadrenocorticism of several years duration as over against those having this state for only a short period of time with less advanced pathologic physiology. The patient who exhibits severe protein catabolism, advanced osteoporosis, severe hypertension and severe diabetes of years duration would certainly be a candidate for total adrenalectomy. The patient who is in a younger age group with changes over a shorter period of time to a much less marked degree would be considered as a candidate for subtotal adrenalectomy. It seems wise to leave about one-fifth of the left adrenal in such cases and leaving the lower pole which is receiving its blood supply from the renal vessels. This resection is accomplished in an avascular manner by using an atraumatic Blalock clamp and securing the cut edge of the adrenal with a continuous suture of 4—0 catgut. This lower portion of the left adrenal subsequently can be easily removed should recurrence of hyperplasia or perpetuation of the hyperglucocorticoid state be maintained by it. Having left this portion, one then proceeds to a complete removal of the right adrenal at the same sitting. It has been our experience that in operating for hyperadrenocorticism it is best to accomplish the operation on both sides at the same sitting since the persistence of this pathologic state is maintained by the second gland if it is not removed at the same and initial operation. Unilateral adrenalectomy makes the management during the postoperative period much more complex and at the same time, the patient is more susceptible to infection and complications than if both glands are removed completely or in part at the initial procedure.

In the approach to the surgery of hyperadrenocorticism especially when due to hyperplasia, one must continue to remember the initial teachings of HARVEY CUSHING and the possibility of a primary pituitary pathology which may become apparent even several years after adrenalectomy. This we have observed in two instances each of which has strongly emphasized the importance of these precautions prior to the initial adrenal surgery. In each of these patients, enlargement of the sella turcica became apparent two to three years after bilateral adrenalectomy though the sella turcica had been of normal size previously. In one of these patients the enlargement was due to a rapidly growing chromophobe adenoma of the pituitary which was successfully removed. Meeting with such cases again brings up the question: Shall preoperative irradiation of the pituitary be carried out in the presence of bilateral adrenocortical hyperplasia?

F. Bilateral adrenalectomy for hypertensive vascular disease

Following the advent of cortisone acetate as substitution therapy for adrenocortical insufficiency, there was great hope that adrenalectomy would be of value in the treatment of hypertensive vascular disease. In 1950, GREEN, NELSON, and DOBBS, reported significant improvement in malignant hypertension and diabetes following bilateral subtotal adrenalectomy. Simultaneously a study was progressing under the direction of THORN in Boston, as well as JEFFERS and ZINTEL in Philadelphia, with reference to the effects of adrenalectomy on malignant hypertension. The latter group were combining this procedure with sympathectomy. Initial enthusiasm with regard to the possible therapeutic results has not been sustained insofar as the effects of adrenalectomy alone goes except in rare and highly selected cases. ZINTEL and JEFFERS have obtained a higher percentage of good results with their combined therapy of sympathectomy and adrenalectomy.

A group of 20 patients, having severe malignant vascular disease were subjected to total adrenalectomy by THORN and HARRISON. Fifteen of these patients have died and five are living more than 6 years after operation. The cause of death in this group was distributed as follows: myocardial insufficiency 3; renal failure 4; cardiac arrest 1; adrenocortical insufficiency 2; carcinoma of the prostate 1; rupture of an aneurysm 1; and cerebrovascular accident 3. The measurable physiologic benefit derived from total adrenalectomy in these patients was on the basis of a sodium and water diuresis which was accompanied by an improvement in circulation and possibly an arrest in the progress of the vascular disease itself. It was frequently observed in advanced hypertensive vascular disease with irreversible changes, that no improvement in blood pressure occurred as a result of adrenalectomy alone. As a result of this experience it was felt that adrenalectomy was definitely contraindicated wherever renal failure had supervened as a result of the primary vascular disease. As a result of these studies it was concluded that total adrenalectomy may be utilized in malignant vascular disease in rare selected cases that have failed to respond to all forms of medical conservative management and who are suffering with circulatory decompensation and, or, hypertensive encephalopathy but who still have no evidence of primary renal failure. In such patients dramatic improvement in cardiac size has occurred with corresponding improvement in circulation and increase of exercise tolerance. There has been a concomitant clearing of edema and weight loss. Relief of headache, improvement of appetite, improvement of anemia and a more equitable adjustment to environment has been observed in 20 per cent of these patients with very advanced vascular disease. It seems that better results could be obtained from this procedure on the basis of the work of ZINTEL if sympathectomy is combined with it and if it is carried out earlier in the course of the vascular disease than was done in the above mentioned series. However, with the great advances in medical management of hypertension today, this drastic surgical therapy seems to be seldom indicated.

G. The adrenal cortex in the treatment of cancer of the prostate and breast

It has been firmly established that the adrenal cortex elaborates hormones which are significant with regard to the growth of carcinoma of the prostate and the breast. This role of the adrenal cortex in relation to these tumors probably becomes of greater significance after castration has been utilized in the treatment of each tumor. It is believed that this activity of the adrenal cortex is a compensatory one which is mediated by stimuli from the anterior pituitary after castration. The reactivation of neoplasms of the prostate and breast which have responded to castration has been thought to be related to an increased adrenocortical activity. .However, such increased adrenal activity has not been clearly demonstrated simultaneously with the relapse of cancer of the prostate and cancer of the breast. On the other hand, definite improvement in each of these neoplasms has resulted from pharmacologic suppression of the adrenal cortex and also by adrenalectomy.

I. Adrenalectomy for reactivated cancer of the prostate

Hormonal studies have shown a marked reduction in excretion of androgens measured biologically as a result of castration of men aged 47 to 75 years. A significant excretion of androgens can be measured biologically after castration and this androgen excretion is further greatly diminished by total adrenalectomy. The administration of ACTH to patients after castration has resulted in a marked rise in androgen excretion to much higher levels than was demonstrated in the resting state before castration. These studies confirm those of Huggins and Scott showing that the adrenal cortex is a source of extragonadal androgens which probably play a role in the reactivation of cancer of the prostate.

Relief of constant pain has been the most dramatic benefit derived from total adrenalectomy for carcinoma of the prostate. Careful studies have been made on 13 patients subjected to this procedure. Eleven of these patients had persistent pain, and 6 gained relief for periods ranging from 6 to 18 months. Decrease in the size of the pelvic mass of tumor was striking in two patients, and improvement was obtained for 40 months in one patient. Arrest of the growth of a large pelvic mass of prostatic cancer with decrease in size over a period of a year, was accomplished in another patient. Improved micturition occurred in 4 patients. Decrease in the serum acid phosphatase was observed in 3 patients, and röntgenographic evidence of calcium deposition in osseous metastases was observed in 3 patients following total adrenalectomy. With relief of pain there was improvement in appetite, improved nutrition and corresponding improvement in anemia. The patients showing response to adrenalectomy were found to have a decrease in calcium excretion and an early increase of alkaline phosphatase of the blood serum. Healing of pathologic fractures was observed in 2 patients after total adrenalectomy. Pronounced improvement occurred in 9 of 13 patients. Survival in months following total adrenalectomy ranged from 4 to 46 months with an average survival of 14 months. All of these patients had previously undergone castration and estrogen therapy. Escape from this therapy and reactivation occurred in all cases before corticoid inhibitory therapy had been instituted. With improved methods of suppression of adrenocortical activity by metacorten and fluorohydrocortisone, an additional stage of hormonal therapy has been added to the management of carcinoma of the prostate. Beyond this stage in carefully selected cases, adrenalectomy or hypophysectomy may be considered as a final effort to delay the progress of this disease and it has been shown that both symptomatic and objective improvement may be possible and accompanied by definite prolongation of life. A more widespread use of corticoid inhibition is certainly indicated and the philosophic advantages of medical therapy in the management of a terminal neoplastic disease is quite apparent. It is not believed that adrenalectomy will be widely used because it is a drastic procedure at best, and in a patient having disseminated cancer, there are both economic and moral factors which complicate the decision for its use. Further study of the possible value of its earlier utilization in selected cases seems to be indicated however.

II. Adrenalectomy for cancer of the breast

In 1893, Sir GEORGE BEATSON showed that carcinoma of the breast could be influenced favorably by oophorectomy. In 1905, when DE COURMELLE showed that menstruation ceased after irradiation of the ovaries, oophorectomy was abandoned as a treatment for cancer of the breast. Many years passed before it was realized that cessation of the menses did not necessarily mean that secretion of estrogens has stopped. Surgical castration is the most certain method of stopping ovarian estrogen production. It remained for HUGGINS in 1941 to report his epoch-making discovery of response of cancer of the prostate to castration and the administration of estrogens. In 1945, HUGGINS and SCOTT carried out bilateral adrenalextomy for cancer of the prostate which had reactivated after previous response to castration and estrogen therapy. All of these patients subsequently died of adrenocortical insufficiency. In 1950, it was demonstrated by THORN and his coworkers that the human being following total adrenalectomy could lead a normal sedentary existence with the aid of cortisone acetate and desoxycorticosterone acetate substitution therapy. HUGGINS then applied the operation of bilateral adrenalectomy to reactivated cancer of the breast and noted striking improvement both subjectively and objectively in many patients. A striking diminution of calcium excretion following adrenalectomy was demonstrated by PEARSON and he emphasized that this would serve as a reliable index of objective improvement in the treatment of both cancer of the prostate and breast. Shortly after HUGGINS' publications on the benefits derived from bilateral adrenalectomy for carcinoma of the breast, LUFT and OLIVECRONA in Stockholm, BRONSON RAY at the New York Hospital, and DONALD MATSON at the Peter Bent Brigham Hospital, demonstrated the perhaps greater benefits of hypophysectomy for reactivated cancer of the breast. Following the latter studies the utilization of bilateral adrenalectomy has been utilized to a much less extent. After a preliminary period of perfecting the technique of hypophysectomy it was learned that this operation really constituted a procedure of much less magnitude than that of bilateral adrenalectomy for the patient even though technically it is admittely more difficult than adrenalectomy.

CADE has reported on 136 patients with disseminated breast cancer who have had bilateral adrenalectomy and gonadectomy. Regression of skeletal, visceral, and cutaneous metastatic lesions as well as the advanced primary mammary tumor has been achieved in 40 per cent of these patients. The improvement included complete relief of pain and a return to a nearly normal life for patients previously incapacitated or bed-ridden. Survival varied from six moths to three years for those having a hormonal dependent tumor. It is significant that neither the histological type of the cancer, the age of the patient, nor the stage of the disease can be correlated with the hormone dependence of the cancer. Suitability for adrenalectomy or hypophysectomy may be predicted sometimes by improvement after corticoid therapy.

Luft and Olivecrona have reported that 56 per cent of women with metastatic breast cancer responded favorably to hypophysectomy. They emphasize that comparison of results obtained after oopherectomy and adrenalectomy at this time cannot be made regarding the two types of treatment. Patients who have responded to other forms of hormonal therapy can be expected to respond to hypophysectomy and a smaller percentage not responding to other forms of hormonal therapy may also be improved.

The careful studied use of estrogens, androgens, and corticoid therapy, in regulating the growth of carcinoma of the breast has constituted a step forward in the treatment of this neoplasm and has resulted in a great prolongation of life and relief of pain for these patients. The benefits derived from the attack on cancer via the hormonal route seem to be obtained by means of altered metabolic processes pursuant to changing the hormonal environment of the neoplastic cells. The electrolyte changes as a result of hormonal therapy have been quite clearly defined. Certain knowledge has been gained with regard to the effects on protein, carbohydrate, and fat metabolism. The androgens have an anabolic effect on protein metabolism and seem to act as a stimulus to the growth of carcinoma of the prostate. Carcinoma of the breast in the elderly woman seems to respond well to estrogens whereas in the younger woman, testosterone may give a similar degree of improvement. The latter has a definite anabolic effect on protein metabolism in contrast to the anti-anabolic effect of the glucocorticoids. In most cases of both carcinoma of the prostate and breast, the administration of cortisone acetate, prednisone, or hydrocortisone seems to have a beneficial effect for varying periods of time in different individuals. This improvement may be gained by the effect on the anterior pituitary and perhaps also by a direct effect on the neoplastic cells. There are a great number of variables in this whole field of endeavor which is undergoing intensive study in many institutions. Thus far it must be emphasized that hormonal therapy has constituted great palliation but not a cure of cancer.

H. Surgery of tumors of the adrenal medulla

I. Introduction

The adrenal medulla rises from primitive cells known as sympathogonia which penetrate the adrenal cortex in the 7th week of fetal life. The adrenal medulla and the sympathetic ganglia are found to produce the same type of neoplasms; namely, the neuroblastoma, the pheochromocytoma, and the ganglioneuroma. The latter is usually benign but the former two types may be malignant. The neuroblastoma is the most common malignant tumor of infancy and early childhood; it is characterized chiefly by its tendency to early and diffuse metastases. The pheochromocytoma is the only secreting tumor of the adrenal medulla or other parts of the sympathetic nervous system. Approximately 10 per cent of pheochromocytomata are malignant; they may be bilateral (in 10 per cent of cases) and 15 per cent are extra-adrenal in location. The multicentric possibilities for origin of pheochromocytoma in the sympathetic nervous system create difficulties in diagnosis and therapy.

II. The diagnosis and management of tumors of the adrenal medulla

1. Neuroblastoma

The clinical picture of neuroblastoma is characterized by weakness, anemia and weight loss. A palpable mass is frequently found in the abdomen at initial physical examination and pain may be caused by nerve root involvement as well as osseous metastases. Dis placement of the kidney laterally and, or, downward can be demonstrated by the plain film of the abdomen, excretory urography, and tomography. Retroperitoneal presacral insufflation of carbon dioxide may be helpful but usually this is not necessary to localize the tumor. Hepatic and pulmonary metastases are common. Roentgenograms of the skeleton and chest are helpful in delineating the extent of metastases which are usually present and especially if anemia has supervened. The condition may be difficult to differentiate clinically from primary embryoma of the kidney. The diagnosis is established by surgical exploration at which biopsy and resection are carried out.

Postoperative roentgen therapy is routinely used and is often followed by good response. In the case of large tumor masses deemed inoperable or when metastases are present, primary irradiation therapy is initially used. As a result of such treatment, inoperable tumors may shrink to an operable state. A significant contribution has been made by Farber and Gross at the Children's Medical Center in Boston, in the management of this condition. The recent combined use of chemical therapy and radiation for inoperable neoplasms shows some promise.

2. The diagnosis and management of pheochromocytoma

This tumor of the adrenal medulla or sympathetic ganglia characteristically causes hypertension, either sustained or intermittent and paroxysmal. It is more common perhaps than previously thought but Smithwick found an instance of only 0.5 per cent in 1,000 subjects at exploration during sympathectomy for hypertension. A heightened index of suspicion is necessary in order to detect this condition. The pattern is variable and only 25 per cent of patients having it will show severe paroxysms of hypertension. During these attacks there is headache, palpitation, anxiety, tachycardia, pallor and severe sweating. Dizziness, blurred vision, precordial pain, epigastic distress and even vomiting may ensue. The attack may last for a few minutes or several hours. There seems to be a tendency for these attacks to become more frequent with the passage of time. Paroxysms of hypertension may be brought about by stress, exertion, pressure over the tumor or the injection of histamine. Severe attacks may be complicated by pulmonary edema, ventricular fibrillation, cerebral hemorrhage, hyperpyrexia and a terminal shock-like state. The entire picture of the pathology of hypertensive vascular disease may develop as the result of such a tumor. The sustained form of hypertension may be difficult to distinguish from essential hypertension though a response to adrenolytic agents would be expected in such cases. Rarely, hypermetabolism and hyperglycemia have occurred without the presence of hypertension. The diagnosis is more easily made when the attacks are paroxysmal in nature. When hypertension is sustained, the usual sequence of vascular changes in the retinal, coronary, cerebral, and renal vessels secondary to prolonged hypertension will appear. At this stage the clinical picture may simulate essential hypertension. The pharmacologic tests either provocative or blocking, may be helpful in establishing the correct diagnosis. One ultimately however has to rely on the estimation of the urinary excretion or blood concentration of catecholamines. The electrocardiographic changes do not seem to be specific.

Increased efforts are being made to improve the accuracy of measurement of the circulating levels of norepinephrine and epinephrine in the blood stream. These tests, when available along with the determinations of the excretion of catecholamines in the urine, have increased the accuracy of preoperative diagnosis. The presumptive pharmacologic tests with adrenergic blocking agents such as benzodioxane, regitin, and dibenamine, are of value when sustained hypertension is present or during an acute paroxysm of hypertension. Small transitory falls in blood pressure with these agents must be critically evaluated and not accepted as diagnostic of pheochromocytoma. Provocative agents such as histamine will cause a great rise in blood pressure in those who have a pheochromocytoma and are especially valuable for those who are normotensive during a quiescent phase of the tumor.

HOLTZ and associates gave the first evidence that the adrenal medulla of the cat produces norepinephrine as well as epinephrine. The occurrence of norepinephrine in chromaffin cell tumors was demonstrated by HOLTON and soon confirmed by several workers. ENGLE and EULER showed that large amounts norepinephrine were secreted in the urine in two cases of hypertension in which subsequently pheochromocytomas were found and surgically removed. In one of these cases epinephrine was secreted in large amounts in the urine also. They pointed out the diagnostic value of this finding and the method of urinalysis has since been used extensively for the diagnosis of pheochromocytoma. The method has several advantages, amongst which is that of having no risk or inconvenience to the patient. It is based on quantitative estimation of the pathogenic factor. There is little risk of false positive or false negative results which certainly occur not infrequently with other methods. The method gives definite quantitative information on the activity of the tumor which is not obtained by provocative or blocking tests. A summary of EULER's observations may be outlined as follows:

a) In all cases showing clinical signs of a secreting tumor, the catecholamine excretion in the urine is increased.

b) There is good agreement between the proportion of norepinephrine and epinephrine in the tumor and in the urine.

c) While norepinephrine is increased in the urine in all cases of secreting tumors, epinephrine is increased only in certain cases.

d) In no instance of pheochromocytoma was increased content of only epinephrine found in the urine or in the tumor. An increased content of norepinephrine was also always found.

It is to be emphasized that norepinephrine is normally excreted in the urine in amounts of about 20 to 40 micrograms per 24 hours and may be increased in various clinical conditions, such as trauma, surgical stress, fever, burns, and myocardial infarction. Therefore there is no exact way of deciding the lower limit of excretion that indicates a tumor. The lowest level of 24 hour values of urinary catecholamines accompanying verified tumors have been 104 and 109 micrograms according to EULER. In 32 of his 35 cases, the urinary excretion exceeded 300 micrograms per 24 hours. He considered that for practical purposes a daily excretion of 100 to 200 micrograms of norepinephrine may be regarded as the lower limit for the diagnosis of a clinically active tumor. It is also of value to establish such a limit since lower excretions may be due to tumors that are not large enough to allow surgical detection.

The drug tests for pheochromocytoma are here outlined very briefly for their details have been given in another chapter.

a) Histamine test

(ROLFF and KVALE)

After intravenous injection of 25—50 micrograms of histamine base, a marked rise of blood pressure is recorded in cases of pheochromocytoma.

b) Mecholyl test

(GUARNERI and EVANS)

This test like the foregoing, depends on direct stimulation of the chromaffin cells. Ten to 25 milligrams are given subcutaneously and followed by a rapid rise in blood pressure.

c) Benzodioxane test

(introduced by GOLDENBERG and associates)

The injection of 0.25 to 0.75 milligrams per kilogram of body weight, causes a prompt drop in blood pressure which returns to the pre-injection pressure in 10 to 40 minutes. The usual test dose is 15 to 20 milligrams of benzodioxane hydrochloride given intravenously. Patients having essential hypertension may get a dangerous rapid pressor response.

d) Dibenamine test

The slow intravenous injection of 400 milligrams of dibenamine hydrochloride in 500 milliliters of 5 per cent dextrose solution, causes a slowly developing but prolonged lowering of the blood pressure in pheochromocytoma. Dibenamine may also block the pressor effect of histamine.

e) Phentolamine or regitine test

This drug blocks the effect of epinephrine and norepinephrine as does benzodioxane and dibenamine (LONGINO and co-workers). It is the safest of the anti-sympathomimetic test drugs. Five to 10 milligrams are given intravenously and a fall in blood pressure lasting for more than an hour will occur in instances of tumor. False positive reactions seem to be frequent.

f) Tetraethyl ammonium test

(LA DUC, MURISON and PACK)

This is a ganglionic blocking agent and is thought to increase the pressor action of circulating norepinephrine and epinephrine by blocking the regulating mechanism. It is seldom used.

III. Localization of the tumor

Detailed roentgenographic investigation is carried out always starting with a plain film of the abdomen and progressing to excretory urography and tomography. Presacral injection of carbon dioxide may be helpful in delineating the contour and location forsuch suprarenal masses. However, since these tumors are often small, the absence of röntgenographic findings is not an ultimate diagnostic determinant. In our experience, patients having pheochromocytoma are not obese or heavy-set. The preoperative diagnosis is confirmed and established by surgical exploration. Displacement of the kidney inferiorly and change in the longitudinal axis of the kidney by displacement of the upper pole laterally are important factors seen in pyelography by both the excretory and retrograde techniques. The location of pheochromocytoma in the region of the renal vascular pedicle sometimes causes a convex shadow which appears to be intimately a part of the renal shadow but represents a definite convexity thereon which is mesial to the kidney but seemingly continuous with its outline. On two occasions we have detected these findings postoperatively on the left side when we have not recognized them preoperatively in the roentgenogram.

A refined diagnostic measure has been utilized by ODMAN who has collected blood at different levels from the vena cava using a radiopaque catheter under fluoroscopic control. Venous blood from the tumor may have a high concentration of catecholamines which can be detected when blood is collected from the vena cava close to where the veins from the tumor empty into the vena cava. His catheterization studies have shown that norepinephrine may be absent in the superior caval vein but increasing concentrations were found when the catheter tip was moved down towards the renal vein or even to the iliac bifurcation. When widespread metastases had occurred he found high norepinephrine concentrations in the inferior as well as the superior caval systems but not in the arterial blood. In a case of multiple possibly malignant intrathoracic pheochromocytoma samples from the inferior cava and the brachiocephalic veins did not contain norepinephrine but a high concentration was found in the superior vena cava at the level where the azygos vein usually empties.

The adequate treatment of pheochromocytoma is the complete surgical removal of the tumor. The previous high mortality rate of operation of 20—30 per cent has definitely become lower with adequate intra- and postoperative treatment. The antisympathomimetic agents are used temporarily to combat the spontaneous paroxysmal attack provoked by pharmacologic diagnostic stimulation, diagnostic palpation, anesthesia, and the manipulation of the tumor during operation.

If a tumor has been located by röntgenographic studies in the suprarenal area on only one side, the subcostal or transcostal approach is used, the exposure being made proportionate to the estimated size of the tumor. If no preoperative localization has been accomplished, the surgical approach is usually transabdominal, using either a high transverse incision or an initial vertical incision through which the primary exploration is carried out followed by an appropriate transverse extension for exposure of the tumor. Such an exploration and exposure is illustrated at the accompanying diagram of an operation at which tumors of the left adrenal and also of two sympathetic ganglia were found and removed.

The close proximity of the left adrenal to the renal vascular pedicle creates the possibility of the renal artery being involved by periarterial adhesions caused by neoplasm of the lower pole of the adrenal or as a result of the dissection necessary to remove the tumor that is contiguous to the renal artery. Tumor in a sympathetic ganglion at this level may produce the same changes. This dissection has been necessary in two instances in our experience and in one of these, nephrectomy for renal hypertension was necessary one year later. No localized obstruction of the renal artery was found but it was small throughout its entire course from the aorta into the kidney. It is probably true that renal ischemia had begun prior to the original operation for pheochromocytoma as there was no decrease in blood pressure following removal of the latter. Hypertensive symptoms persisted in this case postoperatively after the removal of three pheochromocytoma and there was röntgenographic evidence of a decrease in the length of the left kidney from 12 to 8 centimeters during the ensuing year. Hypertension was then relieved following the removal of the shrunken left kidney and there was some improvement in coincident polycythemia. Hyperplastic arterial changes in the intima and media diffusely extended into the arterioles of the renal parenchyma whose cortex was contracted and thinned. This case has been reported in detail elsewhere in order to emphasize the important complications of pheochromocytoma and the surgery thereof.

The conduct of the operation must be carried out with definite precautions to prevent a hypertensive crisis. Sedation the night before surgery is reinforced with appropriate preoperative medication and a smooth induction of general anesthesia with sodium pentothal followed by nitrous oxide and ether. Adequate anesthesia is necessary for complete relaxation and to minimize peripheral stimuli. Adrenolytic agents are prepared for immediate administration in the event of a hypertensive crisis. Careful dissection of the tumor and gentle handling of tissues will decrease the possibility of a crisis. Sharp drops in blood pressure following ligation of the blood supply to the tumor and its removal are more likely in those having sustained hypertension and are combatted by appropriate pressor agents such as neosynephrine and norepinephrine. A constant drip by the intravenous route of a solution of 10 milligrams of neosynephrine or norepinephrine in 500 milliliters of normal saline can be regulated to control hypotension according to the individual demands. When hypotension is difficult to control and is prolonged, the intermittent use of 50 milligrams of ephedrine sulfate given intramuscularly is very helpful in stabilizing circulatory dynamics and correcting hypotension. The latter preparation gives a more sustained support to the circulation than the more immediate acting intravenously administered drugs and is supplementary to their use. Norepinephrine may cause renal vasoconstriction and oliguria when given in excess. It should always be given through a cannula passed well up into a large vein to avoid the damaging effects of peripheral superficial vasoconstriction and necrosis of tissues.

The potential origin of pheochromocytoma in any of the sympathetic ganglia and the multiple sites of origin in 15 percent of cases, deserves great emphasis as one of the most difficult aspects of the surgery of this disorder. The subdiaphragmatic exploration of the sympathetic ganglia is therefore necessary in addition to adrenal exploration in order to accomplish the thorough search for these tumors. Exploration of the opposite side may be withheld following the removal of a solitary pheochromocytoma pending the postoperative result and progress of the patient. Limitation of surgical exploration to one side is made only when there is a clear-cut preoperative demonstration of the tumor and the posterolateral subcostal approach is chosen rather than a transabdominal exposure and exploration in order to minimize the surgical trauma which is justified on the basis of a better than 4 to 1 chance that the tumor is solitary. Excellent exposure of the sympathetic chain from the diaphragm to the iliac vessels is accomplished via a posterolateral retroperitoneal exposure.

The urinary output of catecholamines should be determined after operation to ascertain the completeness of the surgical treatment. A high arterial blood pressure after an apparently successful operation may be due to essential hypertension existing before the appearance of the tumor or to vascular changes secondary to the period of elevated blood pressure caused by the tumor, or may be produced by remaining undetected tumor tissue. One instance of true renal ischemia causing sustained hypertension antedating the removal of pheochromocytoma has been mentioned previously. Determination of urinary catecholamines as well as the determination biologically of rennin content of the peripheral blood will help to differentiate these possibilities.

Management consists of accurate identification and localization of pheochromocytoma followed by medically controlled anesthesia and surgical removal of all tumors present in the patient. Careful regulation of blood pressure during operation and for a varying period of adjustment thereafter is of prime importance. The renal vasoconstrictive effect of norepinephrine must be remembered in the postoperative period of obligatory substitution therapy.

The author wishes to express his gratitude to Doctor GEORGE W. THORN and the Metabolic Group of the Peter Bent Brigham Hospital for the experiences through the years which have made this chapter possible. The advice, support, and encouragement of Doctor FRANCIS D. MOORE has been constantly helpful. The resident staff in Urology, Surgery, and Medicine of the Peter Bent Brigham Hospital have been of invaluable assistance in the study and management of these problems. Especial thanks go to Doctors JOHN CROWE, DONALD BRIEF, LAWRENCE UNGER, and JOHN DOWLING, who as fourth year students at Harvard Medical School were inspiring and energetic in their study of hyperadrenocorticism. The graphic artistry of Miss MILDRED CODDING speaks for itself in a superior manner and is especially significant since she started her career in Medical Art with Doctor HARVEY CUSHING. Last but not least, the author wishes to express his sincere appreciation to Doctor JEANETTE C. OPSAHL for her interest and assistance in the compilation and preparation of this chapter.

References

ADDISON, T.: On the constitutional and local effects of disease of the suprarenal capsules. London: D. Highley 1855. — ALBRIGHT, F.: Cushing's Syndrome: Its pathological physiology, its relationship to the adrenogenital syndrome, and its connection with the problem of the reaction of the body to injurious agents ("Alarm reaction" of Selye). Harvey Lect. **38**, 122—186 (1942/43). — ALBRIGHT, F., and E. C. REIFENSTEIN jr.: The parathyroid glands and metabolic bone disease. 393 pp. Baltimore, Md.: Williams & Wilkins Company 1948. — APER, M.: Dystrophies en relation avec de lésions de capsules surrénales hirsutisme et progeria. Bull. Soc. Pédiat. Paris **12**, 501—518 (1910). — BEATSON, G. F.: On therapy of inoperable cases of carcinoma of mamma. Lancet **1895 II**, 104—107. — BECK, J. C., C. P. GIROUD, J. DYRENFURTH and E. H. VENNING: The metabolic effect of intravenous aldosterone in a totally adrenalectomized human. Canad. J. Biochem. **33** (5), Sept. (1955). — BERGENSTAL, D. M., and T. L. Y. DAO: Management of Addison's disease in adrenalectomized patients. Bull. N.Y. Acad. Med. **29**, 295 (1953). — BIEDL, A.: Innere Sekretion, 2. Aufl. Berlin: Urban & Schwarzenberg 1913. — BINNIE, J. F.: Manual of operative surgery, 6th ed. Philadelphia: Blakston 1913. — BITTORF, A.: Nebennierentumor und Geschlechtsdrüsenausfall beim Manne. Berl. klin. Wschr. **56**, 776 (1919). — BROSTER, L. R., and H. W. C. VINES: The adrenal cortex. London: H. K. Lewis & Co., Ltd. 1933. — BROWN-SÉQUARD, C. E.: Recherches experimentales sur la physiologie et la Pathologie des capsules surrenales. Arch. gén. Med. **8**, 385 (1856). — BULLOCK, W., and J. H. SEQUEIRA: On the relation of the suprarenal capsules to the sexual organs. Trans. path. Soc. Lond. **56**, 189 (1905). — CADE, SIR S.: Adrenalectomy for breast cancer. Brit. med. J. **1**, 1 (1955). — The role of adrenalectomy in cancer of the breast. Cancer (Philad.) **10**, 777—778 (1957). — CAHILL, G. F.: Hormonal tumors of the adrenal. Surgery **16**, 233 (1944). — Pheochromocytomas. J. Amer. med. Ass. **138**, 180 (1948). — Adrenalectomy for adrenal tumors. Trans. Amer. Ass. gen.-urin. Surg. **44**, 105—115 (1952). — CAHILL, G. F., and H. ARANOW jr.: Pheochromocytoma: Diagnosis and treatment. Ann. intern. Med. **31**, 389 (1949). — CAHILL, G. F., R. F. LOEB, R. KURZROK, A. P. STOUT and F. M. SMITH: Adrenal cortical tumors. Surg. Gynec. Obstet. **62**, 287 (1936). — CAHILL, G. F., and M. M. MELICOW: Tumors of the adrenal gland. J. Urol. (Baltimore) **64**, 1—25 (1950). — CAHILL, G. F., M. M. MELICOW and H. H. DARBY: Adrenal cortical tumors. Surg. Gynec. Obstet. **74**, 281 (1942). — CANNON, W. B.: The emergency function of the adrenal medulla in pain and the major emotions. Amer. J. Physiol. **33**, 356—372 (1914). — CHUTE, R., L. SOUTTER and W. S. KERR jr.: Value of thoracoabdominal incision in removal of kidney tumors. New Engl. J. Med. **241**, 951—960 (1949). — CONN, J. W.: Primary aldosteronism, a new clinical syndrome. J. Lab. clin. Med. **45**, 3—17 (1955). — Primary aldosteronism. J. Lab. clin. Med. **45**, 661—664 (1955). — COPE, C. L., and M. D. MILNE: Primary aldosteronism. Brit. med. J. **1955 I**, 969. — COPE, C. L., and J. W. RAKER: Cushings disease: The surgical experience in the care of 46 cases. New Engl. J. Med. **253**, 119—126, 165—172 (1955). — DE COURCY, J. L.: The technique of adrenalectomy and adrenal denervation. Amer. J. Surg. **30**, 404 (1935). — COX, H. T.: Adrenalectomy and prostatic cancer:

Report of 3 cases. Lancet 1947 II, 425. — CRILE, G.: Denervation of the adrenal glands for neurocirculatory asthenia. Surg. Gynec. Obstet. 54, 294 (1932). — Indications for and end results in 308 denervations of adrenal glands. Amer. J. Surg. 30, 404 (1935). — CROOKE, A. C.: Change in basophil cells of pituitary gland common to conditions which exhibit syndrome attributed to basophil adenoma. J. Path. Bact. 41, 339 (1935). — CUSHING, H.: The pituitary body and its disorders, case 45, p. 341. Philadelphia: J. B. Lippincott Company 1912. — Basophil adenomas of pituitary body and their clinical manifestations (pituitary basophilism). Bull. Johns Hopk. Hosp. 50, 137—195 (1932). — Pituitary body, hypothalamus, and parasympathetic nervous system. Springfield, Ill.: Charles C. Thomas 1932. — CUTLER, E. C.: Personal Communication. — EMERSON, K., and A. JESSIMAN: Excision of adrenals in cancer of the breast and prostate. New Engl. J. Med. 254 (6), Feb. (1956). — ENGEL, A., and U. S. v. EULER: Diagnostic value of increased urinary output of noradrenaline and adrenaline in phaeochromocytoma. Lancet 1950 II, 387. — EULER, U. S. v.: Increased urinary excretion of noradrenaline and adrenaline in cases of phenochromocytoma. Ann. Surg. 134, 929 (1951). — EULER, U. S. v., and I. FLODING: Diagnosis of phaeochromocytoma by fluorimetric estimation of adrenalin and noradrenaline in urine. Scand. J. clin. Lab. Invest. 8 (1956). — EULER, U. S. v., C. A. GEMZELL, G. STROM and A. WESTMAN: Report of a case of Pheochromocytoma, with special regard to preoperative diagnostic problems. Acta med. scand. 153, 127 (1955). — EULER, U. S. v., and S. HELLNER: Excretion of noradrenaline, adrenaline and hydroxytyramine in urine. Acta physiol. scand. 22, 161 (1951). — EULER, U. S. v., R. LUFT and T. SUNDIN: Excretion of urinary adrenaline in normals following intravenous infusion. Acta physiol. scand. 30, 249 (1954). — EULER, U. S. v., and G. STROM: Present status of diagnosis and treatment of pheochromocytoma. Circulation 15, 5 (1957). — FABER, S.: Malignant tumors in early life. In Textbook of Pediatrics (MITCHELL-NELSON), p. 434. Philadelphia: W. B. Saunders Company 1950. — FARRELL, G. L., E. W. RAUSCHKOLB and P. C. ROYCE: Secretion of aldosterone by the adrenal of the dog; effects of hypophysectomy and ACTH. Amer. J. Physiol. 182 (2), 269 (1955). — Effect of corticosteroid injection and aldosterone secretion. Endocrinology 58 (1), 104—108 (1956). — FONTAINE, R., P. FRANK and G. STOLL: Surgery of the adrenals. J. int. Chir. 9, 362—377 (1949). — FORSHAM, P. H., G. W. THORN, F. T. G. PRUNTY and A. G. HILLS: Clinical studies with pituitary adrenocorticotropin. J. clin. Endocr. 8, 15—66 (1948). — GIFFORD jr., R. W., G. M. ROTH and W. F. KVALE: Evaluation of new adrenolytic drug (regitine) as test for pheochromocytoma. J. Amer. med. Ass. 146, 1628—1634 (1952). — GIRGOLAFF, S. S.: Zur Technik der Nebennierenexstirpation. Zbl. Chir. 49, 1361 (1922). — GLYNN, E. E.: Adrenal cortex. Quart. J. Med. 5, 157 (1912). — GOLDBLATT, H.: Studies in experimental hypertension; pathogenesis of experimental hypertension due to renal ischemia. Ann. intern. Med. 11, 69—103 (1937). — GOLDENBERG, M.: Adrenal medullary function. Amer. J. Med. 10, 627 (1951). — GOLDENBERG, M., H. ARANOW jr., A. A. SMITH and M. FABER: Pheochromocytoma and essential hypertensive disease. Arch. intern. Med. 86, 823 (1950). — GOLDENBERG, M., K. L. PINES, E. F. DE BALDWIN, D. G. GREENE and C. E. ROH: Hemodynamic response of man to norepinephrine and epinephrine and its relation to problem of hypertension. Amer. J. Med. 5, 792 (1948). — GOLDENBERG, M., and M. M. RAPPORT: Norepinephrine and epinephrine in human urine. (Addison's disease, essential hypertension, pheochromocytoma.) J. clin. Invest. 30, 641 (1951). — GOLDENBERG, M., I. SERLIN, T. EDWARDS and M. M. RAPPORT: Chemical screening methods for the diagnosis of phenochromocytoma. I. Norepinephrine and epinephrine in human urine. Amer. J. Med. 16, 310 (1954). — GOLDENBERG, M., C. H. SNYDER and H. ARANOW: New test for hypertension due to circulating epinephrine. J. Amer. med. Ass. 135, 971 (1947). — GOLDZIEHER, M. A.: The adrenals. New York: Macmillan & Co. 1929. — GOLDZIEHER, M. A., and H. KOSTER: Adrenal cortical hyperfunction. Amer. J. Surg. 27, 93 (1935). — GRAHAM, J. B.: Phenochromocytoma and hypertension: an analysis of 207 cases. Surg. Gynec. Obstet. 92, 105 (1951). — GRAHAM, L. S.: Celiac accessory adrenal clands. Cancer (Philad.) 6, 149—152 (1953). — GREEN, D. M.: Pheochromocytoma and chronic hypertension. J. Amer. med. Ass. 131, 1260 (1946). — GREEN, D. M., J. H. NELSON, G. A. DODDS and R. E. SMALLEY: Bilateral adrenalectomy in malignant hypertension and diabetes. J. Amer. med. Ass. 144, 439 (1950). — GRIMSON, K. S., J. R. EMLET and E. C. HAMBLEN: Diagnosis and management of tumors of adrenal gland. Ann. Surg. 134, 451 (1951). — GROLLMAN, A.: A complete monograph on the adrenals. Baltimore: Williams & Wilkins Company 1936. — GROSS, R. E.: The surgery of infancy and childhood: Its principles and techniques. Philadelphia: W. B. Saunders Company 1953. — GRUNDY, H. M., S. A. SIMPSON and J. F. TAIT: Isolation of a highly active mineralocorticoid from beef adrenal extract. Nature (Lond.) 169, 795 (1952). — GUARNERI, V., and J. A. EVANS: Phenochromocytoma; Report of a case with a new diagnostic test. Amer. J. Med. 4, 806 (1948). — HAFKENSCHIEL, J. H., and W. T. FITTS: Excision of adrenals in hypertension. Trans. Amer. Coll. Cardiol. 5, Dec. (1955). — HARRISON, J. H., and J. C. LAIDLAW: Recent studies of hyperadrenocorticism: Its pathologic physiology and management. Surg.

Forum **4**, 559 (1954). — HARRISON, J. H., C. LEMAN, P. L. MUNSON and J. C. LAIDLAW: Hormone excretion before and after castration and adrenalectomy. New Engl. J. Med. **252**, 425—428 (1955). — HARRISON, J. H., G. W. THORN and M. G. CRISCITIELLO: A study of bilateral total adrenalectomy in malignant hypertension and chronic nephritis. J. Urol. (Baltimore) **67**, 405 (1952). — HARRISON, J. H., G. W. THORN and D. JENKINS: Further observations of bilateral total adrenalectomy in man. Trans. Amer. Ass. gen.-urin. Surg. **44** (1952). — Total adrenalectomy for reactivated carcinoma of the prostate. New Engl. J. Med. **248**, 86 (1953). — HAYWARD, W. GIFFORD: The treatment of late relapse in prostatic carcinoma by Cortisone. J. Urol. (Baltimore) **69**, 152 (1953). — HEINBECKER, P.: The pathogenesis of Cushing's syndrome. Medicine **23**, 225 (1944). — HENCH, P. S., E. C. KENDALL, C. M. SLOCUMB and H. F. POLLEY: Effects of cortisone acetate and pituitary ACTH on rheumatoid arthritis, rheumatic fever, and certain other conditions. Arch. intern. Med. **85**, 545—666 (1950). — HIGGINS, G. A., W. E. BROWNLEE and F. E. MANTZ jr.: Feminizing tumors of the adrenal cortex. Amer. Surg. **22**, 56—79 (1956). — HINMAN jr., F.: Advisability of surgical reversal of sex in female pseudo-hermaphroditism. J. Amer. med. Ass. **146**, 423 (1951). — HOAG, L. A.: Malignant hypernephroma in children. Amer. J. Dis. Child. **25**, 441 (1923). — HOLMES, G.: A case of virilism associated with a suprarenal tumor. Quart. J. Med. **18**, 143 (1924/25). — HOLTON, P.: Noradrenaline in tumors of the adrenal medulla. J. Physiol. (Lond.) **108**, 525 (1949). — HOWARD, J. E., and W. H. BARKER: Paroxysmal hypertension and other clinical manifestations associated with benign chromaffin cell tumors. Bull. Johns Hopk. Hosp. **61**, 371 (1937). — HUGGINS, C.: Bilateral excision of the adrenal in cancer of the breast. A.M.A. Arch. Surg. **71** (5) (1955). — HUGGINS, C., and D. M. BERGENSTAL: Inhibition of human mammary and prostatic cancer by adrenalectomy. Cancer Res. **12**, 134—142 (1952). — HUGGINS, C., and T. DAO: Adrenalectomy and oophorectomy in treatment of advanced carcinoma of breast. J. Amer. med. Ass. **151**, 1388—1394 (1953). — HUGGINS, C., and W. W. SCOTT: Bilateral adrenalectomy: Clinical features and urinary excretion of 17-ketosteroids and estrogen. Ann. Surg. **122**, 1031 (1945). — HUME, D. M.: Neuroendocrine response to injury: Present status of problem. Ann. Surg. **138**, 548—557 (1953). — JAILER, J. W., J. J. GOLD and E. Z. WALLACE: Evaluation of the "cortisone test" as a diagnostic aid in differentiating adrenal hyperplasia from adrenal neoplasia. Amer. J. Med. **16**, 340 (1954). — JAILER, J. W., J. LOUCHARD and G. F. CAHILL: Adrenal virilism. Diagnostic considerations and treatment. J. Amer. med. Ass. **150**, 575 (1952). — JEFFERS, W. A., H. A. ZINTEL, J. H. HAFKENSCHIEL, A. G. MILLS, A. M. SELLERS and C. C. WOLFERTH: The clinical course following adrenal resection and sympathectomy of 82 patients with severe hypertension. Ann. intern. Med. **39**, 254 (1953). — JOHNSON, B. B., and J. A. LUETSCHER: The possible role of adosterone in edema. Ann. N.Y. Acad. Sci. **61** (2), 22 (1955). — KENDALL, E. C.: The chemistry and partial synthesis of adrenal steroids. Ann. N.Y. Acad. Sci. **50**, 540 (1949). — KENDALL, E. C., L. L. MASON and C. S. MYERS: Concerning the chemical nature of the hormone of the adrenal cortese. Proc. Mayo Clin. **11**, 351 (1936). — KENYON, A. I.: Adrenal cortical tumors—physiologic considerations. Endocrinology of neoplastic diseases, p. 245. New York: Oxford University Press 1947. — KENYON, A. I., T. F. GALLAGHER, D. H. PETERSON and R. J. DORFMAN: Urinary excretion of androgenic and estrogenic substances in certain endocrine states: Studies in hypogonadism, gynecomastia and virilism. J. clin. Invest. **16**, 705—717 (1937). — LADUC, J. S., P. J. MURISON and G. T. PACK: Use of tetraethylammonium bromide as a diagnostic test for pheochromocytoma. Amer. J. Med. **3**, 118 (1947). — LAIDLAW, J. C., F. C. GOETZ, D. JENKINS. P. MUNSON, J. H. HARRISON and G. W. THORN: 17-Ketosteroid and androgen excretion in orchiectomized, adrenalectomized patients. J. clin. Endocr. **12**, 971 (1952). — LANDES, RALPH R., and CHARLES L. RANSOM: Technique for the use of carbon dioxide in presacral retroperitoneal pneumography. Surg. Gynec. Obstet. **105**, 268—272 (1957). — LANDING, B. N., and E. GOLD: The occurrence and significance of leydig cell proliferation in familial adrenal cortical hyperplasia. J. clin. Endocr. **11**, 1436 (1951). — LANGERON, L., G. VINCENT and DESROCHER: Les possibilites d'un traitement chiergical dans certaines formes d'hypertension arterielle. Presse méd. **42**, 1033—1036 (1934). — LONGINO, F. H., K. S. GRIMSON, J. R. CHITTUM and B. H. METCALF: Effects of a new quaternary amine and a new imidazoline derivative on the autonomic nervous system. Surgery **26**, 421 (1949). — LUCAS, L. A., L. D. FLINT, H. SULKOWITCH and L. M. HURXTHAL: Cushing's syndrome and adrenogenital syndrome in a patient with adrenocortical carcinoma. Lahey Clin. Bull. **9**, 135—144 (1955). — LUETSCHER, J. A., and R. H. CURTIS: Aldosterone; observations on the regulation of Na and K balance. Ann. intern. Med. **43** (4), 658—666 (1955). — LUFT, R., and N. OLIVECRONA: Hypophysectomy in the treatment of malignant tumors. Cancer (Philad.) **10**, 789—794 (1957). — LUKENS, F. D. W., H. F. FLIPPIN and F. M. THIGPEN: Adrenal cortical adenoma with absence of opposite adrenal. Amer. J. med. Sci. **193**, 812 (1937). — LUND, A.: Adrenaline and noradrenaline in blood and urine in cases of pheochromocytoma. Scand. J. clin. Lab. Invest. **4**, 263 (1952). — MARCHAND, F.: Über accessorische Nebennieren in Ligamentum latum. Wirk. Arch. f. Path. Anat. **92**, 11 (1883). — MAYO, C. H.: Paroxysmal hypertension with tumor of retroperitoneal nerve; report of case. J. Amer. med. Ass. **89**, 1047 (1927). — NEHER, F., and A. WETTSTEIN: Aldosterone in body fluids and tissues. Acta endocr. (Kbh.) **18** (4), 386—395 (1955). — Aldosterone in urine and effect of surgery. Lancet **1955**, No 6878, 1296—1299. — NEUHOF, H.: Gangliosympathectomy and bilateral hemiadrenalectomy for severest grade of hypertension. Ann. Surg. **128**, 787—790 (1950). — NEUMANN, H. O.: Nebennierenrinde und Geschlechtlichkeit. Arch. Gynäk. **160**, 481 (1936). — OLIVER, G., and E. A. SCHAEFER: Physiological effects of adrenal extracts. J. Physiol. (Lond.) 18, 230 (1895). — PARKER, D.: Benign cysts of the adrenal gland. J. Urol. (Baltimore) **68**, 1 (1952). — PEDERSEN, J.: Virilizing ovarian tumors. J. clin. Endocr. **7**, 115 (1947). — PINCOFFS, M. C.: A case of paroxysmal hypertension associated with suprarenal tumor. Trans. Ass. Amer. Phycns. **44**, 295 (1929). — POUTASSE, E. F., and C. C. HIGGINS: Surgery of the adrenal gland for Cushing's syndrome. J. Urol. (Baltimore) **70**, 129 (1953). — PRIESTLEY, J. T., G. S. SPRAGUE, W. WALTERS and R. M. SALASSA: Subtotal adrenalectomy for Cushing's syndrome: preliminary report of 29 cases. Ann. Surg. **134**, 464 (1951). — QUINBY, W. C.: Some dysfunctions caused by neoplasms especially of the adrenal gland. Trans. Amer. Ass. gen.-urin. Surg., May (1933). — RABIN, C. B.: Chromaffin cell tumor of the suprarenal medulla (pheochromocytoma). Arch. Path. (Chicago) **7**, 228 (1929). — REDDY, W. J., D. JENKINS and G. W. THORN: Estimation of 17-hydroxycorticoids in urine. Metabolism **1**, 511 (1952). — REICHSTEIN, T. v.: Über Bestandteile der Nebennieron-Rinde. Trennungsmethoden sowie Isolierung der Substanzen F. Helv. chim. Acta **19**, 1107 (1936). — REICHSTEIN, T. v., and C. W. SHOPPEE: The hormones of the adrenal cortex. Vitam. and Horm. **1**, 345 (1943). — RENOLD, A. E., D. JENKINS, P. H. FORSHAM and G. W. THORN: The use of intravenous ACTH. A study of quantitative adrenocortical stimulation. J. clin. Endocr. **12**, 763 (1952). — ROTH, G. M., and W. F. KVALE: A tentative test for phenochromocytoma. Amer. J. med. Sci. **210**, 653 (1945). — RUIZ-RIVAS, M.: Nueva tecnica de diagnostico aplicable a organos y estructuras retroperitoneales, mediastinicas y cervicales. Rev. clin. esp. **25**, 206 (1947). — SCOTT, W. W.: Endocrine management of disseminated prostatic cancer, including bilateral adrenalectomy and hypophysectomy. Trans. Amer. Ass. gen.-urin. Surg. **44**, 101—104 (1952). — SELYE, H.: General adaptation syndrome and the diseases of adaptation. J. clin. Invest. **6**, 117 (1946). — Textbook of endocrinology. Montreal, Canada: Univ. of Montreal 1947. — SIMPSON, S. A., J. F. TAIT, A. WETTSTEIN, F. NEHER, J. VON EUW, T. v. REICHSTEIN and O. SCHINDLER: Isolierung eines neuen kristallisierten Hormons aus Nebennieren mit besonders hoher Wirksamkeit auf den Mineralstoffwechsel. Experientia (Basel) **9**, 333 (1953). — Konstitution des Aldosterons, des neuen Mineralocorticoids. Experientia (Basel) **10**, 132 (1954). — SMITHWICK, R. H., W. E. R. GREER, C. W. ROBERTSON and R. W. WILKINS: Pheochromocytoma. New Engl. J. Med. **242**, 252 (1950). — SOSMAN, MERRILL C.: Cushing's disease—pituitary basophilism. Caldwell Lecture. 1947. Amer. J. Röntgenol. **62**, 1 (1949). — SPRAGUE, R. G., W. F. KVALE and J. T. PRIESTLY: Management of certain hyperfunctioning lesions of the adrenal cortex and medulla. J. Amer. med. Ass. **151**, 629 (1953). — STAUFFER, H. M., T. M. DURANT and M. J. OPPENHEIMER: Gas embolism. Radiology **66**, 686 (1956). — STEIN, I. F., and M. L. LEVENTHAL: Amenorrhea associated with bilateral polycystic ovaries. Amer. J. Obstet. Gynec. **29**, 181 (1935). — STEINER, P. E.: Cancer, race and geography. Baltimore: Williams & Wilkins Company 1954. — STRICKER, P.: Basis physiologiques, indications et resultats de la chirurgie des surrenales. J. Chir. (Paris) **44**, 513—524 (1934). — TAIT, J. F., S. A. SIMPSON and H. M. GRUNDY: The effect of adrenal extract on mineral metabolism. Lancet **1952 I**, 122. — THORN, G. W., P. H. FORSHAM, T. F. FRAWLEY, D. L. WILSON, A. E. RENOLD, D. S. FREDRICKSON and D. JENKINS: Advances in the diagnosis and treatment of adrenal insufficiency. Amer. J. Med. **10**, 595 (1951). — THORN, G. W., J. H. HARRISON, M. C. CRISCITIELLO and T. F. FRAWLEY: Physiological changes following bilateral total adrenalectomy in patients with advanced hypertensive vascular disease (Abstract). Trans. Ass. Amer. Phycns. **64**, 126 (1951). — THORN, G. W., J. H. HARRISON, J. P. MERRILL, M. G. CRISCITIELLO, T. F. FRAWLEY and J. T. FINKENSTAEDT: Clinical studies on bilateral complete adrenalectomy in patients with severe hypertensive vascular disease. Ann. intern. Med. **37**, 972 (1952). — THORN, G. W., J. A. HINDLE and J. A. SANDMEYER: Pheochromocytoma of the adrenal associated with persistent hypertension; case report. Ann. intern. Med. **21**, 122 (1944). — THORN, G. W., D. JENKINS and J. C. LAIDLAW: The adrenal response to stress in man. Recent Progr. Hormone Res. **8**, 171 (1953). — THORN, G. W., D. JENKINS, J. C. LAIDLAW, F. C. GOETZ, J. F. DINGMAN, W. L. ARONS, D. H. P. STREETEN and B. H. MCCRACKEN: Medical progress: pharmacologic aspects of adrenocortical steroids and ACTH in man. New Engl. J. Med. **248**, 232, 284, 323, 369, 414, 588, 632 (1953). — THORN, G. W., A. E. RENOLD, A. GOLDFEIN, D. H. NELSON, W. J. REDDY and R. HERTZ: Inhibition of corticosteroid secretion by amphenone in a patient with adrenocortical carcinoma. New Engl. J. Med. **254**, 547 bis 551 (1956). — THORN, G. W., R. H. SHEPPARD,

W. L. Morse, W. J. Reddy, R. M. Beigelman and A. E. Renold: Comparative action of aldosterone and 9-alphafluorohydrocortisone in man. Ann. N.Y. Acad. Sci. **61** (2), May (1955). — Walters, W.: Subtotal adrenalectomy for Cushing's syndrome. Arch. Surg. (Chicago) **66**, 244—252 (1953). — Walters, W., and M. J. Kepler: Adrenal cortical tumors. Ann. Surg. **107**, 881 (1938). — Walters, W., R. M. Wilder and E. S. Kepler: The suprarenal cortical syndrome with presentation of 10 cases. Ann. Surg. **100**, 670 (1934). — West, G. B., and N. R. W. Taylor: Studies in phaeochromocytoma. III. The excretion of noradrenaline in the urine of cases of hypertension and its value in the diagnosis of phaeochromocytoma. Glasg. med. J. **36**, 123 (1955). — Wilkins, L.: The diagnosis and treatment of endocrine diseases in childhood and adolescence. Springfield, Ill.: Charles C. Thomas 1950. — Wilkins, L., J. F. Crigler, S. H. Silverman, M. D. Gardner and C. L. Migeon: Further studies on treatment of congenital adrenal hyperplasia with cortisone: Effects of cortisone on sexual and somatic development, with hypothesis concerning mechanism of feminization. J. clin. Endocr. **12**, 277 (1952). — Wilkins, L., R. A. Lewis, R. Klein and E. Rosenberg: The suppression of androgen secretion by cortisone in a case of congenital adrenal hyperplasia. Bull. Johns Hopk. Hosp. **56**, 249 (1950). — Wittenborg, M. H.: Röntgentherapy in neuroblastoma. Radiology **54**, 679 (1950). — Wyatt, G. M., and S. Farber: Neuroblastoma sympatheticum; röntgenological appearances and radiation treatment. Amer. J. Röntgenol. **46**, 485 (1941). — Wyngaarden, J. B., H. G. Keital and J. Isselbacher: Potassium depletion and alkalosis. Their association with hypertension and renal insufficiency. New Engl. J. Med. **250**, 597 (1954). — Young, H. H.: Genital abnormalities, hermaphroditism and related adrenal diseases. Baltimore: Williams & Wilkins Company 1937.

Operative Eingriffe am Nervensystem bei Erkrankungen des Urogenitalsystems

Von

W. Tönnis und W. Bischof

Mit 33 Abbildungen

Die Meinungen über die Beeinflußbarkeit des Urogenitaltraktes und dessen Funktionsstörungen durch das vegetative Nervensystem gehen im Schrifttum oft weit auseinander. Die Verschiedenheit der klinischen und experimentellen Beobachtungen lassen eine klare Darstellung der operativen Möglichkeiten und der zu erwartenden Effekte notwendig erscheinen. Auf der Suche nach einem morphologischen Substrat zur Klärung eines Krankheitsbildes sollte dem praktizierenden Urologen auch die neurogene Versorgung des Urogenitaltraktes vor Augen schweben. In der Pathogenese eines Krankheitsbildes ist das Nervensystem oft maßgebend beteiligt. In gleicher Weise ist die Beeinflußbarkeit eines erkrankten Organs durch Abschaltungen des Nervensystems augenscheinlich.

I. Operationen am Nervensystem bei Erkrankungen der Niere

Die Niere wird durch sympathische und parasympathische Fasern wie alle anderen inneren Organe versorgt. Sie liegt im arteriellen Hauptschluß. Den Hauptanteil des Sympathicus bezieht sie aus dem N. splanchnicus major, der nach dem Durchtritt durch das Zwerchfell das Ganglion splanchnicosuprarenale bildet. Der zweite sympathische Nervenknoten ist das Ganglion aortico-renale, der nahe der Aorta gelegen ist.

Der N. splanchnicus minor mündet meist in das Ganglion aorticorenale direkt ein. Aus dem zweiten Lendenganglion bezieht die Niere weitere sympathische Fasern. In der Abb. 1 ist die Nervenversorgung der Niere übersichtlich schematisch dargestellt. Parasympathische Fasern bezieht die Niere aus dem N. vagus, der in den Plexus coeliacus einmündet. Außerdem treten noch segmentäre Fasern aus den hinteren Wurzeln an die Niere heran (Abb. 1). Die Beeinflussung der Nierenfunktion über das vegetative Nervensystem wurde an Hand experimenteller Studien oft erprobt. Die Angaben im Schrifttum in bezug auf die Beeinflußbarkeit der Nierenfunktion durch Eingriffe am sympathischen Nierensystem sind beim Normalen different.

Fishberg konnte nach der Sympathektomie der Nieren beim Normalen keine Funktionsänderungen feststellen.

Smithwick stimmte mit dieser Ansicht überein.

Auch Gohrbandt sah nach Totalentnervung der harnableitenden Wege beim Normalen keine wesentliche Änderung in bezug auf den Tonus.

Dettmar fand nach Splanchnikotomie mit Resektion des lateralen Anteils des Ganglion semilunare und des Ganglion aorticorenale in 10 Fällen keine Änderung der Konzentrationsfähigkeit und der mengenmäßigen Urinausscheidung.

Schneider und Wildbolz fanden (1937) nach Durchtrennung der Nerven am Hilus beim Gesunden eine Mehrdurchblutung der Niere von 65—145%. Nach der Dekapsulation war die Durchblutung der Niere um 20% gestiegen.

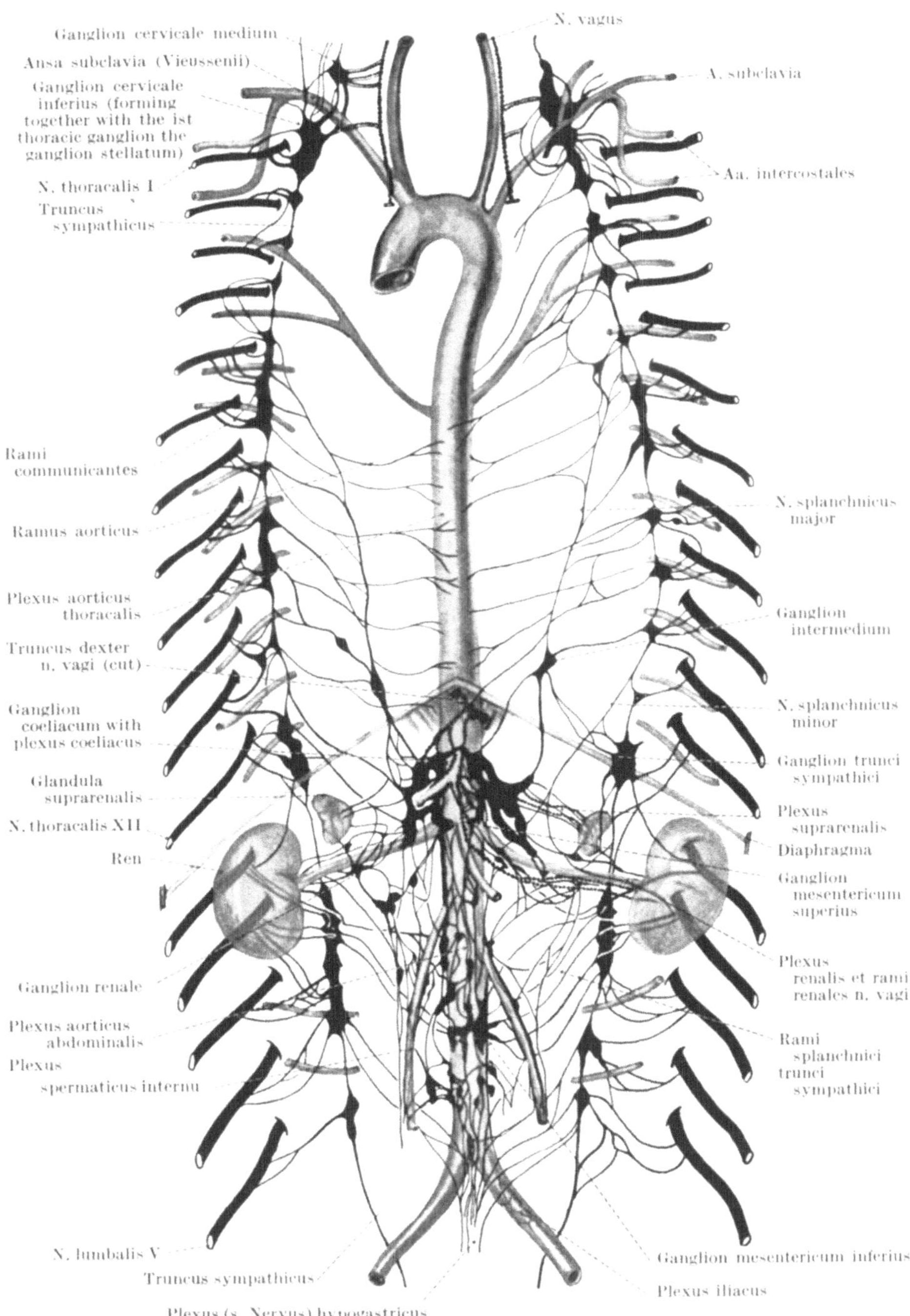

Abb. 1. Thorakales und abdominelles sympathisches Nervensystem von einem menschlichen Fetus. Miss. M. J. Stiemens. (Aus: M. W. Woerdeman, Atlas of Human Anatomy, Nervous System. Amsterdam u. New York: Excerpta Medica Foundation)

Bei Reizungen des Nierenhilus tritt laut Literaturberichten eine deutliche Anämie der Niere und folgende Anurie auf. Jost beobachtete nach Sympathicus-reizungen eine Hemmung der Nierenfunktion. Ähnliche Effekte wurden durch Reizung des N. ischiadicus auf reflektorischem Wege erzeugt (Cohnheim und Roy). Auch Vagusreizungen im Bereich des Halses führen nach Masius zu reflektorischen Anurien. Pätzel nahm an, daß gefäßverengende Fasern für die Niere sowohl im Sympathicus als auch im Parasympathicus verlaufen.

1. Anurie

Im Vordergrund der Betrachtung steht die Anurie, also das Nierenversagen, das durch *verschiedene Ursachen* zustande kommt.

Ursachen und Pathogenese

Suermondt unterschied

1. renale Faktoren (Glomerulonephritis)
2. extrarenale Faktoren (Schock, Diarrhoe)
3. postrenale Faktoren (Verschluß des Ureters durch Steine)
4. prärenale Faktoren (Herabsetzung der Durchströmung der Glomeruli).

Nach Mandl kann die Nierentätigkeit durch pathologische Reflexvorgänge, die von Reizen der Haut oder den inneren Organen unterhalten werden, gestört werden.

Er trennt

1. renale,
2. ureterorenale,
3. cutorenale Reflexe.

Als Beispiel führt er an: Funktionsstörungen nach Ureteren-Katheterismus, bei Nierensteinen, Uretertumoren, Reflexe die von den Geschlechtsorganen ausgehen wie Phimose und durch Lapislösung in der Harnröhre.

Boeminghaus teilt die akute Anurie in prärenal, renal oder subrenal bedingte ein.

Erstere sind sekretorische, letztere exkretorische Störungen.

Die reflektorische Anurie spielt nach Boeminghaus keine praktisch erhebliche Rolle. Andere Ursachen der Anurie können sein:

1. Kreislaufinsuffizienz (Dekompensiertes Vitium, vasomotorischer Kollaps, Flüssigkeitsabgabe, Erbrechen, Durchfälle).
2. Thrombose oder Embolie der A. renalis.
3. Akute Nephritis oder Vergiftungen.
4. Verbrennungen, toxische Hämolyse.
5. Verstopfungen des tubulären Apparates durch Sulfonamide.
6. Postoperative Anurien (Helbing).

Nicolai machte schon im Jahre 1781 darauf aufmerksam, daß bei einseitigen Nierensteinen komplette Anurien beider Nieren auftreten können (reflektorische Anurie).

Isobe sah die Einwirkung einer kranken Niere auf die Niere der anderen Seite in spezifischen toxischen Zerfallsprodukten, die in der Blutbahn kreisend auch die andere Niere ausschalten würden. Er schädigte die Niere einer Seite bei 71 Tieren und konnte dadurch in den meisten Fällen eine Anurie erzeugen. Der Großteil der Autoren nahm entgegen dieser Meinung Isobes an, daß es sich in diesen Fällen eines einseitigen Nierenschadens mit folgender beidseitiger Anurie um einen Reflexvorgang handelt, der über den Sympathicus geleitet wird und daher auch durch Sympathicusausschaltungen unterbrochen werden kann.

Eine Anurie kann nach Hammesfahr nicht nur durch Irritation einer Niere, sondern auch anderer Organe, z. B. der Harnröhre, der Blase, der Harnleiter und anderer Hohlorgane auf reflektorischem Wege zustande kommen.

Zeitweilig treten auf dem gleichen Wege auch nach Operationen im Bauchraum Anurien auf.

Kuhlgartz bezeichnete die experimentell erzeugte Anurie beim Kaninchen (farad. Reizung des N. ischiadicus) als „normale Reaktion". Seine Versuche bestätigen die Tatsache, daß der Schock ein wichtiger Teilfaktor bestimmter Anurieformen ist.

Nach Beobachtungen Zollingers ist die temporäre Blutdrucksteigerung ein wichtiges Argument für das Bestehen einer intrarenalen Drucksteigerung bei der akuten interstitiellen Nephritis. Es kommt zu einer Durchblutungsdrosselung durch Nierenschwellung. Die dadurch bedingte intrarenale Drucksteigerung führt zur Anurie. Nicht jede Anurie ist auf Nierenschwellung zurückzuführen, sondern nur die Anurie bei interstitieller Nephritis und verwandten Nierenleiden (Zollinger).

Eine Anurie sahen Carrè und Squire bei einem Kinde (5 Jahre), das an einer akuten Tubulusnekrose (vielleicht durch Antibiotica) erkrankt war.

Das sog. „Crush-Syndrom" hört, wie Kuhlgartz festgestellt hat, in Narkose durch Ausschaltung des Schockzustandes nicht auf.

Zollinger bezeichnete das Crush-Syndrom als Chromoprotein-Niere, da nicht Hämoglobin oder Myoglobin, sondern andere Spaltprodukte die interstitielle Nephritis verursachten. Biasi sah das Crush-Syndrom bei Bergbauverletzungen nicht sehr häufig, aber bei Kollaps-Tod. Die rechtzeitige Dekapsulation der Niere wird bei Crush-Syndromen für wichtig gehalten.

Es sind nur wenige Fälle beschrieben, bei denen es nach zentralen (cerebralen) Läsionen zu Anurien gekommen ist (H. Dutz).

Wir sahen nach Hirnoperationen und Eingriffen im Bereiche der hinteren Schädelgrube und des Rückenmarkes, wenn auch selten, so doch zeitweilige Anurien auftreten.

Therapie

In den Fällen der reflektorischen Anurie, also spastisch reflektorischen Funktionsstörungen, ist mit Reflexbogenunterbrechung durch Periduralanaesthesie oder Paravertebralanaesthesie, oft durch Reiz mit dem Harnleiterkatheter, Durchwärmung der Niere mit Diathermie, minimaler Füllung der Blase oder Novocain-Injektionen in die Headsche Zone, die Anurie zu unterbrechen (Boeminghaus).

Bei Nierenerkrankungen wurden auf Grund experimenteller und klinischer Beobachtungen die vegetativen Abschaltungen des Nervensystems aus therapeutischen Gründen vorgenommen. 1886 nahm Harrison zur Entlastung der Niere eine Dekapsulation vor und sah die Funktion der Niere gebessert. le Dentu, Papin, Fontaine u. a. führten bei verschiedenen Nierenerkrankungen die Dekapsulation bzw. die Sympathicusdurchtrennung mit Erfolg aus. Peet und Smithwick sahen bei schwergeschädigter Nierenfunktion diese nach der Sympathektomie in jedem Falle gebessert. Dekapsulationen der Niere wurden auch von Culpepper und Findeley und Heim mit Erfolg durchgeführt.

Bei akuter Anurie hält Heusser das Warten bis zum 3. Tag gerechtfertigt. Ist bis zu diesem Zeitpunkt die Diurese nicht in Gang gekommen, ist die Dekapsulation der Niere angezeigt. Bei akuten interstitiellen Nephritiden und verwandten Nierenleiden mit akuter Anurie hält Zollinger die Dekapsulation indiziert. Bei Glomerulonephritiden im akuten Stadium mit geringer Urinmenge trat nach der Sympathektomie eine Diurese auf (Wiedhopf).

Rieder sah bei zwei chronischen Glomerulonephritiskranken und in einem Fall einer Schrumpfniere eine deutliche Besserung der Funktion nach der

Nierenentnervung. Bei Restbeschwerden nach überstandener Pyelonephritis beobachtete Vosschulte nach Sympathicusausschaltungen oft eine deutlich bessere Harnausscheidung. Nach ihm ist der sicherste therapeutische Weg in solchen Fällen die Dekapsulation mit Entnervung des Nierenstiels.

Nach Gregoir bleibt die Sympathektomie für wenige Fälle beschränkt, bei denen Veränderungen der Harnwege mit Sicherheit ausgeschlossen werden und eine einfache Therapie nicht zum Ziele führt.

Paetzel stellte fest, daß man bei Glomerulonephritis die Dekapsulation der Niere mit Exstirpation des Ganglion aorticorenale dann ausführen soll, wenn nach 8 Wochen konservativer Behandlung kein Erfolg sichtbar ist. Der späteste Termin der Operation ist nach ihm dann, wenn Vorboten des blassen Hochdrucks (Volhard) sichtbar werden.

Sturm rät die Nierenfunktion bei akuter diffuser Glomerulonephritis mit Oligurie durch epidurale Novocain-Injektionen oder durch Nierendekapsulation wieder in Gang zu bringen. Da interstitielle Nephritiden, wenn die Gefahr der Anurie nach Rückgang der extrarenalen Krankheitsursachen (Verbrennungen, Nahrungsmittelvergiftungen, Sulfonamidvergiftungen, Weilsche Erkrankung und andere Lebererkrankungen) überwunden ist, ausheilen, schlug Sturm zur Überbrückung dieser Zeit eine Sympathicusabschaltung vor.

Boeminghaus führt bei jeder akuten Nephritis bereits in den ersten Tagen eine Periduralanaesthesie durch.

Pieri durchtrennte bei chronischen Erkrankungen der Niere, wie bei Nephralgien, leicht schmerzhaften Hydronephrosen, bilateralen Tuberkulosen die Rami comunicantes von D 12 bis L 2 operativ, nachdem er vorher als Test eine Sympathicusblockade durchführte.

Baden und Harrestrup, Andersen behandelten 11 akute Anurien konservativ und waren mit dem Erfolg sehr zufrieden. Die Patienten wurden geheilt. Die künstliche Niere hielten sie für angezeigt, wenn bis zum 7. Tag kein Diureseanstieg eintrat.

H. Weber bezeichnete die Erfolge der Dekapsulation bei Anurie im Gefolge der akuten hämorrhagischen Glomerulonephritis nicht sehr ermutigend.

Hemming sah bei Vergiftungen und Urämien anderer Ursache durch Peritonealspülungen in 12 von 17 Fällen gute Erfolge.

Wir versuchten zentral bedingte postoperative Oligurien oder Anurien durch intravenöse Novocaingaben zu beeinflussen. Wir verwandten 1%iges Novocain und ließen ein Gemisch von Jensen-Lösung (1000 cm³) mit Novocain (50 cm³) eintropfen. Wenn diese Maßnahme ergebnislos blieb, versuchten wir die Nierenfunktion durch Blockaden des Sympathicus im Bereiche des Plexus solaris bzw. Ganglion aorticorenale wieder in Gang zu bringen. Die operative Nierenentnervung bleibt als letzte Möglichkeit übrig.

Wir sahen nicht nur in bezug auf die Niere, sondern auch bei Erkrankungen anderer Organe, daß die Sympathektomie nicht vollkommen dem Effekt der Novocainblockade entspricht. Öftere Blockaden haben scheinbar eine bessere Wirkung als die Durchschneidung des Nerven. Es kommt daher nicht selten vor, daß — speziell bei chronischen Erkrankungen — der gute Effekt der Operation nach kurzer Zeit wieder verschwindet. Wir versuchen in solchen Fällen mit öfteren Novocainausschaltungen zum Ziel zu kommen (wenigstens 10 Ausschaltungen).

Bei akuten Erkrankungen führt die Novocain-Injektion oft zum gewünschten Effekt, d. h. die kurze Zeit der Erkrankung kann durch zeitweilige Abschaltungen überbrückt werden. Bei chronischen Erkrankungen bedarf es meist einer Blokkadenserie von wenigstens 10 Sitzungen in täglichen Abständen.

Wir sahen nach Sympathektomien nicht selten durch neuerliche Blockaden wieder den präoperativen Abschaltungseffekt. Nach erfolgter Operation sollte man, wenn der gewünschte Dauererfolg nicht eingetreten ist, wieder Novocainabschaltungen versuchen.

2. Nierenblutung

Essentielle *Nierenblutungen* sah HUTTER in 29 Fällen. 26 von diesen wurden durch eine Nierenentnervung geheilt (4 Todesfälle). Nach ihm kommt es nach der Dekapsulation der Niere sofort zum Stillstand der Nierenblutung.

GOHRBANDT sah in ähnlicher Weise Hämaturien und diabetische Blutungen nach Nierenentnervungen verschwinden. JUNKER führt bei Nierenblutungen vorwiegend die Sympathektomie des Nierenstiels aus, wobei er das Ganglion aorticorenale entfernt. Die Erfolge waren in jedem Falle gut. Die Nierenblutung hört nach der Sympathektomie, wie auch BOEMINGHAUS sah, in jedem Falle auf, doch kann, wie manche beobachteten, die andere Niere zu bluten beginnen.

Bei der sog. essentiellen Nierenblutung schlugen andere neben der Sympathektomie Peridural- bzw. Spinalanaesthesien vor. Auch wurde der Herdsanierung eine große Bedeutung zugemessen (ALKEN und HARCHE, KLÜNDER). Mit unspezifischer Reiztherapie erhielten sie die gleichen Erfolge wie mit Dekapsulation der Niere.

3. Konkrementbildung

Die *Konkrementbildung* ist bei Querschnittsgelähmten auffallend häufig (20—30%). Vielfach wurde die Alkalität des Harns als Ursache dieser gehäuften Steinbildung angenommen. Andere sind der Meinung, daß es bei den Querschnittsgelähmten durch die dauernde Bettruhe und fehlende Belastung zur Mobilisierung des Calciums aus den Knochen der unteren Extremitäten komme, das in großer Menge durch den Urin ausgeschieden würde. Dadurch komme es zur Bildung von Calciumskonkrementen und Blasensteinen. Die Belastung der Beine soll die Steinbildung wieder verhindern. Da es fast ausschließlich zur Bildung von Phosphatsteinen kommt, die bei alkalischer Reaktion ausfallen, versuchte man den Harn durch Ammonium und Magnesiummandelatgabe sauer zu halten. GÖTZEN und BOEMINGHAUS raten, bei Querschnittsgelähmten der Steinbildungsneigung durch konsequente Bewegungsübungen im Bett, Aufsitzen, Bewegungen des Oberkörpers, reichliche Flüssigkeitsgabe, Bekämpfung der Infektionen durch Antibiotica, Ansäuerung des Harns, luftdichte Blasendrainage und Spülung vorzubeugen. Dadurch sollen die Hypercalcämie und Hypercalciurie verhindert werden. Bei operativer Steinentfernung wurde oft wegen der bekannten abnormen Reflexe und auch wegen der Rezidivgefahr die Nierenentnervung angeschlossen. Beim primären Nierensteinleiden (Urat- und Oxalatsteinen) wurde auch die Nierenentnervung vorgeschlagen, um eine starke Diurese auszulösen und damit das Rezidiv zu verhindern.

DETTMAR fand nach der Entnervung sekretorisch vollwertiger Nieren bei schmerzhaften Hydronephrosen keine Änderung der Konzentrationsfähigkeit und der Urinmenge. Er schloß, daß die Verhinderung der Rezidive nach Sympathektomie kein vermehrter Durchspüleffekt sein könne, sondern andere Faktoren dabei eine Rolle spielen müßten.

CERMOOTEN sah nach Entfernung eines Nebenschilddrüsentumors einen Nierenstein verschwinden.

Boshamer stellte wie Lohmeyer eine Abhängigkeit der Nierensteinbildung von der Höhe der Rückenmarkverletzung fest. Die Steinbildung wurde bei Verletzungen des Rückenmarkes von D 9 bis L 1 gehäuft gesehen. Es wurde der N. splanchnicus als ausschlaggebender Faktor der Steinbildung angesehen. Reizungen des N. splanchnicus sollen zu Oligurien, Änderung der Harnzusammensetzung, Nierenbecken- und Ureteratonien und damit Verschlechterung der Nierendurchblutung mit sich bringen. Auch andere Reizzustände des Sympathicus wie fokale Infekte wurden für die Steinbildung angeschuldigt. Als Therapie wurde auf Grund dieser Beobachtungen eine Sanierung der fokalen Infekte gefordert (Zweitschlag nach Speransky und Sturm). Wenn der Infekt nicht zu beseitigen ist, soll eine Abschaltung durch Novocain oder Resektion des N. splanchnicus in Verbindung mit der Exstirpation der lumbalen Ganglien, des Ganglion semilunare und aorticorenale (Dobritz) durchgeführt werden. Bei jeder Nierenkontusion schlug Boshamer eine Sanierung der Infekte vor und riet, gleichzeitig eine Novocainblockade zur Prophylaxe der Nierensteinbildung durchzuführen. Bei Querschnittsmyelitiden in Höhe von D 9 bis L 1 soll eine beidseitige Unterbrechung des N. spanchnicus durchgeführt werden, um so neben der Steinprophylaxe auch gegen eventuelle Pyelonephritiden zu wirken. Boshamer kombiniert die Nierensteinentfernung mit der Splanchnicusresektion und Sympathektomie der lumbalen Ganglien oder des Ganglion aorticorenale.

Technik der Nierenentnervung

Die totale Nierenentnervung muß nach Gohrbandt in der Durchtrennung der Nn. splanchnici, der Beseitigung des variablen Ganglion aorticorenale, in der Resektion der beiden oberen Lendenganglien und der Nierenentkapselung bestehen. Der Hautschnitt wird entlang der 12. Rippe geführt. Die 12. Rippe wird subperiostal entfernt. Der N. intercostalis soll geschont werden. Auf die Pleura muß man achten. Die Nierenfascie wird gespalten. Jetzt liegt die Nierenkapsel vor. Die Niere wird nach medial abgetrennt und der N. splanchnicus und der Grenzstrang in dieser Höhe aufgesucht. Verfolgt man den N. splanchnicus major, gelangt man zum Ganglion coeliacum bzw. zum Ganglion splanchnico-suprarenale. Von hier aus zieht ein Faserbündel zum Ganglion aorticorenale. Beide Nervenstränge werden durchtrennt. Den Grenzstrang durchschneidet man an der Medialseite des M. psoas. Anschließend wird die Niere entkapselt.

Nierendekapsulation

Bei isolierter Nierendekapsulation wird diese von einem lumbalen Schrägschnitt freigelegt und vorgelagert. Man fixiert sich die Niere am schonensten mit einer Hand und macht einen Einschnitt in die Kapsel an der konvexen Nierenseite. Zur Schonung der Niere wird zwischen Niere und Kapsel eine Hohlsonde oder Spatel geschoben und auf diesem mit Messer oder Schere die Kapsel gespalten. Von diesem Schnitt an der Nierenkonvexität aus wird die Kapsel auf beiden Seiten vorsichtig abgelöst, ohne eventuell adhärentes Nierengewebe herauszureißen. Meist gelingt die Kapsellösung gut. Die abgelösten Kapselanteile werden entweder in Hilusnähe abgetrennt oder über die Nieren zurückgestreift.

Komplikationen

Über Komplikationen nach Nierenentnervung ist in der Literatur wenig zu finden. Günther sah partielle und totale Nierennekrosen nach Sympathektomien. Er berichtete auch über sekundäre nephritische Schrumpfungen nach der Operation.

Legueu beobachtete schleichende Atrophien der Nieren nach Sympathektomien. Vollhart mußte Wandnekrosen der Nierengefäße mit tödlicher Blutung in einem Falle nach Sympathektomie feststellen.

Zusammenfassend ist festzustellen, daß die Funktion einer normalen Niere durch Abschaltung, d. h. Isolierung des Organs vom Nervensystem, keine Funktionsänderung mit sich bringt. Bei abnormen Erregungen von nahen oder fernen Organen kann es über das vegetative Nervensystem zu reflektorischen, wahrscheinlich überwiegend vasoconstrictorischen Beeinflussungen der Nierenfunktion kommen. Diese Erregungen führen in manchen Fällen zur Anurie. Die Sympathicusdurchtrennung bzw. Parasympathicusdurchtrennung isoliert das Organ vom Nervensystem und blockiert dadurch diese Reflexvorgänge. Es kommt dann, wenn noch keine sekundären irreversiblen Veränderungen der Nieren vorhanden sind, zur Normalfunktion.

Die Entnervung der Niere scheint in den Fällen von Nierenerkrankungen angezeigt, bei denen eine zeitweilige Phase der Anurie zu überbrücken ist. Dies kann bei Glomerulonephritiden, interstitiellen Nephritiden der Fall sein. Bei okkulten Nierenblutungen ohne morphologische Veränderungen wirkt die Sympathektomie in den meisten Fällen günstig. Oligurien oder Anurien auf der Basis einer tonischen Störung der harnableitenden Wege können in vielen Fällen durch Eingriffe am Sympathicus günstig beeinflußt werden. Wenn die Ursache der Erkrankung wie in den Fällen des Megacolons auf dem Mangel von Ganglienzellen in der Wand des befallenen Organs gelegen ist, ist die Wirkung von Nervenoperationen gering. Die Methode der Wahl bei der Hirschsprungschen Erkrankung ist die Resektion der Dickdarmengstelle nach Swenson oder Hiatt.

Spasmen der Ringmuskulatur am Ausgang der Nierenkelche sind durch Eingriffe am sympathischen Nervensystem meist günstig zu beeinflussen.

Beim Steinleiden hat die gleichzeitige Nervenausschaltung eine gute Wirkung, da die reflektorischen Vorgänge unterbunden werden und die Gefahr des Rezidivs durch die vermehrten Durchblutungen gering zu sein scheint.

4. Tonusstörungen der Ureteren

Tonusabweichungen der harnableitenden Wege nach beiden Richtungen sollen nach der Entnervung einem normalen Tonus Platz machen.

Lichtenauer sah eine Tonusminderung im Bereich des Nierenbeckens und der oberen Ureterabschnitte nach Durchschneidung der parasympathischen Fasern, eine Tonussteigerung und Zunahme der Peristaltik im Bereiche der oberen Harnwege nach Sympathektomie. Bei idiopathischen *Ureterenspasmen* (Urina spastica, Nierenasthma), die klinisch mit Koliken, Oligurien und mit reflektorischen peritonealen Reizsymptomen einhergehen, versuchte man außer der Resektion aberrierender Gefäße über dem Nierenausgang und extramuköser Spaltung des Muskelringes am Ausgang des Nierenbeckens (Allemannsche Operation) durch Entnervung den Spasmus zu lösen. Es soll sich meist um vegetativ stigmatisierte Kranke handeln. Pyelographisch sind die Spasmen durch die ausgeweiteten und gedehnten Kelche des Nierenbeckens mit Verzögerung der Ausscheidung nachweisbar. Gask und Ross hielten erst nach dem Eserintest, der die kolikartigen Anfälle beseitigt, eine Sympathicusoperation angezeigt. Harris führte bei solchen Kranken eine Nierenteilentnervung durch. Stahl entnervte die Nierengefäße in einer Ausdehnung von 2—3 cm (Hilus).

Biermann befreite bei Ureterspasmophilien von einem Median- oder Pararectalschnitt aus transperitoneal die Gefäße des Nierenstiels bis zur Aorta von der Adventitia. Der Erfolg der Operation war eine überschießende Ausscheidung und Schmerzfreiheit. Er beobachtete, daß auch die übrigen sympathicotonischen Begleitsymptome wie die Pupillenerweiterung, Dickdarmblähungen und die Erhöhung des Reststickstoffes im Urin verschwanden. Er operierte meist einseitig, und das genügte in den meisten Fällen. Die Seite der Erkrankung stellte er durch die Headsche Zone fest. Die Wirkung der Sympathektomie auf die Spasmen der harnableitenden Wege erscheint paradox, doch liegen Erfolgsberichte vor. Wahrscheinlich handelt es sich um reflektorische Mechanismen, die über das vegetative Nervensystem zustande kommen.

Megaureter

Nierenbecken-Ureteratonien wurden ebenfalls durch Sympathektomien zu beeinflussen versucht. Die oft sehr erhebliche Erweiterung der Ureteren, der Nierenkelche und manchmal auch der Blase und Harnröhre sind meist angeborene Erkrankungen und wurden ätiologisch mit dem Megacolon in Analogie gebracht.

Nach Gerored soll die angeborene Erweiterung der Ureteren durch mangelnde Hemmung des Ureterwachstums um den 5. Embryonalmonat zustande kommen.

Brazil und Etzel machen Degenerationen der intramuralen, autonomen Nervenanteile für einen großen Teil der Megaureterfälle verantwortlich.

Irvin und Kraus teilen die Harnleitererweiterung in Megaloureter und Hydroureter ein. Beim Megaloureter handelt es sich nach ihnen um eine kongenitale Hyperplasie aller Ureterwände, beim Hydroureter sei eine kongenitale Konstriktion der Ostien die Ursache der Uretererweiterung.

Ähnliche Erweiterungen wurden auch im Bereich der Blase (Ruland) und Harnröhre (Nesbit) beobachtet und ihre Entstehung ähnlich gedeutet.

Beim Megaureter ist die Niere oft hypoplastisch (Fabris). Swenson und Fisher fanden Megaureter mit Megacolon in 50% der Fälle vergesellschaftet. Sie nahmen einen Defekt des parasympathischen Systems an.

Bei einseitiger Harnleitererweiterung wurde die einseitige Nephroureterektomie öfter mit Erfolg angewendet (Wagman, Begani).

Streifenförmige Resektionen der erweiterten Ureteren haben, wie Nesbit und Withycombe erfahren mußten, keine günstigen Resultate ergeben.

Lewis und Cletsoway pflanzen den erweiterten Ureter nach Durchtrennung neu in die Blase ein.

Swenson und Fisher lehnten anfänglich eine operative Behandlung des Megaureters ab, da die Ursache des Megaureters die gestörte Blasenfunktion und nicht die fehlende Peristaltik des Ureters ist. Gute Erfolge sahen sie bei bewußter häufiger Blasenentleerung, da es zu keiner Druckerhöhung in der Blase kommt.

1956 gaben sie mit Cendron eine neue Operationsmethode an, die sie am Tier zuerst erprobt hatten. Das Lumen eines ausgeschalteten Ileumabschnittes wurde durch Längenresektion auf ein Viertel verkleinert und die Enden vorgelagert. Drei Wochen später wurde dann in einer 2. Operation dieser Ersatzureter durch einen Megacolonschlitz nach lateral verlagert und nach Resektion des Megaureters mit Nierenbecken und Blase anastomosiert. Es wurde eine Mucosa-Muscularisnaht gemacht.

Die Peristaltik der Ersatzureteren erwies sich als gut. Druckwerte bis 100 cm^3 H_2O wurden festgestellt.

Da wir in bezug auf die operative Behandlung des Megaureter keine Erfahrungen besitzen, solche Fälle werden meistens vom Urologen selbst behandelt, können wir kein Urteil über diese Methoden abgeben. Operationen am vegetativen Nervensystem führen wir in diesen Fällen nicht aus.

II. Operation am Nervensystem bei Erkrankungen der Blase

Neurogene Blasenstörungen sehen wir vorwiegend bei Rückenmarksverletzungen. Cerebral bedingte Funktionsstörungen der Blase sind entsprechend der Kompensationsfähigkeit des Großhirnes seltener und meist von kurzer Dauer. Über diese sog. „cerebralen Blasenstörungen" haben wir an anderer Stelle (Handbuch: Olivecrona-Tönnis) berichtet. Die Behandlung der Paraplegiker hat sich im letzten Jahrzehnt grundlegend geändert. Die Lebenserwartung dieser Kranken ist durch die moderne konservative und neurochirurgische Therapie weitgehend gebessert worden. Die meisten Querschnittsgelähmten (80%) starben früher an einer aufsteigenden Infektion der Harnwege, die durch Funktionsstörungen der Blase zustande kam.

Die Antibiotica haben natürlich auch hier ihren segensreichen Einfluß gezeigt, doch ist ihre Wirkung bei diesen chronischen Erkrankungen, die eine Infektionsgefahr über Jahre mit sich bringen, geringer als man anfänglich glaubte. Besondere Verdienste erwarben sich in der Frühbehandlung Querschnittsgelähmter vorwiegend im bezug auf die Blase Munro, Freemann, Heimburger u.a. Die Tidaldrainage nach Munro hat an der Senkung der Mortalität einen erheblichen Anteil. Sie ist in der Behandlung Querschnittsgelähmter heute bereits unersetzlich.

Nach jeder Verletzung des Rückenmarkes sollte dieser Apparat, nach röntgenologischer Überprüfung des Ureterrefluxes, angewandt werden. Sekundäre Veränderungen der Blasenwand werden dadurch in den meisten Fällen vermieden. Da das System geschlossen ist, können Infektionen des Harnapparates in den meisten Fällen verhindert werden.

Die Apparatur besteht aus einem Glasbehälter mit einem Fassungsvermögen von 3000 cm³. Die Spülflüssigkeit fließt über ein Tropfsystem in einen Schlauch, der mit einem Glasrohr verbunden ist, das Glasrohr ist ein Verteiler mit 5 Öffnungen. An der zweiten Öffnung ist ein Manometer angeschlossen, das oben ein Luftventil hat. Die dritte Abzweigung führt die Flüssigkeit über einen Schlauch zum Katheter und zum Patienten. Die vierte Öffnung führt in den Abflußschlauch, der über eine verstellbare Knierolle in beliebiger Höhe fixiert werden kann. Damit kann der Druck auf die Blase beliebig gesteigert werden. Die fünfte Öffnung im Verteiler ist geschlossen und dient nur zur Reinigung (Abb. 2 und 3).

Mit dieser Tidaldrainage kann die jeweilige Kapazität der Blase mühelos bestimmt werden. Außerdem ist es möglich, ähnlich wie bei der Cystometrie, Drucksteigerungen in der Blase abzulesen, die als reaktive Kontraktionen zu werten sind.

Das therapeutische Ziel dieser Behandlung ist, sekundäre Veränderungen der Blase zu verhindern und Infektionen vorzubeugen. Außerdem aber soll die Blase nach einer gewissen Zeit der Tidalbehandlung eine reflektorische bzw. automatische Tätigkeit beginnen und den Kranken vom Katheter und damit in den meisten Fällen auch vom Krankenhaus unabhängig machen.

Damit man die Tidaldrainage rechtzeitig absetzt, d. h. den Zeitpunkt der Eigentätigkeit der Blase nicht übersieht, ist es zweckmäßig, etwa 2mal wöchentlich Restharnkontrollen zu machen. Wir entfernen den Katheter um 8,00 Uhr früh und geben dem Kranken reichlich zu trinken. Um 11,00 Uhr bekommt er eine Injektion Doryl. Bei der eventuell folgenden Miktion wird die Urinmenge gemessen und der Restharn sofort bestimmt. Dadurch hat man wichtige Hinweise auf den derzeitigen Funktionszustand der Blase. So häufige Cystometrien wären nicht nur zeitlich unmöglich, sondern auch schädlich. Gelingt es dem Kranken nicht, die Blase zu entleeren, d. h. hat er viel Restharn, und ist die ausgeschiedene Harnmenge gering, oder hat er eine totale Harnverhaltung, so wird die Behandlung mit der Titaldrainage weitergeführt. Kann er aber bis auf 100 cm^3 Restharn seinen Harn abgeben, so wird eine periodische Entleerung in gewissen Zeitabständen eingeschult. Es ist von großer Wichtigkeit, daß der Kranke von den Vorgängen und Zielen der Blasenbehandlung im Bilde ist. Der Kranke selbst hat das größte Interesse an der baldigen Reflextätigkeit oder Automatie seiner Blase.

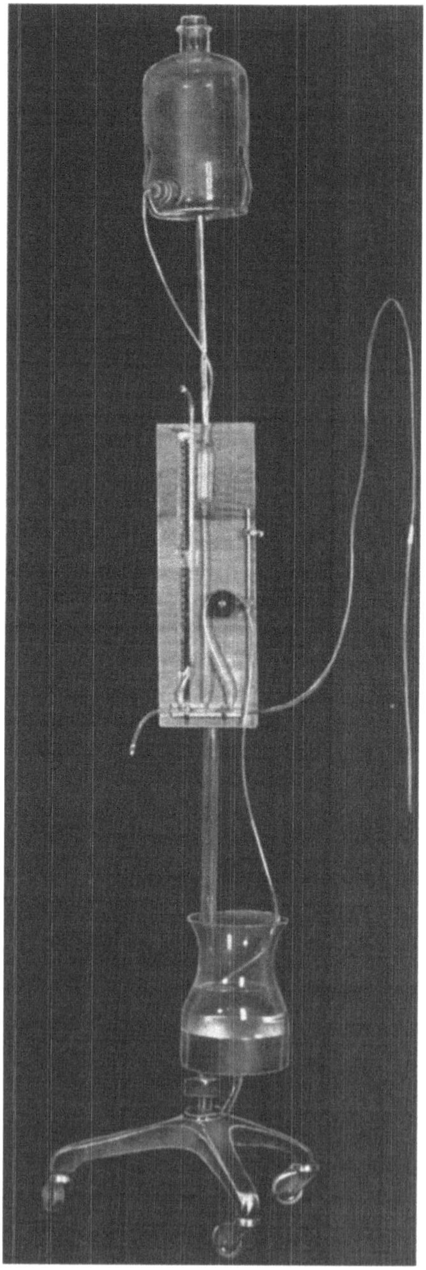

Abb. 2. Tidaldrainage, die wir verwenden

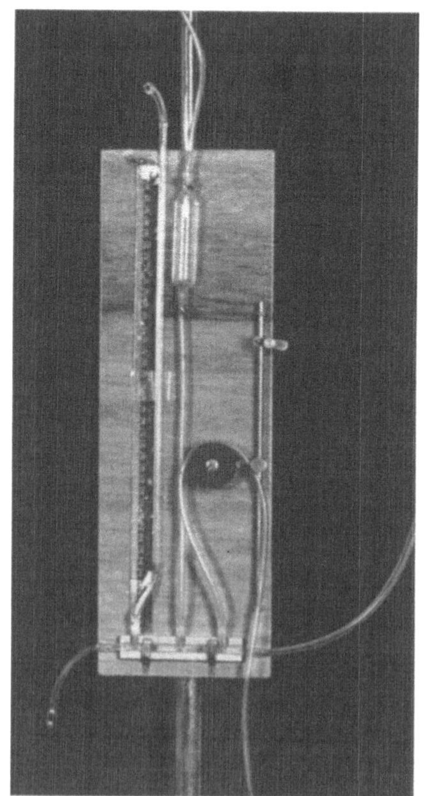

Abb. 3. Tidaldrainage: Brett mit Tropfanlage, Manometer und verstellbarem knieförmigem Abfluß

Eine exakte Anzeigestellung zur neurochirurgischen Behandlung von Blasenstörungen verlangt eine genaue Kenntnis der Art der Blasenstörungen.

In jedem Falle einer nervalen Blasenstörung ist daher eine cystometrische Untersuchung der Blase wichtig, da erst dann über den Funktionszustand des Hohlorgans etwas Sicheres ausgesagt werden kann. Die Cystometrie gibt Aufschluß über die Kapazität der Blase, über die Muskeltätigkeit des Detrusor, über die Sensibilität der Harnröhre und der Blase (Harndrang).

Die Restharnbestimmung, die wir in jedem Fall vorher durchführen, kann Hinweise auf die Kapazität und in manchen Fällen auf die Detrusorfunktion

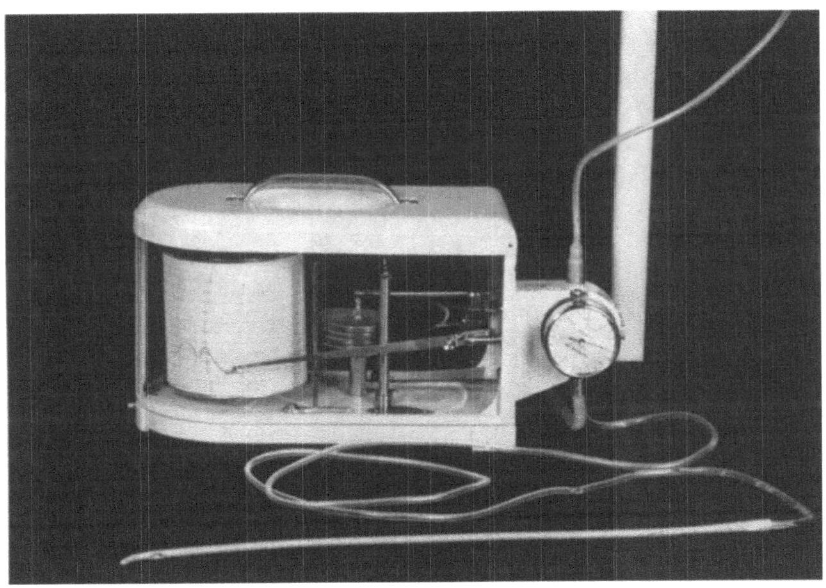

Abb. 4—6. Cystometer nach K. BAUER. 4 Registriergerät; 5 Registriergerät und Tropfanlage; 6 Schema des Cystometers nach BAUER. [Aus der Z.Urol. **49**, 641—644 (1956), Zur Cysto-Sphincterometrie: Ein verbessertes Cystometer]

geben. Das Fehlen des Restharns schließt aber eine neurogene Blasenstörung noch nicht aus.

Es wurden verschiedene Cystometer angegeben (LEWIS, WAGNER, HARTL, REUTER, FLACH und FRANKE, K. M. BAUER, MELLERGAARD u. a.).

Allen gemeinsam ist die Registrierung des Blasendruckes bei Füllung der Blase. Das von K. M. BAUER angegebene Cystometer hat den Vorteil der fortlaufenden Blasendruckmessung bei kontinuierlicher Füllung. Wir verwenden dieses Gerät (Abb. 4—6) der Firma Ulrich, Ulm, seit etwa 3 Jahren.

In der Abb. 7 haben wir die Entleerung einer normalen Blase cystometrisch dargestellt. Bei einer Füllung über 350 cm^3 gab der Kranke Harndrang an. Bald darauf trat eine kräftige Detrusorkontraktion ein, die als Gipfel gezeichnet ist. Bei der zweiten Kontraktion (2. Gipfel mit Pfeil) kam es zur Entleerung der Flüssigkeit zwischen Harnröhre und Katheter.

Grobschematisch unterscheiden wir zwei Arten von neuralen Blasenstörungen:

1. die Hypertonie des Musculus detrusor vesicae,
2. die Hypotonie des Musculus detrusor vesicae.

Hypertone Blasenstörungen sind cystometrisch dadurch charakterisiert, daß nach Auffüllung (Voraussetzung ist eine langsame, tropfenweise Auffüllung der Blase) der Blase bald (bei 50 bis 100 cm^3) überschießende Detrusorkontraktionen auftreten, die die Blase meist ohne Restharn entleeren. Die Kapazität ist klein. Die kymographisch registrierten Detrusorkontraktionen können die Masse des

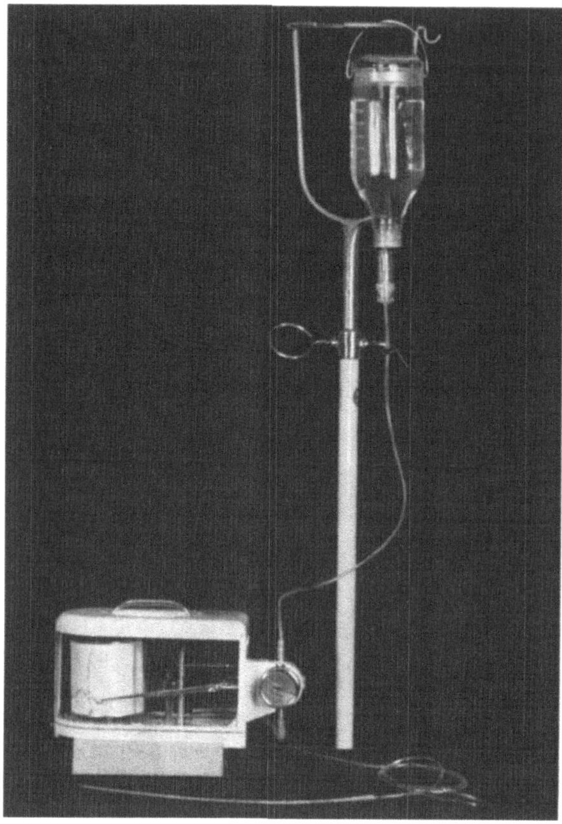

Abb. 5

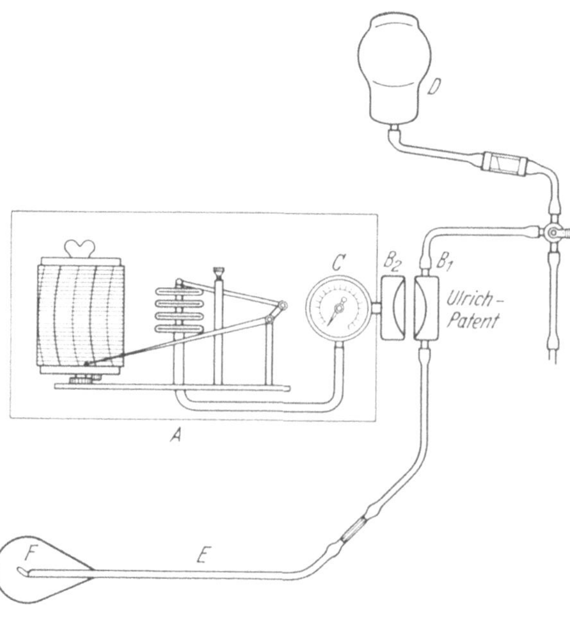

Abb. 6

normalen Miktionsdruckes übersteigen (über 60 mm Hg). Die registrierten Kurven können einem normalen Cystogramm ähnlich sehen, doch sind meist nachhaltige Kontraktionen zu sehen.

In Abb. 8b ist das Cystogramm einer hypertonen Reflex-Blase registriert. Es war bereits bei einer Füllung von 100 cm^3 zu einer starken Detrusorkontraktion gekommen. Der Blasendruck war nach der teilweisen Entleerung der Blase nur langsam abgesunken (siehe normale Kurve).

Im Falle der Abb. 8a begannen bei einer Füllung von 50 cm^3 bereits Kontraktionen des Detrusor — in den flachen Wellen zu sehen —, die dann stärker werden und anhaltend dableiben, aber keine Entleerung der Blase zustande bringen.

Bei konsequenter Behandlung mit Tidaldrainage kann in solchen Fällen eine gute Reflextätigkeit erzielt werden.

Solche hypertone Blasenstörungen imponieren klinisch durch häufiges Wasserlassen, das auch durch jeden afferenten, sensiblen Reiz hervorgerufen werden kann. Die hypertone Blasenstörung tritt dann auf, wenn der segmentale medulläre Rückenmarksabschnitt im Sacralmark erhalten ist und höhere Bahnschädigungen, sei es im Rückenmark oder Hirnstamm, vorliegen.

Da diese Blasentätigkeit über das Rückenmark reflektorisch (über medulläre Reflexbögen) funktioniert, nennen wir diese Blase „*Reflexblase*“.

Auffallenderweise steigt auch der Tonus der Blase dann mehr und öfter an, wenn sensible lange Bahnen erhalten sind, wie, wenn eine komplette Querschnitts-

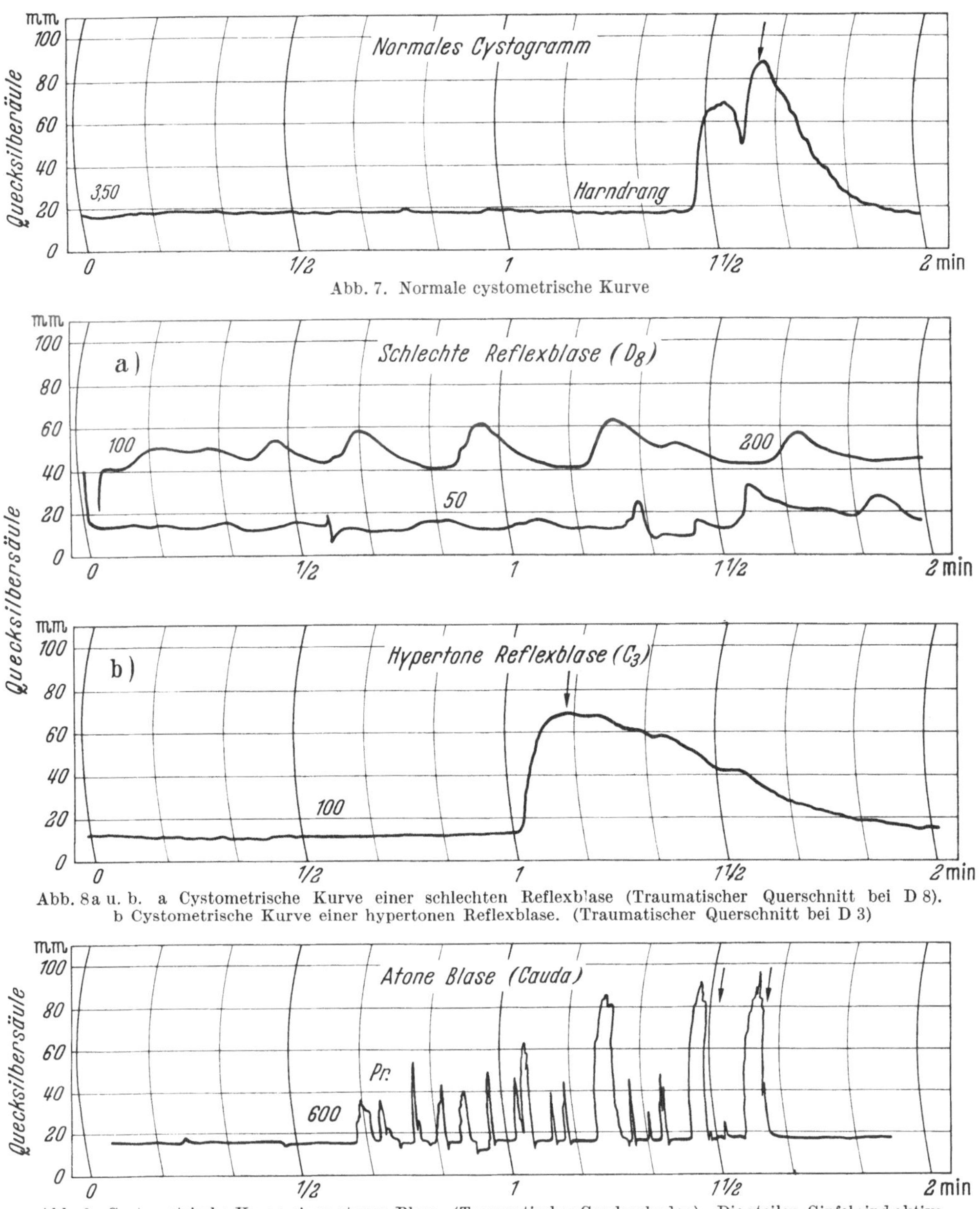

Abb. 7. Normale cystometrische Kurve

Abb. 8a u. b. a Cystometrische Kurve einer schlechten Reflexblase (Traumatischer Querschnitt bei D 8). b Cystometrische Kurve einer hypertonen Reflexblase. (Traumatischer Querschnitt bei D 3)

Abb. 9. Cystometrische Kurve einer atonen Blase. (Traumatischer Caudaschaden). Die steilen Gipfel sind aktive Preßeffekte

verletzung des Rückenmarkes vorliegt. Über die Therapie der hypertonen Blasenstörung siehe unten.

Die hypotone Blasenstörung ist cystometrisch dadurch charakterisiert, daß die Blase weit über das normale Maß (bis zu 800—1000 cm³) ohne Detrusorkontraktion aufgefüllt werden kann. Der Kymograph schreibt bis zu diesen hohen Füllungsgraden eine gerade Linie ohne Steigerung (Abb. 9). Die Kapazität der

Blase ist groß. In diesem Fall ist die schlaffe, atone Blase — mit Ausnahme in der Schockphase, die nach jeder Rückenmarkverletzung auftritt — durch Überdehnung, also unzureichende Behandlung nach Auftreten der Blasenstörung, zustande gekommen. Es kann sich um eine überdehnte Reflexblase oder aber, und das ist viel häufiger, um eine Blasenatonie nach Unterbrechung der peripheren Blasennerven oder Cauda handeln.

Klinisch besteht in solchen Fällen meist eine sog. „*Überlaufblase*" (Ischuria paradoxa), d. h., der Harn läuft in größeren oder kleineren Portionen über und

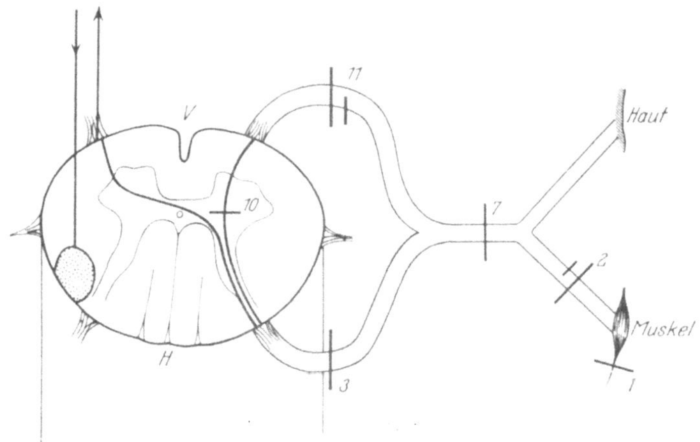

Abb. 10. Übersicht der operativen Möglichkeiten bei spastischen Lähmungen. Die Durchschneidungsstellen sind in der Skizze des peripheren Reflexbogens eingezeichnet

Operationen bei spastischen Lähmungen

Art der Eingriffe	Autoren
1. Terotomien (offen und subcutan) Myotomien	1820 Delpech (offene Achillotomie)
	1830 Stromeier (subcutane Achillotomie)
	1840—1870 Little
Sehnen- und Muskelplastiken	1890 Hoffa
	1924 Siltverskiöld (Verlagerung der Ansätze 2-gelenkiger Muskeln)
2. Resektion peripherer motorischer Nerven (total und partiell)	1897 Lorenz (Obturatorius)
	1910 Stoffel, 1919 Selig
3. Radicotomia posterior	1908 Foerster
4. Doppelseitige Beinamputation	1916 Wilms, 1953 Lindenberg
5. Sympathicusoperationen	1924 Royle
6. Radicotomia anterior totalis	1945 Munro
7. Kabelresektionen am Plexus	1947 Boldt-Huttner
8. Intralumbale Alkoholinjektionen	1948 Shelden und Bors
9. Myelektomie	1948 McCarté
10. Longitudinale Myelotomie	1951 Bischof
11. Radicotomia anterior partialis	1952 Munro
12. Chordotomie	
13. Arthrodesen-Tenodesen	

läßt konstant einen großen Restharn zurück. Wie schon bemerkt, tritt diese Blasenstörung vorwiegend nach Überdehnung auf, besonders häufig aber nach Caudaläsionen, also Isolierung der Blase, da solchen Verletzungen eine anhaltende Atonie folgt und die nervösen Endapparate in der Blasenwand, die die Blasenentleerung gewährleisten müssen, geschädigt werden. Der Harndrang fehlt.

In den Fällen der Caudaschäden ist die lang anhaltende Blasenatonie schwer zu überbrücken. Mit Hilfe der Tidaldrainage kann es bei sachgemäßer Behandlung zu einer guten Blasentätigkeit über das intramurale Nervengeflecht kommen, besonders wenn keine Infektion hinzukommt. Die Blasentätigkeit bei Isolierung der Blase vom Rückenmark nennen wir *Blasenautomatie*.

Die Bezeichnung „*Reflexblase*" und „Blasenautomatie" in der erwähnten Form ist uns den anderen Benennungen gegenüber verständlicher erschienen.

Tonusstörungen der Blasenmuskulatur haben eine naheliegende Analogie mit den Tonusstörungen der quergestreiften Muskulatur. In der Übersicht (Abb. 10) sind die möglichen Operationen bei Tonusstörungen der quergestreiften Muskulatur aufgeführt. Alle Eingriffe, die den Muskeltonus senken sollen, greifen mit Ausnahme der Eingriffe an der Muskulatur selbst im Bereich des peripheren Reflexbogens an. In der schematischen Abbildung sind die Durchschneidungsstellen eingezeichnet. Die Eingriffe verteilen sich, wie aus der schematischen Reflexskizze ersichtlich ist, in solche im Bereich der peripheren Nerven, in solche der vorderen oder hinteren Wurzeln und in solche im Rückenmark selbst.

Allen gemeinsam ist die Unterbrechung der peripheren primitiven Reflexbögen, die den Garant des Muskeltonus darstellen.

In der Übersicht (Abb. 11) sind unter Berücksichtigung der möglichen Nervenverletzungen im Wirbelkanal funktionelle Stadien der Blase skizziert. Die Blasen-

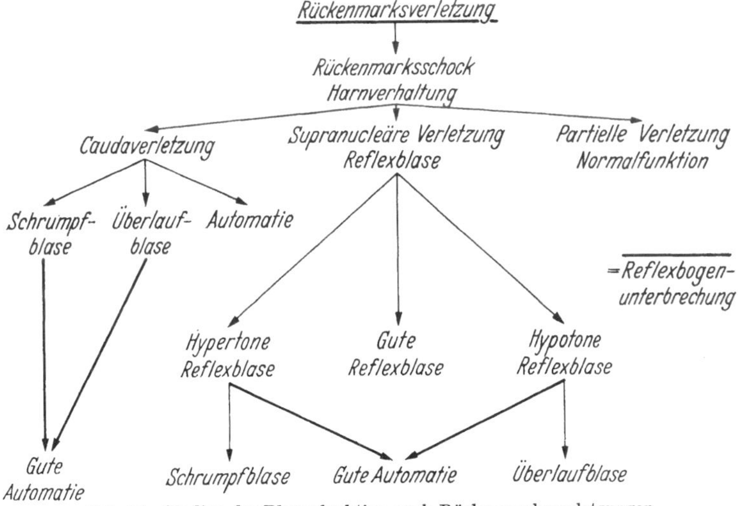

Abb. 11. Stadien der Blasenfunktion nach Rückenmarksverletzungen

funktion durchläuft vom Augenblick der Rückenmark- oder Caudaverletzung an mehrere Stadien.

Die möglichen operativen Reflexbogenunterbrechungen zum Zwecke der Tonussenkung sind in der übersichtlichen Zusammenstellung eingezeichnet. Die Wirkung dieser operativen Maßnahmen ist mit dem Effekt der Tonussenkung der quergestreiften Muskulatur direkt vergleichbar.

Nach einer Rückenmarksverletzung kommt es in jedem Falle zu einem „Schockzustand“, der sich klinisch durch eine komplette Harnverhaltung äußert. Die Harnretention ist die Folge der schlaffen Detrusorlähmung. Es soll, wie viele Autoren heute noch annehmen, ein gleichzeitiger Sphincterkrampf zustande kommen, der diese Harnverhaltung verstärkt oder bedingt. Nach Auffassung von Schultheiss u. a. bewirkt die Detrusorlähmung *allein* die Harnverhaltung. Die Blase wird nach seiner Auffassung ebenfalls vom Detrusor aktiv geöffnet. Damit erkennt er die Funktion des Musculus sphincter internus im bisherigen Sinne nicht an. Diese Annahme erklärt die Harnretention auch nach unserer Meinung besser als die Annahme einer Sphinctertonuserhöhung nach supranucleären Läsionen, die im Bereiche der infraläsionellen schlaffgelähmten Muskulatur einzig dastünde. Im Schockzustand des Rückenmarkes kommt es zu einer schlaffen Lähmung der gesamten Muskulatur. Damit würde die Blasenfunktion vom M. detrusor allein abhängig sein und durch ihn allein bestimmt werden.

Auch anderen Autoren ist der isolierte, sog. „Sphincterkrampf" nach Rükkenmarksverletzungen aufgefallen und ähnlich gedeutet worden (DENNIG 1926).

Diesen Widerspruch hat SCHULTHEISS überzeugend geklärt. In der schematischen Übersicht (Abb. 12) der Blasenfunktion in verschiedenen Tätigkeitsphasen

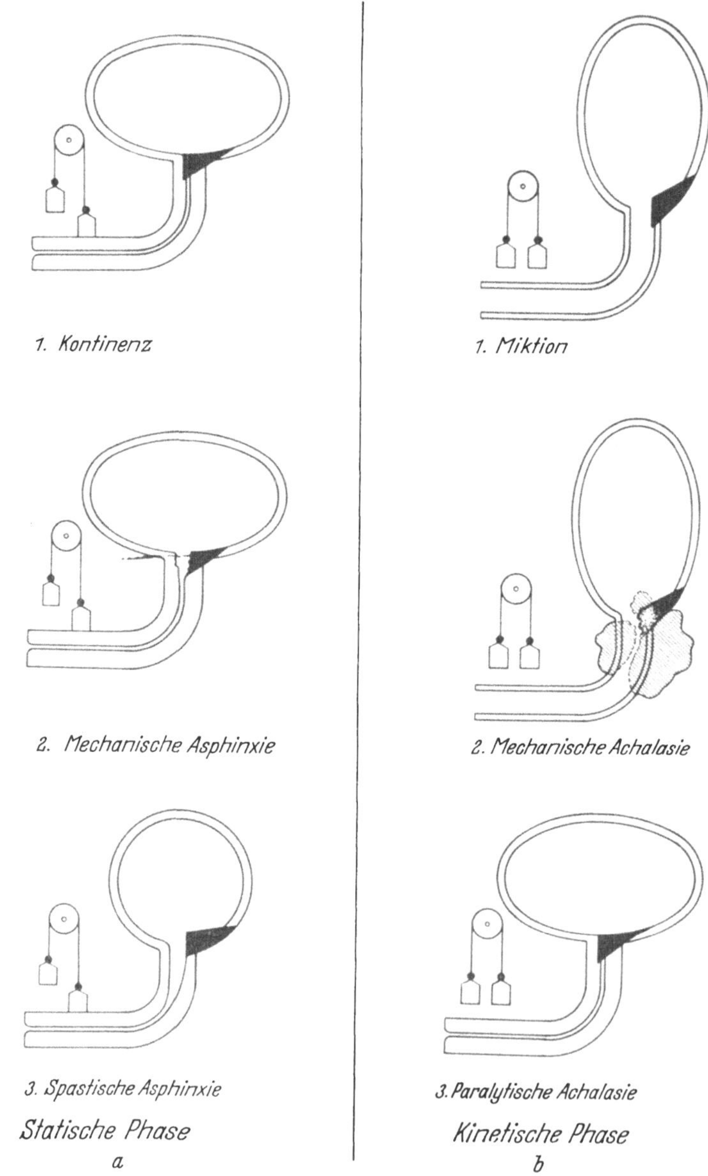

Abb. 12. Kinetik der Blase beim Normalen und beim Kranken. 1 normaler Blasenverschluß und Miktion; 2 mechanische Behinderung des Abflusses; 3 Blasenhypertonie bzw. spastische Asphyxie und paralytische Achalasie. [Aus: SCHULTHEISS, T. H., Z. Urol., Sonderheft, 237—243 (1949). Über die Mechanik des Blasenauslasses]

wird seine Annahme der aktiven Eröffnung der Blase durch den Musculus detrusor verständlich gemacht. Die Funktion des Musculus sphincter internus kommt auch bei Caudaausschaltungen klar zum Ausdruck. Bei Unterbrechung der Cauda, also dem peripheren Neuron, kommt es nach den neurologischen Grundsätzen zu einer schlaffen Lähmung auch des Sphincter internus, der die Blase verschließt.

Trotz der schlaffen Sphincterlähmung besteht in jedem Falle einer Caudaverletzung eine *Harnverhaltung*. Daraus ergibt sich wie bei den Funktionsstörungen der Rückenmarksblase, daß der gelähmte Sphincter und damit auch der Sphincter in Ruhe die Blase *verschließt*. Bei Miktion wird die Heisssche Schlinge mit der Detrusorinnervation aufgezogen.

Bei 26 Caudatumoren sahen wir in jedem Falle anfänglich eine Harnverhaltung auftreten.

Cystometrisch fand BAUMANN diese Tatsache des Blasenverschlusses bestätigt. Nach seiner Meinung wird der Blasenausgang durch einen mehrteiligen Apparat passiv verschlossen, der bei der Miktion auseinandergezogen und damit geöffnet wird.

Man müßte zum besseren Verständnis den sog. Sphincter vesicae internus (Heisssche Schlinge des Detrusor) nicht Schließmuskel, sondern „*Blasenöffner*" nennen.

Meist einige Wochen nach der Verletzung des Rückenmarkes kommt es zur reflektorischen Blasenentleerung, zur sog. „Reflexblase".

Bei dieser reflektorischen Blasentätigkeit wird die Blasenfunktion nach der höheren Rückenmarkunterbrechung vom intakten peripheren Reflexbogen über das sog. medulläre sacrale Blasenzentrum reguliert. Ob ein eigenes sacrales Blasenzentrum zur Erklärung der physiologischen und pathologischen Funktionsabläufe der Blase notwendig ist, sei noch dahingestellt. Alle Funktionsänderungen sind mit der Unterbrechung des peripheren Reflexbogens allein auch erklärbar. Eine Analogie findet die medulläre Blasensteuerung auch in der Innervation der quergestreiften Muskulatur. Nach MARTIN und DAVIS kann sich die reflektorische Miktion bei jeder Querschnittsläsion in beliebiger Höhe einstellen.

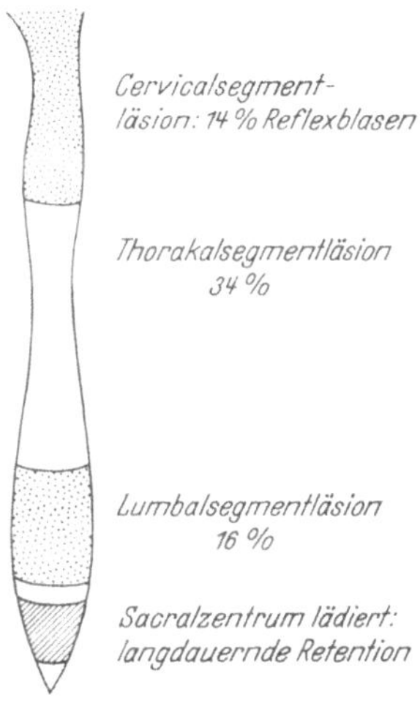

Abb. 13. Häufigkeit der Reflexblasen bei Schädigung des Rückenmarkes in verschiedener Höhe nach MARTIN und DAVIS von 471 Rückenmarksverletzten. [Aus: HÜDEPOHL, F., Harn- und Geschlechtsorgane. Lehrbuch der Chirurgie (E. GOHRBANDT u. E. v. REDWITZ), Bd. 2, S. 130. Jena: Gustav Fischer 1956]

Bei Halsmarksläsionen fanden sie eine Reflexblase in 14%, bei Brustmarksverletzungen in 34%, bei Unterbrechung im Lumbalmark in 16% der Fälle. Bei Verletzungen der sacralen Blasenzentren wurden langdauernde Harnverhaltungen beobachtet (Abb. 13). Die Reflexblasentätigkeit soll sich bei Läsionen in Höhe von C 7 bis D 1 rascher entwickeln, wie mehrere Autoren festgestellt haben, als bei tiefer gelegenen Rückenmarkverletzungen.

Wird die Blase in diesem Stadium nicht behandelt, so entwickelt sich vorwiegend durch entzündliche Veränderungen der Blase bei gleichzeitig zunehmendem Tonus der Beinmuskulatur eine ähnliche Tonussteigerung im Bereiche der Blasenmuskulatur. Durch die Detrusorhypertonie wird die Kapazität der Blase verringert. Klinisch tritt häufiges Wasserlassen auf, das besonders bei jedem afferenten Reiz mit Tenesmen einhergeht. Da im Schockstadium und auch im Beginn der Reflextätigkeit in vielen Fällen keine Behandlung eingeleitet wird, kommt es zu Blasenüberdehnungen und zu sekundären Infektionen, die die Blase durch folgende Wandschäden in einen bleibend schlaffen Zustand bringen. Diese Blase hat eine hohe Kapazität, viel Restharn, und der Musculus detrusor ist schlaff gelähmt. Klinisch äußert sich dieser Zustand der „hypotonen Reflexblase" durch Uringabe in kleinen Portionen. In diesem funktionellen Stadium der hypo- und hypertonen Reflexblase sind therapeutische Maßnahmen eventuell noch von Erfolg, da die Wandveränderungen noch reversibel sein

Art der neurogenen Blasenstörung	Läsionsstelle	Neurologisches Syndrom	Blasenfunktion	Blasenkapazität	Restharn	Cave !
Schockblase	Medulla Conus oder Cauda	schlaffe Paraparalyse	keine Entl., totale Verhaltung = Retentio urinae	groß bis 800 cm^3	entsprechend der Kapazität	Blase zu infizieren, Blase zu überdehnen bei Wiederkehr der Funktion, Katheter anzulegen
Gute Reflexblase	Medulla oberhalb des Conus	meist Paraspastik	periodische Entl. in größeren Inter., etwa 100 cm^3 = akt. intermitt. Inkontinenz	oft annähernd normal 100—400 cm^3	wenig, unter 100 cm^3	Blase zu infizieren Katheter anzulegen
Hypertone Reflexblase (Detrusor und Schlinge hyperton)	Medulla oberhalb des Conus	Paraspastik oft erhebl.	periodische Entl. in kleinen Inter. bei afferenten Reizen ger. Mengen akt. intermitt. Inkontinenz	klein, unter 100 cm^3	wenig, unter 50 cm^3	Blase zu infizieren Katheter oder Tidalgerät anzulegen. Miktion afferent zu provozieren, Doryl zu geben
Hypotone Reflexblase (Detrusor überdehnt)	Medulla oberhalb des Conus	meist Paraspastik	meist noch periodische Entl. ger. Mengen (akt.) intermitt. Inkontinenz oder Verhaltung	groß 400—800 cm^3	vermehrt 100—300 cm^3	Blase zu infizieren Blase zu überdehnen Ureterreflux zu verursachen
Gute automatische (autonome) Blase	Conus oder Cauda	atroph.-schlaffe Paraparalyse	periodische Entl. in größeren Inter., etwa 100—400 cm^3 = akt. intermitt. Inkontinenz	meist groß 400—600 cm^3	wenig, unter 100 cm^3	Blase zu infizieren Katheter anzulegen
Schlechte automatische (autonome) Blase (Detrusor überdehnt)	Conus oder Cauda	atroph.-schlaffe Paraparalyse	unzureichende Entl. bis Überlaufen = (akt.) intermitt. Inkontinenz oder Verhaltung	groß 500—800 cm^3	vermehrt 100—400 cm^3	Blase zu infizieren Blase zu überdehnen Ureterreflux zu verursachen
Sekundäre Schrumpfblase (schwere Wandschädigung keine Detrusorkontraktion)	a) Medulla b) Conus oder Cauda	Paraspastik atroph.-schlaffe Paraparalyse	Durchlauf in klein. Inter. und Mengen = pass. „permanente" Inkontinenz oder Verhaltung	klein 50—100 cm^3	oft nahe der Kapazität	Blase zu infizieren Ureterreflux zu verursachen Dauerdrainage anzulegen
Atone Überlaufblase (schwere Wandschädigung keine Detrusorkontraktion)	a) Medulla b) Conus oder Cauda	Paraspastik atroph.-schlaffe Paraparalyse	Ischuria paradoxa Harnträufeln = pass. „permanente" Inkontinenz oder Verhaltung	oft groß 400—800 cm^3	oft nahe der Kapazität	Blase zu infizieren Blase zu überdehnen Ureterreflux zu verursachen

können. Aus einer schlecht funktionierenden Reflexblase kann durch Isolierung des Organs vom Rückenmark eine „automatische" Blase gemacht werden, die auf ihren eigenen nervösen Nervenapparat angewiesen ist und eine Eigentätigkeit vollführt. Voraussetzung der Eigentätigkeit der Blase nach ihrer Abschaltung vom Rückenmark sind erhaltene nervöse Endapparate und erhaltene Muskulatur (Detrusor), was durch die meist unzureichende Behandlung der Blase nach der Rückenmarkverletzung leider in einem hohen Prozentsatz nicht der Fall ist. Da es bei der Caudaverletzung zu langdauernder Atonie kommt, ist in diesen Fällen die Gefahr der sekundären Wandveränderungen der Blase am größten und auch am häufigsten. Bei richtiger frühzeitiger Behandlung kann es auch nach Caudaverletzungen zu einer guten Blasenfunktion, zur „Automatie", kommen.

In der nebenstehenden Liste haben wir die Eigenschaften der einzelnen Blasenstörungen und die entsprechenden neurologischen Syndrome übersichtlich zusammengefaßt. Auf diesen Grundgedanken beruhen die operativen Möglichkeiten bei Rückenmarksblasen.

Die hypertone Blasenstörung führt ohne Behandlung meist zur sekundären Schrumpfblase, die hypotone zur Überlaufblase (Ischuria paradoxa). Beides sind Endstadien, die nur mehr geringe therapeutische Möglichkeiten offenlassen, da die Blasenwand schon weitgehend verändert ist. Operative Maßnahmen in dieser Phase sind Versuche, haben aber doch manchmal überraschend Erfolg. Für die Operationsindikation wird in den meisten Fällen als Test die vorherige Blockade gefordert.

Nach Caudaverletzungen kommt es selten zu einer guten Blasenautomatie — die Blase wird durch die Verletzung vom Rückenmark isoliert —, wie sie nach den Erfahrungen der therapeutischen Caudadurchschneidung erwartet werden müßten. Wahrscheinlich sind an diesen Funktionsstörungen der Blase nach Caudaverletzungen neben den erwähnten unzureichenden Behandlungen Narben bzw. Irritationen der Nervenwurzeln die Ursache der zunehmenden Dysfunktion. In diesen Fällen wirkt die operative Organisolierung deshalb gut, weil die Verbindung mit dem gestörten Nervenapparat unterbrochen wird und das Organ seiner Eigentätigkeit überläßt. Alle operativen Maßnahmen haben nur dann einen Sinn, wenn nach der Operation eine konsequente, sachgemäße Behandlung der Blase genau so wie nach der Rückenmarksverletzung durchgeführt wird.

Zur medullären Blasenbahn

Über die Leitungsbahnen der Blase im Rückenmark sind die Meinungen heute noch verschieden.

Budge verlegte die zentrifugale Bahn in die vordere Hälfte des Rückenmarkes, Bechterew und Rosenbach, Mosso und Pellacani, Kocher, Marguber, Ranzi, Stewart,

Sekundäre mechanische Wandveränderungen des Blasenhalses u. der Urethra	a) Medulla b) Conus oder Cauda	Paraspastik atroph.-schlaffe Paraparalyse	meist Verhaltung	alle oben aufgeführten Möglichkeiten	—
Hypertonie des Sphincter externus	Medulla oberhalb des Conus	Paraspastik	Verhaltung trotz Detrusorkontraktion	alle oben aufgeführten Möglichkeiten	Blase zu infizieren, mit Op. zu lange zu warten, Dauerdrainage anzulegen

Erklärung der Abkürzungen: akt. = aktive, Entl. = Entleerung, erhebl. = erheblich, ger. = gering, intermitt. = intermittierende, Inter. = Intervalle, Op. = Operation, pass. = passiv.

Müller u. a. in die Hinterstränge. Dennig nahm an, daß die motorischen Bahnen für die Blase in den Seitensträngen im Bereich der Pyramidenbahnen, die sensiblen im Tractus spinothalamicus verlaufen.

An Hand von 260 Rückenmarkstumoren versuchten wir die Pathogenese der medullären Blasenstörung zu studieren und wählten die Fälle aus, bei denen es vor Komplettierung des Querschnittssyndroms zu einer Blasenstörung gekommen war.

Es zeigte sich, daß es jeweils dann zu einer Blasenstörung in Form erschwerten Wasserlassens oder auch zur Harnverhaltung kommt, wenn die Schädigung beide Bahnsysteme, d. h. Vorderseitenstrang und Hinterstrang, betroffen hat. Wir zogen daraus den Schluß, daß beide Systeme afferente Impulse der Blase führen und sich gegenseitig ersetzen können. Dem entspricht auch die Erfahrung nach lege artis durchgeführter Vorderseitenstrang- und Hinterstrangdurchtrennung, wonach es in absehbarer Zeit (Wochen) zur normalen Blasenentleerung kommt.

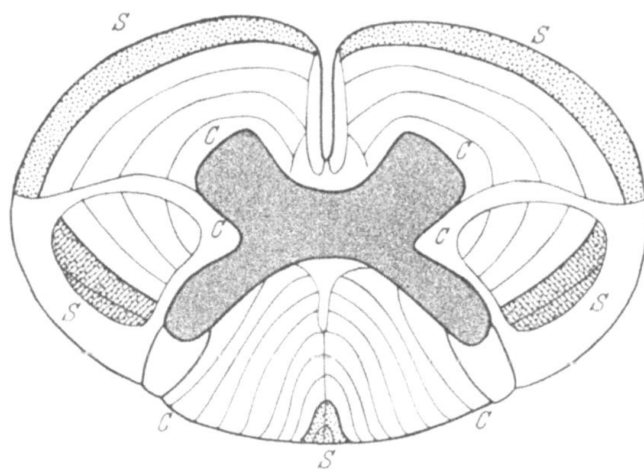

Abb. 14. Schematische Darstellung der vermutlichen Bahnen der Blase im Rückenmark. Punktierte Areale = sensible, afferente Bahnen; punktierte und schraffierte Areale = motorische efferente Bahnen

Entsprechend der segmentalen Anordnung der langen Rückenmarksbahnen dürften die für die Blase verantwortlichen Bahnen, wie in der schematischen Abbildung dargestellt, verlaufen. Schwarze Areale im Hinterstrang und Vorderseitenstrang als afferente sensible Leitungsbahnen, schraffierte Areale als motorisch efferente Leitungsbahnen in den Pyramidenbahnen und vielleicht als Ersatzbahnen in den Pyramidenvordersträngen. Auffallenderweise kommt es bei Kranken, bei denen nach einer Vorderstrangdurchschneidung beiderseits (Athetosen) eine weitere medulläre Operation versucht wird, zu lang anhaltenden Blasen- und Mastdarmstörungen, was für eine Beteiligung dieser motorischen Bahnen, wenn auch nur aushilfsweise, spricht.

In der Übersicht (Abb. 14) des Rückenmarksquerschnittes sind die für die Blase verantwortlichen Leitungsbahnen über den ganzen Querschnitt verteilt. Ein Quadrant des Rückenmarkes enthält jeweils eine afferente und eine efferente Bahn, so daß die Blasenfunktion damit gewährleistet wäre.

1. Operationen an den peripheren Nerven der Blase

Die Blase wird durch folgende Nerven versorgt: Die Sympathicusinnervation der Blase wird durch den Plexus hypogastricus superior und inferior bzw. durch die Nn. praesacrales (L 1—3 und L 4—5), die Parasympathicusinnervation durch die Nn. pelvici bzw. erigentes (S 2—4), die somatische Innervation durch die Nn. pudendales gewährleistet.

Diese dreifache Innervation gibt der Blase und dem Mastdarm eine gewisse funktionelle Mittelstellung als Übergang von dem vegetativ innervierten inneren Organ zur somatischen innervierten Skeletmuskulatur. Die Hauptfunktion obliegt, wie aus den vielen experimentellen und klinischen Beobachtungen hervorgeht, den Nn. pelvici. Wie wir bereits bei den Blasenstörungen nach Rückenmarksverletzung angeführt haben, wird der Blasenverschluß vorwiegend durch die Heiss'sche Schlinge, die einen Teil des Detrusor darstellt, gewährleistet. Durch Kontraktion dieser Fasern wird bei gleichzeitiger Detrusorkontraktion die Blase geöffnet. Diese Meinung vertrat bereits 1854 KOHLRAUSCH, 1897 VERSARI, WLASOW, WESSON, YOUNG und MACHT! Ähnliche Ansichten vertreten auch BLUM, EISLER und HRYNTSCHAK sowie DENNIG, der diese Autoren zitierte (1926).

SCHULTHEISS gelang der Nachweis, daß die Blase durch die Heiss'sche Schlinge geöffnet wird. Da die Hauptfunktion der Blasenentleerung den Nn. pelvici obliegt, ist der Einfluß der Sympathicusausschaltungen auf die Blasenfunktion beim Normalen gering. Da vom Sympathicus vorwiegend pathologische, reflektorische Erregungen übermittelt werden, hat die Sympathicusausschaltung bei Erkrankungen der Beckenorgane oft guten Erfolg.

a) Die N. praesacralis-Durchschneidung

(Synonyma: Präsacrale Neurektomie, Resektion des Plexus superior, Nn. hypogastrici-Durchtrennung)

COTTE durchschnitt 1925 die Nn. hypogastrici in der Absicht, krankhafte Zustände im Bereich des kleinen Beckens zu beeinflussen, nachdem er zuerst eine periarterielle Sympathektomie der Aa. iliacae versucht hatte.

Er stellte den retroperitoneal im iliacalen Dreieck gelegenen Nervenplexus transperitoneal dar und durchtrennte die sympathischen Fasern der Nn. hypogastrici bzw. praesacrales in dieser Höhe radikal.

Technik

Heute wird diese Operation nurmehr selten wie früher in L.A., sondern meist in Intratrachealnarkose durchgeführt.

Die Bauchhöhle wird mittels eines paramedianen Unterbauchschnittes eröffnet und das Kopfende des Tisches gesenkt, so daß eine extreme Trendelenburg-Lagerung erreicht wird. Die Darmschlingen sinken dadurch in den Oberbauch, und man erzielt einen freien Zugang zur Aortenbifurkation. Das Peritoneum wird über dem Promontorium längs incidiert und die Aa. iliacae und das Mesosigmoideum dargestellt. Die Nn. hypogastrici bzw. Nn. praesacrales werden in dem lockeren retroperitonealen Bindegewebe sichtbar (Abb. 15a). Die Neurektomie beginnt man am besten im Bereiche der Aortengabel rechts oder links und versucht alle Fasern zu durchtrennen. Die durchschnittenen Fasern werden nach unten verfolgt und abpräpariert (Abb. 15b). Dabei sollen die Rami communicantes, die von L 4 unter den Gefäßen zum Plexus ziehen, mit durchtrennt werden. Die Präparation soll so weit nach unten fortgesetzt werden, bis man den Abgang der hypogastrischen Gefäße erreicht hat. Da man bei dieser Manipulation auch Lymphgefäße durchtrennt hat, ist es notwendig, diese Gefäße an der Basis des Dreieckes vor der Durchtrennung zu unterbinden. Nach Naht des dorsalen Bauchfelles wird das Abdomen in Schichten wieder geschlossen.

Technik nach COTTE *aus seiner eigenen Beschreibung*

1. Anaesthesie.
2. Bauchdeckeneröffnung, Querschnitt.
3. Intraperitoneales Vorgehen.

a) Nach Eröffnung des Peritoneums exstirpiert COTTE vor Beckenhochlagerung die Appendix. Untersucht anschließend die Genitale. Bei normalem Befund des Genitale

b) Sympathicusuntersuchung. In Höhe des Promontoriums sucht er den sympathischen Grenzstrang (1. Merkzeichen). Etwas oberhalb und außerhalb davon bilden die beiden Aa. iliacae communes, die man unter dem Peritoneum pulsieren sieht, ein Dreieck mit der Basis nach unten, dessen Spitze die Bifurkation der Aorta ist (2. Merkzeichen). Links von der Mittellinie sind die Vasa mesenterica inferiora, die an der Basis des Mesocolons verlaufen, das der Lumbosacralfläche aufliegt (3. Merkzeichen).

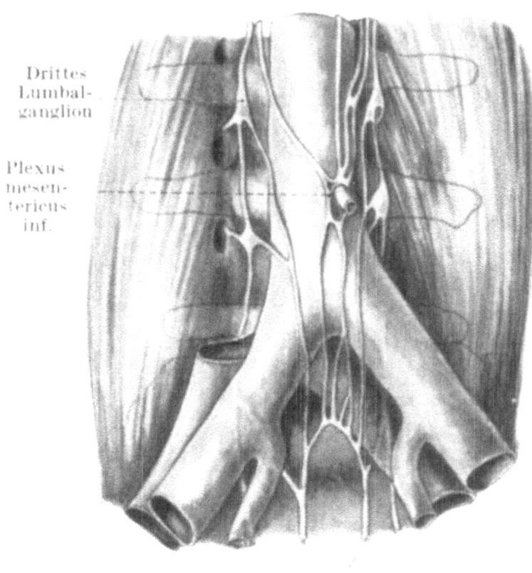

Abb. 15a

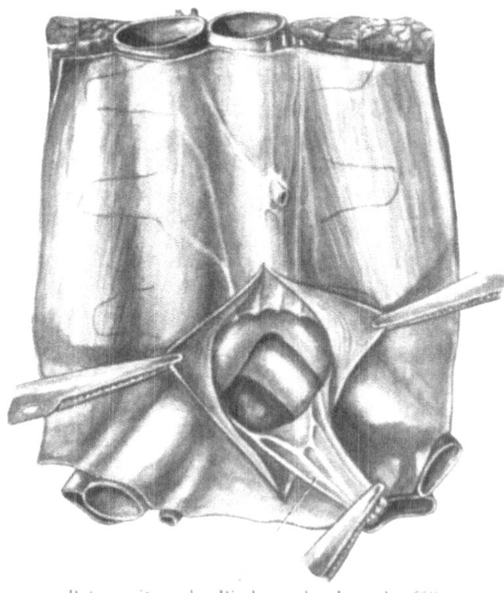

Abb. 15b

Abb. 15a u. b. Schematische Darstellung der N. praesacralis-Durchschneidung. a Anatomische Darstellung des Nervenplexus; b Resektionsausmaß

Innerhalb dieser Gefäßformation muß in der Medianlinie das hintere Blatt des Peritoneums parietale durchtrennt werden. Das Mesocolon kann in der Mittellinie die Sicht behindern. Man zieht es nach links. Peritonealschnitt etwa 4 cm lang vertikal. Es kommt das lockere Bindegewebe unter dem Peritoneum zum Vorschein. In diesem Bindegewebe verläuft der Sympathicus (N. praesacralis nach Latoryet u. Ph. Rochet — Plexus hypogastricus nach Hovelacque).

Die Bindegewebsplatte ganz zu entfernen ist besser, als die Nerven zu isolieren. Peritonealnaht in Tabaksbeutelform.

Cotte schließt Fixation des Ligamentes nach Doleris-Gillian-Pellanda an, damit keine Uteruszerrung zustande kommt.

4. Naht der Bauchdecke.

Indikation

α) Dysmenorrhoe

Diese von Cotte angegebene Operation wurde vorwiegend bei Dysmenorrhoe durchgeführt. Erfolgsberichte liegen von vielen Autoren vor.

Die Durchtrennung der Nn. hypogastrici wurde in der Folge bei allen Erkrankungen der Beckenorgane verschiedener Genese versucht.

Cotte hielt die N. praesacralis-Resektion in der Gynäkologie bei Schmerzen, vasomotorischen, sensiblen, sekretorischen, reflektorischen und trophischen Störungen angezeigt (1933).

β) Tonusstörungen

Unter der Vorstellung, dem peristaltikfördernden N. parasympathicus das Übergewicht zu geben, wurde auch bei tonischen Störungen der Blasenmuskulatur die Sympathicusdurchschneidung angewandt.

LEARMONTH sah nach Praesacralisdurchschneidung in Fällen von Blasenerweiterungen ohne mechanisches Hindernis, die durch neuromuskuläre Inkoordination bedingt waren, vorwiegend bei Kindern, gute Erfolge. Nach FULTON bewirkt die N. praesacralis-Durchtrennung eine erhöhte Häufigkeit des Wasserlassens vorwiegend beim Tier. Beim Menschen ist nach ihm diese Wirkung flüchtig.

JAKOBSON stellte nach der Nervendurchtrennung eine zeitweilige Verminderung der Blasenkapazität und dadurch ein Anwachsen des Blasentonus fest.

GASK und ROSS beobachteten nach der N. praesacralis-Durchtrennung eine vorübergehende Zunahme der Zahl der Blasenentleerungen. Sie vermuteten, daß der Harndrang, der eine Folge zunehmenden Blasendruckes ist, nach der Durchschneidung durch eine geringere Urinmenge hervorgerufen werden kann. In einem Falle von gleichzeitigem Megacolon mit einem Restharn von 250 cm³ und seltener Harnentleerung trat nach dieser Nervendurchschneidung eine Tonuszunahme der Blase ein. Sechs Wochen nach der Operation war die Druckkurve normal und die Harnentleerung deutlich öfter. Andere Autoren (OGIER u. a.) sahen nach diesem Eingriff bei Hydroureter eine Tonuszunahme des erweiterten Harnleiters.

Es scheint paradox, daß die Sympathektomie auch bei Krampfzuständen der Blase mit Erfolg angewandt wurde. Auch hier sollen einige Beispiele aus der Literatur angeführt werden. WHITE, SMITHWICK und GOHRBANDT u. v. a. sahen bei Fällen von Polakisurie bei Cystitiden und auch bei Schrumpfblasen nach der Operation eine deutliche Änderung der Blasenfunktion, so daß die Kranken seltener urinieren mußten. GOHRBANDT sah die Erklärung dieser Tatsache in einer Herabsetzung der Blasensensibilität und in einer Reizschwellenerhöhung. Die Wirkung der Blasentonusherabsetzung erwartete er nur in den Fällen, die die Ursache der Polakisurie in der Blasenschleimhaut selbst hatten. Nach ÜBELHÖR werden Blasentenesmen durch Eingriffe am sympathischen Nervensystem nicht beeinflußt. WHITE konnte nach der Sympathektomie der Blase beim Normalen keine Funktionsänderung feststellen. Diese Beobachtungen machte er im Tierversuch. GÖTZEN und BOEMINGHAUS stellten die Indikation zur Hypogastricusresektion dann, wenn eine Entleerungsstörung vorlag, die durch die Verletzung des sacralen Rückenmarks oder der Cauda equina bei intaktem Lumbalmark zustande gekommen ist, um das Gleichgewicht zwischen Sympathicus und Parasympathicus herzustellen. Solche Zustände sollen auch bei Spina bifida und Hämatomyelie oft vorkommen. Die besten Resultate sollen erzielt werden, wenn die Restharnwerte erhöht und der Sphinctertonus gesteigert sind (Sphincterometrie).

Die paradoxe Wirkung der Sympathektomie auf die Blase bei tonischen Erkrankungen wurde verschieden zu erklären versucht. Tonusstörungen der Blase in Form einer *Atonie* oder *Hypertonie* der Blasenmuskulatur verschiedener Genese können in manchen Fällen tatsächlich durch die Sympathektomie in Richtung der Normalfunktion gelenkt werden. Wahrscheinlich sind die sympathischen Fasern die Leiter pathologischer Impulse. Durch afferente, pathologische Dauerreize (z. B. Cystitis) kommt es auf reflektorischem Wege über den Sympathicus zur Beeinflussung der Blasenfunktion. Nach der Durchtrennung dieser Fasern kehrt, wenn diese im funktionellen Stadium durchgeführt wird, der Tonus und die periodische Harnausstoßung zur Norm zurück.

Solche Krankheitsbilder entstehen wahrscheinlich auf vasomotorischem, reflektorischem Wege. Die Impulse werden über den Sympathicus geleitet und unterhalten das Krankheitsbild im Sinne eines Circulus vitiosus. Die Sympathicusdurchschneidung bei Blasenstörungen sollte man im funktionellen Stadium, bevor sekundäre Organveränderungen vorhanden sind, ausführen. Auch Boeminghaus ist der Ansicht, daß die Eingriffe am vegetativen Nervensystem nicht als „ultima ratio“ angewandt werden sollen, sondern in der vegetativen Phase, da Koordinationsstörungen der Blasenmuskulatur, wenn noch keine sekundären Veränderungen da sind, leichter zu beeinflussen sind. Es erscheint ratsam, vor der Operation möglichst öftere Ausschaltungen des Nervenplexus durchzuführen, da die Wirkung der Blockaden oft die Anaesthesiewirkung lange überdauern und außerdem ein gewisser präoperativer Test dadurch möglich ist.

γ) Schmerz der Blase

Außer bei Tonusstörungen wurde die Sympathektomie der Beckenorgane, insbesondere der Blase, bei *Schmerzzuständen* durchgeführt. Oft führen Tonusstörungen zu Schmerzen und umgekehrt.

Die Beobachtungen über den Einfluß der Sympathektomie auf Blasenschmerzen sind different. Nach White führen die sympathischen Fasern keine Schmerzimpulse der Blase. Gohrbandt sieht die Wirkung der Sympathicusdurchtrennung bei Entzündungen der Schleimhaut in der folgenden Hyperämisierung. Dieser Effekt wird nach Learmonth durch die Kombination dieser Operation mit der lumbalen oder periarteriellen Sympathektomie verstärkt. Nesbit und McLellan führen die schmerzmindernde Wirkung der Cotteschen Operation nicht auf die Unterbrechung afferenter Schmerzbahnen, sondern auf die Minderung des Muskelkrampfes im Bereich des Blasenhalses zurück.

Pieri schlug vor, nicht nur die Nn. praesacrales, sondern auch die Rami communicantes (S 1—3), die Leiter zum sacralen Sympathicus, zu durchtrennen. Nach seiner Meinung würde die Vasodilation dadurch erhöht und keine motorischen Störungen folgen. Latarjet sah nach der Exstirpation des Ganglion hypogastricum wie Rochet u. a. bei Blasenentzündungen unspezifischer und spezifischer Art keine Wirkung.

Goldscheider ist der Meinung, daß der Sympathicus nur unter pathologischen Umständen Schmerzimpulse der Blase leite (Summationsphänomen).

Bei der *Cystitis* kommt es durch die entzündlichen Veränderungen der Blasenwand sekundär zu Tenesmen und Schmerzen.

Nach Boeminghaus findet die Sympathektomie bei chronischen und schweren *Cystitiden*, an deren Ende die narbige Schrumpfblase steht, keine genügende Würdigung. In Fällen entzündlicher Reiz- und Schrumpfblasen stellte er häufig eine Unbeeinflußbarkeit auf konservative Maßnahmen fest. Die Kapazität war bei Tenesmen oft auf 10—30 cm^3 herabgesetzt. Er schlug die Cottesche Operation dann vor, wenn konservative Maßnahmen erfolglos waren, die Kapazität der Blase zunehmend sank, das Fassungsvermögen nach Lumbalanaesthesie aber noch erhöht wurde. Er sah in 20 Fällen bedingter Schrumpfblasen, deren Kapazität ebenfalls 20 cm^3 betrug, nach der Hypogastricusresektion die Schmerzen meist gebessert, wenn auch nicht aufgehoben. Die Kapazität stieg auch oft auf das 5—10fache an. Entzündliche Prozesse heilten rasch ab.

Da Paroli nach N. praesacralis-Durchschneidungen (Cotte) nicht immer eine ausreichende Schmerzabschaltung erzielte, schlug er vor, das 1. und 2. Sacralganglion und den lumbosacralen Sympathicus zu exstirpieren. Er sah gute Resultate in 10 Fällen von Dysmenorrhoe und einem Uteruscarcinom.

Nach Schultheiss bewirkte die Cottesche Operation keine Änderung der Blasenkinetik. Er nahm wie Dennig an, daß bei erhaltenen Nn. pelvici die Kapazität der Blase verringert und die Miktion häufiger werde.

Eine spastische Asphinxie kann nach Schultheiss durch Eingriffe am Sympathicus nicht gebessert werden. Auch Lewis und Boeminghaus sahen keinen Einfluß, wenn der Detrusortonus herabgesetzt war und Restharn bestand. Nach der Sympathicusoperation soll der Vagus (Detrusor) das Übergewicht erlangen und die Entleerung erleichtert werden.

δ) Trophische Störungen der Blase

Wie nach Cystitiden wurden auch bei *trophischen Störungen* der Blasenschleimhaut nach Sympathicusdurchschneidungen Besserungen gesehen. Das sog. Ulcus simplex soll auch schon nach Präsacralanaesthesie eine gute Heiltendenz haben. Wenn diese Maßnahme nicht zur Heilung führt, reseziert May die Nn. praesacrales und sah die Ulcera in jedem Falle abheilen. Ähnliche Erfahrungen machte May u. a. bei Cystitis ulcerosa und incrustans, aber auch bei Blasentuberkulose. Heusch berichtete über gute Erfolge nach der Resektion des N. hypogastricus inferior bei Geschwürblasen, hochgradigen Cystitiden und Blasentuberkulose. Er sah in jedem Falle den begleitenden lästigen Harndrang nach der Operation verschwinden und die Geschwüre abheilen. Rathke bestätigt den Effekt der Sympathektomie, sah aber keine Dauererfolge. Tenesmen bei spezifischen und unspezifischen Blasenentzündungen kamen nach gewisser Zeit wieder. Er hielt die N. praesacralis-Durchtrennung allein bei solchen Erkrankungen nicht für genügend. Rubritius schlug vor, mit der Cotteschen Operation die Excision der Geschwüre zu kombinieren.

In einem Falle von Pruritus vulvae sahen wir nach der N. praesacralis-Durchschneidung einen guten Effekt.

Komplikationen

Nach der Cotte'schen Operation kommt es zur Aufhebung der Peristaltik der Vasa deferentia, der Samenbläschen und der Prostata. Es folgt eine Unfähigkeit der Ejaculation, und damit kommt es zur *Sterilisation* des Mannes, wobei die Erektion, der Orgasmus erhalten bleiben. Man kann also von keiner Impotenz sprechen. Tönnis und Herink sahen in einem Fall einer partiellen Caudaverletzung mit Mastdarmlähmung und Unfähigkeit der Erektion die Darmperistaltik und die Erektionsfähigkeit nach der N. praesacralis-Durchtrennung wiederkehren.

Bei der Frau tritt nach der Sympathektomie lediglich eine passagere Uterusblutung auf. Die Schmerzempfindlichkeit des Uterus wird herabgesetzt. Deshalb führt diese Operation bei Menstruationsstörungen meist zur Schmerzfreiheit. Die Eierstöcke werden nicht beeinflußt, da ihre Versorgung über den Plexus ovarici geht. Nach den Beobachtungen von Anselmino und Plaskuda ist der Geburtsablauf nach Operationen des sacralen Sympathicus nicht beeinträchtigt, d. h., die Wehentätigkeit ist normal, die Schmerzempfindlichkeit in der überwiegenden Mehrzahl herabgesetzt.

Bei Kombination der Cotte'schen Operation mit der lumbalen Sympathektomie von L 3 bis S 2 soll es, wie Takebayashi beobachtete, in manchen Fällen zu einer Hodenatrophie kommen.

Dressler sah nach der lumbalen Sympathektomie in 4 Fällen eine postoperative Impotenz, die er auf einen Tonusverlust der Beckenmuskulatur, die an der Erektion und Ejaculation beteiligt sind, zurückführte. Er vermutete, daß eine vermehrte Hodendurchblutung nach der Operation zu einer Temperaturerhöhung geführt habe, die die samenbildenden Epithelien geschädigt hätten.

Rose unterscheidet zwischen Sterilität und Importenz. Alnor nimmt an, daß in den meisten Fällen Hodenveränderungen durch die Erkrankung selbst verursacht werden, die zur Sympathektomie veranlaßt haben. Die Sympathektomie führte niemals zu einer Hodenatrophie. Impotenz sah er in keinem Falle, doch Sterilität häufiger. Gleiche Beobachtungen machte Semans (Bandmann, Burckhart und Schmitt, Kment, Weidemann).

Zusammenfassende Indikation

Die Sympathektomie scheint bei unbeeinflußbaren Dysmenorrhoen und Vaginismus, wie auch die meisten Autoren beobachteten, angezeigt zu sein. Vorherige Blockaden sind notwendig. Die Operation kann bei atonen und hypertonen Blasenstörungen von gutem Erfolg sein, jedoch nur dann, wenn diese reflektorisch zustande gekommen sind.

Schmerzzustände der Blase werden durch die Sympathicusoperation nur dann günstig beeinflußt, wenn die Veränderungen die Schleimhaut nicht überschreiten. White hält diese Operation bei Tuberkulose und Krebs der Blase für vollkommen nutzlos.

Entzündliche Reizblasen mit Polakisurie, therapieresistente, chronische Cystitiden und nervös bedingte Blasenentleerungserschwerungen wie Myelodysplasien, Meningocelen, Verletzungsfolgen sollen durch die Cotte'sche Operation günstig beeinflußt werden. Die gleichzeitige lumbale Sympathektomie soll den heilsamen Hyperämisierungseffekt erhöhen (Gohrbandt). Die geteilten Meinungen der Autoren über den Einfluß der Cotte'schen Operation auf Blasenschmerz verschiedener Ursache zeigen, daß die Wirkung in keiner Weise konstant ist. In den meisten Fällen kommt es bei wirklichen Schmerzzuständen nur zu einer vorübergehenden Schmerzminderung. Dies ist besonders der Fall, wenn die Veränderungen die Blasenschleimhaut überschreiten. Bei Schmerzzuständen, die durch Irritationen peripherer Nerven hervorgerufen werden, dies ist bei malignen Prozessen des kleinen Beckens der Fall, haben die Sympathicusoperationen nach unseren Erfahrungen keinen Einfluß.

Die Wirkung der Sympathektomie auf Schmerzen kommt nach unserer Meinung nur zustande, wenn pathologische, afferente Dauerreize zu einer reflektorischen Miterkrankung eines sonst gesunden Organs führen. Nach der Durchtrennung des Sympathicus, über den diese Impulse geleitet werden, kehrt die Funktion des sympathektomierten Organs zur Normalfunktion zurück, bzw. die Schmerzen sind beseitigt.

b) Kombination der Sympathektomie mit der Nn. pelvici-Durchschneidung

Die parasympathischen Nn. pelvici beziehen ihre Fasern aus dem 2.—4. Sacralsegment und sind, wie wir aus den neuesten physiologischen Studien wissen, für die Blasenfunktion vorwiegend verantwortlich. Da Schmerzzustände im Bereich der Blase durch Eingriffe am Sympathicus in vielen Fällen nicht beeinflußbar waren, schlug Richet die Nn. pelvici-Durchtrennung vor.

Technik nach Richet

Nach medianer Unterbauchlaparotomie wird das Rectum dargestellt. Das Nervengewebe beiderseits des Mastdarms wird reseziert. Bei dieser Durchtrennung werden sowohl die sympathischen als auch die parasympathischen Fasern für die Blase getroffen.

Thiermann modifizierte die Operation nach Richet. Die Operation ist einfacher.

Technik nach Thiermann

In Bauchhängelage wird ein senkrechter Schnitt über dem Steiß bis in die Nähe des Afters geführt. Der zwischen der Fascia pelvis visceralis und der Kreuzbeinhöhle gelegene Raum wird dadurch zur Entfaltung gebracht, daß das Fascienblatt und das Rectum nach ventral gedrängt wird. Es spannt sich in der

Fascienduplikatur der Nervenplexus, der die Nn. hypogastrici und die Nn. pelvici beherbergt. Die Nerven werden aus der Duplikatur herauspräpariert und durchtrennt (Abb. 16 und 17).

Indikation

Die Nn. pelvici-Durchtrennung wird bei Schmerzzuständen der Blase, die durch Eingriffe am Sympathicus allein nicht beeinflußbar sind, angewandt. Meist

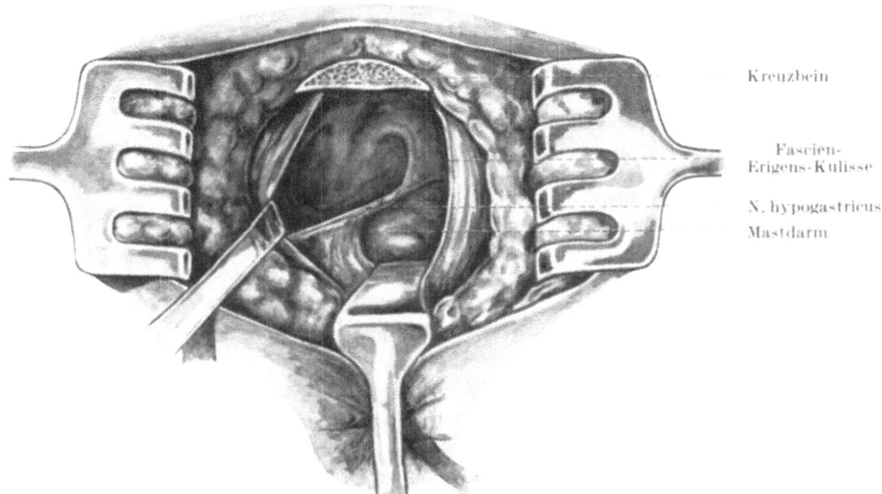

Abb. 16. Operation nach THIERMANN I. Schnitt über dem Kreuzbein bis nahe zum Anus, Resektion des Kreuzbeines. Das Rectum ist nach ventral abgedrängt; durch Zug an dem breiten Langenbeck-Haken werden die beiden Fascienkulissen angespannt. Der Zug am anderen Haken bewirkt das Hervortreten eines Gewebszuges, in welchem der N. hypogastricus gelegen ist. Durch Zug an der Gegenseite läßt sich der entsprechende Faserzug an der anderen Seite darstellen

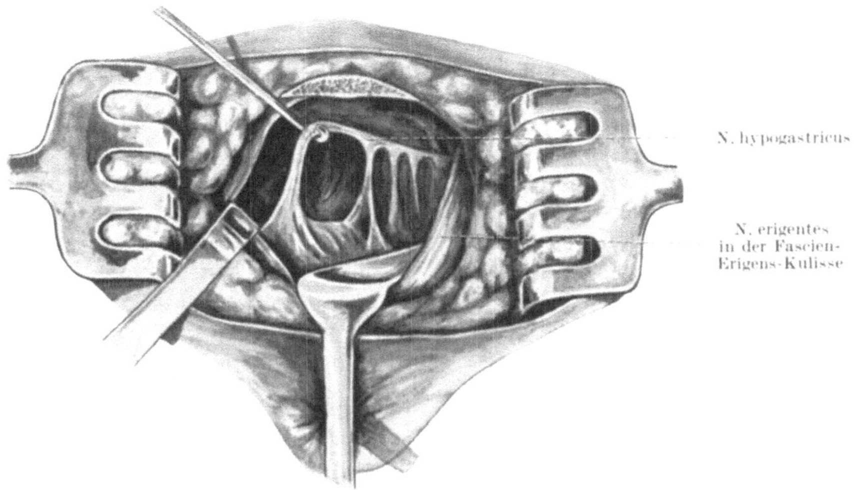

Abb. 17. Operation nach THIERMANN II. Der N. hypogastricus ist freigelegt und wird mit einem Haken angehoben. [Abb. 16 und 17 aus: E. GOHRBRANDT, Vegetatives Nervensystem, 4. Kap., Bd. 2, S. 183 (BIER-BRAUN-KÜMMELL, Chirurgische Operationslehre). Leipzig: Johann Ambrosius Barth 1954]

sind es Carcinome der Blase, des Rectums oder der Genitalien mit unerträglichen Schmerzzuständen, bei denen diese Operation in manchen Fällen angezeigt sein mag. Die Nn. pelvici-Durchschneidung wurde aber auch bei chronischen Cystitiden, besonders bei Querschnittsläsionen angewandt. Die Blasenkapazität steigt nach der Durchtrennung in jedem Falle an, wenn nicht sekundäre, irreversible Wandveränderungen vorhanden sind.

Die Wirkung dieser Durchschneidung entspricht der nach Vorderwurzeldurchschneidung bzw. nach der verlängerten Myelotomie bis S5.

Die Schmerzausschaltung nach der Durchtrennung der sympatischen und parasympathischen Nerven der Blase ist vollständig. Wegen der folgenden Potenz und Blasenstörungen wird diese Operation nur bei malignen Tumoren der Blase, des Mastdarms und des Genitale und auch bei schon vorhandenen Lähmungen nach Querschnittslähmungen verwendet.

In manchen Fällen werden Schmerzen im Bereiche der Blase nach tonussenkenden Operationen beseitigt. Es wird im jeweiligen Falle zu entscheiden sein, ob nicht eine Chordotomie der peripheren Nervendurchtrennung vorzuziehen ist.

Thiermann führte die totale oder subtotale Nn. pelvici-Durchschneidung auch bei Tonusstörungen der Blase aus. Er ging von der Vorstellung aus, den M. detrusor durch subtotale Resektionen der Nn. pelvici zu schwächen und dadurch Hypertonien in seinem Bereiche nach zentralen Läsionen des Zentral-Nerven-Systems zu beseitigen. Er erreichte bei einem Hemiplegiker mit hypertoner Blasenstörung, den er als Beispiel anführte, nach der partiellen Durchschneidung der Nn. pelvici eine Tonussenkung, die der Normalfunktion gleichkam.

In diesem Falle einer kombinierten Inkontinenz und Retention durchschnitt er auch einseitig den N. pudendus (mit Ausnahme der Rr. anales) da gleichzeitig ein Sphincter externus-Krampf vorhanden war. Auf dem Sacralzugang erreichte er alle drei Nervenpaare der Blase.

Komplikationen

Der Durchtrennung der parasympathischen Nn. pelvici, denen die Blasenfunktion weitgehend obliegt, folgt eine Harnverhaltung durch Ausfall des M. detrusor vesicae. Nach Fulton folgt der beidseitigen Nn. pelvici-Durchtrennung beim Tier eine Harnverhaltung durch Erschlaffung der Blasenwand und ein angeblicher Spasmus des Schließmuskels. Nach der Operation tritt aber nur eine passagere Harnverhaltung auf, die in einen Blasenautomatismus übergeht. Man nahm an, daß es in diesen Fällen deshalb zu keinem „Sphincterkrampf" komme, weil die sympathischen Nn. hypogastrici mit durchtrennt würden. Man fürchtete früher, nach Durchschneidung der sympathischen und parasympathischen Fasern eine Inkontinenz, die aber erfahrungsgemäß in den seltensten Fällen auftritt. Diese Beobachtung spricht für die bereits angeführte Annahme der aktiven Blasenöffnung durch den M. detrusor bzw. der Heiss'schen Schlinge.

Der Harndrang bleibt nach der Durchschneidung erhalten. Die afferenten Fasern für die Impulse ziehen über die Nn. pudendales. Da die Thiermannsche Operation eine Störung der Erektion und Potentia coeundi zur Folge hat, ist die Auswahl der Kranken streng zu treffen.

c) N. pudendalis-Durchtrennung

Bereits im Jahre 1900 durchtrennte Rochet die Nn. pudendi. Shelden, Bors und Huggins haben diesen Eingriff ebenfalls empfohlen.

Nach Rückenmarksverletzungen kommt es in vielen Fällen nach der Schockphase zu einer Tonussteigerung der infraläsionellen Muskulatur. Im Rahmen dieser Muskelhypertonie steigt auch der Tonus der Beckenmuskulatur und der des M. sphincter externus. Durch Spasmen des äußeren Schließmuskels kommt es in manchen Fällen, wenn auch eine gute Reflexblase nach der Rückenmarksverletzung sich entwickelt hat, zu Harnverhaltungen, da der maximal kontrahierte äußere Schließmuskel den Ausfluß des Harns verhindert. Cystometrisch findet man normale Blasendruckwerte, eine gute Detrusorinnervation, urethrographisch im Bereich des Sphincter externus einen Spasmus. Meist ist auch der Sphincter ani externus kräftig kontrahiert.

In diesen Fällen durchschnitt ROCHET die Nn. pudendi transabdominal.

THIERMANN durchtrennte die Nn. pudendi auf dem sacralen Zugangswege.

Technik

Schrägschnitt vor der Spitze des Os sacrum zur Tuberositas ossis ischii. Bei beiderseitiger Durchtrennung wird der Hautschnitt beiderseits bogig nach außen geführt, so daß eine Y-Form entsteht. Der M. glutaeus wird durchtrennt. Unmittelbar unter diesem Muskel liegt die Fossa ischiorectalis. Das die Fossa ausfüllende Fett wird medianwärts abgeschoben.

Der palpierende Finger kann dann in der Regel an der Innenseite der Tuberositas ossis ischii die A. pudendalis inferior tasten. Unmittelbar caudal von ihr liegt der N. pudendus. Der Nerv ist an dieser Stelle meist noch nicht geteilt. Um sicher zu sein, daß man den N. pudendalis durchtrennt, wird der Nerv vorher gereizt, wobei der in den After gesteckte Finger Kontraktionen des Schließmuskels feststellt. Erst nach dieser Prüfung wird der Nerv partiell oder total durchtrennt (Abb. 16 und 17).

Indikation

Die N. pudendalis-Durchtrennung wurde nach vorheriger Novocainblockade dann durchgeführt, wenn cystometrisch normale Werte einer Reflexblase und uretrographisch im Bereich des Sphincter externus ein Spasmus, der nach der Blockade verschwunden war, festgestellt worden ist. Wenn die Miktion in Anaesthesie ungehindert ablief, wurden die Nerven beidseitig partiell oder total durchschnitten.

Nach ROSS und DAMANSKI soll die Operation erst ausgeführt werden, wenn das Sacralzentrum, losgelöst von höheren Kontrollen, den Entleerungsmechanismus übernommen hat.

Bewertung

Da eine isolierte Tonussteigerung des M. sphincter vesciae externus selten vorkommt und meist im Rahmen einer allgemeinen Tonussteigerung der infraläsionellen Muskulatur auftritt, werden bei den erwähnten äußeren Schließmuskelspasmen heute die Nn. pudendi nur mehr selten ausgeführt, sondern in diesen Fällen, besonders wenn es sich um totale Rückenmarksdurchtrennungen handelt, die Caudadurchtrennung bzw. die Myelotomie vorgezogen. Dies gilt besonders, wenn auch der Tonus des M. detrusor gestiegen ist. In manchen Fällen ist nach der Anaesthesie der Nn. pudendi eine so gute Reflextätigkeit der Blase zu finden und der Tonus des Detrusor sowie auch der der quergestreiften Beinmuskulatur nicht gesteigert, so daß man sich zu diesem Eingriff entschließen wird.

Komplikationen

Der N. pudendi-Durchschneidung folgen beim Menschen nur selten Störungen der Harnentleerung, beim Tier tritt angeblich eine anhaltende Inkontinenz auf. LEARMONTH führte diese Erscheinungen auf die Mitinnervation des Schließmuskels durch die Nn. pelvici beim Menschen zurück. Eine Incontinentia alvi ist nach der Durchschneidung nicht zu befürchten. Störungen der Erektion konnten von MAY nicht beobachtet werden.

2. Sonstige Eingriffe bei neurogenen Blasenstörungen

a) Rectusplastik nach Rochet

Rochet versuchte das Problem der neurogen bedingten, atonen Blasenstörung auf mechanischem Wege zu lösen. Bei erhaltener Innervation des M. rectus versuchte er, diesen mit der Blase zu vernähen, so daß der Kranke durch Zug willkürlich die Blase entleeren konnte.

Technik

Aus dem M. rectus werden zwei Streifen von 10—20 cm Länge gebildet. Durch leichten Zug am Ende jedes Muskelstreifens versucht man diese weit nach unten zu ziehen und möglichst tief auf die entsprechende Blasenseite durch 2—3 Nähte zu fixieren. Die so vernähten Muskelstreifen werden da, wo sie mit der Blasenwand in Kontakt kommen, sorgfältig durch Knopfnähte und einstülpende Nähte weiter gesichert. Nach Verschluß der Bauchdecke wird durch 5—10 Tage ein Dauerkatheter gelegt.

Indikation

Die Operation führte der Autor dann durch, wenn

1. die Bauchdeckenmuskulatur innerviert war,
2. durch Pressen der Blasenverschluß zu überwinden war.

Da der M. rectus innerviert sein muß, ist die Operation nur bei caudalen Rückenmarksverletzungen, also praktisch nur bei Caudaläsionen angezeigt. Zum Unterschied der anderen Operationen, die erst nach dem Erreichen eines stationären Endzustandes durchgeführt werden können, soll die Rectusplastik möglichst früh, bevor es zu sekundären Veränderungen der Blase kommt, angewandt werden. Die Prognose soll im Frühstadium besser sein. Eigene Erfahrungen sind nicht ermutigend. Wir hatten Gelegenheit, einige Fälle, bei denen diese Operation durchgeführt war, zu sehen. Die Literaturberichte sind zum Teil different. Auch der Wirkungsmechanismus wird nicht einheitlich erklärt.

b) Teilresektion der Blase nach Orr

Orr versuchte das Problem der atonen Blase neurogener oder myogener Genese durch eine subtotale Resektion der Blase zu lösen. Der dehnungsfähigere Blasenboden besitzt nach Überdehnung noch weitgehend normale muskuläre und nervale Verhältnisse. Wenn die überdehnten, atonen Anteile der Blase entfernt werden, so besitzt der verbliebene Rest eine gebesserte Entleerungsfähigkeit.

Die Inkontinenz, die in manchen Fällen auftritt, soll bald verschwinden. Über Dauererfolge liegen Berichte von Creevy vor. Zeitweilige Besserungen wurden beobachtet. Wir haben diese Operation nicht ausgeführt. Wir können über ihre Wirkung nichts aussagen. Man könnte sich vorstellen, daß diese Methode der Blasenverkleinerung nur zeitweilig wirkt.

c) Die Elektroresektion

α) Am Blasenhals (Sphincter internus).

Die Indikation zur Elektroresektion bei Querschnittsgelähmten mit folgenden Blasenstörungen wird heute noch recht verschieden gestellt.

Nach Götzen und Boeminghaus kann der normale passive mechanische Verschluß der hinteren Harnröhre, der sich nicht auf den sog. Anulus uretrae beschränkt, durch die Elektroresektion nicht gemindert werden. Man sollte, wie sie betonten, die Elektroresektion nur dann anwenden, wenn der Zustand der

Detrusoratonie als endgültig betrachtet werden kann. Bei partieller Wiederkehr des M. detrusor wäre eine Inkontinenz die Folge. Gute Resultate sahen sie bei den Fällen, die röntgenologisch und endoskopisch eine Sphincterbarriere boten. Vor großen Resektionen warnten sie. Öftere kleinere Resektionen wurden vorgezogen.

Diese Operation soll erst im stationären Endzustand durchgeführt werden. BAKER, CARNEY und ROSA stellten die Indikation zur Elektroresektion nur in den Fällen, die gehfähig waren oder sich im Rollstuhl bewegen konnten, bei ständig bettlägerigen Patienten hielten sie die Cystostomie für besser.

SEMANS sah bei Paraplegikern mit größeren Restharnwerten gute Erfolge.

Nach GOETZEN und BOEMINGHAUS vermindert die Elektroresektion den pathologisch gesteigerten Widerstand im Bereich des Blasenausganges (Hypertonie, Hypertrophie, Sklerose) so, daß es der geschwächten Detrusoraktion mit Unterstützung der Bauchpresse und manueller Mithilfe möglich ist, die Blase zu entleeren.

Die Elektroresektion scheint lediglich bei mechanischen Hindernissen im Bereich des Blasenausganges angezeigt zu sein. BORS stellt die Indikation zur Elektroresektion nur in 5% der Fälle.

COMARR unterscheidet 2 Gruppen von Blasenstörungen, solche, die durch Läsionen oberhalb des Miktionszentrums bedingt sind, und solche, die durch Läsionen des Blasenzentrums oder caudal davon hervorgerufen werden.

Bei der 1. Gruppe hält er die Blasenhalsresektion nur bei erhaltener Erektionsfähigkeit für angezeigt, sonst führt er die Pudendusresektion aus.

Bei der 2. Gruppe hält er die Blasenhalsresektion bei größten Restharnwerten indiziert. Er hatte in 88% gute Resultate.

In den meisten Fällen wird die Elektroresektion wegen größeren Restharnmengen bei schlaffer Lähmung des M. detrusor durchgeführt. Man geht von der Vorstellung aus, daß der Detrusor zu schwach sei, den Sphincterkrampf zu überwinden. Wenn man sich vorstellt, daß die Blase durch Faseranteile des Detrusor vorwiegend geöffnet wird, so ist die Harnverhaltung bei schlaffem Blasenmuskel verständlich. Bei der Elektroresektion wird nun der Öffner der Blase zusätzlich geschädigt. Die Indikation zur Elektroresektion scheint uns bei neurogenen Blasenstörungen nur in den wenigsten Fällen, bei denen es sich um wirkliche mechanische Hindernisse im Bereich des Blasenausganges handelt, angezeigt. Dysfunktionen der Blase sind durch Nervenabschaltungen in der überwiegenden Zahl der Fälle günstiger zu beeinflussen.

Technik

COMARR rät, die Resektion nur im caudalen Gebiet (Zifferblatt 3—9) der unteren Blasenausgangslippe durchzuführen. Bei negativem Ergebnis sollte später die vordere Lippe entfernt werden.

β) In der Uretra (Sphincter externus)

Wenn bei Klaffen des Blasenausganges unter manueller Mithilfe die Miktion nicht möglich ist, so ist das Hindernis im quergestreiften M. externus zu suchen. Durch beidseitige Nn. pudendi-Abschaltung kann in solchen Fällen die Miktion erleichtert werden. Novocainblockaden soll man vor dieser Durchschneidung nicht versäumen. Spasmen im Bereich des M. externus treten meist bei spastischen Paraparesen und Tonussteigerungen der gesamten infraläsionellen Muskulatur auf und werden gemeinsam mit diesen behandelt. Zur Beseitigung der Spasmen der quergestreiften Muskulatur ziehen wir die Vorderwurzeln bzw. die Caudadurchtrennung oder die verlängerte Myelotomie vor, weil dadurch die gesamte Muskulatur beeinflußt werden kann. Isolierte Tonussteigerungen im Bereich des

Sphincter externus sind selten, doch kann die Indikation zu diesem Eingriff im einen oder anderen Falle, wie oben bereits erwähnt, doch gegeben sein.

Von den durch Spastik des Sphincter externus bedingten Harnverhaltungen, die durch N. pudendus-Abschaltungen oder subarachnoidale Alkoholinjektionen zu beseitigen sind, grenzen Ross, Damanski und Gibbon unechte Strukturen im Bereich des Sphincter externus ab. In diesen Fällen scheinen ihren und anderen Erfahrungen gemäß weder Nervendurchtrennungen noch gewaltsame Dilatationen einen dauernden Effekt auf die Harnverhaltung zu bringen. Bei solchen Kranken schlug Donavan (1947) vor, die Region der membranösen Urethra herauszustanzen und nahm eine Inkontinenz in Kauf, die seiner Meinung nach kein so großes Risiko darstellt. In 10 Fällen führten Ross, Damanski und Gibbon eine Resektion des Sphincter externus durch.

Technik

Sie verwendeten eine kalte Stanze, mit der sie 3—5 schmale Streifen resezierten. Die auftretende, vorwiegend venöse Blutung kann nicht durch Elektrokoagulation, sondern nur durch Einlegen eines Dreiwege-Foly-Katheters beherrscht werden. Vorsichtshalber wurden in jedem Falle Bluttransfusionen und Antibiotica gegeben. In manchen Fällen wurde die Gelegenheit benützt, eine Resektion im Bereiche des Blasenhalses gleichzeitig durchzuführen. Es kam nach der Operation zu einer Inkontinenz, die der nach Caudaverletzung vergleichbar ist.

Die überlebenden 8 Fälle (2 Todesfälle) waren von der Harnverhaltung befreit. Der Restharn konnte in 5 Fällen beseitigt und in 3 Fällen deutlich verringert werden. Gebessert wurden der Ureterreflux, die Hydronephrose und die Infektionsbereitschaft.

d) Enuresis nocturna

Nicht in jedem Falle einer klinischen Enuresis nocturna ist eine Spaltbildung der unteren Wirbelsäulenanteile nachweisbar. Die Spina bifida ist eine der Ursachen, die zu diesem klinischen Bild führen. Der fehlende Schluß des Wirbelkanals ist eine Hemmungsbildung, die in manchen Fällen bei bestehender Enuresis mit dieser in ursächlichen Zusammenhang gebracht werden muß.

Auf Grund der verschiedenen ätiologischen Möglichkeiten sind im Schrifttum Stimmen für und gegen eine operative Maßnahme bei diesen Fällen laut geworden. May und Alken sind der Ansicht, daß psychische Momente und Ernährungsstörungen, wie sie z. B. nach dem Kriege häufig waren, oft die Ursache dieser Erkrankung seien. Damit erklärte sich die Häufung dieser Erkrankung nach dem Kriege. Die Therapie dürfte natürlich nur konservativ sein, und es bestünde in keinem Falle die Indikation zu einem neurochirurgischen Vorgehen. Die „sacrale Inkontinenz“ von Lichtenberg soll, da oft Lipome auch unter der Dura mit der Spina bifida vergesellschaftet sind, nach der sog. Duralyse verschwinden. Schultheiss sah keine überzeugenden Erfolge. Gohrbandt hat in 100 Fällen operiert und 40% Erfolge, 30% Besserungen und 30% Mißerfolge gesehen. Diese Zahlen beziehen sich auf Erwachsene und nicht auf Kinder. Er entfernte bei dieser Operation den meist gleichzeitig vorhandenen Fettkörper und führte eine Muskelplastik durch. Paetzel hatte öfter gute Besserungen nach der Laminektomie einer Spina bifida bei Enuresis nocturna gesehen und hält die Operation bei richtiger Indikation für erfolgversprechend.

Technik

Laminektomie über der Spaltbildung mit Freilegung der Dura. Da in diesem Bereiche die Bögen fehlen, ist große Vorsicht geboten, damit nicht die Dura und damit die Cauda verletzt wird. Meist ist es ratsam, von dem nächsthöheren oder -tieferen noch geschlossenen Bogen auszugehen und von dort die Dura im Spaltbereiche freizupräparieren. Extradural findet sich bereits in vielen Fällen ein Fettkörper. Da auch intradurale Lipome sehr häufig sind, muß man die Dura eröffnen. Bei der Entfernung dieser Lipome ist große Vorsicht geboten, da oft Wurzeln mit diesen verwachsen sind und die anatomischen Verhältnisse manchmal vom Normalzustand weitgehend abweichen. Die Wunde soll man nach Möglichkeit mit einer Muskelplastik verschließen, d. h. die lange Rückenmuskulatur versucht man in einer medianen Längsnaht zu vereinen.

Indikation

Zur operativen Freilegung entschließen wir uns nur in den Fällen von Enuresis nocturna, die eine Spina bifida über mehrere Segmente röntgenologisch nachweisen lassen, klinisch eine Progredienz der neurologischen Symptomatik festzustellen ist und in der Kontrastdarstellung des Wirbelkanals ein Stop sichtbar ist (Luftmyelographie). Bei einem raumfordernden Prozeß ist natürlich eine Liquorveränderung unterhalb des Stops zu sehen (Eiweißvermehrung). Die Punktion unterhalb der Spina bifida ist oft schwierig.

Wir sind wie viele andere Autoren mit der Indikationsstellung zur Operation vorsichtig, da oft noch Mißbildungen im Caudabereiche die Übersicht erschweren und manchmal irrtümlicherweise Nervenfasern durchtrennt werden, so daß nach der Operation die Ausfälle verstärkt sein können. Bei Spina bifida wurde wegen der häufigen Inkontinenz auch an der Blase operiert. Eine Operationsmethode ist die Bulbocavernosus-Fettmuskelplastik nach Martius bei Inkontinenz (Herrmann und Kepp), die vorwiegend auf der Stützung des Beckenbodens und der Umpolsterung des Blasenhalses beruht. Öfter als bei Enuresis wurde diese Operation bei Inkontinenzerscheinungen mehrgebärender Frauen durchgeführt. Nach Anlegen eines linksseitigen Schuckardt-Schnittes wird die Portio heruntergezogen und die vordere Scheidenwand nach Spaltung abpräpariert, die hintere Wand und der Blasenboden werden gerafft. Der durch Gewebsraffung entstandene Hohlraum wird mit einem Bulbocavernosus-Fettlappen ausgefüllt. Da die erzielte Kontinenz nicht nur auf der Funktion des M. bulbocavernosus als willkürlichen Schließmuskel, sondern auch auf der Stützung des Blasenbodens beruht, wird diese Operation auch bei neurogener Inkontinenz empfohlen. Die Ursache der Inkontinenz wurde in einer Schwäche des Beckenbodens, vor allem des M. bulbococcygeus und des levator ani, welche den Blasenhals nicht genügend stützen, gefunden (Muellner). In manchen Fällen klärt ein ektopischer Harnleiter eine Inkontinenz (G. Meyer, Delinotte und Said, Kay und Baird, Langley).

3. Operationen im Wirbelkanal bei Erkrankungen der Blase

a) Vorderwurzeldurchtrennung

(Synonyma: Rhizotomia anterior-Radikotomie)

Munro führte 1945 bei Rückenmarksverletzungen zum Zwecke der Tonussenkung der Beinmuskulatur die Vorderwurzeldurchtrennung von D 12 bis S 1 durch. Der Tonus der Beine sank nach dieser Durchschneidung in jedem Falle sofort und kehrte nicht mehr zurück. Diese Beobachtungen wurden von allen Autoren gemacht. Tonussteigerungen der Beinmuskulatur sind nach Rückenmarksunterbrechungen oft mit ähnlichen Störungen der Blasenfunktion gepaart. Diese „hypertonen Blasenstörungen“ entwickeln sich bei gleichzeitigen Entzündungen rascher.

Auf Grund der klinischen und experimentellen Beobachtungen automatischer Blasentätigkeit nach totaler Caudadurchtrennung haben Meirowsky, Scheibert und Hinchey bei totalen Querschnittsläsionen mit spastischen Zuständen der Beine und hypertonen Blasenstörungen die Cauda durchschnitten. Durch die Isolierung der Blase vom Rückenmark wird aus einer schlecht funktionierenden Reflexblase eine automatische Blase gemacht, die eine volle Eigentätigkeit ausführt.

Goltz und Ewald beobachteten am rückenmarklosen Hund, daß der M. sphincter ani externus gewisse Zeit nach der Entfernung des Rückenmarkes seinen Tonus wieder erlangte und eine Eigentätigkeit im Sinne periodischer Kontraktionen ausführte.

Physiologische Darmreize, die sich bis zum Anus fortpflanzten, würden nach der Meinung der Autoren den untrennbaren Endring der Darmmuskulatur in Tätigkeit bringen. Die physiologischen, durch das afferente sensible System ausgelösten Reflexe waren ausgefallen (Analreflex).

Denny, Brown und Robertson fanden, daß der Vorgang der Kotentleerung beim Menschen noch nach völliger Zerstörung der Sacral- und unteren Lumbalsegmente vorhanden sein kann. Der adäquate Reiz für den Ablauf ist eine Dehnung der Rectumwand, die bewirkt, daß die peristaltischen Kontraktionen eingeleitet werden und zur Erschlaffung des M. sphincter ani führen.

Goltz und Ewald sahen nach der Rückenmarkentfernung, daß auch der Harn periodisch ausgestoßen wurde. Dieser Automatismus trat einige Monate nach der Operation mit einer sicheren Regelmäßigkeit ein. Die Autoren führten diesen Automatismus auf einen in der Blasenwand befindlichen Nervenplexus zurück, der bei Blasendehnung eine Detrusorkontraktion mit folgender Sphinctererschlaffung auslöste.

Dieser Vorgang ist mit der physiologischen Detrusorkontraktion bei Dehnung der Blase vergleichbar. Normalerweise bauen sich auf einem geringen Blasentonus, der dauernd vorhanden ist, wellenartige Kontraktionen, die auch den Harndrang auslösen, auf (Brown, Robertson).

Auch die Geburtsabläufe blieben nach Rückenmarkentfernung beim Hund normal.

Ebenso sah Müller nach kompletter Denervierung der Blase spontane Harnentleerungen auftreten.

v. Zeissl, Elliot, Lewandowsky u. P. Schultz, O. B. Meyer und andere bestätigten die Beobachtungen Müllers. Sie sahen auch eine automatische Blasenentleerung bei einem gewissen Füllungsgrad nach vollkommener Denervierung. Auf Grund dieser Feststellungen der automatischen Blasentätigkeit nach Entnervung wurde von vielen Autoren das medulläre Blasenzentrum in Abrede gestellt und angenommen, daß in den übergeordneten sympathischen Ganglien oder in der Blasenwand selbst dieses zu suchen sei. Ballint und Benedikt sahen in einem Fall von Querschnittslähmung nach Meningomyelitis mit Zerstörung des Sacralmarkes bis L 5 nur geringe Blasenstörungen mit fast normaler Harnentleerung. Der Analreflex fehlte. Die Beinreflexe waren zum Teil vorhanden, zum Teil gesteigert. Es bestand eine Reithosenanaesthesie. Der Stuhl ging periodisch ohne Stuhldrang ab.

Budge stellte nach vorderer und hinterer Wurzeldurchschneidung des dritten, vierten und fünften Sakralsegmentes beiderseits fest, daß die Blase 7 Wochen nach der Operation nicht sehr überdehnt war und Reizungen der Blasenwand zu Kontraktionen führten. Die Sensibilität war im Bereiche des Blasenhalses und des Afters erhalten. In diesem Falle waren allerdings vielleicht Reize über die erste und zweite Sacralwurzel noch geleitet worden.

Meirowsky, Scheibert und Hinchey zogen aus diesen klinischen und experimentellen Erfahrungen die praktische Nutzanwendung und durchtrennten bei Störungen der Blasenfunktion Querschnittsgelähmter die vorderen und hinteren Wurzeln von D 12 bis S 5, um die gestörte Reflexblase, die vom sacralen, medullären Blasenzentrum durch irgendwelche Faktoren fehldirigiert war, vom Rückenmark zu isolieren und dadurch in eine automatische Blasenfunktion überzuführen. Die Hoffnung auf das Eintreten eines vollen Blasenautomatismus erschien durch die erwähnten Beobachtungen gerechtfertigt. Die diesbezügliche Prognose ist bei Querschnittsgelähmten deshalb schlechter als in den Tierversuchen, weil durch sekundäre Wandveränderungen der Blase (Entzündungen und Überdehnungen) die Blasenmuskulatur und auch die nervösen Elemente, die die wichtige Funktion der Eigentätigkeit übernehmen müssen, bereits geschädigt sind.

Technik

Zum Zwecke der Freilegung des Conus-Cauda-Gebietes ist eine Laminektomie des 12. Brustwirbels und 1. bzw. 2. Lendenwirbelbogens notwendig. Zur Orientierung im Caudabereich wird das letzte Ligamentum denticulatum, das sich immer in Höhe des 12. Brustwirbels befindet — Varianten sind möglich — und der Höhe der 1. Lendenwurzel entspricht, verwendet. Nach Identifizierung der Wurzel werden diese von D 12 bis S 1 bzw. bis S 5 beiderseits durchtrennt. Die begleitenden Gefäße sollten bei der Durchtrennung so vieler Wurzeln geschont werden. Ob die einzelnen Wurzeln vor ihrer Durchtrennung geklippt werden, bleibt dem Operateur überlassen. Die Wunde wird nach der Wurzeldurchschneidung und Blutstillung in Schichten wieder verschlossen.

Indikation

Meirowsky, Scheibert und Hinchey führten diese Operation in Fällen totaler Querschnittslähmungen, die sie bioptisch verifiziert hatten, mit Störungen des Tonus der unteren Extremitäten im Sinne von Spasmen und hypertonen Blasenstörungen durch. Die Indikation zu diesem Eingriff stellten sie dann, wenn nach einer Lumbal- bzw. Periduralanaesthesie die Kapazität der Blase auf mindestens 300 cm³ gesteigert wurde und weniger als 50 cm³ Restharn zurückblieb. Auf die Wichtigkeit der präoperativen Testmethode der Anaesthesie wiesen die Autoren hin.

Bewertung

Die Vorderwurzeldurchschneidung, die Munro (L 1 bis S 1) angegeben hat und von Meirowsky, Scheibert und Hinchey mit der Hinterwurzeldurchschneidung kombiniert und bis S 5 bei gleichzeitigen Blasenstörungen erweitert wurde, ist bei Tonussteigerungen der unteren Extremitäten und bei gleichzeitigen tonischen Blasenstörungen bei totalen Querschnittsläsionen nach der angegebenen Indikationsstellung öfter verursacht worden. Eine größere Statistik liegt noch nicht vor.

Wir sahen in einigen Fällen totaler Querschnittsläsionen mit spastischen Kontrakturen und Blasenstörungen nach der therapeutischen Caudadurchtrennung einen Blasenautomatismus auftreten, der in einem Falle ohne Restharn und in keinem Falle mit Inkontinenzerscheinungen ausging. Die Vorderwurzel- und die Caudadurchtrennung bei tonischen Störungen der Extremitäten und der Blase nach Querschnittslähmungen sind erfolgreiche Eingriffe. Voraussetzung zu diesen Operationen sind lediglich sichere totale Rückenmarksdurchtrennungen ohne Hoffnung auf Restitution der Funktionen. Der Vorderwurzeldurchschneidung folgen schlaffe Lähmungen und eine Atrophie der Beinmuskulatur. Die Hinterwurzeldurchschneidung hat eine Anaesthesie für die entsprechenden Hautsegmente zur Folge. Es treten keine Rezidive auf. Die Blase und der Mastdarm erreichen auch bei präoperativen, atonischen Störungen in manchen Fällen den oben geschilderten Automatismus, d. h., der Tonus des M. detrusor steigt, wenn noch keine weitgehenden Wandveränderungen vorhanden sind. Man darf nicht außer acht lassen und wir müssen ausdrücklich darauf hinweisen, daß eine totale Isolierung der Blase vom Sacralmark eine lange Nachbehandlung der Blase zur Folge hat. Es dauert oft Monate, bis die erwartete Automatie eintritt und das nur dann, wenn die Blasenwand noch nicht durch entzündliche Abläufe verändert ist und die diffizile Behandlung optimal ist. Unserer Meinung nach soll die Indikation streng nach der von den Autoren angegebenen Bedingungen gestellt werden. Man muß es sich gut überlegen, ob man den Vorteil der „Reflexblase“ aufgibt und die radikale Isolierung der Blase vornimmt.

b) Die sacrale Neurotomie. Wurzeldurchschneidung im Bereich der Foramina sacralia

Da die Blase aus dem 2., 3. und 4. Sacralsegment versorgt wird (Heimburger, Freeman und Wilde, Meirowsky, Scheibert und Hinchey, Langeley und

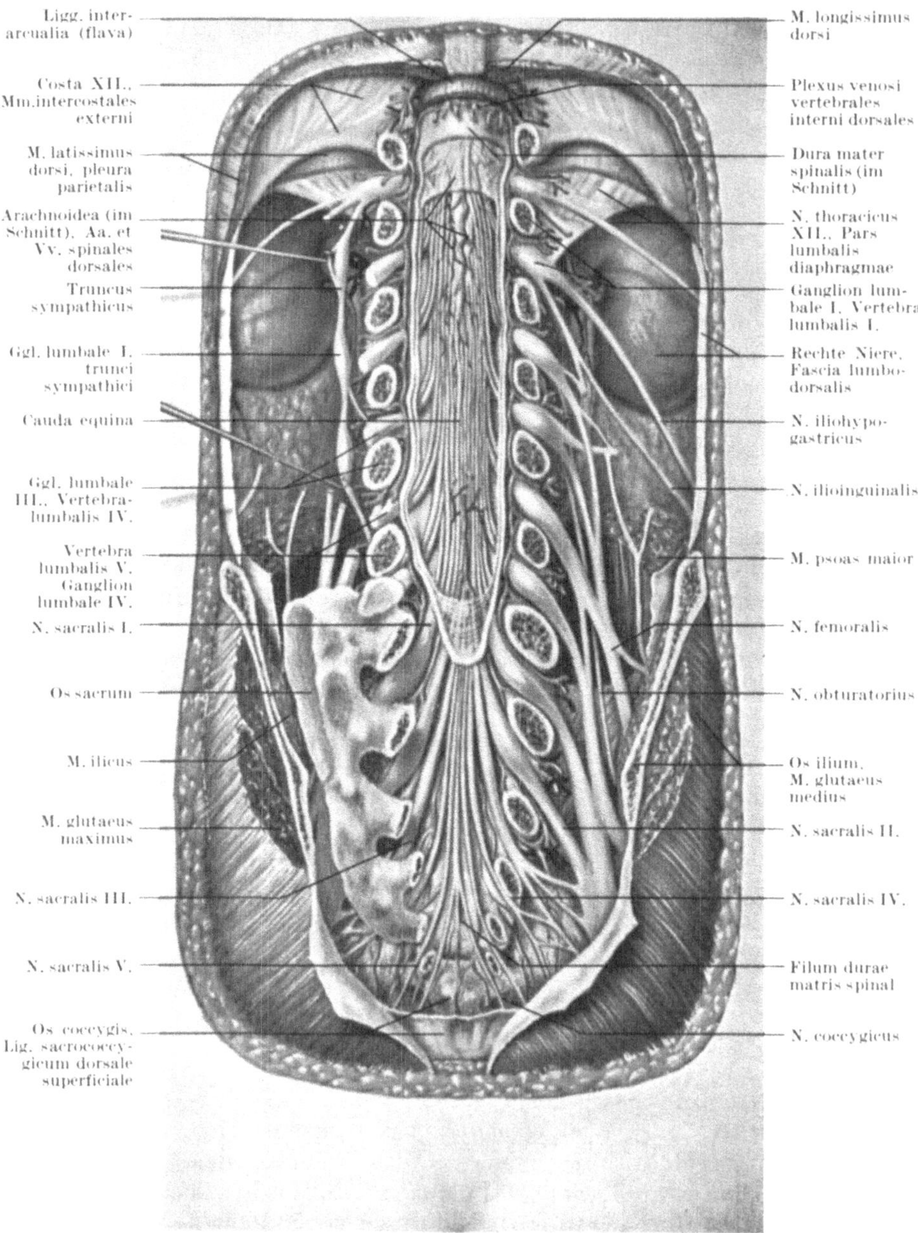

Abb. 18. Topographische Übersicht der austretenden Wurzeln im Lumbo-Sacralbereich. (Abbildung der Firma Lederle)

Anderson, Coates, Cordier, Cloake, Harman und R. Kuhn), durchtrennten Meirowsky, Scheibert und Hinchey vorwiegend bei partiellen Rückenmarksverletzungen bzw. in solchen Fällen, die geringere Spasmen der Beinmuskulatur hatten, auf Grund derselben theoretischen Überlegungen wie bei der Caudadurchtrennung diese Sacralwurzeln allein und erzielten dadurch bei Schonung der übrigen Wurzeln für die Beine ebenfalls einen Automatismus der Blase. Die sacrale Neurotomie führten die Autoren im Bereiche der sacralen Foramina aus. Die intradurale, sacrale Rhizotomie wählten sie nur dann, wenn bei Dekubitalgeschwüren oder Narben über dem Sacrum die Operation nicht möglich war.

Auf dem Übersichtsbild der Lumbal-Sacral-Abschnitte des Rückenmarks sind die austretenden Wurzeln der Cauda im Bereiche der Foramina ersichtlich. Die Lage der S-Wurzeln zu den Foramina sind dargestellt (Abb. 18).

Technik

Nach isolierter Ausschaltung der einzelnen S-Wurzeln beiderseits, besonders der Wurzeln S 2, 3 und 4, wird je nach Effekt dieser zeitweiligen Abschaltung

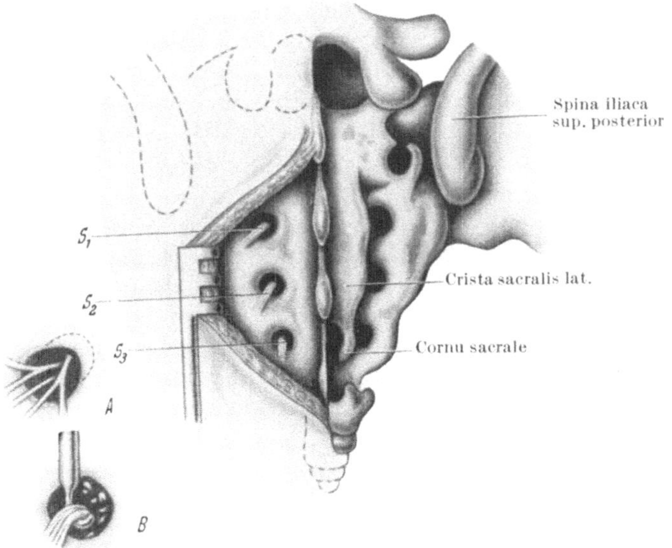

Abb. 19. Sacrale Neurotomie. Auf der linken Seite, mit A und B bezeichnet, ist die Wurzel im Foramen dargestellt und bei B auf ein Nervenhäkchen aufgeladen. Im Bild rechts ist das Sacrum mit den Foramina S 2/3/4 freigelegt. [Aus: Studies on the sacral reflex Arc in Paraplegia (MEIROWSKY, D. SCHEIBERT u. T. R. HINCHEY), J. Neurosurg. **39**, 43 (1950)]

das entsprechende Nervenpaar bei der Operation durchschnitten. Nach einem Hautschnitt in der Mittellinie über dem Sacrum von der Höhe der Spina iliaca posterior bis 1 cm unterhalb der Cornu sacralia werden die äußere Schicht der lumbodorsalen Fascie und die Sehnenansätze der Sacrospinalmuskulatur beiderseits seitlich abgetrennt und die dorsale Oberfläche des Kreuzbeines und die Foramina sacralia des 2., 3. und 4. Sacralnerven dargestellt. In der Abb. 19 sind die Foramina sacralia und ihre topographische Anatomie angedeutet. Die durch das Foramen ziehenden Nerven und Gefäße, die bei der Operation elektrisch verschorft werden, sind auf A ersichtlich. Auf B sind die Wurzelfasern auf einem Nervenhaken aufgeladen (Abbildung nach MEIROWSKY, SCHEIBERT und HINCHEY). Die Foramina sacralia werden zur besseren Übersicht mit einem kleinen Lüer erweitert.

Der Duralsack soll dabei nicht eröffnet werden. Die Sacralwurzel kann manchmal in einer Tiefe von $1^1/_2$ cm liegen. Die jeweiligen Nerven, die man mit der

Blockade ermittelt hat, werden auf das Nervenhäkchen aufgeladen und nach Silberklippversorgung durchtrennt (B). Anschließend schließt man die Wunde in Schichten.

Indikation

Die sacrale Neurotomie führten die Autoren vorwiegend bei partiellen Querschnittssyndromen dann durch, wenn die isolierten Wurzelausschaltungen mit Novocain (S 2 bis 3) im Bereiche der Foramina eine Kapazitätssteigerung der Blase bis mindestens 300 cm³ ergab, 2. eine Abnahme des Blasen- und Sphinctertonus festzustellen war, 3. die Fähigkeit der automatischen Blasenentleerung mit einem Restharn unter 50 cm³ ergab. Wurden diese Bedingungen nicht erreicht, so war das eine Kontraindikation für die Neurotomie. Inkontinenz ohne Restharn bedeutete keine Kontraindikation, da diese einem Katheter vorzuziehen sei. Die präoperative Blockade führten sie im Bereich der 2. bis 4. S-Wurzel durch. Je nach Effekt der einzelnen Ausschaltungen wurden bei der Operation die betreffenden Wurzelpaare durchtrennt. Die Denervierung der Blase war nach dieser Wurzeldurchtrennung so komplett wie nach der Caudadurchschneidung.

Die sacrale Neurotomie führten sie in Fällen partieller Querschnittssyndrome mit vorwiegenden Tonusstörungen der Blase durch. Sie schonten dadurch die vorderen Wurzeln der unteren Extremitäten und erzielten durch die isolierte Durchschneidung der S-Wurzeln einen Automatismus ohne Beeinflussung der Beinmuskulatur.

Bewertung

Die sacrale Neurotomie ist bei Tonusstörungen der Blase ohne Beteiligung der Beinmuskulatur eine ideale Methode. Es soll in der überwiegenden Mehrzahl der Fälle zu einem Blasenautomatismus mit normaler Kapazität, wenig Restharn und zu keiner Inkontinenz kommen.

Aus den Tabellen 1 und 2 sind die cystometrischen Werte eines Patienten nach Rückenmarksverletzung von MEIROWSKY, SCHEIBERT und HINCHEY vor und nach der Vorderwurzel- bzw. Caudaldurchtrennung von D 11 bis S 5 ersichtlich.

Tabelle 1

Name	Datum	Block	Sphct.	Füllung cm³ H_2O								Kapazität	Entleerung	Restharn
				50 cm³	100 cm³	150 cm³	200 cm³	250 cm³	300 cm³	350 cm³	400 cm³			
J.B.	11. 7. 47	nein		8	13	22	26	34				275	—	—
	18. 7. 47	nein		10	16	33	48			90		200	—	—
	9. 3. 48	nein	44—33	5	16	20	20	34	54			300	—	—
	16. 8. 48	nein	24	2—60	6—70	9—70	30	49				400	300	10
	16. 8. 48	S 2, S 3, S 4	18	5	6	8	18	30	40			400	400	
	20. 8. 48	nein	31	0	0—60	4—70	6—70	10—70	13—70	20—70	21	375	275	4
	26. 8. 48	Spinal	25	0	0	0	0	11	18			300	—	
	30. 8. 48	Anterior Posterior Rhizotomy D 11—S 5												
	10. 9. 48		29	0	4	5	5	6	10	13	16	475	475	
	15. 9. 48													
	22. 9. 48													
	13. 10. 48													

Das Gefühl der Blasenfüllung soll, wie die Autoren berichten, nach der Operation in vielen Fällen wiedergekehrt sein. In den operierten Fällen war auch die Mastdarmfunktion gebessert worden. Die Sensibilität des Rectums hellte öfter auf. Ebenso die Oberflächensensibilität.

In 3 Fällen sahen sie nach der Operation auch eine Wiederherstellung der geschlechtlichen Funktion. Die Patienten hatten nach der sacralen Neurotomie

Tabelle 2

Name	Datum	Block	Sphct.	Füllung cm^3/H_2O								Kapazität	Entleerung	Restharn
				50 cm^3	100 cm^3	150 cm^3	200 cm^3	250 cm^3	300 cm^3	350 cm^3	400 cm^3			
H. R.	12. 4. 48			14	22	28—70	30—70	38	55—70			360	240	120
	15. 4. 48			Anterior Rhizotomy T 12—S 5										
	20. 4. 48			7	10	12	16	20	26	36	50	480	480	6
	3. 5. 48			11	15	17	19	26	28	36	36	400	400	22
	10. 5. 48													2
	28. 7. 48		31	3	4	9	12	14	16	20	22	425	425	0
	10. 9. 48		74	7	15	17	22	30	34	37	40	400	400	0

eine normale Erektion und Orgasmus mit Ejaculation. Der geschlechtliche Verkehr war möglich. Der Orgasmus und die Ejaculation konnte nicht willentlich verzögert werden.

Dieser Blasenisolierung folgt natürlich eine lange Atonie des M. detrusor besonders bei beidseitigen Durchtrennungen der Sacralwurzeln. Beim Hinzukommen einer Blaseninfection sind die Ergebnisse schlechter. Die Ergebnisse sind nach der beidseitigen sacralen Neurotomie gleich wie nach Caudadurchtrennung. Größere Statistiken liegen noch nicht vor. Bei einseitigen Durchschneidungen könnte die Reflexblase erhalten werden.

c) Die laterale, longitudinale, frontale Myelotomie nach W. Bischof

Frontalspaltung der lumbalen Intumescenz. Bei dieser Operation soll der periphere Reflexbogen zwischen Vorder- und Hinterhorn zum Zwecke der Tonus-

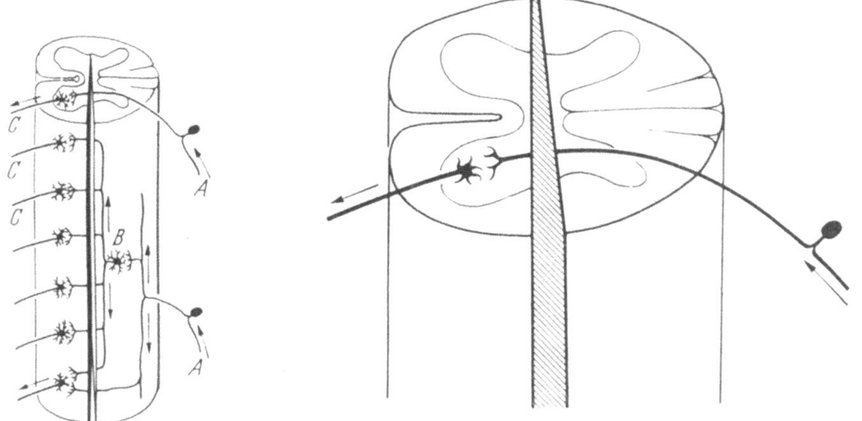

Abb. 20. Im linken Bild sind die Kollateralen Köllickers schematisch dargestellt. Im rechten Bild ist die Schnittführung schraffiert in Seitenansicht des Rückenmarkes skizziert. (Myelotomie nach W. Bischof)

senkung in frontaler Schnittebene durchtrennt werden. Der Schnitt wurde deshalb zwischen Vorder- und Hinterhorn gewählt, weil dabei die Vorderwurzel und Hinterwurzel geschont werden und der Reflexbogen — der Garant der Tonussteigerung nach supranucleärer Läsion — dort unterbrochen werden konnte. Es sollen die intramedullären Fasern, die die Impulse vom Hinterhorn zu wahrscheinlich mehreren Vorderhörnern übertragen, getroffen werden.

Auf Abb. 20 sind die Kollateralen Köllickers schematisch dargestellt. Auf dem Bild rechts ist der Schnitt der longitudinalen Myelotomie strichliert eingezeichnet und bis zur Gegenseite geführt. Die Verbindung zwischen Vorder- und Hinterhorn ist durch den Schnitt unterbrochen. Da die Kollateralen Köllickers von einer Hinterhornzelle aus mehrere Vorderhornzellen in verschiedenen Segmenthöhen versorgen, sind Ersatzbahnen von den benachbarten Segmenten nach der Hinterwurzeldurchschneidung imstande, die Impulse über diese Kollateralen auch dem Vorderhorn mitzuteilen, dessen hintere Wurzel durchtrennt ist.

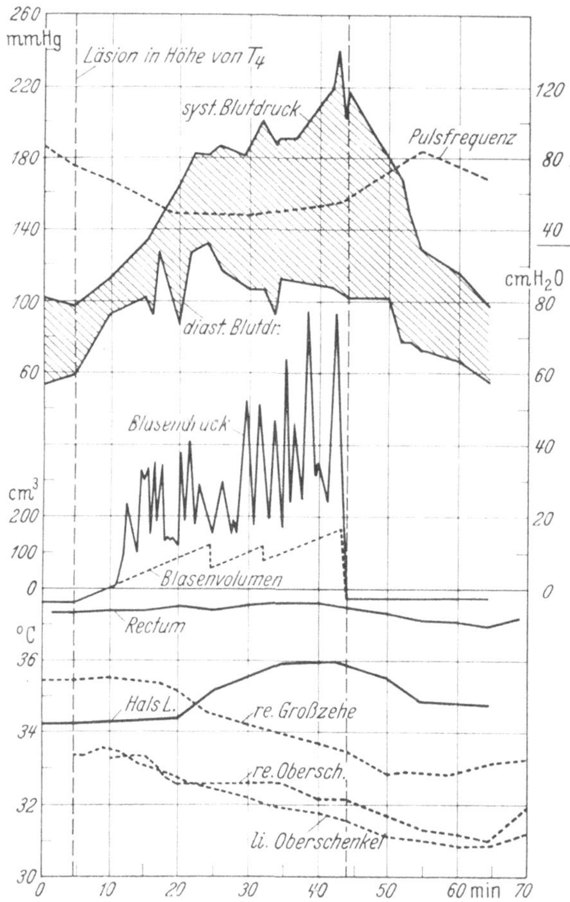

Abb. 21. Vegetative Darstellung der vegetativen Reflexe bei Blasenfüllung. [Aus: Guttmann, L., Grundsätzliches zur Rehabilitation von Querschnittsgelähmten. Dtsch. Z. Nervenheilk. **175**, 173—190 (1956)]

Vielleicht beruhen auf dieser Tatsache die Rezidive nach der Försterschen Operation bei Tonusstörungen der Beine.

Die frontale Spaltung im Bereich der lumbalen Intumescenz und des Conus bis S 5 unterbricht die Reflexbögen, aber auch die Bahnen, über die pathologische kardiovasculäre Effekte auf den Gesamtorganismus zustande kommen.

Guttmann fand, daß bei Blasendehnung eine Detrusorkontraktion ausgelöst wird, besonders bei hypertoner Blasenstörung, die in den Abschnitten unterhalb der Rückenmarksläsion eine Vasoconstriction mit Erniedrigung der Hauttemperatur hervorruft (Abb. 21).

Als Folge der Vasoconstriction eines größeren Teils des Gefäß-Systems stieg der Blutdruck, der Puls verlangsamte sich. Oberhalb der Rückenmarksverletzung kam es zur Vasodilation mit Erhöhung der Temperatur. Bei hypertoner Blasenstörung mit geringer Kapazität wird dieser Gefäßreflex täglich öfter ausgelöst. Das therapeutische Ziel muß es sein, diese Reflexe, die oft Störreflexe darstellen, möglichst abzuschalten bzw. die Kapazität der Blase zu normalisieren, um eine koordinierte Blasenentleerung mit möglichst geringen Restharnwerten zu erzielen.

Wir durchtrennten in Fällen kompletter und inkompletter Querschnittssyndrome die Vorder-Hinterhornverbindung zum Zwecke der Tonussenkung der Beine von L 1 bis S 1 und sahen, daß der Tonus der unteren Extremitäten sofort nach der Durchtrennung sank und nach Jahren nicht wieder angestiegen war.

In 2 Fällen, bei denen die Spaltung anfänglich irrtümlicherweise über das Segment S 1 caudal geführt wurde, stellte sich nach kurzer Zeit ein Blasenautomatismus ein, der wie nach der Caudadurchtrennung funktionierte. Tenesmen, die vor der Operation bestanden hatten, waren nachher nicht mehr aufgetreten. Auf Grund dieser Beobachtung versuchten wir die Spaltung der lumbalen Intumescenz bei Störungen des Tonus der Beinmuskulatur und der Blase von L 1 bis S 1 und verlängerten den Schnitt caudalwärts ein- oder beidseitig bis S 5.

In manchen Fällen, und diese scheinen nicht so selten zu sein, besteht auf Grund einer vorwiegend halbseitigen Rückenmarksschädigung eine Spastizität der Beinmuskulatur, oft auch einseitig, weniger der Blase. Die Blase hat noch genügend medulläre Bezüge zur Funktionstüchtigkeit oder es hat sich eine Reflexblase ausgebildet, doch ist ihr Tonus erhöht. Je nach Lage durchtrennen wir die Reflexbögen einseitig von L 1 bis S 3 z. B. und erzielen dadurch eine genügende Tonussenkung der quergestreiften Muskulatur und der Blase.

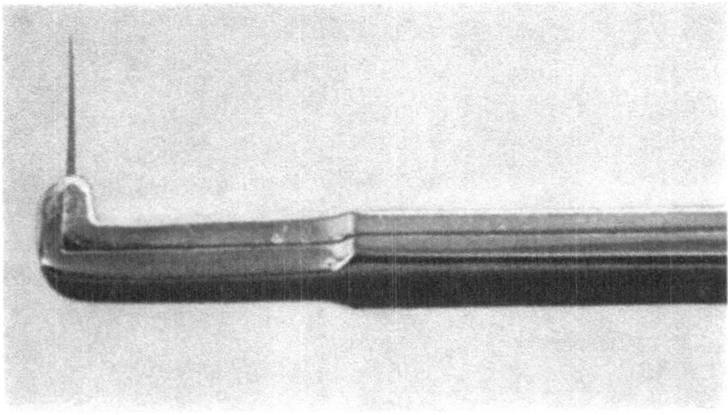

Abb. 22

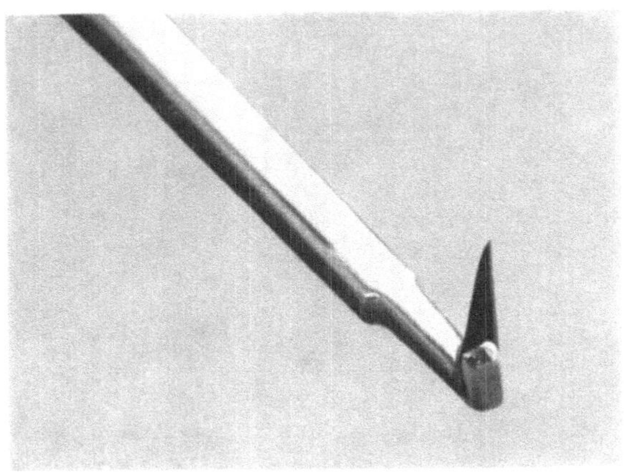

Abb. 23

Abb. 22 u. 23. Myelotom in verschiedener Ansicht. In eine 90° gewinkelte Klemme mit kurzem Fuß ist ein Teil einer Rasierklinge eingespannt

Damit unterbrachen wir nicht nur die Reflexbögen für die Beinmuskulatur, sondern halbseitig auch die der Blase. Mit dieser Operation konnten wir die vorderen und hinteren Wurzeln schonen und schlossen die Möglichkeit einer eventuellen Restitution nicht aus.

In letzter Zeit führten wir die beidseitige frontale Spaltung nur noch bis S 1 durch und setzten den Schnitt in derselben Ebene in allen Fällen *nur noch halbseitig bis S 5* fort (s. Abb. 26). Das Ziel dieses Eingriffes ist, daß der Tonus der Beinmuskulatur gesenkt wird und doch noch eine über die halbseitigen Segmente ziehende reflektorische Blasentätigkeit resultiert. Die postoperative Behandlungszeit wird dadurch verkürzt. Die einseitige Schnittfortsetzung halten wir besonders bei Reflexblasen mit wenig Restharn für indiziert. Als präoperativen Test schalten wir die N. sacrales im Bereiche der Foramina sacralia S 2—5 einseitig passager mit Novocain ab und cystometrieren die Blase in dieser Blockade. Sinkt der Tonus ausreichend, d. h. steigt die Kapazität über 300 cm^3 und wird der Harn ohne Restharn (nicht mehr als 50) ausgeschieden, ist die Indikation zur halbseitigen Schnittverlängerung gestellt.

Technik

Nach einer üblichen Laminektomie des 11. und 12. Brustwirbels und 1. Lendenwirbelbogens wird die Dura eröffnet und die lumbale Intumescenz dargestellt. Das Rückenmark wird nach der Incision der Arachnoidea von der Seite in Höhe des Ligamentum denticulatum in frontaler Ebene eingeschnitten und bis zur Gegenseite durchgestoßen. In dieser Schnittlage führt man das Messer von L 1 bis S 1. An den Austrittsstellen der hinteren Wurzeln muß man den Schnitt

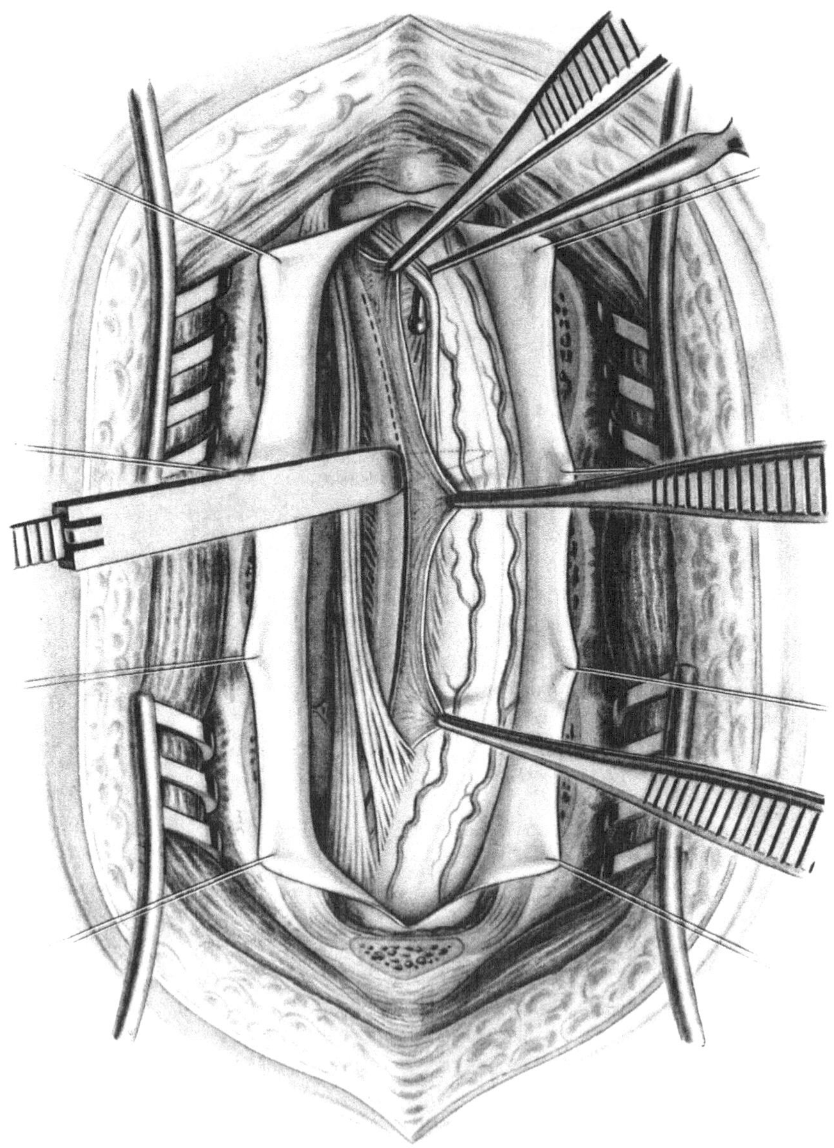

Abb. 24. Operationssitus bei der Myelotomie nach W. BISCHOF, schematisch dargestellt

aussetzen und das Messer unterhalb der Wurzel wieder neu in die Schnittebene einführen und bis zum nächsten Segment weiterziehen. Anfänglich haben wir das Rückenmark torquiert und mit einem geraden Messer die Durchschneidung durchgeführt (s. Abb. 24). In letzter Zeit verwendeten wir ein um 90° gewinkeltes Messer. Da solche Messer nur sehr schwer mit einem guten Schliff zu versehen sind, haben wir eine um 90° gewinkelte Klemme konstruiert, die in ihrer Branche ein Stück einer Rasierklinge hält (s. Abb. 22 und 23).

In Abb. 24 ist ein schematischer Operationssitus mit einem geraden Messer dargestellt. Das Rückenmark ist mit Hilfe von 2 Pinzetten an den Ligamenta denticulata fixiert und torquiert. Der Schnitt wird knapp vor dem Ansatz der Ligamenta ausgeführt.

Abb. 25 stellt dieselbe Situation bei der Operation photographisch dar. Das Messer, das eine Rasierklinge darstellt und von einer Klemme gehalten wird, liegt in der Schnittebene. Der Spaltungsschnitt wird bis zur Gegenseite durchgeführt, so daß nach der Durchtrennung 2 Rückenmarkshälften entstehen. Wir versuchten auch, die Durchschneidung vor dem Ligamentum denticlatum durchzuführen. Die Höhenlokalisation der ersten Lendenwurzel macht meist keine großen Schwierigkeiten. In dieser Höhe ist das letzte Ligamentum denticulatum. Blutungen sind bei dieser medullären Spaltung deshalb selten, da das Rückenmark radiär von den Rückenmarksgefäßen versorgt wird. Bei gröberen Abweichungen aus der Schnittebene könnten kleine Blutungen stattfinden. In Abb. 26 haben wir die halbseitige Schnittverlängerung bis S 5 schematisch dargestellt. Nach der Durchschneidung wird die Dura fortlaufend und die Wunde in Schichten geschlossen.

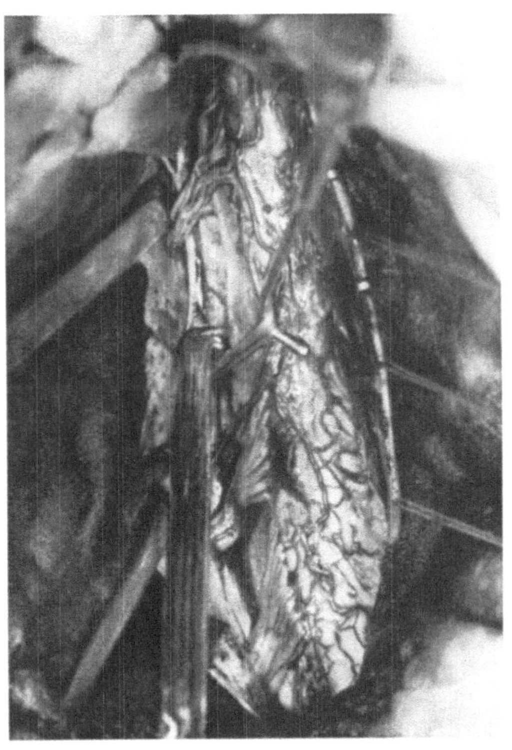

Abb. 25. Operationsfoto bei der Myelotomie nach W. BISCHOF. Das Myelotom liegt in der frontalen Schnittebene des Rückenmarkes. Mit einem Nervenhäkchen wird eine hintere Wurzel nach dorsal gezogen

Indikation

Die lumbale, frontale Myelotomie kann unserer Meinung nach bei kompletten und inkompletten Querschnittssyndromen mit Spasmen der Beinmuskulatur durchgeführt werden, da bei der frontalen Spaltung keine wesentliche Mehrläsion des efferenten und afferenten Systems erzeugt wird. Bei gleichzeitig bestehenden Tonusstörungen der Blase wird der Schnitt einseitig bis S 5 verlängert.

Inkontinenzerscheinungen sind wie bei der Caudadurchtrennung nach MEIROWSKY, SCHEIBERT und HINCHEY keine Kontraindikation.

Die halbseitige Schnittverlängerung über S 1 hinaus bis S 5 halten wir dann indiziert, wenn wenig Restharn vorhanden ist und der Tonus nicht die Höchstmasse erreicht, d. h., die Kapazität noch etwa 100 cm³ beträgt.

Halbseitig bleiben wir bei der frontalen Spaltung auch in den Segmenten L 1 bis S 1, wenn das Rückenmark im Sinne eines Brown-Sequard geschädigt ist.

Bei erhaltenen Hinterstrangfunktionen führen wir die Spaltung ventral vom Ansatz des Ligamentum denticulatums durch, damit die erhaltenen Bahnen nicht zusätzlich geschädigt werden. Solche Befunde mit dissoziierten Empfindungsstörungen sahen wir besonders bei sog. Anteriorsyndromen. Bei Hypertonie des Muskulus detrusor verlängern wir den Schnitt auf der Seite der stärkeren Lähmung bis S 5 und erzielen dadurch eine ausreichende Senkung des Muskeltonus an den Beinen und der Blase. Die Indikation zur halbseitigen Schnittverlängerung wird durch den cystometrischen Befund gestellt. Wir haben 100 cm³ Kapazität als Grenze angenommen. Die Höhe (mm Hg) der Detrusorkontraktionen bei der Cystometrie sind auch, aber weniger ausschlaggebend.

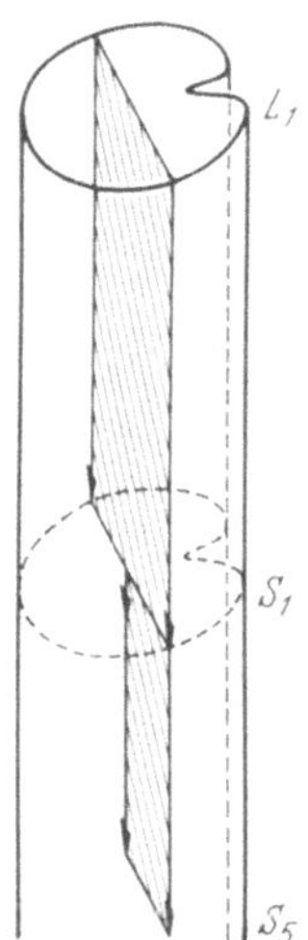

Abb. 26. Schematische Darstellung des Rückenmarkes. Die schraffierte Fläche entspricht der Durchschneidungsebene bei der lumbalen Myelotomie mit Erhaltenbleiben der Reflexbögen von S 1 bis S 5 auf einer Seite, zur Erhaltung der Reflextätigkeit der Blase

Bewertung

Unsere Beobachtungen nach der frontalen Myelotomie im Bereich der lumbalen Intumescenz belaufen sich z. Zt. auf 22 Fälle. Im Cervicalmark haben wir die Myelotomie in 16 Fällen durchgeführt.

Wir haben festgestellt, daß der Tonus der Beine dann wieder steigt, wenn die frontale Spaltung nicht vollständig durchgeführt wurde. Von den 22 Fällen waren in 5 Fällen noch Tonussteigerungen festzustellen gewesen. Wir haben 2 Fälle nachoperiert und dabei vollständig durchschnitten. Rezidive sind nur eine Frage der Durchschneidungsausdehnung. Wir konnten in jedem Falle einer guten Reflexblase diese Funktion nach der Myelotomie erhalten. In 2 Fällen sahen wir sie schon am 1. Tag nach der Operation funktionieren. Die Nachbehandlung ist damit um vieles vereinfacht. Die bei der Caudadurchschneidung und der sacralen Neurotomie erwähnten Nachteile der langen postoperativen Behandlung wegen Blasenatonie mit Infektionsgefahr kann man damit umgehen. Die Methode ist den anderen darin überlegen. Außerdem tritt die Muskelatrophie nicht auf und die eventuell erhaltenen Hinterstrangfunktionen bleiben erhalten. Die folgenden 2 Fälle waren die ersten bei denen wir die verlängerte Myelotomie durchgeführt haben. Eine statistische Übersicht der operierten Fälle ist in Ausarbeitung. Einige haben die 5 Jahresgrenze erreicht.

Fall I (W., Wilhelm, 42 Jahre).

Vor 2 Jahren rasch zunehmende Paraplegie, nachdem schon Jahre vorher Symptome von seiten der Arme aufgetreten waren. Die Beinlähmungen waren zunächst schlaff. Das Querschnittssyndrom begann bei D 1. Ein Jahr vor der Aufnahme wurde eine Probelaminektomie in Höhe von C 6—7 wegen eines fraglichen Stop beim Queckenstedt durchgeführt, jedoch nur atrophisches Mark gefunden. Innerhalb des letzten Jahres entwickelten sich beidseitige Beugekontrakturen, die sich bei jedem afferenten Reiz deutlich verstärkten. Bei der Aufnahme bestand ein inkomplettes Querschnittssyndrom in Höhe von C 8 infolge eines chronisch-entzündlichen Prozesses (Myelitis). Die Sensibilität war im Sinne einer Hypästhesie beiderseits herabgesetzt. Cystometrisch fand sich eine Blasenkapazität von etwa 50 cm³. Der Blasendruck stieg bei Füllung der Blase über 70 mm Hg und die Flüssigkeit wurde sofort wieder ausgestoßen. Jeder afferente Reiz führt zum Harnabgang.

In Lumbalanaesthesie stieg die Blasenkapazität auf 500 cm³. Es war also noch zu keiner Schrumpfblase gekommen. Am 18. 10. 56 wurde die lumbale, frontale Spaltung von L 1 bis S 1 von rechts total in zwei Hälften durchgeführt und der Schnitt beiderseits bis S 5 verlängert. Postoperativ stieg die Blasenkapazität auf Werte um 600 cm³. Es waren keine Detrusorinnervationen feststellbar. Nach 14tägigem Dauerkatheter wurde der Katheter entfernt. Der Kranke gab

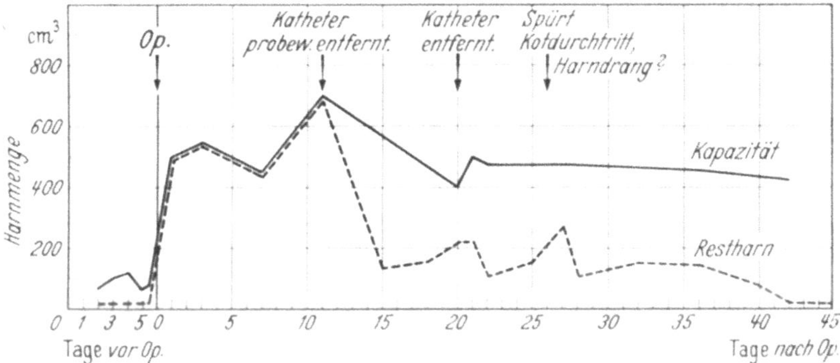

Abb. 27. Kapazitätskurve vor und nach der frontalen Spaltung des Lumbosacralmarkes von L 1 bis S 5 beiderseits bei einer beidseitigen spastischen Parese der Beine

den Urin nach dieser Zeit in größeren Portionen ab. Anfänglich waren Restharnmengen von 100—200 cm³ vorhanden, etwa 5 Wochen nach der Operation verringerten sich die Restharnmengen. 42 Tage nach der Operation war der Restharn 0 und ist so geblieben. Die Kapazität betrug weiterhin 400 cm³ (s. Abb. 27).

Fall II (F., Änne, 38 Jahre).

Bei der Kranken wurde am 15. 2. 56 ein rasch wachsender, unklassifizierter, intramedullärer Tumor bei D 6/8, der gut abgrenzbar war, total exstirpiert. Nach

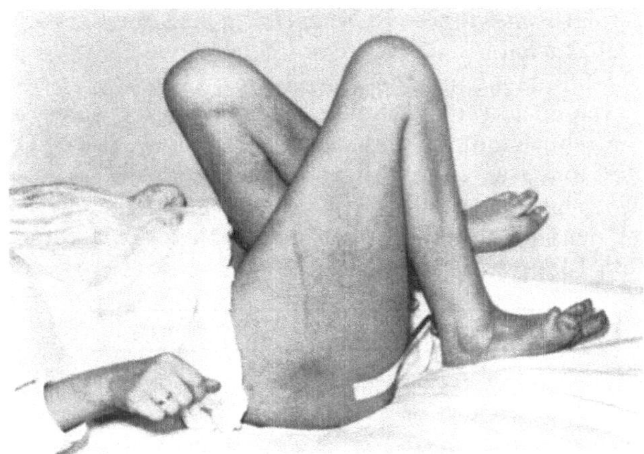

Abb. 28. Patientin mit einer spastischen Beugekontraktur beider Beine vor der Operation

der Operation bestand eine schlaffe Lähmung beider Beine und ein kompletter Sensibilitätsausfall ab D 8.

Im folgenden Jahr entwickelte sich eine hochgradige spastische Kontraktur beider Beine. Die Sensibilität hellte sich in dieser Zeit bis zur Hypästhesie auf. Die gleichzeitig bestehende Harnverhaltung wurde mit Dauerkatheter behandelt.

Bei der Aufnahme am 17. 1. 57 bestand ein inkomplettes Querschnittssyndrom in Höhe von D 7 mit beidseitigen erheblichen spastischen Kontrakturen, links mehr als rechts und Adductorenspasmus. Die Sensibilität war für alle Qualitäten ab D 7 im Sinne einer Hypästhesie herabgesetzt. Die Reflexe waren nicht auslösbar. Afferente Reize führten zu beidseitigen Beugesynergismen (s. Abb. 28).

Die Kapazität der Blase war cystometrisch 150—200 cm³. Es wurden aber auch Restharnwerte bis zu 350 cm³ gemessen.

	50 cm³	100 cm³	150 cm³	200 cm³	250 cm³
1	6	7	15—22	Ausfluß	
2	6	7	12—50	Ausfluß	
3	6	7	11	45 Ausfluß	

In Periduralanaesthesie 50 min nach der Blockade:

	50 cm³	100 cm³	150 cm³	200 cm³	250 cm³	300 cm³
1	4	7	15	160	Ausfluß	
2	3	6—5	8—7	18	Ausfluß	
3	3	6	8	18	Ausfluß	
4	3	5—6	7—8	20—25	Ausfluß	

In Anaesthesie wurde 2 Std später eine Kapazität von 220 cm³ gefunden.

Da auf Grund des cystometrischen Befundes eine sekundäre Schrumpfblase mit weitgehenden Wandveränderungen angenommen werden mußte und in Anaesthesie die frühere komplette Harnverhaltung nicht mehr da war — die Kranke konnte in kleinen Mengen den Urin abgeben —, führten wir die longitudinale Myelotomie bei den gleichzeitig bestehenden Spasmen beider Beine von L 1 bis S 5 durch.

Bei dieser Längenspaltung des Lumbosacralmarkes sollten die Reflexbögen für die Beinmuskulatur und für die Blase unterbrochen und die parasympathischen medullären Blasenzentren zerstört werden. Nach der Operation waren die Beine vollkommen schlaff und konnten passiv gestreckt werden. Sekundäre Gelenkveränderungen verhinderten das Durchstrecken der Beine, so daß die Kranke zur orthopädischen Nachbehandlung verlegt werden mußte. Die Synergismen waren auch bei starken afferenten Reizen nicht mehr auszulösen (S. Abb. 29—32). Die Patientin konnte gehen und stehen. Sie bewegte sich im Rollwagen fort.

14 Tage nach der Operation haben wir den Katheter entfernt. Cystometrische Untersuchung am 13. postoperativen Tage:

	50 cm³	100 cm³	150 cm³	200 cm³
1	22—13	25—13	27—40	Ausfluß
2	25—20	25—24	32—25	38 Ausfluß
3	16—13	18—22	27—18	27—33 Ausfluß

In den folgenden Tagen haben wir Restharnwerte bis zu 200 cm³ bei der Kranken gemessen. Die Werte nahmen im Laufe der Tage zusehens ab. Am 26. Tage nach der Operation war er 100 cm³, am 28. Tage 10 cm³, am 29. Tag 5 cm³. Er blieb auf diesen Werten bei einer Kapazität von 150—200 cm³.

Die Kapazität hatte sich wegen der weitgehenden sekundären Wandveränderungen nicht mehr geändert, doch hat die Detrusorkraft deutlich zugenommen, so daß die Patientin spontan urinieren konnte und die Restharnwerte sich 4 Wochen nach der Operation bei einer vorherigen kompletten Harnverhaltung auf minimale Werte erniedrigt hatten.

Die folgenden Fälle, bei denen wir die verlängerte Myelotomie einseitig durchgeführt haben, zeigten schon wenige Tage nach der Operation wieder eine Reflex-

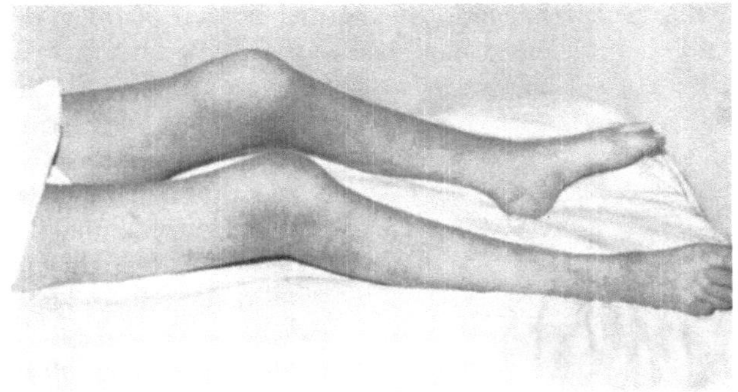

Abb. 29. Patientin nach der lumbalen Myelotomie

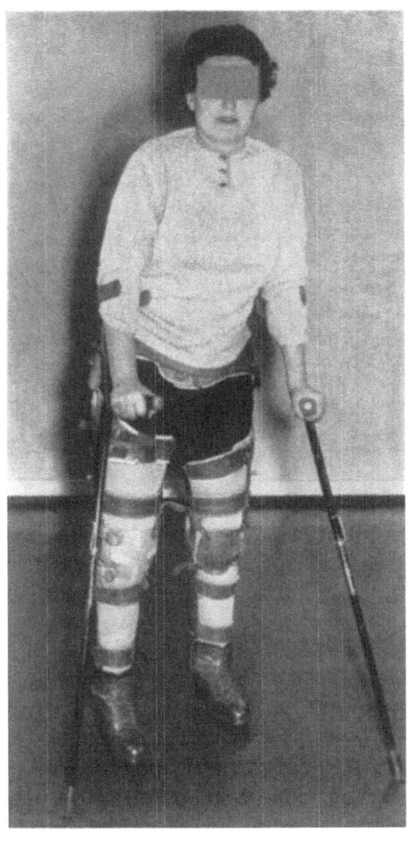

Abb. 30

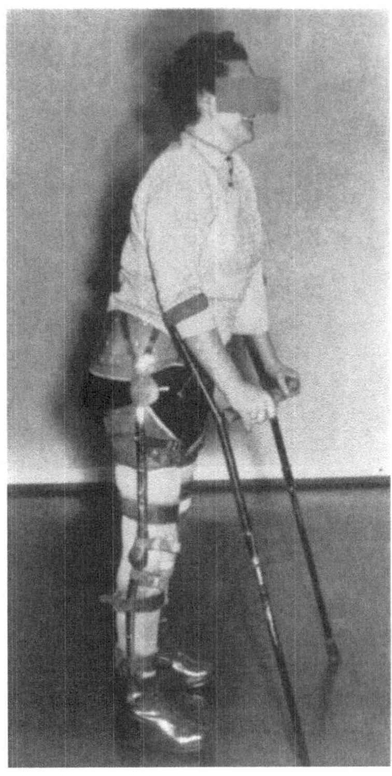

Abb. 31

Abb. 30—32. Die gleiche Patientin etwa 1 Jahr nach der Operation

tätigkeit der Blase mit größerer Kapazität und geringen Restharnwerten. Die übrigen Fälle haben wir mit dem fortlaufenden Cystometer nach K. M. Bauer untersucht.

d) Die Kordektomie nach MacCarty

Rückenmarkabsetzung bei L1 nach MacCarty. Auf dem gleichen Grundgedanken wie die Operationen mit Reflexbogenunterbrechung beruht die lumbosacrale Rückenmarksexstirpation. Sie soll bei Tonusstörungen der Extremitätenmuskulatur und bei gleichzeitigen tonischen Blasenstörungen die peripheren Reflexbögen durch die Entfernung des Reflexorgans, des Rückenmarks, unterbrechen. MacCarty versuchte als erster, das untere Rückenmarksende bei bioptisch verifizierten Rückenmarksverletzungen bei gleichzeitig bestehenden Spasmen der Beine und der Blase zu entfernen. Nach dieser Operation sank der Tonus der Beinmuskulatur sofort und blieb gesenkt. Die Blase wurde vom Nervensystem isoliert und begann eine Eigentätigkeit. Auch die Darmentleerung automatisierte sich. Nach der Rückenmarkentfernung war natürlich eine irreversible schlaffe Lähmung mit Ausfall der sensiblen Qualitäten mindestens ab L1 vorhanden.

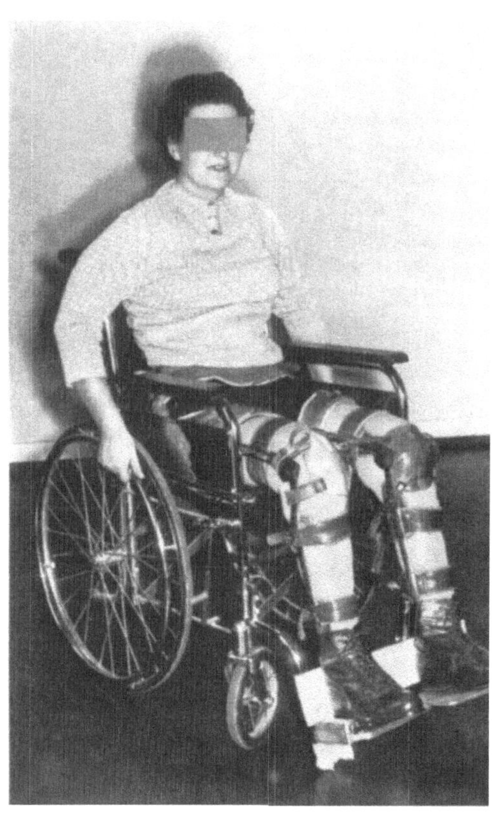

Abb. 32

Technik

Zur Freilegung des lumbosacralen Rückenmarkanteiles ist die Wegnahme des 10. bis 12. Brustwirbelbogens notwendig. Die Cauda wird unterhalb des Conus durchtrennt. Die die Wurzeln begleitenden Gefäße können peripher geklippt werden. Nach Durchtrennung aller Wurzeln ab D12 beiderseits kann das Rückenmark in Höhe von L1 oder D12 nach Versorgung der begleitenden Gefäße (A. spinalis anterior und spinales posteriores) amputiert werden. Der Eingriff wird mit fortlaufender Duranaht und Schichtnaht der Wunde beendet.

Bewertung

Diese Operation mutet heroisch an und übt auf den Beschauer, wie alle Amputationen, einen etwas unheimlichen, radikalen Eindruck aus. Die Kordektomie wurde wahrscheinlich auch deshalb bis jetzt praktisch nicht durchgeführt. Sicherlich ist der Eingriff auch wirklich groß. Der Enderfolg der Operation ist aber bei einer verifizierten totalen Querschnittslähmung zweifellos zu erwägen und hat alle Vorteile, die der Caudadurchtrennung folgen. Die lumbosacralen Reflexbögen werden durch die Entfernung des unteren Rückenmarkanteiles dauerhaft unterbrochen, da das Reflexorgan selbst entfernt wird.

Sorgo führte diesen Eingriff bei einer Patientin, die nach einer Myelitis im oberen Brustmark ein komplettes Querschnittssyndrom mit spastischen Kontrakturen und Blasenstörungen geboten hat, durch. Nach der Rückenmarksentfernung ab L1 waren die Spasmen der Beinmuskulatur gelöst. Die hypertone

Blasenstörung war behoben und es entwickelte sich ein Automatismus, der zu einer periodischen Harnabgabe führte. Die Dekubitalgeschwüre heilten wie auch die Cystitis nach der Operation rascher ab. Die etwa 38jährige Frau konnte in einem Rollstuhl beschwerdefrei ihren Haushalt versehen und verdiente mit Näharbeit ihren Lebensunterhalt. Zum Verständnis dieses guten Resultates können die oben erwähnten experimentellen Feststellungen von GOLTZ, EWALD und MÜLLER u. a. herangezogen werden.

Sicherlich wird diese Operation in Zukunft trotz der Größe des Eingriffes öfter durchgeführt werden, da die Resultate bei richtiger Indikationsstellung gut sind. Auch hier gilt das bei der Caudadurschschneidung gesagte. In der langen Nachbehandlungszeit der Blase sind auch Infektionen sehr verzögernd und oft nicht zu vermeiden.

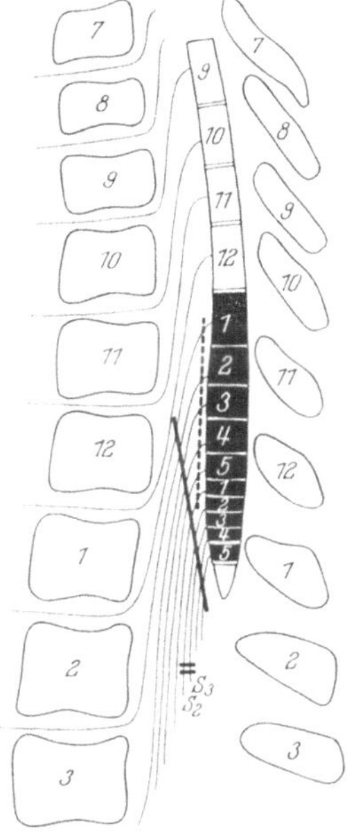

Abb. 33. Übersicht der Operationen bei Tonusstörungen der Blase nach Rückenmarksverletzungen im Bereiche der peripheren Reflexbögen. --- Vorderwurzeldurchschneidung nach MUNRO (1945) bei Spasmen der Beine. — Caudadurchtrennung nach MEIROWSKY, SCHEIBERT und HINCHEY (1950) bei Spasmen der Beine und der Blase. = Sacrale Neurotomie bei Tonusstörungen der Blase (S_2 bis S_3). ▪ Ausdehnung der frontalen Spaltung bei der lumbalen Myelotomie bei Spasmen der Beine und der Blase (BISCHOF 1956). ▪ Kordektomie nach MCCARTY, Rückenmarkabsetzung bei L_1

Indikation

Die Entfernung des unteren Rückenmarkanteils kann man nur bei totalen Querschnittslähmungen mit bioptisch festgestellter kompletter Rückenmarksunterbrechung durchführen, da irreversible schlaffe Lähmungen auftreten. Vor der Operation sind, um die postoperative Blasenfunktion beurteilen zu können, Lumbal-Sacral oder Peridural-Anaesthesien unbedingt erforderlich. Die Indikationsstellung in bezug auf die Blase entspricht im übrigen der bei Caudadurchtrennungen. Eine endgültige Beurteilung der Methode ist, da unseres Wissens bis jetzt nur 3 Fälle operiert worden sind, nicht möglich.

Den angeführten Operationen bei Tonusstörungen der Blase ist der Grundgedanke, die Blase von dem gestörten Reflexorgan (Rückenmark) zu trennen, gemeinsam. In der Abb. 33 sind diese Operationen übersichtlich dargestellt. Sie werden alle an den peripheren Reflexbögen, die unterbrochen werden, durchgeführt. Nur nach der frontalen Spaltung des Lumbosacralmarkes sind spätere Restitutionen noch möglich, da die Reflexbogenunterbrechung nicht im Bereiche der Wurzeln, sondern intramedullär, vorgenommen wird.

III. Blockaden des Sympathicus bei Erkrankungen des Urogenitalsystems

Temporäre Nervusausschaltungen

Die zeitweilige Ausschaltung von Nervenfasern durch Novocain wurde anfänglich lediglich zu Narkosezwecken verwendet. SCHLEICH, SPIESS und LERICHE sahen als erste nach der Novocaingabe auch therapeutische Effekte, die auch nach Abklingen der Medikamentenwirkung anhielten.

Die Abschaltung des Schmerzes scheint durch die Unterbrechung der sog. pathologischen Spirale (FENZ) auf vegetativ bedingte Erscheinungen bzw. Miterkrankungen kausal zu wirken.

Neben dieser Wirkung wird die temporäre Ausschaltung oft als präoperativer Test angewandt. Zur Verlängerung der Ausschaltungswirkung von Nervenfasern wurde Alkohol nachgespritzt.

Zum Zwecke der vegetativen Blockade wird das reine Novocain ohne Zusatz von Adrenalin verwandt. Adrenalin wirkt gefäßverengend und verlängert die Wirkung der Anaesthesie. Der vasoconstrictorische Effekt vermindert oder hebt die therapeutische Wirkung des Novocains auf. Pantocain, Percain, Nupercain sind ähnliche Kombinationspräparate des Novocains und können zur therapeutischen Blockade nicht verwendet werden. Bei Anwendung der Novocainblockade tritt nur in seltenen Fällen eine Komplikation auf und wenn, meist durch Nebenverletzungen beim Vorschieben der Nadel bzw. durch Injektion des Mittels in das arterielle System oder in den Liquorraum (Czickeli).

Die letale Dosis beträgt nach Meier, Hh. bei intravenöser Gabe 40 mg/kg, bei subcutaner Gabe 400 mg/kg.

Nesbit, Lapides, Volk, Sutler, Berry, Lyons, Camphell und Moe versuchten, die Ganglien durch Tetraethylanomium zu blockieren.

1. Periduralanaesthesie

Die Periduralanaesthesie hat gegenüber der Lumbalanaesthesie den Vorteil, daß das Aufsteigen des Mittels in das Atemzentrum nicht möglich ist, daß bei der Operation die Lagerung des Patienten beliebig gewählt werden kann und die Kreislaufbelastung geringer ist.

Technik

Der Periduralraum ist der zwischen der Dura und dem Rückenmarkkanal gelegene spaltförmige Raum, der von lockerem Fettgewebe und in seinen seitlichen Abschnitten von einem Venenplexus ausgefüllt ist. Die Punktion des Periduralraumes wird am besten im Sitzen vorgenommen. Nach Anaesthesierung der Punktionsstelle mit $^1/_2$—$1^1/_2$ cm^3 Racedrin-Pantocain-Lösung führt man die Kanüle in der Medianlinie bis an das Ligamentum interspinosum ein. Dann wird eine mit physiologischer Kochsalzlösung gefüllte 5 cm^3-Spritze mit leicht gleitendem Stempel angesetzt und die Kanüle unter dauerndem Druck auf den Spitzenstempel vorgeschoben. Der anfangs mäßige Widerstand gegen das Ausspritzen verstärkt sich beim Eindringen in das derbe Lig. flavum zu einem meist unüberwindlichen. In dem Augenblick jedoch, in dem die Nadelspitze in den Periduralraum eintritt, gibt der Stempel nach und man hat den Eindruck, ohne Widerstand in einen leeren Raum zu spritzen. Die Differenz im Widerstand zwischen dem Lig. flavum und dem Periduralraum ist oft so erheblich, daß die Nadel mit einem kleinen Ruck tiefer eindringt, als beabsichtigt und gleichzeitig die Dura durchbohrt. Es ist deshalb notwendig, diese Bewegung aufzufangen. Der Anaesthesist stützt mit der breit am Rücken des Patienten aufliegenden linken Hand die Nadel gegen die den Druck ausübende rechte Hand. Sobald das Lig. flavum erreicht ist und der vollkommene Widerstand gegen das Ausspritzen besteht, schiebt man die Nadel allein durch Druck auf den Spritzenstempel, bei gesichertem Gegenhalten mit der linken Hand vor. Wenn nun die Nadelöffnung gerade in den Periduralraum eintritt, erfolgt das Austreten der Kochsalzlösung plötzlich sehr leicht. Durch die hierbei unter Druck injizierte Kochsalzlösung wird die Dura zurückgedrängt und die Gefahr der Verletzung herabgesetzt. Nunmehr überzeugt man sich, daß auch bei Drehen der Nadel weder Blut noch Liquor abtropft oder abgesaugt werden kann.

Eine andere Möglichkeit, sich über die richtige Nadellage zu vergewissern, ist die Punktion mit einem angeschlossenen Manometer. Da im Periduralraum ein geringer negativer Druck herrscht, wird beim Eintreten der Nadelspitze in den Periduralraum durch die Kanüle ein Druckausgleich erfolgen. Schließt man der Kanüle ein mit Flüssigkeit gefülltes Glasröhrchen an, so kann man das Eindringen derselben durch den Sog beobachten. Man verwendet entweder ein gerades Glasröhrchen mit etwa 2 mm lichter Weite, das einen Tropfen steriler Flüssigkeit enthält und während der Punktion horizontal gehalten wird, oder ein U-förmig gebogenes Steigröhrchen. Zur Kontrolle der richtigen Lage der Nadel prüfe man auch 5 min nach Injektion der ersten Dosis des Anaestheticums das Fortbestehen der normalen Sensibilität an den Beinen.

Zur Anaesthesie des Thorax wird die Punktion bei Th 3/4 vorgenommen; zur Anaesthesie im Oberbauchbereich punktiert man bei Th 7/8, zur Anaesthesie des Mittel- und Unterbauchgebietes wird das Präparat bei Th 11/12 injiziert.

Als Anaesthesiemittel wird heute vielfach *Pantocain*[1] verwendet.

1. Die viscöse Plombe wurde von Denecke entwickelt aus dem Bestreben, eine unnötig breite Ausdehnung der Anaesthesie und damit zu starke Blutdrucksenkungen zu vermeiden. Man erzielt mit ihr eine Anaesthesie über 8—10 Segmente. Die Anwendung des Kollidons zur Erzielung der Viscosität (Düttmann, Weese) führte außerdem zu einer Depotwirkung und Verlängerung der Anaesthesiedauer. Die Plombe kann in jeder Höhe des Periduralraumes angewendet werden.

2. Die wäßrige Pantocain-Lösung dient ausschließlich zur Anaesthesie an Unterbauch, Darm und Beinen. Da sie sich bei der Injektion stärker ausbreitet als die Plombe, darf sie zur Vermeidung unerwünschter Blutdrucksenkung nur im lumbalen oder sacralen Bereich injiziert werden.

Komplikationen

Buchholz faßte die möglichen Komplikationen zusammen:

1. Krämpfe bei oder nach Injektion des Pantocains in den Venenplexus.

2. Kreislaufkollaps etwa 20 min nach Injektion durch zu hohe Pantocaindosis — Kreislaufmittel — Infusion und Transfusion; Sauerstoffzufuhr.

3. Atemlähmung etwa 30 min nach Injektion bei schlaffen Lähmungen der Arme, freiem Sensorium, durch aufsteigendes Mittel in Höhe des Atemzentrums, künstliche Beatmung mit Sauerstoff und Kreislaufstütze bis die Atmung spontan wiederkehrt.

4. Atemlähmung bei Bewußtlosigkeit und Kreislaufzusammenbruch kurze Zeit nach der Injektion spricht dafür, daß das Pantocain in den Liquor gespritzt wurde.

Durch künstliche Beatmung und Sauerstoffgabe-Infusionen kann der Zustand in 1—2 Std behoben werden.

Indikation

Die Periduralanaesthesie wird heute vorwiegend zum Zwecke der temporären Abschaltung als Test versucht, seltener zur Anaesthesie bei Operationen. Bei Hypertonie verwenden Tönnis und Schiefer die Periduralanaesthesie als Test für den postoperativ zu erwartenden Erfolg. Bei Nephritiden wird die Periduralanaesthesie als therapeutisches Mittel besonders bei gleichzeitiger Anurie mit Erfolg angewandt. Auch bei akuten Entzündungen anderer Organe wurde diese Abschaltung versucht.

Weiter wurde diese Blockade bei Ischias, rheumatischen Neuritiden, Durchblutungsstörungen der unteren Extremitäten, chronische Obstipation, Harnleitersteinen, paralytischem Ileus angewandt.

[1] Firma Hoechst A.G., Frankfurt a. M.

2. Präsacrale Nerveninfiltrationen

Die zeitweilige Abschaltung der sympathischen Blaseninnervation wurde oft zur Beeinflussung von Blasenschmerzen durchgeführt.

Wie schon erwähnt, dient die Sympathicusausschaltung der Blase auch als Test vor der Cotteschen Operation.

Die Methode nach PENDL-TOSATTI

In gynäkologischer Lagerung wird die Kanüle neben der Articulatio sacrococcygea eingestochen und zwar 2 cm von der Mittellinie entfernt. Die Nadel wird an der Vorderfläche des Sacrums nach oben geführt, bis man in der Nähe des Promontoriums ist. Das Vorschieben der Nadel wird mit dem tastenden Finger im Rectum kontrolliert. Man injiziert dann 20—40 cm^3 einer 1%igen bzw. $^1/_2$%igen Novocainlösung. Auf diese Weise wird der N. hypogastricus ausgeschaltet.

Die seitliche Methode nach COURTY

Die Verbindungslinie zwischen Spina ilica dorsalis und dem seitlichen Horn des Hiatus sacralis wird halbiert. Auf der Senkrechten wird etwa 3—4 cm von der Mittellinie entfernt eingestochen. Die Nadel soll eine Länge von 12 cm haben. In etwa 4 cm Tiefe erreicht man das Ligamentum sacroiliacum. Dies wird mit einer Seitwärtswendung der Nadel umgegangen. Dann schiebt man die Nadel unter Kontakt mit dem Sacrum bis zum Promotorium vor.

Andere Möglichkeiten der N. hypogastricus-Ausschaltung wurden von NONNENBRUCH, PENDL und ROSSI angegeben.

3. Plexus hypogastricus-Blockade

(NONNENBRUCH, PENDL, PIERI, ROSSI u. a.)

Vaginale Methode

In gynäkologischer Lage wird die Portio dargestellt und mit der Kugelzange auf die Gegenseite gezogen. Knapp lateral der Portio wird die Kanüle etwa 2—3 cm tief vorgeschoben und nach Aspiration 20—40 cm^3 $^1/_2$%iges Novocain injiziert.

Perineale Methode

Eine etwa 12 cm lange Nadel wird an der Außenseite des großen Labiums senkrecht eingestochen und unter Kontrolle des Fingers in der Vagina bis in die Höhe der Portio vorgeschoben. Vom Scheidengewölbe führt man sie nach etwa 3 cm weiter vor und injiziert dann nach Aspiration das Novocain.

Dieselbe Methode wird beim Mann von einer Einstichstelle zwischen Steißbeinspitze und Anus unter Kontrolle des Fingers im Rectum ausgeführt. Die Nadel soll unter Knochenkontakt bis in Höhe des Promontoriums vorgeschoben werden. Dann erfolgt die Injektion des Novocain.

Parasacrale Methode

Eine etwa 15 cm lange Kanüle wird 2 Finger breit paramedian etwas unterhalb der Steißbeinspitze eingestochen und unter Kontrolle des Fingers im Rectum bis in Höhe des zweiten Sacralwirbels vorgeschoben. Man injiziert 100—150 cm^3 einer $^1/_4$%igen Novocainlösung. Die N. hypogastricus-Blockade wird vorwiegend zur zeitweiligen Ausschaltung der Beckenorgane, im besonderen der Blase und des Uterus aus therapeutischen Gründen vorgenommen. Oft wirkt eine einzige Blockade bei Funktionsstörungen dieser Organe lange Zeit, manchmal sogar für immer. Bei Dysmenorrhoen und Vaginismus wurden dabei oft gute Dauerresultate erzielt. Entzündliche Prozesse der Adnexen, der Prostata sollen in einigen Fällen eine deutliche Besserung gezeigt haben. Der Vorteil der Blockade ist, daß der Eingriff gering und die Wiederholung ohne Mühe jederzeit möglich ist. Bei Blasenstörungen wirken solche zeitweilige Unterbrechungen des Sympathicus, besonders bei funktionellen Störungen, oft für längere Zeit. Cystitiden heilten oft rascher ab. Tonusstörungen der Blase im Sinne einer Atonie und Hypertonie werden wie bei der Nervendurchtrennung manchmal für längere Zeit gebessert. Vor jeder präsacralen Nervendurchschneidung sollte zur Beurteilung der postoperativen Wirkung eine zeitweilige Ausschaltung vorgenommen werden.

4. Sacralanaesthesie

Chatelien führte die Sacralanaesthesie 1901 in die Klinik ein. Stöckel und Laewen haben sie in mehreren Fällen klinisch erprobt.

Technik

In Knie-Ellenbogenlage wird über dem Hiatus sacralis eingestochen und das Ligamentum durchstoßen bis man den Knochenkanal erreicht. In diesem schiebt man die Nadel vor. Es werden 45—50 cm³ 1 %ige Novocainlösung injiziert.

Das Novocain liegt extradural und schaltet die sacralen Wurzeln aus, die zu einer Aufhebung der Sensibilität im Bereich der von den Sacralsegmenten versorgten Organe und Hautbezirke (Anus, Genitale, Gesäß) führen.

Indikation

Die Sacralanaesthesie wurde meist zur Schmerzabschaltung bei Operationen in diesem Bereich vorgenommen (Klebanow, Wagner und Labat). Es wurde aber auch versucht, Schmerzzustände der Beckenorgane damit zu beeinflussen (Blase, Mastdarm, Genitale). Die Caudaausschaltung verwenden Meirowsky, Scheibert und Hinchy vor der operativen Caudadurchtrennung als Test. Nach der Blockade muß nach den Autoren eine Kapazitätserhöhung und eine Abnahme des Blasentonus sowie eine automatische Entleerung mit Restharn unter 50 cm³ eintreten. Diese ausgedehnte Ausschaltung ist nur dann angezeigt, wenn wegen Spasmen der Skelet- und der Blasenmuskulatur die ganze Cauda durchtrennt werden soll. Bei isolierten Störungen der Blase ohne Querschnittssyndrom wird von Meirowsky und Scheibert die Ausschaltung der entsprechenden Wurzeln im Bereiche der Foramina sacralia vorgenommen (S 2/3 oder S 3/4 oder S 4/5).

Freemann und Heimburger erzielten bei neurogenen Blasenstörungen (Verhaltungen) mit der bilateralen Blockade von S 3, die sie auch mit Alkohol zur Dauerausschaltung vorgenommen haben, gute Resultate, d. h. automatische Blasenentleerung.

5. Paravertebrale Blockade

Methoden der paravertebralen Sympathicusblockaden wurden von Laewen, Kaeppis, Mandl und White angegeben. Die einzelnen Verfahren unterscheiden sich nur gering.

Technik

Von einem paravertebralen Einstich aus wird die mindestens 12 cm lange Nadel in einem Winkel von etwa 40° zur Wirbelsäule vorgeschoben. Der in etwa 4 cm Tiefe getastete knöcherne Widerstand ist der Querfortsatz. Die Nadel wird wieder zurückgezogen und durch Heben oder Senken der Spitze der Querfortsatz umgangen. In einer Tiefe von etwa 7—8 cm findet sich ein zweiter knöcherner

Widerstand. Man befindet sich jetzt an der lateralen Wirbelkörperseite. Die Nadel wird um etwa 1—2 cm zurückgezogen und entlang der Vorderseite des Wirbelkörpers vorgeschoben. In diesem Bereich befindet sich der Grenzstrang. Nach mehrmaliger Aspiration zum Ausschluß einer Gefäß- oder Liquorraumverletzung wird das Novocain injiziert. White nimmt diese Blockade in Seitenlage vor. Er läßt die Nadel nach einer Procaininjektion liegen und wartet auf die Sympathicusparalyse und macht meist eine Röntgenaufnahme zur Kontrolle der Nadellage, besonders dann, wenn er Alkohol (5 cm³ 95%ig) in den Grenzstrang injiziert. Nach der Blockade läßt er den Kranken 1 Std ruhig liegen und verordnet ihm noch einen Tag Bettruhe. Roedling, Roth, Osborn, Shick und MacCarty haben an 351 Patienten paravertebrale Alkoholinjektionen vorgenommen. Haxton hat Carbolsäure (6%ig) als ein besseres Blockademittel empfohlen.

Zur Vorbereitung einer lumbalen Sympathicusblockade mit Alkohol geben sie kurzwirkende Barbiturate, Atrophin, Morphium und Meperidine (Demerol).

Der Eingriff wird auf einem Röntgentisch vorgenommen. Vom 2. Lendenwirbeldornfortsatz aus wird die 12 cm lange Nadel 4—5 cm paravertebral eingestochen. Nach üblicher Punktionstechnik des lumbalen Grenzstranges wird ein seitliches und a. p. Röntgenbild gemacht. Bei guter Nadellage wird intravenös Pentothal gespritzt und erst nach mehrmaliger Aspiration zum Ausschluß einer Gefäß- oder Liquorraumpunktion 4 cm³ absoluter Alkohol injiziert. Bei beidseitiger Blockade werden rechts und links 4 cm³ Alkohol gegeben. Nach Erwachen aus der kurzen Narkose wird der Patient ins Bett gebracht. 24—48 Std nach dem Eingriff kann der Effekt der Blockade beurteilt werden.

Indikation

Die zeitweilige Ausschaltung des lumbalen Grenzstranges wird als Testmethode vor der lumbalen Sympathektomie bei Durchblutungsstörungen sehr häufig ausgeführt. In manchen Fällen haben die Blockaden längeren therapeutischen Effekt. Nach White können auch viscerale Schmerzen durch diese Ausschaltung gut beurteilt werden. MacLean, Carroll, Mandl und Graves rieten bei Uretersteinen zur Sympathicusblockade. Sie blockierten das Ganglion Th 12, L 1 und L 2. Der therapeutische Effekt einer Blockade ist oft von erstaunenswerter und manchmal dauerhafter Wirkung.

Wie wir bereits erwähnten, ist die paravertebrale Sympathicusblockade zur Ausschaltung der die Niere versorgenden Fasern (Plexus solaris) bei der Oligurie, Anurie und bei den akuten entzündlichen Erkrankungen der Niere im funktionellen Stadium von gutem Erfolg. Bei chronischen Nierenaffektionen verhindern meist sekundäre Veränderungen den Effekt.

Rödling, Roth, Osborn, Shick und MacCarty stellen die Indikation zur paravertebralen Alkoholinjektion nur in den Fällen, bei denen eine Operation kontraindiziert ist oder eine Operation keinen Effekt zeigte. Von 351 Patienten waren 97% Gefäßverschlüsse, 3% Aneurysmen der A. poplitea oder Kausalgien oder Hyperhydrosis. Das Durchschnittsalter der Kranken war 62 Jahre, 74% waren Männer.

Komplikationen

MacLean, Carroll und Graves sahen 3 min nach paravertebraler Novocaininjektion einen Todesfall. Sie nahmen an, daß das Blockademittel intravenös gespritzt wurde. Bradsher erlebte nach paravertebraler Applikation von Nupercain in Öl bei einem Kranken motorische und sensible Störungen, Kreislaufkollaps, Bewußtlosigkeit, Krämpfe und Exitus. Der Verfasser meint, daß Phenol oder Benzylalkohol die Ursache dieses Zwischenfalles gewesen sei.

Eine Komplikation nach paravertebralen Novocaininjektionen zur Grenzstrangausschaltung in verschiedener Höhe sind irreversible Querschnittslähmungen (25 Fälle der Weltliteratur); solche schwerwiegenden Folgeerscheinungen nach Sympathicusblockaden sind von besonderem Interesse. Wenn die Lähmungen sofort nach der Injektion einsetzen, ist die Annahme einer intraduralen Applikation des Anaestheticums naheliegend. Die klinischen Beobachtungen und Experimente am Tier von ZWICKER haben ergeben, daß die intramedulläre Injektion zu Erweichungen führt und die neurologischen Erscheinungen erklärt. In solchen Fällen müssen neben Paresen während der Injektion Paraesthesien der unteren Extremitäten durch Reizung der schmerzempfindlichen Hinterstränge auftreten. Intradurale extramedulläre Injektionen des Anaestheticums in den Liquorraum führen zur Lumbalanaesthesie.

Irritationen der Spinalarterien und Wurzeln, die in enger Nachbarschaft des Grenzstranges gelegen sind, können, wie FÖRSTER und BODECHTEL beschrieben haben, zu Rückenmarksschäden Anlaß geben.

M. SCHNEIDER u. Mitarb. fanden im Experiment formale Störungen der Durchblutung an der äußersten Peripherie (Randzone) eines Gefäß-Versorgungsgebietes bei Verringerung der Durchströmung.

ZÜLCH sah darin die Erklärung öfterer Rückenmarkserweichungen an den Grenzzonen zweier Gefäßgebiete. Er stellte fest, daß im Rückenmark trotz der anastomosenreichen Blutversorgung funktionelle Endarterien angenommen werden müssen, deren Versorgungsgebiet öfter als an anderen Orten zu Erweichungen führten. Diese Grenzzonen zweier Gefäßgebiete, die bei Mangeldurchblutung besonders gefährdet sind, liegen bei *D 4* und *D 12/L 1*. METTLER erwähnte, daß in Höhe des 3/4 Thorakalsegmentes das Gefäßgebiet der A. vertebralis von oral und das der Aorta von caudal aneinandergrenzen. ZÜLCH beobachtete öftere Erscheinungen in dieser Höhe und stellte die ursächlichen Zusammenhänge klar heraus. Da die segmental angelegten Rückenmarksarterien bis auf wenige verkümmern, ist die Durchblutung von diesen meist einseitigen „Hauptgefäßen“ abhängig.

Für die Versorgung des Rückenmarkes stehen folgende Arterien zur Verfügung:

1. Obere cervicale Zufuhr von der A. vertebralis.
2. Untere cervicale Zufuhr C 6/7 aus der A. vertebralis.
3. Untere thorakale Zufuhr bei D 9/10 aus der Aorta.
4. Obere lumbale Zufuhr in Höhe L 1/2 aus der Aorta.

Diese einseitigen „Hauptgefäße“ des Rückenmarkes können bei paravertebralen Blockaden leicht verletzt werden. Es kommt zu einer Unterdurchblutung des entsprechenden Versorgungsgebietes und damit zu Gewebsschäden in den „kritischen Zonen“. Klinische Beobachtungen von Querschnittslähmungen nach paravertebralen Injektionen stammen von BODECHTEL und ERBSLÖH, GOETZE, WHITE, TÖNNIS. KYRATSOS ZWICKER, PANTER, GROSSMANN und KIRTLEY haben Paraplegie nach lumbaler Aortographie beschrieben. KOCH sah nach einer Injektion von novocainhaltiger Alkohollösung eine totale Querschnittslähmung mit tödlichem Ausgang.

6. Die transsacrale Blockade der Caudawurzeln im Bereich der Foramina sacralia

Die einzelnen Sacralwurzeln können durch die Foramina sacralia beiderseits mit Novocain oder Alkohol ausgeschaltet werden. MEYROWSKY und SCHEIBERT halten vor jeder sacralen Neurotomie, die sie wegen Blasenstörungen ausführen, eine Novocainblockade der Sacralwurzeln für notwendig. Sie ermitteln durch die isolierte Ausschaltung der verschiedenen Wurzeln die in dem jeweiligen Falle vorwiegend beteiligten Caudawurzeln. Viele Autoren haben gegen die Alkoholinjektion gesprochen, da sie nur zeitweilige Ausschaltungen bewirkt und zu erheblichen sekundären Veränderungen führt, die eine spätere operative Maßnahme erschweren (Freemann, Heimburger, Meirowsky und Scheibert).

7. Subarachnoidale Alkoholinjektionen

Dogliotti führte 1930 die Alkoholinjektion als erster in dem Lumbalsack durch. Diese Injektion sollte die jeweiligen Wurzeln isoliert ausschalten und bei den Kranken die operative Durchschneidung ersetzen.

Technik der Hinterwurzelausschaltung

In Seitenlage mit einem Kissen unter der Lendenwirbelsäule, damit die auszuschaltenden Wurzelaustrittsstellen den höchsten Punkt darstellen, wird eine LP im 1., 2., 3. oder 4. Interlumbalraum vorgenommen. Der Körper wird in Seitenlage leicht nach vorne geneigt, damit die vorderen Wurzeln ein tieferes Niveau erreichen. Man injiziert 1,5 cm^3 Alkohol langsam und läßt den Kranken 1 St nachher liegen. Die Injektion kann auf der anderen Seite am nächsten Tage durchgeführt werden.

1. Schmerz

Die Blockade mit Alkohol soll die hinteren Wurzeln isoliert treffen. Da diese Methode wie alle Ausschaltungen mit Alkohol eine blinde Methode ist, ist der Effekt oft sehr verschieden. Meist werden neben den auszuschaltenden Wurzeln noch andere getroffen und es kommt nicht selten zu motorischen Ausfällen und auch zu Blasen- und Mastdarmstörungen, die sich lange Zeit nicht bessern. Zudem ist noch in vielen Fällen der gewünschte Effekt der Analgesie nicht erreicht (Kessel und Jäger). Smithwick und White injizierten 1,2 cm^3 96%igen Alkohol bei L 5 in den Lumbalsack bei Beckenhochlagerung, um Schmerzen der Blase dauernd auszuschalten. Sie sahen keine motorischen Ausfälle, jedoch Blasen- und Mastdarmstörungen.

Die Indikation zu diesem Eingriff stellten die Autoren bei malignen Tumoren des Beckens mit schlechtem Allgemeinzustand, um die Chordotomie zu umgehen.

Greenhill führt die subarachnoidale Alkoholinjektion nur bei Schmerzen in der Blase durch Carcinome aus. Die Alkoholausschaltung durch Injektion in den Subarachnoidalraum wird von vielen Autoren abgelehnt (Meirowsky, Kessel und Jäger).

Dazu kommt noch, daß die Hinterwurzelausschaltung meist zu Schmerzrezidiven führt, wie wir das auch bei der Försterschen Operation gesehen haben. Wegen der häufigen motorischen Ausfälle nach der Injektion führten diese die meisten Autoren nurmehr bei Querschnittslähmungen durch, deren Schmerzen sonst nicht mehr beeinflußbar waren.

Man versuchte auch das Mark oberhalb der Querschnittsläsion durch eine Alkoholinjektion auszuschalten. Es wurde gewarnt, die Injektion oberhalb von T1 durchzuführen.

2. Spasmen

Die intralumbale Alkoholinjektion wurde oft auch bei spastischen Zuständen der Beine nach Querschnittsläsionen angewandt. Mayfield führte die Injektion in Seitenlage bei hochgestelltem Fußende des Bettes aus und drehte den Kranken nach der Injektion von 5 cm^3, 10—20 cm^3 96%igem Alkohol in Höhe von L 1/2 sofort auf den Rücken und ließ ihn einige Stunden so liegen. Die Spasmen verschwanden durch die Ausschaltung der vorderen Wurzeln bald nach dem Eingriff. In ähnlicher Weise gingen COOPER und HOEN vor, die diese Methode in vielen Fällen der Rhizotomie vorzogen.

Dieser Eingriff kann eine Operation ersetzen. In manchen Fällen soll nach der Alkoholeinspritzung der Tonus über Jahre gesenkt geblieben sein. Wenn die Operation im Bereich der Lendenwirbelsäule durch einen Decubitus oder durch schlechten Allgemeinzustand nicht möglich ist, kann man diesen Eingriff als letzten Ausweg wählen.

Bei Schmerzen und Tonusstörungen der Blase ist die oben erwähnte sacrale Neurotomie von MEIROWSKY und SCHEIBERT der subarachnoidalen Alkoholinjektion vorzuziehen und zwar auch dann, wenn Decubitalgeschwüre vorhanden sind.

SHELDEN und BORS sahen nach intrathecalen Alkoholgaben bei Rückenmarksverletzungen mit Spasmen der Beine und tonischen Blasenstörungen gute Resultate. GINGRAS berichtete ebenfalls über Besserungen der Blasentätigkeit und Beseitigung der Spasmen. Infektionen der Harnwege sind nach seinen Erfahrungen nach diesem Eingriff leichter zu beherrschen.

Nach neuerer Meldung beobachteten BORS, COMARR und MOULTON (1950) in 62% Dauererfolge nach subarachnoidaler Alkoholinjektion.

Atone und hypertone Blasenstörungen besserten sich. Es stellte sich ein Blasenautomatismus bei einer großen Zahl der Patienten ein (DAMANSKI und KERR).

Technik der Vorderwurzel- bzw. Caudaausschaltung

Die Autoren injizierten in Höhe von L 1—2 in manchen Fällen bei D 11—12 10—15 cm³ Alkohol und drehten den Kranken anschließend auf den Rücken und ließen ihn 24 Std in Beckenhochlagerung liegen. Die Blasenkapazität erhöhte sich in manchen Fällen von 50 auf 300 cm³. Die Nachbehandlung wurde nach den Vorschriften von MUNRO gemacht. Die Schmerzen sollten nach Entfernung der Spasmen nachlassen. Bei Patienten mit partieller Rückenmarksverletzung ohne Blasen-, Mastdarm- und Genitalstörungen sollte man nach RIECHERT mit der Alkoholinjektion sehr vorsichtig sein. MEIROWSKY hält die subarachnoidale Alkoholinjektion auch bei Querschnittsgelähmten kontrainjiziert, da nach seinen Beobachtungen meist Rezidive auftreten und Operationen nach der Injektion durch Verwachsungen sehr erschwert sind. Auch FREEMANN und HEIMBURGER halten die Indikation der Alkoholinjektion begrenzt, da sie keine sehr guten Erfahrungen damit gemacht haben.

Komplikationen

22 von 24 Patienten boten (BORS und SHELDEN) nach der Alkoholinjektion eine Störung der Erektion. In der Hälfte der Fälle kehrte die Miktion wieder zurück. In 8 Fällen war eine hypertone Blasenstörung aufgetreten, die aber in eine normale willkürliche Miktion überging. Rezidive sind häufig und öftere Injektionen sind wegen den hochgradigen Verwachsungen nicht mehr von Wirkung. Da es sich um eine sog. blinde Methode handelt, ist der Ausschaltungseffekt nicht bestimmt. Diese Nachteile sind von verschiedenen Autoren hervorgehoben worden (KESSEL und JÄGER, MEIROWSKY, SCHEIBERT, FREEMANN und HEIMBURGER u. a.).

Blasen-Mastdarmstörungen treten nach der Alkoholinjektion in etwa 30—40% auf. Sie sollen sich in den meisten Fällen restituieren.

Zusammenfassung

Es läßt sich zusammenfassend sagen, daß die subarachnoidale Alkoholinjektion nur in den Fällen totaler Querschnittsläsionen mit Störungen der Blase und des Mastdarmes sowie Genitalfunktion durchgeführt werden sollte, die an Spasmen der Skelet- und Blasenmuskulatur leiden und die eine Operation nicht mehr überstehen würden. In allen anderen Fällen scheinen andere Eingriffe vorteilhafter zu sein.

Thomason und Moretz haben zur Verlängerung der Procainblockade eine weitkalibrige Nadel verwendet und einen plastischen Katheter eingeführt, der nach Entfernung der Nadel liegenblieb. Durch diesen Schlauch konnten sie die Procaininjektionen willkürlich oft wiederholen. Zur Infektionsverhinderung spritzten sie zeitweilig Penicillin durch denselben Schlauch hinein. Robinson und Whalen haben diese Methode bei Schmerzzuständen verwendet. Die Sympathicusblockade wurde dadurch auf lange Zeit aufrechterhalten.

Ähnlich ist das Verfahren von Ruben und Kamsler.

Literatur

Adson, A. W.: The value of, and indications for, intraspinial injections of alkohol in the relief of pain. Minn. Med. **20**, 135—140 (1937). — Adson, A. W., and E. V. Allen: Essential hypertension. Proc. Mayo Clin. **12**, 1—4, 49—52, 75, 71—78 (1937). — Alexander, E., F. K. Garvey and W. Boyce: Congenital lumbosacral myelomeningocele with incontinence. A contribution to the understanding of bladder physiology. J. Neurosurg. **11**, 183—192 (1954). — Alken, C. E., u. R. Harche-Klünder: Zur Diagnose und Behandlung unklarer Nierenblutungen. Med. Klin. **1952**, 1271—1974. — Allen, E. V., and A. W. Adson: The treatment of hypertension: medical versus surgical. Ann. intern. Med. **14**, 288—307 (1940). — Alnor, P.: Zur Frage der Beeinflußbarkeit der Sexualfunktion durch Resektion des lumbalen Grenzstranges. Langenbecks Arch. klin. Chir. **269**, 506—517 (1951). — Anfossi, A., D. Riffero e L. Bussi: Il megacolon congenito alla luce delle attuali concezioni eziopatogenetiche e terapeutiche. Arch. Sci. med. **102**, 500—533 (1956). — Anselmino, K. H., u. G. Plaskuda: Über den Geburtsverlauf nach neurochirurgischen Eingriffen im kleinen Becken. Geburtsh. u. Frauenheilk. **10**, 187—198 (1950). — Baden, H., u. A. H. Andersen: 11 konservativ behandelte Fälle von akuter Anurie. Ugeskr. Laeg. **1953**, 1899—1901 [Dänisch]. — Baker, W. J., J. F. Carney and F. P. de Rosa: Transurethral resektion for relief of urinary retention in patients with neurologic lesions. J. Urol. (Baltimore) **63**, 309—318 (1950). — Bandmann, E., u. E. Sieber: Histologische Untersuchungen am Hoden nach Sympathektomie wegen Megacolon im Kindesalter. Zbl. Chir. **79**, 93—100 (1954). — Bandmann, F.: Über die Beeinflussung der Hodenfunktion durch Resektion des lumbalen Grenzstranges. Chirurg **20**, 132—136 (1949). — Weitere Beobachtungen über die Hodenfunktion nach lumbaler Grenzstrangresektion. Bruns' Beitr. klin. Chir. **181**, 419—430 (1950). — Bauer, K. M.: Die hypotone Harnblase — zugleich ein Beitrag zur Zysto-Sphinkterometrie. Medizinische **1956**, 792—795. — Zur Cysto-Sphinkterometrie. Ein verbessertes Cystometer. Z. Urol. **49**, 641—644 (1956). — Baumann, W.: Prüfung der Blasenphysiologie mit Cystometrie und Sphinkterometrie. Urol. int. (Basel) **1**, 427—439 (1955). — Begani, R.: Il megauretere. Ann. ital. Chir. **32**, 31—54 (1955). — Berman, C. J.: Roentgenographic manifestations of congenital megacolon (Hirschsprung's disease) in early infancy. Pediatrics **18**, 227—238 (1956). — Biasi, W. di: Crush-Syndrom nach bergmännischen Verletzungen. Mschr. Unfallheilk. **56**, 332—340 (1953). — Biermann, U.: Die Entnervung des Nierenstils zur Beseitigung der Ureterenspasmen und ihrer sympathikotonischen Fernstörungen. Z. Urol., Sonderheft, 44 (1949). — Bischof, Walter: Die operative Vorbehandlung Querschnittsgelähmter für die Übungsbehandlung. Hefte Unfallheilk. **56**, 225—231. — Die longitudinale Myelotomie. Zbl. Neurochir. **11**, 79—88 (1951). — Die longitudinale Myelotomie, erstmalig cervical durchgeführt. Zbl. Neurochir. **12**, 205—210 (1952). — Blum, D. v., F. Eisler u. T. Hryntschak: Cystradioskopie. Wien. klin. Wschr. **31**, 677 (1920). — Blumensaat, C., u. E. Menzel: Rückenmarksverletzung und motorische Innervation der inneren Harnwege. Langenbecks Arch. klin. Chir. **269**, 87—121 (1951). — Bodechtel, G.: Die Zirkulationsstörungen am Rückenmark. In: Handbuch der inneren Medizin, Bd. V/2, S. 454—484. 1953. — Boeminghaus, H.: Neurochir. Eingriffe bei urol. Erkrankung. Z Urol., Sonderheft, 1 (1949). — Akute Anurien. Ursache und Behandlung des akuten Nierenversagens. Medizinische **1954**, 525—531. — Chirurgie der Urogenitalorgane, Bd. III. Bad

Wörishofen: E. Banaschewski 1954. — BOEMINGHAUS, H., u. F. J. GÖTZEN: Über den Hochdruck bei einseitiger Nierenerkrankung (Experiment, Kasuistik, praktische Folgerungen). Z. Urol. **45**, 472—516 (1952). — BÖWING, H.: Zur Pathologie der Innervation von Blase, Mastdarm und Gebärmutter. Dtsch. Z. Nervenheilk. **75**, 189 (1922). — BORS, E., A. E. COMARR and ST. H. MOULTON: The role nerve blocks in management of traumatic cord bladders. J. Urol. (Baltimore) **63**, 653—666 (1950). — BORS, E., and J. D. FRENCH: Management of paroxysmal hypertension following injuries to cervical and upper thoracic segments of the spinal cord. Arch. Surg. (Chicago) **64**, 803—812 (1952). — BOSHAMER, K.: Nierensteinbildung und Unfall. Arch. orthop. Unfallchir. **32**, 84—95 (1933). — Betrachtung zur Nierensteinbildung (neurogene Theorie der Nierensteinbildung). Z. Urol., Sonderheft, 184 (1949). — Klinische Untersuchung zur Harnsteinbildung. Z. Urol. **48**, 193—201 (1955). — BOVÉ, H. J.: Harnverhaltung bei spina bifida. Mschr. Kindergeneesk. **20**, 105—107 (1952). — BRADSHER, J. T.: Complications following paravertebral lumbar sympathetic block with nupercaine in oel. Report. of a case. New Engl. J. Med. **240**, 291—293 (1949). — BROWNE, O. D.: A survey of 113 cases primary dysmenorrhea tread by neurectomy. Amer. J. Obstet. Gynec. **57**, 1053—1068 (1949). — BRÜNING, F., u. O. STAHL: Die Chirurgie des vegetativen Nervensystems. Berlin: Springer 1924, Literatur bis 1924. — BUCHHOLZ, H. W.: Erfahrungen mit der extraduralen Spinalanaesthesie. Chirurg **22**, 229 (1951). — BUDGE, J.: Über den Einfluß des NS. auf die Bewegungen der Blase. Z. rationelle Medicin **23**, H. 1 u. 2, 78 u. 93 (1864). — Zur Physiologie des Blasenschließmuskels. Pflügers Arch. ges. Physiol. **6**, 506 (1872). — BUMBUS, H. C.: Transurethral resection and the paraplegic. J. Urol. (Baltimore) **57**, 300 (1947). — BURCKHART, TH., u. A. SCHMITT: Zur Frage der Beeinflussung der Sexualfunktion einschließlich der Spermiogenese durch Eingriffe am abdominellen Grenzstrang. Med. Klin. **1949**, 1310 bis 1314. — CARRÉ, J. J., and R. SQUIRE: Anurie ascribed to acute tubular necrosis in infancy and early childhood. Arch. Dis. Childh. **31**, 512—522 (1956). — CHRISTOFFERSEN, J. C.: Urologische Probleme bei Patienten mit RM-Erkrankungen. Ugeskr. Laeg. **1953**, 1435—1441. — CLOAKE, P. C.: Discussion of the innervation of the bladder. Proc. roy. Soc. Med. **25**, 527—551 (1931). — COATES, A. E.: A note an the macroscopic anatomy of the nerves of the bladder. Med. J. Aust. **2**, 683—685 (1932). — COERS, C., F. MOYSON et M. BOUTE: Physiopathologie et traitement de la maladie de Hirschsprung. Acta clin. belg. **7**, 537—563 (1952). — COMARR, A. E.: Transurethral vecical neck resection, an adjunct in the management of the neurogenic bladder. J. Urol. (Baltimore) **72**, 849—859 (1954). — COOPER, J., and TH. HOEN: (1) J. Neurosurg. **6**, 187 (1949). — (2) Curare in spastic paraplegia. J. Neurosurg. **5**, 464—465 (1948). — CORDIER, P.: Sur l'innervation de l'uterus. C.R. Soc. Biol. (Paris) **84**, 898—900 (1921). — COTTE, G.: Die Resektion des N. praesacralis in der Gynäkologie. Indikation und Resultate. Zbl. Gynäk. **57**, 72—77 (1933). — COURTY: Zit. nach GOHRBANDT. — CREEVY, C. D.: Partial cystectomy for the hyptonic bladder. Report of eleven cases. Trans. Amer. Ass. gen.-urin. Surg. **47**, 121—129 (1955). — CULPEPPER, W. S., and TH. FINDLEY: Renal decapsulation for oliguria and anuria. Amer. J. med. Sci. **214**, 100—108 (1947). — CURRIE, J. A.: Urinary complications of spinal cord. lesions their treatment. S. Afr. med. J. **23**, 43—48 (1949). — CUSHING: Zit. nach BOEMINGHAUS. — CZICKELI, H.: Über 2 Fälle von schwerer Procain-Novocain-Vergiftung nach epiduraler Injektion. Klin. Med. (Wien) **2**, 899—901 (1947). — DAMANSKI, M., and A. S. KERR: The valuc of cysto-urethrography in paraplegia. Brit. J. Surg. **44**, 398—407 (1957). — DANIÉLOPOLU, D.: Chirurgie du système végétatif. Bull. méd. (Paris) **37**, 988—991 (1923). — DAVIS, L.: Treatment of spinal cord injuries. Arch. Surg. (Chicago) **69**, 488—495 (1954). — DELINOTTE, P., u. M. N. BEN SAID: Harninkontinenz durch extravesicale Uretermündung bei der Frau. J. d'Urol. **55**, 872—876 (1949). — DENNIG, H.: Die Innervation der Harnblase. Berlin: Springer 1926. — DENNY-BROWN, D., and E. G. ROBERTSON: On the physiology of micturition. Brain **56**, 149—190 (1933). — DERRA, E.: Operative Behandlung der essentiellen Hypertonie. Langenbecks Arch. klin. Chir. **262**, 225—235 (1949). — DETTMAR, H.: Ein Beitrag zur Therapie der Blasenentleerungsstörungen. Z. Urol. **43**, 237—240 (1950). — Untersuchungen über die sekretorische Nierenleistung nach Splanchnicotomie. Z. Urol. **49**, 516 (1956). — DOGLIOTTI, A. M.: Traitement des syndromes douloureux de la peripherie par l'alcoholisation subarachnoidienne. Presse méd. **39**, 1249—1252 (1931). — DRESSLER, W.: Sexualstörungen nach lumbaler Grenzstrangresektion. Dtsch. med. Wschr. **74**, 739—741 (1949). — DUTZ, H.: Nierenfunktion und Nervensystem. Berlin: VEB Verlg Volk und Gesundheit 1959. — EGGERS, H.: Beitrag zur operativen Behandlung der gestörten Blasenkapazität. Z. Urol. **47**, 567—586 (1954). — ELLIOTT, T. R.: The innervation of the bladder and urethra. J. Physiol. (Lond.) **35**, 396 (1907). — EVERBERG, G., and K. LEHMANN: Late seguelae of spinal anaesthesia. Trans. North. Surg. Ass. 219—227 (1950). — FABRIS, P.: Ipoplasia renale e megauretere congenito. Arch. ital. Urol. **26**, 13—32 (1953). — FELTEN, H.: Zur Beurteilung und Behandlung der Miktionsstörungen nach Rückenmarksschädigungen. (Im Druck.) — FINOCCHIARO, J.: Neue Technik der Chirurgie des Megacolon. Rev. goiana Med. **1**, 9—20 (1955). — FISHBERG, A.: Sympatectomy for essentiel hypertension. J. Amer. med. Ass. **137**, 670 (1948). — FLACH, A., u. D. FRANKE: Zur automatischen Blasenspülung. Medizinische **46**, 1716—1718 (1957). — Förster, O.: Über die Behandlung spastischer Lähmungen mittels Resection hinterer Rückenmarkswurzeln. Mitt. Grenzgeb. Med. Chir. **20**, 493 (1909). — Die operative Behandlung der spastischen Lähmungen. Dtsch. Z. Nervenheilk. **58**, 151 (1918). — Die Kriegsschädigung des Rückenmarkes. In: Handbuch der ärztlichen Erfahrungen im Weltkriege 1914/18, 271—275, 54. Leipzig: Johann Ambrosius Barth 1922. — Die Leitungsbahnen des Schmerzgefühls und die chirurgische Behandlung der Schmerzzustände. Berlin u. Wien 1927. — Z. ges. Neurol. Psychiat. **167**, 439—461 (1939). — Fontaine, R.: Die chirurgische Behandlung des Hochdruckes. 2. Österreich. Ärztekatalog. Salzburg, Sept. 1948, S. 171—270, Wien 1949. — Über einige Indikationen der Sympathicuschirurgie. Strasbourg méd., N.S. **1**, 75—87, 345—352 (1950). — Freeman, L. W.: Treatment of paraplegia resulting from trauma to the spinal cord. J. Amer. med. Ass. **140**, 949—958, 1015—1022 (1949). — Freeman, L. W., and R. F. Heimburger: Surgical relief of pain in paraplegic patients. Arch. Surg. (Chicago) **55**, 433 (1947). — Freeman, L. W., and R. F. Heimburger: The surgical relief of spasticity in paraplegic patients. J. Neurosurg. **4**, 435—443 (1947); **5**, 556 (1948). — Fulton, J.: Physiologie des ZNS. Stuttgart: Ferdinand Enke 1952. — Furtenbach, M. v., u. C. Korth: Über die Hochdruckchordotomie nach Förster. Z. klin. Med. **147**, 44—50 (1950). — Gask, G. E., and J. P. Ross: The surgery of the sympathetic nervus system. London: Baillière, Tindall & Co. 1934. — Gask, G. E., u. J. R. Ross: Die Chirurgie des sympathischen Nervensystems. Leipzig: Johann Ambrosius Barth 1936. — Gennari, R.: Anuria post-transfusionale. Chir. gen. (Perugia) **5**, 200—208 (1956). — Gibbon, Norman: The management of the bladder in disorders of the nervus system. J. Indian med. Prof. **1**, 181—183 (1954). — Gingras, G.: Intrathecale Alkoholinjektion bei Fällen von Paraplegikern. Febr. Jssue. Treatm. Sew. Bull. Veteran Administration 1948. — Givré, A., y H. Fracassi: Nuevas neuroquirurgicas, fisiopatologicas y anatomicas en relation a la lobotamia prefrontal antalgica. Med. esp. **26**, 341 de 358 (1951). — Goetze, A.: Untersuchungen über reflektorische Anurie: Pflügers Arch. ges. Physiol. **82**, 628 (1901). — Goetze, W.: Über Sympocainschäden infolge Fehlinjektion bei lumbaler Grenzstrangblockade. Ärztl. Wschr. **1952**, 40—42. — Götzen, F. J.: Klinische Beiträge zum Hochdruck bei einseitigen Nierenerkrankungen. Z. Urol. **49**, 407—413 (1956). — Götzen, F. J., u. H. Boeminghaus: Die neural gestörte Harnblase. Z. Urol. **47**, 129 (1954). — Gohrbandt, E.: Vegetatives Nervensystem. In: Bier-Braun-Kümmel, Chirurgische Operationslehre, Bd. II. Leipzig: Johann Ambrosius Barth 1954. — Goldblatt, H. G.: Zit. nach Mandl. — Goldscheider, A.: Das Schmerzproblem. Berlin: Springer 1920. — Goltz, Fr., u. J. R. Ewald: Der Hund mit verkürztem Rückenmark. Pflügers Arch. ges. Physiol. **63**, 383 (1896). — Greenhill, J. P.: Sympathectomy and intraspinal alcohol injections for relief of pelvic pain. Brit. med. J. **1947**, No 4534, 859—863. — Gregoir, W.: La sympathectomie dans les algies pyelo-ureterales. Acta chir. belg. **51**, 688—698 (1952). — Grossmann, L. A., and J. A. Kirtley: Paraplegia after translumbar aortography. J. Amer. med. Ass. **166**, 1033—1037 (1958). — Günther, G. W.: Diskussion zur Sympath. bei Nephritis. Z. Urol., Sonderheft, 60 (1949). — Zur Sympathektomie bei Nierenblutungen. Z. Urol., Sonderheft 60 (1949). — Gukelberger, M.: Trauma und Urämie. Schweiz. med. Wschr. **1954**, 77—80. — Guttmann, L.: Grundsätzliches zur Rehabilitation von Querschnittsgelähmten. Dtsch. Z. Nervenheilk. **175**, 173—190 (1956). — Halls, M.: Darstellung der Verrichtungen des Nervensystems, S. 102. 1839. — Hamby, W. B.: A modified technique for spinothalamic cordotomy. J. Neurosurg. **11**, 378—385 (1954). — Hammesfahr, C.: Zur Frage der Reflexanurie. Z. Urol. **15**, 269 (1920). — Hanč, A.: Experimentelle Studien über den Reflexmechanismus der Harnblase (Labor Barch). Pflügers Arch. ges. Physiol. **73**, 453—482 (1898). — Harman, N. B.: The pelvic splanchnic nerves an examination into their range and character. J. Anat. (Lond.) **33**, 386—399 (1899). — Harrison: Zit. nach Gohrbandt. — Hartl, H. H.: Technik der Cystometrie und Urethrographie bei der Frau. Z. Urol. **45**, 178—187 (1952). — Haxton, H. A.: Chemical sympathectomy. Brit. med. J. **1949I**, 1026—1028. — Heim, U.: Wertung der Decapsulation. Helv. chir. Acta **21**, 18—25 (1954). — Heimburger, R. F., L. W. Freeman and N. J. Wilde: Sacral nerve innervation of the human bladder. J. Neurosurg. **5**, 154 (1948). — Heine, J.: Zur Frage der essentiellen Hämaturie. Z. Urol. **46**, 247—251 (1953). — Heise, G.: Die operative Behandlung der männlichen Harninkontinenz bei partieller Querschnittslähmung. Zbl. Chir. **77**, 1098—1108 (1952). — Helbing, W.: Die postoperative Anurie. (Ein Beitrag zur Genese und Prophylaxe der postoperativen Erkrankung.) Zbl. Gynäk. **74**, 967—982 (1952). — Hemming, O., u. A. Tullius: Zur Schmerzausschaltung bei Operationen im Bereich der Blase und Prostata. Z. Urol. **47**, 508 (1954). — Henkel, M.: Die Chordotomie zur Beseitigung unerträglicher Schmerzen bei Uteruscarcinomen. Zbl. Gynäk. **57**, 65—72 (1933). — Henninger, H.: Peritoneal dialysis as a means of detoxication in uremia and other toxic conditions. J. int. Coll. Surg. **19**, 533—547 (1953). — Herrmann, G.: Incontinentia urinae. Z. Urol. **43**, 254—258 (1950). — Hess, W. R.: Die funktionelle Organisation des vegetativen Nervensystems. Basel: Benno Schwabe & Co. 1948. — Heusch, K.: Neurochirurgische Behandlung der Geschwürsblase. Z. Urol., Sonderheft, 23 (1949). — Heusser, H.: Die Decapsulation bei Nierenkrankheiten. Schweiz. med. Wschr. **1956**, 391—393. — HILDEN, TH.: Kidney function in essential hypertension befor and after sympathektomy a.m. Peet. Acta psychiat. (Kbh.) **24**, 473—479 (1949). — HRYNTRCHAK, TH.: Die Elektroresektion bei Veränderungen am Blasenhalse. Ergebn. Chir. Orthop. **35**, 246—307 (1949). — HÜDEPOHL, F.: Harn und Geschlechtsorgane. In: Lehrbuch der Chirurgie (E. GOHRBANDT u. E. REDWITZ), 11. Aufl., Bd. 2. Jena: Gustav Fischer 1956. — HUGGINS, CH., F. WALKER and W. NOONAN: Sympathetic and pudendal neurektomic for vesical atony. J. Urol. (Baltimore) **41**, 696 (1939). — HUTTER, K.: Ergebnisse der Nierenenthülsung bei einseitiger Nierenblutung. Langenbecks Arch. klin. Chir. **160**, 527 (1930). — IMBER, J., and R. H. CLYMER jr.: Obstruction of the renal artery producing malignant hypertension. New Engl. J. Med. **252**, 301—304 (1955). — IRVIN, G. E., and J. E. KRAUS: Congenital mageloureter and hydroureter. Arch. Path. (Chicago) **45**, 752—765 (1948). — ISOBE, K.: Einwirkung einer lädierten Niere auf die Niere der anderen Seite. Mitt. Grenzgeb. Med. Chir. **26**, 1 (1913). — JAKOBSON jr., C. E.: Neurogenic vesical dysfunction. An experimental study. J. Urol. (Baltimore) **53**, 670—695 (1945). — JEPPSSON, STIG T., and D. H. JNGVAR: Treatment of bladder paralysis due to traumatic injuries of the spinal cord. Nord. Med. **48**, 1196 to 1201 (1952). — JOST, W.: Symp. Innervation der Niere. Z. Biol. **64**, 441 (1914). — JOUNG, H., and M. B. MACHT: A contribution to the physiology and pharmakology of the trigonum vesicae. J. Pharmacol. exp. Ther. **22**, 329—354 (1924). — JUNKER, K.: Hämaturie und Nierenentnervung. Z. Urol., Sonderheft, 41 (1949). — KALISCHER, O.: Die Urogenitalmuskulatur des Dammes (Harnblasenverschluß). Berlin: Karger 1900. — KALWEIT, H.: Einige Bemerkungen zur Technik der Periduralanaesthesie und Minderung der Kollapszustände. Zbl. Chir. **79**, 899—904 (1954). — KAMPMANN, WI.: Über die Ergebnisse der Splanicotomie bei Hochdruck. Z. Urol., Sonderheft, 54 (1949). — KAPPIS, M.: Die Chirurgie des Schmerzes. Med. Welt **12**, Nr 2, 37 (1938). — KAPPIS, R.: Beiträge zur Sensibilität der Bauchhöhle. Mitt. Grenzgeb. Med. Chir. **26**, 493 (1913). — KATONA, D.: Anämische Zustände bei Megacolon. Med. Klin. **1952**, 987—989. — KEPP, R. K.: Erfolgreiche Behandlung einer durch Spina bifida occulta bedingten Harninkontinenz mit Hilfe der Bulbocavernosus-Fettmuskelplastik nach MARTIUS. Zbl. Gynäk. **69**, 433—437 (1947). — KESSEL, F. K., u. F. JÄGER: Eingriffe am Rückenmark. In: Chirurgische Operationslehre (B. BREITNER), Bd. I. Wien: Urban & Schwarzenberg 1955. — KLEBANOW, D., u. G. WAGNER: Erfahrungsbericht über die Verwendung der Sacralanaesthesie in der Gynäkologie. Zbl. Gynäk. **71**, 572—582 (1949). — KMENT, O. H.: Über Störungen der Geschlechtsfunktion nach lumbaler Sympathektomie. Zbl. Chir. **75**, 1585—1599 (1950). — Über Steigerung der Geschlechtsfunktion einschließlich der Spermiogenese nach Novocain-Blockaden des lumbalen Grenzstranges. Zbl. Chir. **76**, 23—37 (1951). — KOCHER, THEODOR: Die Verletzungen der Wirbelsäule, zugleich als Beitrag zur Physiologie des menschlichen Rückenmarkes. Mitt. Grenzgeb. Med. Chir. **1**, 415—480 (1896). — KÖLLIKER, A.: Handbuch der Gewebslehre des Menschen, 6. Aufl., Bd. 2, Nervensystem des Menschen und der Tiere, S. 122. Leipzig: Wilhelm Engelmann 1890. — KOHLRAUSCH, OTTO: Zur Anatomie und Physiologie der Beckenorgane, nebst naturgetreuer Abbildung der Längsdurchschnitte des männlichen und weiblichen Beckens. Leipzig: Hirzel 1854. — KUHLENDAHL, H., u. H. FELTEN: Geschwülste in Conus und Caudabereich. Dtsch. Z. Nervenheilk. **172**, 43—57 (1954). — KUHLGARTZ, G.: Tierexperimentelle Untersuchungen zur Pathogenese der reflektorischen Anurie. Naunyn-Schmiedeberg's Arch. exp. Path. Pharmak. **217**, 162—172 (1953). — KUHN, R.: (1) A note an identification of the motor supply to the detrusor. J. Neurosurg. **6**, 320 (1949). — KUNZ, H.: Die Bekämpfung von Schmerzzuständen bei inoperativen bösartigen Geschwülsten durch die Chordotomie. Krebsarzt (Wien) **2**, 149—155 (1947). — KYRATSOS, K.: Zur Klinik und Pathogenese der Myelomalacien. Inaug.-Diss. München 1956. — LABAT, G. S.: Caudal block. Int. J. Anesth. **3**, 47—59 (1956). — LÄWEN, A.: Paravertebrale Novocaininjektion bei intraabdominellen Erkrankungen. Zbl. Chir. **41**, 1510—1511 (1922). — Weitere Erfahrungen über paravertebrale Schmerzaufhebung. Zbl. Chir. **12**, 461—465 (1923). — Weitere Erfahrungen über paravertebrale Schmerzaufhebung zur Differentialdiagnose von Erkrankungen der Gallenblase, des Magens, der Niere und des Wurmfortsatzes sowie zur Behandlung postoperativer Lungenkomplikationen. Zbl. Chir. **50**, 461—465 (1923). — Fortschritte in der Sacralanaesthesie. Zbl. Chir. **51**, 1316—1317 (1924). — LANGLEY, G. F.: Urinary incontinence due to ectopie ureter. Brit. J. Surg. **36**, 391—395 (1949). — LANGLEY, J. N., and H. K. ANDERSON: The innervation of the pelvic and adjoining viscera. J. Physiol. **19**, 71 (1895/96). — LATARJET: Zit. nach F. BRÜNNING u. O. STAHL. — LEARMONTH, J., and W. BRAASCH: Resektion of the presacral nerve in the treatment of cord bladder. Surg. Gynec. Obstet. **51**, 494 (1930). — LE DENTU: Zit. nach GOHRBANDT. — LERICHE, R.: La chirurgie de la douleur. Paris 1937; 2. Aufl. 1940. — LEWANDOWSKY, M., u. P. SCHULTZ: Über die Durchschneidung der Blasennerven. Zbl. Physiol. **17**, 433 (1903). — LEWIS, E. L., and R. W. CLETSOWAY: Meguloureter. J. Urol. (Baltimore) **75**, 643—649 (1956). — LEWIS, G.: A new clinical recording cystometer. J. Urol. (Baltimore) **41**, 638—645 (1939). — Lichtenauer, F.: Experimentelle Untersuchungen zur Kenntnis der Nierenbecken- und Harnleitererweiterung. Dtsch. Z. Chir. **260**, 34—76 (1947) u. Z. Urol., Sonderheft 49 (1949). — Lichtenberg: Zit. nach Dennig 1926. — Lockwood, R. M., and G. A. Higgins: Perforated duodenal ulcer following bilateral thoracolumbar sympathectomy. A case report. Surgery **30**, 862—864 (1951). — Lowsley, O. S., and E. Porras: The cure of vesical neck obstructions due to hypertrophy of the interureteric ridge in the male. Surg. Gynec. Obstet. **92**, 701—706 (1951). — MacCarty, C. S.: The treatment of spastic paraplegia by selective spinal cordektomie. J. Neurosurg. **11**, 539—545 (1954). — MacLean, J. T., J. J. Carroll and H. B. Graves: The treatment of ureteral colic and ureteral calculus by thoracolumbar sympathetic block (preliminary report). J. Urol. (Baltimore) **61**, 204—216 (1949). — Mandl, F.: Blockade und Chirurgie des Sympathicus. Wien: Springer 1953. — Marburg, O., u. E. Ranzi: Die Kriegsbeschädigungen des Rückenmarks und ihre operative Behandlung. Langenbecks Arch. klin. Chir. **3**, 71—282 (1919). — Marshall, S., and J. Kennedy: Postoperative results following presacral neurotomy. Surg. Clin. N. Amer. **25**, 518 (1945). — Martin, J., and L. Davis: Studies upon spinal cord injuries. I. The development of automatic micturition. Amer. Surg. **126**, 472—477 (1947). — May, E., Lamotte-Barrilon, R. Heylelon et Cl. Laville: Le test au benzodioxane chez les hypertendus. Sem. Hôp. Paris **1952**, 1249—1256. — May, F.: Diskussion zur N. praesacralis Resektion. Z. Urol., Sonderheft, 61 (1949). — May, F., u. C. D. Alken: Diskussionsbemerkungen zur Enuresis nocturna. Z. Urol., Sonderheft 61 (1949). — McKay, R. W., and H. H. Baird: Bilateral single ureteral ectopia terminating in the urethra. J. Urol. (Baltimore) **63**, 1013—1018 (1950). — McLellan, F. C.: The neurogenic bladder, 206 pp. Springfield, Ill.: Ch. C. Thomas 1939. — Meirowsky, A. M.: Neurochirurgische Methoden der Behandlung wichtiger Spätkomplikationen bei traumatischer Paraplegie. Zbl. Neurochir. H. 4, 199—210 (1950). — Meirowsky, A. M., and C. D. Scheibert: Studies on the sacral reflex arc in paraplegia. Exp. Med. Surg. **8**, 437 (1950). — Meirowsky, A. M., C. D. Scheibert and Th. R. Hinchey: Studies on the sacral reflex arc in paraplegia. I. Response of the bladder to surgical elimination of sacral news impulses by rhisotomy. J. Neurosurg. **7**, 33—38 (1950). — Meirowsky, A. M., C. D. Scheibert and D. K. Rose: Indications for the neurosurgical establishment of bladder automaticity in paraplegia. J. Urol. (Baltimore) **67**, 192—196 (1952). — Melchior, E.: Harnretention und Darmatonie als ungewöhnliche Begleitsymptome der Magengeschwürblutung. Zbl. Chir. **63**, 436 (1936). — Mellergaard, M.: A simple arrangement to facilitate tidal drainage. Reprinted from J. Neurosurg. **14**, 693—694 (1957). — Mettler, F. A.: Neuroanatomy. St. Louis: C. V. Mosby Comp. 1948. — Meyer, G.: Langjährige „Enuresis" durch Operation eines überzähligen Ureters behoben. Med. Klin. **1949**, 805—806. — Mosso, B., e G. Pellacani: Zit. nach Dennig 1926. — Müller, L. R.: Die Blaseninnervation. Dtsch. Arch. klin. Med. **128**, 81—106 (1919). — Die Lebensnerven. Berlin 1924. Lit. der früheren Arbeiten. — Muellner, S. R.: The etiology of stress incontinence. Surg. Gynec. Obstet. **88**, 237—242 (1949). — Munro, D.: The rehabilitation of patients totaly. I. Anterior rhizotomy for spastic paraplegie. New Engl. J. Med. **233**, 453—461 (1945). — The rehabilitation of patients totaly. II. Control of urination. New Engl. J. Med. **234**, 207—216 (1946). — Rehabilitation of veterans paralyzed as the result of injury to the spinal cord and cauda equina. Amer. J. Surg. **75**, 3—8 (1948). — Two jear end-results in the total rehabilitation of veterans with spinal cord and cauda-equina injuries. New Engl. J. Med. **242** (1950). — Nesbit, R. M.: Chordotomy for interstitial cystitis. J. Urol. (Baltimore) **57**, 741 (1947). — Nesbit, R. M., and J. Lapides: Tonus of the bladder during spinal „shock". Arch. Surg. (Chicago) **56**, 138—144 (1948). — Nesbit, R. M., J. Lapides, V. Volk, M. Sutler, R. Berry, R. Lyons, K. Camphell and G. K. Moe: The effects of blockade of the automnic gloglier on the urinary bladder in man. J. Urol. (Baltimore) **57**, 242 (1947). — Nesbit, R. M., and R. T. Plumb: Hypertension: Results of splanchnicectomie. J. Urol. (Baltimore) **57**, 116 (1947). — Nesbit, R. M., and J. F. Withycombe: The problem of primary megalo-ureter. J. Urol. (Baltimore) **72**, 162—171 (1954). — Nesbit, T. E.: Congenital mega-urethra. J. Urol. (Baltimore) **73**, 839—842 (1955). — Ogle, W., Lyle French and William Peyton: Experimences with ligh cervical cordotomy. J. Neurosurg. **13**, 81—86 (1956). — Orth, O.: Gibt es einen renorenalen Reflex? Dtsch. Z. Chir. **227**, 535—539 (1930). — Pässler, H. W.: Zur Entstehung und Behandlung des Megacolon und der Magazystis. Med. Welt **1951**, 1130—1135. — Paetzel, W.: Dekapsulation und Sympathektomie bei Nephritis, insbesondere bei Retinitis angiospastica. Z. Urol., Sonderheft, 37 (1949). — Zur operativen Enuresisbehandlung. Z. Urol., Sonderheft, 63 (1949). — Papin: Zit. nach Gohrbandt. — Paroli, G.: Sulla resezione ampliata del plesso ipogastrico superiore associata alla simpatectomia laterovertebrale interlombosacrale net trattomento dei dolori genitali. Riv. Ostet. Ginec. **4**, 8—16 (1949). — Peiper, H.: Die Chirurgie des Rükkenmarks und seiner Häute, S. 947. Wien: Urban & Schwarzenberg 1948. — Pellugo, J.: L'incontinence anale et son traitement chirurgical. Afr. franç. chir. **14**, 413—427 (1956). —

PETIT-DUTAILLIS, D.: Indications de la cordotomie dans la chirurgie de la douleur. Strasbourg méd., N.S. **4**, 63—72 (1953). — PIERI, G.: Contributi clinici alla chirurgia del sistema nervoso vegetativo; la cura della ocalasia esofagea (cardiospasmo). Arch. ital. Chir. **35**, 644—664 (1933). — PISANI, L.: L'ipertensione essenziale considerata dal punto di vista urologico. Minerva urol. (Torino) **5**, 177—179 (1953). — PRATHER, G.: Spinal cord injury: some urological aspects. J. Urol. (Baltimore) **66**, 347—354 (1951). — RATHKE, L.: Über die Schmerzbekämpfung durch Resektion des N. praesacralis. Chirurg **21**, 389—394 (1950). — REUTER, U. H.: Ein neues Gerät zur Cystometrie und Sphincterometrie. Z. Urol. **47**, 597—603 (1954). — RICHET: Zit. nach GOHRBANDT. In: BIER-BRAUN-KÜMMEL, Bd. II. 1954. — RICKER, G.: Allgemeine Pathophysiologie als Beitrag für eine Grundlage der Theorie der Medizin von A. D. SPERANSKY. Stuttgart: Margardt 1948. — RIECHERT, T.: Die Operationen an der Wirbelsäule und am Rückenmark. BIER-BRAUN-KÜMMEL, Chirurgische Operationslehre, Bd. II, S. 706—862. Leipzig: Johann Ambrosius Barth 1954. — RIEDER, W.: Zur chirurgischen Behandlung der Hypertonie. Chirurg **21**, 10—12 (1950). — RITTER, J. S., and A. SPORER: Physiological principles governing therapy of the neurogenic bladder. J. Urol. (Baltimore) **61**, 528—544 (1949). — ROBINSON, F., and G. F. WHALEN: Continous regional sympathetic block; direct catheter technique. J. Neurosurg. VII. **2**, 182—184 (1950). — ROCHET: Zit. nach GOHRBANDT. — ROEDLING, H. A., G. M. ROTH, J. E. OSBORN, R. M. SHICK and MACCARTY: Paravertebral alkohol block of lumbar sympathetic nerves. J. Amer. med. Ass. **165** (1957). — ROSE, S. S.: An investigation into sterility after lumbar ganglionectomy. Brit. med. J. **1953**, No 4804, 247—250. — ROSS, J. C., and M. DAMANSKI: Pudental neurectomy in the treatment of the bladder in spinal injury. Brit. J. Urol. **25**, 45—50 (1953). — ROSS, J. C., M. DAMANSKI and N. GIBBON: Resection of the external urethral sphincter in the paraplegic-preliminary report. Amer. Ass. gen.-urin. Surg. **49**, 193—198 (1957). — ROTH, G. M., D. A. JOHNSON and M. MCCRAIG: Physiologic effect of anterolateral chordotomy in man. J. appl. Physiol. **5**, 251—266 (1952). — RUBEN, J. E., and P. M. KAMSLER: Continuous lumbar sympathetic block. Anaesthesiology **10**, 92—100 (1949). — RUBRITIUS, H.: Die Tuberkulose der Harnorgane und ihre Behandlung. Med. Welt **15**, 528 (1941). Ref. Zbl. Chir. **69**, 642 (1942). — RULAND, L.: Die Bedeutung des peripheren vegetativen Nervensystems für die Entstehung erworbener dystonischer Harnblasen (Megacystis). Z. Urol. **49**, 197—207 (1956). — SÄHLOFF, O.: Prämenstruelle Beschwerden, vegetatives NS und normaler Menstruationscyclus. Z. Geburtsh. Gynäk. **133**, 107—124 (1950). — SCARFF, J. E.: Unilateral prefrontal lobotony for the relief of intractable pain. J. Neurosurg. **7**, 330 (1950). — SCARFF, J. E., and J. L. POOL: Factors causing massive spasm following transection of the cord in man. J. Neurosurg. **3**, 285—293 (1946). — SCHNEIDER, M., u. E. WILDBOLZ: Decapsulation und Denervation der Niere und Nierendurchblutung. J. urol. Chir. Gynäk. **32**, 1—12 (1937). — SCHULTHEISS, TH.: Über die Mechanik des Blasenauslasses. Verh. dtsch. Ges. Urol., Sonderheft, 237—243 (1949). — Der unfreiwillige Harnabgang. Berlin: W. de Gruyter 1951. — SCOTT, M., and H. T. WYCIS: Survey of the value of neurosurgical treatment for the relief of intractable pain. Amer. J. Surg. **77**, 718—736 (1949). — SEMANS, J. H.: Neurogenic disease of the bladder. The surgical management of its complications. J. Urol. (Baltimore) **62**, 820—832 (1949). — SHELDEN, H., and E. BORS: Subarachnoid alkohol block in paraplegia. J. Neurosurg. **5**, 385 (1948). — SMITH, H. W.: Hypertension and urologic disease. Amer. J. Med. **4**, 724—743 (1948). — SORGO, W.: Phantomschmerz. Acta neurochir. (Wien) **1**, 442 (1951). — Die lumbosacrale Myelektomie zur Behandlung der paraplegischen Kontrakturen der Beine. Acta neurochir. (Wien) **2**, 240 (1952). — SPERANSKY, A. P.: Grundlagen der Theorie der Medizin. Berlin: Arbeitsgemeinschaft med. Verlage 1950. — STEWART: Zit. nach DENNIG. — STÖCKEL, W.: Gynäkologische Urologie. In; Handbuch der Gynäkologie, Bd. X, Teil 1—3. München: J. F. Bergmann 1938. — STURM, A.: Grundbegriff der inneren Medizin. Stuttgart: Gustav Fischer 1955. — SWENSON, O.: Congenital megacolon. Pediatrics **12**, 1—4 (1953). — Modern treatment of Hirschsprung disease. J. Amer. med. Ass. **154**, 651—652 (1954). — Megacolon. J. Amer. med. Ass. **154**, 651 (1954). Ref. Dtsch. med. Wschr. **1954**. — SWENSON, O., and J. H. FISHER: The relation of megacolon and megaureter. New Engl. J. Med. **253**, 1147—1150 (1955). — Treatment of Hirschsprung's disease withe ntire colon involved in aganglionic defect. Arch. Surg. (Chicago) **70**, 535—538 (1956). — SWENSON, O., J. H. FISHER and J. CENDRON: Megaureter investigation as to the cause and report on the results of newer forms of treatment. Surgery **40**, 223—233 (1956). — TALBOT, H. S., and R. C. BUNTS: Late renal changes in paraplegia: hydronephrosis due to vesicouretral reflux. J. Urol. (Baltimore) **61**, 870—882 (1949). — TALBOT, W. S.: A report on sexual function in paraplegies. J. Urol. (Baltimore) **61**, 265—270 (1949). — THIERMANN, E.: Neuer Weg zur Behandlung hartnäckiger schmerzhafter Zustände in den Beckenorganen. Verhandlungsber. der Urologentag. in Düsseldorf vom 15.—17. Sept. 1948, S. 17 bis 23. Z. Urol. 1949. — Zur operativen Behandlung neurologisch gestörter Blasen. Z. Urol., Sonderheft, 249—255 (1952). — Der sacrale Zugang in der Urologie. Z. Urol. **46** 777—801 (1953). — THOMASON, J. R., and W. H. MORETZ: Continous lumbar paravertebra, sympathetic block maintained by fractional instillation of procaine. Surg. Gynec. Obstet. **89**, 447—453 (1949). — Tönnis, W., u. A. Herink: Nachuntersuchungen bei operativen Megacolonfällen. Dtsch. med. Wschr. **76**, Nr 9 (1951). — Tönnis, W., u. W. Schiefer: Anzeigestellung zur operativen Behandlung der essentiellen Hypertonie. Ärztl. Wschr. **1951**, Nr 6/8, 180. — Tosatti: Zit. nach Gohrbandt. — Tzschirntsch, K.: Die neurochirurgische Behandlung medikamentös nicht mehr beeinflußbarer Urämien mit hochgradigen Ödemen. Z. Urol., Sonderdr., 41—49, und Diskussion 77—85 (1950). — Übelhör, L.: Zit. nach Mandl. — Übelhör, R.: Zit. nach Mandl. — Ugrjumowa, R. P.: Störungen des Wasserlassens und Besonderheiten des Blasenreflexes bei Schußverletzungen des Rückenmarkes und der Cauda equina. Vop. Nejrohir. **13**, H. 5, 51—55 (1950). — Veil, W. H., u. A. Sturm: Die Pathologie des Hirnstammes. Jena: Gustav Fischer 1946. — Vergés Flaqué, A.: Flaqué-Lowley operation for urinary incontinence preliminaty report. J. Urol. (Baltimore) **65**, 427—438 (1951). — Versari: Zit. nach Dennig. — Vogl, A.: Hypertoniebehandlung durch Resection der A. temporalis superficialis. Zbl. Chir. **81**, 2531 (1956). — Volhard, Franz: Nierenerkrankungen und Hochdruck. Berlin: Arbeitsgem. med. Verl.; Leipzig: Johann Ambrosius Barth 1949. — Vossschulte, K.: Grundlagen der Schmerzbekämpfung durch Sympathicusausschaltung. Berlin u. München: Urban & Schwarzenberg 1949. — Wagman, T. B.: Surgical treatment of megalo-ureter and presentation of on artificial ureter. J. Urol. (Baltimore) **61**, 883, 903 (1949). — Wagner, R.: Ein Harnblasen-Tonometer für den Gebrauch am Menschen. Z. Biol. **103**, 179—197 (1950). — Weber, H. F. J.: Die neurovegetativen Funktionsstörungen des Urogenitalsystems. Wien: Springer 1958 (Acta neuroveg. (Wien) Suppl. **7**). — Weber, W.: Die Behandlung der spinalen Paraspastik unter besonderer Berücksichtigung der longitudinalen Myelotomie (Bischof). Med. Mschr. **9**, 510—513 (1955). — Zbl. ges. Neurol. Psychiat. **134**, 201 (1955). — Weickmann, Fr.: Caudatumor und Stauungspapille, ein Beitrag zur Frage der Liquorzirkulation und Resorption. Nervenarzt **25**, 65—68 (1954). — Weidemann, W.: Auswirkungen der lumbalen Sympathektomie auf den Gesamtorganismus, besonders auf Hoden und Nebennieren. Zbl. Chir. **76**, 1—9 (1952). — Wesson, M. B.: Studies of the trigone. J. Urol. (Baltimore) **4**, 279—307 (1920). — White, J. C.: Technik der Operationen am sympathischen Nervensystem. In: Chirurgische Operationslehre, Bd. 1. Wien u. Innsbruck: B. Breitner, Verlag Urban & Schwarzenberg 1955. — White, J. C., and R. H. Smithwick: The autonomic nervous system anatomy. New York: James Clarke 1948. — Wiedhopf, O.: Über die elektive Empfindlichkeit der sympatischen Nervenfasern gegen Lokalanaesthesie. Münch. med. Wschr. **33**, 1537 (1924). — Wildbolz, E., u. F. Jenny: Gedanken zur renalen Hypertonie als Verletzungsfolge. Mschr. Unfallheilk. **56**, 86—90 (1953). — Wlasow, N. S.: Über die Innervation der Bewegungen der Harnblase. Ber. der Kais. Univ. Kasan 1903 [Russisch]. Ref. bei Bechterew: Nervenzentren, Bd. 1, S. 290; Zbl. Physiol. **18**, 776 (1904); Jber. Fortschr. Physiol. **12**, 75 (1903). — Zeissl, M. v.: Weitere Untersuchungen über die Innervation der Blase und Harnröhre. Pflügers Arch. ges. Physiol. **89**, 605—612 (1902). — Zollinger, H. V.: Pathogenese und funktionelle Folgen der intrarenalen Drucksteigerung. Schweiz. med. Wschr. **1956**, 382—384. — Zülch, K. J.: Mangeldurchblutung an der Grenzzone zweier Gefäßgebiete als Ursache bisher ungeklärter Rückenmarksschäden. Dtsch. Z. Nervenheilk. **172**, 81—101 (1954). — Zwicker, M.: Über den Injektionszwischenfall in Gehirn und Rückenmarksnähe. Dtsch. Gesundh.-Wes. **12**, 289—293 (1957).

Namenverzeichnis — Author Index

Die *kursiv* gesetzten Seitenzahlen beziehen sich auf die Literatur
Page numbers in *italics* refer to the bibliography

Sachverzeichnis — Subject Index

Die *kursiv* gesetzten Seitenzahlen weisen auf die Hauptbehandlung des betreffenden Stichwortes hin

Numbers in *italics* indicate the page where the subject is treated at length